儿童变态反应病学

第2版

主　编　曲政海　申昆玲

副主编　任书荣　赵　京　林荣军　孙立荣

编　委　（按姓氏笔画排序）

王　君	王　清	王明义	王振虹
孔　瑞	龙　超	申昆玲	曲政海
曲新栋	朱海燕	任书荣	向　莉
孙　妍	孙立荣	孙成铭	孙彩虹
李　蕾	李文杰	杨召川	张少华
张梦雪	陈世峰	范国振	林　航
林荣军	岳爱梅	周　洁	周慧敏
孟　娟	赵　京	姜楠楠	徐　雷
高　翔	路　玲		

人民卫生出版社

·北京·

图书在版编目（CIP）数据

儿童变态反应病学 / 曲政海，申昆玲主编 . —2 版
. —北京：人民卫生出版社，2023.10
ISBN 978-7-117-35467-7

Ⅰ.①儿… Ⅱ.①曲…②申… Ⅲ.①小儿疾病 —变
态反应病 —诊疗 Ⅳ.①R725.9

中国国家版本馆 CIP 数据核字（2023）第 190093 号

人卫智网	www.ipmph.com	医学教育、学术、考试、健康， 购书智慧智能综合服务平台
人卫官网	www.pmph.com	人卫官方资讯发布平台

儿童变态反应病学
Ertong Biantaifanyingbingxue
第 2 版

主　　编：曲政海　申昆玲
出版发行：人民卫生出版社（中继线 010-59780011）
地　　址：北京市朝阳区潘家园南里 19 号
邮　　编：100021
E - mail：pmph @ pmph.com
购书热线：010-59787592　010-59787584　010-65264830
印　　刷：中煤(北京)印务有限公司
经　　销：新华书店
开　　本：787 × 1092　1/16　印张：31
字　　数：716 千字
版　　次：2007 年 1 月第 1 版　　2023 年 10 月第 2 版
印　　次：2023 年 11 月第 1 次印刷
标准书号：ISBN 978-7-117-35467-7
定　　价：99.00 元

打击盗版举报电话：010-59787491　E-mail：WQ @ pmph.com
质量问题联系电话：010-59787234　E-mail：zhiliang @ pmph.com
数字融合服务电话：4001118166　　E-mail：zengzhi @ pmph.com

前　言

变态反应一词始于1906年,当时主要用于描述在用人类血清预防或治疗某些传染病时出现的以高热、全身淋巴结肿大、关节痛、肝脾大和肾衰竭,甚至死亡为主要表现的少数无法解释的反应,意指变化了的反应,又称过敏反应。

变态反应学的发展一直与免疫学发展相伴随。1963年,Gell与Coombs根据抗原抗体反应的不同形式与结果,将变态反应分为四型;1978年以来,Ivan Roitt和Calde又对此进行了系列补充。进入20世纪80年代以后,特别是近二十年来,随着免疫学、分子遗传学、分子生物学等相关技术的飞速发展,对变态反应疾病的认识日益深入,国际变态反应学发展日新月异,变态反应疾病的分子遗传学机制也越来越清晰,包括抗IgE特异性抗体定量测定等在内的多种分子生物学技术在变态反应疾病诊疗过程中得到广泛应用,各专业国际化诊疗指南不断优化与推广,学科分化更加精细,儿童变态反应疾病已经形成支气管哮喘、食物变态反应疾病、皮肤变态反应疾病等多个亚专业分支。

国内变态反应学的临床虽然起步较晚,但是发展迅速,逐步与国际接轨,特别是2001年中华医学会变态反应分会成立以来,在学会组织的推动下,变态反应专业性学术期刊于2007年9月创刊;许多地方性的变态反应专业分会相继成立并开展工作;各专科分会内部的亚专业划分越来越细;各医疗机构变态反应科相继独立建科,专业方向更加清晰。2013年,变态反应专科被列为全国临床重点专科评审项目,首批报名的医院有90余家,评选出变态反应临床重点专科11家,到目前为止,三级医院独立从事变态反应临床与研究的单位已经达到300余家,从业人员数千人,其中儿科从业人员占有很大比重。但是我国医学变态反应事业的发展任重道远,有些地方学会至今没有成立变态反应专科学术组织,许多单位缺少相关专业医生,百姓对变态反应疾病的认知远远不足,儿科的情况更是如此。长期以来,在儿科临床实践中,儿童变态反应性疾病的处理是在相关科室里孤立地进行,如呼吸专业处理儿童哮喘,耳鼻咽喉科处理过敏性鼻炎、眼结膜炎、中耳炎,皮肤科处理异位性皮炎,儿童保健科处理食物过敏等,但是儿童变态反应学作为独立学科的发展则显得非常滞后,2003年,儿童变态反应性疾病科(中心)才在重庆和上海成立。近年来,各地不同形式的儿童变态反应性疾病专题学术研讨会,为来自儿童呼吸科、耳鼻咽喉科、皮肤科和保健科的同道们提供了相互交流的平台,进一步促进了该学科的发展与融合,对变态反应性疾病的处理跨越了科室的界限,这无疑有利于推动我国儿童变态反应病学的发展。

《儿童变态反应病学》第2版修订过程中,我们坚持质量第一、服务临床的原则,在第1版的基础上,对基础理论部分大篇幅缩减,进一步丰富了变态反应专业性疾病的临床理论,主要包括与变态反应疾病相关的免疫学基础、变态反应疾病药理学及相关疾病,务求更贴近于临床。增加了近年来的新技术、新方法和新产品,特别是新药物。同时,为响应国家促进中医药传承创新发展的指示精神,介绍了相关的中医理论,以及常见疾病的组方等。本书适合临床医师阅读,亦可作为医学相关专业的教师与研究人员的参考用书。

由于我们的水平、精力和时间的限制,同时由于变态反应学的飞速发展,变态反应学原理、技术的日新月异,虽几易其稿,难免出现纰漏和错误,恳切希望广大读者在阅读过程中不吝赐教,欢迎发送邮件至邮箱 renweifuer@pmph.com,或扫描封底二维码,关注"人卫儿科学",对我们的工作予以批评指正,以期再版修订时进一步完善,更好地为大家服务。

曲政海
青岛大学附属医院

申昆玲
深圳市儿童医院
首都医科大学附属北京儿童医院

2023 年 10 月

目　　录

第一章

免疫与变态反应学基础

第一节　免疫学基础

一、免疫学概述

(一) 免疫的概念

免疫(immunity)是从拉丁文"immunitas"衍生而来,原意为免除税收或兵役,后引申为对疾病尤其是传染性疾病具有抵抗力。随着研究的不断深入,发现很多免疫现象与微生物无关,对机体也不一定有利。因此现代免疫的概念指机体的免疫系统识别自身和异己物质,并通过免疫应答排除抗原性异物,以维持机体的生理平衡的功能。

医学免疫学是研究人体免疫系统的结构和功能的学科,该学科重点阐明免疫系统识别抗原与危险信号后发生免疫应答及其清除抗原的规律,探讨免疫功能异常所致疾病及其发生机制,为这些疾病的诊断、治疗和预防提供理论基础和技术方法。

(二) 免疫系统的基本功能

1. **免疫防御**　防止外界病原体的入侵及清除已入侵病原体及其他有害物质的能力。功能过低或缺如可发生免疫缺陷病;应答过强或持续时间过长,则在清除异物的同时,可导致机体的组织损伤或功能异常,如噬血细胞综合征、过度炎症反应综合征和变态反应疾病等。

2. **免疫监视**　随时发现和清除体内出现的"非己"成分,如基因突变产生的肿瘤细胞以及衰老、凋亡细胞的能力。功能低下可导致肿瘤的发生。

3. **免疫自稳**　主要通过自身免疫耐受和免疫调节达到免疫系统内环境的稳定。若此功能失调可导致自身免疫病的发生,如系统性红斑狼疮(systemic lupus erythematosus,SLE)等(表 1-1)。

二、免疫组织和免疫器官

人体有一个完善的免疫系统执行免疫功能。免疫系统由免疫组织和器官、免疫细胞和免疫分子组成(表 1-2)。本节重点介绍免疫组织和器官的结构和功能。按其功能不同,免疫器官可分为中枢免疫器官和外周免疫器官,两者通过血液循环及淋巴循环互相联系。

表 1-1 免疫系统的功能

功能	生理性反应	病理性反应
免疫防御	清除病原微生物及其他抗原	变态反应 免疫缺陷病
免疫监视	清除突变或畸变的恶性细胞	恶性肿瘤
免疫自稳	清除损伤细胞或衰老的细胞	自身免疫病

表 1-2 免疫系统的组成

免疫器官		免疫细胞	免疫分子	
中枢	外周		膜型分子	分泌型分子
胸腺	脾脏	固有免疫细胞：树突状细胞、单核细胞、巨噬细胞、中性粒细胞、NK 细胞、NKT 细胞、嗜酸性粒细胞、嗜碱性粒细胞等	TCR BCR CD 分子 黏附分子	抗体 补体
骨髓	淋巴结			
	黏膜相关淋巴组织皮肤相关淋巴组织	适应性免疫细胞：T 淋巴细胞、B 淋巴细胞	MHC 分子 细胞因子受体	细胞因子

(一)中枢免疫器官

中枢免疫器官是免疫细胞发生、分化、发育和成熟的场所。哺乳类动物的中枢免疫器官包括骨髓和胸腺。

1. 骨髓 骨髓是各种血细胞和免疫细胞发生和分化的场所，是机体重要的中枢免疫器官。

(1)骨髓的结构与造血微环境：骨髓位于骨髓腔中，分为红骨髓和黄骨髓。红骨髓具有活跃的造血功能，由造血组织和血窦构成。造血组织主要由基质细胞和造血细胞组成。基质细胞包括网状细胞、成纤维细胞、血管内皮细胞、巨噬细胞(macrophage，Mφ)等，由基质细胞及其所分泌的多种细胞因子(IL-3、IL-4、IL-6、IL-7、GM-CSF 等)与细胞外基质共同构成了造血细胞赖以分化发育的环境，称为造血诱导微环境(hemopoietic inductive microenvironment，HIM)。

(2)骨髓的功能

1)各类血细胞和免疫细胞发生的场所：骨髓造血干细胞(hematopoietic stem cell，HSC)具有自我更新和多向分化潜能，体内血细胞均由其分化而来。人 HSC 的主要标志为 CD34 和 CD117。

2)B 细胞和 NK 细胞分化成熟的场所：在 HIM 中，祖 B 细胞经历前 B 细胞、未成熟 B 细胞，最终发育为成熟 B 细胞。部分淋巴样干细胞在骨髓中发育为成熟 NK 细胞。成熟的 B 细胞和 NK 细胞随血液循环迁移并定居于外周免疫器官。

3)体液免疫应答发生的场所：骨髓是发生再次体液免疫应答的主要部位。记忆性 B 细胞在外周免疫器官受抗原刺激后被活化，随后可经淋巴液和血液返回骨髓，在骨髓中分化为成熟浆细胞,持久地产生大量抗体(主要为 IgG,其次为 IgA)并释放至血液循环,是血清抗体的主要来源。

2. **胸腺** 胸腺位于胸腔纵隔上部、胸骨后方,是 T 细胞分化、发育、成熟的场所。人胸腺的大小和结构随年龄的不同而有明显差异。新生儿期胸腺约重 15~20g,以后逐渐增大,至青春期可达 30~40g。青春期以后,胸腺随年龄增长而逐渐萎缩退化。

(1)胸腺的结构:胸腺分左右两叶,表面覆盖有一层结缔组织被膜,被膜伸入胸腺实质,将实质分隔成若干胸腺小叶。胸腺小叶的外层为皮质,内层为髓质。皮髓质交界处含有大量血管(图 1-1)。

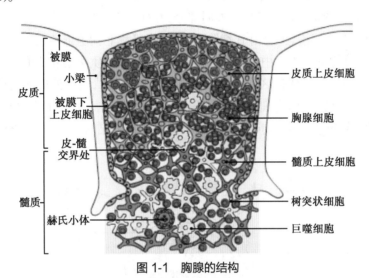

图 1-1 胸腺的结构

1)皮质:胸腺皮质分为浅皮质区和深皮质区。皮质内 85%~90% 的细胞为未成熟 T 细胞(即胸腺细胞),并有胸腺上皮细胞、Mφ 和树突状细胞(dendritic cell,DC)等。胸腺浅皮质区内的胸腺上皮细胞可包绕胸腺细胞,称为胸腺抚育细胞,可产生某些促进胸腺细胞分化发育的激素和细胞因子。深皮质区内主要为体积较小的皮质胸腺细胞;

2)髓质:髓质内含有大量胸腺上皮细胞和疏散分布的较成熟的胸腺细胞、单核巨噬细胞和 DC。髓质内常见赫氏小体(Hassall's corpuscle),也称胸腺小体(thymic corpuscle),由退变聚集的上皮细胞呈同心圆状包绕排列而成,是胸腺结构的重要特征。赫氏小体的功能尚不清楚,在胸腺炎症或肿瘤时该小体消失。

(2)胸腺的功能

1)T 细胞分化、成熟的场所:胸腺是 T 细胞发育的主要场所。从骨髓迁入的淋巴样祖细胞,在胸腺微环境中,经过阳性和阴性选择过程,发育成熟为具有 MHC 限制性和自身免疫耐受特性的初始 T 细胞,输出胸腺,定位于外周淋巴器官及组织。

2)免疫调节作用:胸腺基质细胞可产生多种细胞因子和胸腺肽类分子,不仅调控胸腺细胞的分化发育,而且对外周免疫器官和免疫细胞也有调节作用。

3)自身免疫耐受的建立与维持:T 细胞在胸腺发育过程中,自身反应性 T 细胞通过阴性选择导致克隆清除,形成对自身抗原的免疫耐受。

（二）外周免疫器官和组织

外周免疫器官又称次级淋巴器官，是成熟 T 细胞、B 细胞等免疫细胞定居的场所，也是产生免疫应答的部位。外周免疫器官包括淋巴结、脾和黏膜免疫系统等。

1. **淋巴结**　人体约有 500~600 个淋巴结，分布于全身非黏膜部位的淋巴通道汇集处。在身体浅表部位，淋巴结常位于凹陷隐蔽处，如颈部、腋窝、腹股沟等处；内脏的淋巴结多成群存在于器官门附近，沿血管干排列，如肺门淋巴结。

（1）淋巴结的结构：淋巴结外包有结缔组织被膜，被膜上有输入淋巴管，直通被膜下窦。被膜结缔组织向内伸入实质形成许多小梁，将淋巴结分成许多小叶。淋巴结的实质分为皮质和髓质两个部分（图 1-2）。淋巴结的外周部分为皮质，中央部分为髓质。浅皮质区含有淋巴小结，也称初级淋巴滤泡，主要由 B 细胞聚集而成，又称非胸腺依赖区。受抗原刺激后，此处的 B 细胞增殖分化形成生发中心，称为次级淋巴滤泡。皮质深层和滤泡间隙为副皮质区，因富含 T 细胞又称为胸腺依赖区。在此区域内还有大量 DC，具有处理和提呈抗原的作用。副皮质区有许多由立方形内皮细胞构成的毛细血管后微静脉，来自血液的淋巴细胞可穿过这种高内皮微静脉（high endothelial venule，HEV）进入淋巴结实质，再回到淋巴液中，实现淋巴细胞再循环。

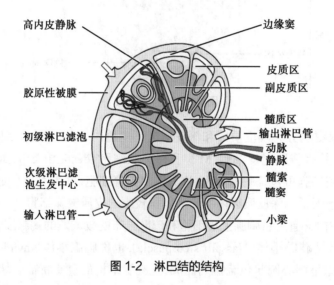

图 1-2　淋巴结的结构

髓质由髓索和髓窦组成。髓索中由致密聚集的淋巴细胞组成，主要为 B 细胞和浆细胞，也含部分 T 细胞及 Mφ。髓窦内富含 Mφ，有较强的捕获、清除病原体的作用。

（2）淋巴结的功能

1）T 细胞及 B 细胞定居的场所：淋巴结是成熟 T 细胞和 B 细胞的主要定居部位。其中，T 细胞约占淋巴结内淋巴细胞总数的 75%，B 细胞约占 25%。

2）免疫应答场所：Mφ 或 DC 等抗原提呈细胞在周围组织中摄取抗原后可迁移至淋巴结，并将加工处理的抗原肽提呈给 T 细胞，使 T 细胞活化、增殖、分化为效应 T 细胞。淋巴结中的 B 细胞可识别和结合游离的或被滤泡树突状细胞（follicular dendritic cell，FDC）捕获的抗原,通过 T-B 细胞的协同作用,B 细胞增殖、分化为浆细胞,并分泌抗体。效应 T 细胞除在淋巴结内发挥免疫效应外,更主要的是与抗体一样,随输出淋巴管,经胸导管进入血流,再分布至全身,发挥免疫应答效应。

3)参与淋巴细胞再循环:深皮质区中的 HEV 在淋巴细胞再循环中起重要的作用。淋巴细胞穿过 HEV,离开血液循环进入淋巴结,向髓质移动,最终通过输出淋巴管引流到胸导管或右淋巴管,从而再回到血液循环。完成这一循环约需 24~48 小时。

4)过滤作用:淋巴结是淋巴液的有效过滤器。侵入机体的病原体、毒素或其他有害异物,通常随淋巴液进入局部引流淋巴结。淋巴液在淋巴窦中缓慢移动,有利于窦内 Mφ 吞噬、杀伤病原体,清除抗原性异物,起到净化淋巴液,防止病原体扩散的作用。

2. 脾 脾是胚胎时期的造血器官,自骨髓开始造血后,脾演变成人体最大的外周免疫器官。

(1)脾的组织结构:脾脏外有结缔组织被膜,被膜向内伸展形成若干小梁。脾实质分为白髓与红髓,红髓量多,包绕白髓(图 1-3)。白髓与红髓交界的狭窄区域为边缘区,内含 T 细胞、B 细胞和较多 Mφ。入脾的动脉分支贯穿白髓部的小梁,称为中央小动脉。小动脉周围有 T 细胞包围形成的淋巴鞘,为胸腺依赖区。鞘内有淋巴小结,受抗原刺激后出现生发中心,内含大量 B 细胞,为非胸腺依赖。红髓分布在白髓周围,分为髓索和髓窦。髓索主要是 B 细胞居住区,也有许多 DC 和 Mφ 等。髓索围成无数脾窦(髓窦)。窦内充满循环中的血液,混入血中的病原体等异物被密布在髓索内的 Mφ 和 DC 捕获、吞噬和杀灭。红髓与白髓交界处为边缘区,是淋巴细胞和抗原物质进出的通道。由动脉来的血液进入红髓后,随血流而来的淋巴细胞即通过边缘区进入白髓。白髓内的淋巴细胞又可逸出,穿过边缘区而进入血窦,参与再循环。

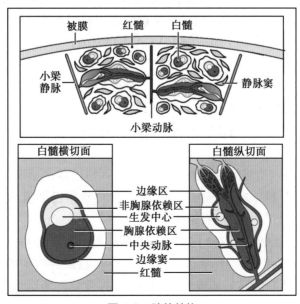

图 1-3 脾的结构

（2）脾的功能：脾脏除能贮存和调节血量外，还具有重要的免疫功能：

1）过滤作用：体内约 90% 的循环血液要流经脾，脾内的 Mϕ 和 DC 均有较强的吞噬作用，可清除血液中的病原体、自身衰老的细胞、免疫复合物和其他异物，从而发挥过滤作用。

2）T 细胞和 B 细胞定居的场所：脾脏是成熟淋巴细胞定居的场所。其中，B 细胞约占脾脏中淋巴细胞的 60%，T 细胞约占 40%。

3）免疫应答发生的场所：脾是各种免疫细胞定居、增殖和产生免疫应答及免疫效应物质（如抗体等）的重要基地，尤其是对来自血液中的抗原性异物的免疫应答。

4）合成生物活性物质：脾可合成和分泌多种重要生物活性物质，如补体成分和细胞因子等。

3. **黏膜相关淋巴组织**　人体呼吸道、消化道及泌尿生殖道等腔道黏膜下存在大量的淋巴组织和散在的淋巴细胞，称为黏膜相关淋巴组织（mucosal-associated lymphoid tissue，MALT）或黏膜免疫系统。如胃肠道黏膜相关淋巴组织（gastrointestinal mucosal-associated lymphoid tissue，GALT）和支气管黏膜相关淋巴组织（bronchial mucosal-associated lymphoid tissue，BALT）。GALT 包括阑尾、派尔集合淋巴结（Peyer's patches）和大量的弥散淋巴组织，BALT 包括咽部的扁桃体和弥散的淋巴组织，构成消化道和呼吸道阻止病原体等异物入侵机体的防御机构。除了消化道和呼吸道外，乳腺、泪腺、涎腺及泌尿生殖道等黏膜也存在弥散的 MALT。

与淋巴结和脾不同，黏膜相关淋巴组织没有包膜，不构成独立的器官，由大小不等的淋巴小结和散在的淋巴细胞构成。其中的 B 细胞多为 IgA 产生细胞，受抗原刺激后合成并分泌 sIgA，在黏膜局部发挥免疫作用。MALT 中的淋巴细胞可参与淋巴细胞再循环，淋巴细胞在某部位黏膜处受抗原刺激而分化增殖后，很快就会在全身其他黏膜淋巴组织发现具有同样抗原反应性和相似分布的致敏淋巴细胞，这与参与再循环的黏膜淋巴细胞具有特殊的归巢受体 CD49d（VLAα4）和黏膜毛细血管后微静脉的内皮细胞表面有相应配体血管细胞黏附因子 -1（vascular cell adhesion molecule-1，VCAM-1）有关。

三、免疫细胞

免疫细胞泛指机体内所有参与免疫应答或与免疫应答有关的细胞。包括淋巴细胞、树突状细胞、单核巨噬细胞、粒细胞、肥大细胞、红细胞、血小板等。

（一）淋巴细胞

淋巴细胞是机体免疫应答的主要细胞，存在于外周淋巴器官、组织或血液中。淋巴细胞占外周血白细胞总数的 30% 左右，成年人体内约有 10^{12} 个淋巴细胞。根据细胞功能和膜表面标志的不同，主要包括 T 淋巴细胞、B 淋巴细胞。

1. **T 淋巴细胞**　T 淋巴细胞简称 T 细胞，因成熟于胸腺而得名。成熟 T 细胞定居于外周免疫器官的胸腺依赖区，介导适应性细胞免疫应答，并在胸腺依赖性抗原（thymus dependent antigen，TD-Ag）诱导的体液免疫应答中发挥重要的辅助作用。外周血中 T 细胞约占淋巴细胞总数的 65%~70%。

(1)T细胞的分化发育：骨髓造血干细胞在骨髓中分化为淋巴样祖细胞。部分淋巴样祖细胞经血液循环进入胸腺，在胸腺微环境中的胸腺基质细胞及其分泌的细胞因子和胸腺激素的作用下，逐渐分化为成熟T细胞，随后离开胸腺并移行至外周淋巴组织的胸腺依赖区，接受抗原刺激发生免疫应答。胸腺中未成熟T细胞统称为胸腺细胞。

T细胞在胸腺发育中的核心事件是获得多样性T细胞抗原识别受体（T cell receptor，TCR）的表达、自身主要组织相容性复合体（major histocompatibility complex，MHC）限制性（阳性选择）和自身免疫耐受（阴性选择）的形成。

1）阳性选择：位于胸腺皮质区的早期胸腺细胞（祖T细胞）不表达CD4和CD8分子，称为双阴性细胞（double negative cell，DN），随着胸腺细胞向皮质深部迁移，双阴性细胞发生TCRαβ基因重排和表达，并进而激活CD8基因和CD4基因，使其成为同时表达CD4和CD8分子的双阳性细胞（double positive cell，DP）。在胸腺皮质区，双阳性细胞与胸腺基质细胞（胸腺上皮细胞、DC）表面MHC-Ⅰ类或MHC-Ⅱ类分子相互作用，其TCRαβ能识别MHC-Ⅰ类或MHC-Ⅱ类分子，能以适当亲和力结合的DP存活，进一步分化为单阳性细胞（single positive cell，SP），此即T细胞发育的阳性选择。在阳性选择过程中，与MHC-Ⅰ类分子结合的DP细胞其CD8分子表达水平增高，CD4分子表达水平降低甚至丢失，最终分化为CD8+ T细胞；与MHC-Ⅱ类分子结合的DP细胞其CD4分子表达水平增高，CD8分子表达水平降低甚至丢失，最终分化为CD4+ T细胞；大多数不能结合或结合力过高的DP细胞发生凋亡。仅约5%的DP细胞经历阳性选择而存活并继续发育成熟（图1-4）。阳性选择的意义是T细胞获得MHC限制性和DP细胞分化为SP细胞。

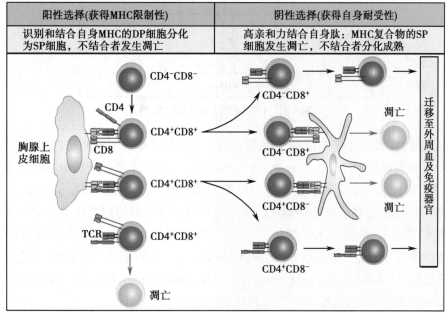

图1-4 T细胞在胸腺中的阳性选择和阴性选择

2）阴性选择：经历阳性选择后的SP细胞在胸腺皮质-髓质交界处及髓质区，与DC和

Mφ 表面的自身抗原肽 MHC-Ⅰ类复合物或自身抗原肽 MHC-Ⅱ类分子复合物相互作用，高亲和力结合的 SP 细胞发生凋亡，少部分细胞分化为调节性 T 细胞；而不能结合的 SP 细胞(阴性)存活成为成熟 T 细胞并进入外周免疫器官。阴性选择的生物学意义在于清除自身反应性 T 细胞克隆，这是成熟 T 细胞具有自身耐受性的基础。

(2)T 细胞的表面标志：T 细胞的表面标志包括表面受体和表面抗原。它们参与 T 细胞识别抗原、活化、增殖、分化及效应功能的发挥。

1)T 细胞抗原识别受体(T cell receptor,TCR)：TCR 是 T 细胞识别抗原的特异性受体。TCR 与 B 细胞抗原受体不同，不能直接识别蛋白质抗原表位，只能特异性识别抗原提呈细胞或靶细胞表面的抗原肽 -MHC 分子复合物(Antigen peptide-MHC molecular complex,pMHC)。大多数成熟 T 细胞(约占 95%)的 TCR 分子由 α 和 β 两条肽链组成(此种细胞称为 αβT 细胞)。两条肽链均由胞外区、跨膜区和胞浆区组成，胞外区含可变区(V 区)及恒定区(C 区)，V 区是 TCR 识别 pMHC 的功能区，跨膜区通过盐桥与 CD3 分子的跨膜区连接，形成 TCR-CD3 复合体(图 1-5)。少数 T 细胞表面 TCR 由 γ 和 δ 链组成(称为 γδT 细胞)，人外周血 γδT 细胞比例甚少，约为 1%~10%。

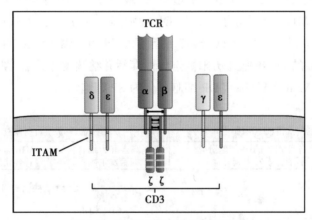

图 1-5　TCR-CD3 复合物结构图

2)CD3：CD3 表达于所有成熟 T 细胞表面，可转导 TCR 识别抗原所产生的活化信号。CD3 具有五种肽链即 γ、δ、ε、ζ 和 η 链，均为跨膜蛋白，跨膜区具有带负电荷的氨基酸残基(天冬氨酸)，与 TCR 跨膜区带有正电荷的氨基酸残基形成盐桥(图 1-5)。γ、δ 和 ε 肽链的胞外区各有一个形成 Ig 样折叠的结构区。通过这些结构区之间的相互作用，γ 链与 ε 链、δ 链与 ε 链结合，形成 γε 和 δε 两种二聚体。与 γ、δ 和 ε 肽链不同，ζ 和 η 肽链的细胞外区很短，以二硫键连接，形成 ζζ 二聚体或 ζη 二聚体。γ、δ、ε、ζ 和 η 链的胞浆区较长，均有免疫受体酪氨酸活化基序(immunoreceptor tyrosine-based activation motif,ITAM)。ITAM 结构磷酸化是淋巴细胞活化信号转导过程早期阶段的重要生化反应之一。

3)CD4 和 CD8：成熟 T 细胞只表达 CD4 或 CD8，分别称为 CD4$^+$T 细胞和 CD8$^+$T 细胞。CD4 和 CD8 的主要功能是辅助 TCR 识别抗原和参与 T 细胞活化信号的转导，因此又称为 TCR 的共受体。

CD4 和 CD8 同属于 Ig 超家族,均由胞外区、穿膜区及胞内区组成。CD4 为单链跨膜蛋白,可与 MHC-Ⅱ类分子结合。CD8 分子为异二聚体,可与 MHC-Ⅰ类分子结合。两者结合可增强 T 细胞与抗原提呈细胞(antigen presenting cell,APC)或靶细胞之间的相互作用并辅助 TCR 识别抗原。

4)共刺激分子:初始 T 细胞完全活化需要两种活化信号的协同作用。第一信号(或称抗原刺激信号)由 TCR 识别 APC 提呈的 pMHC 而产生,经 CD3 转导活化信号,CD4、CD8 起辅助作用。第二信号(或称共刺激信号,协同刺激信号)由 APC 或靶细胞表面的共刺激分子与 T 细胞表面相应的共刺激分子相互作用产生。在 T 细胞膜上已发现有多种共刺激分子(图 1-6),包括正性和负性共刺激分子。

T 细胞表面的正性共刺激分子主要包括:CD28 家族成员(CD28 和 ICOS)、CD2、ICAM、CD40L、FasL 和 LFA-1 等。CD28 家族的配体为 CD80(B7.1)、CD86(B7.2)、ICOSL、PD-L1 和 PD-L2 等。CD28 分子是 T 细胞活化过程中最重要的协同刺激分子,表达于全部 CD4$^+$T 细胞及 50% CD8$^+$ 细胞,配体是 CD80 和 CD86,后者主要表达于专职性 APC。CD28 产生的共刺激信号可诱导 T 细胞表达抗细胞凋亡蛋白(Bcl-XL),防止细胞凋亡;刺激 T 细胞合成 IL-2 等细胞因子,促进 T 细胞的增殖和分化。

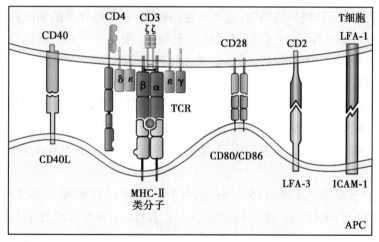

图 1-6 T 细胞与 APC 间的主要辅助分子

T 细胞表面的负性共刺激分子(共抑制分子)主要有 CTLA-4 和 PD-1 等,其配体分别为 CD80、CD86 和 PD-L1、PD-L2,可抑制 T 细胞的增殖和活化。

(3)T 细胞亚群的分类及功能:T 细胞具有高度异质,按照不同的分类标准可分为不同的亚群。

1)按所处的活化阶段,可分为:

初始 T 细胞:初始 T 细胞是指从未接受过抗原刺激的成熟 T 细胞。处于细胞周期的 G$_0$ 期,存活期短,表达 CD45RA 和高水平的 L- 选择素(CD62L),参与淋巴细胞再循环。主要功能是识别抗原,无免疫效应功能。初始 T 细胞在外周淋巴器官内接受抗原刺激而活化,并最终分化为效应 T 细胞和记忆 T 细胞。

效应 T 细胞:效应 T 细胞存活期亦较短,除表达高水平的高亲和力 IL-2 受体外,还表达黏附分子(整合素和 CD44)和 CD45RO。效应 T 细胞与初始 T 细胞不同,不参与淋巴结细胞再循环,而是向外周炎症组织迁移。

记忆 T 细胞:记忆性 T 细胞与初始 T 相似,亦处于细胞周期的 G_0 期,但存活期长,可达数年。与效应 T 细胞相似,记忆性 T 细胞亦表达 CD45RO 和黏附分子(整合素和 CD44)及向外周炎症组织迁移。记忆性 T 细胞介导再次免疫应答,接受抗原刺激后可迅速活化,并分化为记忆性 T 细胞和效应 T 细胞。

2) 按 TCR 类型分类:根据表达的 TCR 类型,T 细胞可分为 TCRαβ⁺ T 细胞和 TCRγδ⁺ T 细胞。它们分别可简称为 αβ 及 γδT 细胞。γδT 细胞数量可因组织和种属的不同而有很大差异,但不超过 T 细胞总数的 5%。与 TCRαβT 细胞相似,γδT 细胞表达 CD2、CD3、LFA-1、CD16、CD25、CD45 等分化抗原。大多数 γδT 细胞为 CD4⁻ 及 CD8⁻,少数 γδT 细胞可表达 CD8 分子。γδT 细胞主要分布于皮肤和黏膜组织,是皮肤的表皮内淋巴细胞和黏膜组织的上皮内淋巴细胞的组成部分。

αβT 细胞和 γδT 细胞之间在抗原识别方面存在显著不同。αβT 细胞识别由 MHC 分子提呈的抗原肽,具有自身 MHC 限制性。γδT 细胞识别非肽类分子,包括由 CD1 分子(非多态性 MHC Ⅰ 类样分子)提呈的糖脂,某些病毒的糖蛋白、分枝杆菌的磷酸糖和核苷酸衍生物、热休克蛋白(HSP)等。γδT 细胞识别抗原无 MHC 限制性。αβT 细胞和 γδT 细胞之间的另一显著区别是 γδT 细胞的抗原受体缺乏多样性,只能识别多种病原体表达的共同抗原成分。γδT 细胞具有抗感染和抗肿瘤作用,可杀伤病毒或细胞内细菌感染的靶细胞、表达热休克蛋白和异常表达 CD1 分子的靶细胞以及对 NK 细胞敏感和不敏感的肿瘤细胞。其杀伤机制与 αβT 细胞相同。活化的 γδT 细胞通过分泌多种细胞因子发挥免疫调节作用和介导炎症反应。γδT 细胞分泌的细胞因子包括 IL-2、IL-3、IL-4、IL-5、IL-6、GM-CSF、TNF-α、IFN-γ 等。

3) 按 CD 分子分类:根据 CD 分子分类,可分为 CD4⁺ T 细胞和 CD8⁺ T 细胞 CD4 分子表达于 60%~65% TCRαβT 细胞及部分 NK1.1⁺T 细胞。Mφ 和 DC 亦表达 CD4 分子,但表达水平低。CD8 分子表达于 30%~35% TCRαβT 细胞和部分 TCRγδT 细胞。人的成熟 T 细胞按其 CD 分子表型的不同,可分为 CD3⁺CD4⁺CD8⁻T 细胞和 CD3⁺CD4⁻CD8⁺T 细胞,分别简称为 CD4⁺T 细胞和 CD8⁺T 细胞。"CD4⁺T 细胞"和"CD8⁺T 细胞"两个术语通常指表达 TCRαβ 的 T 细胞。CD4⁺T 细胞和 CD8⁺T 细胞的功能彼此不同。CD4⁺T 细胞识别由 13~17 个残基组成的外源性抗原肽,受自身 MHC-Ⅱ 类分子的限制。活化后,分化的效应细胞主要为 Th 细胞,但也有少数 CD4⁺ 效应 T 细胞具有细胞毒作用和免疫抑制作用。而 CD8⁺T 细胞识别由 8~10 个残基组成的内源性抗原肽,受自身 MHC-Ⅰ 分子的限制。活化后,分化的效应细胞为细胞毒性 T 细胞(cytotoxic T cell,CTL)细胞,具有细胞毒作用,可特异性杀伤靶细胞。

4) 根据功能分类:T 细胞可分为辅助性 T 细胞(helper T cell,Th)、细胞毒性 T 细胞(cytotoxic T cell,CTL)和调节性 T 细胞(regulatory T cell,Treg)。这些细胞实际上是初始 T

细胞活化后分化成的效应 T 细胞。

a. Th 细胞：未受抗原刺激的初始 CD4+T 细胞为 Th0。Th0 可分化为 Th1、Th2、Th9、Th17、Th22 和 Tfh 等 Th 细胞。Th0 向不同谱系的分化受抗原的性质和细胞因子等因素的调控，其中最重要的影响因素是细胞因子的种类和细胞因子之间的平衡。如胞内病原体和肿瘤抗原及 IL-12 和 IFN-γ 诱导 Th0 向 Th1 分化；普通细菌和可溶性抗原及 IL-4 诱导 Th0 向 Th2 分化。Th1 细胞分泌 IL-2、IFN-γ 等，在细胞免疫应答中发挥重要作用；Th2 细胞分泌 IL-5、IL-9、IL-13 等细胞因子，辅助体液免疫和固有免疫应答，参与 2 型炎症反应的形成。

b. CTL（Tc）细胞：具有细胞毒作用的 T 细胞包括表达 TCRαβ 和 CD8 分子的 T 细胞、表达 TCRγδ 的 T 细胞和 NK1.1+T 细胞。CTL 细胞通常指表达 TCRαβ 和 CD8 分子的 CTL。

c. 调节性 T 细胞（Treg）：通常所称的 Treg 是 CD4+CD25+FoxP3+T 细胞，根据来源可分为直接从胸腺分化而来的自然调节性 Treg 和由初始 CD4+T 细胞在外周经抗原及其他因素诱导产生的诱导性调节性 T 细胞。Treg 通过直接接触和分泌 TGF-β、IL-10 等细胞因子抑制免疫应答。

2. B 淋巴细胞　B 淋巴细胞简称 B 细胞，因其来源于鸟类的法氏囊和哺乳动物的骨髓而得名。B 细胞功能包括产生抗体介导体液免疫应答、抗原提呈和免疫调节作用。成熟 B 细胞主要定居于外周免疫器官的非胸腺依赖区，并参与淋巴细胞再循环。B 细胞约占外周血淋巴细胞总数的 20%~25%。

(1) B 细胞的分化发育：人类 B 细胞是在骨髓中发育成熟的，其发育阶段经历了祖 B 细胞（pro-B cell）、大前 B 细胞（large Pre-B cell）、小前 B 细胞（small Pre-B cell）、未成熟 B 细胞（immature B cell）和成熟 B 细胞（mature B cell）阶段。B 细胞发育过程中核心事件是功能性 BCR 的表达和中枢免疫耐受的形成（图 1-7）。

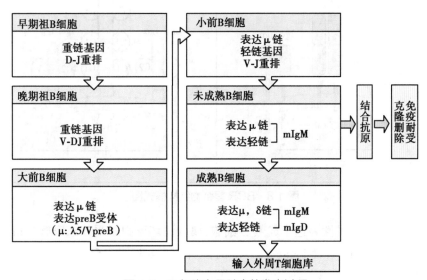

图 1-7　B 细胞在骨髓中的发育过程

祖 B 细胞重链可变区基因先后发生 D-J 和 V-D-J 重排；到大前 B 细胞阶段由于 V-D-J 重排的完成，可表达完整的 μ 链，并作为 pre-B 细胞受体的一部分表达于大前 B 细胞表面；分化至小前 B 细胞阶段，轻链的 V-J 发生重排；未成熟 B 细胞可表达完整的 mIgM，只表达 mIgM 的未成熟 B 细胞，如受到抗原刺激，则引发凋亡而导致克隆清除，形成自身免疫耐受；成熟 B 细胞同时表达 mIgM 和 mIgD，抗原刺激后 B 细胞活化增殖，进一步分化为分泌抗体的浆细胞。

（2）B 细胞的表面标志：B 细胞表面有众多的膜分子，如 BCR 复合体、CD40、CD80 和 CD86 等，它们在 B 细胞识别抗原、活化、增殖，以及抗体产生等过程中发挥作用。

1）B 细胞抗原受体（B cell receptor，BCR）复合物：BCR 复合物由识别和结合抗原的膜型免疫球蛋白（mIg）即 BCR 和传递信号的 Igα（CD79a）/Igβ（CD79b）异源二聚体组成（图 1-8）。mIg 均为单体结构，mIg 的表达开始于骨髓中的不成熟 B 细胞，类别为 mIgM。在正常人外周血中多数成熟 B 细胞可同时表达 mIgM 和 mIgD，少数 B 细胞只表达 mIgG、mIgA 或 mIgE。mIg 的作用是特异性结合抗原，抗原结合位点位于 VH 和 VL 的高变区内。mIg 重链的胞内部分很短，这一结构特点决定 mIg 不能传递抗原刺激产生的信号，需 Igα/Igβ 的辅助。Igα/Igβ 和 mIg 的穿膜区借静电引力组成 BCR 复合物，其胞内部分含 ITAM 基序，作为信号转导分子转导抗原与 BCR 结合所产生的信号。与 TCR 不同，BCR 能识别直接识别抗原表位。

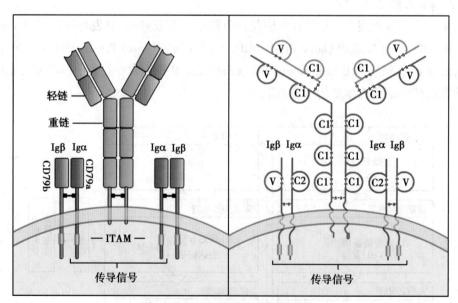

图 1-8　BCR 复合物结构模式图

2）CD40：CD40 组成性表达于成熟 B 细胞，属肿瘤坏死因子受体超家族（tumor necrosis factor receptor superfamily，TNFRSF），CD40 的配体（CD40L，CD154），表达于活化 T 细胞。CD40 与 CD40L 的结合在 B 细胞分化成熟中起十分重要的作用。

3）CD80 和 CD86：CD80 和 CD86 在静息 B 细胞不表达或低表达，在活化 B 细胞表达增强,它与 T 细胞表面的 CD28 和 CTLA-4 相互作用,CD28 促进 T 细胞活化,CTLA-4 抑制 T 细胞活化。

（3）B 细胞亚群及其功能:B 细胞为异质性群体,具有不同的表面标志和功能。通常根据是否表达 CD5 分子,将 B 细胞分为 B1 细胞和 B2 细胞两个亚群。

1）B1 细胞:B1 细胞为 CD5$^+$B 细胞,产生于个体发育的早期,主要识别非蛋白质抗原,如细菌脂多糖。B1 细胞无须 Th 细胞的辅助,即可介导对非胸腺依赖抗原的免疫应答,产生低亲和力的 IgM 类抗体,对防止肠道感染具有重要作用。B1 细胞也能产生多种自身抗体,如类风湿因子和抗 ssDNA 的 IgM 抗体,与自身免疫病的发生有关。

2）B2 细胞:B2 细胞为 CD5$^-$B 细胞,即通常所指的 B 细胞,是体液免疫应答的主要细胞。B2 细胞主要识别蛋白质抗原,在 Th 细胞的辅助下,B2 细胞可介导对胸腺依赖抗原的免疫应答,产生高亲和力特异性抗体,行使体液免疫功能。B2 细胞还具有抗原呈递和免疫调节功能。

（二）其他免疫细胞

1. **抗原提呈细胞**　APC 是能够加工抗原并以 pMHC 的形式将抗原肽提呈给 T 细胞的一类细胞,在机体的免疫识别、免疫应答与免疫调节中起重要作用。通常将 APC 分为两类:一类是专职 APC,能表达 MHC-Ⅱ类分子,包括单核 / 巨噬细胞、DC 和 B 细胞;另一类是非专职 APC,它们在某些因素刺激下可表达 MHC-Ⅱ类分子,并具有抗原呈递作用,包括内皮细胞、纤维母细胞、上皮及间皮细胞等。另外,机体内所有表达 MHC-Ⅰ类分子并具有提呈内源性抗原能力的细胞如肿瘤细胞,广义上也属于 APC。

2. **吞噬细胞**　吞噬细胞包括中性粒细胞和单核巨噬细胞,这些细胞是执行固有免疫的效应细胞,可及时清除入侵体内的病原微生物,在机体早期抗感染免疫过程中发挥重要作用。感染发生时,在局部某些细菌或其产物(如 LPS)、某些补体裂解片段(如 C3a、C5a)和促炎细胞因子(如 IL-1、IL-8、MCP-1、TNF 等)作用下,血液中的中性粒细胞、单核细胞及组织中的 Mφ 可穿越血管内皮细胞和组织间隙,迁移募集至感染部位,对侵入的病原微生物形成"围歼"之势。这些聚集在炎症部位的吞噬细胞可通过表面模式识别受体(pattern recognition receptor,PRR)与病原微生物表面相应配体,即病原相关分子模式(pathogen associated molecular pattern,PAMP)结合,或通过表面调理性受体与 IgG 抗体和 C3b 结合的病原微生物结合,而迅速产生吞噬杀菌效应,使病原微生物在胞内氧依赖 / 非氧依赖杀菌系统和多种蛋白水解酶的作用下,被杀伤破坏、消化降解。中性粒细胞寿命短,发挥吞噬杀菌效应后裂解破坏。Mφ 兼备吞噬杀菌和抗原加工提呈作用,活化后具有杀瘤效应,同时还可释放一系列细胞因子和其他炎性介质介导炎症反应或参与免疫调节。

3. **固有淋巴样细胞**　固有淋巴样细胞(innate lymphoid cells,ILCs)不表达特异性抗原受体,活化不依赖于对抗原的识别。此类淋巴细胞表达一系列与其活化或抑制相关的受体,可被感染部位组织细胞产生的某些细胞因子或被某些病毒感染 / 肿瘤靶细胞表面相关配体激活;通过释放细胞因子参与抗感染和过敏性炎症反应,或通过释放一系列细胞毒性介质使相关靶细胞裂解破坏。包括 ILC1、ILC2、ILC3 和自然杀伤细胞(natural killer cell,NK 细胞)。

4. **固有（样）淋巴细胞**　固有（样）淋巴细胞(innate-like lymphocytes,IILs)主要包括

NKT 细胞、γδT、B1 细胞,其表面抗原识别受体(TCR 或 BCR)由胚系基因直接编码产生,为有限多样性抗原识别受体细胞。可通过对某些病原体感染或肿瘤靶细胞表面特定表位分子或某些病原体等抗原性异物的识别结合而被激活,并通过释放一系列细胞毒性介质使上述靶细胞裂解破坏,或产生以 IgM 为主的抗菌抗体,在机体早期抗感染免疫过程中发挥重要作用。

四、抗体

抗体(antibody,Ab)是介导体液免疫的重要效应分子,是 B 细胞接受抗原刺激后增殖分化为浆细胞所产生的可与相应抗原发生特异性结合的免疫球蛋白(immunoglobulin,Ig),主要分布于血清中,也存在于组织液、外分泌液及 B 细胞膜表面。

(一) 抗体的结构与功能

1. 抗体的结构　抗体分子的基本结构是由两条相同的重链(Heavy chain,H 链)和两条相同的轻链(Light chain,L 链)通过链间二硫键连接而成的四肽链结构,呈"Y"形(图 1-9)。Ig 单体中四条肽链两端游离的氨基或羧基的方向一致,分别命名为氨基端(N 端)和羧基端(C 端)。

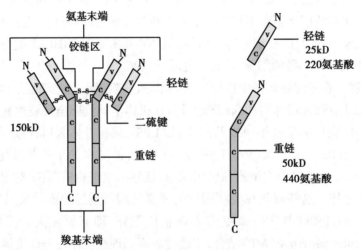

图 1-9　抗体分子的基本结构

(1)轻链和重链

1)轻链:轻链大约由 214 个氨基酸残基组成,分子量约为 25kD。每条轻链含有两个由链内二硫键组成的环肽。L 链共有两型:κ 型与 λ 型,同一个天然 Ig 分子上 L 链的型相同。不同种属生物体内两型轻链的比例不同,正常人血清 Ig κ:λ 约为 2:1。根据 λ 链恒定区个别氨基酸的差异,又可分为 λ1、λ2、λ3 和 λ4 四个亚型;

2)重链:重链大小约为轻链的 2 倍,含 450~550 个氨基酸残基,分子量约为 50~75kD。每条 H 链含有 4~5 个链内二硫键组成的环肽。不同的 H 链由于氨基酸组成的排列顺序、二硫键的数目和位置、含碳水化合物的数量、结构域的数目及铰链区的长度不同,其抗原性也不相同,根据 H 链抗原性的差异可将其分为 5 类:μ 链、γ 链、α 链、δ 链和 ε 链,不同 H 链与 L 链(κ 或 λ 链)组成完整 Ig 的分子分别称之为 IgM、IgG、IgA、IgD 和 IgE。γ、α 和 δ 链上含有 4 个环肽,μ 和 ε 链含有 5 个环肽。即使同一类 Ig 其铰链区氨基酸组成和重链二硫键的数目、位置也不同,据此又可将同类 Ig 分为不同的亚类。如人 IgG 可分为 IgG1~IgG4;IgA 可分为 IgA1 和 IgA2。

(2)可变区和恒定区:通过对不同 Ig H 链或 L 链的氨基酸序列比较分析,发现其 N 端约 110 个氨基酸序列变化很大,称为可变区(variable region,V 区),其他部分氨基酸序列相对相对稳定,变化很小,称为恒定区(constant region,C 区)(图 1-10)。

1)可变区:位于 L 链靠近 N 端的 1/2 和 H 链靠近 N 端的 1/5 或 1/4。重链和轻链的 V 区分别称为 V_H 和 V_L。V_H 和 V_L 各有 3 个区域的氨基酸组成和排列顺序高度可变,称为高变区(hypervariable region,HVR);该区域形成与抗原表位互补的空间构象,因而又称为互补决定区(complementarity determining region,CDR)。在 V 区中非 HVR 部位的氨基酸组成和排列相对比较保守,称为骨架区(framework region,FR)。

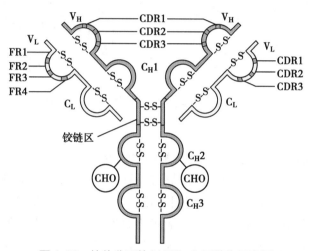

图 1-10 抗体分子的 V 区和 C 区结构示意图

2)恒定区:位于 L 链靠近 C 端的 1/2 和 H 链靠近 C 端的 3/4 区域或 4/5 区域。H 链每个功能区含 110 多个氨基酸残基,含有一个由二硫键连接的 50~60 个氨基酸残基组成的肽环。这个区域氨基酸的组成和排列在同一种属动物 Ig 同型 L 链和同一类 H 链中都比较恒定,如人抗白喉外毒素 IgG 与人抗破伤风外毒素的抗毒素 IgG,它们的 V 区不相同,只能与相应的抗原发生特异性的结合,但其 C 区的结构是相同的,即具有相同的抗原性,应用马抗人 IgG 第二抗体(或称抗抗体)均能与这两种抗不同外毒素的抗体(IgG)发生结合反应。这是制备第二抗体,应用荧光素、酶、同位素等标记抗体的重要基础。

3)铰链区:铰链区位于 CH1 和 CH2 之间。不同 H 链铰链区含氨基酸数目不等。铰链区包括 H 链间二硫键,该区富含脯氨酸,不形成 α- 螺旋,易发生伸展及一定程度的转动,当 VL、VH 与抗原结合时此区发生扭曲,使抗体分子上两个抗原结合点更好地与两个抗原决定基发生互补。由于 CH2 和 CH3 构型变化,显示出活化补体、结合组织细胞等生物学活性。

铰链区对木瓜蛋白酶、胃蛋白酶敏感,当用这些蛋白酶水解抗体分子时此区常发生裂解。IgM 和 IgE 缺乏铰链区。

(3)抗体的辅助成分

1)J 链:由浆细胞合成的富含半胱氨酸的多肽链(图 1-11),主要功能是将单体 Ig 分子连接为二聚体(如分泌型 IgA)或多聚体(如五聚体 IgM)。J 链分子量约为 15kD,由 124 个氨基酸组成的酸性糖蛋白,含有 8 个半胱氨酸残基,通过二硫键连接到 μ 链或 α 链的羧基端的半胱氨酸。IgG、IgD 和 IgE 常为单体,无 J 链。

2)分泌片:又称分泌成分,是分泌型 IgA 上的一个辅助成分(图 1-11),由上皮细胞合成的分子量约为 75kD 的糖蛋白,以非共价形式结合到 IgA 二聚体上,并一起被分泌到黏膜表面。分泌片的存在对于抵抗外分泌液中蛋白水解酶的降解具有重要作用。

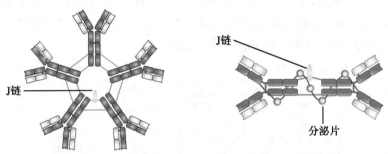

图 1-11　IgM 及 sIgA 的 J 链和 sIgA 的分泌片

(4)酶解片段

1)木瓜蛋白酶的水解片段:木瓜蛋白酶的水解 IgG 部位是在 H 链铰链区二硫键近 N 端。可将 Ig 裂解为两个完全相同的抗原结合片段(fragment of antigen binding,Fab)和一个可结晶片段(fragment crystallizable,Fc)(图 1-12)。每个 Fab 由一条完整的 L 链和一条约为 1/2 的 H 链组成,可与单个抗原表位结合,表现为单价,但不能形成凝集或沉淀反应。Fc 段由连接 H 链二硫键和近羧基端两条约 1/2 的 H 链所组成,无抗原结合活性,是抗体与效应分子或细胞表面 Fc 受体相互作用的部位。Ig 在异种间免疫所具有的免疫原性主要存在于 Fc 段。

2)胃蛋白酶的水解片段:胃蛋白酶作用于 H 链铰链区二硫键近 C 端。可获得一个 F(ab')₂ 和一些小片段 pFc'。F(ab')₂ 由 2 个 Fab 及铰链区组成,可结合 2 个抗原表位。由于 F(ab')₂ 保留了结合相应抗原的生物学活性,又避免了 Fc 段抗原性可能引起的副作用和超敏反应,因而被广泛用作生物制品,如白喉抗毒素、破伤风抗毒素经胃蛋白酶水解后精制提纯的制品。pFc' 可继续被胃蛋白酶降解,失去生物学活性。

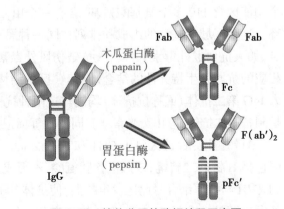

图 1-12　抗体分子的酶解片段示意图

2. **抗体的功能**　抗体是体液免疫应答中发挥免疫功能最主要的免疫分子,抗体所具有的功能是由其分子中不同功能区的特点所决定的(图 1-13)。

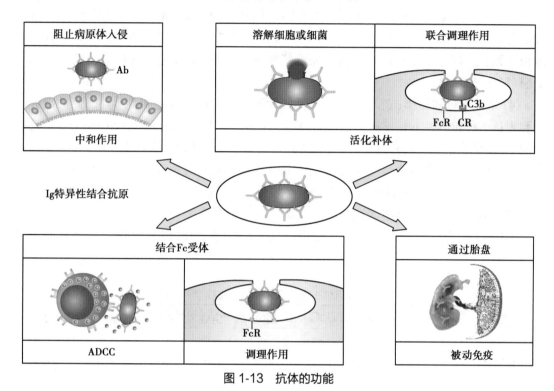

图 1-13　抗体的功能

(1)特异性结合抗原:抗体最显著的生物学特点是能够特异性地与相应的抗原结合,如细菌、病毒、寄生虫、某些药物或侵入机体的其他异物。抗体的这种特异性结合抗原特性是由其 V 区(尤其是 V 区中的高变区)的空间结构所决定的。抗原抗体结合是可逆的,受 pH 值、温度和电解浓度的影响。

(2)活化补体:IgM、IgG1、IgG2 和 IgG3 可通过经典途径活化补体。当抗体与相应抗原结合后,IgG 的 CH2 和 IgM 的 CH3 暴露出结合 C 1q 的补体结合点,开始活化补体,产生多种效应功能。其中 IgM、IgG1 和 IgG3 激活补体系统的能力较强,IgG2 较弱。IgA、IgE 和 IgG4 本身难以激活补体,但形成聚合物后可通过旁路途径激活补体系统。通常 IgD 不能激活补体。

(3)结合 Fc 受体:不同细胞表面具有不同 Ig 的 Fc 受体,分别用 FcγR、FcεR、FcαR 等来表示。当 Ig 与相应抗原结合后,由于构型的改变,其 Fc 段可与具有相应受体的细胞结合。IgE 抗体由于其 Fc 段结构特点,可在游离情况下与有相应受体的细胞(如嗜碱性粒细胞、肥大细胞)结合,称为亲细胞抗体。抗体与 Fc 受体结合可发挥不同的生物学作用。

1)调理作用:指抗体如 IgG(特别是 IgG1 和 IgG3)的 Fc 段与中性粒细胞、Mφ 上的 IgG Fc 受体结合,从而增强吞噬细胞的吞噬作用。

2)抗体依赖的细胞介导的细胞毒作用(antibody-dependent cell-mediated cytotoxicity,ADCC):指具有杀伤活性的细胞如 NK 细胞通过其表面表达的 Fc 受体识别结合于靶抗原

(如病毒感染细胞或肿瘤细胞)上的抗体 Fc 段,直接杀伤靶抗原。NK 细胞是介导 ADCC 的主要细胞。

3)介导 I 型超敏反应:IgE 为亲细胞抗体,可通过其 Fc 段与肥大细胞和嗜碱性粒细胞表面的高亲和力 IgE Fc 受体(FcεR I)结合,并使其致敏,若相同变应原再次进入机体与致敏靶细胞表面特异性 IgE 结合,即可促使这些细胞合成和释放生物活性物质,引起 I 型超敏反应(详见第二章)。

(4)穿过胎盘和黏膜:在人类,IgG 是唯一能通过胎盘的抗体。胎盘母体一侧的滋养层细胞表达一种特异性 IgG 输送蛋白,称为新生 Fc 段受体(neonatal FcR,FcRn)。IgG 可选择性与 FcRn 结合。从而转移到滋养层细胞内,并主动进入胎儿血液循环中。IgG 穿过胎盘的作用是一种重要的自然被动免疫机制,对于新生儿抗感染具有重要意义。另外,分泌型 IgA 可通过呼吸道和消化道的黏膜,是黏膜局部免疫的最主要因素。

(二)各类抗体的生物学活性

不同 Ig 其合成部位、合成时间、血清含量、分布、半衰期,以及生物学活性有所差别(表 1-3)。

表 1-3 人类抗体主要的理化特性和生物学特性比较

项目	IgG1	IgG2	IgG3	IgG4	IgM	IgA1	IgA2	IgD	IgE
重链	γ1	γ2	γ3	γ4	μ	α1	α2	δ	ε
分子质量(kD)	140	146	165	146	970	160	160	184	188
主要存在形式	单体	单体	单体	单体	五聚体	单体、双体	单体、双体	单体	单体
开始合成时间	IgG1~IgG4 为出生后 3 个月				胚胎后期	IgA1 与 IgA2 为生后 4~6 个月		任何时间	较晚
成人血清水平(mg/ml)	9	3	1	0.5	1.5	3.0	0.5	0.03	5×10^{-5}
血清中半衰期(d)	21	20	7	21	10	6	6	3	2
经典途径活化补体	╫	+	╫	-	╫	-	-	-	-
替代途径活化补体	-	-	-	-	-	+	-	-	-
穿过胎盘	╫	+	╫	±	-	-	-	-	-
结合吞噬细胞	╫	-	╫	-	-	+	+	-	+
结合肥大细胞和嗜碱粒细胞	-	-	-	-	-	-	-	-	╫
与 SPA 结合	+	+	±	+	-	-	-	-	-
中和作用	╫	╫	╫	╫	+	╫	╫	-	-

续表

项目	IgG1	IgG2	IgG3	IgG4	IgM	IgA1	IgA2	IgD	IgE
NK 细胞介导的 ADCC	╫	–	╫	–	–	–	–	–	–
免疫作用	抗菌、抗病毒、抗毒素抗体,自身抗体			早期防御作用、溶菌、溶血,天然血型抗体,类风湿因子,mIgM 为 BCR		黏膜局部免疫作用		mIgD 为 BCR,B 细胞分化成熟标志	Ⅰ型超敏反应,抗寄生虫感染

1. IgG IgG 在出生后第 3 个月开始合成,3~5 岁接近成年人水平。IgG 是血清中主要的抗体,约占血清总 Ig 的 75%。人 IgG 有 4 个亚类:IgG1、IgG2、IgG3 和 IgG4。不同 IgG 亚类的生物学活性有所差异。IgG 的半衰期相对较长,约为 20~30 天。IgG 可通过经典途径活化补体,其固定补体的能力依次是 IgG3>IgG1>IgG2,人的 IgG4 无固定补体的能力。IgG 是唯一能通过胎盘的 Ig,在自然被动免疫中起重要作用。此外,IgG 还具有调理吞噬、ADCC 和结合 SPA 等作用。由于 IgG 上述特点,IgG 在机体免疫防御中起着主要的作用,大多数抗菌、抗病毒、抗毒素抗体都属于 IgG 类抗体。应用对麻疹、甲型肝炎等有免疫力的产妇或正常人丙种或胎盘球蛋白可进行人工被动免疫,能有效地预防相应的传染性疾病。某些自身抗体如抗甲状腺球蛋白抗体、抗核抗体,以及引起Ⅱ型、Ⅲ型变态反应的抗体大都也属于 IgG。

2. IgA IgA 分为血清型和分泌型两种。血清型为单体 IgA,主要存在于血清中。分泌型 IgA(secretory IgA,sIgA)为二聚体,主要存在于胃肠道和支气管分泌液、初乳、唾液和泪液中。sIgA 是外分泌液中的主要抗体,参与黏膜局部免疫。婴儿可从母亲初乳中获得 sIgA,为一重要的自然被动免疫。

3. IgM 血清中 IgM 是由 5 个单体通过一个 J 链和二硫键连接成五聚体,分子量最大,为 970kD,沉降系数为 19S,称为巨球蛋白(macroglobulin)。在分子结构上 IgM 无铰链区,Cμ2 可能替代了铰链区的功能。在生物进化过程中 IgM 是最早出现的抗体。在个体发育过程中,无论是 B 细胞膜表面免疫球蛋白(membrane immunoglobulin,mIg),还是合成分泌到血清中的 Ig,IgM 都是最早出现的 Ig,在胚胎发育晚期的胎儿即有能力产生 IgM。在抗原刺激诱导体液免疫应答过程中,一般 IgM 也最先产生。IgM 占血清总 Ig 的 5%~10%。由于 IgM 在免疫应答早期产生,并在补体参与下的溶血作用比 IgG 强 500 倍以上,而且活化补体后通过 C3b、C4b 等片段发挥调理作用,因此 IgM 在机体的早期免疫防护中占有重要地位。天然的血型抗体(凝集素)为 IgM,血型不符的输血,易发生严重的溶血反应。IgM 不能过胎盘,脐血中如出现针对某种病原微生物的 IgM,表示胚胎期有相应病原微生物如梅毒螺旋体、风疹或巨细胞毒等感染,称为胚胎感染或垂直感染。正常人血清中也含有少量单体 IgM。

膜表面 IgM 是 B 细胞识别抗原受体中一种主要的 mIg。成熟 B 细胞有 mIgD,在正常人 B 细胞库(B cell repretorire)中 mIgM+B 细胞约占 80%。在记忆 B 细胞中 mIgM 逐渐消失,被 mIgG、mIgA 或 mIgE 所替代。

4. IgD　IgD 分子量为 175kD，主要由扁桃体、脾等处浆细胞产生，人血清中 IgD 浓度为 3~40μg/ml，不到血清总 Ig 的 1%，在个体发育中合成较晚。IgD 铰链区很长，且对蛋白酶水解敏感，因此 IgD 半衰期很短，仅 2.8 天。血清中 IgD 确切的免疫功能尚不清楚。在 B 细胞分化到成熟 B 细胞阶段，除了表达 mIgM 外，同时表达 mIgD，对抗原的刺激出现正应答。不成熟的 B 细胞只表达 mIgM，抗原刺激后表现为免疫耐受。成熟 B 细胞活化后或变成记忆 B 细胞时，mIgD 逐渐消失。

5. IgE　IgE 分子量为 188kD，血清中含量极低，仅占血清总 Ig 的 0.002%，在个体发育中合成较晚。ε 链有 4 个 CH（Cε1~Cε4），无铰链区，含有较多的半胱氨酸和甲硫氨酸。对热敏感，56℃、30 分钟可使 IgE 丧失生物学活性。IgE 主要由鼻咽部、扁桃体、支气管、胃肠等黏膜固有层的浆细胞产生，这些部位常是变应原入侵和 I 型变态反应发生的场所。IgE 为亲细胞抗体，Cε2 和 Cε3 功能区可与嗜碱性粒细胞、肥大细胞膜上高亲和力 FcεR I 结合。变应原再次进入机体与已固定在嗜碱性粒细胞、肥大细胞上 IgE 结合，可引起 I 型变态反应。寄生虫感染或变态反应发作时，局部的外分泌液和血清中 IgE 水平都明显升高。

(三) 人工制备抗体

抗体的上述生物学特性使得其在疾病的诊断、免疫防治及其基础研究中发挥重要作用，人们对抗体的需求也随之增大。人工制备抗体是大量获得抗体的有效途径，包括多克隆抗体、单克隆抗体和基因工程抗体。

1. **多克隆抗体**　天然抗原分子中常含多种不同抗原特异性的抗原表位，以该抗原物质刺激机体免疫系统，体内多个 B 细胞克隆被激活，产生的抗体中实际上含有针对多种不同抗原表位的抗体，称为多克隆抗体（polyclonal antibody，pAb）。获得多克隆抗体的途径主要有动物免疫血清、恢复期患者血清或免疫接种人群。多克隆抗体的优势是作用全面，具有中和抗原、免疫调理、介导补体介导的细胞毒作用（Complement-dependent cytotoxicity，CDC）和抗体介导的细胞毒作用（antibody-dependent cellular cytotoxicity，ADCC）等重要作用，来源广泛，制备容易；其缺点是特异性不高、易发生交叉反应，从而应用受限。

2. **单克隆抗体**　1975 年，Kohler 和 Milstein 将可产生特异性抗体的 B 细胞与骨髓瘤细胞融合，建立了可产生单克隆抗体的杂交瘤细胞和单克隆抗体技术（图 1-14）。通过该技术融合形成的杂交瘤，既有骨髓瘤细胞大量扩增和永生的特性，又具有免疫 B 细胞合成和分泌特异性抗体的能力。每个杂交瘤细胞由一个 B 细胞融合而成，而每个 B 细胞克隆仅识别一种抗原表位，故经筛选和克隆化的杂交瘤细胞仅能合成及分泌抗单一抗原表位的特异性抗体，称为单克隆抗体（monoclonal antibody，mAb）。其优点是结构均一、纯度高、特异性强、效价高、血清交叉反应少或无、制备成本低；缺点是其鼠源性对人具有较强的免疫原性，反复人体使用后可诱导产生人抗鼠的免疫应答，从而削弱了其作用。甚至导致机体组织细胞的免疫病理损伤。

3. **基因工程抗体**　通过基因工程技术制备的抗体或抗体片段称为基因工程抗体，既保持 mAb 均一性、特异性强的优点，又能克服其为鼠源性的不足，是拓展 mAb 广泛应用的重要思路。如人 - 鼠嵌合抗体、人源化抗体、双特异性抗体和小分子抗体等。

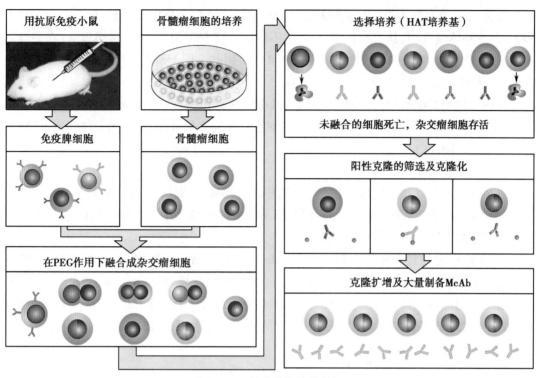

图 1-14 单克隆抗体的制备

五、补体系统

(一) 概述

补体系统包括 30 余种可溶性蛋白和膜结合蛋白,广泛存在于血清、组织液和细胞膜表面,是一个具有精密调控机制的蛋白质反应系统。一般情况下,血浆中多数补体成分仅在被激活后才具有生物学功能。多数微生物成分、抗原 - 抗体复合物等可通过三条既独立又交叉的途径,通过启动一系列丝氨酸蛋白酶的级联反应而激活补体,发挥调理吞噬、溶解细胞、介导炎症、调节免疫应答和清除免疫复合物等生物学功能。

构成补体系统的 30 余种成分按其生物学功能可以分为三类。

1. **补体固有成分** 指存在于体液中,参与补体活化级联反应的补体成分,包括:①经典激活途径的 C1q、C1r、C1s、C4、C2;②凝集素激活途径的 MBL、MBL 相关丝氨酸蛋白酶(MBL associated serine protease,MASP);③旁路激活途径的 B 因子、D 因子;④上述三条途径的共同末端通路的 C3、C5、C6、C7、C8 和 C9。

2. **补体调节蛋白** 以可溶性或膜结合形式存在、参与调节补体活化和效应的一类蛋白质分子,包括血浆中的备解素、C1 抑制物、I 因子、C4 结合蛋白、H 因子、S 蛋白、Sp40/40,以及细胞膜表面的衰变加速因子、膜辅助蛋白、同源抑制因子、膜反应溶解抑制物等。

3. **补体受体** 补体受体包括 CR1~CR5、C3aR、C5aR、C1qR 等,表达于不同类型细胞表面,通过与补体活性片段结合而介导生物学效应。

补体成分均为糖蛋白,多属 β 球蛋白,少数属 α(如 C1s、D 因子)及 γ 球蛋白(如 C1q、C8)。多数补体成分(尤其是固有成分)对热不稳定。经 56℃温育 30 分钟即灭活;在室温下很快失活;在 0~10℃条件下活性仅能保持 3~4 天。因此。用于研究或检测的补体标本须保存于 –20℃以下。

体内多种组织细胞均能合成补体蛋白,其中肝细胞和 Mφ 是补体的主要产生细胞。组织损伤急性期或炎症状态下,局部单核吞噬细胞可合成大量补体,致血清补体水平升高,故补体亦属急性期蛋白。

(二) 补体的激活

补体固有成分以非活化形式存在于体液中,通过级联酶促反应被激活,产生具有生物学活性的产物。根据激活物和起始顺序不同,可分为经典途径、旁路途径和 MBL 途径,它们具有共同的末端通路。

1. **补体活化的经典途径**　经典途径(classical pathway)是抗体介导的体液免疫应答的主要效应方式。抗原与 IgG、IgM 抗体结合形成的免疫复合物(immune complex,IC)是经典途径的主要激活物。IC 与 C1q 结合,顺序活化 C1r、C1s、C4、C2、C3,形成 C3 转化酶(C4b2b)与 C5 转化酶(C4b2b3b),进入补体激活的末端通路(图 1-15)。

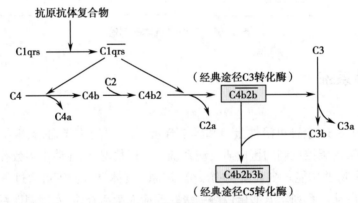

图 1-15　补体经典激活途径

2. **补体活化的 MBL 途径**　补体活化的 MBL 途径(mannan-binding lectin pathway),亦称凝集素途径(lectin pathway),与经典途径的过程基本类似,但其激活物为病原微生物感染后诱导机体炎症产生的 MBL、纤维胶原素、C 反应蛋白等。MBL 是一种钙依赖性糖结合蛋白。正常血清中 MBL 水平极低,急性期反应时其水平明显升高。属凝集素家族,可识别和结合病原微生物表面的甘露糖、岩藻糖和 N- 乙酰葡糖胺等糖结构。这些激活物与病原体表面糖结构结合后,依次活化 MASP、C4、C2、C3,形成与经典途径中相同的 C3 转化酶与 C5 转化酶(图 1-16)。

3. **补体活化的旁路途径**　又称替代途径,激活物为微生物或其他外源异物,如某些细菌、革兰阴性菌的内毒素、酵母多糖、葡聚糖、凝聚的 IgA 和 IgG4,以及其他哺乳动物细胞等,可提供使补体激活级联反应得以进行的接触表面。这种激活方式可不依赖于特异性抗体的形成,从而在感染早期为机体提供有效的防御机制。

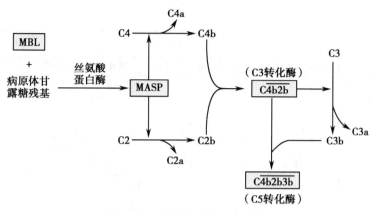

图 1-16 补体激活的 MBL 途径

MBL:甘露聚糖结合凝集素;MASP:MBL 相关的丝氨酸蛋白酶

在经典途径中产生或自发产生的 C3b 可与 B 因子结合;血清中 D 因子继而将结合状态的 B 因子裂解成小片段 Ba 和大片段 Bb。Ba 释放入液相,Bb 仍附着于 C3b,所形成的 C3bBb 复合物即旁路途径 C3 转化酶,其中的 Bb 片段具有蛋白酶活性,可裂解 C3。C3bBb 极不稳定,可被迅速降解。血清中备解素(properdin,P 因子)可与 C3bBb 结合,并使之稳定。

旁路途径 C3 转化酶水解 C3 生成 C3a 和 C3b,后者沉积于颗粒表面并与 $\overline{C3bBb}$ 结合形成 $\overline{C3bBb3b}$(或称 $\overline{C3nBb}$),该复合物即旁路途径 C5 转化酶。其功能与经典途径的 C5 转化酶 C4b2b3b 类似,能够裂解 C5,引起相同的末端效应(图 1-17)。

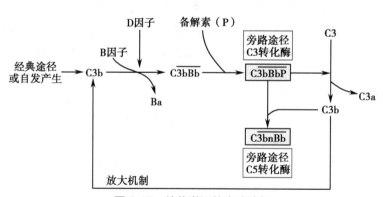

图 1-17 补体激活的旁路途经

4. 补体活化的共同末端效应 三条补体活化途径形成的 C5 转化酶,均可裂解 C5,形成 C5a 和 C5b。前者释放入液相,后者仍结合于细胞表面,并可依次与 C6、C7 结合,所形成的 C5b67 复合物插入浆膜脂质双层中,进而与 C8 呈高亲和力结合,形成 C5b678。该复合物可牢固地附着于细胞表面,但其溶细胞能力有限。附着于胞膜表面的 C5b~8 复合物可与 12~15 个 C9 分子联结成 C5b~9,即膜攻击复合物(membrane attack complex,MAC)(图 1-18)。MAC 在胞膜上形成小孔,使得小的可溶性分子、离子及水分子可自由透过胞膜,蛋白质等大分子却难以从胞质中逸出,最终导致胞内渗透压降低,细胞逐渐肿胀并最终破裂(溶破)。

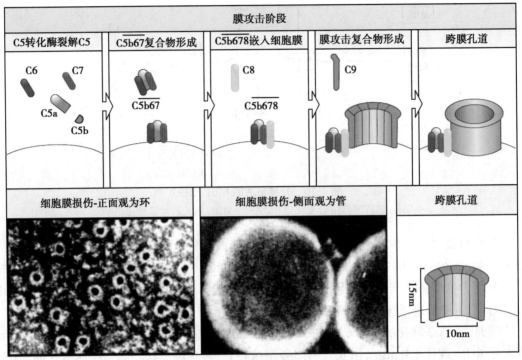

图 1-18　补体活化的共同末端通路——MAC 的形成

5. 补体激活过程的调节　机体通过一系列的复杂的因素,调节补体系统的激活过程,使之反应适度。例如经 C3b 的正反馈途径即可扩大补体的生物学效应。但补体系统若过度激活,不仅无益地消耗大量补体成分,使机体抗感染能力下降;而且在激活过程中产生的大量活性物质,会使机体发生剧烈的炎症反应或造成组织损伤,引起病理过程。这种过度激活及其所造成的不良后果,可通过调控机制而避免。这种调控机制包括补体系统中某些成分的裂解产物易于自行衰变,以及多种灭活因子和抑制物的调节作用。

(1)自行衰变调节:某些补体成分的裂解产物极不稳定,易于自行衰变,成为补体激活过程中的一种自控机制。例如 C3 转化酶(C4b2b 和 C3bBb)极易衰变,从而限制 C3 裂解及其后的酶促反应;与细胞膜结合的 C4b、C3b 及 C5b 也易衰变,可阻断补体级联反应。此外,只有结合于固相的 C4b、C3b 及 C5b 才能触发经典途径,而旁路途径的 C3 转化酶则仅在特定的细胞或颗粒表面才具有稳定性,故人体血液循环中一般不会发生过强的自发性补体激活反应。

(2)补体调节因子的作用:体内补体调节因子包括 C1 抑制物、C4 结合蛋白、I 因子、H 因子、P 因子、补体受体 1、CD59 等,可与不同补体成分相互作用,使补体的激活与抑制处于精细的平衡状态,从而既防止对自身组织造成损害,又能有效杀灭外来微生物。

如 C1 抑制物(C1 inhibitor,C1INH):C1INH 可与活化的 C1r 和 C1s 以共价键结合成稳

定的复合物,使 C1r 和 C1s 失去酶解正常底物的能力。C1INH 还可有效地将与 IC 结合的 C1 大分子解聚,并可明显缩短 C1 的半寿期。遗传性 C1INH 缺陷的患者,可发生多以面部为中心的皮下血管性水肿,并常以消化道或呼吸道黏膜的局限性血管性水肿为特征。其发生机制是 C1 未被抑制,与 C4、C2 作用后产生的 C2a(旧称 C2b 的小片段)为补体激肽,或增强血管通透性,因而发生血管神经性水肿。

C1INH 缺陷时,C4、C2 接连不断地被活化,故体内 C4、C2 水平下降;因其不能在固相上形成有效的 $\overline{C4b2b}$(C3 转化酶),所以 C3 及其后续成分不被活化。因此本病不像 C3~C8 缺陷那样容易发生感染。大部分 C1INH 缺陷患者与遗传有关,另有约 15% 的患者无遗传史,其 C1INH 虽有抗原性但无活性(部分可产生正常 C1INH,并非完全缺陷)。前者称为 I 型血管性水肿,后者称为 II 型血管性水肿。血管性水肿可用提纯的 C1INH 治疗,据称有效,亦可给予男性激素制剂以促进肝合成 C1INH,预防水肿的发生。

(三) 补体的生物学活性

补体系统是人和某些动物种属在长期的种系进化过程中获得的非特异性免疫因素之一,也在特异性免疫应答中发挥效应。

1. **细胞毒及溶菌、杀菌作用** 补体能溶解红细胞、白细胞及血小板等。当 MAC 结合到细胞膜上,细胞会出现肿胀和超微结构的改变,细胞膜表面出现许多直径为 8~12mm 的圆形损害灶,最终导致细胞溶解。补体还能溶解或杀伤某些革兰氏阴性菌,如霍乱弧菌、沙门氏菌及嗜血杆菌等,革兰氏阳性菌一般不被溶解,这可能与细胞壁的结构特殊或细胞表面缺乏补体作用的底物有关。

2. **调理作用** 补体裂解产物 C3b、C4b、iC3b 等片段直接结合于细菌或其他颗粒物质表面,通过与吞噬细胞表面相应补体受体结合而促进吞噬细胞对其吞噬。这种调理吞噬的作用是机体抵御全身性细菌感染和真菌感染的重要机制之一。

3. **炎症介质作用** 炎症也是免疫防御反应的一种表现。感染局部发生炎症时,补体裂解产物可使毛细血管通透性增强,吸引白细胞到炎症局部。

(1)激肽样作用:C2a 能增加血管通透性,引起炎症性充血,具有激肽样作用,故称其为补体激肽。前述 C1INH 先天性缺陷引起的遗传性血管神经水肿即因血中 C2a 水平增高所致。

(2)过敏毒素作用:C3a、C4a、C5a 均有过敏毒素作用,可使肥大细胞或嗜碱性粒细胞释放组胺,引起血管扩张,增加毛细血管通透性以及使平滑肌收缩等。C3a、C4a、C5a 的过敏毒素活性,可被血清中的羧肽酶 B(过敏毒素灭活因子)所灭活。

(3)趋化作用:C5a 有趋化作用,故又称为趋化因子,能吸引具有 C5a 受体的吞噬细胞游走到补体被激活(即趋化因子浓度最高)的部位。

4. **清除免疫复合物** 免疫复合物激活补体之后,C3b 与 IC 结合,同时黏附于 CR1$^+$ 的红细胞、血小板,从而将 IC 运送到肝脏和脾脏被 Mφ 吞噬、清除,此作用被称为免疫黏附。

六、细胞因子

(一) 概述

细胞因子(cytokine)是由机体多种细胞分泌的小分子蛋白质,通过结合细胞表面的相应受体发挥生物学作用。自1957年干扰素(interferon,IFN)发现以来,已发现200余种细胞因子。

天然的细胞因子由抗原、丝裂原或其他刺激物活化的细胞分泌,通过旁分泌、自分泌或内分泌的方式发挥作用。细胞因子具有多效性、重叠性、拮抗性和协同性。

1. **多效性** 一种细胞因子作用于多种靶细胞,产生多种生物学效应的现象称为多效性,如IFN-γ上调有核细胞表达MHC-I类分子,也可激活Mφ。

2. **重叠性** 几种不同的细胞因子作用于同一种靶细胞,产生相同或相似的生物学效应的现象称为重叠性,如IL-6和IL-13均可刺激B淋巴细胞增殖。

3. **拮抗性** 一种细胞因子抑制其他细胞因子功能的现象为拮抗性,如IL-4抑制IFN-γ刺激Th细胞向Th1细胞分化的功能。

4. **协同性** 一种细胞因子强化另一种细胞因子的功能,两者表现协同性,如IL-3和IL-11共同刺激造血干细胞的分化成熟。众多细胞因子在机体内存在,相互促进或相互抑制,形成十分复杂的细胞因子调节网络。

(二) 细胞因子的分类

根据结构和功能,可将细胞因子分为以下六类:

1. **干扰素(interferon,IFN)** 是最先发现的细胞因子,可干扰病毒的复制,抵抗病毒的感染,因而命名为干扰素。根据其来源和结构,可将IFN分为IFN-α、IFN-β、IFN-γ等。IFN-α为多基因产物,有十余种不同亚型,但它们的生物活性基本相同。IFN-α和IFN-β主要由白细胞、纤维母细胞产生,合称为I型干扰素。IFN-γ主要由活化的T细胞和NK细胞产生,也称为II型干扰素。IFN除有抗病毒作用外,还有抗肿瘤、免疫调节、控制细胞增殖及引起发热等作用。

2. **白介素(interleukin,IL)** 最初指由白细胞产生又在白细胞间发挥调节作用的细胞因子,后来发现IL亦可由其他细胞产生,也可作用于其他细胞。按其发现顺序给予IL序号并命名,目前已命名38种(IL-1~IL-38)。

3. **集落刺激因子(colony-stimulating factor,CSF)** 是指能够刺激多能造血干细胞和不同发育分化阶段的造血祖细胞增殖分化,在半固体培养基中形成相应细胞集落的细胞因子。根据它们的作用范围,分别命名为粒细胞CSF(G-CSF)、巨噬细胞CSF(M-CSF)、粒细胞和巨噬细胞CSF(GM-CSF)、多集落刺激因子(multi-CSF,又称IL-3)、红细胞生成素(EPO)、干细胞生长因子(SCF)等。

4. **肿瘤坏死因子(tumor necrosis factor,TNF)家族** 是一类能直接造成肿瘤细胞死亡的细胞因子。根据其来源和结构分为两种,即TNF-α和TNF-β。前者由单核巨噬细胞产生;后者由活化的T细胞产生,又名淋巴毒素(lymphotoxin,LT)。TNF除有杀肿瘤细胞作用外,还可引起发热和炎症反应,大剂量TNF-α可引起恶病质,呈进行性消瘦,因而TNF-α又称恶病质素。目前肿瘤坏死因子家族成员至少有 30 余种,如 TNF-α、LT-α、CD40L、FasL 和 TRAIL 等,在调节免疫应答、杀伤靶细胞和诱导细胞凋亡等过程中发挥重要作用。

5. **趋化因子**(chemokine)　是一个蛋白质家族,分子量多为 8~10kD 的多肽组成。趋化性细胞因子的主要功能是招募血液中的单核细胞、中性粒细胞、淋巴细胞等进入感染发生的部位。根据半胱氨酸的位置、排列方式和数量,趋化性细胞因子被分为四个亚家族:① CC 趋化性细胞因子的近氨基端存在两个相邻的半胱氨酸(CC),其受体被命名为 CC 趋化性细胞因子受体(CCR);② CXC 趋化性细胞因子的近氨基端存在 CXC(半胱氨酸 - 其他氨基酸 - 半胱氨酸)基序,其受体被命名为 CXC 趋化性细胞因子受体(CXCR);③ C 趋化性细胞因子的近氨基端只有一个半胱氨酸(C);④ CX3C 趋化性细胞因子的近氨基端存在 CXXXC(半胱氨酸 -3 个其他氨基酸 - 半胱氨酸)基序。单核细胞趋化蛋白 -1(monocyte chemotactic protein-1,MCP-1)是一种 CC 趋化性细胞因子,对单核细胞、自然杀伤细胞、T 淋巴细胞、嗜碱性粒细胞和 DC 有趋化作用。IL-8 是一种 CXC 趋化性细胞因子,对中性粒细胞和未致敏的 T 淋巴细胞有趋化作用。淋巴细胞趋化蛋白(lymphotactin)是 C 趋化性细胞因子,对 T 淋巴细胞、自然杀伤细胞和 DC 有趋化作用。Fractalkine 是 CX3C 趋化性细胞因子,对单核细胞和 T 淋巴细胞有趋化作用。

6. **生长因子**(growth factor,GF)　泛指一类可促进相应细胞生长和分化的细胞因子,包括转化生长因子 - β(TGF-β)、表皮细胞生长因子(EGF)、血管内皮细胞生长因子(VEGF)、成纤维细胞生长因子(FGF)、神经生长因子(NGF)、血小板衍生的生长因子(PDGF)等。

(三) 细胞因子的生物学活性

细胞因子具有非常广泛的生物学活性,包括促进靶细胞的增殖和分化,增强抗感染和细胞杀伤效应,促进或抑制其他细胞因子和膜表面分子的表达,促进炎症过程,影响细胞代谢等。

1. **免疫细胞的调节剂**　免疫细胞之间存在错综复杂的调节关系,细胞因子是传递这种调节信号必不可少的信息分子。例如在 T-B 细胞之间,T 细胞产生 IL-2、IL-4、IL-5、IL-6、IL-10、IL-13、IFN-γ 等细胞因子刺激 B 细胞的分化、增殖和抗体产生;而 B 细胞又可产生 IL-12 调节 Th1 细胞活性和 Tc 细胞活性。在单核巨噬细胞与淋巴细胞之间,前者产生 IL-1、IL-6、IL-8、IL-10、IFN-α、TNF-α 等细胞因子促进或抑制 T、B、NK 细胞功能;而淋巴细胞又产生 IL-2、IL-6、IL-10、IFN-γ、GM-CSF、巨噬细胞移动抑制因子(MIF)等细胞因子调节单核巨噬细胞的功能。许多免疫细胞还可通过分泌细胞因子产生自身调节单核巨噬细胞的功能。许多免疫细胞还可通过分泌细胞因子产生自身调节作用。例如 T 细胞产生的 IL-2 可刺激 T 细胞的 IL-2 受体表达和进一步的 IL-2 分泌,Th1 细胞通过产生 IFN-γ 抑制 Th2 细胞的细胞因子产生。而 Th2 细胞又通过 IL-10、IL-4 和 IL-13 抑制 Th1 细胞的细胞因子产生。通过研究细胞因子的免疫网络调节,可以更好地理解完整的免疫系统调节机制,并且有助于指导细胞因子作为生物应答调节剂应用于临床治疗免疫性疾病。

2. **细胞凋亡的诱导剂**　在免疫细胞针对抗原(特别是细胞性抗原)行使免疫效应功能时,细胞因子是其中重要效应分子之一。例如 TNF-α 和 TNF-β 可直接造成肿瘤细胞的凋亡,使瘤细胞 DNA 断裂,细胞萎缩死亡;IFN-α、IFN-β、IFN-γ 可干扰各种病毒在细胞内的复制,从而防止病毒扩散;LIF 可直接作用于某些髓性白血病细胞,使其分化为单核细胞,丧失恶性增殖特性。另有一些细胞因子通过激活效应细胞而发挥其功能,如 IL-2 和 IL-12 刺激 NK 细胞与 Tc 细胞的杀肿瘤细胞活性。与抗体和补体等其他免疫效应分子相比,细胞因子的免疫效应功能主要为非抗原特异性作用,特点是作用强,持续时间短,并主要参与细胞免疫功能,因而在抗肿瘤、抗细胞内寄生感染、移植排斥等功能中起重要作用。

3. **造血细胞刺激剂**　从多能造血干细胞到成熟免疫细胞的分化发育漫长道路中,几乎每一阶段都需要有细胞因子的参与。最初研究造血干细胞是从软琼脂的半固体培养基开始的,在这种培养基中,造血干细胞分化增殖产生的大量子代细胞由于不能扩散而形成细胞簇,称之为集落,而一些刺激造血干细胞的细胞因子可明显刺激这些集落的数量和大小因而命名为集落刺激因子(CSF)。根据它们刺激的造血细胞种类不同有不同的命名,如 GM-CSF、G-CSF、M-CSF、IL-3 等。目前的研究表明,CSF 和 IL-3 是作用于粒细胞系造血细胞,M-CSF 作用于单核系造血细胞,此外,EPO 作用于红系造血细胞,IL-7 作用于淋巴系造血细胞,IL-6、IL-11 作用于巨核造血细胞等。由此构成了细胞因子对造血系统的庞大控制网络。某种细胞因子缺陷就可能导致相应细胞的缺陷,如肾性贫血患者的发病就是肾产生 EPO 的缺陷所致,正因如此,应用 EPO 治疗这一疾病收到非常好的效果。目前,多种刺激造血的细胞因子已成功地用于临床血液病,有非常好的发展前景。

4. **炎症反应的促进剂**　炎症是机体对外来刺激产生的一种病理反应过程,症状表现为局部的红、肿、热、痛等病理检查可发现有大量炎症细胞如粒细胞、Mφ 的局部浸润和组织坏死,在这一过程中,一些细胞因子起到重要的促进作用,如 IL-1、IL-6、IL-8、TNF-α 等可促进炎症细胞的聚集、活化和炎症介质的释放,可直接刺激发热中枢引起全身发热,IL-8 同时还可趋化中性粒细胞到炎症部位,加重炎症症状。在许多炎症性疾病中都可检测到上述细胞因子的水平升高。将某些细胞因子注入动物体内,可直接诱导某些炎症现象,这些实验充分证明细胞因子在炎症过程中的重要作用。基于上述理论研究结果,目前已开始利用细胞因子抑制剂治疗炎症性疾病,例如利用 IL-1 的受体拮抗剂和抗 TNF-α 抗体治疗败血性休克、类风湿关节炎等,已收到初步疗效。

5. **其他**　许多细胞因子除参与免疫系统的调节效应功能外,还参与非免疫系统的一些功能。例如 IL-8 具有促进新生血管形成的作用;M-CSF 可降低血胆固醇;IL-1 刺激破骨细胞、软骨细胞的生长;IL-6 促进肝细胞产生急性期蛋白等。

七、主要组织相容性复合体

主要组织相容性复合体(major histocompatibility complex,MHC)是一组与免疫应答密切相关,决定移植组织是否相容、紧密连锁的基因群。

（一）人 MHC 基因及其编码的分子

哺乳动物均有各自的 MHC。小鼠的 MHC 称为 H-2 基因复合体;人的 MHC 称为人类白细胞抗原(human leukocyte antigen,HLA)基因复合体,其编码产物称为 HLA 分子或 HLA 抗原。

HLA 复合体位于人第 6 号染色体的短臂 6p21.31。该区 DNA 片段长度约 3 600kb,

共有 224 个基因座位,其中 128 个为功能性基因,96 个为假基因。HLA 基因复合体包括
HLA-Ⅰ类、Ⅱ类和Ⅲ类基因区(图 1-19)。又可将该基因群分为两种类型:一是经典的Ⅰ类
基因和经典的Ⅱ类基因,它们的产物具有抗原提呈功能,显示极为丰富的多态性,直接参与
T 细胞的激活和分化,参与调控适应性免疫应答;二是免疫功能相关基因,包括传统的Ⅲ类
基因,以及新近确认的多种基因,它们或参与调控固有免疫应答,或参与抗原加工,不显示或
仅显示有限的多态性。

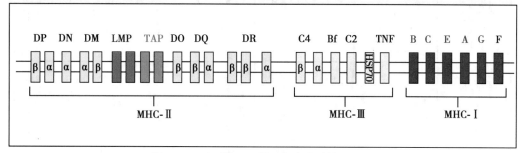

图 1-19　人类 HLA 基因复合体结构示意图

1. 经典的 HLA-Ⅰ类、Ⅱ类基因及其编码的分子

(1)经典的 HLA-Ⅰ类基因和 HLA-Ⅰ类分子:经典的 HLA-Ⅰ类基因座集中在远离着丝
粒的一端,包括 B、C、A 三个座位,产物称为 HLA-Ⅰ类分子。所有的 HLA-Ⅰ类分子均由 2
条多肽链(重链和轻链)组成,Ⅰ类基因仅编码Ⅰ类分子异二聚体中的重链,轻链又名 $\beta2$ 微
球蛋白($\beta2m$),由 15 号染色体上的基因编码。HLA-Ⅰ类分子分布于所有有核细胞表面。可
将其结构分为四个区(图 1-20):

1)氨基端胞外多肽结合区:该区由 2 个相似的各包括 90 个氨基酸残基的片段组成,分
别称为 $\alpha1$ 和 $\alpha2$。该功能区含有与抗原结合的部位。后者呈深槽状,其大小与形状适合于
已处理的抗原片段,约容纳 8~10 个氨基酸残基。Ⅰ类分子的多态性残基也位于该区域。

2)胞外 Ig 样区:该区又称为重链的 $\alpha3$ 片段,包括 90 个氨基酸残基,与抗体的恒定区
具有同源性。Ⅰ类分子与 Tc 细胞表面 CD8 分子的结合部位即在 $\alpha3$ 片段。轻链($\beta2m$)与
$\alpha1$、$\alpha2$、$\alpha3$ 片段的相互作用对维持Ⅰ类分子天然构型的稳定性及其分子表达有重要意义。

3)跨膜区:该区氨基酸残基形成螺旋状穿过浆膜的脂质双层,将Ⅰ类分子锚定在膜上。

4)胞浆区:该区位于胞浆中,可能与细胞内外信息传递有关。

(2)经典的 HLA-Ⅱ类基因和 HLA-Ⅱ类分子:经典的 HLA-Ⅱ类基因座在复合体中靠近
着丝粒一侧,由 DP、DQ 和 DR 三个亚区组成。每个亚区又包括 A 和 B 两种功能基因座位,
分别编码分子量相近的 HLA-Ⅱ类分子的 α 链和 β 链,形成 α/β 异二聚体。HLA-Ⅱ类分子
仅表达于淋巴组织中一些特定细胞表面,如专职性抗原提呈细胞、胸腺上皮细胞和活化的 T
细胞等。Ⅱ类分子两条多肽链也可分为四个区(图 1-20):

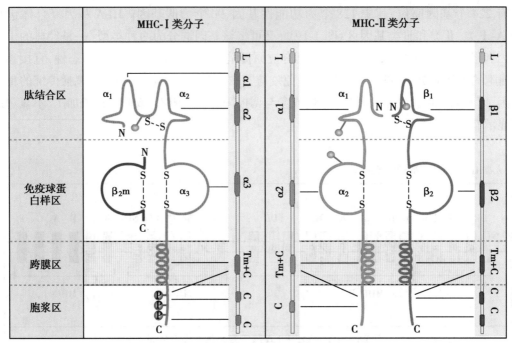

图 1-20　HLA- Ⅰ、HLA- Ⅱ类分子及其编码基因的结构

a. 肽结合区：α 链与 β 链的胞外部位均可再分为两个各含 90 个氨基酸残基的片段，分别称为 α1、α2 和 β1、β2。肽结合区包括 α1 和 β1 片段，该二片段构成肽结合的凹槽，约可容纳 14 个氨基酸残基。Ⅱ类分子的多态性残基主要集中在 α1 和 β1 片段，这种多态性决定了多肽结合部位的生化结构，也决定了与肽类结合，以及 T 细胞识别的特异性和亲和力。

b. Ig 样区：此区由 α2 和 β2 片段组成，两者均含链内二硫键，并属于 Ig 基因超家族。在抗原提呈过程中，Th 细胞的 CD4 分子与Ⅱ类分子结合的部位即位于该 Ig 样非多肽态区域。

c. 跨膜区和胞浆区：该二区与Ⅰ类分子 α 链的相应区域结构相似。

2. 免疫功能相关基因

（1）血清补体成分的编码基因：此类基因属于经典Ⅲ类基因，编码 C4B、C4A、Bf、C2 等补体组分。

（2）抗原加工相关基因：包括蛋白酶体 β 亚单位（proteasome subunit beta type，PSMB）基因、抗原加工相关转运物（transporter associated with antigen processing，TAP）基因、HLA-DM 基因、HLA-DO 基因、TAP 相关蛋白基因，全部位于Ⅱ类基因区，编码产物参与抗原的加工过程。

（3）非经典 HLA-Ⅰ类基因：又称 HLA Ⅰ b，包括编码 HLA-E 分子、HLA-F 分子、HLA-G 分子的基因。HLA-E 分子由 α 链和 β2m 组成，可表达于各种组织细胞，在羊膜和滋养层细胞表面高表达，HLA-E 分子能结合来自 HLA- Ⅰα 和一些 HLA-G 分子中 9 个 aa 组成的信号肽，即为 NK 细胞 KLR 的配体。HLA-E 分子信号肽与 NK 细胞 CD94/NKG2 受体结合，向 NK 细胞传递抑制性信号。造成生理条件下 NK 细胞处于抑制状态。抑制 NK 细胞对自身细胞的杀伤，在病毒逃避免疫监视和母胎耐受形成中可能起重要作用。HLA-G 分子主要分布于母胎界面绒毛外滋养层细胞,相应的受体为杀伤细胞免疫球蛋白样受体(KIR)家族的某些成员。HLA-G 分子在母胎耐受中发挥作用。

(4)炎症相关基因:在 HLA-Ⅲ类基因区,新近检出多个免疫功能相关基因,包括 TNF 基因家族:TNF(TNF、LTA 和 LTB),MHC-Ⅰ类链相关分子(MIC)基因家族和热休克蛋白基因家族(HSP70)等。这些基因多数和炎症反应有关。

(二) MHC 基因的遗传特点

1. **MHC 的多态性**　多态性(polymorphism)是指在一随机婚配的群体中,染色体同一基因座有两种或两种以上基因型,即可能编码两种或两种以上的产物。HLA 复合体是迄今已知人体最复杂的基因复合体,有高度的多态性(表 1-4)。

表 1-4　HLA 主要基因座位和已获正式命名的等位基因数(2017 年 9 月)

基因种类	经典Ⅰ类基因			经典Ⅱ类基因							免疫功能相关基因				其他*	合计
基因座位	A	B	C	DRA	DRB1	DRB3	DQA1	DQB1	DPA1	DPB1	E	G	MICA	MICB		
基因数	3 997	4 859	3 605	7	2 122	145	92	1 152	56	942	26	56	106	42	124	17 331

HLA 的多态性现象乃由于下列原因所致:

(1)复等位基因:位于一对同源染色体上对应位置的一对基因称为等位基因;由于群体中的突变,同一座的基因系列称为复等位基因。前已述及,HLA 复合体的每一座均存在为数众多的复等位基因,这是 HLA 高度多态性的最主要原因。由于各个座位基因是随机组合的,故人群中的基因型可达 10^8 之多。

(2)共显性:一对等位基因同为显性称为共显性。HLA 复合体中每一个等位基因均为共显性,从而大大增加了人群中 HLA 表型的多样性,达到 10^8 数量级。因此,除了同卵双生外,无关个体间 HLA 型别全相同的可能性极小。

HLA 的高度多态性显示了遗传背景的多样性,这可能是高等动物抵御不利环境因素的一种适应性表现,从而维持种属的生存与延续具有重要的生物意义,但也对组织移植过程中寻找配型合适的供体带来很大的困难。

2. **单体型遗传**　HLA 复合体是一组紧密连锁的基因群。这些连锁在一条染色体上的等位基因很少发生同源染色体间的交换,构成一个单体型或单元型。在遗传过程中,HLA 单体型作为一个完整的遗传单位由亲代传给子代。

3. **等位基因的非随机性表达**　HLA 复合体各等位基因均有其各自的基因频率。基因频率是指某一特定等位基因与该基因座中全部等位基因总和的比例。群体中各种等位基因并不是以相同的频率出现,某种等位基因在不同人种/地域中分布频率存在差异。如北方汉族人 HLA-DRB1*09:01 频率为 15.6%(随机频率为 0.047%),HLA-DQB1*07:01 频率为 21.9%(随机频率为 0.087%),东非 HLA-DRB1 位点优势等位基因为 HLA-DRB1*01:01,西非优势等位基因为 HLA-DRB1*13:02。

4. 连锁不平衡　连锁不平衡指不同基因座位的两个等位基因在同一条染色体上出现（连锁）的频率与随机出现的频率出现差异的现象。例如上述北方汉族人中高频率表达的等位基因 HLA-DQB1*07：01 和 HLA-DRB1*09：01 同时出现在一条染色体上的概率，按随机分配规律，应是其频率的乘积为 3.4%（0.156×0.219=0.034），然而实际两者同时出现的频率是 11.3%，为理论值的 3.3 倍。

（三）HLA 分子的功能

1. 作为抗原提呈分子参与适应性免疫应答

（1）决定了 T 细胞识别抗原的 MHC 限制性：T 细胞以其 TCR 对抗原肽和自身 MHC 分子进行双重识别，即 T 细胞只能识别自身 MHC 分子提呈的抗原肽。CD4$^+$Th 细胞识别 Ⅱ 类分子提呈的外源性抗原肽，CD8$^+$CTL 识别 Ⅰ 类分子提呈的内源性抗原肽。

（2）参与 T 细胞在胸腺中的选择与分化：胸腺发育中，高亲和力结合自身 pMHC 的 T 细胞克隆发生凋亡，从而清除自身反应性 T 细胞，建立了 T 细胞的中枢免疫耐受。

（3）决定疾病易感性的个体差异：某些特定的 MHC 等位基因（或与之紧密连锁的疾病易感基因）的高频出现与某种疾病发病密切相关。

（4）参与构成种群免疫反应的异质性：由于组成不同种群的个体 MHC 多态性不同，而不同多态性的 MHC 分子提呈的抗原肽往往不同。这些特点一方面赋予种群不同个体抗病能力出现差异，另一方面，也在群体水平有助于增强物种的适应能力。

（5）参与移植排斥反应：作为主要移植抗原，在同种异体移植中可引起移植排斥反应。

2. 作为调节分子参与固有免疫应答

（1）经典的 Ⅲ 类基因编码补体成分参与炎症反应和对病原体的杀伤，与免疫性疾病的发生有关。

（2）非经典 Ⅰ 类基因和 MICA 基因产物可作为配体分子，以不同的亲和力结合激活性和抑制性受体，调节 NK 细胞和部分杀伤细胞活性。

（3）参与启动和调控炎症反应，炎症相关基因编码的多种分子如 TNF-α 等参与机体的炎症反应。

八、白细胞分化抗原和黏附分子

（一）白细胞分化抗原

人白细胞分化抗原主要是指造血干细胞在分化为不同谱系、各个细胞谱系分化不同阶段及成熟细胞活化过程中，细胞表面表达的标记分子。除表达在白细胞外，还广泛分布于多种细胞如红细胞、血小板、血管内皮细胞、成纤维细胞等细胞表面。它们大都是跨膜的糖蛋白，含胞膜外区、穿膜区和胞浆区；有些白细胞分化抗原是以糖基磷脂酰肌醇连接方式"锚"在细胞膜上；少数白细胞分化抗原是碳水化合物半抗原。

常应用单克隆抗体技术对白细胞分化抗原进行鉴定分类，将来自不同实验室的单克隆抗体所识别的同一分化抗原归为同一个分化群（cluster of differentiation，CD）。在许多情况下，单克隆抗体及其识别的相应抗原都用同一个 CD 编号。目前，人 CD 的编号已从 CD1 命名至 CD363，可划分为 T 细胞、B 细胞、髓样细胞、血小板、NK 细胞、非谱系、黏附分子、细胞

因子 / 趋化因子受体、内皮细胞、碳水化合物结构、DC、干细胞 / 祖细胞、基质细胞和红细胞14 个组。

白细胞分化抗原参与机体重要的生理和病理过程。例如：参与免疫应答过程中免疫细胞的识别、活化、增殖、分化和免疫效应；参与造血细胞的分化和造血过程的调控；参与炎症发生；参与细胞的迁移如肿瘤细胞的转移。

（二）黏附分子

细胞黏附分子（cell adhesion molecule, CAM）是指介导细胞间或细胞与细胞外基质间相互结合和作用的一类分子，大都为糖蛋白，分布于细胞表面或细胞外基质中。黏附分子以配体 - 受体结合的形式发挥作用，使细胞与细胞间、细胞与基质间发生黏附。

黏附分子属于白细胞分化抗原，大部分黏附分子已有 CD 编号，但也有部分黏附分子尚无 CD 编号。根据黏附分子的结构特点，可将其分为免疫球蛋白超家族、整合素家族、选择素家族、钙黏蛋白家族等。

黏附分子参与机体多种重要的生理和病理过程。例如：

1. 参与免疫细胞之间的相互作用和活化。

2. 参与炎症过程中白细胞和血管内皮细胞黏附。

3. 参与淋巴细胞归巢。

4. 参与细胞的发育、分化、附着和移动。

5. 参与多种疾病的发生，如 CD4 是人类免疫缺陷病毒（human immunodeficiency virus, HIV）外壳蛋白 gpl20 的识别部位，是 HIV 的主要受体。HIV 能够感染并破坏 CD4$^+$T 细胞，进而损伤 CD4$^+$T 细胞介导的细胞免疫应答和体液免疫应答，患者出现获得性免疫缺陷综合征（acquired immunodeficiency syndrome, AIDS）。

（三）CD 及其单克隆抗体的临床应用

1. **阐明发病机制**　CD18（β2 整合素）基因缺陷导致 LFA-1（CD11a/CD18）、Mac-1（CD11b/CD18）等整合素分子功能不全，白细胞不能黏附和穿过血管内皮细胞，由此引起一种称之为白细胞黏附缺陷症的严重免疫缺陷病。

2. **在疾病诊断中的应用**　检测 HIV 患者外周血 CD4/CD8 比值和 CD4 阳性细胞绝对数，对于辅助诊断和判断病情有重要参考价值。正常人 CD4/CD8 比值在 1.7~2.0 左右，当 HIV 感染后 CD4/CD8 比值迅速降低甚至倒置，若外周血中 CD4$^+$T 细胞数目降至 200/μl，则为疾病恶化的先兆。此外，CD 单克隆抗体为白血病、淋巴瘤的免疫学分型提供了精确的手段，用单克隆抗体免疫荧光染色和流式细胞术分析可进行白血病和淋巴瘤的常规免疫学分型。

3. **在疾病预防和治疗中的应用**　抗 CD3、CD25 等单克隆抗体（mAb）作为免疫抑制剂在临床上用于防治移植排斥反应，取得明显疗效。体内注射一定剂量抗 CD3 mAb 后，抗 CD3mAb 与 T 细胞结合，通过活化补体溶解 T 细胞，抑制机体细胞免疫功能，达到防治移植排斥反应目的。抗 B 细胞表面标记 CD20 mAb 靶向治疗来源于 B 细胞的非霍奇金淋巴瘤有较好的疗效。

九、抗原

（一）抗原的概念和基本特性

抗原（antigen，Ag）是指能刺激机体的免疫系统产生特异性免疫应答，并能与相应的免疫应答产物（抗体或效应细胞）在体内或体外发生特异性结合的物质。

抗原一般具备两个基本特性：免疫原性和免疫反应性。免疫原性是指抗原能刺激机体产生免疫应答，诱生抗体或效应淋巴细胞的能力；免疫反应性是指抗原能与免疫应答产物抗体或效应T细胞发生特异结合的特性。同时具有免疫原性和免疫反应性的物质称为完全抗原。某些小分子物质单独不能诱导免疫应答，即不具备免疫原性，但当其与大分子蛋白质或非抗原性的多聚赖氨酸等载体交联或结合后可获得免疫原性，能诱导免疫应答，此类仅具有免疫反应性而无免疫原性的小分子物质称为半抗原或不完全抗原。

（二）影响抗原免疫原性的因素

1. 抗原的因素

（1）异物性：对免疫系统而言，凡在胚胎期从未与机体免疫系统接触过的物质均被视为异物。一般来说，抗原与机体的亲缘关系越远，组织结构差异越大，异物性越强，其免疫原性就越强。不同种属之间的物质免疫原性强，如各种病原体、动物蛋白制剂等对人是异物，为强抗原，鸭血清蛋白对鸡呈弱免疫原性，而对兔则表现为强免疫原性。同一种属不同个体间也存在异物性，如同种异体移植物对受者来说具有免疫原性，可引起排斥反应。自身成分如发生改变，也可被机体视为异物。即使自身成分未发生改变，如在胚胎期未与淋巴细胞接触诱导建立免疫耐受，也具有免疫原性，如眼晶状体蛋白、精子、脑组织等，正常情况下被隔离于免疫系统之外，可因外伤溢出接触淋巴细胞，可诱导免疫应答导致交感性眼炎等疾病。

（2）理化性质

1）化学性质：天然抗原多为大分子有机物和蛋白质，免疫原性较强。多糖、脂多糖也有免疫原性。脂类和哺乳动物的细胞核成分如DNA、组蛋白等通常无免疫原性，但肿瘤细胞、免疫细胞因过度活化发生凋亡后，其释放的核酸和组蛋白可能发生化学修饰或构象变化而具备免疫原性，成为自身抗原，可诱导机体产生自身抗体。

2）分子大小：抗原的分子量一般在10kD以上，且分子量越大，含有抗原表位越多，结构越复杂，免疫原性越强。大于100kD的抗原为强抗原，小于10kD的通常免疫原性较弱。

3）结构的复杂性：分子量大小并非决定免疫原性的绝对因素。明胶分子量为100kD，但免疫原性却很弱，原因在于明胶是由直链氨基酸组成，缺乏苯环氨基酸，稳定性差。如在明胶分子中接上2%的酪氨酸后，其免疫原性大大增强。胰岛素分子量仅5.7kD，但其序列中含芳香族氨基酸，其免疫原性较强。

4）分子构象：抗原分子的空间构象很大程度上影响抗原的免疫原性。某些抗原分子在天然状态下可诱生特异性抗体，但经变性改变构象后，可失去诱生同样抗体的能力。

5）易接近性：是指抗原表位能否被BCR所接近的程度。抗原分子中氨基酸残基所处位置的不同可影响抗原与BCR的结合，从而影响抗原的免疫原性。

6）物理状态：一般聚合状态的蛋白质较其单体有更强的免疫原性；颗粒性抗原的免疫

原性强于可溶性抗原。因此常将免疫原性弱的物质吸附在某些大颗粒表面,以增强其免疫原性。

2. 宿主的因素

(1)遗传因素:机体对抗原的应答能力受多种遗传基因特别是 MHC 基因的控制。研究发现,不同遗传背景的小鼠对特定抗原的应答能力不同,对某一抗原呈高反应的小鼠品系对其他抗原可能呈低反应性;不同遗传背景的豚鼠对白喉杆菌的抵抗力各异,且有遗传性;90% 以上的强直性脊椎炎患者携带 HLA-B27 抗原;多糖抗原对人和小鼠具有免疫原性,而对豚鼠则无免疫原性。

(2)年龄、性别与健康状态:一般说青壮年动物比幼年和老年动物对抗原的免疫应答强;新生动物或婴儿对多糖类抗原不应答,故易引起细菌感染;雌性比雄性动物抗体生成高,但怀孕动物的应答能力受到显著抑制;感染或免疫抑制剂都能干扰和抑制免疫系统对抗原的应答。

3. 抗原进入机体方式的影响 抗原进入机体的数量、途径、两次免疫间的时间间隔、次数以及免疫佐剂的应用和佐剂类型等都明显影响机体对抗原的应答。一般说抗原剂量要适中,太低和太高则诱导免疫耐受;免疫途径以皮内免疫最佳,皮下免疫次之,腹腔注射和静脉注射效果差,口服易诱导耐受;注射间隔时间要适当,次数不要太频;不同的免疫佐剂可显著改变免疫应答的强度和类型,如弗氏佐剂主要诱导 IgG 类抗体产生,明矾佐剂易诱导 IgE 类抗体产生。

(三) 抗原的特异性

抗原的特异性是指抗原刺激机体产生免疫应答及其与应答产物发生反应所显示的专一性,即某一特定抗原只能刺激机体产生特异性的抗体或致敏淋巴细胞,且仅能与该抗体或对该抗原应答的淋巴细胞有特异性结合。抗原的特异性是免疫应答中最重要的特点,也是免疫学诊断和免疫学防治的理论依据。决定抗原特异性的结构基础是存在于抗原分子中的抗原表位。

1. 抗原表位的概念 抗原分子中决定抗原特异性的特殊化学基团称为抗原表位,又称抗原决定基。它是与 TCR/BCR 及抗体特异性结合的基本结构单位,通常由 5~15 个氨基酸残基或 5~7 个多糖残基或核苷酸组成。能与抗体分子结合的抗原表位的总数称为抗原结合价。一个半抗原相当于一个抗原表位,仅能与抗体分子的一个结合部位结合。天然抗原一般是大分子,由多种、多个抗原表位组成,是多价抗原,可以和多个抗体分子结合。

2. 抗原表位的类型 根据抗原表位的结构特点,可将其分为顺序表位和构象表位。前者是由连续性线性排列的短肽构成,又称为线性表位;后者指短肽或多糖残基在序列上不连续性排列,在空间上形成特定的构象。T 细胞仅识别由抗原提呈细胞加工提呈的线性表位,而 B 细胞则可识别线性或构象表位。因此,也可根据 T、B 细胞所识别的抗原表位的不同,将其分为 T 细胞表位和 B 细胞抗原表位。B 细胞表位多位于抗原表面,可直接刺激 B 细胞;T 细胞表位可存在于抗原物质的任何部位。

3. 抗原表位的影响因素 抗原表位的性质、数目、位置和空间构象决定着抗原表位的特异性。例如,虽然氨苯磺酸、氨苯砷酸和氨苯甲酸在结构上相似,仅一个有机酸基团的差异,但抗氨苯磺酸抗体仅对氨苯磺酸起强烈反应,对氨苯砷酸和氨苯甲酸只起中等或弱反应(表 1-5),表明化学基团的性质决定了抗原表位的特异性;即使均为氨苯磺酸,但抗间位氨苯磺酸抗体只对间位氨苯磺酸产生强反应,对邻位氨苯磺酸和对位氨苯磺酸仅呈弱或无反应,表明了化学基团的位置对抗原表位的作用;同样抗右旋、抗左旋和抗消旋酒石酸的抗体仅对相应旋光性的酒石酸起反应,即空间构象与抗原表位的特异性有关。

表 1-5　化学基团的性质对半抗原 - 抗体反应特异性的影响

抗血清 \ 基团的位置 基团的组成 \ 反应	邻位 NH₂—⟨⟩—R	间位 NH₂—⟨⟩—R	对位 NH₂—⟨⟩—R
抗 NH₂—⟨⟩—SO₃H 血清　R＝SO₃H	++	+++	±
R＝AsO₃H₂	–	+	–
R＝COOH	–	±	–

4. 半抗原 - 载体效应　在人工抗原中,表位(半抗原)为简单的有机化学分子,其单独应用,虽可与 B 细胞结合,但不能诱导 B 细胞产生 Ab,必须与蛋白质载体偶联后,经载体蛋白活化 Th 细胞,可诱导出抗半抗原抗体。在初次与再次免疫应答中,只有当半抗原与相同载体偶联在一起时,才能刺激机体在再次免疫应答中产生较多的针对半抗原的抗体,此现象称为载体效应。在免疫应答中,B 细胞识别半抗原,并提呈载体表位给 CD4⁺T 细胞,Th 细胞识别载体表位,这样载体就可把特异 T-B 细胞连接起来,T 细胞才能激活 B 细胞。在天然抗原中,常同时存在 T 及 B 细胞表位,分别活化 T 及 B 细胞。

5. 共同抗原表位与交叉反应　某些抗原不仅可与其诱生的抗体或致敏淋巴细胞反应,还可与其他抗原诱生的抗体或致敏淋巴细胞反应,其原因是在这些抗原分子中常带有多种抗原表位,不同抗原之间含有的相同或相似的抗原表位,称为共同抗原表位,抗体或致敏淋巴细胞对具有相同和相似表位的不同抗原的反应,称为交叉反应。

(四) 抗原的种类

抗原的种类繁多,其分类方法也有多种,根据不同的分类标准,可将其分为不同的类型。

1. 根据诱生抗体时是否需要 Th 细胞参与分类

(1)胸腺依赖性抗原(thymus dependent antigen,TD-Ag):此类抗原刺激 B 细胞产生抗体时依赖于 T 细胞辅助,故又称 T 细胞依赖性抗原。绝大多数蛋白质抗原如病原微生物、血细胞、血清蛋白等均属 TD-Ag,具有 T 和 B 细胞表位,可刺激机体产生体液和细胞免疫,刺激机体产生抗体类型有多种,有免疫记忆性。

(2)胸腺非依赖性抗原(thymus independent antigen,TI-Ag):该类抗原刺激机体产生抗体时无须 T 细胞的辅助,又称 T 细胞非依赖性抗原。TI-Ag 可分为 TI-1 抗原和 TI-2 抗原:前者具 B 细胞多克隆激活作用,如细菌脂多糖(LPS)等,成熟或未成熟 B 细胞均可对其产生应答；后者如肺炎球菌荚膜多糖、聚合鞭毛素等，其表面含多个重复 B 细胞表位，呈靶 Bl 细胞应答，但仅能刺激成熟 B2 细胞。TI-Ag 仅能刺激机体产生体液免疫，产生抗体类型为 IgM 类，无免疫记忆性。

2. 根据抗原与机体的亲缘关系分类

（1）异嗜性抗原：为一类与种属无关，存在于人、动物及微生物之间的共同抗原。异嗜性抗原最初是由 Forssman 发现，故又名 Forssman 抗原。例如，溶血性链球菌的表面成分与人肾小球基底膜及心肌组织具有共同抗原存在，故在链球菌感染后，其刺激机体产生的抗体可与具有共同抗原的心、肾组织发生交叉反应，导致肾小球肾炎或心肌炎；大肠杆菌 O14 型脂多糖与人结肠黏膜有共同抗原存在，有可能导致溃疡性结肠炎的发生。

（2）异种抗原：指来自另一物种的抗原性物质，如病原微生物及其产物、植物蛋白、用于治疗的动物血清及异种器官移植物等，对人而言均为异种抗原。微生物的结构虽然简单，但其化学组成却相当复杂，都有较强的免疫原性。临床上治疗用的动物免疫血清，如马血清抗毒素有其两重性：一是特异性抗体，有中和毒素的作用；另一是异种抗原，可刺激机体产生抗马血清抗体，反复使用可导致变态反应的发生。

（3）同种异型抗原：指同一种属不同个体间所存在的抗原，亦称同种抗原或同种异体抗原。常见的人类同种异型抗原有血型抗原和主要组织相容性抗原。

（4）自身抗原：在正常情况下，机体对自身组织细胞不会产生免疫应答，即自身耐受。但是在感染、外伤、服用某些药物等影响下，使免疫隔离部位的抗原释放，或改变和修饰了的自身组织细胞，可诱发对自身成分的免疫应答，这些可诱导特异性免疫应答的自身成分称为自身抗原。

（5）独特型抗原：TCR 及 BCR 或 Ab 的 V 区所具有的独特的氨基酸顺序和空间构象，可诱导自体产生相应的特异性抗体，这些独特的氨基酸序列称为独特型（idiotype，Id）抗原而成为自身免疫原，所诱生的抗体（即抗抗体，或称 Ab1）称抗独特型抗体（AId）。因此能以 Ab1 → Ab2 → Ab3 → Ab4……的形式进行下去，从而形成免疫网络，调节免疫应答。

3. 根据抗原是否在抗原提呈细胞内合成分类

（1）内源性抗原：指在抗原提呈细胞内新合成的抗原，如病毒感染细胞合成的病毒蛋白、肿瘤细胞内合成的肿瘤抗原等。此类抗原在细胞内加工处理为抗原短肽，与 MHC-Ⅰ 类分子结合成复合物，被 CD8$^+$T 细胞的 TCR 识别。

（2）外源性抗原：指并非由抗原提呈细胞合成、来源于细胞外的抗原。抗原提呈细胞可通过吞噬、胞饮和受体介导的内吞等作用摄取外源性抗原，如吞噬的细胞或细菌等。在内吞体及溶酶体内，此类物质被酶解加工为抗原短肽后，与 MHC-Ⅱ 类分子结合为复合物，被 CD4$^+$T 细胞的 TCR 识别。

4. 其他分类　除了上述常见的抗原分类外，还可根据抗原的产生方式的不同，将其分为天然抗原和人工抗原；根据其物理性状的不同，分为颗粒性抗原和可溶性抗原；根据抗原的化学性质，可分为蛋白质抗原、多糖抗原及多肽抗原等；根据抗原诱导免疫应答的作用，可分为移植抗原、肿瘤抗原、变应原及耐受原等。

（五）非特异性免疫刺激剂

1. 超抗原　超抗原（supper antigen，SAg）是一类由细菌外毒素和逆转录病毒蛋白构成的抗原性物质,只需要极低浓度(1~10ng/ml)即可激活 2%~20% 的 T 细胞克隆,产生极强的免疫应答,但又不同于丝裂原的作用,称这种能与多数 T 细胞结合的抗原为超抗原。

SAg 主要有外源性超抗原和内源性超抗原两类。前者如金黄色葡萄球菌肠毒素 A~E;后者如小鼠乳腺肿瘤病毒蛋白,它表达在细胞表面,作为次要淋巴细胞刺激抗原刺激 T 细胞增殖。与普通蛋白质抗原不同,SAg 的一端可直接与 TCR 的 Vβ 链 CDR3 外侧区域结合,以完整蛋白的形式激活 T 细胞,另一端和抗原提呈细胞表面的 MHC-H 类分子的抗原结合槽外部结合,因而 SAg 不涉及 Vβ 的 CDR3 及 TCRα 的识别,不受 MHC 的限制。SAg 所诱导的 T 细胞应答,其效应并非针对超抗原本身,而是通过分泌大量的细胞因子而参与某些病理生理过程的发生与发展。因此,超抗原实际为一类多克隆激活剂,可与食物中毒反应、某些自身免疫病、AIDS 和某些肿瘤发病有关。

2. 丝裂原　丝裂原亦称有丝分裂原,因可致细胞发生有丝分裂而得名。由于其与淋巴细胞表面的相应受体结合,刺激静止淋巴细胞转化为淋巴母细胞并发生有丝分裂,激活某一类淋巴细胞的全部克隆,因而被认为是一种非特异性的淋巴细胞多克隆激活剂。

T、B 淋巴细胞表面表达多种丝裂原受体(糖基分子),均可对多种丝裂原刺激产生增殖反应,被广泛应用于体外机体免疫功能的检测(表 1-6)。

表 1-6　作用于人和小鼠 T、B 淋巴细胞的丝裂原

项目	人		小鼠	
	T 细胞	B 细胞	T 细胞	B 细胞
ConA(刀豆蛋白 A)	+	−	+	−
PHA(植物血凝素)	+	−	+	−
PWM(美洲商陆)	+	+	+	+
LPS(脂多糖)	−	−	−	+
SPA(葡萄球菌蛋白 A)	−	+	−	−

3. 佐剂　预先或与抗原同时注入体内,可增强机体对该抗原的免疫应答或改变免疫应答类型的非特异性免疫增强性物质,称为佐剂。佐剂的种类很多。生物性的如卡介苗(BCG)、短小棒状杆菌(CP)、脂多糖(LPS)和细胞因子(如 GM-CSF);无机化合物如氢氧化铝[Al(OH)₃];人工合成的双链多聚肌苷酸∶胞苷酸(poly I∶C)和双链多聚腺苷酸∶尿苷酸(poly A∶U);矿物油等。近年来,用脂质体、免疫刺激复合物(ISCOMs),以及含 CpC 的脱氧寡核苷酸作佐剂。其中弗氏完全佐剂(Freund's complete adjuvant,FCA)和弗氏不完全佐剂(Freund's incomplete adjuvant,FIA)是目前动物试验中最常用的佐剂。FCA 含有灭活的结核分枝杆菌和矿物油,可协助抗原刺激机体产生体液和细胞免疫应答;FIA 仅含矿物油成分,仅可协助抗原刺激机体产生抗体应答。

由于佐剂具有增强免疫应答的作用,故其应用很广。佐剂的主要用途包括:①增强特异性免疫应答,用于预防接种及制备动物抗血清;②作为非特异性免疫增强剂,用于抗肿瘤与抗感染的辅助治疗。

十、免疫应答

(一) 概述

免疫应答是指免疫系统识别和清除"非己"物质的整个过程,可分为固有免疫应答和适应性免疫应答两种类型。固有免疫应答又称先天性免疫应答或非特异性免疫应答。适应性免疫应答又称获得性免疫应答或特异性免疫应答,又可进一步分为 B 细胞介导的体液免疫应答和 T 细胞介导的细胞免疫应答。

(二) 固有免疫应答

机体遇病原体后,迅速起防卫作用的免疫应答称为固有免疫应答。参与固有免疫应答的物质主要包括:组织屏障,固有免疫细胞,固有免疫分子如补体、细胞因子,以及具有抗菌作用的多肽、蛋白和酶类物质。

1. 固有免疫应答的过程　固有免疫应答可分为即刻固有免疫应答阶段、早期固有免疫应答阶段和适应性免疫应答诱导阶段。

(1) 即刻固有免疫应答阶段:当病原体如细菌、真菌及寄生虫等感染 0~4 小时之内时,皮肤黏膜及其分泌液中的抗菌物质和正常菌群作为物理、化学和微生物屏障,可阻挡外界病原体对机体的入侵,当少量病原体突破机体屏障结构,进入皮肤或黏膜下组织后,可被局部存在的 Mφ 迅速吞噬清除。有些病原体如 G⁻ 菌可通过直接激活补体旁路系统途径而被溶解破坏;补体活化产物 C3b/C4b 可介导调理作用,显著增强吞噬细胞的吞噬杀菌能力;C3a/C5a 则可直接作用于组织中肥大细胞,使之脱颗粒释放组胺、白三烯和前列腺素 D_2 等血管活性胺类物质和炎性介质,导致局部血管扩张通透性增强。中性粒细胞是机体抗细菌、抗真菌感染的主要效应细胞,中性粒细胞浸润是细菌感染性炎症反应的重要特征。在感染部位组织细胞产生的促炎细胞因子(IL-8、IL-1 和 TNF 等)和其他炎性介质作用下,局部血管内中性粒细胞可被活化,并迅速穿过血管内皮细胞进入感染部位,发挥强大吞噬杀菌效应,通常绝大多数病原体感染终止于此时相。

(2) 早期固有免疫应答阶段:发生于感染后 4~96 小时之内。此时,在某些细菌成分如脂多糖(LPS)和感染部位组织细胞产生的 IFN-γ、MIP-1α 和 GM-CSF 等细胞因子作用下,感染周围组织中的 Mφ 被募集到炎症反应部位,并被活化,以增强局部抗感染免疫应答能力。与此同时,活化 Mφ 又可产生大量促炎细胞因子和其他低分子量炎性介质,如白三烯、前列腺素和血小板活化因子等,进一步增强扩大机体固有免疫应答能力和炎症反应,产生以下主要反应:①在低分子量炎性介质作用下,使局部血管扩张,通透性增强,有助于血管内补体、抗体等免疫效应分子和吞噬细胞进入感染部位发挥抗感染免疫作用。②在 MIP-1α/β 和 MCP-1 等趋化性细胞因子作用下,使血管内单核细胞和周围组织中更多的吞噬细胞聚集至感染部位,使局部抗感染免疫作用显著增强。③ TNF 和血小板活化因子可使局部血管内皮细胞和血小板活化,引起凝血形成血栓封闭血管,从而有效阻止局部病原体进入血流向全身扩散。④促炎细胞因子 TNF-α、IL-1 和 IL-6 作为内热原,可作用于下丘脑体温调节中枢引起发热,对体内病原体的生长产生抑制作用。⑤促炎细胞因子也是引发急性期反应的主要物质,可促进骨髓细胞生成并释放大量中性粒细胞入血,以提高机体抗感染免疫应答能力;

还可刺激肝细胞合成分泌一系列急性期蛋白,如C反应蛋白(CRP)、甘露聚糖结合凝集素(MBL)和脂多糖结合蛋白(LPS-binding protein,LBP)等,其中CRP和MBL可激活补体,进一步增强调理作用和产生溶菌效应。此外,B1细胞接受某些细菌共有多糖抗原,如脂多糖、荚膜多糖等刺激后,可在48小时之内产生相应以IgM为主的抗菌抗体,此种抗体在血清补体协同作用下,可对少数进入血流的表达上述共有多糖抗原的病原菌产生作用;NK细胞、γδT细胞和NKT细胞则可对某些病毒感染和胞内寄生菌感染的细胞杀伤破坏作用,在早期抗感染免疫过程中发挥作用。

(3)适应性免疫应答诱导阶段:发生于感染96小时之后。此时,活化Mφ和DC作为专职抗原提呈细胞,可将摄入的病原体等外源性抗原或内源性抗原加工处理为具有免疫原性的小分子多肽,并以pMHC的形式表达于细胞表面,同时表面协同刺激分子(如B7和ICAM等)表达上调,为特异性免疫应答的启动做好准备;然后经淋巴、血液循环进入外周免疫器官,通过与抗原特异性淋巴细胞之间的相互作用,诱导产生特异性免疫应答。

2. 固有免疫应答的特点　固有免疫应答是先天所固有的,在感染早期执行防卫功能,对多种病原菌等均可发挥作用,固有免疫应答不经历克隆扩增,不产生免疫记忆。

(三)适应性免疫应答

指体内T、B淋巴细胞接受抗原刺激后,自身活化、增殖、分化为效应细胞,产生一系列生物学效应的全过程。适应性免疫应答可分为三个阶段:识别阶段、活化阶段和效应阶段。适应性免疫应答具有特异性、记忆性、放大性和MHC限制性等特点。

1. B细胞介导的体液免疫应答　B细胞主要通过抗体发挥免疫作用,因抗体存在于血清等各种体液中,故B细胞介导的免疫应答亦称体液免疫应答。刺激B细胞产生免疫应答的抗原包括TD-Ag和TI-Ag。TI-Ag可直接刺激B细胞产生IgM类抗体,在固有免疫应答阶段发挥作用。TD-Ag诱导B细胞产生抗体需T细胞辅助,以下介绍TD-Ag引起的体液免疫应答过程。

(1)抗原提呈与识别阶段:抗原提呈细胞(DC、单核细胞、Mφ、B细胞)中除B细胞可通过BCR识别捕获抗原外,其余均无抗原识别受体,但它们可通过吞噬、吞饮和被动吸附等方式或通过其膜表面IgG Fc受体和C3b受体结合免疫复合物的作用方式有效捕获抗原。病毒感染的细胞和肿瘤细胞等靶细胞也可将表面非己抗原提呈给CD8[+]T细胞,因它们不是专职APC细胞,故习惯上仍称靶细胞。

1)对内源性抗原的加工、处理和提呈:以病毒感染的宿主细胞的提呈为例说明(图1-21):①病毒侵入易感宿主细胞后,其基因通过转录、翻译在胞浆内生成病毒蛋白质抗原;②该抗原被存在于胞浆内的蛋白酶体降解成抗原肽;③通过抗原肽转运体将胞浆内生成的抗原肽转运到内质网中,经加工修饰成为能与MHC-Ⅰ类分子结合的抗原肽;④抗原肽与内质网中合成的MHC-Ⅰ类分子结合,形成抗原肽-MHC-Ⅰ类分子复合物,通过高尔基体,再经分泌小泡将其送到细胞表面,供CD8[+]T细胞识别。

2)对外源性抗原的加工、处理和提呈:APC经吞噬或吞饮作用将抗原摄入胞浆形成吞噬体;吞噬体与溶酶体融合形成吞噬溶酶体,又称内体;抗原在吞噬溶酶体内酸性环境中被蛋白水解酶降解成具有免疫原性的能与MHC-Ⅱ类分子结合的小分子抗原肽;内质网中合成的 MHC-Ⅱ类分子进入高尔基体,通过分泌小泡与吞噬溶酶体融合,使 MHC-Ⅱ类分子与抗原肽结合形成抗原肽 -MHC-Ⅱ类分子复合物; MHC-Ⅱ类分子携带抗原肽表达于 APC 细胞表面,供 CD4⁺T 细胞识别(图 1-22)。

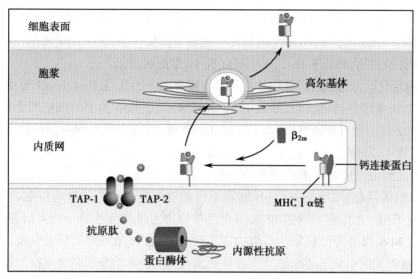

图 1-21 内源性抗原的加工及提呈过程

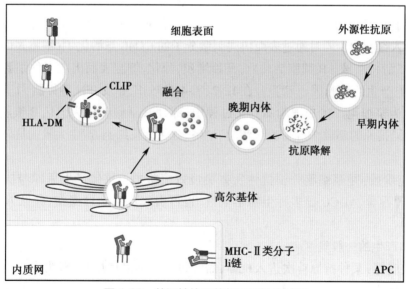

图 1-22 外源性抗原的加工及提呈过程

(2)活化、增殖与分化阶段:指 Th 细胞和 B 细胞识别抗原后,自身活化、增殖和分化成为效应细胞阶段。

1)Th 细胞的活化、增殖与分化: Th 细胞必须经活化后才具有辅助 B 细胞产生抗体的作用。Th 细胞需经两个信号的刺激才能活化(图 1-23),第一信号为 TCR 与抗原肽 -MHC-Ⅱ

分子结合。Th 细胞以 TCR 识别 APC 表面的结合于 MHC-Ⅱ类分子上的抗原肽,同时 Th 细胞表面的 CD4 分子识别 APC 细胞表面的自身 MHC-Ⅱ类分子获得活化的第一信号,该信号通过 CD3 分子传递至细胞内。Th 细胞活化的第二信号为协同刺激信号,即 Th 细胞表面的 CD28、淋巴细胞功能相关抗原 2(LFA-2、CD2)、LFA-1 等黏附分子,分别与 APC 表面的相应黏附分子 B7(CD80)、LFA-3(CD58)、细胞间黏附分子 1(ICAM-1)等结合,主要为 B7 与 CD28 的结合。细胞因子在 Th 细胞的活化中也起着重要作用,抗原提呈细胞在提呈抗原的过程中自身亦被激活,并分泌 IL-1,IL-1 可促进 Th 细胞的活化。

Th 细胞活化后,开始增殖、分化并在其细胞膜表面表达 IL-2、IL-4、IL-12 等受体,同时分泌产生 IL-2、IL-4 等并与之结合,导致 Th 细胞的增殖、在 IL-4 为主的细胞因子作用下分化成为 Th2,Th2 细胞通过分泌 IL-4、IL-5、IL-6、IL-10 及 IL-13 促进 B 细胞的增殖分化。在 Th 细胞分化过程中,部分 Th 细胞分化为记忆性 T 细胞(Tm),Tm 当再次接触相同抗原时,不需经上述诱导过程可直接活化,产生效应。

2)B 细胞的活化、增殖与分化:B 细胞不仅是体液免疫应答的效应细胞,同时也是一种抗原提呈细胞。B 细胞可通过 BCR 与天然抗原决定基特异性结合而将抗原摄入胞内。然后通过与 Mφ 对外源性抗原的类似加工处理方式,使抗原降解成具有免疫原性的能被 CD4⁺Th 细胞识别的小分子抗原肽。该种抗原肽与 MHC-Ⅱ类分子结合成抗原肽 -MHC-Ⅱ类分子复合物,后者表达于 B 细胞表面,可被具有相应抗原受体的 CD4⁺Th 细胞识别。CD4⁺Th 细胞与 B 细胞的相互作用和它与其他抗原提呈细胞的相互作用类似(图 1-23)。

B 细胞的活化也需要有两个信号的刺激:当 B 细胞通过 BCR 结合抗原表位时,即可获得 B 细胞活化的第一信号,并通过与 BCR 非共价结合的 CD79a 和 CD79b 将 B 细胞活化的第一信号传入细胞内。同时通过表面协同刺激分子如 CD40 与活化 Th 细胞表面 CD40L 结合,产生第二活化信号。B 细胞活化后,开始增殖、分化,细胞表面出现多种细胞因子受体,接受 Th 细胞产生的细胞因子刺激。在 IL-2、IL-4、IL-5、IL-6 及 IFN 等细胞因子的作用下,B 细胞分化为浆细胞。在 B 细胞的分化过程中,部分 B 细胞分化为记忆 B 细胞(Bm)。若再次接受相同抗原的刺激,Bm 可直接活化、增殖、分化为浆细胞,产生大量的抗体,发挥免疫效应。

(3)效应阶段:是浆细胞分泌抗体发挥免疫效应阶段。抗体产生后即与抗原结合,发挥中和、调理吞噬、ADCC 等多种生物学活性,也可引起免疫病理损伤(参见 Ab 的生物学活性)。

(4)抗体产生的一般规律

1)初次应答:某种抗原首次进入机体,需经过一定的潜伏期(一般为 1~2 周)才在血液中出现特异性抗体,2~3 周达到高峰,潜伏期长短与抗原性质有关。初次应答特点:①潜伏期长;②产生的抗体滴度低;③在体内持续时间短;④抗体与抗原的亲和力低。

2)再次应答:相同抗原再次进入机体后,免疫系统可迅速、高效地产生特异性应答。再次应答的细胞学基础是在初次应答的过程中形成了记忆 B 细胞,由于记忆 B 细胞经历了增殖、突变、选择等,与抗原有较高亲和力。其特点是:潜伏期短,一般为 1~3 天血液中即出现抗体;产生的抗体滴度高;在体内持续时间长;抗原与抗体亲和力高,以 IgG 为主(图 1-24)。

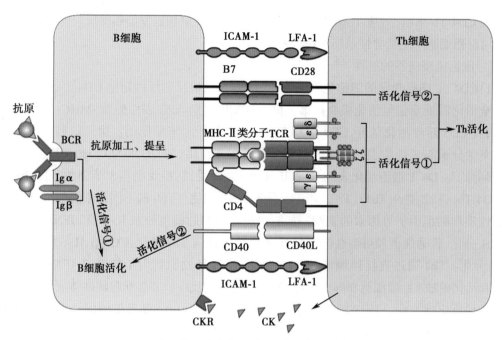

图 1-23　B 细胞和 Th 细胞间相互作用

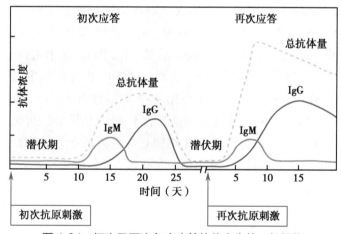

图 1-24　初次及再次免疫应答抗体产生的一般规律

　　掌握抗体产生的一般规律,在医学实践中具有重要的指导作用。疫苗接种或制备免疫血清,应采用再次或多次加强免疫,以产生高滴度、高亲和力的抗体,获得良好的免疫效果;在免疫应答中,IgM 产生早、消失快,因此,临床上检测特异性 IgM 作为病原微生物早期感染的诊断指标;在检测特异性抗体的量作为某种病原微生物感染的辅助诊断时,需在疾病的早期和恢复期抽取患者的双份血液标本作抗体检查,一般抗体滴度增长 4 倍有诊断意义。

　　2. T 细胞介导的细胞免疫应答　T 细胞介导的细胞免疫应答又称特异性细胞免疫应答,细胞免疫应答通常由 TD-Ag 引起,是在多种免疫细胞协同作用下完成的。其中主要包括:抗原提呈细胞(如 Mφ 和树突细胞)及肿瘤细胞或病毒感染的靶细胞等;具有免疫调节作用的 CD4$^+$Th 细胞;效应 T 细胞,主要包括引起炎症反应和迟发型超敏反应的 CD4$^+$Th1 细胞和可对靶细胞产生特异性杀伤作用的 CD8$^+$CTL。

(1)细胞免疫应答的过程

1)CD4$^+$ T 细胞介导的细胞免疫应答的过程:未受抗原刺激的初始 CD4$^+$T 细胞为 Th0,其完全活化需要双信号活化机制。第一信号:TCR 识别 APC 表面的肽 -MHC-Ⅱ类分子复合物,经 CD3 转导活化信号,CD4 识别 MHC-Ⅱ类分子起辅助作用。第二信号:APC 表面的共刺激分子与 T 细胞表面相应的共刺激分子相互作用(如 CD28 与 CD80、CD86 等)。双信号刺激下 CD4$^+$T 细胞活化表达 IL-2、IL-4、IL-12 等受体,接受细胞因子刺激,可增殖分化为 CD4$^+$Th1、Th2、Th9、Th17、Th22 和 Tfh 等效应 Th 细胞。Th0 向不同谱系的细胞分化受抗原的性质和细胞因子等因素的调控。如胞内病原体和肿瘤抗原及 IL-12 和 IFN-γ 诱导 Th0 向 Th1 分化,普通细菌和可溶性抗原及 IL-4 诱导 Th0 向 Th2 分化,TGF-β、IL-6 诱导 Th0 向 Th17 分化。Th1 通过直接接触诱导 CTL 分化,通过释放细胞因子如 IL-2、IFN-γ 和 IFN-β 募集和活化单核 / 巨噬细胞和淋巴细胞,诱导细胞免疫反应。Th2 细胞辅助体液免疫应答和参与超敏反应性炎症。Th17 细胞通过分泌 IL-17、IL-21 和 IL-22 等细胞因子可诱导中性粒细胞为主的炎症反应,吞噬和杀伤细菌和真菌等病原体,以及维持消化道等上皮免疫屏障的完整性,在固有免疫应答中发挥作用。

2)CD8$^+$CTL 介导的细胞免疫应答的过程:初始 CD8$^+$T 细胞的激活和分化可分为两种方式:Th 细胞依赖性:当靶细胞低表达或不表达协同刺激分子时,不能有效激活初始 CD8$^+$T 细胞,需要 APC 和 Th 辅助。病毒抗原、肿瘤抗原和同种异体 MHC 抗原等可从细胞表面脱落以可溶性抗原的形式或经凋亡后被 APC 摄取,在细胞内分别与 MHC-Ⅰ 或 MHC-Ⅱ类分子结合成复合物,表达于 APC 表面。pMHC-Ⅱ结合 TCR,激活 Th;pMHC-Ⅰ结合 TCR 后,活化 CD8$^+$T 细胞。活化 Th 分泌 IL-2 等细胞因子辅助 CD8$^+$T 细胞增殖分化为 CTL。Th 细胞非依赖性:DC 高表达协同刺激分子,病毒感染 DC,可无须 Th 细胞辅助而直接刺激 CD8$^+$T 细胞合成 IL-2,促使 CD8$^+$T 细胞自身增殖并分化为 CTL。

CTL 主要通过下列两条途径杀伤靶细胞:穿孔素 / 颗粒酶途径。穿孔素和颗粒酶均贮存与胞浆颗粒中。穿孔素结构类似于补体 C9,单体可插入靶细胞,在钙离子存在的情况下,多个穿孔素聚合成内径约为 16nm 的孔道,它们可改变靶细胞渗透压,使大量水分伴随 Ca^{2+}进入胞内,而使 K$^+$ 和大分子物质(如蛋白质、核酸)从胞内流出,结果导致靶细胞溶解破坏。孔道可使颗粒酶等细胞毒蛋白迅速进入细胞,诱导靶细胞凋亡。死亡受体途径 CTL 可表达膜型 FasL,产生可溶性 FasL,或分泌 TNF-α 等分子。这些效应分子可分别与靶细胞表面的 Fas 和 TNF 受体结合,通过激活胞内半胱天冬蛋白酶参与的信号转导途径,诱导靶细胞凋亡。

CTL 杀伤溶解靶细胞后本身不受损伤,它们与溶解破坏的靶细胞分离后,又可继续攻击杀伤表达相应抗原的其他靶细胞。通常一个 CTL 在几小时内可连续杀伤数十个靶细胞。

(2)细胞免疫的生物学效应

1)抗感染作用:细胞免疫主要针对胞内寄生菌(如结核分枝杆菌、伤寒沙门杆菌、麻风分枝杆菌等)、病毒、真菌及某些寄生虫感染。

2)抗肿瘤作用:CTL 可直接杀伤带有相应抗原的肿瘤细胞;细胞免疫过程中产生的某些细胞因子(如 TNF、IFN 等)在抗肿瘤免疫中具有一定的作用。

3)免疫损伤:可导致迟发型超敏反应、移植排斥反应及某些自身免疫性疾病等。

(四) 免疫应答类型

近年来,基于对不同效应 T 细胞及 ILC 的新认识,可将固有免疫和适应性免疫归纳为 3 种主要的免疫效应类型,即 1、2、3 型。其中参与 1 型免疫应答的细胞主要由 T-bet$^+$CD4$^+$Th1、ILC1、自然杀伤细胞(NK)和 CD8$^+$Tc1 组成,产生并释放 IFN-γ,进而通过激活单核 / 巨噬细胞帮助机体抵御微生物;2 型免疫应答主要由 GATA-3$^+$Th2 和 ILC2 以及 Tc2 细胞组成,此类细胞均可产生 IL-4、IL-5 和 IL-13 等 2 型细胞因子,这些细胞因子一方面能诱导肥大细胞、嗜碱性粒细胞和嗜酸性粒细胞(EOS)活化,另一方面也能促使 B 细胞产生 IgE,生理状态下用以抵御寄生虫感染;3 型免疫应答主要由 RORγt$^+$Th17 细胞和 ILC3 介导,它们主要通过分泌 IL-17 和 / 或 IL-22,募集中性粒细胞并诱导上皮细胞抵御微生物的侵袭,从而防止细胞外细菌和真菌入侵。1 型和 3 型免疫应答过强则可诱导自身免疫性疾病,而过度的 2 型免疫应答则引起变态反应性疾病。

(任书荣,路玲,孙彩虹)

第二节　变态反应学基础

变态反应(allergy)又称为超敏反应(hypersensitivity)、过敏反应(allergic reaction),是指机体受到某些抗原刺激时,出现生理功能紊乱或组织细胞损伤的异常适应性免疫应答。根据变态反应发生机制和临床特点,将其分为 I、II、III、IV 四型。

一、I 型变态反应

(一) 概述

I 型变态反应是一类常见病,涉及临床儿科、内科、耳鼻咽喉科和皮肤科等多个学科。其特点包括:发生快,消退亦快;主要由 IgE 介导,肥大细胞、嗜碱性粒细胞、嗜酸性粒细胞等释放生物活性介质引起的局部或全身反应;常引起生理功能紊乱,少部分可发生组织细胞损伤;具有明显个体差异和遗传倾向。

某些人接触环境中的普通抗原物质刺激后易发生 I 型变态反应性疾病,被称为特应性个体。特应性个体具有异常高水平的循环 IgE、分泌型 FceR II 及嗜酸性粒细胞,淋巴细胞和巨噬细胞表面 FceR II 表达增加,表现为家族遗传特性,是多基因参与的复杂疾病。除此之外,该类疾病的发生与环境因素密切相关。易感性因素分析表明,环境因素和遗传因素在哮喘的发生危险中各占 50%。增加变态反应概率的环境因素主要是儿童早期接触病原体、暴露于动物和土壤微生物及建立肠道正常菌群不足。因此,卫生假说认为:儿童早期接触相对卫生较差的环境,特别是易于引起感染的环境,有助于防止变态反应性哮喘的发生。其机制主要是由于儿童早期接触微生物,易于激活 Th1 应答及 Th1 细胞因子的产生,同时诱导 Treg 的产生,抑制 Th2 细胞及相关细胞因子的产生,阻断 IgE 抗体的产生。

（二）参与 I 型变态反应的变应原

变应原(allergen)指能诱导机体产生 IgE,引起 I 型超敏反应的抗原物质,可为蛋白质或与蛋白质结合的小分子半抗原物质。临床常见的变应原有吸入性变应原、食物变应原和药物等。

(1)吸入性变应原:此类变应原广泛存在于自然界中,预防接触吸入性变应原较难。

1)种类繁多的植物花粉:花粉产量大,授粉期长,质轻,粒小,致敏花粉多属风媒花粉。花粉的播散具有区域性和季节性特点。在北美豚草是主要的致敏花粉,我国北方地区秋季主要致敏花粉是野生植物蒿属花粉。

2)真菌:真菌在自然界中的分布极广,其孢子和菌丝等是重要的变应原。

3)螨:螨属节肢动物门蜘蛛纲,屋尘螨、粉尘螨和土内欧螨具有相同的抗原性均可引起变态反应。每 0.1g 被褥尘中含屋尘螨可高达 3 000 个。

4)上皮变应原:家养狗、猫和兔等的脱落上皮、毛、唾液、尿液等已成为人类,尤其是儿童的重要变应原。

5)屋尘:屋尘的成分复杂,它可能含有上皮脱屑、毛、脱落的人上皮、螨、昆虫和蟑螂的碎片及其排泄物、真菌、细菌、花粉、工业品、丝、棉、麻、尼龙、化纤等。

6)羽毛:衣服、被褥、枕芯、垫料、地毯、壁毯等中的鸡、鸭、鹅、鸽等羽毛也是变应原。有报道,农牧民、兽医、饲养员、屠宰人员、毛皮革制造业者和科研人员对动物皮毛和排泄物的过敏较常见。

7)昆虫变应原:飘散在空气中的飞蛾、蜜蜂、甲虫、蟑螂、蚊蝇的鳞片、毫毛,脱屑和排泄物吸入取后可引起致敏,养蚕工人可对蛾毛、蛾尿、蚕丝和蚕尿过敏。

8)植物变应原:除上述豚草和蒿属花粉外,植物纤维如木棉和除虫菊等吸入后可引起致敏。烟草的致敏作用国内外均有报道。

(2)食物变应原:常见的过敏性食物有蛋白质含量较高的牛奶和鸡蛋;海产类食物,如无鳞鱼、海蟹、虾和海贝等;蛋白质含量高且不易消化的食物,如蛤蟆类、鱿鱼;含有真菌食物,如蘑菇等。因保鲜食品,冷藏食品及人工合成饮料日益增多,因而食物添加剂(染料、香料等)、防腐剂、保鲜剂和调味剂就成了一类新的重要变应原。

(3)药物:可经口服、注射和吸入等途径进入体内,少数患者用药后出现局部或全身药物过敏反应,如药疹、阿司匹林性哮喘、青霉素过敏性休克等。临床常见的药物或化学物质有青霉素、磺胺、普鲁卡因、有机碘化合物等,其本身有抗原性,但没有免疫原性,进入机体后其抗原表位与某种蛋白结合而获得免疫原性,成为变应原。

(4)接触性变应原:是指人类接触某类物质引起人体过敏反应的物质,主要包括化妆品、化工原料、外用药物等。

(5)职业相关变应原:职业相关性变应原是变应原种类中的一种特殊类型。它直接与人类工作环境相关,常见的工作环境中能够导致人类变应性疾病发生的抗原类物质都可以成为职业相关性变应原。如:兽医、实验动物工作者最常见职业性变应原为常见哺乳动物的体表蛋白(如动物毛发、皮毛)及各种代谢产物(汗液、排泄物等);农业工作者、园丁、林业工人、生物学家、养蜂人等常见职业性变应原为膜翅目毒素;医务工作者中的常见职业性变应原为天然橡胶;西点师常见的职业性变应原变应原为面粉等。

(三) IgE 及其受体在 I 型变态反应的作用

1. **IgE**　变应原诱导特异性 IgE 产生是 I 型变态反应的先决条件。IgE 主要由鼻咽、扁桃体、气管和胃肠道黏膜下固有层淋巴组织中的浆细胞产生,这些部位也是变应原易于侵入引发 I 型变态反应的部位。变应原激活特异性 Th2 产生 IL-4、IL-5 等细胞因子,诱导特异性 B 细胞发生 IgE 类别转换并增殖、分化成产生 IgE 的浆细胞。

IgE 为亲细胞性抗体,可在不结合抗原的情况下,通过其 Fc 段与肥大细胞和嗜碱性粒细胞表面高亲和力 IgE Fc 受体(FcεR I)结合,而使机体处于致敏状态。

2. **IgE Fc 受体**　IgE Fc 段受体(FcεR)有两类:FcεR I 和 FcεR II。FcεR I 为高亲和力受体,FcεR II 为低亲和力受体。FcεR I 在肥大细胞和嗜碱性粒细胞高水平表达,FcεR II 分布广泛,存在于 B 细胞、单核巨噬细胞、嗜酸性粒细胞、NK 细胞、树突状细胞等。临床上,易感个体的淋巴细胞和巨噬细胞高水平表达 FcεR II,同时血清中存在高水平分泌型 FcεR II。

(四) 肥大细胞、嗜碱性粒细胞和嗜酸性粒细胞

1. **肥大细胞**

(1)肥大细胞分化与成熟:肥大细胞(mast cell,MC)来源于骨髓造血干细胞,广泛存在于人体整个血管组织,包括皮下或皮肤内,以及接近血管、神经、平滑肌、分泌黏液的腺体和发囊部位,并主要存在于人体与外界接触的部位,参与组织损伤修复及病原体清除。刚进入外周血液循环系统时,MC 仍处于未成熟状态,当迁移至血管组织或浆膜腔后,完成分化和/或成熟。MC 具有较长的生存期,即使是成熟的 MC 仍然具有分裂增殖的能力。影响肥大细胞分化和成熟的因素有:干细胞因子(SCF)、CD 117/c-Kit 配体,神经生长因子,白细胞介素 -3(IL-3)、IL-9 和其他细胞因子,生长因子及趋化因子等。未分化成熟的 MC 在不同的调控因子的作用下分化成为不同的细胞亚群。在哺乳动物中,MC 可以分为结缔组织型肥大细胞和黏膜型肥大细胞两个亚群。

(2)肥大细胞激活

1)免疫途径:MC 脱颗粒可以多种方式被诱发,IgE 依赖的免疫学机制是主要方式。MC 表面组成性表达 FcεR I,IgE 的 Fc 段能够与 FcεR I 高亲和力结合,因此正常人血清 IgE 浓度极低,大部分的 IgE 结合在组织中的 MC 表面。当结合在 MC 表面的 IgE 与变应原结合时,引起 FcεR I 发生交联,继而触发 MC 活化,使其脱颗粒释放血管活性介质、炎症介质等。Th2 和 ILC2 细胞分泌的 IL-4、IL-5、IL-13 等 Th2 型细胞因子也可激活 MC、嗜碱性粒细胞及 EOS 使其发挥作用。

2)非免疫途径:补体活化后产生的 C3a 和 C5a(过敏毒素)也可以使肥大细胞活化。IgE、IgM 及 IgG 抗体与抗原能够形成可溶性的抗原抗体复合物(immune complex,IC),IC 是补体经典途径的主要激活物,IC 与 C1q 结合,顺序活化 C1r、C1s、C4、C2、C3,形成 C3 转化酶(C4b2b)与 C5 转化酶(C4b2b3b),最终进入补体激活的末端通路,在补体激活过程中产生

多种具有炎性介质的活性片段,如 C3a、C4a 和 C5a、激肽释放酶、缓激肽等。C3a 和 C5a 被称为过敏毒素,它们可与肥大细胞或嗜碱性粒细胞表面补体受体(C3aR、C5aR)结合,触发细胞脱颗粒,释放组胺和其他生物活性物质,引起血管扩张、毛细血管通透性增高,平滑肌收缩等,从而介导炎症反应。此外,C5a 对中性粒细胞有强趋化活性,还可诱导中性粒细胞表达黏附分子,刺激其产生氧自由基、前列腺素和花生四烯酸等。C3a 和 C5a 的激活作用仅限于一部分肥大细胞亚群,因为黏膜肥大细胞不表达过敏毒素的受体。此外,MC 上的 Toll 样受体(TLRs)、补体受体、雄激素受体、雌激素受体等与自身抗体结合后,也会引起 MC 脱颗粒。

活化的 MC 释放的血管活性介质主要为组胺、5- 羟色胺,炎症介质主要为白细胞三烯、前列腺素、细胞因子、血小板活化因子等(表 1-7),通过下述机制介导局部炎症效应:脱颗粒释放的颗粒内含组胺、肝素、多种酶类,以及膜代谢增强产生的脂质介质,如前列腺素 D_2(PGD$_2$)、5- 羟色胺、白三烯(LT)等,均可作用于靶器官和组织而引起速发相反应,其中组胺和 LT 能扩张局部毛细血管及微静脉使其通透性增加,从而导致局部炎症反应,组胺和 LTs 还能促进炎性细胞的募集及增加黏液分泌;分泌多种细胞因子(IL-4、IL-13 及 TNF-α)和趋化因子(CCL3 等),上调血管内皮细胞 VLA-4 表达,参与募集嗜酸性粒细胞和单核细胞等炎症细胞;表达 CD40L,通过与 B 细胞和 DC 表面 CD40 相互作用,可促进肥大细胞分泌 IL-4 及 IL-13,从而诱导 IgE 类别转换并上调局部 IgE 合成,形成 I 型超敏反应的正反馈环。

表 1-7 活化的肥大细胞产生和释放的物质

类别	举例	生物学效应
酶	胰蛋白酶,胃促胰酶,组织蛋白酶 G,羧肽酶	水解组织成分,导致组织重构
毒性介质	组胺,肝素	杀伤寄生虫,增加血管通透性,平滑肌收缩,抗凝
细胞因子	IL-4,IL-13	刺激和促进 Th2 应答
	IL-3,1L-5、GM-CSF、TNF-α(其中部分预存在颗粒中)	促进嗜酸性粒细胞产生和活化,促进炎症,刺激多种细胞产生细胞因子,活化血管内皮细胞
趋化因子	CCL3	趋化单核巨噬细胞和中性粒细胞
脂质介质	前列腺素 D2、E2;白三烯 C4、D4、E4	平滑肌收缩,血管通透性增加,黏膜分泌增加,趋化嗜酸性粒细胞、嗜碱性粒细胞和 Th2 细胞,支气管收缩
	血小板活化因子(PAF)	趋化白细胞,促进脂质介质产生,活化中性粒细胞、嗜酸性粒细胞和血小板

(3)肥大细胞与变态反应:肥大细胞被激活后通过释放具有高活性的生物因子、趋化因子、脂质介质、类蛋白酶和生物胺等参与过敏反应,引发平滑肌收缩、毛细血管扩张和通透性增强、腺体分泌增加从而导致组织损伤坏死和炎症蔓延。在变态反应中,心脏肥大细胞释放糜蛋白酶和肾素,使肾素血管紧张素系统被激活从而进一步诱导动脉血管收缩,从而加重了心血管系统的负担。此外,肥大细胞释放的组胺、白三烯、血小板活化因子(PAF)等产生的负性肌力作用可以诱发过敏性休克。肥大细胞在过敏反应中的作用看似都是有害的,但也有研究证明在哮喘气道高反应情况下,来源于肥大细胞的糜蛋白酶可以作用于平滑肌细胞,

对气道起到积极的保护作用。

2. 嗜碱性粒细胞

(1)嗜碱性粒细胞的激活

1)免疫途径激活：嗜碱性粒细胞主要分布于呼吸道、消化道和泌尿生殖道黏膜组织中，少量存在于血液循环中。其组成性表达FcεR，通过与IgE Fc段结合而呈致敏状态。胞浆内含有嗜碱性颗粒，嗜碱性粒细胞活化后可脱颗粒，释放组胺，白三烯C4、D4、B4，血小板激活因子(PAF)、细胞因子及各种酶类等活性物质，从而引起血管反应并造成损伤组织。与肥大细胞不同的是嗜碱性粒细胞仅释放IL-4、IL-13两种细胞因子，嗜碱性粒细胞具有快速产生IL-4和IL-13的独特能力。IL-4和IL-13不但诱导机体向Th2型免疫反应偏斜，并且在维持过敏迟发相反应中起着重要作用。嗜碱性粒细胞激活后快速产生大量IL-4，总量与高分化Th2细胞相近，因此，嗜碱性粒细胞被认为是一种"先天Th2型细胞"，活化后提供Th0向Th2细胞分化所需的内源性启动因子IL-4，从而促进向Th2型免疫反应发展。IL-4、IL-13都引起毛细血管上皮细胞表达血管细胞黏附因子(VCAM)-1及其他整合素，从而招募包括嗜碱性粒细胞在内的各炎症细胞进入炎症部位。另外，在CD40受体激活的情况下，两者能协同促进B细胞增殖和IgE及IgG4的类别转换。活化的嗜碱性粒细胞(如同活化的肥大细胞)也表达CD40L，参与Ⅰ型超敏反应的正反馈环。

2)非免疫途径激活：除了抗原特异性IgE以外，还有很多因素能引起嗜碱性粒细胞激活并释放细胞因子，一些病原体感染常常也诱发嗜碱性粒细胞Th2型免疫反应，加重过敏性炎症反应。

一些寄生虫相关蛋白能激活嗜碱性粒细胞，如蛔虫和尘螨的蛋白酶能活化嗜碱性粒细胞生成IL-4。嗜碱性粒细胞是人体固有免疫的成员，Toll样受体(TLR)在其激活中起着重要作用。

(2)嗜碱性粒细胞的招募和迁徙：在炎症部位嗜碱性粒细胞募集其他效应细胞同样起着重要作用。Karasuyama等研究证实，IgE介导的慢性过敏性皮炎以大量的嗜酸性粒细胞和嗜碱性粒细胞浸润为特点，而只占浸润细胞2%的嗜碱性粒细胞在耗竭后，损伤组织中浸润的嗜酸性粒细胞和中性粒细胞也大幅减少，提示嗜碱性粒细胞可能是通过其他效应细胞来启动IgE介导的慢性过敏性炎症反应。在过敏性炎症反应和感染时，嗜碱性粒细胞迁移至炎症部位，其迁徙包括黏附血管上皮、跨内皮细胞迁移并移动至炎症部位。嗜碱性粒细胞在人脐静脉内皮细胞系的迁徙过程中，P-选择素、E-选择素及β2-整合素(CD11b/CD18)/ICAM-1都起到了至关重要的作用。一些内源性细胞因子如IL-1β、IL-3等通过上调β2整合素表达刺激了嗜碱性粒细胞而增强其迁徙能力。嗜碱性粒细胞的迁徙也可由PGD2和血栓素B2诱导，后者由组织肥大细胞在过敏反应中释放，与嗜碱性粒细胞的CRTH2受体结合。嗜碱性粒细胞表达多种趋化因子受体包括CCR1、CCR2、CCR3、CXCR1、CXCR3和CXCR4等，尤其是CCR3，能够由嗜酸性粒细胞活化趋化因子所激活，体外实验发现趋化因子CCL11、CCL5和CXCL12能强烈刺激嗜碱性粒细胞迁徙。

除了整合素家族和细胞因子外，基质金属蛋白酶-9(MMP-9)在嗜碱性粒细胞参与过敏性疾病的病理机制中也发挥重要作用。MMP-9由嗜碱性粒细胞胞质合成和储存，并可在其表面表达或释放,无论膜表面的或是游离的 MMP-9,均可协助嗜碱性粒细胞跨基底膜迁徙。研究表明 MMP-9 可能与支气管哮喘患者的气道重建有关。

3. 嗜酸性粒细胞　嗜酸性粒细胞来源于骨髓髓样前体细胞。主要分布于呼吸道、消化道和泌尿生殖道黏膜上皮细胞下的结缔组织中内,外周血中仅有少量存在。某些因子如 IL-5、CC 亚家族趋化性细胞因子(如 MCP-3)与细胞表面的相应受体结合,可刺激嗜酸性粒细胞活化表达 FcεR I。嗜酸性粒细胞活化,使其胞质中嗜酸性颗粒脱出,释放一系列生物活性介质。其中一类是具有毒性作用的颗粒蛋白和酶类物质,主要包括嗜酸性粒细胞阳离子蛋白、主要碱性蛋白、嗜酸性粒细胞衍生的神经毒素和嗜酸性粒细胞过氧化物酶、嗜酸性粒细胞胶原酶等;另一类介质与肥大细胞和嗜碱性粒细胞释放的介质类似,如白三烯(leukotrienes,LTs)、血小板活化因子(platelet activated factor,PAF)等。这些物质可杀伤寄生虫和病原微生物。嗜酸性粒细胞还能释放组胺酶和芳基硫酸酯,抑制肥大细胞释放的组胺和 LTs,对炎症反应起到一定的抑制作用。

(1)嗜酸性粒细胞分布:在胚胎期和新生儿期,EOS 除在骨髓内生成外,还可在肝、脾、胸腺、淋巴结等髓外部位生成。外周血 EOS 处于低水平,病情发生时随时达到高峰。周围血和组织的嗜酸性粒细胞 EOS 胞均起源于骨髓的 $CD34^+$ 祖细胞,称嗜酸性粒细胞集落形成单位(CFU-EO)。原始 EOS 在来自 T 淋巴细胞和间质细胞的多种刺激因子的控制下进一步分化。促进 EOS 增殖分化的三种主要细胞因子是:粒细胞/巨噬细胞集落刺激因子(GM-CSF)、IL-3 和 IL-5。其中 IL-5 是必需的。EOS 在骨髓内分化成熟约需 5 天,成熟 EOS 离开骨髓进入外周循环血,在迁移进入组织之前,其在血液循环中平均停留时间约 25 小时,半衰期 13~18 小时。正常情况下,EOS 的百分比为 1%~3%。其中,2/3 是前体细胞,1/3 是成熟细胞。如果怀疑 EOS 增多,应进行人工分类计数,正常值为 $(0.05~0.45) \times 10^9$/L。临床上一般以外周血 EOS 绝对值 $>0.5 \times 10^9$/L,相对值 >0.06,为嗜酸性粒细胞增多症(eosinophilia);高嗜酸粒细胞增多症(hypereosinophilia,HE)的标准为:外周血 2 次检查(间隔时间 >1 个月)EOS 绝对计数 $>1.5 \times 10^9$/L 和/或骨髓有核细胞计数 EOS 比例 $\geq 20\%$ 和/或病理证实组织 EOS 广泛浸润和/或发现 EOS 颗粒蛋白显著沉积(在有或没有较明显的组织 EOS 浸润情况下)。

影响 EOS 的因素很多,血液中 EOS 的数目还存在昼夜变化,夜间最高,随着内源性糖皮质激素水平的增高早晨 EOS 降低,外源性和内源性的糖皮质激素、应激、某些细菌或病毒感染都会使 EOS 计数降低。

EOS 主要存在于组织内,只有少量存在于血液循环中。两者的比例要超过 100 倍,虽然循环中 EOS 的半衰期较短,但迁移到组织后可以存活数周。因此,在疾病状态时,血液中 EOS 计数并不能完全反映受累组织中 EOS 的数目。

(2)嗜酸性粒细胞募集:EOS 从循环血液进入组织的募集过程可大致分为以下阶段:

1)非特异性黏附、滚动:炎症邻近的未被激活的 EOS,在血流的切变力的影响下,沿着血管内皮表面缓慢滚动。由于 EOS 的流动减慢,其表面的黏附受体 L- 选择素通过锚定作用与已经在局部被激活的血管内皮细胞表面的 E- 选择素发生可逆性黏附作用,从而有时间被局部所释放的介质激活。

2)活化、表达:从炎症部位通过内皮屏障扩散来的细胞因子以及由血管旁的淋巴细胞、巨噬细胞和内皮细胞自身所释放的细胞因子、脂类介质,均可激活 EOS,引起细胞表面的黏附分子表达增强、亲和力提高,从而使其与血管内皮细胞间的黏着更为牢固。2 型细胞因子是 EOS 增殖、活化、趋化和延缓凋亡的重要物质,当受到过敏原刺激时,由肥大细胞、嗜碱性粒细胞和血管内皮细胞及 ILC2 所产生的趋化因子、PAF 及 IL-5 等细胞因子的作用下,EOS 被募集至炎症反应区域并活化。

3)趋化迁移、渗出:从炎症部位扩散来的趋化因子 IL-2、IL-5、血小板活化因子(PAF)等诱导 EOS 产生迁移反应,EOS 从内皮细胞之间渗出,进入细胞外间隙。此时,早期的细胞相互黏附由于黏附受体的下调或脱落而松开,以易化的 EOS 跨内皮迁移。

4)发挥效应细胞作用:已经游走到毛细血管外的 EOS,沿着趋化因子的浓度梯度移向炎症中心部位,炎症局部微环境中的各种脂类介质、细胞因子、神经肽的浓度逐渐增高,激活的 EOS 释放碱性蛋白和氧自由基等,产生细胞毒效应。局部的细胞因子 IL-5 可延长 EOS 的存活期,再激发颗粒释放。

(3)嗜酸性粒细胞效应:EOS 的合成、释放、趋化、迁移、吞噬、杀菌、细胞毒及参与免疫等生物学作用,是其行使效应细胞功能的基础。

1)EOS 的活化因子:对 EOS 有激活作用的物质很多,大致有以下三类:

a. 肥大细胞产生的酸性四肽:是对 EOS 有选择性作用的趋化因子。

b. 可在体内产生的活化因子:脂质类:PAF、白三烯 B4(LTB4)、EOS 趋化脂(ECL)和花生四烯酸等;肽类:P 物质(SP)等;蛋白质类:细胞因子(GM-CSF、IL-2、IL-3、IL-5)、C5a 和 IgG、IgA 等。

c. 实验室工具药:A23187 和佛波酯等。

2)EOS 的合成分泌功能:EOS 并非是终期效应细胞,能合成氧自由基、脂类介质和蛋白质。氧自由基是 EOS 在内外因素的刺激下产生的有毒性的活性氧。

脂类介质是 EOS 在各种刺激作用下产生的炎症介质,包括 LTC4、前列腺素 E_1(PGE$_1$)、PGE$_3$、PGF$_1$、PGD$_2$、PGF$_2$ 和血栓素 A_2(TXA$_2$)等。此外,EOS 还能产生 ECL 和大量 PAF。PAF 是自分泌因子,释放后作用于 EOS 自身的 PAF 受体。

细胞因子包括 GM-CSF、IL-3。此外,活化的 EOS 还产生 IL-1、IL-6、IL-8、IFN-γ。表明 EOS 参与炎症和免疫反应。

神经肽:EOS 可能是通过释放神经肽来参与调节局部的炎症反应。

3)EOS 的效应细胞功能机制:EOS 的效应细胞功能是通过非氧化性、氧化性及体液性三种机制来实现的。

a. 非氧化性机制:EOS 的主要碱性蛋白(MBP)、阳离子蛋白(ECP)、蛋白 X(EPX),以及过氧化物酶(EPO)都有与分子氧无关的毒性作用。体外实验表明,上述物质除了具有杀伤肿瘤细胞和寄生虫外,对人体肺组织细胞、肺间质基质成分、肺上皮细胞都有毒性作用。MBP 可使人支气管上皮受损,纤毛上皮细胞脱落。MBP、ECP 可使血小板脱颗粒、肥大细胞和嗜碱性粒细胞释放组胺,使人中性粒细胞释放超氧阴离子和溶菌酶,参与变态反应。EOS 还可影响气道平滑肌的功能和反应性,与哮喘患者的气道高反应密切相关。

b. 氧化性机制:EOS 也可以通过依赖氧的机制发挥其效应细胞功能。EOS 产生的活性氧、次溴酸、氢碘酸、氢溴酸等氧化物,对靶细胞产生毒性作用。

c. 脂类介质介导的机制:由 EOS 所释放的 PAF、LTC4、PGD_2、PGF_2 和 TXA_2 等与组织炎症、哮喘、支气管收缩或气道高反应性有关。EOS 释放的 PGE 则可以下调 EOS 的功能,可能对 EOS 起负反馈调控作用。

4)EOS 与变态反应:EOS 是变态反应病变中最活跃的一类细胞。一切速发型变态反应的组织或器官局部,以及其渗出液中均有大量 EOS 的出现,成为变态反应发作的一种重要标志。EOS 在变态反应病理过程中所起的作用是多方面的。

EOS 膜受体在变态反应的作用:在 EOS 的膜表面有多种 Fc 受体,其中包括 IgE Fc、IgA Fc、IgG Fc、IgM Fc 受体。其中 IgE 与 EOS 表面 IgE Fc 受体结合后可表现与肥大细胞和嗜碱粒细胞相似的膜变构与介质释放,IgA Fc、IgG Fc 及 IgM Fc 受体可以导致细胞毒性变态反应及免疫复合物型变态反应。此外,EOS 表面还有各种 IL 受体、补体受体及 CSF 受体,参与各种类型的变态反应。

EOS 细胞膜代谢对变态反应的作用:EOS 细胞膜主要由脂蛋白构成,在膜的脂质代谢中,可以合成大量 LTC4、LTD4 和 LTE4,作为一组作用强而持久的过敏介质,促使变态反应的发作。

EOS 胞浆内颗粒物质代谢对变态反应的作用:其中 MBP 与哮喘患者的支气管上皮破坏有关,可以促使过敏组织细胞的破坏。ECP、EOS 衍生的神经毒素、EPO、髓过氧化酶、EPX 等阳离子蛋白,除了参与杀伤寄生虫及细菌的作用外,当过敏发作时上述化学物质在体液中均明显增高,并有破坏过敏组织细胞和促使肥大细胞释放组胺的作用。其中特别是 ECP,在变态反应发作时,血液及过敏发作部位的组织液中明显增高,可以作为监测过敏发作及追踪药物对过敏病治疗效果的一种指标。哮喘患者血清有 ECP 水平的升高,病情程度与血清 ECP 值水平呈正相关。危重哮喘发作患者支气管肺泡灌洗液中 EOS、ECP 浓度升高,提示 EOS 被激活及脱颗粒。在哮喘患儿支气管肺泡灌洗液中同样发现 EOS 及 ECP 浓度的升高。痰中 ECP 升高的哮喘患者住院时间往往较长。ECP 还与哮喘患者气道重塑有关,有关研究表明,即使在缓解期哮喘患者支气管黏膜基底膜均存在不同程度的增厚,而痰液中的 ECP 和 IL-5 水平与支气管黏膜厚度呈正相关。对过敏性体质者的临床实验研究表明,血 ECP 水平高的特异体质患者,对乙酰胆碱有更高的气道高反应。过敏性体质者若出现血清 ECP 水平升高,提示体内存在早期的炎症反应过程,预示以后气道高反应及哮喘的发生。ECP 阳性的无症状气道高反应(AHR)者,是发展为症状性哮喘的高危人群。

(4)嗜酸性粒细胞的凋亡和溶解:细胞凋亡(apoptosis)是受基因调控的一种细胞程序性死亡。正常情况下,EOS 主要以凋亡方式从组织中清除。体外实验表明,EOS 的凋亡数目随着培养时间的延长而增多,在培养 72~96 小时后有 57% 的 EOS 出现典型的凋亡病理形态改变和凋亡特征性电泳区带。对 EOS 凋亡有抑制作用的细胞因子有 IL-5、IL-3 和 GM-CSF。由于细胞因子对 EOS 凋亡的抑制,在 EOS 增多疾病时,EOS 在靶组织中的停留时间会延长而引起颗粒介质的反复释放,因此,药物干预应考虑包括抗释放与促凋亡两个方面。

溶解是 EOS 非凋亡的细胞死亡。曾有不少学者报道在哮喘患者的痰标本或靶组织中观察到与 EOS 相伴随存在许多游离的颗粒,但一直以为这是标本取材或制片过程中的伪象所致,没有引起重视。这种颗粒被称为细胞外游离嗜酸性粒细胞颗粒簇(clusters of free extracellular eosinophil granules,CFEGS)。近 30 年来电镜下观察到在严重或轻度哮喘患者的支气管组织中有 CFEGS。认为 CFEGS 是 EOS 在体内极度激活细胞溶解的结果,认为 CFEGS 可能起着效应细胞器的作用。

(5)嗜酸性粒细胞与Ⅰ型变态反应:Th2 细胞所分泌 IL-5、IL-9、IL-13 等 Th2 型细胞因子,可促进 EOS 的分化、发育、成熟,并可促进 EOS 及肥大细胞活化释放炎症介质。肥大细胞、嗜碱性粒细胞释放储存介质的同时,还产生 EOS 定向因子(IL-4、IL-5)、趋化因子 CCL3 和脂类介质。某些因子如 IL-4、IL-5、CC 亚家族趋化性细胞因子(如 MCP-3)与嗜酸性粒细胞表面的相应受体结合,可刺激 EOS 表达 FceRⅠ并活化。EOS 活化后,其胞质中嗜酸性颗粒脱出,释放一系列生物活性介质。其中一类是具有毒性作用的颗粒蛋白和酶类物质,主要包括嗜酸性粒细胞阳离子蛋白、主要碱性蛋白、EOS 衍生的神经毒素和嗜酸性粒细胞过氧化物酶、嗜酸性粒细胞胶原酶等;另一类介质与肥大细胞和嗜碱性粒细胞释放的介质类似。另外,EOS 还能释放组胺酶和芳基硫酸酯,抑制肥大细胞释放的组胺和 LTs,对炎症反应起到一定的抑制作用。

(五)组织损伤机制

Ⅰ型变态反应发生机制如图 1-25 所示,可分为致敏阶段、激发和效应阶段。

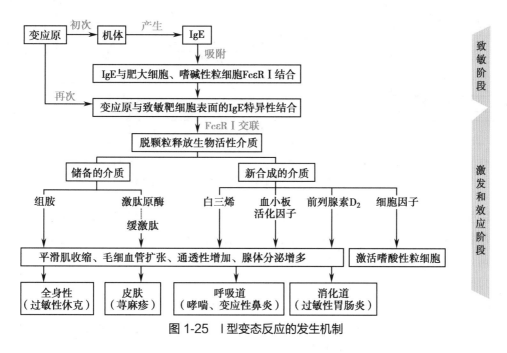

图 1-25 Ⅰ型变态反应的发生机制

1. **机体致敏** 变应原进入机体后,属于经典抗原提呈细胞(APC)之一的树突细胞(DC)可加工、提呈抗原给 CD4⁺ 初始 T 细胞并使之活化。CD4⁺ 初始 T 细胞可分化为高表达 GATA-3 的 Th2 细胞,继而分泌 Th2 型细胞因子如 IL-4、IL-5、IL-13 等,促进 B 细胞的增殖和抗体的类别转化,最终使效应 B 细胞(浆细胞)分泌特异性 IgE 抗体。IgE 以其 Fc 段与肥大细胞或嗜碱性粒细胞表面的 FceR Ⅰ结合,形成致敏的肥大细胞或嗜碱性粒细胞,使机体处于对该变应原的致敏状态。通常致敏状态可维持数月甚至更长时间。如长期不再接触相应变应原,致敏状态逐渐消失。

2. **IgE 受体交联引发细胞活化**　处于致敏状态的机体再次接触相同变应原时,变应原与致敏肥大细胞或嗜碱性粒细胞表面 IgE 特异性结合。单个 IgE 结合 FceR Ⅰ并不能刺激细胞活化;只有变应原同时与致敏细胞表面的 2 个以上相邻 IgE 结合,使多个FceR Ⅰ交联形成复合物,才能启动活化信号。活化信号由 FceR Ⅰ的 β 链和 γ 链胞质区的ITAM 引发,经多种信号分子转导启动细胞活化,导致细胞脱颗粒并新合成生物活性介质(图 1-26)。

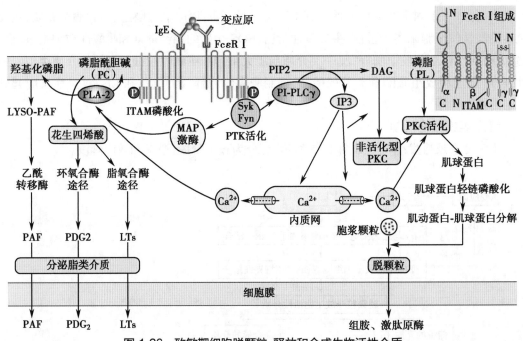

图 1-26　致敏靶细胞脱颗粒、释放和合成生物活性介质

3. **生物活性介质介导的效应**　活化的肥大细胞、嗜碱性粒细胞或嗜酸性粒细胞释放的生物活性介质包括颗粒内预先形成的介质(组胺、激肽原酶等)及细胞活化后新合成的介质(LTs、前列腺素 D_2、PAF 及多种细胞因子等)两类(图 1-25)。

(1)预先形成物质

1)组胺:组胺是一种小分子量的血管活性胺,通过结合受体,发挥效应功能,是引起即刻反应的主要介质。主要作用:使小静脉和毛细血管扩张、通透性增强;刺激支气管、胃肠道等处平滑肌收缩;促进黏膜腺体分泌增加。

2)酶类:蛋白酶切割纤维蛋白原、活化胶原酶引起组织损伤。糜蛋白酶可引起短暂的血管收缩,减少上皮基底液的分泌。组织蛋白酶 G、羧肽酶和嗜酸性粒细胞胶原酶参与结缔组织基质的重塑。

（2）脂类介质

1）白三烯（leukotriene，LT）：是花生四烯酸经脂氧合酶途径生成的介质，包括 LTC4、D4、E4。LT 是一种含硫的酸性脂类，能使支气管平滑肌强烈而持久地收缩，是引起支气管哮喘的主要活性介质。此外，白三烯还有增高毛细血管通透性和促进黏膜分泌等功能。

2）前列腺素（prostaglandin，PG）：是花生四烯酸经环氧合酶途径代谢生成的介质。前列腺素类型多达十余种，其中与 I 型超敏反应有关的主要为 PGE_1、PGE_2 和 $PGF_{2\alpha}$。PGE_2 能使支气管平滑肌扩张，而 $PGF_{2\alpha}$ 则使支气管平滑肌收缩。此外，前列腺素还能调节某些介质释放，如高浓度 PGE 能抑制组胺释放，而低浓度则促进组胺释放。

3）血小板活化因子（PAF）：是花生四烯酸衍生物，可凝聚和活化血小板，使之释放组胺、5- 羟色胺等血管活性介质，引起毛细血管扩张和通透性增高。

4）细胞因子：IL-4、IL-13、IL33 在后期产生，可诱导并放大 Th2 应答，产生 IL-4 和 IL-13，促进 B 细胞产生 IgE；IL-3、IL-5、GM-CSF 促进嗜酸性粒细胞分化与活化；TNF-α 参与全身过敏反应性炎症，增加血管内皮细胞黏附分子表达；嗜酸性粒细胞趋化因子可趋化嗜酸性粒细胞、嗜碱性粒细胞、Th2、单核巨噬细胞和中性粒细胞。

5）其他：嗜酸性粒细胞阳离子蛋白和嗜酸性粒细胞衍生的神经毒素具有神经毒性。主要碱性蛋白有刺激肥大细胞和嗜碱性粒细胞活化脱颗粒作用，此效应可被 IL-3、IL-5 和粒细胞单核细胞集落刺激因子（granulocyte macrophage colony-stimulating factor，GM-CSF）等增强。

（六）临床常见疾病

1. 严重过敏反应 严重过敏反应（anaphylaxis）旧称过敏性休克，许多变应原都可引起严重过敏反应，对婴幼儿以及儿童而言食物是最常见的诱因。食物诱因存在地域差异，与当地饮食习惯、食物暴露和食物制备方式不同有关，在北美及欧洲国家，牛奶、鸡蛋、花生、坚果、贝类、鱼是常见的食物诱因，在日本小麦和荞麦诱发严重过敏反应更为常见。年龄差异对儿童尤为重要，不同年龄段具有致敏食物有所不同，我国 0~3 岁最常见的食物诱因为牛奶（62%），4~9 岁儿童的主要致敏食物为水果 / 蔬菜，青少年最常见的诱因为小麦。食物诱发的严重过敏反应通常由经口途径诱发，非经口暴露食物变应原亦可诱发严重过敏反应，比如通过吸入途径（吸入空气中的食物变应原）、皮肤接触（食物直接接触或化妆品中含有的食物变应原成分）、肌内注射（疫苗中所含少量的鸡蛋成分）等。

药物可以诱发任何人群的严重过敏反应。青霉素具有抗原表位，本身无免疫原性，但其降解产物青霉噻唑醛酸或青霉烯酸，与体内组织蛋白共价结合后，可刺激机体产生特异性 IgE 抗体，使肥大细胞和嗜碱性粒细胞致敏。当机体再次接触青霉素时，青霉噻唑醛酸或青霉烯酸蛋白可通过交联结合靶细胞表面特异性 IgE 分子而触发过敏反应，重者可发生过敏性休克甚至死亡。青霉素制剂在弱碱性溶液中易形成青霉烯酸，因此使用青霉素时应临用前配制，放置 2 小时后不宜使用。临床发现少数人在初次注射青霉素时也可发生过敏性休克，这可能与其曾经使用过被青霉素污染的注射器等医疗器械，或吸入空气中青霉菌孢子而使机体处于致敏状态有关。临床应用动物免疫血清如破伤风抗毒素、白喉抗毒素进行治疗或紧急预防时,有些患者可因曾经注射过相同的动物血清制剂已被致敏,而发生过敏性休克,重者可在短时间内死亡。

2. **呼吸道过敏反应** 常因吸入花粉、尘螨、真菌和毛屑等变应原或呼吸道病原微生物感染引起。变应性鼻炎和过敏性哮喘是临床常见的呼吸道过敏反应。哮喘有早期和晚期反应两种类型:前者发生快,消失也快;后者发生慢,持续时间长,同时局部出现以嗜酸性粒细胞和中性粒细胞浸润为主的炎症反应。

3. **消化道过敏反应** 少数人进食食物变态反应一般现于进食后数分钟至 1 小时。其症状有口周红斑、唇肿、口腔疼痛、舌咽肿、恶心、呕吐等。引起幼儿过敏的常见食物为鸡蛋、牛奶、鱼和坚果果仁等。少数人进食鱼、虾、蟹、蛋、奶等食物后可发生过敏性胃肠炎,出现恶心、呕吐、腹痛和腹泻等症状,严重者也可发生严重过敏反应。口服青霉素对已含有抗青霉素特异性抗体的患者也可引发过敏反应,如湿疹。研究表明,患者胃肠道黏膜表面分泌型IgA 含量明显减少和蛋白水解酶缺乏可能与消化道过敏反应发生有关。

4. **皮肤过敏反应** 主要包括荨麻疹、特应性皮炎(湿疹)和血管神经性水肿。这些皮肤过敏反应可由药物、食物、肠道寄生虫或冷热刺激等引起。

(七)防治原则

1. **查明变应原,避免接触** 查明变应原,避免与之接触是预防Ⅰ型变态反应发生最有效的方法。临床检测变应原最常采用的方法是皮肤试验和体外 sIgE 检测。

2. **脱敏治疗**

(1)异种免疫血清脱敏疗法:抗毒素皮试阳性但又必须使用者,可采用小剂量、短间隔(20~30 分钟)多次注射抗毒素血清的方法进行脱敏治疗。其机制可能是小剂量变应原进入体内与有限数量致敏靶细胞作用后,释放的生物活性介质较少,不足以引起明显临床症状,同时介质作用时间短无累积效应。因此短时间小剂量多次注射变应原(抗毒素血清)可使体内致敏靶细胞分期分批脱敏,以致最终全部解除致敏状态。此时大剂量注射抗毒素血清就不会发生过敏反应。但此种脱敏是暂时的,经一定时间后机体又可重新被致敏。

(2)变应原免疫治疗:对已查明而难以避免接触的变应原如花粉、尘螨等,可采用小剂量、间隔较长时间、反复多次皮下注射相应变应原的方法进行脱敏治疗。其作用机制可能是:①通过改变抗原进入途径,诱导机体产生大量特异性 IgG 类抗体,降低 IgE 抗体应答;②该种 IgG 类抗体可通过与相应变应原结合,而影响或阻断变应原与致敏靶细胞上的 IgE结合,因此这种 IgG 抗体又称封闭抗体。

3. **药物防治**

(1)肾上腺素:是严重过敏反应的首选药物。

(2)抑制生物活性介质合成和释放的药物:①阿司匹林为环氧合酶抑制剂,可抑制前列腺素等介质生成。②色甘酸钠可稳定细胞膜,阻止致敏靶细胞脱颗粒释放生物活性介质。③肾上腺素、异丙肾上腺素和前列腺素 E 可通过激活腺苷酸环化酶促进 cAMP 合成,使胞内cAMP 浓度升高;甲基黄嘌呤和氨茶碱则可通过抑制磷酸二酯酶阻止 cAMP 分解,使胞内cAMP 浓度升高。两者殊途同归,均可抑制靶细胞脱颗粒、释放生物活性介质。

(3)生物活性介质拮抗药:主要包括苯海拉明、氯苯那敏、异丙嗪等抗组胺药物,可通过与组胺竞争结合效应器官细胞膜上组胺受体而发挥抗组胺作用;阿司匹林为缓激肽拮抗剂;多根皮苷酊磷酸盐则对 LTs 具有拮抗作用。

(4)改善效应器官反应性的药物:肾上腺素不仅可解除支气管平滑肌痉挛,还可使外周毛细血管收缩升高血压,因此在抢救过敏性休克时具有重要作用。葡萄糖酸钙、氯化钙、维生素 C 等除可解痉外,还能降低毛细血管通透性和减轻皮肤与黏膜的炎症反应。

4. 免疫生物疗法 在人们认识 IgE 介导 I 型变态反应和有关 IgE 产生调控机制的基础上,试图应用下述一些免疫新方法对 I 型变态反应进行治疗:

(1)将起佐剂作用的 IL-12 等分子与变应原共同使用,可使 Th2 型免疫应答向 Th1 型转换,下调 IgE 的产生。

(2)用编码变应原的基因与 DNA 载体重组制成 DNA 疫苗进行接种,可成功诱导 Th1 型应答。

(3)针对 IgE 分子上与 FcεR I 结合部位的人源化单抗,能与循环中的 IgE 结合,阻止其与肥大细胞或嗜碱性粒细胞表面的 FcεR I 结合,治疗持续性哮喘。

(4)应用 IL-5 抗体,抑制 IL-5 活性,治疗高嗜酸性粒细胞综合征和哮喘。

二、II 型变态反应

(一) 概述

II 型变态反应的特点是由抗细胞表面和细胞外基质抗原的特异性 IgG 或 IgM 类抗体与相应抗原结合后,在补体、吞噬细胞和 NK 细胞参与下,引起的以细胞溶解或组织损伤为主的病理性免疫反应,发作较快。

(二) 组织损伤机制

1. 诱导 II 型变态反应的靶抗原 正常、改变的和被抗原或抗原表位结合修饰的自身组织细胞及细胞外基质,均可成为 II 型变态反应的靶细胞或组织。靶抗原可以是:

(1)正常存在于血细胞表面的同种异型抗原,如 ABO 血型抗原、Rh 抗原和 HLA 抗原。

(2)外源性抗原与正常组织细胞之间存在的共同抗原,如链球菌细胞壁的成分与心脏瓣膜、关节组织之间的共同抗原。

(3)感染和理化因素所致改变的自身组织细胞和细胞外基质抗原。

(4)结合在自身组织细胞表面的药物抗原或抗原 - 抗体复合物。

2. 抗体引起组织损伤的机制 上述自身组织抗原的抗体通过以下机制引起病理的损伤:

(1)补体介导的细胞毒作用:IgM 或 IgG 类自身抗体与靶细胞上的抗原特异性结合后,经过经典途径激活补体系统,形成补体膜攻击复合物(MAC),直接引起膜损伤,靶细胞溶解死亡。

(2)调理和吞噬作用杀伤靶细胞:IgG 或 IgM 抗体与靶细胞表面抗原结合后,通过 IgG、补体裂解产物 C3b、C4b、iC3b 与吞噬细胞表面相应受体结合,促进吞噬细胞对颗粒性抗原的吞噬,称为调理作用。

(3)抗体依赖性细胞介导的细胞毒作用(ADCC):具有杀伤活性的细胞如 NK 细胞可通

过其表面表达的 IgG Fc 受体识别结合于靶抗原上的抗体的 Fc 段,释放细胞毒性物质直接杀伤靶细胞。

(4)炎症损伤:补体活化产生 C3a 和 C5a,募集中性粒细胞和单核细胞,并分别与细胞表面表达的 IgG Fc 受体、C3aR 和 C5aR 结合,致使吞噬细胞活化,释放溶酶体酶和反应性活性氧等生物活性物质,引起组织损伤。

(5)抗细胞表面受体的自身抗体与相应受体结合:可导致细胞功能紊乱,表现为受体介导的对靶细胞的刺激或抑制作用。

Key 根据损伤机制将其分为两个亚型:Ⅱa 以溶解细胞为特征;Ⅱb 以刺激细胞为特征。

(三)常见的Ⅱ型变态反应性疾病

1. 输血反应 多发生于 ABO 血型不符的输血。供者红细胞表面的血型抗原与受者血清中的天然抗体(IgM)结合后,激活补体溶解红细胞,引起溶血反应。属于Ⅱa。

2. 新生儿溶血症 血型为 Rh⁻ 的母亲由于输血、流产或分娩等原因接受母子间 Rh⁺ 红细胞刺激后,可产生抗 Rh 的 IgG 类抗体。再次妊娠且胎儿血型为 Rh⁺ 时,抗 Rh 抗体通过胎盘进入胎儿体内,溶解红细胞,引起流产、死胎或新生儿溶血症。母子间 ABO 血型不符引起的新生儿溶血症较轻。属于Ⅱa。

3. 自身免疫性溶血性贫血 服用甲基多巴类药物或流感病毒、EB 病毒感染机体后,可使红细胞膜表面成分发生改变,从而刺激机体产生相应抗体。这种抗体与改变的红细胞表面成分结合,激活补体,溶解红细胞,引起自身免疫性溶血性贫血。属于Ⅱa。

4. 药物过敏性血细胞减少症 青霉素、磺胺和安替比林等药物能与血细胞膜蛋白或血浆蛋白结合获得免疫原性,刺激机体产生针对药物的抗体。抗体与结合药物的红细胞、粒细胞或血小板作用,或与药物结合形成抗原 - 抗体复合物后,再与具有 FcγR 的血细胞结合,引起药物溶血性贫血、粒细胞减少症或血小板减少性紫癜。属于Ⅱa。

5. 肺出血肾炎综合征 即 Goodpasture 综合征,是由自身抗体引起的以肺出血和严重肾小球肾炎为特征的疾病。自身抗体与肺泡和肾小球毛细血管基底膜非胶原 NC1 蛋白结合并在局部激活补体和中性粒细胞。显微镜下可见坏死、白细胞浸润及抗体和补体沿基底膜呈线状沉积。属于Ⅱa。

6. Graves 病 抗甲状腺刺激素(thyroid stimulating hormone,TSH)受体的自身抗体与 TSH 受体结合,刺激甲状腺上皮细胞持续分泌大量甲状腺素,引起甲状腺功能亢进,属于受体介导的反应。属于Ⅱb。

7. 慢性特发性荨麻疹 患者体内存在高亲和力肥大细胞受体抗体,可以活化肥大细胞脱颗粒,产生生物效应,属于Ⅱb。

三、Ⅲ型变态反应

(一)概述

Ⅲ型变态反应是由中等大小可溶性免疫复合物沉积于局部或全身毛细血管基底膜后,通过激活补体,并在中性粒细胞、血小板、嗜碱性粒细胞等效应细胞参与下,引起的以充血水肿、局部坏死、中性粒细胞浸润为主要特征的炎症反应和组织损伤。

（二）Ⅲ型变态反应的发生机制

1. 可溶性免疫复合物的形成和沉积 血液循环中的可溶性抗原与相应抗体结合形成可溶性免疫复合物（immune complex，IC）。正常情况下机体通过单核巨噬细胞吞噬清除IC。但在某些情况下，可溶性IC不能被有效清除，沉积于毛细血管基底膜引起炎症反应和组织损伤。

2. 免疫复合物沉积引起组织损伤

（1）补体的作用：免疫复合物可经传统途径激活补体系统产生C3a和C5a，使嗜碱性粒细胞和肥大细胞脱颗粒、释放出组胺等生物活性介质使血管通透性增加，引起局部水肿。同时C3a和C5a可趋化中性粒细胞聚集在免疫复合物沉积的部位，引起组织损伤。活化的C5b67附着细胞表面并结合C8和C9，形成攻膜复合物，通过反应性溶解作用使损伤进一步加重。

（2）中性粒细胞的作用：局部聚集的中性粒细胞，在吞噬免疫复合物过程中，可通过释放蛋白水解酶、胶原酶、胶原酶、弹性纤维酶和碱性蛋白等，使血管基底膜和周围组织细胞发生损伤。

（3）血小板和嗜碱性粒细胞的作用：肥大细胞和嗜碱性粒细胞活化释放的PAF可损伤组织，使局部血小板集聚、激活，促进血栓形成，引起局部出血、坏死。血小板活化还可释放血管活性胺类物质，进一步加重水肿。

（三）常见的Ⅲ型变态反应性疾病

1. 局部形成的免疫复合物所致的炎症损伤

（1）Arthus反应：Maurice Arthus用马血清皮内免疫家兔几周后发现，再次重复注射同样血清后在注射局部均出现红肿反应，3~6小时反应达高峰。红肿程度随注射次数增加而加重，注射5~6次后，局部出现缺血性坏死，反应可自行消退或痊愈，此即Arthus反应。其机制是所注射的抗原与血管内的抗体结合形成可溶性免疫复合物并沉积在注射部位的小动脉壁上，引起免疫复合物介导的血管炎。

（2）类Arthus反应：胰岛素依赖型糖尿病患者局部反复注射胰岛素后可刺激机体产生相应IgG类抗体，若再次注射胰岛素，在注射局部出现红肿、出血和坏死等类似Arthus反应的炎症反应。长期吸入抗原性粉尘、真菌孢子等，再次吸入相同抗原后也能在肺泡间形成IC，引起过敏性肺泡炎。

2. 循环免疫复合物所致的疾病

（1）血清病：通常在初次大量注射抗毒素如抗破伤风毒素和抗蛇毒血清后1~2周发生，主要临床症状是发热、皮疹、淋巴结肿大、关节肿痛和一过性蛋白尿等。这是由于患者体内新产生的针对抗毒素的抗体与大量未排出的抗毒素结合形成大量中等分子量的免疫复合物所致。该病具有自限性，停止注射抗毒素后症状可自行消退。

（2）链球菌感染导致的免疫复合物性肾小球肾炎：一般发生于A族溶血性链球菌感染后2~3周。此时体内产生抗链球菌抗体，与链球菌可溶性抗原结合形成循环免疫复合物，沉积在肾小球基底膜上，引起免疫复合物型肾炎。其他病原微生物如葡萄球菌、肺炎双球菌、乙型肝炎病毒、疟原虫感染后也可发生免疫复合物性肾小球肾炎。

四、Ⅳ型变态反应

(一) 概述

Ⅳ型变态反应是受抗原刺激产生的效应 T 细胞介导的以单个核细胞浸润为主要特征的炎症反应。此型变态反应发生较慢,通常在接触相同抗原后 24~72 小时出现炎症反应,因此又称迟发型超敏反应(delayed type hypersensitivity,DTH)。效应性 T 细胞主要包括 Th1、Th17 和细胞毒性 T 淋巴细胞(cytotoxic T lymphocyte,CTL)亚群,巨噬细胞在应答中除作为APC 外,也是重要的效应细胞。

(二) 组织损伤机制

1. **抗原**　引起Ⅳ型变态反应的抗原主要有胞内寄生菌(如结核分枝杆菌、麻风杆菌)、病毒、寄生虫和化学物质,此外,某些真菌(白色念珠菌)和病毒(麻疹、乙肝病毒)、同种异体抗原也可引起 DTH。

2. **Th 细胞介导的炎症反应和组织损伤**　抗原激活的效应 Th1 细胞释放多种细胞因子如 IFN-γ、TNF-α、TNF-β 和趋化因子 MCP-1 等。TNF-α 和 TNF-β 可使局部血管内皮细胞表面黏附分子表达增加,MCP-1 趋化单个核细胞,促使巨噬细胞和淋巴细胞至抗原部位聚集,引起组织损伤;IFN-γ 和 TNF-α 可活化 Mφ,进一步释放炎症因子 IL-1 和 IL-6 等加重炎症反应。Th1 细胞表达 FasL,杀伤 Fas$^+$ 的靶细胞。抗原激活的 TH17 细胞分泌 IL-17,可募集单核细胞和中性粒细胞到达抗原部位参与组织损伤。

3. **CTL 介导的细胞毒作用**　效应 CTL 细胞与特异性抗原结合被活化,通过释放穿孔素和颗粒酶等介质,使靶细胞溶解或凋亡;或通过其表面表达的 FasL 与靶细胞表面表达的Fas 结合,导致靶细胞发生凋亡。

根据损伤机制不同,Key 将其分为四个亚型:Ⅳa1 型反应,是由 CD4$^+$Th1 细胞引起的典型Ⅳ型变态反应,Th1 细胞通过分泌大量 IFN-γ、TNF-α 和 IL-18 激活巨噬细胞,如变应性接触性皮炎、结核菌素反应。Ⅳa2 型反应,是由 CD4$^+$Th2 细胞介导的嗜酸性粒细胞反应,Th2 细胞分泌细胞因子 IL-4、IL-13 和 IL-5,这些因子促进 B 细胞产生 IgE 和 IgG4、巨噬细胞失活及肥大细胞和嗜酸性粒细胞应答。IL-5 可导致嗜酸性粒细胞性炎症,这是许多药物超敏反应中的特征性炎症细胞类型。Ⅳb1 型反应是细胞毒 CD8$^+$ 淋巴细胞介导。细胞毒性 T 细胞可以迁移至炎症组织,并杀死或诱导定居细胞凋亡,如移植物抗宿主反应、Stevens-Johnson综合征(SJS)、接触性皮炎、斑丘疹样和大疱性药疹及药物性肝炎。

Ⅳc 型反应与细胞毒性效应性 T 细胞有关。细胞毒性 T 细胞可以迁移至炎症组织,并杀死或诱导定居细胞凋亡,如肝细胞或角质形成细胞。有研究者认为,在多种类型的药物诱导性迟发型超敏反应的发病机制中,细胞毒性 T 细胞起重要作用,如接触性皮炎、斑丘疹样和大疱性药疹,以及药物性肝炎。一些重症药疹也涉及Ⅳc 型应答,如 SJS 和中毒性表皮坏死松解症(TEN)。这些疾病的特征是皮肤和黏膜起疱和剥脱,常突然发生,表现为暴发性免疫反应引发的泛发性症状和体征。这种剧烈的临床表现(常在药物治疗数周后出现)可能提示,多克隆或寡克隆细胞毒性 CD8$^+$ T 细胞不受控制地扩增,以及 NK 细胞的激活和募集。与较轻度的药疹不同,过去认为细胞毒作用是由颗粒酶 B 和穿孔素或 Fas 配体介导,但目前已知细胞毒性肽颗粒溶素也起主要作用。颗粒溶素是 SJS/TEN 中的主要细胞毒介质,也存在于急性移植物抗宿主病中,这表明针对细胞毒性 T 细胞的大量同种异体刺激(可能发生于 p-i HLA 后)是该有害免疫应答的主要触发因素。Ⅳc 型 T 细胞应答有时可能局限于单器官,而不累及皮肤。这种类型的药物反应表现为单纯性药物诱导的免疫介导性肝炎、单纯性间质性肾炎或单纯性肺炎,这增加了诊断药物过敏反应的难度。

Ⅳd 型反应涉及 T 细胞介导的无菌性中性粒细胞炎症。急性泛发性发疹性脓疱病(acute-generalized exanthematous pustulosis,AGEP)属于这类皮肤反应。AGEP 中,T 细胞释放 IL-8 以募集中性粒细胞,还通过释放粒细胞单核细胞集落刺激因子(granulocyte monocyte colony-stimulating factor,GM-CSF)防止中性粒细胞凋亡。

(三) 常见的Ⅳ型变态反应性疾病

1. **感染性迟发型变态反应**　多发生于胞内寄生物感染,如结核分枝杆菌等和某些原虫感染等。胞内感染有结核分枝杆菌的巨噬细胞在 Th1 细胞释放的细胞因子 IFN-γ 作用下被活化,可将结核分枝杆菌杀死。如果结核分枝杆菌抵抗活化巨噬细胞的杀伤效应,则可发展为慢性炎症,形成肉芽肿。肉芽肿中心是由巨噬细胞融合成的巨细胞构成,在缺氧和巨噬细胞的细胞毒作用下,可形成干酪样坏死。结核菌素试验为典型的实验性传染性迟发型变态反应。

2. **接触性迟发型变态反应**　接触性皮炎为典型的接触性迟发型变态反应。通常是由于接触小分子半抗原物质,如油漆、染料、农药、化妆品和某些药物(磺胺和青霉素)等引起。小分子的半抗原与体内蛋白质结合成完全抗原,经朗格汉斯细胞等摄取提呈给 T 细胞,并刺激细胞活化、分化为效应 T 细胞。机体再次接触相应抗原可发生接触性皮炎,导致局部皮肤出现红肿、皮疹、水疱,严重者可出现剥脱性皮炎。

上述四型变态反应各具特征,Ⅰ 型主要由 IgE 抗体介导,补体不参与,由肥大细胞、嗜碱性粒细胞和嗜酸性粒细胞等释放的介质引起组织损伤,症状发生和消退在四型中最快,与遗传关系也最明显。Ⅱ 型由抗组织和细胞表面抗原的 IgG 或 IgM 类抗体介导,血细胞是主要靶细胞,补体活化、白细胞聚集并活化以及受体功能异常为该型反应机制。Ⅲ 型由循环可溶性抗原与 IgM 或 IgG 类抗体形成的复合物介导,补体参与反应,白细胞聚集和被激活。Ⅰ～Ⅲ 型均可经血清抗体转移。Ⅳ 型变态反应主要由 CD4$^+$T 细胞介导,引起组织损伤的机制是 Mφ 和淋巴细胞的局部浸润、活化及细胞因子的产生。

需指出,临床实际情况比较复杂,常可见两型甚至三型反应并存。因大多数免疫应答中体液免疫和细胞免疫均参与,如移植排斥反应和结核分枝杆菌感染时的发病机制和组织损伤绝非由单独一型变态反应所能解释,可能以某一型为主或在疾病发展的不同阶段由不同型变态反应所主宰。需强调的是,一种抗原在不同条件下可引起不同类型的变态反应,典型的例子是药物如青霉素,它可引起 Ⅰ 型过敏性休克;结合于血细胞表面可引起 Ⅱ 型反应;如与血清蛋白质结合可能出现Ⅲ型反应,而青霉素油膏局部应用可引起Ⅳ型变态反应。

(任书荣,路玲,王振虹,范国振)

参考文献

1. BROSTOFF J. MURPHY K. CASEY W, et al. Immunology. 9th ed. New York: Garland Science, 2016.
2. PAUL WE. Fundamental Immunology. 7th ed. Lippincott Willams & Wilins, 2012.
3. 曹雪涛. 姚智. 熊思东, 等. 医学免疫学. 7 版. 北京: 人民卫生出版社, 2018.
4. 刘光辉. 祝戎飞. 临床变态反应学. 北京: 人民卫生出版社, 2014.

第二章

变态反应疾病药理学

过敏性疾病的治疗目前主要以对症及预防复发为主。前者意指过敏反应已经发生,采用药物抑制过敏反应的各个环节和 / 或对机体出现的症状进行对症处理,达到治疗疾病的目的,其特点是所采用的方法并不针对变应原本身,只能预防或消除过敏反应发生后造成的病理损伤,具有症状治疗的特点,较普遍适用于各种类型的过敏性疾病,因此,称之为非特异性防治,非特异性防治的优点是方法简单,起效迅速而明显,适用范围广,其缺点是多为对症性的或暂时性的,需反复用药,停药后易复发。非特异性防治常用的药物有糖皮质激素、抗组胺药、肥大细胞膜稳定剂、黄嘌呤衍生物、肾上腺素能剂等。而后者主要是针对患儿的特异性变应原进行的预防和治疗,即特异性治疗。其措施包括避免特异性过敏原和过敏原特异性免疫治疗(脱敏),特异性治疗为目前唯一针对病因治疗变态反应性疾病的方法。最理想的过敏性疾病的治疗方法,但要求必须明确变应原。

第一节 糖皮质激素

一、概论

糖皮质激素(glucocorticoids,GCS)是目前已知作用最强的非特异抗炎药物,可以有效地控制大多数过敏性疾病的临床症状和缓解急性发作。早在 20 世纪 50 年代临床上就应用于哮喘的治疗,并且取得良好疗效,但由于其全身的副作用限制了哮喘的长期应用。70 年代中期,高脂溶性可局部使用的吸入型糖皮质激素(inhaled corticosteroids,ICS)问世使之在治疗以哮喘为代表的过敏性疾病方面得到进展,临床常用的糖皮质激素有丙酸氟替卡松(fluticasone propionate,FP)、二丙酸倍氯米松(beclome thasome dipropionate,BDP)、布地奈德(budesonide,BUD)、曲安奈德(triamcinolone acetonide,TAA)、氟尼缩松(flunisolide)等。通过国内外数十年的临床实践证实,吸入型糖皮质激素可以明显减轻或抑制气道炎症,降低气道的高反应性,改善临床症状和肺功能,又避免了全身不良反应,达到长期控制和预防哮喘发作的目的。2002 年新的《全球哮喘防治的创议》(GINA)方案和我国制订的"支气管哮喘防治指南",均将吸入型糖皮质激素作为防治慢性哮喘最重要和最有效的一线药物。

二、吸入型糖皮质激素

(一) 糖皮质激素受体

糖皮质激素(GCS)主要是通过与各种效应细胞或免疫细胞胞浆内的糖皮质激素受体(glucocorticoid receptor,GCR)结合而发挥其药理作用。GCR 是一种由 777 个氨基酸组成的可溶和具有转活化功能的特殊蛋白质,其分子量为 300kD,与糖皮质激素具有特异性和高亲和力的结合特性。其广泛地分布于多种组织的细胞浆内,在气道内的血管内皮细胞、上皮细胞和巨噬细胞内均高密度的表达,但气道平滑肌细胞的糖皮质激素受体密度相对较少,这种分布特点决定了吸入型糖皮质激素主要对炎性细胞而不是对气道平滑肌细胞进行调节。

(二) 吸入型糖皮质激素的药理作用

ICS 与 GCS 的作用类同,其抗炎作用主要表现在以下几方面:

1. 抑制细胞因子(白介素 1~6、11~13、GM-CSF)的产生及其作用,从而抑制气道内嗜酸性粒细胞、嗜碱性粒细胞、肥大细胞等炎性细胞的浸润聚集和活性。

2. 抑制细胞间黏附分子 -1(ICAM-1)、血管细胞黏附分子 -1(VCAM-1)等多种黏附分子的活性,抑制嗜酸性粒细胞与血管内皮细胞选择性黏附和跨内皮细胞移行,从而减轻气道炎症、降低气道高反应性。

3. 显著抑制人气道上皮细胞(regulated upon activation normal T cell expressed and secreted,RANTES)和白细胞介素 -8 趋化因子的合成和表达,从而抑制气道变应性炎症中的嗜酸性粒细胞浸润。

4. 抑制免疫活性细胞合成趋化因子(如 LTB4、PAF、MCP-1、MCP-3 等),抑制炎症细胞的趋化反应,从而减轻气道炎症及重塑。

5. 诱发对糖皮质激素敏感细胞(如嗜酸性粒细胞、幼稚淋巴细胞等)的凋亡,并可阻断细胞因子延长这些细胞寿命的作用。

6. 增强气道内毛细血管的张力、降低毛细血管的通透性、拮抗组胺和缓激肽的血管扩张作用,减少气道黏膜层毛细血管的渗出,从而减轻气道黏膜的充血和水肿。

7. 可以抑制组胺和 5- 羟花生四烯酸(5-HETE)引起的气道黏膜腺体分泌,也可抑制气道黏液腺体自发的黏液分泌。

8. 促进炎症损伤的气道上皮的修复,并形成新的纤毛上皮。

9. 无直接扩张气道平滑肌作用,但可通过降低气道高反应性、拮抗炎性介质引起的支气管痉挛效应,发挥解除支气管平滑肌痉挛的作用。

10. 减少哮喘患者的痰量及痰中白蛋白的含量,可能与抑制细胞因子的形成有关;还能抑制糖结合合成反应,降低痰的黏稠度。

11. 糖皮质激素可加强 β_2 肾上腺素受体的转录过程,纠正由于长期应用 β_2 受体激动剂所引起的低敏现象。

(三) 吸入型糖皮质激素的平喘作用机制

ICS 治疗哮喘的机制主要是能有效地抑制气道的炎症反应,由于抗炎作用机制的复杂性和多重性,其作用机制迄今尚未完全阐明,大量实验研究证实主要作用机制是 GCS 进入肺与气道上皮细胞和炎症细胞的细胞浆后，首先与 GCR 结合成具有活性的糖皮质激素 - 受体（GC-GCR）复合物，借助磷酸化作用改变了受体结构，从而启动一系列分子机制。

1. 抑制参与炎症反应的免疫细胞如 T 或 B 淋巴细胞、巨噬细胞、嗜酸性粒细胞的活性和数量。

2. 干扰花生四烯酸代谢，减少白三烯和前列腺素的合成。

3. 抑制炎性细胞因子，如白细胞介素（IL-1β）、肿瘤坏死因子（TNF-α）及干扰素（IFN-γ）等的生成。

4. 稳定肥大细胞溶酶体膜，减少细胞黏附分子、趋化因子等炎性介质的合成与释放。

5. 增强机体对儿茶酚胺的反应性，减少血管渗出及通透性。

6. 可能与抑制磷酸二酯酶，增加细胞内 cAMP 含量，增加肺组织中 β 受体的密度，具有黏液溶解作用等有关。

（四）吸入型糖皮质激素构效特点

ICS 的化学结构与全身用糖皮质激素明显不同，17α 或 16α、17α 以亲脂性基团取代，脂溶性增强，并发生以下作用特点：

1. GCR 的亲和力及结合的特异性增加，吸入时只要低浓度即能占领气道与肺的表面受体而发挥作用。此类药物对受体结合亲和力大于氢化可的松约 100 倍，局部抗炎作用大大增强。

2. ICS 脂溶性增加不利于其在人支气管液体中的溶解，但吸入后药物在气道黏膜上形成一个微仓库（microdepots），增加肺内沉积率，肺组织浓度高；同时减慢药物从肺脂质间隙中释放，药物在气道、肺组织的停留时间延长，从而延长局部抗炎作用时间。

3. ICS 主要依赖微粒体药物代谢酶系统，其中最为重要的是微粒体混合功能氧化酶系统（主要有细胞色素 P_{450}）的代谢。吸入型糖皮质激素脂溶性增加，与肝微粒体酶结合增强，肝内首关代谢高，消除率较全身用的糖皮质激素要高 3~5 倍，全身副作用少。

（五）吸入型糖皮质激素的药代动力学特点

1. **吸入糖皮质激素的沉积、吸收与代谢**　ICS 在口腔内的沉积多少和吸收率与吸入工具、吸入技术、是否漱口、采用定量气雾吸入器（MDI）吸入是否借助储雾罐（配合储雾罐则可大大减少药物在口腔内的沉积）有密切关系。采用单独 MDI 吸入时，约占吸入总量 80%~90% 的糖皮质激素沉积在口腔和咽喉部内，口腔沉积量大、吸收快，在吸入后 2.5 分钟即有 50% 的口腔沉积量被吸收。因为这部分药物不能经过肝脏的首过效应而直接进入血液循环，故产生相对较多的副作用。

吸入药物总量的 25%~45% 被吞咽进入胃肠道后可全部吸收，这些经消化道吸收的糖皮质激素必须通过肝脏的首过效应（first-pass effect），与肝脏的微粒体药物代谢酶系统如细胞色素 P_{450} 酶类结合而迅速代谢、失活，使得进入体循环的糖皮质激素明显减少；仅有少部分参与全身的代谢过程，产生局部副作用。

无论是干粉吸入还是通过 MDI 吸入，仅有 8%~12% 的糖皮质激素随吸入的气流经气道黏膜上皮细胞、肺泡巨噬细胞等直接吸收入血并且不经过首过效应，这些吸入的糖皮质激素在支气管和肺内并没有灭活，是吸入的糖皮质激素发挥抗炎作用的最主要部分。

药物微粒被吸入气道后，没有沉积在肺和气道的药物微粒可以随着吸入后的第一次呼气而被呼出体外，呼出的药物可占吸入药物总量的 4% 左右。

2. **吸入装置中的药物沉积** 吸入装置是决定吸入肺内药物剂量的重要条件，吸入装置主要包括压力定量气雾吸入器（MDI）、干粉吸入器（DPI）、空气驱动雾化或氧气驱动雾化等。利用 MDI 吸入技术进行吸入药物分布模拟实验，测定出气雾传递装置中药物的平均沉积量约为 5%。MDI 配合储雾装置（spacer devices）进行 MDI 吸入时，不仅操作简单，储雾罐内的药物沉积量可达 20% 以上，还可减少药物气道外吸入，提高了药物的肺部沉积率。

3. **口腔内药物的沉积和吸收** 采用 MDI 直接吸入时，由于是一种被动吸入法，很难做到喷雾和吸入的瞬间同步，因此喷出的糖皮质激素微粒大部分撞击在口腔壁或咽喉部，大量药物直接从口腔吸收入血或进入消化道，导致局部和全身的副作用。ICS 在口腔黏膜沉积后可很快被吸收，研究表明在吸入 5 分钟时沉积量的 60% 以上被吸收，20 分钟时可吸收 90% 以上。除口腔黏膜吸收外，存留在口咽部的糖皮质激素也可经吞咽进入胃肠道，这也是造成气道外吸收的重要原因，因此采用 MDI 吸入糖皮质激素时应配合具有口腔保护装置的储雾罐。

4. **胃肠道内药物的分布和吸收** 吸入的糖皮质激素总量的 25%~45% 被吞咽进入胃肠道后可全部吸收，大部分通过肝脏的"首过效应"作用而代谢，少许通过肠壁代谢。口腔内和胃肠道的吸收往往是 ICS 产生局部副作用或偶尔出现全身副作用的主要原因。

5. **肺与气道中的沉积、吸收和生物利用度** 无论是干粉吸入还是通过 MDI 吸入，仅有 8%~12% 糖皮质激素的药物微粒随吸入的气流进入气管、支气管或肺泡，这是吸入的糖皮质激素发挥作用的最主要部分。同位素标记示踪测定证实，沉积在气道黏膜上的糖皮质激素微粒一部分被黏液纤毛运动所清除，一部分可经气道黏膜上皮细胞、肺泡巨噬细胞等吸收，与此同时糖皮质激素可对嗜酸细胞、淋巴细胞等炎性细胞产生强大的局部抗炎作用。吸入气道和肺内的糖皮质激素的吸收相当迅速，肺 - 臂循环的时间约 30 秒，即气雾吸入药物后 30 秒钟即可在周围静脉中出现。由于人类肺泡的总吸收面积很大，吸入给药和口服给药的吸收效果相似。吸入糖皮质激素时，可以借助呼吸动力学、肺与气道的开放性、气体的交换性及气道黏膜的良好通透性和丰富血管的良好吸收性，将糖皮质激素带入呼吸道和肺泡并迅速吸收而起作用。动物实验表明，支气管黏膜吸收速度较慢，而肺泡内吸收速度较快。

6. **药物微粒的呼出** GCS 的药物微粒被吸入气道后，一部分没有来得及沉积在肺泡和气道壁的药物微粒可以随着吸入药物后的第一次呼气而被呼出体外，呼出的药物可占吸入糖皮质激素总量的 4% 左右。微粒的大小决定了 ICS 在气道和肺内的分布，通常情况下 GCS 的微粒越小，吸入支气管和肺内就越深，而随着呼气排出体外的概率也就越大。吸收的药物微粒直径在 1~5μm 时，在肺泡分布较多，支气管次之；直径在 1~3μm 的微粒最适宜在肺泡内的沉积；药物微粒直径在 5~10μm 时，吸入的药物微粒几乎全部沉积于口腔部和上呼吸道；微粒小于 1μm 时，吸入后又可被呼出；微粒的直径大于 10μm 时，药物主要沉积在口咽部。此外，微粒的形态、密度也可影响药物的分布，形态规则、密度低时易进入下气道。

7. 吸入型糖皮质激素的肺内吸收过程　ICS 脂溶性高、分子直径相对小，容易在人的支气管和肺局部产生非离子扩散，直接穿过脂质层。研究表明，双肺的肺泡和支气管的总吸收面积多达 100m² 以上，吸入给予糖皮质激素在肺和支气管内有更广泛的分布容积和较高的吸收率；气道的细胞膜具有类脂特性，适宜的局部细胞膜药物转运条件和相应的类固醇受体，可使糖皮质激素很容易地透过细胞膜的脂质层进入细胞内与类固醇受体结合而发挥较大的局部抗炎效应。

吸入糖皮质激素的上述药代动力学特点决定了吸入糖皮质激素防治哮喘具有以下优点：

（1）疗效高：ICS 吸入气道后可直接作用于气道内细胞的 GCR 而发挥作用，因此吸入比口服和注射所需要低得多的剂量即可达到相同的抗炎作用．

（2）副作用少：由于真正吸入支气管和肺泡内的糖皮质激素仅占吸入总量的 8%~12%，特别是在配合储雾罐和吸入后及时漱口，可使吸收入血的糖皮质激素数量明显减少，加上使用局部活性强的高脂溶性 ICS 制剂，可使吸入的糖皮质激素全身的副作用减少到最低程度。

（3）方便性：许多气雾剂可以随身携带，随时吸入，不像口服给药时须用水冲服，也不需注射给药的消毒措施，使用极为方便。

（六）吸入型糖皮质激素的临床应用

长期吸入 GCS 虽然不能改善患者的特应性素质和彻底消除气道炎症而治愈哮喘，但可以有效地控制除激素抵抗性哮喘以外的各种类型的儿童哮喘临床症状，主要用于哮喘的缓解期，哮喘急性症状控制后维持疗效或撤停全身使用 GCS 的过程。轻、中度急性哮喘发作的患儿，应用高剂量 ICS 可以加快患儿急性症状消退和降低住院率，可合用支气管扩张药物及时控制症状。

目前强调 ICS 早期应用的重要性，因为早期吸入可以在气道炎症初期阻止气道功能的不可逆改变，即气道重塑，改善肺功能，避免发展为更严重的哮喘。

1. 糖皮质激素吸入疗法的适应证

（1）各种类型的中、重度慢性哮喘患者缓解期的治疗。

（2）激素依赖型哮喘，无论病情轻重均需应用吸入型糖皮质激素以避免或减少全身应用糖皮质激素所引起的全身副作用。

（3）部分轻度持续性哮喘（每周哮喘发作 ≥2 次）。

（4）气道炎症未得到有效控制而需每日吸入短效 β_2- 受体激动剂达 2 次以上者，应在吸入 β_2- 受体激动剂的同时配合吸入糖皮质激素。

（5）慢性支气管炎、外源性变应性肺泡炎等其他呼吸道炎症性疾病。

2. 临床应用

（1）确定吸入种类、剂量与方式：在确定患儿为 ICS 治疗的适应证后，临床医生面临的最重要问题是确定给患儿吸入糖皮质激素的种类、方式和吸入糖皮质激素的初始剂量，并要根据患儿对 ICS 的反应来进一步确定维持剂量。

目前临床上常用的吸入装置有：压力定量气雾吸入器（pMDI）；pMDI + 储雾罐；干粉吸入器（DPI）；压力雾化吸入器（nebulizer）。

　　(2)选择时机开始吸入糖皮质激素:ICS的疗效通常在吸入3~7天后开始出现,故在哮喘急性发作期吸入糖皮质激素不仅不能缓解哮喘症状,有时反而可以刺激气道而加重病情,因此ICS应在哮喘缓解期或急性期病情得到控制后开始进行,对处于急性发作期或病情不稳定的患儿,在吸入糖皮质激素最初的3~7天仍需根据病情或配合使用支气管解痉剂或配合全身应用糖皮质激素。在临床上的通常作法是根据病情的不同阶段或严重程度采用不同的给药方案:①在缓解期仅根据病情严重程度的不同单纯吸入不同剂量的糖皮质激素即可;②在病情不稳定期或轻度发作期应首先配合吸入β_2-受体激动剂,在吸入后10~20分钟待临床症状缓解和肺功能改善后再吸入糖皮质激素;③对于急性严重发作期的患儿首先应用压力雾化吸入器或氧气驱动雾化给予支气管扩张剂和ICS或短期全身应用糖皮质激素,症状控制后,开始逐渐撤停支气管扩张剂和全身糖皮质激素;④对于激素依赖性哮喘病患儿,应在吸入足量糖皮质激素的同时使用,加用白三烯拮抗剂和长效β_2-受体激动剂。

　　(3)确定吸入糖皮质激素的剂量、维持治疗及撤药方法:应注意儿童哮喘是一种小气道为主的炎症性疾病,因此吸入疗法的关键在于药物应通过吸入到达目标部位。吸入剂量与到达目标部位的剂量完全是两回事,年龄不同吸入的效果不同,到达目标部位的药量存在很大差别,表2-1的剂量仅供参考。另外,吸药方法的正确与否直接影响到临床疗效。所以,一定要教会患儿掌握吸入方法。在吸入药物时医护人员应给患者或家长做示范指导,并将核查患者的吸药技术作为定期随访重要内容之一,这样才能使患者长期保持正确地吸入药物以达到最理想的临床效果。同时,应注意患者的依从性,患者对医嘱的依从程度直接影响到临床疗效,临床过程中常见自行停药、不规律用药和用量不足问题。所以进行吸入治疗时一定要向患者或患儿家长解释清楚吸入治疗的优点、特性及疗效优势,并交代有关随访安排,提高对吸入依从性。

　　有关糖皮质激素吸入疗法的疗程究竟多长时间为宜仍有较大争议,以中度哮喘病患儿为例,大多数作者认为在吸入起始治疗剂量3个月左右即可开始逐渐缓慢地撤药直至维持吸入剂量(维持剂量是指能控制症状的最低吸入剂量或称最低有效吸入剂量),以维持控制哮喘症状和尽最大可能地减少药物的副作用。重度哮喘病患儿吸入起始治疗剂量的时间应适当延长,某些激素依赖性哮喘病患儿由于撤停口服糖皮质激素较为困难,其吸入起始治疗剂量的持续时间甚至达数年之久。维持治疗阶段的长短应因人而异,针对每个患儿不同的病情制订详细的个体化撤药方案,制订撤药方案时应考虑到患儿病情的严重程度、病程、对ICS的反应、肺功能指标和波动情况、气道反应性的高低、对药物的敏感性和药物的副作用等因素,进行综合判断,以确定个体化的撤药方案。我们一般的做法是治疗初期首先采用高剂量并进行一次吸入指导,10~14天后随访并进行第二次吸入指导,纠正错误的吸入方法,此后4~8周随访一次,依据日间和夜间症状评分,必要时结合肺功能的改变,进行降级治疗,找出适合于该患儿的最小剂量。日间,夜间临床症状评分标准参照Baker方法:0分:无症状;1分:症状轻或间歇出现,仅轻微不适,可能被忽略,憋醒1次;2分:症状频繁出现,影响活动,憋醒2次以上;3分:影响活动,经常憋醒。其中0分提示病情控制,可考虑减量;1分提示剂量恰当;2~3分为剂量不足或存在其他原因。

表 2-1　儿童各种吸入糖皮质激素临床应用每日等效剂量的评估

药物名称	低剂量	中等剂量	高剂量
二丙酸倍氯米松	100~400μg	400~800μg	>800μg
布地奈德	100~200μg	200~400μg	>400μg
氟尼缩松	500~750μg	1 000~2 000μg	>1 250μg
丙酸氟替卡松	100~200μg	200~500μg	>500μg
曲安奈德	400~800μg	800~1 000μg	>1 200μg

(七) 吸入型糖皮质激素的不良反应及其预防措施

与全身应用糖皮质激素相比,ICS 不良反应明显降低,但长期较大剂量使用仍可出现局部或全身性不良反应。

1. **局部不良反应**　包括口咽部真菌感染、声嘶、咽喉部刺激感、咳嗽等。

(1)声音嘶哑(发音困难):是由于 ICS 沉着喉部引起声带变形、萎缩所致,约 30% 患儿可以发生声音嘶哑。可通过下列处理方法减少声音嘶哑发生率:①每次吸药后认真漱口,并将带有咽喉部残留药物的漱口水及时吐出;②通过连接储雾罐吸药,因为贮雾罐可让直径较大的雾粒沉积在壁上,而不能到达咽喉,从而减少 GC 对咽喉部的局部作用;③已发生声音嘶哑者,在暂停药物吸入的同时,减少发音、让声带得到休息以利声带的康复。

(2)口咽部念珠菌病:长期吸入 GCS 患者咽拭子培养的念珠菌阳性率较高,儿童为45%。但引起明显的口咽部念珠菌病很少见,其发生率儿童为 1%,采用声音嘶哑同样的预防措施,对口咽部念珠菌病也有效。一旦发现口腔黏膜有霉菌斑或鹅口疮,通常可采用抗真菌药(制霉菌素)局部涂抹。

(3)喉部刺激和咳嗽:采用手控定量气雾器吸入 GCS 后常有喉部刺激与咳嗽,甚至发生支气管收缩,这是由于气雾剂中的添加剂(抛射剂)所致。如果发生这种情况,可改用干粉制剂或压缩空气雾化。

2. **全身不良反应**　包括下丘脑 - 垂体 - 肾上腺皮质轴(HPA)、儿童生长、皮肤等的影响主要发生在大剂量、长疗程应用 ICS 的病例。

(1)对 HPA 轴的影响:早期研究报告认为,长期吸入相当于二丙酸倍氯米松的患者,若剂量>1.5~2.5mg 即可引起 HPA 轴的抑制。丙酸氟替卡松对肾上腺皮质功能的抑制作用大于布地奈德。若以 MDI 给药,它们的效能比为 3∶1,即需要 3 倍剂量的布地奈德才能达到一个剂量的丙酸氟替卡松相同程度的抑制作用。丙酸氟替卡松与布地奈德对肾上腺皮质的抑制强度比为 1.5∶1。二丙酸倍氯米松对肾上腺皮质功能的抑制作用也大于布地奈德,但目前尚无足够资料计算其抑制比值。

近年采用更敏感的方法(灵敏度以胰岛素应激试验最高,24 小时尿皮质醇排泄量和ACTH 兴奋试验次之,清晨血皮质醇水平测定最小)来深入研究吸入 GC 对 HPA 轴的影响,其结果如下:

1)儿童吸入 BDP 0.4mg/d,6 个月,显示明显的 HPA 轴抑制,并且 0.3mg/d 即可见夜间肾上腺皮质抑制,表现夜间血皮质醇水平下降,而清晨血皮质醇的高峰延迟。但吸入 BUD

0.2~0.4mg/d 连续 1 年,不引起 HPA 轴抑制。0.8~1.2mg/d 的大剂量 BDP 或 BUD 治疗 6 周则可出现剂量依赖性的 HPA 轴抑制,而且 BDP 的抑制作用要明显大于 BUD。

2)由于 BUD 吸入与泼尼松口服的等效剂量比为 1:58,而引起相等全身不良反应的剂量比为 1:9,所以加用吸入 GCS 可以加速口服 GCS 的剂量递减,增加安全性。但口服 GCS 改为吸入后,肾上腺皮质功能的完全恢复更慢,往往需要 3 年以上。吸入一般剂量 GCS 的患者,停止吸入时除个别患者以外,均不会引起肾上腺皮质功能不足。但停止吸入 GCS 前,最好还是缓慢递减剂量。

3)由于吸入的 HPA 轴抑制是剂量依赖性的。所以,为了减少全身不良反应,一方面应该把吸入的有效剂量减少到最低程度,另一方面最好使用贮雾罐,以减少 GCS 在口咽部沉积,减少 GCS 经胃肠道吸收。

(2)对儿童生长的影响:儿童吸入 GCS 治疗中最关心的问题在于它是否抑制生长。近年来采用十分敏感的测定儿童小腿生长速度的方法(knemometry)来短期(<6 个月)评价吸入 GCS 对儿童生长的影响,也开展了中期(>6 个月)的身材生长速度的研究。BUD 的短期和中期生长研究显示,≤0.4mg/d 对青春前期儿童的生长速度(下肢生长)无抑制作用。在哮喘控制后,可能反而出现儿童生长加快的现象。BUD 0.8mg/d 时,则可引起儿童小腿生长速度的下降,较不用 BUD 期间下降 50%,但要比口服泼尼松龙 2.5mg/d 的完全生长停止弱得多。

BDP 0.4mg 和 0.8mg/d 在 2 周的观察期中,几乎引起完全的小腿生长的抑制,可见儿童吸入 BUD 比 BDP 安全。同剂量的布地奈德与氟替卡松比较,6 周中下肢生长速度均较安慰剂组低,但两者间无明显差异。二丙酸倍氯米松吸入对生长的抑制作用强于布地奈德,但学龄前哮喘儿童,吸入布地奈德 400μg/d,3~6 年,丙酸氟替卡松 100~200μg/d 用 1 年,均未见儿童身高受到影响。到目前为止,吸入 GCS 对儿童生长的研究缺乏长期的对成年期身高影响的观察。

(3)对皮肤的影响:在接受吸入性皮质类固醇治疗期间,会产生皮肤的瘀斑和薄化现象,这是与剂量有关的一种反应。Capewell 等对 68 名长期接受口服脱氢皮质可的松、大剂量的吸入性倍氯米松、小剂量吸入倍氯米松和参照对象患者进行了超声皮肤厚度测量和临床瘀斑检测。在参照对象中,12% 的出现瘀斑情况,接受小剂量的吸入性倍氯米松患者中出现率为 33%,接受大剂量的吸入性倍氯米松患者出现率为 48%,而在接受脱氢皮质可的松的患者中出现率则高达 80%。相比参照对象,对于接受脱氢皮质可的松的患者,他们的皮肤厚度降低了 28%~33%,接受大剂量的倍氯米松的患者,皮肤厚度降低了 15%~19%,但是对于接受小剂量的倍氯米松患者,皮肤厚度则基本没有明显变化。皮肤的瘀斑情况可以被视为皮质类固醇在结缔组织胶原蛋白新陈代谢方面所引起的副作用。代表药物对身体的某些组织产生副作用的可能。所以一系列的皮肤观察可以用来监测接受大剂量治疗的患者的潜在系统副作用。

(4)对骨及其基质的影响:近年陆续有些研究报道吸入皮质激素对骨代谢有影响,并可增加骨折的危险性。现在已知 BDP 和 BUD 都可以干扰骨的更新,这些代谢性影响为剂量和药物依赖性。吸入中、大剂量(1.2~2.4mg/d)的 BDP 和 BUD 的患者,其血、尿的钙、磷和肌酐水平没有明显的变化,但可见剂量依赖性血清骨钙素和血中骨源性碱性磷酸酶活性降低,表明吸入皮质激素可以影响骨的形成,因为骨钙素和骨源性碱性磷酸酶活性均为骨形成的指标,尤其是前者。而同时代表骨吸收状态的尿中羟脯氨酸排泄量则增加。对健康人的研究发现,在同等剂量下 BDP 对骨钙素的抑制作用比 BUD 更明显,而且血中骨源性碱性磷酸酶仅被大剂量 BDP 所抑制,尿中羟脯氨酸排泄量的增加也只见于 BDP 长期治疗者。BDP 和大剂量 BUD 可使血清磷酸盐水平升高,可见 BUD 对骨和钙、磷代谢的影响要比 BDP 小。但儿童哮喘患者吸入小、中剂量皮质激素数年(有报道 5 年)未见骨密度的减低。

ICS 是否可引起儿童白内障、青光眼及全身感染等并发症有待于进一步观察。

为减少或避免 ICS 治疗支气管哮喘的不良反应,可以采取以下措施:①应根据患儿的病情严重性和病程来确定控制哮喘病情的最低有效剂量和适当的疗程。多数研究表明,儿童 < 400μg/d,长期吸入几乎不引起下丘脑 - 垂体 - 肾上腺轴(HPA)抑制、骨密度降低等副作用。②吸入装置宜配合大容量储雾罐,可增加支气管内的药物沉积量,减少 ICS 在咽喉部的沉积,从而减少喉部刺激和咳嗽现象的发生。③吸药后及时漱口和掌握正确的吸入方法,可避免或减少较大剂量的气道外吸收,从而减轻或避免副作用的发生。④选用安全性高的制剂。

(八) 吸入型糖皮质激素的联合用药

临床上对于某些难以控制的中、重度哮喘持续患儿,单纯增加 ICS 剂量,不仅临床疗效欠佳,而且全身不良反应明显增加。ICS 联合使用长效 β₂ 受体激动剂(long actionβ₂-agonist,LABA)或缓释茶碱、抗白三烯类药物可有效地解决这一矛盾,其中 ICS 与 LABA 联合最为常用。

多项临床研究证实,ICS 和 LABA 在哮喘治疗中作用是互补的,至今未见两药联合应用增加不良反应的报道。GCS 能增强 β₂ 肾上腺素能受体的基因转录,增加 β₂ 受体蛋白的合成;同时诱导 β₂ 受体 mRNA 的表达,阻止 β₂ 激动剂诱导的 β₂ 受体的下调、β₂ 受体的减敏,增加呼吸道中 β₂ 受体的数量和功能。而 LABA(如沙美特罗)能通过细胞分裂素活化蛋白激酶(MAP kinase)的作用将糖皮质激素受体磷酸化,从而激活无活性的糖皮质激素受体,使受体对糖皮质激素的刺激更敏感,增加激素效能;LABA 能抑制平滑肌细胞中 TNF-α 诱导的 IL-8 的释放,抑制成纤维细胞增殖的同时抑制 ICAM-1、H- 细胞黏附分子(H-CAM)、VCAM 的表达释放,进而减少炎症因子的生成。正由于 ICS 和 LABA 的互补性,临床上将二者联合用于哮喘治疗(尤其是中重度和难治性哮喘的治疗),并且取得了令人满意的治疗效果。由于沙美特罗和福莫特罗在作用机制上的差异,包含福莫特罗的组合较包含沙美特罗的组合起效更快,可用于急性发作的治疗。在各种组合方案中,沙美特罗 + 氟替卡松和福莫特罗 + 倍氯米松的组合有较好的临床效果和较少的全身不良反应,临床应用最为广泛。

为加强协同作用且方便使用,近年来开发了将 LABA 和 ICS 合二为一的新型复方制剂。联合吸入的优点为:

1. **集中沉积** 两种药物分别吸入时,LABA 与糖皮质激素可能各自分散沉积,而装在同一个吸入器中,则可使两种药物沉积在同一部位,增强局部的药理作用。

2. **糖皮质激素受体(GCR)活化** 糖皮质激素受体居于细胞质内,与两个 90kD 的热休克蛋白亚单位(HSP90)结合,处于无活性状态。HSP90 在 GCR 与糖皮质激素(GCS)结合的过程中可以加速 GCR 构相的改变,有利于与 GCS 结合。HSP90 还可防止未与底物结合的 GCR 被转移到细胞核内。GCS 是高亲脂性的,因而容易穿过细胞膜进入细胞内,进入胞浆以后,刺激无活性的 GCR,使其脱掉两个热休克蛋白分子,并与之结合形成 GCS-GCR 复合物。两个 GCS-GCR 复合物相互结合,继而进入细胞核内与 DNA 结合而产生抗炎活性。

3. **LABA 与糖皮质激素的协调作用**　β_2 受体位于细胞表面,当它与 β_2 受体激动剂结合以后,可以使胞浆内无活性的皮质激素受体初始化,脱掉部分 HSP90,便于糖皮质激素与其胞浆内的受体结合,增强了糖皮质激素的抗炎作用。

4. **LABA 与糖皮质激素联合治疗对尿肌酐的影响**　哮喘患者吸入糖皮质激素与 β_2 受体激动剂将对 L- 精氨酸和氨基酸代谢产生影响,其代谢产物包括尿素、肌酐和 NO。因此,Giroux 等检测了 129 例接受不同药物治疗的轻、中度哮喘儿童和 20 名同龄对照儿童尿标本的硝酸盐、尿素、肌酐和尿渗透压。结果显示各组尿中尿素没有显著差别,用 β_2 受体激动剂与糖皮质激素联合治疗的儿童(52 例)与未治疗儿童(43 例)、只用糖皮质激素治疗(23 例)或 β_2 受体激动剂(11 例)比较,尿肌酐水平和肌酐 / 尿素比值(C/U)均显著增高。经 β_2 受体激动剂治疗的儿童尿中硝酸盐平均水平最低。高 C/U 比值可能标志着由精氨酸生物合成 NO 受到抑制。

三、常用的吸入型糖皮质激素

(一) 布地奈德

布地奈德(Budesonide,BUD)又名丁地去炎松、普米克。雾化吸入时,约 10% 的药物吸入肺,其余吞咽入消化道,经肝脏首关代谢被灭活,基本上不表现全身副作用,单一剂量的药物作用持续时间约 12 小时。本品生物利用度低(6%~10%),在吸入型糖皮质激素中清除率(1.4L/min)最高。

1. **药理及应用**　本品是局部应用的不含卤素的肾上腺糖皮质激素类药物,因与 GCR 亲和力较强,故局部抗炎作用更强,局部抗炎作用是地塞米松的近千倍,氢化可的松的 600 倍,亦是丙酸倍氯米松 2 倍,对儿童哮喘的疗效与二丙酸倍氯米松相近。吸入后可有效地抑制早期支气管痉挛,降低气道高反应性,缓解症状,改善患儿肺功能。临床于非激素依赖性或激素依赖性哮喘和哮喘性慢性支气管炎患儿,可预防运动诱发性哮喘并常规用于控制哮喘急性发作。对激素依赖性哮喘患儿,尤其是用量较大患儿,本品是一个可替代口服激素的较理想药物。

儿童剂量:气雾吸入:2~7 岁,一日 200~400μg,分 2~4 次吸入;7 岁以上,一日 200~800μg,分 2~4 次吸入。维持剂量:100~800μg,当哮喘控制后可减至最低维持剂量。

2. **不良反应**　少数患儿发生声音嘶哑、口咽部念珠菌感染,用药后漱口可减少发病率。肺结核及呼吸道真菌、病毒感染者慎用。

(二) 二丙酸倍氯米松

二丙酸倍氯米松(beclomethasone diproionate)又名倍氯米松、必可酮(becotide),是地塞米松的衍生物。气雾吸入后药物自肺部吸收,生物利用度为 10%~25%,剩余部分被咽下后在胃肠道吸收,经肝脏迅速灭活,代谢物由粪便和尿排出。本品水溶性较布地奈德低,在肝脏代谢速率较布地奈德慢,全身性副作用较布地奈德多见。

1. **药理及应用** 本品为强效局部用糖皮质激素,局部抗炎作用是地塞米松的数百倍。本品对糖皮质激素受体亲和力低,在体内消解转化为丙酸倍氯米松(BMP)后,对受体亲和力明显增强。每日 200~400μg 即能有效地控制哮喘发作,疗效与泼尼松相似,平喘作用可持续 4~6 小时,在治疗剂量下不产生全身副作用。

本品可用于激素依赖性的慢性哮喘患儿,可部分或完全代替口服给药,减少口服用药剂量。本品起效慢,若用本品代替口服糖皮质激素,必须在气雾吸入本品同时继续口服糖皮质激素,2 周后再逐渐减少糖皮质激素的口服量。哮喘持续状态患儿,因不能吸入足够的药物,疗效不佳,故不宜用。

气雾吸入:儿童每次 50~100μg,每日 2~4 次,每日最大剂量不超过 800μg。

粉雾吸入:儿童每次 100μg,每日 2 次或遵医嘱。

2. **不良反应** 吸入本品亦可出现声嘶、口咽部念珠菌感染的不良反应,用药后应即时漱口以减少不良反应的发病率。

(三)丙酸氟替卡松

丙酸氟替卡松(fluticasone propionate)。

1. **药理及应用** 本品是目前国内外防治慢性哮喘的最常用药物,具备了理想吸入型糖皮质激素应具备的特点:其脂溶性高,是布地奈德的 300 倍;对糖皮质激素受体具有很强的亲和力,亲和强度是地塞米松的 20 倍,是二丙酸倍氯米松的 45 倍;口服生物利用度低,几乎接近于零(<1%);吸入后在气道内浓度高、停留时间长,这些特性均决定了本品是目前已知气道抗炎强度最大的吸入性糖皮质激素

雾化吸入用于慢性持续性哮喘的长期治疗,亦可治疗变应性鼻炎。

2. **用法及用量**

(1)支气管哮喘:雾化吸入,16 岁以上青少年起始剂量:①轻度持续,一日 200~500μg,分 2 次给予;②中度持续,一日 500~1 000μg,分 2 次给予;③重度持续,一日 1 000~2 000μg,分 2 次给予;④ 16 岁以下儿童起始剂量,根据病情及身体发育情况酌情给予,一日 100~400μg;⑤ 5 岁以下一日 100~200μg 维持量亦应个体化,减至最低剂量又能控制症状为准。

(2)变应性鼻炎:鼻喷,一次 50~200μg,一日 2 次。

(四)糠酸莫米松

糠酸莫米松为局部用肾上腺糖皮质激素药物,发挥局部抗炎作用量并不引起全身作用。喷鼻剂用于预防和治疗各种变应性鼻炎,亦可试用于支气管哮喘。鼻喷:12 岁以下儿童:每侧鼻孔 1 喷,每喷 50μg,一日 1 次,一日总量 100μg 维持量酌减。

(五)氟尼缩松

氟尼缩松(flunisolide)的气道抗炎机制与其他吸入型糖皮质激素相似,局部抗炎作用较二丙酸倍氯米松、布地奈德稍弱。本品对 GCR 的结合力低,仅为二丙酸氟替卡松的 1/10,是布地奈德的 1/5;本品脂溶性差但水溶性最强(100μg/ml),在肺和气道吸收迅速;在肝脏代谢转变为低药理活性的代谢物,清除率 1L/min。气雾吸入后口服生物利用度仅为 21%,故全身副作用少见。

气雾吸入：儿童 0.1~0.2mg/ 日，一日 3~4 次。

（六）曲安奈德

曲安奈德（triamcinolone acetonide）水溶性较高（40μg/ml），与糖皮质激素受体亲和力略高于氟尼缩松，局部抗炎作用与氟尼缩松相近。在目前吸入型糖皮质激素中，本品半衰期最短，仅为 1.5 小时；生物利用度最高，约为 22.5%；体内清除率最低，约 0.8L/min；分布容积最小，故目前临床上使用较少。

气雾吸入：儿童 0.1~0.4mg/ 日，一日 3~4 次。

四、全身应用糖皮质

（一）概述

目前，国内外学者均认为吸入型糖皮质激素是各年龄段、各种严重程度的慢性哮喘的一线治疗药物，但在以下情况仍需考虑使用全身性治疗：

1. 吸入足量糖皮质激素和足量支气管扩张剂仍不能控制病情的重症哮喘患者。

2. 中度以上哮喘的急性发作：因为 ICS 通常在吸入 3~7 天后开始起效，故在哮喘急性发作期吸入糖皮质激素不仅不能缓解症状，有时因刺激气道反而加重病情。

3. 不宜或无条件使用 ICS 者。

4. 哮喘急性发作控制后逐步减量。

5. 合并其他需要使用全身治疗的疾病。

（二）全身用糖皮质激素的生理、药理作用

1. **抗炎作用**　糖皮质激素具有很强的抗炎作用，能降低毛细血管的通透性，减轻局部充血、水肿；抑制炎症细胞（淋巴细胞、粒细胞、巨噬细胞等）的趋化作用；阻止炎症介质如缓激肽、组胺、慢反应物质等发生的反应；抑制吞噬细胞功能，稳定溶酶体膜，阻止补体参与炎症反应；抑制结缔组织增生，减少瘢痕形成。

2. **免疫抑制作用**　糖皮质激素通过影响免疫反应的多个环节，用于抗过敏和治疗自身免疫性疾病，抑制异体器官移植的排异反应。主要包括：抑制吞噬细胞的吞噬功能；促进淋巴细胞（特别是辅助性 T 细胞）溶解，使淋巴结、脾及胸腺淋巴细胞耗竭；抑制细胞因子和降低自身免疫性抗体水平。

3. **抗毒素作用**　糖皮质激素是重要的应激反应激素，可提高机体应激反应能力，减弱细菌内毒素对机体的损害，缓解毒血症状；减少内热原的释放，抑制内热源对体温中枢的作用，对毒血症的高热有中枢性退热作用。

4. **抗休克作用**　糖皮质激素可降低血管对各种血管活性物质的敏感性，解除血管痉挛，增强心肌收缩力，改善微循环；阻止过敏介质释放，稳定溶酶体膜，阻止溶酶体酶的释放而损害组织，对低血容量休克、心源性休克和中毒性休克均有对抗作用。

5. **对代谢的影响**

（1）糖代谢：糖皮质激素能抑制外周组织对葡萄糖的摄取和利用，拮抗胰岛素的作用，使血糖升高。

（2）蛋白质代谢：糖皮质激素能促进蛋白质分解代谢，出现负氮平衡。

74

（3）脂肪代谢：糖皮质激素能促进脂肪分解,抑制脂肪合成,脂肪发生再分布,出现"满月脸""水牛背"及向心性肥胖。

（4）水和电解质代谢：糖皮质激素有促进肾远曲小管保钠排钾的作用;增加肾小球过滤率和肾血流,减少肾小管对水的重吸收,有利尿作用;抑制肾小管对钙的重吸收,尿钙排泄增多,血钙降低。

（5）对内分泌系统的影响：对下丘脑-垂体-肾上腺轴产生抑制作用,轻度抑制甲状腺功能,抑制性腺功能,长期大剂量用药可抑制儿童生长发育。

（6）对中枢神经系统的影响：糖皮质激素能提高中枢神经系统的兴奋性,引起欣快、激动、失眠等。过量可引起精神异常,儿童用药剂量过大可致惊厥。

（7）对血液和造血系统的影响：糖皮质激素可使红细胞和血红蛋白增多、嗜酸性粒细胞、淋巴细胞和单核细胞减少;使血小板增多、纤维蛋白原浓度增高,缩短凝血时间。

（8）其他：可增强胃酸和胃蛋白酶的分泌,诱发或加重胃溃疡等。

（三）临床应用

1. 原发性和继发性肾上腺机能减退症或肾上腺危象的替代治疗。

2. 自身免疫性疾病,如风湿热、风湿性心肌炎、肾病综合征、系统性红斑狼疮、类风湿关节炎、慢性活动性肝炎、溃疡性结肠炎、特发性血小板减少性紫癜、自身免疫性溶血性贫血及异体器官移植术后的免疫排斥反应等。

3. 过敏反应性疾病,如荨麻疹、枯草热、血清病、血管神经性水肿、变应性鼻炎、哮喘、严重过敏反应、药物性皮炎等。

4. 某些感染性疾病的辅助治疗,如暴发型流行性脑脊髓膜炎、重症伤寒、中毒性肺炎、急性粟粒性结核、中毒性菌痢和革兰氏阴性杆菌败血症等。

5. 各种原因引起的休克。

6. 血液系统疾病,如急慢性白血病、恶性淋巴瘤、多发性骨髓瘤、再生障碍性贫血、血小板减少性紫癜等。

7. 用于各种皮肤病,如脂溢性皮炎、神经性皮炎、银屑病、过敏性接触性皮炎。

8. 预防或减轻某些炎症的后遗症,缓解急性炎症的各种症状,可用于结核性脑膜炎、心包炎、角膜炎、视网膜炎和视神经炎等,但不宜用于细菌性或病毒性感染的眼疾和角膜溃疡者。

（四）用药方法

1. **大剂量短期突击疗法**　适用于严重中毒性感染、各种休克等危急患者的抢救,疗程一般不超过3天。如氢化可的松首剂可静脉滴注200~300mg,1日量可达1g以上。

2. **一般剂量长期疗法**　用于结缔组织病、肾病综合征、结节病、顽固性哮喘、中心性视网膜炎和恶性淋巴瘤等。一般开始用泼尼松10~20mg,每日3次,产生疗效后逐渐减至最小维持量,持续数月。在病情控制后可改用隔日一次给药,减轻对下丘脑-垂体-肾上腺轴的抑制,减少不良反应。

3. **小剂量替代疗法**　肾上腺皮质功能不全时每日给予生理需要量,如氢化可的松20~30mg/d。原发性肾上腺皮质功能不全时,需用糖、盐两类皮质激素补充;继发性肾上腺皮质功能不全时,只需补充糖皮质激素。

4. **局部用药**　用于眼科和皮肤科疾病,可用氢化可的松及泼尼松龙等。

（五）不良反应与注意事项

1. 必须严格掌握适应证,防止滥用,避免长期或大剂量用药而产生不良反应和并发症。

2. 大剂量或长期用药可引起多种不良反应,如向心性肥胖、满月脸、多毛、痤疮、水肿、低血钾、高血压、糖尿、精神兴奋、胃及十二指肠溃疡、骨质疏松、骨折、继发性感染、抑制儿童生长发育等。因此,高血压、动脉硬化、心或肾性水肿、糖尿病、精神病、癫痫、手术后患者、胃十二指肠溃疡、肾上腺皮质功能亢进症等患儿应避免使用。

3. 诱发和加重感染。糖皮质激素对病原微生物无抑制作用,且由于其可抑制免疫反应,机体防御功能降低,从而可能使潜在的感染病灶(如化脓性病灶、结核)或病毒感染扩散,应特别注意及时加以控制。因此,一般感染或病毒感染时不宜应用本类药物。急性感染中毒时,应与足量有效抗菌药物合用;对活动性结核病患儿,应与足量的抗结核药并用。

4. 必须长期使用本类药物时,应注意监测血压、电解质、血糖等,注意补钾、补钙和维生素 D,补充蛋白质;胃酸过多时,应加服抗酸药。儿童应注意生长发育情况,老人应注意有无骨质疏松现象。

5. 停药时应逐渐减量,不宜骤停,以免出现急性肾上腺皮质功能不全症状。突然停药还可发生原有疾病的复发或加重的反跳现象,这时常需加大剂量治疗。

6. 妊娠期间特别是妊娠早期使用本药,可能影响胎儿发育或导致畸形,孕妇应慎用或禁用。

（六）药物相互作用

1. 糖皮质激素可使血糖升高,减弱口服降血糖药或胰岛素的作用,合用时应适当增加降血糖药的剂量。

2. 苯巴比妥、苯妥英钠、利福平等肝酶诱导剂与糖皮质激素合用时,可增加糖皮质激素在体内的代谢和消除,使作用降低。因此合用时,应适当增加激素的用量。

3. 泼尼松或甲泼尼龙与酮康唑等肝酶抑制剂合用时,糖皮质激素在体内的代谢和消除减慢,使激素作用增强。因此合用时,应适当减少激素的用量。

4. 糖皮质激素与噻嗪类排钾利尿剂或两性霉素 B 合用时,能促进钾的排泄,因此合用时应注意补钾。

5. 糖皮质激素可使水杨酸盐清除加快而降低其疗效,两者合用更易导致消化性溃疡。

6. 糖皮质激素可降低口服抗凝药作用,合用时应加大抗凝药的剂量。

五、常用的全身应用糖皮质激素

（一）地塞米松

地塞米松(dexamethasone)别名氟甲强的松龙、氟美松。本品的抗炎、抗过敏作用较泼尼松更显著,对垂体 - 肾上腺皮质轴的抑制作用较强,而对水钠潴留和促进排钾作用轻微。血浆蛋白结合率低,$t_{1/2}$ 约 190 分钟。本品主要用于各种严重过敏性疾病,如严重哮喘、血小板减少性紫癜、粒细胞减少症、剥脱性皮炎、神经性皮炎、湿疹等。哮喘急性发作患儿,可根据病情尽早使用地塞米松每次 10~30mg,静推或静滴。不易长期服用,长期大量或频繁使用可引起局部刺激、继发感染、糖尿及类库欣综合征等不良反应。溃疡病、血栓性静脉炎、活动性肺结核、肠吻合术后患者忌用或慎用。

(二) 泼尼松

泼尼松(prednison)又名强的松、去氢可的松。本品具有较强的抗炎和抗过敏作用,可抑制结缔组织增生,降低毛细血管壁和细胞膜通透性,减少炎症渗出,并抑制组胺及血管活性物质的形成与释放。当严重中毒性感染时,与大量抗菌药物合用,可有降温、抗毒、抗炎、抗休克及促进症状缓解作用。本品口服易吸收,需经肝脏代谢活化为氢化泼尼松才能有效,故严重肝功能不良者不宜使用。本品主要用于严重过敏反应性疾病(如严重支气管哮喘)、血小板减少性紫癜、粒细胞减少症、剥脱性皮炎、神经性皮炎、湿疹等。严重哮喘患儿口服5~60mg,剂量及疗程因病情不同而异。对于吸入糖皮质激素无效或需要短期加强的患儿,可用较大剂量(30~40mg/d)、短期治疗。症状缓解后逐渐减量至 ≤10mg/d,然后停用或改用ICS。

(三) 泼尼松龙

泼尼松龙(prednisolone)又名氢化泼尼松、强的松龙。其抗炎作用及疗效与泼尼松相当,抗炎作用较强、水钠代谢作用较弱。口服经胃肠道吸收,$t_{1/2}$ 约 200 分钟,由于其盐皮质激素活性很弱,不适用于原发性肾上腺皮质功能不全症。可用于严重哮喘患者治疗。用法:口服,成人开始每日 10~40mg,分 2~3 次,维持量每日 5~10mg;肌内注射每日 10~30mg,静脉滴注每次 10~25mg,溶于 5%~10% 葡萄糖溶液 500mg 中应用。

(四) 甲泼尼龙

甲泼尼龙(methylprednisolone)又称为甲基强的松龙、甲强龙,其抗炎作用较强,对钠潴留作用微弱,作用同泼尼松。

1. **临床应用** 用于治疗风湿性疾病、肌原疾病、皮肤疾病、过敏状态、眼部疾病、胃肠道疾病、呼吸道疾病、水肿状态;用于免疫抑制治疗、休克及内分泌失调等。

2. **用法和用量** 口服:初始每日 16~24mg,分 2 次,维持量每日 4~8mg;静脉给药:用于危重病情作为辅助疗法时,推荐剂量是 30mg/kg,至少静脉输注 30 分钟。此剂量可于 48 小时内,每 4~6 小时重复一次。

(高翔,孙成铭)

第二节 抗组胺药

组胺(histamine)也称 β- 咪唑乙胺,是最早发现的自体活性物质(autacoids),是速发型变态反应及局部炎症反应的重要介质。组胺在人体各组织内分布广泛,以皮肤结缔组织、支气管黏膜和肠黏膜中组胺浓度较高,脑脊液中也有较高浓度的组胺。在体内组胺由组氨酸（histidine）经组氨酸脱羧酶（histidine decarboxylase）的脱羧作用形成，以无生物活性的结合状态与蛋白质、肝素结合，存在于介质细胞（肥大细胞、嗜碱性粒细胞和嗜酸性粒细胞）的颗粒中。当这类细胞受损或在外界特异性抗原的激发下，细胞膜破裂而脱颗粒，释放众多的炎性介质（包括组胺、嗜酸性粒细胞趋化因子及 LTS 等），导致组胺释放到肥大细胞等炎症细胞外，引起毛细血管扩张、血管壁通透性增高、血浆渗出、非血管平滑肌收缩、腺体分泌增加、嗜酸粒细胞趋化、末梢神经受刺激等一系列病理变化，导致气道平滑肌痉挛、诱发哮喘的发生或出现皮肤红斑、风团、瘙痒、腹痛等症状。在过敏性疾病的治疗中，若一时难以找到致敏原，常使用抗组胺药进行对症治疗来达到缓解或解除症状的目的。

组胺受体有 H_1、H_2、H_3、H_4 受体四种亚型，其药理作用强而广泛，主要影响心血管系统、平滑肌及外分泌腺等功能，有明显的种属差异（表 2-2）。

表 2-2 H_1、H_2、H_3、H_4 受体的生物效应及拮抗剂

受体亚型	生物效应	拮抗剂
H_1 受体	可兴奋支气管及胃肠道平滑肌（对其他平滑肌有种属差异），引起支气管痉挛、胃肠绞痛； 引起毛细血管通透性增加和毛细血管、小动脉扩张，导致血压下降甚至休克	苯海拉明 异丙嗪 氯苯那敏 阿司咪唑
H_2 受体	刺激胃壁细胞，引起胃酸和胃蛋白酶分泌增加； 心脏的正性肌力和正性频率作用：心肌收缩力增强、心率加快、房室传导减慢，大剂量可致心律失常 部分血管扩张的作用 轻度扩张支气管、胃肠道、子宫平滑肌	西咪替丁 雷尼替丁
H_3 受体	主要分布于中枢及外周组胺能神经末梢的突触前膜上，在组胺合成、分泌过程中起负反馈调节作用，使组胺的致炎症作用减弱或消失	硫丙咪胺
H_4 受体	主要选择性表达在造血起源的细胞中，特别是树突状细胞、肥大细胞、嗜酸性粒细胞、单核细胞、嗜碱性粒细胞和 T 细胞，参与肥大细胞、嗜酸性粒细胞和树突状细胞的趋化作用以及 T 细胞、树突状细胞的细胞因子产生，并参与炎症反应的调节	JNJ7777120 UR65380 UR63825

抗组胺药（antihistamines）是指能可逆性占据组胺受体、竞争性阻断组胺与其受体结合而产生抗组胺作用的药物。根据抗组胺药对组胺受体选择性阻断作用不同，可分为组胺 H_1 受体、H_2 受体、H_3 受体拮抗药。因参与速发型变态反应的主要是 H_1 受体，本章所讨论的抗组胺药主要是组胺 H_1 受体拮抗药。

一、组胺 H_1 受体拮抗药

组胺 H_1 受体拮抗药也称 H_1 受体阻断药，是一类广泛用于治疗过敏性疾病的药物，尤其对变应性鼻炎和荨麻疹疗效显著。该类药物多具有组胺分子中的乙基胺结构，乙基胺与组胺的侧链相似，对 H_1 受体有较大亲和力但无内在活性，故 H_1 受体阻断药能竞争靶细胞上

的组胺 H_1 受体而阻断或拮抗 H_1 效应，降低血管通透性，减少渗出和消除水肿。组胺 H_1 受体拮抗药根据化学结构的不同，可分为乙醇胺类（苯海拉明、茶苯海明等）、乙二胺类（曲吡那敏、美吡拉敏等）、烷基胺类（氯苯那敏、溴苯那敏等）、哌嗪类（布可利嗪、美可洛嗪等）、吩噻嗪类（异丙嗪、阿利马嗪等）及其他类（赛庚啶、苯茚胺等）。

（一）组胺 H_1 受体拮抗药的发展

自 1937 年首次人工合成抗组胺药物苯海拉明以来，至今已有百余种抗组胺药物问世，正式应用于临床的达 80 余种，其中组胺 H_1 受体拮抗药有 50 多种。

20 世纪 80 年代以前的第一代抗组胺药包括如苯海拉明（diphenhydramine）、氯苯那敏（chlorphenamine）、异丙嗪（promethazine）、布可利嗪（bucolizine）、去氯羟嗪（decloxizine）、美喹他嗪（mequitazine）等，这些药物抗过敏疗效确切，口服吸收快，分子量较小，但受体特异性差，易透过血脑屏障，而产生中枢抑制作用，故亦称镇静性抗组胺药。同时该类药物存在药效与药物浓度依赖性，抗原诱发的局部组胺浓度较高时，必须增加药物剂量才能达到治疗目的，但是加大剂量意味着中枢抑制，限制了其使用。本类抗组胺药作用持续时间较短，仅 4~6 小时。

80 年代以后问世的为第二代抗组胺药，包括特非那定（terfenadine）、阿司咪唑（astemizole）、西替利嗪（cetirizine）、氯雷他定（loratadine）、氮䓬斯汀（azelastine）、依巴斯汀（ebastine）、依美斯汀（emedastine）、咪唑斯汀（mizolastine）等 17 种，其共同特点：一是分子量比第一代大，脂溶性差，故很难透过血脑屏障，无镇静作用，又称为非镇静性抗组胺药（非镇静性 H_1 受体拮抗药，non-sedating H1-receptor antagonist，NSA）；二是对 H_1 受体选择性增强，亲和力强，因而作用强而持久，起效于用药后 30 分钟，高峰在 90 分钟，抗组胺活性维持 12 小时；三是耐受性好；四是无抗胆碱作用，除了西替利嗪有轻微的口干外，大多数第二代 H_1 受体拮抗剂均无抗胆碱作用而继发的口干、前列腺肥大症状。但第二代抗组胺药中仍有一些不良反应，如西替利嗪、氮䓬斯汀、依巴斯汀有头痛和镇静作用，但比第一代抗组胺药作用弱。特非那丁和阿司咪唑可诱发各种心律失常，虽然发生率很低，但后果严重，其临床应用受到极大限制，前者已在许多国家停止使用和生产。氯雷他定和西替利嗪因心脏毒性较小成为目前世界范围内应用最广的抗组胺药之一。

1997 年正式问世的第三代抗组胺药非索非那定（fexofenadine）是第二代抗组胺药特非那定的活性代谢产物，它与红霉素、酮康唑等合用不会产生心脏毒性，非索非那定的开发为寻找既无中枢镇静作用又无心脏毒性的抗组胺药开辟了新途径。

酮替芬有抗组胺和抗过敏反应的双重作用，它通过抑制肥大细胞和嗜碱性粒细胞释放组胺等化学介质，拮抗介质释放，因此又称为双重作用的抗组胺药。

（二）药理作用

1. **抗组胺 H_1 型效应** H_1 受体主要分布于支气管、胃肠道平滑肌细胞、心血管细胞及感觉神经细胞等，H_1 受体阻断药通过与组胺竞争 H_1 受体而发挥作用。

(1)抑制胃肠道、气管、支气管平滑肌的收缩：体外研究证实，若预先给予豚鼠 H_1 受体阻断药，可保护动物耐受数倍甚至千倍致死剂量的组胺，对豚鼠的过敏性支气管痉挛也有明显的保护作用；但不能保护人类的过敏性支气管收缩，因人支气管哮喘除组胺介导外，尚有其他自体活性物质(如 SRS-A、PAF 等)共同介导。

(2)降低毛细血管通透性,减轻水肿的形成,拮抗组胺介导皮肤三联反应中的风团和潮红反应。

(3)拮抗组胺对神经末梢的刺激所致的瘙痒,抑制组胺引起的唾液腺、泪腺和其他外分泌腺的分泌。

2. **中枢抑制作用**　H_1 受体阻断药多数可通过血脑屏障,治疗量 H_1 受体阻断药即有镇静、嗜睡等中枢抑制作用,其中枢抑制程度因个体敏感性和药物品种而异。苯海拉明和异丙嗪中枢镇静作用最强,氯苯那敏抑制作用最弱,特非那定、氯雷他定和阿司咪唑等不易透过血脑屏障而无中枢抑制作用。苯茚胺例外,无中枢抑制作用,反而有兴奋作用。止吐作用以安其敏最强,苯海拉明、茶苯海明、异丙嗪等止吐和防晕作用较强,与中枢抗胆碱作用有关。

3. 第二代组胺受体阻断剂拮抗气道炎症的药理机制除与直接拮抗组胺外,还与其他机制有关。如氮䓬斯汀不仅阻断 H_1 受体,还具有抑制白三烯、5- 羟色胺等炎性介质,抑制肥大细胞、嗜碱性粒细胞、嗜酸性粒细胞释放介质。临床研究证实氮䓬斯汀可双相抑制哮喘反应,因此多数学者认为氮䓬斯汀是一种具有抗气道炎症作用的药物。体外研究抗组胺药的抗炎效果,主要是考察这类药物抑制肥大细胞、嗜碱性细胞、嗜酸性细胞和中性粒细胞释放介质的程度。结果显示,大多数第二代抗组胺药都有抑制介质释放作用,而且与其阻断 H_1 受体无关。氮䓬斯汀、氯雷他定、特非那定和西替利嗪在体外可抑制嗜酸性细胞趋化因子,此细胞因子是引起过敏性炎症的主要因子。此外,西替利嗪还可抑制中性粒细胞和单核细胞,尤其是嗜酸性细胞等功能。体内研究抗组胺药抗炎作用表明药物的抗炎作用不是通过 H_1 受体阻断所致。大量体内研究表明第二代抗组胺药有抗炎作用,且西替利嗪作用最明显,它们是通过抑制细胞积聚、粘连、中间介质的释放而起作用。几项双盲、随机、安慰剂对照试验表明,奥沙米特、西替利嗪、氯雷他定和特非那定可降低上皮细胞间黏附分子(ICAM)表达,抑制嗜酸性细胞、中性粒细胞数量,并改善早期皮肤反应和晚期皮肤反应的临床症状。另一项研究发现对螨敏感而引起过敏哮喘的儿童,服用西替利嗪后,能明显降低 ICAM-1 的表达,在一些病例中甚至此表达完全消失。

酮替芬也属新型组胺受体阻断剂,但其作用大大超出阻断 H_1 受体的范畴。实验表明酮替芬可以抑制肥大细胞、嗜碱粒性细胞、嗜酸性粒细胞、巨噬细胞和中性粒细胞释放介质,可抑制细胞膜磷脂酶 A_2 的活性。酮替芬对炎症细胞的抑制作用可能与其抑制细胞的钙离子内流有关。该药还能拮抗白三烯和血小板激活因子,抑制炎性介质的合成。

西替利嗪也能抑制嗜酸粒细胞激活、趋化和介质释放,还可抑制黏附分子的表达,因而也表明该药具有抗气道炎症的作用。

4. **其他作用**　H_1 受体阻断药大多数具有较弱的抗乙酰胆碱、局麻或心脏的奎尼丁样作用(表 2-3,表 2-4)。

表 2-3 常用组胺 H_1 受体阻断药的药理特点

药物	持续(h)	镇静催眠	防晕止吐	主要应用	单次剂量(mg)
第一代组胺 H_1 受体阻断药					
苯海拉明	4~6	+++	++	皮肤黏膜过敏、晕动病	25~50 儿童:口服每次 12.5~25mg,一日 2~3 次
第二代组胺 H_1 受体阻断药					
西替利嗪	24	–	–	皮肤黏膜过敏变应性鼻炎	10,6 岁以下儿童减半
氯雷他定	16~18	–	–	皮肤黏膜过敏慢性变应性鼻炎	10,体重小 30kg 儿童减半
阿司咪唑	10(天)	–	–	运动性哮喘,变应性鼻炎	10mg/ 日,儿童减半,6 岁以内 2mg/ 日,一日 1 次
酮替芬	6~12 6~12 周达最大药效	++	++	儿童哮喘,变应性鼻炎的预防用药	<6 个月 0.25mg,6 个月 ~2 岁 0.33mg,2 岁 以 上 0.5mg,6 岁以上 1mg,一日 2 次,口服给药
第三代组胺 H_1 受体阻断药					
非索非那定	16~23	+	++	变应性鼻炎,慢性荨麻疹	口服每次 1mg/kg,一日 2 次

表 2-4 双向作用组胺 H_1 受体阻断药药理作用比较

药物	抑制组胺释放	抑制 LT 释放肥大细胞	抑制 LT 合成中性粒细胞	抗组胺	抗 LT
酮替芬	++	+	+	++	+
氮䓬斯汀	++	++	++	++	++

（三）体内过程

多数 H_1 受体阻断药口服吸收良好,2~3 小时达血浓度高峰,作用持续 4~6 小时,有些药物则作用时间更长。药物大部分在肝内代谢转化后,以降解产物的形式从肾排出,以原形经肾排泄极少。可被肠腔内的细菌以及肠壁和肝脏内的酶所破坏,因此口服无效。皮下、肌内注射吸收甚快。在体内经脱氨及甲基化而失活,代谢迅速。

（四）临床应用

本类药物主要用于因组胺释放引起的过敏反应性症状,一般以急性反应效果较好,慢性反应疗效较差。

1. **皮肤、黏膜过敏反应性疾病** 这是本类药最主要的用途,可作为首选药物治疗对变应性鼻炎、变应性结膜炎、花粉症等皮肤、黏膜过敏反应性疾病,多选用对中枢镇静作用无或较弱的新型 H_1 受体拮抗药。能改善或减轻枯草热患者的症状;对过敏性皮肤病如虫咬性皮炎、药疹、接触性皮炎等所致皮肤瘙痒、水肿效果较好,但对已损伤皮肤无效。对慢性过敏性荨麻疹与 H_2 受体阻断药合用效果比单用好。可作为辅助药物,治疗严重过敏反应和血管神经性水肿。本类药预防皮肤、黏膜变应性疾病的效果比治疗效果好。

2. 止咳、平喘　部分抗组胺药有轻度扩张支气管作用,常作为复方镇咳祛痰药的成分,用于上呼吸道感染初期缓解症状和止咳。第一代组胺 H_1 受体拮抗药对哮喘无明显的效果,有的甚至可引起支气管收缩。随着第二代组胺 H_1 受体拮抗药的问世,R Wood-Bakar 等(1993)比较了其中七种药物治疗哮喘的疗效比较,结果西替利嗪、氯雷他定、阿司咪唑、氮䓬斯汀、特非那定、氯马斯汀、赛庚啶均能显著降低组胺引起的支气管收缩作用(西替利嗪和特非那定作用最明显)。G Bruttman 等(1990)报道儿童哮喘患者,应用西替利嗪 10~30mg/d,可有效减少哮喘发作天数和减少 β_2 受体激动药剂量。双重作用的抗组胺药,如酮替芬,有与色甘酸钠相似的药理性质,它能预防变应性哮喘、特应性皮炎和其他Ⅰ型变态反应性疾病,对阿司匹林诱发的支气管收缩也有效。但对运动诱发哮喘的效果尚有不同意见。对本药的代谢小儿快于成人,因此比较安全。同时为了维持同样的血液水平,小儿需要和成人一样的剂量,国外文献介绍,凡 1 岁以上,体重 ≤14kg 者,每次 0.5mg,每日二次,>14kg 的 2 岁以上的幼儿,剂量即可与成人同,每次 1mg,每日二次(国内主张 2~4 岁小儿早上 0.5mg,晚上 1mg)。酮替芬起作用较慢,最大预防效果是在用药 8~12 周之后,因此,如为季节性哮喘,应在发病前至少 8 周用药,疗效的判定应在 8~12 周之后,不要轻易否定。本药的嗜睡不良反应将随着用药时间的延长而逐渐减轻,由于本药系口服,适用于较小的哮喘儿童,最近资料显示用其他吸入药物困难的 1~3 岁哮喘小儿,口服本药安全而方便,可减少哮喘的严重性。但不要同时给其他抗组胺药物,因为它们都有同样的抑制中枢神经的不良反应。

(五) 不良反应

1. 中枢神经系统反应　是本类药物最常见的不良反应,多表现为镇静、嗜睡、乏力等中枢抑制现象,以苯海拉明和异丙嗪最明显,其严重程度与药物的品种及患者耐受性有关。苯茚胺例外,无中枢抑制而略有中枢兴奋作用。有显著催眠作用的抗组胺药物有溴苯吡丙胺、马来那敏、赛庚啶、右氯苯那敏、苯海拉明、羟嗪和苯噻啶,催眠不良反应的发生率可达25%~60%。当前第二代抗组胺药被认为是治疗Ⅰ型变态反应疾病比较安全有效的药物。但在给药时也首先应当考虑其治疗指数和利弊。患者在服药期间希望能够保持清醒,同时也可能服用其他药物。因此要减轻此类药物的毒副作用,不仅要提高其疗效,还要提高其安全性和专一性。目前,一般认为第二代抗组胺药没有镇静副作用。健康受试者服用适当剂量的药物,如氯雷他定或非索非那定后对中枢神经系统的抑制作用并不比服用安慰剂的明显。问题是过敏反应患者服用抗组胺药时,会加大服用剂量,以期症状减轻,例如加大特非那定、氯雷他定或西替利嗪的用量,则可导致镇静。如所服药物剂量适当,第二代抗组胺药只产生极其微弱的镇静作用。西替利嗪给药后不仅能改善变应性鼻炎的症状,还能增强体质、减轻疲劳等。儿童服用此药后,安全性也已得到证实,副作用很少。

2. 消化道反应　消化系统的不良反应不常见,但很明显,如恶心、呕吐、上腹部疼痛、腹泻和便秘,可进食时服药以减轻反应。有的可刺激食欲,如赛庚啶、阿司咪唑。

3. 过敏反应　抗组胺药主要用于减轻皮肤、黏膜过敏反应性疾病的症状,但药物本身也具有过敏原的活性。用药时,特别是直接用于皮肤,引起过敏反应的危险性更大。苯海拉明引起的过敏反应主要表现为皮疹,包括散在性斑丘疹、荨麻疹、多形性红斑;异丙嗪引起的过敏反应主要表现为皮疹、接触性皮炎、严重过敏反应;氯苯那敏无论口服或肌内注射均可发生过敏反应,以固定性药疹常见。

4. **心血管系统**　第二代 H_1 受体拮抗剂结构中有一强亲脂性基团,可能与此类药物所致副作用有关。最近,抗组胺药所致的室性心律失常受到较大重视,其中已报道的有阿司咪唑和特非那定,特非那丁可诱发完全性右束支传导阻滞。阿司咪唑和特非那定的积累会阻断心脏 K^+ 通道,延长 Q-T 间期,从而导致室性心动过速。抗组胺药所致心律失常可能与下列因素有关:肝脏疾病、同时服用药物如大环内酯类、超剂量服用、先天性 Q-T 间期延长、心脏局部缺血而供血不足或电解质失衡等。研究表明,并不是所有的第二代抗组胺药都可致心脏毒性反应,如健康受试者服用氯雷他定和阿伐斯汀后并不延长 Q-T 间期。西替利嗪可能没有心血管毒副作用,健康受试者分别服用西替利嗪和安慰剂,每次服用规定的剂量,每天 6 次,共服 7 天。结果与对照组相比并没有延长 Q-T 间期,而且 18 个月大的小孩偶尔超剂量服用后也没产生。各种抗组胺药均可引起心动过速和高血压。

5. **其他反应**　异丙嗪或曲吡那敏等可引起粒细胞减少症;苯海拉明和曲吡那敏可引起溶血性贫血,安他唑啉可引起血小板减少症;美可洛嗪及布可利嗪可致动物畸胎等。有些抗组胺药滥用或过量使用可出现药物依赖性,停药后可出现精神失常、烦躁不安、抑郁型精神紊乱、幻觉,如曲吡那敏、赛庚啶等。

6. **急性中毒反应**　常表现为瞳孔散大、发热、面部潮红、共济失调、惊厥等症状,与阿托品中毒症状相似,可能与其抗胆碱作用有关。

(六) 用药注意事项

1. 小儿对 H_1 受体阻断药的中枢抑制作用难以预测,6 岁以下儿童用药时需进行严密观察,新生儿和早产儿不宜使用本类药物。

2. 超量使用非镇静性抗组胺药都会导致心脏毒性作用发生,甚至出现难于救治的危险后果,故慎用于原有心脏病特别是心律不齐的患者。

3. 乙醇胺类、吩噻嗪类可引视力模糊、尿潴留、心动过速、支气管分泌物黏稠等,故慎用于青光眼、前列腺肥大、急性支气管哮喘患者。

4. 用药过量应尽早洗胃,惊厥时静脉推注地西泮,或进行人工呼吸、降温、输液等对症治疗,低血压者应用去甲肾上腺素等升压药。

(七) 药物相互作用及联合用药

1. 用抗组胺药时,勿与可引起组胺释放的饮料、食物(如乙醇、水生贝壳类动物及含蛋白水解酶的食物)及奎宁、维生素 B_1 等药物同时服用。

2. 巴比妥酸盐类、催眠药、阿片类镇静药等,可增加 H_1 受体阻断药的中枢神经抑制作用,应联合用药,但新型抗组胺药这种相互作用较弱。

3. 阿托品、三环类抗抑郁药等具有抗胆碱作用的药物,可加强本类药物的抗胆碱作用,应避免联合用药。

4. 抗组胺药与皮质类固醇同时使用时,可减低后者的治疗效果。

5. 某些抗组胺药可能会掩盖氨基糖苷类等耳毒性药物的毒性症状。

6. 为了避免药物对心脏的毒性作用,在使用特非那丁或阿司咪唑时不应超量用药,避免同时服用康唑类抗真菌药(酮康唑、伊曲康唑等)和大环内酯类抗生素(红霉素、克拉霉素等)。

7. 同时使用两种或几种抗组胺药可增强治疗效果,所选的几种药物应属于不同类别;白天宜使用无镇静作用的药物,晚饭后或睡觉前应用具有镇静安眠作用的药物。需要长时间用药者,应在见效后逐渐减量维持,或症状完全控制后再服一段时间,可减少疾病复发。

二、常用的组胺 H_1 受体拮抗药

(一)苯海拉明

苯海拉明(diphenhydramine)又名苯那君,为第一代乙醇胺类抗组胺药。口服给药吸收良好,但首关代谢明显(50%),生物利用度 42%~62%, $t_{1/2}$ 为 4~7 小时,代谢机制多样,代谢物主要随尿液排出体外。

1. **药理及应用**　本品能拮抗或减弱组胺对血管、胃肠和支气管平滑肌的作用,对中枢神经系统有较强的抑制作用,也有镇吐及抗胆碱作用。临床主要用于过敏性药疹、荨麻疹、变应性鼻炎等过敏性疾病,对支气管哮喘疗效较差,须与氨茶碱、麻黄碱等合用;防治晕动病或多种原因引起的恶心、呕吐;镇静安神和术前给药等。

儿童体重超过 9.1kg,每次 12.5~25mg,每日 3~4 次;或 5mg/(kg·d),分次给药。

2. **用药注意**

(1)较多见的副作用为头晕、头痛、嗜睡、口干、倦乏,停药或减药后自行消失。偶可引起皮疹、粒细胞减少,长期应用(6 个月以上)可引起贫血。

(2)本品可增强乙醇及其他中枢神经抑制药的作用。

(3)有头晕、嗜睡等副作用。

(4)新生儿及早产儿禁用。

(二)酮替芬

酮替芬(ketotifen)又称噻哌酮、噻喘酮,是一种兼有 H_1 受体阻断和抗炎、抗过敏作用的药物。

1. **药理作用**　酮替芬具有抗过敏、抗组胺等作用。

(1)抗过敏作用:本品灌胃给药能抑制大鼠被动皮肤过敏反应;静脉注射抑制抗原引起的致敏大鼠气道阻力增加;皮下注射给药抑制马血清致敏的豚鼠过敏性休克;体外试验抑制大鼠腹腔肥大细胞释放组胺。最近还证明酮替芬可通过 H_1 受体的作用兴奋细胞膜一氧化氮合成酶的活性。

(2)抗组胺作用:组胺可引起的麻醉豚鼠支气管痉挛,但若实验前 5 分钟或 20 分钟静脉注射酮替芬,则豚鼠支气管痉挛受到抑制,灌胃给药也有同样的抑制作用。灌胃或皮下给药均可保护组胺造成的清醒豚鼠毒性反应。

酮替芬可抑制中性粒细胞的游走、趋化和介质的合成及释放。它对炎症介质的直接阻断作用也通过对组胺的强大阻断作用,同时也对 LT、PAF、缓激肽、速激肽等产生一定的阻断

作用,但其作用强度远不及组胺。

(3)增强或协同 β_2 受体激动剂的作用:大鼠反复灌注异丙肾上腺素后, β_2 受体对 β_2 受体激动剂的敏感性降低,酮替芬可逆转并能阻止这种低敏感现象的进一步发展。本品还能迅速恢复由特布他林所致人血淋巴细胞 β_2 受体密度减少和对异丙肾上腺素的反应性下降的现象,还可使淋巴细胞 β_2 受体向高亲和力状态转化。酮替芬还可以加强 β_2 受体激动剂的效应,提高细胞内 cAMP 水平。

2. 临床药效学

(1)酮替芬预防气道高反应性(AHR):口服单剂量酮替芬 1~2mg 对组胺、乙酰甲胆碱、LTC_4、LTD_4、$PGF_{2\alpha}$、PAF、阿司匹林、腺苷、冷空气、蒸馏水、高渗盐水、运动、过度通气激发的 AHR 均有较好预防作用。

(2)预防轻、中度哮喘发作:酮替芬对各年龄段的哮喘患者均有一定的疗效,对外因性和内因性哮喘均有预防作用,但对外因性哮喘的疗效更佳。66%~75% 的患者症状得到改善,肺功能也有不同程度的改善。对儿童的疗效优于成年人。夜间用药能使患者的醒觉和入睡时间缩短,睡眠加深,睡眠时间延长,并能保持规则的呼吸节律和正常的血氧饱和度。但本品短疗程应用的疗效不及长疗程。一般在用药后 6~12 周达到最大药效,长期用药不产生耐药性。

酮替芬可作为激素依赖的严重哮喘患者的辅助治疗,长期应用可减少激素的用量。酮替芬与茶碱合用可增强茶碱的支气管扩张作用,由于酮替芬有轻度的镇静作用,可抵消茶碱引起的兴奋现象,因此这两种药合用应该是合理的。酮替芬与 β_2 受体激动剂有协同作用,因此也常联合应用。

口服酮替芬吸收迅速,t_{max} 为 3~4 小时,原形排除呈双相,儿童代谢速率比成人快。

3. 用法用量

(1)片剂:儿童每次 1mg 口服,一日 2 次,早、晚服用。

(2)小儿可服其口服溶液,一日 1~2 次。一次量:4~6 岁,2ml;6~9 岁,2.5ml;9~14 岁,3ml。

(3)滴鼻:一次 1~2 滴,一日 1~3 次。

(4)滴眼:滴入结膜囊,一日 2 次,一次 1 滴,或每 8~12 小时滴 1 次。

4. 不良反应　本品为比较安全的哮喘预防药。用药第 1 周内有 20% 患者出现困倦、嗜睡、乏力、头晕及口(鼻)干现象,但一般不必停药,1 周后,这些不良反应可以自行减轻。

该药偶有恶心、乏力、口干和过敏反应。服用本品时应避免与降血糖药同时服用。

(三)西替利嗪

西替利嗪(cetirizine)为第二代哌嗪类抗组胺药。口服后经胃肠道迅速吸收,1 小时左右达峰浓度,与血浆蛋白结合率高,$t_{1/2}$ 约为 10 小时。本品不易透过血浆屏障,药物基本以原形经肾脏排泄。

1. 药理及应用　本品具有选择性拮抗 H_1 受体的特性,作用强而持久,无明显的中枢抑制作用,正常剂量时很少有嗜睡现象,且完全没有抗胆碱作用。临床主要用于季节性和常年性变应性鼻炎、结膜炎及过敏反应所致的瘙痒和荨麻疹。

儿童口服 2~6 岁,一日 5mg;7~11 岁,一日 10mg;12 岁以上儿童　口服每次 10~20mg,

一日1次;或早晚各服5mg。肾功损害者需减量。

2. **用药注意**

(1)不良反应较少,偶见焦虑、口干、嗜睡或头痛。

(2)对本品过敏者禁用;12岁以下儿童应尽量避免使用。

(3)本品可能引起嗜睡、头晕,在驾车及操作精密仪器时应特别注意。

(四)氯雷他定

氯雷他定(loratadine)又名克敏能、开瑞坦、诺那他定等,为第二代哌啶类抗组胺药。本品为阿扎他定(azatadine)的衍生物,口服后由胃肠道迅速吸收,1小时后达峰浓度,血浆蛋白结合率为98%,$t_{1/2}$约为20小时。本品及其代谢物均不易透过血脑屏障,药物大部分在肝脏代谢,代谢产物去羧乙氧基氯雷他定(decarboethoxyloratadine)仍具有抗组胺活性,主要以代谢物形式自尿和粪便排出。

1. **药理及应用** 本品具有选择性地阻断外周H_1受体的作用,其抗组胺作用强效而持久,无明显镇静和抗胆碱作用。临床主要用于变应性鼻炎、急性或慢性荨麻疹及其他过敏性皮肤病。

儿童:口服体重>30kg者,每次10mg,一日1次;体重<30kg者,每次5mg,一日1次。

2. **用药注意**

(1)副作用较少,偶有口干、头痛、嗜睡、乏力等。

(2)2岁以下儿童不推荐使用。

(3)与西咪替丁、红霉素、酮康唑等经肝脏代谢药物合用,可能使两种药物的血浆浓度发生变化而导致副作用。

(五)地氯雷他定

地氯雷他定(desloratadine)属哌啶类抗组胺药,是氯雷他定的主要活性代谢物,本药不易通过血脑屏障,可选择性地拮抗外周H_1受体,与受体结合能力强,具有长效抗组胺作用。无镇静作用,体外研究显示,还具有抑制炎性细胞因子的释放等抗过敏反应作用,

1. **药理及应用** 口服吸收良好,30分钟内可从血浆中检测出,血药浓度达峰时间3小时。消除半衰期为27小时,可每日给药1次。血浆蛋白结合率为82%~87%。

用于治疗慢性特发性荨麻疹、常年变应性鼻炎及季节性变应性鼻炎。

2. **用法与用量**

(1)慢性特发性荨麻疹和常年变应性鼻炎:儿童,口服,12岁以上者,每次5mg,每日1次;6~11岁者,每次2.5mg,每日1次;12个月~5岁者,每次1.25mg,每日1次;6~11个月者,每次1mg,每日1次。

(2)季节性变应性鼻炎:儿童口服,12岁以上者,每次5mg,每日1次;6~11岁者,每次2.5mg,每日1次;2~5岁者,每次1.25mg,每日1次。

(3)肝、肾功能不全患者:在开始治疗时可隔日服用5mg。

3. **不良反应**

(1)可有口干、咽炎、咽干、肌痛、头痛、头晕。

(2)可见嗜睡、疲乏、感冒样症状。

(3)罕见过敏反应和肝转氨酶升高。

（六）非索非那定

新型抗组胺药非索非那定（Fexofenadine）是德国赫美罗（Hoechest Marium Roussel）药厂研制的于 1997 年经 FDA 批准问世的第三代抗组胺药，是特非那定的活性代谢物。本品口服易吸收，非索非那定口服易吸收，达峰时间为 1.3 小时，AUC 为 1.52（mg·h）/L，蛋白结合率 60%~70%，肾清除率为 3.42~3.49L/h，$t_{1/2}$ 为 14.4 小时。轻度重度肾功能不全患者的 Cmax 和 $t_{1/2}$ 分别增加 87%~111% 和 59%~72%，肝功能不全者对本品药动学无明显影响。本品不能透过血脑屏障，口服剂量的 85% 以上的药物经原形排泄，其中 80% 由尿和粪便排出。

本品为选择性拮抗外周 H_1 受体，对胆碱能、α- 肾上腺素能或 β- 肾上腺素能受体无阻滞作用。非索非那定不仅没有第一代抗组织胺药的中枢镇静作用，也没有第二代抗组织胺药的心脏毒性及与咪唑类抗真菌药、大环内酯类抗生素等肝药酶抑制剂并用的不良反应，同时还具有良好的耐受性，适用于季节性变应性鼻炎、慢性特发性荨麻疹的治疗。不良反应有头痛、嗜睡、消化不良和疲劳等，但发生率低。

用于季节性变应性鼻炎：口服每次 60mg，一日 2 次，或每次 120mg，一日 1 次。

用于慢性特发性荨麻疹：口服每次 180mg，一日 1 次。

（七）氮䓬斯汀

氮䓬斯汀（azelastine）属吩噻嗪类衍生物，是日本生产商模拟酮替芬进行化学结构改造的第二代 H_1 受体阻断药，兼有较强的抗炎抗过敏作用。它作用强大，不良反应较少，临床疗效较好。

1. 药理作用

(1)抑制过敏介质的释放：本品能抑制人中性粒细胞和嗜酸性粒细胞 LT 的产生和释放，浓度为 1~30μmol/L 时，对 LT 的合成和释放的抑制作用呈剂量依赖性。氮䓬斯汀与哮喘患者或非哮喘者的嗜酸粒细胞共同孵育时，对 FLMP 刺激引起的血小板活化因子（Platelet activated factor，PAF）样物质释放反应呈剂量依赖性抑制作用。

(2)抗炎作用：内毒素通过巨噬细胞释放 IL-1 和 TNF-α 等细胞因子诱导小鼠气道高反应。氮䓬斯汀可抑制巨噬细胞的释放，从而减轻其支气管收缩反应。致敏豚鼠实验显示氮䓬斯汀呈剂量依赖性抗原攻击后嗜酸粒细胞和中性粒细胞等炎症细胞在气道内的聚集。离体试验显示，氮䓬斯汀对 LT、5- 羟色胺、缓激肽、P 物质和 PAF 等引起的气道收缩反应有不同程度的抑制作用。它还能抑制中性粒细胞和嗜酸粒细胞释放。氮䓬斯汀抑制 LT 合成和中性粒细胞释放 LT 的作用强于酮替芬。

本品是选择性 H_1 受体阻断药，它对组胺的阻断作用强于对任何物质的阻断作用，而且与 H_1 受体呈非竞争性结合，不易被局部高浓度的组胺取代。

本品与 $β_2$ 受体激动剂也有协同作用，基本上与酮替芬相似。

2. 临床应用

国际氮䓬斯汀研究小组总结了他们的为期 16 周，双盲随机平行研究结果：患者接受口服氮䓬斯汀 4mg，每日 2 次，沙丁胺醇 4mg，每日 2 次，或安慰剂。结果氮䓬斯汀能减少用于缓解哮喘症状的其他平喘药 2.5 倍。服用氮䓬斯汀首剂后 FEV1 有非常明显的改善，而且不良反应少。此外，一些比较研究中发现，本品口服 4mg，每日 2 次的临床疗效与茶碱缓释剂和沙丁胺醇气雾剂相似。在 136 例年龄在 5~12 岁的哮喘患儿中,给予氮䓬斯汀 2mg 或 4mg,每日 2 次,其疗效略优于酮替芬 1mg,每日 2 次。

3. **不良反应**　本品最常见的不良反应是味觉异常(2%~26%)和嗜睡(3%~18%)。

较少见的不良反应包括口鼻干燥、体重增加、恶心、胃痛、鼻出血、口渴和皮疹,发生率均不足 5%。

偶见肝脏酶系升高和面部发热及呼吸困难。

因本品有催眠作用,故服用期间不宜驾车和机械操作。

不良反应大多轻微、短暂。仅 2% 患者需停药。

(八) 依巴斯汀

为哌啶类长效非镇静性第二代组胺 H_1 受体拮抗剂。在体内代谢为卡巴斯汀,对组胺 H_1 受体具有选择性抑制作用,能抑制组胺释放,对中枢神经系统的 H_1 受体拮抗作用和抗胆碱作用很弱

1. **药理及应用**　口服吸收较完全,极难通过血脑屏障,用药 1~2 小时起效,4~6 小时体内活性代谢产物卡巴斯汀达峰值,作用可维持 24 小时。变应性鼻炎一般于 1 周内达全效。食物因素对血药浓度无影响。卡巴斯汀大约 98% 与血浆蛋白结合,主要在肝脏经 CYP450 酶系统代谢,代谢产物绝大部分为卡巴斯汀,消除半衰期长达 14~16 小时,经尿(40%)、粪便(6%)排出。

用于季节性、常年性变应性鼻炎和慢性荨麻疹、湿疹、皮炎、痒疹及皮肤瘙痒症等。

2. **用法用量**　口服:12 岁以上儿童:1 次 1 片(10mg)或 2 片(20mg),一日 1 次;6~11 岁儿童:1 次半片(5mg),一日 1 次;2~5 岁儿童:常用量为 1 次 2.5mg,一日 1 次,本品适用于 2 岁以上儿童,对 2 岁以下儿童的安全性有待进一步验证

3. **不良反应**

(1)可见皮疹、水肿等过敏反应,但较罕见。

(2)罕见心动过速,尿潴留。

(3)偶见口干、恶心、呕吐、食欲亢进、腹泻及便秘等消化道症状。

(4)可引起肝功能异常,偶见转氨酶升高。

(5)偶可致困倦、头痛、头昏、嗜酸性粒细胞增多。

(九) 咪唑斯汀

咪唑斯汀又称为皿治林,本药属于哌啶类抗组胺药,为强效、高选择性组胺,H_1 受体拮抗剂,还可抑制活化的肥大细胞释放组胺及抑制炎性细胞的趋化作用,亦可抑制变态反应时细胞间黏附性分子 -1 的释放,具有抗组胺和抗过敏反应炎症介质的双重活性。在抗组胺剂量下没有抗胆碱能作用和镇静作用。

1. **临床应用**　本药为长效 H_1 受体拮抗药,适用于季节性变应性鼻炎、花粉症、常年性变应性鼻炎及荨麻疹等疾病。

2. **用法用量**　口服:12 岁以上儿童,推荐剂量为 1 次 10mg,每日 1 次。

3. **不良反应**

(1)偶见头痛、乏力、口干、胃肠功能紊乱(腹泻或消化不良)、低血压、焦虑、抑郁等。

(2) 偶见中性粒细胞计数减少、肝转氨酶升高、血糖和电解质(血钾)的轻度异常。

(3) 与某些抗组胺药合用时可见 Q-T 间期延长等心律失常。

(十) 卢帕他定

本药是一种长效抗组胺剂,通过选择性拮抗组胺 H_1 受体而发挥作用。在临床研究对照试验显示,10~80mg 的富马酸卢帕他定对于因组胺产生的红斑有显著疗效。

本药具有抗过敏作用,对因免疫系统或非免疫系统刺激引起的肥大细胞脱颗粒和对炎性介质细胞因子释放具有抑制作用,尤其是对肥大细胞和人类单核细胞的 TNF-α 释放的抑制作用。此外,体外和体内试验还发现该药物具有拮抗血小板活化因子(PAF)的作用。以上临床表现还有待于进一步的确定。

1. **临床应用** 季节性及长年性变应性鼻炎。

2. **用法及用量** 口服,每次 10mg,一日 1 次。

3. **不良反应** 常见症状:困倦、虚弱无力、疲乏;不常见症状:口干、咽炎、消化不良、食欲增加、鼻炎。

(十一) 阿伐斯汀

阿伐斯汀(acrivastine)为曲普利啶(triprolidine)的衍生物,可选择性地拮抗组胺 H_1 受体的作用,具有良好的抗组胺作用。因不易通过血脑屏障,故无镇静作用。也无抗毒蕈碱样胆碱作用。

口服后吸收良好,0.5 小时左右起效,血药浓度达峰时为 1~5 小时有少量在肝中被代谢,代谢产物仍具有药理活性。由尿排泄,原形药物占 80%。$t_{1/2}$ 为 1~5 小时。

1. **临床应用** 用于变应性鼻炎及荨麻疹等。

2. **用法及用量** 12 岁以上儿童口服:1 次 8mg,一日不超过 3 次。

3. **不良反应** 不良反应较少,偶可引起皮疹。

三、组胺 H_2 受体拮抗药

H_2 受体拮抗剂是弱碱性的水溶性盐酸盐,亲脂性低于 H_1 受体拮抗剂。早期 H_2 受体拮抗药研制的目的是抑制胃酸分泌,用于治疗消化性溃疡,并被证明是安全有效的。H_2 受体拮抗药的作用主要是竞争性地与 H_2 受体结合,但法莫替丁的作用机制是非竞争性的。目前使用的 H_2 受体拮抗剂均有较强的 H_2 受体拮抗作用,主要的不同之处在于药物动力学、副作用的不同。

关于 H_2 受体拮抗剂在变应性和免疫性疾病中的临床应用已有许多研究。尽管体外试验表明这些药物看起来是有前途的,但尚没有用于临床的药物。一般认为 H_2 受体拮抗药在治疗人类变应原所致的或组胺介导的疾病中的作用有限或不起作用。但也有例外,H_2 受体拮抗剂联合 H_1 受体拮抗剂用于治疗慢性特发性荨麻疹,效果比单纯用 H_1 受体拮抗剂要好。

四、组胺 H_3 受体拮抗药

组胺是一种在体内有着广泛生理效应的神经递质。目前已发现组胺有 H_1、H_2、H_3、H_4 四种受体,其中 H_3 受体是一种新型组胺受体。组胺 H_3 受体在体内分布广泛,中枢及外周(胃肠道、呼吸道、血管、心脏等)神经末梢均有分布,中枢神经系统分布较广而周围组织中则较少。它是一种突触前受体,在突触后膜也有分布。激活组胺 H_3 受体可抑制气道胆碱神经诱导的收缩作用,既能负反馈调节组胺的合成与释放,又能调节其他神经递质的释放,具有抗炎、抗损伤等作用。近年来,组胺 H_3 受体的分子克隆、分布分型、调节递质释放的作用机制以及其激动剂、拮抗剂的研究都有一定进展。

(一) 组胺 H_3 受体的作用

1. H_3 受体作为一种自身受体(autoreceptor),可以负反馈调节组胺的合成与释放,这种调节表现为一种负反馈释放的调节。H_3 受体对组胺高度敏感,激活 H_3 受体所需的组胺浓度比激活组胺 H_1 和 H_2 受体要低两个数量级。

2. 组胺 H_3 受体作为一种异源受体(heteroreceptor)可调节乙酰胆碱(Ach)、去甲肾上腺素(NE)、多巴胺(DA)、5-羟色胺(5-HT)、P 物质(SP)、谷氨酸(Glu)、γ-氨基丁酸(GABA)等神经递质的释放,从而产生广泛的生理效应。

3. 激活 H_3 受体可抑制胃肠道胆碱能神经和非肾上腺素能、非胆碱能神经末梢释放神经递质,使胃酸分泌减少,肠蠕动减慢,对胃肠道黏膜有保护作用。

4. 激活 H_3 受体可抑制人类支气管、豚鼠气道和回肠胆碱能神经末梢 Ach 的释放,从而抑制平滑肌收缩。

5. 激活 H_3 受体可抑制豚鼠交感神经末梢去甲肾上腺素(NE)的释放而使血管扩张;抑制大鼠纹状体中多巴胺的合成,调节垂体前叶素的释放,并参与生长激素抑制素的结合及效应的调节。

(二) 组胺 H_3 受体的作用机制

H_3 受体的作用机制目前尚不清楚,但已确定它是一种百日咳类毒素敏感的 G 蛋白耦联受体。Endou 等研究发现 H_3 受体可抑制豚鼠心脏交感神经末梢去甲肾上腺素的释放,且这种作用能被百日咳类毒素阻断,推测 H_3 受体通过与百日咳类毒素敏感的 G 蛋白相耦联,从而减弱钙电流,实现对去甲肾上腺素释放的调节。Brown 等在组胺能抑制大鼠齿状回谷氨酸释放的机制研究中也得出相似的结论。

研究表明,组胺作用于 H_3 受体,由 G 蛋白直接耦联,抑制钙离子通道,引起突触前钙离子内流减少,从而抑制谷氨酸释放。在此过程中,G 蛋白的 β、γ 亚单位可能起直接作用。组胺对神经元高电压激活钙通道的调制研究表明,组胺通过作用于 H_3 受体来抑制组胺能神经元中的 N 型和 P 型钙离子通道,最终导致自身释放减少。

(三) 组胺 H_3 受体拮抗药

组胺 H_3 受体拮抗药的研究起步较晚,最早发现的组胺 H_3 受体拮抗药是英普咪定(impromidine)和布立马胺(burimamide),在布立马胺化学结构基础上经改造而获得第一个高选择性的组胺 H_3 受体拮抗药—氨砜拉嗪,其作用比布立马胺强;对英普咪定进行化学结构改造得到 VUF9153 是目前最强的组胺 H_3 受体拮抗药,其作用比氨砜拉嗪强约 20 余倍。目前常用的 H_3 受体拮抗剂还有 Thio,clobenpropit,GT-2016,iodophenpropit 等,它们与 H_3 受体的亲和力和选择性都较高,易于透过血脑屏障,作用时间也较长($t_{1/2}>4$ 小时)。

近年来,组胺 H_3 受体拮抗药在治疗变应性鼻炎方面研究较多。变应性鼻炎是一种发病率较高、以鼻黏膜充血和鼻溢为特征的疾病,未经及时治疗常可导致鼻窦炎、中耳炎、鼻息肉和支气管哮喘等。抗组胺药主要是组胺 H_1 受体拮抗药是治疗变应性鼻炎的首选药物,但组胺 H_1 受体拮抗药不能完全减少鼻血流和鼻阻力、保持鼻通畅,常加用 α 肾上腺素受体激动药——减充血剂,但 α 肾上腺素受体激动药可引起高血压、烦躁不安、失眠等心血管、中枢神经系统的不良反应。组胺 H_3 受体拮抗药可阻断组胺 H_3 受体激活而介导的鼻血管扩张作用,从而达到减轻鼻充血、消除鼻塞的治疗效果。大量临床前研究发现,联合应用组胺 H_3 和 H_1 受体拮抗药对变应性鼻炎的治疗效果明显优于单用组胺 H_1 受体拮抗药。

虽然现已发现多种组胺 H_3 受体拮抗药,但主要作为重要工具药在组胺 H_3 受体的分布、药理特性等的研究工作中使用。至今还没有一个研究较成熟且上市用于防治疾病的组胺 H_3 受体拮抗药。

五、组胺 H_4 受体拮抗药

组胺 H_4 受体是组胺受体家族中最晚发现的受体,其主要特异性表达于肥大细胞、嗜酸性粒细胞、单核细胞、T 细胞等免疫细胞膜表面,目前研究发现其在 AR、AD 等免疫疾病中起调节作用,作用机制尚不完全明确。

(一) 组胺 H_4 受体的作用机制

组胺在多种细胞的免疫应答和炎性反应中起作用。已发现与炎症应答有关的很多细胞表达组胺 H_1、H_2、H_3 和 H_4 受体,因此组胺具有不同的生理效应。H_4 受体参与肥大细胞、嗜酸性粒细胞和树突状细胞(DC)的趋化作用,以及 T 细胞、树突状细胞细胞因子的产生。另外,体内研究显示 H_4 受体参与炎性反应和慢性瘙痒症的调节。

H_4 受体表达于各种 APC 上,通过下调促炎症细胞因子,如 IL-12、IL-27、肿瘤坏死因子 α、IFN-α 等和趋化因子如 CCL2、IL-8、CXCL10 等来参与免疫调节反应。在 H_4 受体主要介导下,组胺在树突状细胞中发挥多重效应,诱导人树突状细胞的趋化效应。且在 H_1 和 H_4 受体介导下,组胺可作用于树突状细胞促使人和小鼠 Th2 细胞极化。

H_4 受体可直接影响 T 淋巴细胞功能,诱导人 T 细胞产生趋化性,此过程亦由 H_1 受体参与。人单核细胞可通过 H_4 受体阻断人单核细胞趋化蛋白 1 的形成。

(二) 组胺 H_4 受体拮抗药

H_4 受体的发现及其在炎症中的功能增加了组胺在炎症、过敏和自身免疫性疾病中应用的潜力。动物模型中的结果表明,H_4 受体拮抗剂可用于治疗多种人类疾病,尤其是在一些已知组胺存在和 H_1 受体拮抗剂临床无效的疾病。另外还发现 H_4 受体与 H_1 受体功能的互补和交叉现象,提示两种受体可能有协同作用,H_1 和 H_4 受体拮抗剂联合应用效应也许能超出单独应用的效果。

研究发现在 AR 患者鼻黏膜中 H_4 受体表达显著增强,为 H_4 受体相关药物在 AR 治疗中的研究提供了基础。动物研究显示,H_4 受体拮抗剂不仅可以通过调节与 AR 相关细胞因子调节免疫反应,还可以缓解 AR 小鼠鼻部症状。H_4 受体可介导肥大细胞的趋化作用、嗜碱性粒细胞的迁移,使用 H_4 受体拮抗剂 JN7777120 可抑制以上作用。H_4 受体因其在 AR 及其相关疾病中的重要作用,有望成为 AR 治疗新靶点。

目前尚未见 H_4 受体拮抗剂用于治疗哮喘的临床试验报道,但在小鼠哮喘模型中显示了作用。哮喘模型小鼠的肺组织中发现组胺浓度比正常鼠高,使用高选择性受体拮抗剂或基因敲除阻断小鼠的 H_4 受体功能后,哮喘症状明显缓解。此外,特异性抗原抗体反应的降低显示 H_4 受体在免疫系统初始反应中起作用。

研究显示 H_4 受体可能是另外一种介导瘙痒的组胺受体。体内体外试验显示 H_4 体拮抗剂能有效减少 60% 的瘙痒或 IgE 介导的肥大细胞激活。同时抑制 H_1 受体和 H_4 受体具有叠加作用,可以完全消除组胺所引起的瘙痒。H_4 受体介导的反应并不依赖于肥大细胞,表明 H_4 受体通过在其他皮肤细胞上和传入神经的表达发挥其外周作用。

(高翔,张少华)

第三节　甲基黄嘌呤类药物

一、概述

茶碱(1,3- 二甲基黄嘌呤)、可可碱(3,7- 二甲基黄嘌呤)和咖啡因(1,3,7- 三甲基黄嘌呤)是三种重要的甲基黄嘌呤,可以作用于中枢神经系统、肾脏、心脏、骨骼肌和平滑肌。其中,茶碱对支气管平滑肌的选择性最高,茶碱及其衍生物是甲基黄嘌呤类药物中最有效的支气管扩张药。茶碱类药物可以解除支气管平滑肌痉挛、舒张支气管的作用已为几十年的临床实践所证实。然而,由于茶碱的支气管扩张作用不明显,显著的胃肠道、心血管和中枢神经系统不良反应,治疗剂量与中毒剂量较为接近,且个体差异性很大,限制了其临床应用。近年来,随着对哮喘病理生理研究的深入以及茶碱类药物解痉平喘作用机理的进一步阐明,制药工艺的改进,对茶碱类药物的药理作用有了新的认识,黄嘌呤类药物作为抗哮喘药物再次引起学者们的重视。

黄嘌呤类药物及其衍生物均能松弛支气管平滑肌,但其作用机制尚未完全阐明,最经典的理论认为是通过抑制磷酸二酯酶(PDE)的活性,提高细胞内环磷腺苷(cAMP)的水平而发挥支气管扩张作用。但茶碱对 PDE 抑制活性不强,选择性不高,因此人们对其进行结构修饰,合成了一系列类似物。目前已研制出的新一代用于治疗哮喘的黄嘌呤类药物,包括 Dyphylline(已在美国上市)、Bam ifylline、Doxofylline(已在欧洲获准上市)、Verofylline(现处于临床评价阶段)。在茶碱 3 位引入 4- 氯苯基得到口服治疗哮喘的药物 Arofylline 与茶碱比较,PDE-4 的抑制活性明显增强,但没有中枢神经刺激作用,对心脏无影响,是一种很有前途的黄嘌呤类化合物,现处于Ⅲ期临床;Isbufylline 是与 Arofylline 结构相似的 PDE-4 抑制剂,其 PDE-4 抑制活性较弱,与肾上腺素受体的亲和力低,在动物模型中没有显著的中枢神经系统和心血管副作用,能有效治疗哮喘,安全性和耐受性良好。V 11294A($IC_{50}= 200\sim300nmol/L$)是将黄嘌呤结构与 Rolipram 拼合用于治疗哮喘的强效 PDE-4 选择性抑制剂,口服吸收良好,无致吐作用,作用时间达 24 小时,现进入Ⅱ期临床研究阶段。

二、常用药物

(一) 茶碱

茶碱(Theophylline)是传统的甲基黄嘌呤类支气管扩张药,具有松弛支气管平滑肌和减轻气道炎症的双重效应。口服易吸收,血浆蛋白结合率约60%,有效血药浓度10~20mg/L。生物利用度和体内清除速率个体差异较大,90%左右茶碱经肝脏代谢转化,大部分以其代谢物形式从尿中排泄,10%左右以原形排出。茶碱对组胺和乙酰胆碱引起的迟发性哮喘气道反应(late asthmatic airways response,LAR)疗效显著,而对急性哮喘气道反应(early asthmatic airways response,EAR)疗效较差,其治疗哮喘、抑制支气管高反应性的作用机制目前尚不完全清楚。目前新观点认为,茶碱除具有扩张支气管的作用外,还具有抗炎作用和免疫调节作用。

1. 茶碱的药理作用

(1)支气管扩张作用:茶碱具有较强的支气管扩张作用,其强度虽不及 β_2 肾上腺素受体激动药强,但具有不受年龄影响、不发生低敏感现象或耐受现象的优越性。因此,对于应用 β_2 受体激动药疗效不显著的哮喘患者可采用茶碱治疗。

茶碱扩张支气管作用机制可能与以下几个环节有关:①抑制磷酸二酯酶,使气道平滑肌细胞内 cAMP 不易分解,细胞内 cAMP 水平升高,从而降低气道平滑肌张力,使气道扩张。②腺苷是强有力的收缩支气管介质,这种收缩作用是间接通过气道肥大细胞释放组胺及白三烯来实现的。治疗浓度的茶碱是腺苷受体(A1 和 A2)拮抗剂,能对抗内源性腺苷诱发的支气管收缩作用。③促进内源性肾上腺素和去甲肾上腺素释放,间接舒张支气管。④抑制平滑肌内质网 Ca^{2+} 释放,影响细胞外 Ca^{2+} 内流,降低细胞内 Ca^{2+} 水平。

(2)抗炎作用:茶碱对减轻支气管黏膜的炎症浸润虽远不及激素效果明显,但大量人体和动物实验结果表明,茶碱对过敏原激发引起的与气道炎症密切相关的迟缓反应有预防作用。动物模型研究也支持茶碱抑制肺的炎性反应,减轻支气管黏膜血浆渗出,减轻 C5PJ、DRZ 和抗原引起的支气管痉挛,减轻迟发反应时支气管镜、肺灌洗液中性粒细胞数和减轻黏膜水肿。茶碱对夜间发作的哮喘患者有效,可减轻夜间症状,从而间接证明该药的抗炎作用。

确切的抗炎作用机制尚不十分清楚,体外实验证实茶碱能灭活多种炎症细胞,能抑制抑制血小板活化因子(PAF)诱发的嗜酸性粒细胞(eosinophilic,EOS)的趋化;抑制中性粒细胞黏附毛细血管壁;抑制肥大细胞产生和释放前列腺素 E_2(PGE_2);在体外呈剂量依赖性地抑制 IgE 介导的肺肥大细胞释放组胺,使细胞内 cAMP 水平升高等,这些均与抗炎作用有关。

(3)免疫调节作用:茶碱可抑制过敏原诱发的 T 细胞释放淋巴因子(如 IL-2 等),抑制 γ- 干扰素诱导 IL-2 受体的表达,抑制 NK 细胞活性,抑制过敏原激发引起的 CD4/CD8 的比值,并使气道内淋巴细胞数目减少。

(4)茶碱可增强通气功能:改变对低氧血症与高碳酸血症的反应性。这些作用亦依赖于茶碱的腺苷拮抗作用。因腺苷静脉或鞘内注射可抑制膈神经传导,茶碱能阻断其抑制作用。

2. 临床应用

(1)慢性反复发作哮喘:采用茶碱治疗慢性反复发作性哮喘,在西方国家有较大争议,在美国(NIH)及联合国世界卫生组织编写的"哮喘防治的全球战略"中,茶碱仅列为第二线的辅助治疗药物(特别是中重度哮喘)。在我国茶碱仍为治疗慢性症状性哮喘的第一线药物,常规使用剂量 6~10mg/(kg·d)。

茶碱应用的适应证:部分学者认为茶碱可用于慢性症状性哮喘的治疗,特别是有下列3 个指征之一者:①对于学龄前儿童等使用吸入皮质类固醇有困难者;②患者更愿接受口服治疗者;③常规皮质类固醇吸入不能控制症状而需附加用药者。亦有不少学者强调茶碱能防治夜间哮喘发作,并认为缓释或控释茶碱片其药效持续时间长,血药浓度平稳,较口服缓释型 β₂ 激动剂更有效。

(2)哮喘急性发作:茶碱的松弛支气管平滑肌作用不及 β₂ 受体激动剂,起效慢,一般宜选用吸入型 β₂ 受体激动剂。但由于在重症哮喘或哮喘急性发作时,呼吸浅促,气道阻塞,实际吸入 β₂ 激动剂的量极少,加之部分气道对 β₂ 激动剂无反应,故茶碱可用于哮喘急性发作的治疗。常规剂量以 4~5mg/kg 的负荷剂量作即时静脉推注,时间不短于 20 分钟,此后24~48 小时之内以 0.5~0.7mg/(kg·h)维持。

(3)睡眠呼吸暂停综合征(sleep apnea syndrome,SAS):哮喘对睡眠质量有一定影响,茶碱可明显减少睡眠时呼吸暂停和通气不足发作的次数,对 SAS 患者有一定的治疗效果。

3. **不良反应**　茶碱的不良反应发生率与血药浓度密切相关,血药浓度超过治疗水平(>20mg/L)时,易发生不良反应。常见的不良反应为胃肠道刺激症状和中枢神经系统兴奋反应,如:头痛、恶心、失眠、易激动等,也可有消化不良、震颤、头晕等。血药浓度超过 35mg/L,可出现心动过速、心律失常、惊厥、昏迷等严重反应。药物过量可致肌球蛋白尿及急性肾衰竭的致命危险,应予以足够重视。

4. **注意事项**　茶碱的起始剂量不应超过 400mg/d,最安全的方法是由 1/2 或 1/3 剂量开始,逐步增加剂量以使不耐受性降到最低水平。有癫痫发作史、心律不齐、左心衰竭、肝脏疾病、心血管状态不稳定、败血症时,应避免使用茶碱;使用西咪替丁、环丙沙星、红霉素等药物时,甲状腺功能减退、肺心病、长期发热患者,应减少茶碱应用剂量。

(二) 氨茶碱

氨茶碱(aminophylline)为茶碱和乙二胺的复合物,含茶碱 77%~83%。药理作用主要来自茶碱,乙二胺使其水溶性增强(较茶碱水溶性大 20 倍)。水溶液呈碱性,局部刺激性大,口服易引起胃肠道刺激症状。本品口服生物利用度为 96%,有效血浓度为 10~20μg/ml,血浆蛋白结合率约 60%,80%~90% 药物在体内经肝脏代谢,正常人 $t_{1/2}$ 为 7~11 小时。本品特点是可制成注射剂,便于静脉给药。

1. **药理作用**

(1)抑制磷酸二酯酶,松弛支气管平滑肌,减轻支气管黏膜的充血、水肿。

(2)作用于心血管:直接兴奋心肌,加强心肌收缩力,增加心输出量;舒张冠状动脉、外周血管和胆管。

(3)作用于呼吸肌:增强呼吸肌的收缩力,减少呼吸肌疲劳。

(4)作用于肾脏:增加肾血流量,提高肾小球滤过率,抑制肾小管对水和钠的重吸收,显示利尿作用。

(5)中枢神经兴奋作用。

2. **临床应用**　平喘,主要用于治疗支气管哮喘、喘息型慢性支气管炎,与 β₂ 受体激动剂合用可提高疗效;在急性重度哮喘和哮喘持续状态采用氨茶碱静脉注射或静脉滴注,可以迅速改善喘息和呼吸困难等症状。还可用于心源性哮喘、急性心功能不全等疾病的治疗。

儿童:口服每次 3~5mg/kg,一日 3 次,极量一次 0.5g,一日不超过 1g;静脉注射每次 2~4mg/kg;静脉滴注:一般用量,一次 2~3mg/kg,以 5% 葡萄糖注射液 500ml 稀释后静脉滴注。

3. **用药注意**

(1)静脉滴注过快或浓度过高,可引起心悸、心律失常、血压下降、惊厥等严重反应,必须稀释后缓慢注射。

(2)口服对胃黏膜有刺激,可致恶心、呕吐,宜饭后服药或服用肠衣片减轻局部刺激症状。

(3)肌内注射可引起局部红肿、疼痛,现已少用。

(4)剂量不宜过大,过大时产生谵妄、惊厥,可用镇静药对抗。

(5)急性心肌梗死伴血压显著降低者忌用。

(三) 二羟丙茶碱

二羟丙茶碱(diprophylline)又名喘定(glyphylline)、甘油茶碱(neothylline)。口服生物利用度约为 70%,$t_{1/2}$ 约 2 小时。在体内不代谢为茶碱,基本上以原形自尿中排出。其支气管扩张作用较氨茶碱弱,约为氨茶碱的 1/10,临床疗效不及氨茶碱。但本品特点为对胃肠道刺激小,口服耐受性较好;虽有头痛、失眠、心悸、恶心、呕吐等不良反应,较氨茶碱轻,对心脏的副作用小,故特别适用于因胃肠道刺激症状明显不能耐受氨茶碱或伴有心动过速不宜用氨茶碱的哮喘患者。

常用量:儿童口服每次 4~5mg/kg,一日 2~3 次;肌内注射:每次 5mg/kg;静脉滴注:每次 10~20mg/kg,以 5%~10% 葡萄糖注射液稀释至 1~2mg/ml 后滴入。

(四) 其他常用茶碱类平喘药

其他常用茶碱类平喘药,见表 2-5。

表 2-5　其他常用茶碱类平喘药

药名	制剂	药理及应用	用法	注意
胆茶碱(choline theophylline)	片剂:0.1g	作用与氨茶碱相似,口服易吸收,对胃肠道刺激性小,对心脏和中枢神经系统作用不明显。适用于支气管哮喘患者、心功不全、心绞痛等患者	口服:儿童每次 50~150mg,一日 3 次	偶有口干、恶心、心悸、多尿等副作用

续表

药名	制剂	药理及应用	用法	注意
赖氨酸茶碱（lysine theophylline）	片剂：182mg（含无水茶碱100mg） 滴剂：72.5mg（含无水茶碱40mg）	作用及应用与氨茶碱相似，是儿科治疗哮喘的常用药，药理作用同氨茶碱	4岁以上儿童：4~5mg/kg； 6个月~4岁：3~4mg/kg； 6个月以下幼儿：2~3mg/kg	剂量过大，易有胃肠道反应及激动、不安；禁用于低血压及本品过敏者；肝病、心衰患者慎用或减量

（高翔，张少华）

第四节　β肾上腺素受体激动剂

一、概述

人体 β 肾上腺素受体是七大跨膜受体家族成员之一，由位于第 5 号染色体上的基因编码。β 肾上腺素受体分为 $β_1$、$β_2$、$β_3$ 3 个亚型，三者之间存在 65%~70% 的同源性。其中 $β_2$ 受体广泛分布于呼吸道，尤其是气道平滑肌内。$β_2$ 受体激活后启动的细胞内信号转导大部分通过三聚体 Gs 蛋白与腺苷酸环化酶耦联调节。环磷腺苷（cAMP）对肌肉调节蛋白进行磷酸化，并降低细胞 Ca^{2+} 浓度，进而诱导气道的舒张（图 2-1）。

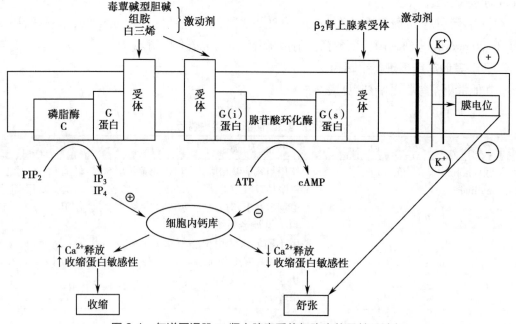

图 2-1　气道平滑肌 $β_2$ 肾上腺素受体细胞内信号转导途径

　　人体肺部的放射自显影研究显示,β₂ 肾上腺素受体分布广泛,不仅分布于气道平滑肌中,而且分布于诸如纤毛上皮细胞、肥大细胞、血管内皮细胞、肺泡 Ⅱ 型细胞、杯状细胞及其他分泌性上皮细胞,在支气管哮喘的发病及治疗中有着重要作用。气道 β 肾上腺素受体有 β₁ 与 β₂ 两个亚型(其效应见表 2-6),人体内 90% 以上是 β₂ 受体。β₂ 受体的密度随着气道分级的增加而提高,肺泡区密度最高。小气道中分布的 β₂ 受体多于大气道。目前 β₂ 受体的基因已被克隆和序列化,且已证实人类 β₂ 受体基本结构中存在的遗传多态性(genetic poly-morphism),不仅能引起 β₂ 受体表型功能的改变,而且影响哮喘的发生与治疗。由此可见,β₂ 受体与支气管哮喘的关系最为密切。在 β 受体激动剂中,药物对 β₂ 受体的选择性越高,平喘作用越好,副作用越小。选择性 β₂ 受体激动剂是近 20 年来抗哮喘药物的研究与开发过程中发展最快的一类药物,是哮喘对症治疗的首选药,在哮喘药物治疗中占有重要的地位。

表 2-6　β 肾上腺素能受体在呼吸道的功能

效应细胞	受体类型	效应
气道平滑肌细胞	β₂	平滑肌松弛、支气管扩张、对抗气道重塑
肥大细胞	β₂	抑制组胺、LTG4、SRS-A 等过敏介质的释放
淋巴细胞	β₂	提高细胞内 cAMP 水平,抑制 IL-2 合成与 IL-2 受体表达
纤毛上皮细胞	β₂	增强纤毛运动,促进 Na^+ 吸收与 Cl^-、H_2O 的排出,增强黏液清除
杯状细胞及其他分泌上皮细胞	β₁、β₂	促进黏液分泌,增加黏液中黏蛋白量和水分
黏膜下腺体细胞	β₁	促进黏液分泌
血管内皮细胞	β₂	降低血管通透性,抑制组胺引起的蛋白质和水分从肺血管外渗
血管平滑肌细胞	β₁	松弛血管平滑肌
Ⅰ 型肺泡细胞	β₁	增加液体再吸收
Ⅱ 型肺泡细胞	β₂	促进肺表面活性物质的合成与分泌
胆碱神经	β₂	减少乙酰胆碱释放
感觉神经	β₂	减少神经肽释放

　　目前临床所用的 β 受体激动剂最初来源于肾上腺素,经结构改造而成。按化学结构分类,可分为:儿茶酚胺类:肾上腺素、异丙肾上腺素和多巴胺;羟喹啉类:丙卡特罗;间羟酚类:特布他林;前体药:班布特罗;加氯加胺:氯丙那林、克化特罗;水杨醇类:沙丁胺醇;加长侧链:福莫特罗,沙美特罗。依据对 β 受体兴奋的选择性,可分为:对 α、β 受体都有激动作用的 α、β 肾上腺素受体激动剂;主要激动 β 受体(包括 β₁、β₂ 受体)的 β 肾上腺素受体激动剂;选择性 β₂ 受体激动剂。

　　β 受体激动剂控制哮喘症状较其他类型的药物强,但此类药物仍有其缺点,例如可能引起骨骼肌震颤,血乳酸及丙酮酸增高、低血钾等代谢紊乱,长期用药易出现耐受性、使支气管高反应性增加,病情恶化等。随着分子生物学技术的不断进步,人们对 β 肾上腺素受体的结构、分布、信号转导机制、自身调节机制、$β_2$ 受体激动剂的作用机理等进行了一系列深入研究,β 受体激动剂作为一种支气管扩张剂在控制哮喘症状方面有其不可替代的作用,本类药物的研制仍是目前哮喘治疗的一个主要研究方向。

二、选择性 $β_2$ 受体激动剂

(一) $β_2$ 受体激动剂的分类

1. 按疗效持续时间分类

(1)短效类:如沙丁胺醇(羟甲叔丁肾上腺素)、奥西那林(间羟异丙肾上腺素)、双氯醇胺、氯丙那林等十余种。这类药物的疗效持续时间较短,能迅速缓解支气管痉挛,可解除急性哮喘症状。口服给药通常维持 3~6 小时,吸入给药 3~4 小时。

(2)中效类:如特布他林、菲诺特罗、托布特罗、班布特罗、妥洛特罗等。这类药物对 $β_2$ 受体的选择性更高,作用持续时间更长,副作用较少,是目临床应用最为广泛的一类药物。口服给药通常维持 6~10 小时,吸入给药 4~5 小时。

(3)长效类:如丙卡特罗、沙美特罗、福莫特罗等。选择性更高、激动效应强度更大,作用持续时间更长。这类药物有沙美特罗和福莫特罗。沙美特罗对人的支气管舒张作用是沙丁胺醇的 16 倍,对 $β_2$ 受体的选择性是沙丁胺醇的 2 000 倍,特别适合控制夜间哮喘或慢性哮喘的病情,但因起效时间缓慢,故不适合快速缓解哮喘急性症状(表 2-7)。

表 2-7　常用 β- 受体激动剂的受体选择性及其临床药效学

药物	受体选择性			作用强度	作用时间 (h)	给药途径		
	$β_2$	$β_1$	$α$			口服	吸入	注射
特布他林	++	−	−	3	4~6	+	+	+
菲诺特罗	++	+	−	4	4~6	+	+	−
沙丁胺醇	++	−	−	4	4~6	+	+	+
氯丙那林	+	±	−	3	4	+	+	+
克仑特罗	+++	−	−	4	6~8	+	+	+
丙卡特罗	+++	−	−	4	9	+	+	−
福莫特罗	+++	−	−	4	12	+	+	−
沙美特罗	+++	−	−	4	>12	+	+	−
肾上腺素	+++	+++	+	3	1~2	−	+	+
异丙肾上腺素	+++	+++	−	4	1~2	−	+	−

2. 按制剂类型分类

(1)气雾剂,包括手持定量雾化吸入器(MDI)和雾化用水剂。

(2)干粉吸入剂。

(3)口服片剂。

(4)静脉注射剂。

(二)β_2受体激动剂药理作用及其作用机制

1. 松弛支气管平滑肌 β_2受体激动剂有较强的支气管扩张作用,约为氨茶碱的1 000倍。药物主要通过激动呼吸道的β_2受体,β_2受体是一种G⁻蛋白偶联受体,细胞外的底物与G⁻蛋白偶联受体结合后,激活气道平滑肌细胞膜上腺苷酸环化酶,使细胞内的cAMP含量增加,并以此为第二信使,始动级联反应,产生生物效应;另一方面β_2受体激动剂还可以刺激钙泵,使Ca^{2+}从细胞内进入肌浆网储存或排出细胞,通过降低细胞内游离Ca^{2+}浓度,使肌细胞膜电位稳定,支气管平滑肌松弛。

2. 对炎症细胞的作用

(1)β_2受体激动剂可与肥大细胞膜上的β_2受体结合:抑制肥大细胞释放组胺、过敏性慢反应物质(slow reacting substance of anaphylaxis,SRS-A)、LTG4等炎症介质;抑制嗜酸性粒细胞释放血小板活化因子、LTC4、前列腺素D_2等活性物质;抑制嗜碱性粒细胞释放组胺、LTG4、IL-4、IL-3等炎性介质,减轻黏膜充血、水肿,减少黏液分泌,解除支气管痉挛、降低气道高反应性。其介质释放的抑制作用是色甘酸钠的2 000~30 000倍。

(2)上皮细胞:体外实验证明,豚鼠的支气管上皮去除后,β受体激动剂产生的气道平滑肌松弛作用减弱,提示支气管上皮存在对β受体刺激产生反应的平滑肌松弛因子,上皮释放的这些因子能够增强β受体激动剂对支气管平滑肌的作用。

(3)内皮细胞:哮喘时由于血管内皮细胞收缩,造成血管裂隙,从而血浆渗出血管外,气道壁水肿。应用β受体激动剂后可拮抗内皮细胞收缩,并有抗水肿作用。其中福莫特罗的作用最强,但其作用强度不及糖皮质激素。

(4)淋巴细胞:人T淋巴细胞膜存在β_2受体,该受体耦联腺苷酸环化酶。刺激淋巴细胞的β_2肾上腺素受体,使cAMP增加,而且能减少促有丝分裂原刺激引起的淋巴细胞增生,抑制IL-2的产生,阻断活化淋巴细胞IL-2的表达。因此β_2肾上腺素受体激动剂能够使淋巴细胞出现β_2肾上腺素受体低敏感现象。β_2肾上腺素受体可抑制淋巴细胞增殖、淋巴因子的产生、淋巴因子受体的表达及抗体形成。哮喘时,淋巴细胞β_2受体的密度和功能,随着疾病的严重程度而降低,但经β_2受体激动剂治疗后有所改善。

(5)嗜酸性粒细胞:虽然嗜酸粒细胞膜存在着β_2受体,并耦联腺苷酸环化酶,但是β_2受体激动剂对嗜酸粒细胞炎性介质的释放无明显的抑制作用。

3. 促进纤毛清除运动 β_2受体激动剂可促进黏液的分泌,改变黏液的性质,增加黏蛋白量和水分;同时增强纤毛的摆动频率和运输速率,防止变应原诱发的纤毛运输速率抑制现象,促进气道痰液的排出。

4. 其他

(1)镇咳作用:口服沙丁胺醇,可以减少健康志愿者水或生理盐水诱发咳嗽的频率。丙卡特罗具有明显的镇咳作用,临床上用于不同原因引起的慢性咳嗽治疗。

(2)心血管系统作用:一般而言,治疗剂量的β_2受体激动剂对心血管系统无明显的影响。大剂量时可增加心率、升高收缩压、降低舒张压,但对心搏出量与射血时间影响很小

（3）代谢作用：β肾上腺素受体受到刺激以后，血浆葡萄糖、乳酸、丙酮酸和游离脂肪酸水平均可升高，而同时血清钾降低，后者与细胞膜相关钠 - 钾泵受到刺激有关。β受体激动剂可激动骨骼肌细胞膜上 Na^+-K^+-ATP 酶，促进钾离子进入胞内，使血浆钾水平降低。严重的低钾血症可诱发心律失常。$β_2$ 受体激动剂可刺激脂肪细胞膜上 β 受体，促进脂肪分解代谢，使血中非酯化脂肪酸水平增高；β 受体的刺激可促进肝内糖原分解，而使血糖升高。

（4）中枢神经系统作用：动物实验显示，$β_2$ 受体激动剂具有抗抑郁作用。

（5）骨骼肌作用：β肾上腺素受体激动剂比较常见的不良反应是震颤，这是由于骨骼肌的慢收缩纤维上存在 $β_2$ 肾上腺素受体，$β_2$ 受体激动剂可兴奋该受体，使其收缩加快，力量增强，破坏快收缩纤维与慢收缩纤维之间的融合现象，从而引起骨骼肌震颤。好发部位为四肢、面颈部、骨骼肌。轻者感到不适，重者可影响生活和工作，手不能握物，脚不能行走。交感神经功能亢进的患者更易发生这种不良反应。

（三）$β_2$ 受体激动剂的耐受性问题

$β_2$ 受体激动剂支气管保护作用（bronchoprotective action）是指其对乙酰胆碱、组胺等不同刺激引起的气道收缩反应具有保护作用。通过大量临床观察发现，反复应用 $β_2$ 受体激动剂对其支气管保护作用可产生耐受性。耐受性（tolerance）是指 $β_2$ 受体反复接触 $β_2$ 受体激动剂后可引起功能的变化，效应可逐渐减弱，增加用药剂量有时仍可达到同等的效应。耐受性发生的机制尚未完全阐明，可能涉及多种因素及多个环节：

1. 磷酸化反应是受体去敏感，即 $β_2$ 受体被磷酸化，阻断了其与 G- 耦联蛋白的连接，从而形成负反馈效应。

2. 受体"隔离"（receptor sequestration）当细胞暴露于激动剂一段时间后，细胞表面的 $β_2$ 受体就会被转移至亚细胞结构内，这一过程被称为隔离。这种情况出现在细胞暴露于激动剂 30 分钟。细胞表面发生上述变化的数量依细胞类型不同而异。如果某种细胞（如淋巴细胞）本身的 $β_2$ 受体储备不多，加上"隔离"过程可以减少细胞表面 60% 的 $β_2$ 受体。"隔离"这一过程的关键是受体被激动剂占有，而不依赖于第二信号，cAMP 及类似物不能诱导这一过程。

3. 受体下调当受体暴露于激动剂数小时后，大量受体将会丢失，即受体下调。这一反应通常开始于受体暴露于激动剂后 3~6 小时，在 18~24 小时将达到稳态。受体下调可以丢失 90% 的受体，也是激动剂辅助的 $β_2$ 受体发生长期"去敏感"的主要机制。下调的机制为受体产量的减少及受体蛋白降解的加快。在激动剂存在时受体产量的下降主要是由于 $β_2$ 受体信使 RNA 失去稳定性。

（四）选择性 $β_2$ 受体激动剂的合理应用

1. 呼吸道病变时，咳、痰、喘和阻塞症状往往同时并存，治疗时宜针对主要症状选药。为取得协同的疗效，常以几种对症药联合用药（糖皮质激素、组胺受体拮抗剂、磷酸二酯酶抑制剂、镇咳药等）。同时根据病因采取相应的抗感染、抗过敏、增强机体免疫功能等措施，以控制炎症，消除呼吸道阻塞，改善通气功能。

2. 药物的选择

（1）在急性哮喘发作的初始，宜用短效的 $β_2$ 受体激动剂雾化吸入，每间隔 20 分钟吸入 1

个剂量,总计 1 小时;如为重度发作,主张雾化吸入 β_2 受体激动剂和抗胆碱药。但短效的每日使用次数应予控制,需要间歇使用,不宜长期、过量使用,否则可引起低血钾、骨骼肌震颤、心悸、心律失常。

(2) 为预防或控制夜间或清晨哮喘发作,首选长效制剂,亦可选用缓释型或控释型。

(3) 对慢性哮喘患者,为控制病情或为减少药物副作用、增强抗炎效果,宜首选长效制剂。

(4) 优先选择气雾剂,维持治疗次选丙卡特罗、特布他林的控释、缓释制剂。哮喘严重发作,气道阻塞影响吸入治疗效果,可经口服或静脉给药。

3. 避免长期、反复、单一、大剂量单独使用 β_2 受体激动剂

(1) 可使细胞膜表面 β_2 受体数量和 / 或功能降低,即产生 β_2 受体"快速减敏"或"下调现象",其形成过程与药物应用时间长短有关,合并使用肾上腺皮质激素可改善 β_2 受体激动剂的快速减敏。

(2) 加剧气道高反应性(AHR),加重气道炎症,引起反常性支气管痉挛,影响肺功能,增加哮喘死亡率。

(3) 对心血管的影响: β_2 受体激动剂可兴奋心脏的 β_1 受体,使患有心血管疾病的哮喘患者发生心律失常或心肌缺血,心血管副作用依次为吸入制剂<口服制剂<注射制剂。

(4) 吸入剂的使用正确与否,直接关系到疗效的发挥,应用时宜按下列步骤进行:①尽量将痰液咳出,或将口腔内食物咽下;②用前将气雾剂摇匀,手持气雾剂,通常是倒转位置拿;③将双唇紧贴近喷嘴,头稍微后倾,缓缓呼气尽量让肺部的气体排尽;④在口部缓慢吸气,于深呼吸的同时揿压气雾剂阀头,使舌头向下,并继续吸气;⑤屏住呼吸约 10~15 秒,后用鼻子呼气,以增加药物在呼吸道和肺部的沉积;⑥用温水清洗口腔或用 0.9% 氯化钠溶液漱口,喷雾后及时擦洗喷嘴。

4. 注意药物的禁忌证 对甲状腺功能亢进者、高血压、心脏病、糖尿病、妊娠及哺乳妇女,连续或过量使用可导致心律失常或心搏骤停。

三、常用的 β_2 受体激动剂

(一) 沙丁胺醇

1. 药理特点 选择性激动支气管平滑肌上的 β_2 受体,有较强的扩张支气管、解除支气管痉挛的作用,是目前最常用的平喘药。沙丁胺醇扩张支气管的作用比异丙肾上腺素强约 10 倍,本品对心脏的 β_1 受体作用弱,增加心率的副作用仅为异丙肾上腺素的 1/10。

因不易被消化道的硫酸酯酶和组织中的儿茶酚胺代谢相关酶类氧甲基转移酶(Catecholamine oxymethyltransferase,COMT)破坏,故本品口服有效。口服后易吸收,但存在肝脏首关代谢。口服生物利用度为 30%,服药后 15~30 分钟起效,2~4 小时作用达高峰,持续 6 小时以上;气雾吸入的生物利用度仅为 10%,吸入后 1~5 分钟起效,1 小时作用达高峰,持续 4~6 小时。药物大部分在肠壁和肝脏代谢,主要经尿排出体外。

2. 临床应用 用于缓解哮喘或慢性阻塞性肺疾病、其他因素引起的支气管痉挛、预防运动诱发的哮喘、或其他过敏原诱发的支气管痉挛。制止发作多用气雾吸,预防发作则可

口服。

儿童用量：

(1)口服：① 1 个月 ~2 岁，一次 0.1mg/kg，一日 3~4 次，一次最大剂量不超过 2mg；② 2~6 岁，一次 1~2mg，一日 3~4 次；③ 6~12 岁，一次 2mg，一日 3~4 次；④ 12~18 岁，一次 2~4mg，一日 3~4 次。

(2)吸入：气雾剂，儿童缓解症状或运动及接触过敏原之前 10~15 分钟给药，一次 0.1~0.2mg；在急性发作时第一小时内可每 20 分钟给药 1 次，共连续 3 次，此后按需每 2~4 小时给药。

(3)溶液：主要用来缓解急性发作症状。12 岁以下儿童的最小起始剂量为一次 2.5mg，用氯化钠注射液 1.5~2ml 稀释后，由驱动式喷雾器吸入；在急性发作时第一小时内可每 20 分钟给药 1 次，共连续 3 次。此后按需每 2~4 小时给药。

3. 用药注意

(1)本品在激动支气管平滑肌上的 β_2 受体的同时，也可激动机体内其他部位(如骨骼肌)的 β_2 受体，同时对 β_1 受体也有较弱的激动作用，可引起一系列不良反应。口服时约有 30% 出现肌肉震颤；大剂量用药可引起心率增快；过量用药可致低钾血症。少数人可有恶心、头痛、兴奋、口干、失眠等副作用。

(2) β 受体拮抗剂如普萘洛尔能拮抗本品的支气管扩张作用，不宜合用；与其他 β 受体激动剂合用，可增加疗效也可导致毒性反应，应加注意。

(3)长期用药可产生耐受性，不仅疗效降低，还可使哮喘加重。

(4)禁用于拟交感神经药物过敏者、甲状腺功能亢进及心律失常患者；心血管功能紊乱、糖尿病、高血压患者慎用。

(二) 特布他林

1. 药理特点 支气管扩张作用与沙丁胺醇相近，特布他林是选择性 β_2 受体激动剂，本品口服 5mg 的疗效与沙丁胺醇 4mg 相当。气雾吸入或静脉注射 0.5mg 的疗效与沙丁胺醇 0.25mg 相当。对心脏的 β_1 受体作用仅为异丙肾上腺素的 1/100，但大量或注射给药时仍有明显的心血管系统副作用。

本品口服生物利用度仅 10% 左右；口服后 30 分钟起效，2~4 小时作用达高峰，持续 4~7 小时；对夜间发作哮喘，口服给药的平喘作用较沙丁胺醇为佳；皮下注射后 5~15 分钟起效，0.5~1 小时作用达高峰，持续 1.5~4 小时；哮喘急性发作病例，本品皮下注射能迅速控制症状，不良反应较肾上腺素少见，患者易耐受，故经常应用来替代肾上腺素；气雾吸入仅 10% 的药物从气道吸收，吸入后 5~15 分钟迅速起效，作用持续 4~6 小时。

2. 临床应用 用于支气管哮喘、喘息性支气管炎、慢性阻塞性肺疾病的支气管痉挛。哮喘急性发作病例，本品皮下注射能迅速控制症状；对夜间哮喘发作，口服给药的平喘作用较沙丁胺醇为佳。

儿童用量：

(1)口服：0.065mg/kg，一次总量不超过 1.25mg，一日 3 次。

(2)吸入：①气雾剂：一次 0.25~0.5mg，一日 3~4 次，24 小时内的总量不应超过 6mg

(24喷);②雾化液:20kg以上儿童,一次5ml,一日3次。20kg以下的儿童,一次2.5mg,一日3次,不应超过4次;③粉雾剂:一次0.25~0.5mg,每4~6小时一次,严重者可增至一次1mg,一日最大量不超过4mg,需要多次吸入时,每吸间隔时间2~3分钟。

3. 用药注意

(1)心功能严重损伤者禁用;高血压病、冠心病、甲亢、糖尿病患者慎用。

(2)少数患者出现口干、头痛、心悸、手指震颤等不良反应。

(三)氯丙那林

1. 药理特点 盐酸氯丙那林(Clorprenaline)又称氯喘通、氯喘、邻氯喘息定、邻氯异丙肾上腺。为选择性β₂受体激动剂,但对β₂受体选择性低于沙丁胺醇,有明显的支气管扩张作用,对心脏的兴奋作用较弱,仅为异丙肾上腺素的1/3。口服后15~30分钟生效,约1小时达最大效应,作用持续4~6小时。气雾吸入5分钟左右即可见哮喘症状缓解。

2. 临床应用 用于支气管哮喘、哮喘型支气管炎、慢性支气管炎合并肺气肿,可止喘并改善肺功能。

(1)口服:每次5~10mg,一日3次。预防夜间发作可于睡前服5~10mg。

(2)气雾吸入:每次6~10mg。

3. 不良反应 用药初1~3日,个别患者可见心悸、手指震颤、头痛及胃肠道反应。继续服药,多能自行消失。心律失常、高血压、肾功能不全、甲状腺功能亢进患者慎用。

(四)海索那林

1. 药理特点 海索那林(hexoprenaline)又称六甲双喘定、息喘酚、己双肾上腺素,选择性β₂受体激动剂,平喘作用似异丙肾上腺素且持久。其心脏兴奋作用仅及异丙肾上腺素的1/10。用于支气管哮喘,尤适用于伴有高血压者。

2. 用法用量 儿童:口服,每次0.02mg/kg,一日3次。

3. 不良反应 少数人有心悸、震颤、头痛、恶心、食欲缺乏等不良反应。

(五)非诺特罗

非诺特罗(fenoterol)为间羟异丙肾上腺素(异丙喘宁)的衍生物,是目前临床上较为常用的中效类β₂受体激动剂之一。与沙丁胺醇、特布他林相比,对β₂受体的选择性较差,其支气管扩张效应比沙丁胺醇稍弱,但持续作用时间长于沙丁胺醇,可达6~8小时,药物最终以无活性的硫酸结合物形式从尿和胆汁排泄。临床上主要用于吸入治疗,对儿童支气管痉挛有较好的疗效。气雾吸入后3分钟起效,1~2小时达作用高峰,舒张支气管的作用可达4~5小时。

儿童常用吸入剂量为每次50μg/kg,每日3次。

本品对β₁受体有一定激动作用,心血管系统不良反应的发生率较高,可引起心动过速、心律失常及低钾血症,甚至可引起猝死,久用可产生耐药性,因此本品目前已少应用。

(六)妥洛特罗

妥洛特罗(tulobuterol)又称托布特罗。本品为选择性β₂受体激动剂,具有较强而持久的支气管平滑肌舒张作用。口服的平喘作用强于沙丁胺醇和氯苯那林。雾化吸入皮下注射的平喘作用弱于沙丁胺醇和异丙肾上腺素。

口服后吸收迅速,主要分布于肝、肾、消化道和肺部。服药后起效快,约1小时血药浓度达峰值,6小时后出现第二峰值。48小时内从尿和粪便中排出服药剂量的90%以上,体内不积蓄。

本品的作用时间较长,可达8~10小时,该药还有一定的抗过敏、促进支气管纤毛运动和止咳作用。

儿童每日0.04mg/kg,分两次口服或遵医嘱。

（七）沙美特罗

沙美特罗（salmeterol）为沙丁胺醇的衍生物,是一种新型的长效选择性β_2受体激动剂。

1. 药理特点　沙美特罗的分子结构与沙丁胺醇相比,活性结构相同。它与β_2受体的亲和力实际上不及沙丁胺醇,但它比沙丁胺醇多一条带有10个碳的非极性长侧链,该长侧链可与β_2受体旁的特异疏水性基团紧密结合,使其活性结构能够较长时间停留在作用位点上,并与β_2受体相互作用。因此构成其作用持续时间长的突出特点,可产生12小时的支气管扩张效应,有效地控制夜间哮喘和运动性哮喘的发作。但该药吸入后起效慢,需10~20分钟才起作用,因此不适于哮喘急性发作。

研究表明沙美特罗具有明显的抗炎作用,在人致敏肺组织,本品能抑制由变应原诱发的组胺、PGD_2与白三烯C_4、D_4、E_4的释放,降低血管通透性作用。有报道哮喘患者吸入沙美特罗可改善支气管黏膜的炎症反应,并使支气管灌洗液中嗜酸粒细胞释放的阳离子蛋白含量明显减少,降低气道对组胺的反应性。

本品还能抑制由变应原诱发的气道高反应性。对抗原诱发的速发性和迟发性气道痉挛反应均能拮抗,但亦有认为沙美特罗拮抗迟发性气道痉挛反应是其长效气道扩张作用的功能拮抗,不是其抗炎作用的结果。

2. 临床药效学　本品是长效选择性β_2受体激动剂。具有明显的气道扩张作用,而心血管效应极少。吸入后约15分钟起效,较福莫特罗起效慢,3~4小时作用达高峰,作用可持续12小时以上,较福莫特罗更持久。吸入50μg,每日2次,其平喘效果优于吸入沙丁胺醇200μg,每日4次,或吸入特布他林500μg,每日4次的疗效。

沙美特罗对支气管平滑肌舒张作用的主要特点是作用持续时间长,因此适用于:

(1)各种慢性持续哮喘,特别是中度持续以上的哮喘患者,因为这些患者气流阻塞比较明显,通常需要经常使用支气管扩张剂治疗以改善症状。沙美特罗气雾剂的作用时间长,因此可使每日用药的次数大大减少,患者的依从性良好。

(2)夜间哮喘,临床观察表明沙美特罗可以通过扩张支气管,减轻气道的气流阻塞,从而显著改善睡眠质量。

(3)运动性哮喘。

沙美特罗对气道平滑肌的舒张作用确实可靠,能稳定地改善改善肺通气功能,可大大改善哮喘患者的生活质量和睡眠质量,减轻心理压力。研究表明,睡前吸入一剂量沙美特罗气雾剂即可预防夜间哮喘的发作、避免哮喘对睡眠的干扰,其疗效明显优于茶碱缓释剂,而且不良反应大大减少。

目前,欧洲各国在慢性哮喘防治已逐渐趋于用长效β_2受体激动剂取代中短效β_2受体激动剂和茶碱缓释剂,而短效 β_2 受体激动剂仅适用于哮喘的急性发作。由于沙美特罗起效较慢,一般不宜作为缓解哮喘急性发作的首选药物,以免作为短效 β_2 受体激动剂而频繁误用,导致过量反应。中、重度持续的哮喘患者也不宜单独使用沙美特罗等长效 β_2 受体激动剂,而应与吸入皮质激素联合应用,否则可能掩盖气道的炎症反应。

3. **不良反应**　偶见恶心、呕吐、震颤、心悸、头痛及口咽部刺激症状。沙美特罗与非选择性 β 受体拮抗剂同用,疗效降低;与黄嘌呤衍生物、糖皮质激素、利尿剂同用,可加重血钾降低。

4. **用法与用量**　沙美特罗主要供吸入给药,儿童每次 25μg,一日 2 次。

(八) 丙卡特罗

1. **药理作用**　本品为有强效的选择性 β_2 受体激动作用。支气管扩张作用强度和作用持续时间均明显优于沙丁胺醇,微量即可产生明显的支气管扩张作用,且持续作用时间长,一次用药可维持作用 10~12 小时;本品还有较强的抗过敏作用,可稳定肥大细胞膜,抑制组胺等过敏物质的释放,对于过敏原诱发的支气管哮喘有较好的疗效。丙卡特罗对卵清蛋白诱发的豚鼠哮喘模型组胺释放的抑制作用比异丙肾上腺素强 10 倍,比沙丁胺醇强 100 倍。人体实验显示本品能抑制哮喘患者由乙酰胆碱吸入诱发的支气管收缩反应,并可轻度增加支气管纤毛运动的作用。因此,丙卡特罗对哮喘和 COPD 引起的气流阻塞有缓解作用,而且耐受性的产生不明显。

该药的肝脏首过效应明显减少,口服后吸收迅速,主要分布于肝、肾、肺部、支气管等部位,而中枢及末梢神经的浓度则很低。服药后 30 分钟起效,1~2 小时血药浓度达峰值,平喘作用于 2 小时达到高峰。药物主要在肝脏和小肠代谢,由尿和粪便排泄。

2. **临床应用**　丙卡特罗适用于轻、中度支气管哮喘的治疗。本品还有较强的镇咳作用,用于不同原因引起的慢性咳嗽。对于咳嗽变异性哮喘尤其适用。

3. **不良反应**　与沙丁胺醇相似,但发生率较低。最主要为心悸、头痛、鼻塞、嗜睡、胃部不适、肌肉震颤等,停药后即可恢复正常。偶有胃部不适、口渴、头痛、眩晕、失眠等。个别患者有过敏性皮疹。对本品过敏、早产儿、新生儿、婴幼儿的安全性尚未确定,不可轻易服用。甲状腺功能亢进、高血压、心脏病、心动过速、心律不齐、心功能不全和糖尿病患者慎用。本品对变应原引起的皮肤反应有抑制作用,故进行变应原皮肤试验时,应预先停用本品至少12 小时。

口服:6 岁以上儿童,每次 25μg,每晚睡前 1 次或早晚(睡前)各服 1 次;6 岁以下,每次1.25μg/kg,一日 2 次,视症状严重程度调整剂量。

(九) 福莫特罗

1. **药理特点**　福莫特罗(formoterol)的长效作用与其侧链结构较长和亲脂性较强,使其与 β_2 受体结合较为牢固有关。本品舒张支气管平滑肌的功能比同剂量的沙丁胺醇和特布他林强,吸入制剂的支气管扩张效应是沙丁胺醇的 10 倍以上,而口服给药则是沙丁胺醇的 50 倍。而且其作用呈剂量依赖性,吸入后约 2 分钟起效,数分钟内气道阻力即趋减少,2 小时达效应高峰,作用持续 12 小时。吸入 12μg,一日 2 次的平喘作用相当于吸入沙丁胺醇 400μg,一日 2 次,或吸入特布他林 400μg,一日 4 次的疗效。

临床研究表明,福莫特罗抑制肥大细胞释放组胺和白三烯的能力分别是沙丁胺醇的400倍及40倍。可抑制变应原引起的速发相和迟发相哮喘反应,提示福莫特罗具有抗炎效应;本品还可明显抑制抗原诱发或 PAF 诱导的嗜酸粒细胞聚集与浸润,降低血管通透性;实验还提示本品能抑制人嗜碱粒细胞和肺肥大细胞由过敏或非过敏因子介导的组胺释放,对吸入组胺引起的微血管渗漏与肺水肿也有明显保护作用。

临床的长期观察证实,长期规律使用福莫特罗并不加重哮喘病情,亦不产生 β 肾上腺素受体下调,睡前给药一次可避免夜间哮喘的发作,明显改善哮喘患者的睡眠质量。

2. **临床应用** 主要用于中、重度持续性哮喘的维持治疗或预防发作,因其为长效制剂,特别适用于夜间发作患者,福莫特罗还可能有效地预防运动性哮喘的发作,但不适宜用于急性哮喘。

常用量:多用于 6 岁以上儿童:吸入,常用量为一次 4.5~9μg,一日 1~2 次,早晨和晚间用药;或一次 9~18μg,一日 1~2 次,一日最高剂量 36μg,哮喘夜间发作,可于晚间给药1 次。

3. **不良反应** 与其他 $β_2$ 受体激动剂相似,常见有肌肉震颤、心悸、面部潮红、胸部压迫感、头晕、头痛,发热、嗜睡、盗汗、震颤、腹痛、皮疹,超量应用及口服给药较易出现心动过速、室性期前收缩及低钾血症,偶尔发生恶心、呕吐、兴奋。

(十) 班布特罗

1. **药理特点** 班布特罗(bambuterol)为选择性长效 $β_2$ 受体激动剂,为特布他林的前体药物,吸收后在体内经肝脏代谢成为有活性的特布他林。亲脂性强,与肺组织有很高的亲和力,产生扩张支气管、抑制内源性过敏反应介质释放、减轻水肿及腺体分泌,从而降低气道高反应性,改善肺及支气管通气功能。

2. **临床应用** 用于支气管哮喘、慢性喘息性支气管炎、阻塞性肺气肿及其他伴有支气管痉挛的肺部疾病。

3. **用法用量** 2~5 岁,一次 5mg;6~12 岁,一次 10mg。

4. **不良反应及注意事项** 可致震颤、头痛、强直性肌肉痉挛及心悸。高血压、缺血性心脏病、快速型心律失常、严重心力衰竭、甲状腺功能亢进等患者慎用。肝功能不全患者不宜应用。

四、非选择性 β 肾上腺素受体激动剂

第一个人工合成的非选择性 β 肾上腺素受体激动剂是 1941 年合成的异丙肾上腺素,1961 年开始使用间羟异丙肾上腺素,因其苯环结构上重新配置了烃基,因而成为新一代的非儿茶酚胺肾上腺素能支气管舒张剂。异丙肾上腺素和间羟异丙肾上腺素均不刺激 α 肾上腺素受体,但两者对 $β_1$ 和 $β_2$ 肾上腺素受体的刺激作用均无选择性。非选择性 β 肾上腺素受体激动剂是指既能刺激 $β_2$ 肾上腺素受体,使气道平滑肌舒张,又能刺激 $β_1$ 肾上腺素受体,引起心血管系统兴奋等不良反应的一类药。在哮喘治疗中,这类药物不应首选,甚至应该淘汰,但由于社会和历史的原因,许多基层医院仍然在使用这类药物,我国的许多治疗哮喘和COPD 的复方制剂中仍含有非选择性 β 肾上腺素受体激动剂的组分。

异丙肾上腺素

1. **药理特点** 本品有较强的 β 受体激动作用,对 β_1、β_2 受体无选择性,对 α 受体几乎无作用。主要作用有:

(1)作用于心脏 β_1 受体,增强心肌收缩力,使心率加快、心输出量和心肌耗氧量增加。

(2)作用于血管平滑肌 β_2 受体,使骨骼肌血管扩张,对肾、肠系膜及冠状血管也有一定扩张作用,可致收缩压升高、舒张压下降、脉压变大。

(3)作用于支气管平滑肌 β_2 受体,使支气管平滑肌松弛,解除支气管痉挛。

本品口服无效;舌下给药可从舌下静脉丛迅速吸收;气雾吸入吸收迅速而完全,生物利用度 80%~100%,2~5 分钟即起效,作用维持 0.5~5 小时;静脉注射即时生效,作用维持不到 1 小时。

2. **临床应用** 可用于治疗心源性休克、感染性休克、房室传导阻滞、溺水、电击、手术意外等引起的心搏骤停的治疗。

对于支气管哮喘的治疗,主要用于控制其急性发作。

(1)舌下含服:儿童每次 2.5~10mg,一日 2~3 次。

(2)气雾吸入:每次 0.1~0.4mg,一日 2~4 次,极量,每次 0.4mg,一日 2.4mg;重复使用的间隔时间不应少于 2 小时。

3. **用药注意**

(1)常见心悸、头痛、口干、恶心、出汗、软弱无力等不良反应,偶见胸痛、心律失常。

(2)过多、反复应用气雾剂可使支气管痉挛,疗效降低,甚至增加哮喘患者死亡率,故应限制吸入次数和吸入量。

(3)在已有明显缺氧的哮喘患者,用量过大易致心肌耗氧量增加、心律失常,因此冠心病、心绞痛、心肌梗死、甲亢患者应慎用。

五、α、β 肾上腺素受体激动剂

α、β 肾上腺素受体激动剂是同时能够兴奋 α、β 肾上腺素受体的一类药物,主要有肾上腺素(adrenaline)和麻黄碱(ephedrine)。

(一) 药理特点

对 α 及 β 受体都有强大的激动作用:

1. 激动呼吸道平滑肌 β_2 受体,扩张支气管;抑制肥大细胞和嗜碱粒细胞释放炎症介质,减轻支气管痉挛和黏膜充血水肿,增强平喘疗效。

2. 激动呼吸道平滑肌 α 受体,可引起呼吸道平滑肌收缩,促进炎症介质释放,减弱本品的平喘效应。

3. 激动呼吸道黏膜血管 α 受体,可减轻呼吸道黏膜充血水肿,改善通气功能。

4. 激动呼吸道黏膜静脉血管 α 受体,可引起静脉收缩,反而加重黏膜充血水肿。

5. 激动心肌的 β_1 受体,使心脏兴奋性增高,心率加快,心肌耗氧量增加,导致心律失常。

(二) 临床应用

本品只适用于控制哮喘急性发作,皮下注射 0.02~0.03mg/kg,1 次不超过 0.5mg。由于本品的不良反应较多,尤其注射肾上腺素引起的心脏不良反应增加哮喘患者的危险性,临床应用逐渐被选择性 β_2 受体激动剂所替代。

(三) 麻黄碱

直接激动 α 及 β 受体并有促进去甲肾上腺素的释放而间接激动肾上腺素受体,作用缓慢而持久。除支气管扩张作用外,尚有兴奋心脏、收缩血管、升高血压及明显的中枢兴奋作用。

本品主要用于预防哮喘发作和缓解轻症哮喘的治疗,目前已很少应用。口服:儿童 0.5~1mg/kg,一日 3 次。

短期内反复使用可致快速耐受现象,作用减弱,停药数小时可恢复;长期大量使用可引起震颤、心悸、头痛等副作用。甲亢、高血压、冠心病、心绞痛等病患者禁用。

六、其他 β 受体激动剂

其他 β 受体激动剂,见表 2-8。

表 2-8　其他 β 受体激动剂

药名	药理及应用	用法	注意
甲氧那明 (methoxyphen- amine)	主要激动 β 受体,对 α 受体作用极弱。平喘作用较强,心血管系统副作用较少。用于支气管哮喘特别是不能耐受麻黄碱者。尚用于咳嗽、变应性鼻炎和荨麻疹	口服:5 岁以上儿童,每次 25~50mg,一日 3 次	偶有口干、恶心、失眠、心悸等副作用
海索那林 (hexoprenaline)	选择性 β_2 受体激动剂,平喘作用似异丙肾上腺素且持久。其心脏兴奋作用仅为异丙肾上腺素的 1/10。用于支气管哮喘,尤适用于伴有高血压者	儿童口服:每次 0.02mg/kg,一日 3 次	少数人有心悸、手指震颤、头痛、恶心、食欲缺乏等副作用

(曲政海,徐雷)

第五节　白三烯拮抗剂

一、概述

白三烯(leukotrienes,LTs)是哮喘炎症反应的重要炎症介质,参与哮喘气道炎症的各个病理生理进程。因其由白细胞生成的炎症介质中分离纯化而得,在化学结构中连接一个共轭结合的三烯(triene),故于 1979 年正式命名为白三烯。白三烯主要分为两类:一类是二羟酸类如 LTB4;另一类是半胱氨酰白三烯(Cysteinyl leukotrienes,CysLTs),如 LTC4、LTD4、LTE4。CysLTs 的生物活性实质是一类与哮喘发病有密切关系的慢反应物质(slow reaction of anaphylaxis，SRSA)。白三烯与其受体结合后可刺激黏液分泌，增加毛细血管通透性，促进黏膜水肿形成，促进炎症细胞在气道的聚集，促进气道重塑，引起气道高反应性和支气管平滑肌收缩。

随着白三烯在哮喘炎症反应中的作用逐渐被认识，白三烯拮抗剂在防治哮喘中的地位引起普遍关注，是近几十年来抗哮喘药物研究较多、发展较快的一类药物，已广泛应用于临床并取得较好疗效。目前临床应用的白三烯拮抗剂主要有两大类：LTs 受体拮抗剂和 5- 脂氧合酶(5-LOX)活性抑制剂。尽管白三烯拮抗剂与支气管扩张剂不同，不能缓解哮喘的急性发作，需要长期使用以消除气道炎症达到防治哮喘和改善肺功能的目的，但其开发成功无疑为哮喘病的治疗展现了新的广阔前景。

(一) 白三烯的生物合成

LTs 是脂质介质，是花生四烯酸(AA)经 5- 脂氧合酶(5-LOX)途径代谢的产物。花生四烯酸是细胞膜中的一种磷脂双层结构，当细胞受到各种刺激包括非特异性刺激、炎症刺激、抗原抗体反应等，引起细胞内钙离子浓度升高，激活磷脂酶 A_2 分解磷脂膜上的花生四烯酸，产生一组有药理活性的物质。与膜分离的花生四烯酸在 5- 脂氧合酶(5-LOX)和 5- 脂氧酶激活蛋白(FLAP)催化下生成不稳定的中间体 5- 羟基过氧化二十碳四烯酸(5-HPETE)，5-HPETE 在脱水酶的催化下进一步生成不稳定的环化物白三烯 A4(LTA4)。LTA4 一方面被 LTA4 水解酶(LTA4-H)水解生成 LTB4，另一方面通过 LTC4 合成酶(LTC4-S)生成白三烯 C4(LTC4)。LTC4 被特异性的跨膜转移蛋白转移到细胞外，再在 γ- 谷氨酰转肽酶的作用下脱去一分子的谷氨酸而形成白三烯 D4(LTD4)。LTD4 再通过半胱氨酰甘氨酸二肽酶的作用脱去一分子甘氨酸而转化成为白三烯 E4(LTE4)。因这三个代谢物均含有半胱氨酰残基，故统称为半胱氨酰白三烯(CysLTs)。

从 LTs 生物合成途径(图 2-2)来看，要拮抗 LTs 作用主要通过两个环节：

1. 阻断 CysLT 受体，使 CysLT 不能产生效应。

2. 抑制 5-LOX 或 FLAP，使 LTs 不能合成，从而阻断 LTs 的作用。

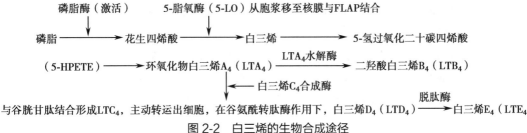

图 2-2　白三烯的生物合成途径

(二) 白三烯的细胞来源及其特异性受体

哮喘患者体内的 LTs 除来源于活化的嗜酸粒细胞、中性粒细胞、嗜碱粒细胞、单核细胞、淋巴细胞、肥大细胞外，还来源于支气管黏膜及黏膜下的结构细胞，如上皮细胞、内皮细胞、成纤维细胞，并且炎症细胞与此类结构细胞相互作用，促进白三烯的产生。

目前，人体已发现了两种不同的白三烯受体：LTB4 激活的 BLT 受体、CysLTs 激活的半胱氨酰白三烯（CysLT）受体。CysLT 受体又有两种亚型，即 CysLT1（原称 LTD4 受体）和 CysLT2 受体（原称 LTE4 受体）。BLT 受体和 CysLT1 受体近年来已被克隆，均属于 7 个跨膜 G 蛋白偶联受体的家族成员，在多个脏器均有表达。活化人的 CysLT1 受体可复制哮喘大部分的病理生理过程，能被目前的 LTs 受体拮抗剂所阻断；CysLT2 受体主要存在于肺血管，尚未能被人所知，不能被目前的 LTs 受体拮抗剂所阻断。

（三）白三烯在哮喘发病中的作用

1. 促进炎症细胞在气道的聚集　虽然 LTB4 无直接收缩支气管平滑肌的作用，但它具有强大的中性粒细胞和嗜酸性粒细胞趋化作用，是 5-HPETE 的 100 倍，表现为：

（1）增加白细胞运动，促进白细胞黏附到血管内皮细胞，随作用时间延长，迁徙到血管外间隙；炎症部位活化的嗜酸粒细胞、中性粒细胞、巨噬细胞产生细胞因子及炎性介质包括 LTB4 又趋化此类细胞聚集在炎症区域。

（2）LTB4 除直接对嗜酸粒细胞、中性粒细胞、巨噬细胞起趋化作用外，有报道认为 LTB4 可通过激活核转录因子（NF-κB）增加多种细胞因子包括 IL-6、IL-8 的转录，刺激 T 淋巴细胞产生 IL-5，间接趋化白细胞向炎症区域游走。

（3）LTB4 可直接激活中性粒细胞脱颗粒、释放溶菌酶、减少细胞凋亡，参与气道炎症形成。

（4）另有报道，LTB4 可通过 BLT 受体影响 B 淋巴细胞表达 IgE 低亲和力受体及 IL-4 诱导的 IgE 的合成。

2. 引起支气管平滑肌收缩、黏液分泌增加及血管通透性增加　尤其以 LTC4 和 LTD4 收缩支气管平滑肌的作用最强，约比组胺强 1 000 倍，且持续时间长，LTE4 的作用较弱。CysLTs 能引起黏液的高分泌，减慢气道纤毛的摆动频率，增大血管内皮细胞间隙，增加血管通透性，从而引起黏膜水肿，加重气道阻塞。气道黏液分泌增多是哮喘发作的病理特征之一，可进一步加重气道阻塞，严重哮喘发作时可形成黏液栓，其栓子是黏膜下腺分泌的黏液与富含嗜酸粒细胞及中性粒细胞的炎性渗出液的混合物。LTC4 具有强烈的促黏液分泌作用，这在支气管平滑肌收缩、黏膜水肿的基础上进一步加重了支气管的阻塞。免疫组化技术显示，吸入气溶胶 LTD4 能够增加豚鼠气道中黏膜上皮的分泌、减慢气道黏液的转运、削弱呼吸道纤毛的活动。

3. 促进气道重塑，引起气道高反应性　CysLTs 能促进人气道结构细胞，如上皮细胞、支气管平滑肌细胞的有丝分裂，促进杯状细胞增生、胶原沉积、上皮下层纤维化，从而促进慢性哮喘患者的气道重塑。亦可提高气道对组胺、乙酰甲胆碱、冷空气、运动、阿司匹林等刺激的反应性。

4. LTs 与过敏性症状和体征密切相关　哮喘和变应性鼻炎患者外周血嗜酸性粒细胞、单核细胞释放 LTC4 比正常人明显增加，当患者病情加重时，可引起支气管灌洗液及尿液中 LTC4 含量增加更加明显。

（四）白三烯拮抗剂治疗哮喘的作用机制

1. 减轻气道黏膜淋巴细胞、嗜酸性细胞等炎症细胞浸润。

2. 舒张支气管平滑肌。

3. 降低气道高反应性。

4. 抑制气道增生和重塑。

5. 抑制细胞因子的释放。

6. 诱导淋巴细胞等炎症细胞凋亡。

（五）不良反应及用药注意事项

白三烯拮抗剂的副作用多较轻微,主要为头痛、消化不良、咽炎、荨麻疹,以及一过性肝脏转氨酶升高等。

1. 白三烯拮抗剂主要适用于轻、中度哮喘和缓解期的治疗,或合并应用以减少 ICS 和 β_2 受体激动剂的剂量。在以下情况可以作为治疗哮喘的一线药物:

（1）轻、中症哮喘 ICS 疗效差,且不能耐受茶碱或长效支气管扩张剂。

（2）中重症哮喘应用大剂量 ICS 副作用明显增多,加用白三烯拮抗剂以减少糖皮质激素用量。

（3）部分中度哮喘患者,包括阿司匹林性哮喘、变应原和运动引起的哮喘。

2. 白三烯拮抗剂的起效时间缓慢,不宜应用于哮喘急性发作的治疗,不宜突然使用抗白三烯药物取代口服或 ICS,可以在医生指导下逐渐替代。

3. 注意监测肝脏功能,特别是在使用扎鲁司特治疗期间,故肝功能损害者不宜服用。

4. 白三烯拮抗剂,孕妇慎用。

二、白三烯受体拮抗剂

LTs 受体拮抗剂能选择性地阻断白三烯与受体的结合,竞争性地阻断半胱氨酰白三烯（CysLTs）的作用,是一重要的新型非甾体类抗哮喘药物,代表药有普仑司特、扎鲁司特、孟鲁司特等。

（一）孟鲁司特

孟鲁司特（montelukast）是适用于儿童及成人哮喘的强效选择性白三烯受体拮抗剂。本品口服吸收较好,3 小时血浆浓度达峰值,$t_{1/2}$ 为 5~6 小时,生物利用度约为 62%,如与食物同服,生物利用度下降 40%,半衰期延长至 10 小时。药物主要通过肝微粒体中细胞色素 P_{450} 酶系代谢,代谢物大部分经胆汁排泄,仅 0.2% 由尿液排出体外。

1. **药理作用** 本品为高选择性 LTD4 受体拮抗剂,通过与白三烯受体结合,减轻哮喘症状,改善肺功能。研究发现,成人短期预防性应用孟鲁司特（每次 10mg,连用 3 天）,可以预防过敏原诱发的气道反应,但对痰液中嗜酸性粒细胞及 ECP 无影响,而延长给药时间（4 周）则能显著抑制痰液中嗜酸性粒细胞数目。孟鲁司特对 LTD4 诱发气道反应的预防作用的研究发现,激发试验前 4 小时及 20 小时分别给予 5mg、20mg、100mg、250mg 及 40mg、200mg 孟鲁司特,与对照组比较,引起特异性气道传导降低 50% 所需 LTD4 的剂量（PC_{50}）增加 2 倍以上。口服孟鲁司特（10mg）可以降低吸入过敏原尘螨诱导的早期与迟发气道反应,对于运动性哮喘,预防应用孟鲁司特可以显著提高运动后 FEV_1。孟鲁司特的作用呈剂量依赖性,预防运动性哮喘的最佳剂量为 10mg,同样孟鲁司特对儿童运动性哮喘也具有显著预防作用。在儿童哮喘患者体内 IL-10 的血清水平降低,IL-10 是一种免疫调节和抗炎症细胞因子,孟鲁司特可能通过增加血清 IL-10 的水平抑制气道炎症反应。本品亦能显著降低血清嗜酸性粒细胞计数,抑制 LTD4 或抗原攻击引起的气道收缩反应。

2. 临床应用　孟鲁司特可作为单一制剂应用于儿童哮喘的预防和长期治疗,包括预防白天和夜间的哮喘症状,治疗对阿司匹林敏感的哮喘患儿以及预防运动引起的支气管哮喘。对激素抵抗型哮喘患儿或服用 β_2 受体激动剂疗效不佳的哮喘患儿,本品亦有效。哮喘患儿口服孟鲁司特对尘螨过敏原所致哮喘早期、晚期哮喘反应有保护作用,改善肺功能。儿童口服本品具有服药方便、依从性、耐受性好等优越性。本品对哮喘急性发作无效,亦不能用于治疗运动后哮喘的加重。

孟鲁司特区别于其他白三烯受体拮抗剂优点在于:①血浆蛋白不影响其药效;②对 CysLT1 受体有较强效能;③半衰期长。

15 岁以上儿童　口服:每次 10mg,一日 1 次,睡前服用。

6~14 岁儿童　口服:每次 5mg,一日 1 次,睡前服用。

6 岁以下患儿　口服:每次 2.5mg,一日 1 次,睡前服用。

3. 不良反应　孟鲁司特一般耐受性良好,副作用较轻微。常见的不良反应有头痛、头晕、嗜睡、兴奋、激惹、烦躁不安、失眠、感觉异常、触觉障碍及较罕见的癫痫发作、恶心、呕吐、腹痛及转氨酶升高等。

4. 药物相互作用　孟鲁司特可与其他常规用于预防及长期治疗哮喘的药物合用。在药物相互作用研究中,孟鲁司特钠的临床推荐剂量对下列药物的药代动力学无重要影响:茶碱、泼尼松龙、地高辛。

(二) 扎鲁司特

扎鲁司特(zafirlukast)又名扎非鲁卡、Accolate,是第一个应用于临床治疗哮喘的新型抗白三烯药物。口服吸收良好,口服 t_{max} 约 3 小时,$t_{1/2}$ 为 10 小时,血浆蛋白结合率为 99%。药物主要在肝脏代谢,代谢物的活性只有母体的 1/90,代谢物主要由粪便排出,10% 随尿液排出体外。

1. 药理作用　是选择性 CysLT1 受体拮抗剂,能与 LTC4、LTD4、LTE4 受体选择性结合而抑制白三烯活性,能有效预防和抑制 LTC4、LTD4、LTE4 引起的血管通透性增加,支气管黏液分泌增多、气管水肿、嗜酸粒细胞浸润和气道收缩,减少哮喘发作次数和改善患者的肺功能。本品对运动、冷空气或抗原诱发的哮喘反应具有保护作用,但其作用强度较色甘酸钠差。可抑制血小板激活因子、化学刺激、LTC4 及 LTD4 激发的气道痉挛。经临床验证本品可减少某些炎症细胞(如嗜酸粒细胞、肥大细胞、淋巴细胞)的数量,减少迟发性哮喘时炎性细胞的浸润及其活性,提示本品具有明显的抗过敏与抗炎作用。本品对正常人静态气道张力无影响,但在哮喘患者口服本品 40mg 后,有中度支气管扩张作用,与 β_2 肾上腺素受体激动药合用,支气管扩张作用可相加。

2. 临床应用　主要用于轻、中度慢性哮喘,预防其急性发作;对运动与冷空气引起的哮喘预先给药可预防发作且疗效好;对阿司匹林哮喘有特殊的疗效,几乎可完全保护阿司匹林诱发的哮喘反应;对激素抵抗型哮喘或拒绝使用激素的哮喘患者,可考虑选用本品,严重哮喘时加用本品可维持控制哮喘症状或用以减少激素用量。本品宜用于治疗急性哮喘。

常用量：12 岁以上儿童，口服每次 20mg，一日 2 次，用药剂量每次不能超过 40mg。12 岁以下儿童用药以及安全性目前尚无报道。

3. **不良反应**　本药耐受性良好，常见的不良反应有轻度的头痛、咽喉炎、鼻炎及胃肠道反应等。有些患者可出现皮疹、荨麻疹、血管性水肿等过敏反应，如遇过敏反应发生，应立即停药。个别患者可见血清转氨酶活性升高，停药后可恢复正常。

4. **药物相互作用及注意事项**

（1）本品与华法林合用能导致最大凝血酶原时间延长 45%，因此合用时应密切监视凝血酶原时间。

（2）与红霉素和茶碱合用，扎鲁司特血浆浓度分别下降 40% 和 30%；与阿司匹林合用血浆浓度升高 45%，但不引起相应的临床症状。

（3）不适于治疗急性哮喘发作。

（4）不能替代 ICS 或者 GCS。

（5）因食物能降低扎鲁司特的生物利用度，避免在进食时服药，于饭前 1 小时或饭后 2 小时服用。

（三）吡嘧司特

1. **药理特点**　吡嘧司特（pemirolast）又称为哌罗司特，Alegysal，本品能抑制细胞外钙内流和细胞内钙的释放，能抑制磷酸二酯酶活性，升高细胞内 cAMP 水平，也能抑制花生四烯酸的释放和代谢。对抗原 - 抗体反应引起的组胺、白三烯、前列腺素等的释放都有抑制作用，减轻被动皮肤过敏反应和实验性哮喘。用于预防或减轻支气管哮喘发作，不能迅速缓解急性哮喘发作。

2. **用法及用量**　5~11 岁：每次 5mg，一日 2 次；11 岁以上每次 10mg，1 日 2 次，早饭及晚饭后服用，也可根据年龄及症状适宜的增减。

3. **不良反应**　偶见头痛、胃痛、胃不适、便秘、口干、胃炎、皮疹、瘙痒等，也可见血小板计数增加、肝肾功能损害等。哺乳期妇女及幼儿慎用。

三、5- 脂氧合酶活性抑制剂

LTs 是花生四烯酸（AA）经 5- 脂氧合酶（5-LOX）途径代谢的产物。因此 5- 脂氧合酶的活性减低，必将导致 LTs 的合成减少，起到与白三烯受体拮抗剂相似的药理作用。

齐留通（zileuton）又名苯噻羟脲、LEUTROL、ZYFLO，为选择性 5- 脂氧合酶（5-LOX）抑制剂，通过抑制白三烯生物合成途径中的起始酶 5-LOX 的活性，阻断白三烯的生物合成，使气道内白三烯的浓度明显降低，从而发挥抗哮喘作用。本品也可拮抗白三烯产物 LTB4 的作用，抑制白三烯的支气管收缩和致炎症作用，改善临床症状和肺功能。

本品主要用于 12 岁以上患者的轻、中度慢性哮喘，预防急性发作。常用量：成人口服每次 400~600mg，每日 3~4 次，儿童酌情减量。不良反应轻微，如头痛和胃肠不适，偶见血清转氨酶升高，停药后可恢复。

（曲政海，高翔）

第六节　炎症细胞膜稳定剂

一、概述

肥大细胞作用贯穿哮喘发生的全过程，是治疗哮喘的靶细胞之一，目前用于治疗哮喘的主要药物 β_2 受体激动剂、氨茶碱和糖皮质激素等，都可以通过作用于肥大细胞发挥其治疗作用。例如：β_2 受体激动剂可通过激活肥大细胞膜上的 β_2 受体抑制肥大细胞释放组胺、SRS-A、PGD2、LTC4 与 LTD4 等介质；氨茶碱是腺苷受体的拮抗剂，阻断腺苷引起的肥大细胞脱颗粒；糖皮质激素可减少肺肥大细胞数量等。本章介绍的肥大细胞膜稳定剂，其作用机制是抑制肥大细胞的磷酸二酯酶，提高细胞内的 cAMP 水平，稳定肥大细胞膜，使钙离子流入减少，从而防止脱颗粒，抑制过敏反应物质如组胺、SRS-A、嗜酸细胞趋化因子（ECF-A）等化学介质的释放，达到防止或减轻支气管平滑肌、血管渗透性增加及黏膜水肿等症状。本类药物不能直接扩张支气管平滑肌，也不能拮抗组胺等过敏物质引起的过敏反应，临床上以预防哮喘的作用为主，常用药物有色甘酸钠、酮替芬、曲尼司特。应特别注意的是，酮替芬有抗组胺和抗过敏反应的双重作用，它通过抑制肥大细胞和嗜碱性粒细胞释放组胺等化学介质。

二、常用药物

（一）色甘酸钠

色甘酸钠（sodium cromoglycate，CS）是继支气管扩张剂、糖皮质激素之后用于临床治疗哮喘的有效药物。但其作用机制不同，既无支气管扩张作用，也无糖皮质激素样不良反应，是一种具有独特作用机制的哮喘预防药。Cox 于 1967 年首先报道，他认为色甘酸钠具有稳定肥大细胞膜，抑制过敏性介质释放的作用，从此色甘酸钠作为第一种预防哮喘的药物而引起了临床的重视，为哮喘的预防和治疗找到了一条新的途径。色甘酸钠在预防和治疗哮喘中取得了较好的疗效，而且迄今尚未发现色甘酸钠的明显的全身不良反应。在 20 世纪 70 年代又合成了类似于色甘酸钠作用的色甘酸二钠（disodium cromoglycate），并广泛用于变应性哮喘的防治。80 年代以来，进一步证实色甘酸钠预防和治疗哮喘的机制可能与其抗炎作用有关，是一种具有多种作用机制的多途径拮抗气道炎症的防治哮喘的药物。目前，色甘酸钠气雾剂用于哮喘的预防和治疗收到了一定的效果。在临床上，许多医生把色甘酸钠作为轻中度哮喘的第一线药物，而把吸入糖皮质激素作为重中度哮喘的预防药。

1. 药理作用

色甘酸钠无松弛支气管平滑肌的作用，不能对抗组织胺、白三烯等过敏介质收缩支气管平滑肌的作用，亦无抗炎作用。但它对由抗原诱发的早期哮喘反应（early asthma reaction，EAR）与迟发哮喘反应（later asthmatic reaction，LAR）均有抑制作用。其作用机制包括：

（1）稳定肥大细胞膜，阻止肥大细胞裂解、脱颗粒，从而抑制组胺、5- 羟色胺、慢反应物质

等过敏介质的释放,预防哮喘的发作。其抑制过敏反应介质释放的作用,可能是通过以下机制来实现的:

1)阻断钙离子内流:变应原与肥大细胞膜表面上的 IgE 桥联后,细胞膜甲基化,膜通透性增加,钙通道开放,细胞外钙离子进入细胞内,激活了细胞内酶系统,从而引起组胺、LT、前列腺素和血小板激活因子(PAF)等炎性介质的释放,诱发气道炎症和支气管痉挛。CS 可能通过浆膜受体进入细胞内发挥其抑制作用。受体结合研究的初步结论认为 CS 可能与肥大细胞钙通道偶联后产生效应。CS 主要通过调控肥大细胞内的结合蛋白与钙调节蛋白来达到稳定肥大细胞膜,并阻断钙通道。由于钙是肥大细胞脱颗粒所必需的,CS 抑制跨膜钙内流和细胞内钙释放,从而阻止肥大细胞释放反应。

2)阻断肥大细胞内酶的活性:肥大细胞钙离子内流使得许多与膜相关的酶类,如磷脂酶 A2、磷脂酶 C 的活化,并形成了一系列胞内的酶促反应,导致介质释放。CS 可以抑制这一系列酶促反应,从而达到抑制炎性介质释放的作用。

3)抑制磷酸二酯酶活性:色甘酸钠能抑制肥大细胞膜内的磷酸二酯酶活性使致敏的肥大细胞内 cAMP 的灭活减少,导致胞内 cAMP 浓度增高,从而抑制了钙离子的内流,起肥大细胞膜稳定作用。

4)稳定细胞内颗粒:CS 在稳定肥大细胞膜的同时也可以稳定肥大细胞颗粒,从而减少继发性炎症介质的产生。

5)稳定胞内的溶酶体:溶酶体在肥大细胞释放介质各环节中起重要作用,CS 可以直接抑制细胞内溶酶体的活性,从而抑制肥大细胞释放介质。

(2)抑制呼吸道神经源性炎症:CS 可抑制二氧化硫(SO_2)、缓激肽、冷空气、运动等引起的支气管反射性痉挛,在犬实验证明,其可抑制无髓鞘的 C 纤维神经末梢放电。

(3)减轻支气管高反应性(bronchial hyperreactivity):哮喘患者的气道对各种刺激的反应敏感,微弱刺激常可引起支气管痉挛,色甘酸钠能明显减轻支气管高反应性。

(4)CS 不仅具有肥大细胞膜稳定作用,还对嗜酸粒细胞、巨噬细胞、中性粒细胞均有较强的膜稳定作用,表明 CS 的作用机制比最初的认识,即单纯的肥大细胞膜稳定作用要复杂得多。

(5)色甘酸钠对迷走神经传导和气道内感受器兴奋性的抑制作用:研究证实 CS 可以有效地预防运动性哮喘的发作,由于运动性哮喘的发生主要与迷走神经和气道内感受器的兴奋性有关,而与炎性介质的释放关系不大,故许多人认为色甘酸钠的作用机制与抑制迷走神经传导、降低气道内感受器的兴奋性有关。

2. 临床应用　色甘酸钠主要用于预防哮喘发作,包括由运动、冷空气、SO_2 等引起的急性气道收缩,特别是合并变应性鼻炎的患者。CS 对变应原和刺激物明确,哮喘发作周期比较固定的哮喘(尤其是季节性哮喘)患者的预防性给药效果显著,可作为一线预防药。

(1)剂型和用法:CS 临床最常通过定量吸入器(metered dose inhaler,MDI)或雾化器(nebulizer)给药。

1)MDI 制剂:以 CS 制成混悬剂液加稳定剂,灌装入有定量阀门系统的耐压容器内,压入抛射剂而成。

2）雾化吸入制剂：每单位剂量 20mg，使用时将单位剂量 CS 溶于 2ml 双蒸水中配制成 1% 浓度雾化吸入。雾化吸入适用于 6 岁以下的儿童和一些不习惯使用 MDI 的患儿。此种给药方式常与一些其他药物混合应用，但是混合后不宜放置时间过长（<1 小时）。

3）干粉吸入制剂：干粉制剂通常以胶囊包装，每粒胶囊含 20mg 的 CS 特细粉和 20mg 赋形剂（乳糖），将胶囊装于专用的旋转喷雾器内吸入。

（2）疗程：CS 治疗中，根据时间的长短，分为短疗程和长疗程应用，超过 8 周者为长疗程，少于 8 周者为短疗程。

1）CS 的短疗程疗法：短疗程疗法最初用于预防运动诱导的哮喘（exercise induced asthma，EIA），即在患儿运动前 10~15 分钟用 MDI 吸入 CS 2~4 揿可预防剧烈运动诱发的哮喘。CS 虽然对 EIA 的速发相有很好的预防作用，但不能阻止 EIA 迟发相中的中性粒细胞趋化因子释放和其他炎症细胞的活化。CS 对 EIA 的保护作用有个体差异性，有效率约为 70%~80%。

美国国家哮喘教育协会推荐儿童哮喘患者常规使用 CS，其他许多国家和地区也把 CS 作为首选的儿童哮喘预防用药。

儿童哮喘的 CS 短疗程应用报道中，95% 的报道肯定其疗效。儿童短疗程 CS 治疗的疗效好于成人哮喘。最早报道，应用 CS 粉雾剂治疗 4 周，结果 65% 患儿的哮喘得到改善，有 20% 的患儿未发生哮喘症状。一项 8 周的研究证明，CS 可明显减少症状积分、减轻咳嗽、增加肺功能，降低对乙酰甲胆碱激发的气道高反应性。美国的一项有 252 名哮喘儿童参与的多中心双盲对照研究显示，CS 用药 4 周，患者的自觉症状积分和合用药物的量减少明显优于安慰剂组。CS 组哮喘儿童的疗效，如哮喘的晚间症状、晨间胸闷感、白天的症状、咳嗽等症状积分和支气管扩张药需求量的减少程度均明显好于酮替酚。将 CS 应用于婴幼儿的喘息，结果显示 CS 使喷嚏、流涕、咳嗽和喘息等症状减少 47%~50%。CS 雾化吸入还可明显预防蒸馏水激发的婴幼儿支气管收缩反应，预防儿童的 EIA。

2）长疗程应用：主要用于季节性哮喘和慢性持续性哮喘的预防性治疗。其有效率为 60%~87%。总的结论是，应用时间越长疗效越佳。最近美国等许多国家和地区都提倡把哮喘作为一个终身治疗的疾病，在其治疗中，CS 应占有一定的地位。

本品也可用于治疗变应性鼻炎、季节性枯草热、湿疹、溃疡性结肠炎及其他胃肠道过敏性疾病。

3. 用法用量　儿童干粉喷雾吸入，每次 10~20mg，一日 2~4 次，气雾吸入每次 3.5mg，一日 4 次。

4. 不良反应　干粉吸入时可能有直接的刺激作用，导致支气管痉挛、呛咳、气急、咽喉刺激、鼻充血、胸部压迫感；偶见头痛、头晕、恶心、关节痛和肿胀。本品耐受性良好，严重的不良反应包括喉头水肿、血管神经性水肿、荨麻疹和其他过敏症。

（二）曲尼司特

曲尼司特（tranilast）又名利喘贝（rizaben，tranilast）、肉桂氨茴酸，是 1982 年研发上市的一种药。我国于 1988 年上市。口服给药 2~3 小时血药浓度达峰值，其代谢产物主要经尿排出，半衰期为 8.6 小时左右。

1. **药理作用**　本品有稳定肥大细胞膜和嗜碱细胞细胞膜的作用,阻止其脱颗粒,从而抑制组胺、5-羟色胺等过敏反应介质的释放。对Ⅰ型变态反应有显著抑制作用,对Ⅱ型、Ⅲ型变态反应亦有抑制作用,对Ⅳ型变态反应抑制作用较弱。本品还能显著抑制前列腺素D_2、慢反应物质、P物质及LTC4、LTD4、LTE4和LTB4的释放。

2. **临床应用**　用于预防和治疗各种过敏反应性疾病,如哮喘、变应性鼻炎、荨麻疹、血管神经性水肿、特应性皮炎及过敏性皮肤瘙痒症的治疗等。儿童口服5mg/kg,分3次服用。

3. **不良反应**　不良反应包括嗜睡、疲倦、头痛、头昏、食欲缺乏、恶心、呕吐、腹痛、腹胀、便秘等;若出现膀胱刺激症状、皮疹、全身瘙痒,应及时停药;偶见肝功能异常,注意观察,必要时减量或停药。

三、其他肥大细胞膜稳定剂

其他肥大细胞膜稳定剂,见表2-9。

表2-9　其他肥大细胞膜稳定剂

药名	制剂及用法	药理作用、机制及临床应用	不良反应
色羟丙钠 (sodium hydroxy-propylcromate)	滴鼻剂140mg(7ml):每次2~3滴,一日3~4次;滴眼剂160mg(8ml):每次1~2滴,一日4~6次	同色甘酸钠相似,用于变应性鼻炎、过敏性哮喘和春季角膜结膜炎的防治,对食物过敏等胃肠道过敏反应亦有效	滴眼液:不良反应轻微,偶有不适 滴鼻剂:可见鼻刺痛,烧灼感、喷嚏、头痛、嗅觉改变,罕见鼻出血
托普司特 (zaprinast,敏喘宁,苯氮嘌呤酮)	儿童:每次0.4mg/kg,一日2~3次	药理作用同色甘酸钠相似,但较之作用强;用于支气管哮喘、变应性鼻炎、过敏性皮炎等疾病的治疗	个别患者出现口干、恶心、胸闷等
噻拉米特 (tiaramide)	50mg/片;口服每次100mg,一日4次	除具有抑制炎性介质释放作用外,尚有解热、抗炎、镇痛作用,用于支气管哮喘的防治	偶有食欲缺乏、浮肿等不良反应

(高翔,岳爱梅)

第七节　抗IgE药物

一、概述

IgE是介导Ⅰ型变态反应的抗体,在支气管哮喘、鼻炎、食物过敏等特应性疾病的发病过程中发挥着关键作用。IgE的作用依赖于IgE与效应细胞表面相应受体的结合情况。在人体内存在两种IgE受体:高亲和力受体FcεRⅠ和低亲和力受体FcεRⅡ。前者表达于肥大细胞、嗜碱性粒细胞,后者表达于 B 细胞、单核巨噬细胞、嗜酸性粒细胞、树突细胞等。IgE 合成后,在血清中存在的时间很短,2~4 天后即结合到有 IgE 受体的各种细胞上,使其处于致敏状态。当机体再次接触过敏原时,过敏原与结合于细胞表面的 IgE 结合,使细胞膜上两个邻近的 FcεR I 发生桥联,触发细胞膜一系列的生化反应。肥大细胞和嗜碱性粒细胞脱颗粒释放预先合成的介质,并合成新的介质,引起黏膜或皮肤等部位嗜酸性粒细胞浸润和炎症反应。FcεR II 发生桥联,还促进抗原呈递细胞和辅助性 T 细胞 2(Th2)活化,引起进一步的炎症反应。抗 IgE 单克隆抗体可以与血液中 IgE 结合,降低血清总 IgE 水平,并下调肥大细胞、嗜碱性粒细胞表面的 IgE 高亲和力受体 Fcε I 的表达,从而抑制 IgE 介导的免疫反应。初步临床研究显示,它可以抑制哮喘患者的早发相哮喘反应和迟发相哮喘反应,降低患者气道高反应性和气道中嗜酸性粒细胞数量。临床试验结果显示,抗 IgE 抗体治疗能够减少哮喘患者急性发作,降低吸入激素量,改善哮喘症状、肺功能及生活质量。另外,抗 IgE 抗体治疗能减轻过敏性鼻炎和眼结膜炎患者的鼻、眼症状,减少其抗过敏药物的使用。

哮喘是由多种细胞和炎症介质共同参与的气道慢性炎症性疾病。哮喘的急性炎症和气道重塑在很大程度上取决于 IgE 水平。通常哮喘的发作包括两相反应,即早发相哮喘反应和迟发相哮喘反应。过敏性鼻炎是患者接触过敏原后,由 IgE 介导产生的鼻黏膜炎症反应,从而表现出鼻部症状的一种疾患。食物过敏反应和特应性皮炎同样由 IgE 介导,其发病机制与哮喘类似,也涉及以上炎症介质和炎症细胞。

1987 年首次提出应用抗 IgE 单克隆抗体奥马珠单抗(omalizumab)治疗 IgE 介导的过敏性疾病的概念,近年来的临床研究显示其具有独特的药理作用、良好的临床疗效和很高的安全性。目前,国外研制的治疗性抗 IgE 抗体主要有:rhuMab-E25、BSW17 及 CGP51901/56901。1996 年,3 家公司合作并最终选择第 25 代变异株 rhuMab-E25(人源化的抗 IgEmAb E25:Omalizumab/Xolair)进行深入的临床研究,它是由 95% 的人源序列(人 IgGl)为骨架和植入约 5% 鼠抗人 IgE 的补体结合片段组成,是目前进展最快的治疗性抗 IgE 抗体。

二、抗 IgE 抗体的药理作用机制

IgE 处于过敏反应炎症级联反应的最上游,在过敏反应启动和发生过程中发挥着关键作用。早在 20 世纪 90 年代初期,就有人提出应用抗 IgE 抗体治疗过敏反应性疾病。奥马珠单抗是一种重组人源化 IgG 单克隆抗体,通过基因重组技术,将其蛋白结构中氨基酸的序列控制在 5% 以下,基本消除了其免疫原性。它选择性地与 IgE 重链 Fc 段的 Cε3 区结合,后者是 IgE 与 IgE 受体 α 链结合的位点。它与循环中游离的 IgE 结合,与 IgE 的抗原特异性有关,即它可以结合各种抗原特异性的 IgE,但不与已和细胞膜 IgE 受体结合的 IgE 结合。

奥马珠单抗与 IgE 结合后,降低了血浆游离 IgE 的水平,阻断了 IgE 与其受体的结合,同时还使嗜碱性粒细胞、肥大细胞表面 FcεR I 的表达下调。以上两种因素均导致肥大细胞和嗜碱性粒细胞活性下降,使其在接触过敏原后释放炎症因子减少。由于 IgE 可与激活的 B 细胞、抗原呈递细胞上的 IgE 受体结合,参与抗原捕获和 Th2 的活化,因此奥马珠单抗也阻断了 IgE 依赖的抗原呈递,进而抑制了由 Th2 介导的炎症反应的进一步扩大,最终减缓或

阻止了 IgE 介导的炎症反应。

体内实验表明,抗 IgE 抗体能够降低特应性个体皮肤对吸入过敏原的反应性,其效果与血清游离 IgE 受抑制的程度一致。在哮喘患者,静脉给予奥马珠单抗能够显著抑制吸入过敏原诱发的早发相哮喘反应和迟发相哮喘反应,患者诱导痰中嗜酸性粒细胞数量下降,气道反应性降低,血清游离 IgE 下降。

三、抗 IgE 单克隆抗体临床试验的疗效

目前,奥马珠单抗治疗主要适用于 12 岁以上皮肤点刺检查或体外 IgE 测定显示对(常年性)过敏原过敏、并且 ICS 不能很好控制的中 / 重度持续性哮喘患者,也用于过敏性鼻炎、食物过敏、慢性荨麻疹、特应性皮炎患者。

(一) 哮喘

几个安慰剂对照随机双盲试验研究观察了抗 IgE 单克隆抗体(Omalizumab)在成人和儿童中、重度哮喘患者的应用,结果表明:

(1)显著减少哮喘的发作次数和严重程度。

(2)显著降低患者对糖皮质激素、支气管扩张剂和抗组胺药物的用量。

(3)奥马珠单抗与特异性变应原免疫治疗(specific immunotherapy,SIT)具有相加作用,二者联合的疗效优于单独应用 SIT。

(二) 季节性变应性鼻炎

应用 Omalizumab 每 3~4 周皮下注射 1 次 300mg 安慰剂对照观察 536 例柏树花粉过敏的 SA 季节性变应性鼻炎(seasonal allergic rhinitis,SAR)患者,经过几次注射,与对照组相比治疗组患者鼻、眼症状显著改善,急救药的应用显著减少。

(三) 常年性鼻炎

Paul C 等为期 16 周随机双盲安慰剂对照观察 289 例年龄 12~70 岁的中、重度常年性鼻炎(perennial allergic rhinitis,PAR)患者。治疗组(n=144)采用奥马珠单抗 0.016mg/kg,每 4 周 1 次,皮下注射。结果:治疗组每日鼻症状评分显著低于对照组($P<0.001$);抗组织胺药物的应用也显著降低($P<0.05$),显著改善。与疾病相关的生活质量显著改善、患者自我评价也显著优于对照组($P<0.01$)。

(四) 食物过敏作用

Leung 等在 84 例有花粉过敏史的患者对抗 IgE 抗体(TNX-901)的效果进行了观察。所有患者均经双盲安慰剂对照口服食物激发确定存在食物过敏后,分为 4 组,分别给予安慰剂、TNX-901 150mg、300mg、450mg 皮下注射,每 4 周 1 次,共 4 次。在最后一次给药后的 2~4 周内,再进行食物激发。治疗后高剂量组(450mg 组)患者对花生发生反应的域值显著提高(从 178mg 上升到 2 805mg),提示抗 IgE 抗体可能是治疗食物过敏的有效方法。

(五) 慢性荨麻疹

Maurer 等对奥马珠单抗的有效性进行了多中心随机双盲临床试验,将 323 例难治性慢性荨麻疹(chronic spontaneous urticarial,CSU)患者按照奥马珠单抗注射剂量不同分为 75mg、150mg、300mg 和安慰剂组,结果证实奥马珠单抗 150 或 300mg 组间隔 4 周共注射 3

次可控制难治性 CSU 的病情、降低瘙痒严重程度评分,150mg 剂量组的中位起效时间为 2 周,300mg 剂量组为 1 周,均明显小于安慰剂组的中位起效时间(4 周)。有研究显示,奥马珠单抗对特发性慢性荨麻疹和诱导性慢性荨麻疹完全缓解率分别为 83%、70%,但停药后大部分患者在 4 个月内复发。美国 FDA 已在 2003 年批准奥马珠单抗治疗年龄 ≥ 12 岁且对 H_1 抗组胺药有抵抗的慢性特发性荨麻疹患者。奥马珠单抗治疗 CSU 具有良好的效益 / 风险比,具有很好的耐受性,但仍不能完全根治慢性荨麻疹。

(六) 特应性皮炎

特应性皮炎(atopic dermatitis,AD)是一种慢性复发性、炎症性皮肤疾病,表现为皮肤干燥、瘙痒及湿疹样皮疹,常伴血清 IgE 水平升高和外周血嗜酸性粒细胞增多。Wang 等对 13 项(共 103 例患者)奥马珠单抗治疗重度 AD 的临床疗效进行分析,发现 43% 的 AD 患者对奥马珠单抗治疗反应极佳,即特应性皮肤炎严重程度评分(severity scoring of atopic dermatitis,SCORAD)下降了 >50%。

四、抗 IgE 单克隆抗体治疗不良反应

应用奥马珠单抗后的常见不良反应是注射部位出现炎症反应,即红肿、烧灼、刺痛、瘙痒、风团和硬结等,但治疗组与对照组发生率类似(分别为 45% 和 43%),其中反应较重者在抗体治疗组略多(分别为 12% 和 9%),这些反应通常在注射后 1 小时内出现,持续不超过 8 天,在随后的注射中常逐渐减轻甚至消失。另外,有些患者会出现发热、咳嗽、头痛、喘息、荨麻疹等不良反应。

五、抗 IgE 单克隆抗体治疗的安全性

临床试验中 1 331 例患者应用奥马珠单抗 1 年以上的安全性和耐受性良好,与安慰剂组相比,不良事件发生率无差异。速发型过敏反应少见,奥马珠单抗组为 117%,安慰剂组为 217%。在全部临床试验中未发现血清病或类似的Ⅲ型变态反应的表现,没有抗奥马珠单抗抗体阳性者,也没有相关的出血或血红蛋白减少及血小板计数低于正常者。有文献提到,变态反应性疾病患者的恶性肿瘤发病率高于非变态反应性人群,抗 IgE 治疗是否会增加肿瘤的发病率,仍需要进一步的临床观察。

总之,抗 IgE 单克隆抗体治疗可明显改善中重度哮喘患者的症状,大大降低糖皮质激素的应用,具有疗效好、使用简单、安全、经济的特点,可以减少其他药物联用。但用抗 IgE 抗体治疗仍在许多问题有待研究解决,如在研究中发现,奥马珠单抗的治疗作用在治疗 8 周后并未比治疗 4 周时更大,低剂量抗体与高剂量抗体的效果接近。这种抗 IgE 抗体的抑制作用明显不依赖于剂量和时间的现象,也说明慢性哮喘的病理生理失调可能存在非 IgE 依赖的机制。研制开发一种具有选择作用强且安全的抗 IgE 抗体,提高其免疫治疗的效果和安全性,是科研工作者致力探索的方向。

六、临床应用的抗 IgE 制剂

除了抗 IgE 单克隆抗体外,某些抗 IgE 制剂也在临床应用。

（一）甲磺司特

甲磺司特（suplatast tosilate）是目前应用于临床的选择性 IgE 抗体产生抑制剂的代表药。本品有（+）与（−）两种光学异构体，两者的药效未见差异。本品经口服给药，吸收受进食影响，进食时血中峰值及 AUC 约为空腹时的 40%，尿中排泄率约为空腹时的 4.8%。本品在体内可产生 6 种代谢产物，其主要代谢产物 M1 的活性为原形药物的 1/3，经尿或胆汁排泄。

甲磺司特是通过抑制白介素 -4 的产生进而抑制 IgE 抗体的产生。本品对Ⅰ型变态反应有抑制作用，对Ⅱ、Ⅲ、Ⅳ型变态反应无明显抑制。临床用于支气管哮喘、特发性皮炎、变应性鼻炎的治疗。本品不能迅速控制支气管哮喘发作症状，若出现支气管哮喘大发作时应给予支气管扩张剂。应用本品的不良反应多为恶心、胃部不适、腹泻等消化道不良反应，还有头痛、皮疹、困倦等不适。

口服：成人每次 100mg，每日 3 次，饭后服用。视年龄、症状适当增减剂量。

（二）吡嘧司特钾

吡嘧司特钾（pemirolast potassium）只对Ⅰ型变态反应有效，而对Ⅱ～Ⅳ型变态反应无效，是一种特异的Ⅰ型变态反应抑制剂。口服容易吸收并迅速达到血浆峰浓度，血浆中平均峰浓度为 (4.7 ± 0.8) ng/ml，平均达峰时间为 (0.42 ± 0.05) 小时，$t_{1/2}$ 为 (4.5 ± 0.2) 小时，本品与血浆蛋白结合率为 96%。静脉注射或口服本品后，分别由尿中排出 75% 和 57%；局部用药约 10%~15% 以原形从尿中排出。在体外研究表明：实验动物经口服或静脉注射给予本品能明显抑制免疫球蛋白 IgE 或 IgG 抗体引起的被动过敏反应。本品具有快速减敏作用，但与色甘酸钠之间无交叉快速减敏。药物的疗效存在着种属差异，豚鼠的用量明显高于大鼠用药量。与色苷酸二钠和曲尼司特相比，本品的药效更强。

1. 药理作用及用法　在体外，本品可抑制免疫球蛋白 IgE 介导的腹膜浆细胞中组胺的释放，IC_{50} 为 5.1mg/ml。本品用量为 0.1mmol/L 时，可抑制抗原引起的人淋巴细胞或肺组织细胞中化学介质和慢反应物质的释放。本品局部点眼用于过敏性结膜炎引起的眼部瘙痒；口服用于过敏性支气管哮喘。

患眼每次滴入本品 1~2 滴，每日 4 次。用后几天即有明显的止痒作用，但一般需要较长的治疗时间（可长达 4 周）。过敏性哮喘口服本品每次 10mg，每日 2 次。

2. 不良反应　一般较轻微，有头痛、鼻塞、感冒症状。首次滴入眼睛时有短暂的刺痛。

（三）瑞吡司特

瑞吡司特（repirinast）为支气管哮喘基础治疗药，系前体药物，口服后酯基在体内迅速水解形成代谢物显示药效。活性代谢物本身口服不能吸收。血浆中的活性代谢物于给药后 2 小时达到峰浓度（约 150μg/L），在给药后 4 小时内半衰期为 1.4 小时，在给药后 6~24 小时，半衰期为 34.5 小时。健康人口服本品后 24 小时内随尿排泄的活性代谢物为总剂量的 20.2%，其他代谢物为 2.7%。

1. 药理作用

（1）抑制Ⅰ型变态反应：大鼠、豚鼠口服本品可抑制 IgE 样抗体所致同种被动皮肤过敏反应及实验性哮喘。

（2）体外抑制化学递质的释放：本品的活性代谢物能抑制大鼠肥大细胞、豚鼠肺、人外周血嗜碱粒细胞由抗原 - 抗体反应引起的组胺、慢反应物质 A、血小板活化因子等化学递质的释放。

(3) 抑制抗原吸入诱发的支气管哮喘：支气管哮喘患者口服本品后，能抑制变应原吸入所诱发的肺功能下降。

(4) 抑制皮内反应：支气管哮喘患者口服本品后，能抑制皮内注射变应原所致皮肤反应。

2. **适应证**　用于支气管哮喘，成人口服每次 150mg，每日 2 次，于早晨及睡前服。视年龄、症状适当增减剂量。

3. **不良反应**　不良反应发生率为 7.7%，偶见疲倦、下肢麻木感、尿蛋白、胃胀不适、腹痛、腹泻、胸痛、出汗等；出现皮疹、瘙痒时，应立即停药。

4. **用药注意**　妊娠期给药及小儿用药的安全性尚未确立，应慎用。哺乳期妇女禁用。长期用激素治疗的患者给予本品以减少激素量时，应充分观察，逐步进行。本品对已发作者，不能使之迅速缓解。对季节性患者应确定好发季节，于其即将来临前开始给药并持续至好发季节结束。

本品可抑制变应原的皮内反应，在进行变应原皮内反应检查前不应给予本品。

（高翔，周慧敏）

第八节　抗变态反应性疾病新药

一、概述

变态反应性疾病主要包括变应性哮喘、荨麻疹、特应性皮炎、变应性鼻炎和食物过敏等，其传统治疗方法主要包括糖皮质激素和抗组胺药物的外用，受体激动剂和抗胆碱药物的吸入，抗组胺药物、白三烯受体拮抗剂、肥大细胞膜稳定剂及环孢素口服等。经过规范化的治疗，大部分变态反应性疾病可以得到有效控制。然而，仍有部分患者对传统治疗反应不佳，或者使用传统治疗方法的不良反应较多。许多难以控制的哮喘患者依赖频繁的口服糖皮质激素治疗，可导致许多不良事件。因此，临床上迫切需要安全有效的抗变态反应疾病的新药。最近随着对疾病机制和新的生物标志物的认识增加，研发出的变态反应性疾病更具针对性的治疗，从而避免了传统治疗方法导致的不良事件。

随着对变态反应性疾病的病理生理学变化的不断认识，2 型炎症通路在治疗中起关键作用，细胞分子水平上针对过敏性炎症发生中的各个环节为作用靶点开发的药物，逐渐成为变态反应性疾病新的治疗方案。

当机体接触外界刺激物（如过敏原等）后，刺激物会被树突状细胞（dendritic cells，DC）等抗原递呈细胞摄取加工后递呈给 T 淋巴细胞，促使 T 细胞分化为辅助性 T 细胞，即 Th1 和 Th2。在来源于辅助细胞嗜碱粒细胞、肥大细胞和 Ⅱ 型固有淋巴样细胞（ILC2s）的 IL-4 的作用下，T 辅助细胞向 Th2 亚群分化，Th2 分泌白介素 4（IL-4）、白介素 5（IL-5）及白介素

13（IL-13）等细胞因子，激活体液免疫反应，促进免疫球蛋白 E（IgE）生成，增强 2 型炎症反应。具有复杂的生物学活性的 IL-4、IL-5 和 IL-13 被认为是导致 2 型炎症的重要因素，也是变态反应性疾病治疗中的主要靶点之一。

在支气管哮喘中，除 Th2 细胞外，其他 T 辅助淋巴细胞如 Th9、Th17、iNKT 等也参与气道炎症的形成。Th9 分泌产生的 IL-9 可刺激活化 T 细胞增殖，促使 B 细胞分泌 IgE，促进肥大细胞和嗜碱粒细胞增殖和分化。Thl7 可在 IL-6 和 TGF-β 的诱导下分化释放 IL-17A、IL-17F 和 IL-22，后者诱导产生的 CXCL8 是中性粒细胞趋化因子，与皮质激素反应不佳的中性粒细胞性气道炎症为主的严重哮喘相关。iNKT 参与哮喘气道慢性炎症和气道高反应性的形成，在急性发作的哮喘儿童，外周血中 iNKT 细胞增多，活化的 iNKT 会分泌产生 IL-4、IL-5、IL-13 等。

在机体固有免疫中，气道上皮来源的前 Th2 细胞因子如胸腺基质淋巴细胞生存素、IL-25 和 IL-33 等可激活 Th2 淋巴细胞、外周血嗜酸粒细胞、嗜碱粒细胞和肥大细胞等免疫细胞，并能诱导产生大量的 Th2 细胞因子。

综上，以变态反应性疾病发生中的各个环节为靶点的药物，有可能阻断或减弱炎症的发生。针对不同的靶点，开发出了不同的治疗药物，作为治疗变态反应性疾病的新药。包括上游靶点的抗胸腺基质淋巴细胞生成素（thymic stromal lymphopoietin, TSLP）的特希普鲁单抗（tezepelumab）、抗 IgE 的奥马珠单抗（omalizumab）、抗 IL-5 的美泊利单抗（mepolizumab）和抗 IL-4/IL-13 的度普利尤单抗（dupilumab）等，均被证明治疗哮喘等变态反应性疾病具有临床疗效。

二、靶向 Th2 型炎症通路的细胞因子抑制剂

细胞因子是一类细胞外的信号蛋白，分子质量通常小于 80kD，由不同类型的细胞产生。细胞因子根据其功能分类：炎症前细胞因子（IL-1α/β、TNF-α/β、IFN-γ、IL-11 等）、与特应性反应有关的细胞因子（IFN-γ、IL-4 等）、嗜酸性粒细胞趋化和激活的细胞因子（IL-2、IL-3、IL-4、IL-5 等）、与 T 细胞趋化有关的细胞因子（IL-16、MIP-1α/β 等）、中性粒细胞趋化和激活的细胞因子（TNF-α/β、IL-8 等）和抗炎症细胞因子（IL-4、IL-5、IL-10、IL-12、IL-13）等。近年来的研究发现，许多细胞因子参与了支气管哮喘和 COPD 的调节，在哮喘的慢性炎症和气道壁重构过程中起着重要作用，从分子水平解释哮喘的发病机制的病理过程，大大推动了哮喘免疫治疗的研究，开发了以 IFN-γ 为代表的许多细胞因子调节疗法，合成了许多细胞因子拮抗剂，如 IL-4 单克隆抗体（单抗）、IL-5 单抗等。

（一）抗白介素 -4 药物

1. **药理作用**　IL-4 是 B 淋巴细胞合成分泌 IgE 的关键因子，通过向上调节 IgE 受体而进一步提高 IgE 介导的免疫反应；IL-4 还可抑制 T 淋巴细胞、嗜酸性粒细胞的凋亡，诱导 T 淋巴细胞、单核细胞、嗜碱粒细胞，特别是嗜酸性粒细胞向炎症区域的迁移，引起气道阻塞，哮喘炎症持续存在。细胞表面 IL-4 受体（IL-4 receptor, IL-4R）是一条与 IL-4 结合的特异的高亲和力 α 链和第二条链组成的异型二聚体复合物，通过 α 链发挥一个假目标的作用而结合循环中的 IL-4，并且使 IL-4 失去活性。在 IL-4 受体鼠哮喘模型的研究中发现，IL-4R

可以阻断变态反应性 IgE 的产生、抑制肺嗜酸性粒细胞增多和降低气道高反应性。因此，IL-4 的抑制在治疗过敏性疾病中可能是有效的。IL-4 和 IL-13 活性之间有密切的联系，两者都激活 IL-4 受体 α 亚基（IL-4Rα），IL-4 还激活 γC 亚基，而 IL-13 刺激 IL-13 受体 α1 亚基（IL-13Rα1）。目前，对 IL-4 的抑制可以通过直接阻断 IL-4、间接阻断 IL-4 或 IL-13 受体来实现。

2. **适应证与临床应用**　最早开发的人源化 IL-4 单克隆抗体帕考珠单抗（pascolizumab）可特异性结合 IL-4，虽然研究发现其耐受性良好，但它没有显著降低循环中的 IgE 水平。Pitrakinra 是一种 IL-4Rα/IL-13Rα 拮抗剂，通过与受体亚单位结合后抑制 IL-4 和 IL-13 诱导的炎症反应，临床研究显示皮下和吸入给药均可减轻气道炎症反应。在过敏性哮喘患者中，变应原激发后 Pitrakinra 治疗组比对照组肺功能下降幅度较少，肺功能降低更明显。在有 IL-4Rα 基因 3′ 端特定氨基酸变异的中 - 重度哮喘患者亚组中，哮喘急性发作的情况明显减轻。

度普利尤单抗（dupilumab）是人源化的单克隆抗体，阻断 IL-4/IL-13 受体的 α 亚基，抑制 IL-4 和 IL-13 的信号通路。临床试验表明在不考虑患者嗜酸性粒细胞情况下，度普利尤单抗可明显提高基础治疗上仍未控制的哮喘患者肺功能并减少急性发作次数。该药物常见的不良反应为注射局部反应，但未发生严重不良反应。

FDA 批准其作为附加维持疗法用于 12 岁及以上 EOS 表型或口服皮质类固醇依赖性的中重度哮喘患者。尽管度普利尤单抗治疗可降低 Th2 炎症生物标志物（FeNO、eotaxin-3、胸腺和活化调节趋化因子）的水平，但对 EOS 计数无显著影响。在 3 期临床试验中，接受度普利尤单抗治疗的患者出现严重哮喘恶化的比率显著降低，且肺功能和哮喘控制明显改善，EOS 基线水平较高的患者获益更大，有些患者出现嗜酸粒细胞增多。近期的荟萃分析显示，未控制的哮喘患者给予度普利尤单抗的附加治疗，可显著减少重症哮喘的急性发作并改善 FEV1，除注射部位反应外并未增加其他不良事件的风险。

3. **不良反应**　度普利尤单抗的主要不良反应包括注射部位反应、结膜炎、睑缘炎、角膜炎、头痛、疱疹病毒感染、一过性嗜酸粒细胞增多等。

（二）抗白介素 -5 药物

1. **药理作用**　IL-5 是由 Th2 型细胞分泌的炎症因子，在对于嗜酸性粒细胞（eosinophils，EOS）的成熟、分化、募集和活化中起重要作用，引起外周血和气道中 EOS 聚集，导致慢性炎症和气道高反应性。动物实验证明，小鼠和豚鼠静脉注射重组 IL-5 可引起骨髓和血液中嗜酸性粒细胞增多症；相反，IL-5 缺乏或抑制 IL-5 反应，可阻止嗜酸性粒细胞的分化，抑制嗜酸性粒细胞在炎症组织中的浸润。在人的试验中，哮喘患者吸入 IL-5 可引起气道高反应性和痰液中嗜酸性粒细胞增多。因此，在变态反应和哮喘的治疗中，将 IL-5 作为治疗干预的主要目标。

2. **适应证与临床应用**　目前开发的治疗药物包括人源化抗 IL-5 单抗和抗 IL-5α 单克隆抗体。美泊利单抗（mepolizumab，nucala）和瑞利珠单抗（reslizumab，cinqair）两种人源化 IL-5 单抗，均被美国 FDA 批准用于重症 EOS 性哮喘的辅助治疗，前者用于 12 岁以上及成人，后者仅用于成人。抗 IL-5 单抗能抑制外周血和气道内 EOS 聚集，减少 EOS 型重症哮喘患者的急性发作的次数，降低口服激素的用量，并可改善患者的 FEV_1 及生活质量。

Benralizumab(Fasenra)是一种抗 IL-5α 的 IgG1 单克隆抗体,对 EOS 嗜碱粒细胞表面 IL-5 受体的 α 亚基具有高亲和力,能抑制 EOS 的增殖并诱导其凋亡,被美国 FDA 批准用于 12 岁以上重症 EOS 性哮喘的辅助治疗。近期一项基于较大规模人群的针对未控制的 EOS 重症哮喘患者的 3 期临床试验显示,Benralizumab 治疗能显著减少每年急性发作的次数,明显改善患者的 FEV_1 及哮喘症状评分,其最常见的不良事件是鼻咽炎和哮喘恶化。

(三)抗白介素 -13 药物

1. **药理作用** 人的 IL-13 是一个分子量为 17kD 的糖蛋白,由 Th2 型细胞、巨噬细胞、树突状细胞、NK2 细胞、肥大细胞和嗜碱性粒细胞产生,能够促进嗜酸性粒细胞炎症反应,引起气道高反应性,促进黏液分泌,参与气道重构,诱导气道上皮细胞分泌嗜酸细胞活化趋化因子(eotaxin)。IL-13 的作用在肺疾病的动物模型中已经得到很好的证明,很多文献已报道在人类哮喘、变应性皮炎、变应性鼻炎中 IL-13 的产生增加,在鼻炎得到有效治疗后 IL-13 水平下降。关于变应性疾病 IL-13 信号通路相关基因的人类遗传学资料已经阐明 IL-13 作为哮喘应答的一个主要介质的作用。拮抗 IL-13 作为治疗哮喘和其他炎症性呼吸系统疾病的新方法,目前正在进行动物模型研究。

2. **适应证与临床应用** Anrukinzuma 是一种人源化的抗 IL-13 单克隆抗体,具有阻断细胞因子和阻止 IL-13Rα1 和 IL-13Rα2 活化的作用。Anrukinzumab 已在哮喘和溃疡性结肠炎的 2 期临床研究中。Lebrikizumab 是人源化抗 IL-13 单克隆 IgG4 抗体,研究发现接受 Lebrikizumab 治疗的哮喘患者 FEV_1 改善、急性发作比率情况优于安慰剂组,且高骨膜蛋白(periostin)组患者 FEV_1 及呼出气一氧化氮(FeNO)改善情况较低 periostin 蛋白组有显著差异。因此,血清骨膜蛋白是 IL-13 抗体治疗中重度哮喘患者支气管扩张剂反应的良好标志物。由 Th2 细胞因子 IL-13 刺激的骨膜蛋白,已经被提出作为气道嗜酸粒细胞炎和 Th2 哮喘的血清生物标志物。

Tralokinumab 是人源化 IL-13 中和 IgG4 单克隆抗体,在首次研究中,与安慰剂组相比,Tralokinumab 可明显改善中重度哮喘患者的生活质量,但在另一项临床 2 期研究中,该药的耐受性和安全性良好,并没有减少哮喘急性发作的次数,但对于基线水平二肽基肽酶 -4(DPP-4)和 periostin 蛋白较高的患者亚组可能有更好的治疗效果。最新研究表明,Tralokinumab 可改善 AD 的症状。

(四)抗胸腺基质淋巴细胞生成素治疗

1. **药理作用** 胸腺基质淋巴生成素(thymic stromal lymphopoietin,TSLP)与人类过敏性疾病密切相关。动物实验表明 TSLP 在过敏原诱导的哮喘模型小鼠肺中高表达,而 TSLP 受体缺陷小鼠哮喘表现明显减轻,肺脏特异性 TSLP 转基因小鼠表现出以 Th2 型炎症以及 IgE 增高为特点的气道炎症和高反应性。进一步研究提示,TSLP 激活骨髓来源的树突状细胞并上调共刺激分子,产生 Th2 型细胞趋化因子 CCL17。因此,TSLP 是启动气道过敏性炎症的重要因子和必要条件。故而,针对 TSLP 的靶向治疗为哮喘等变应性疾病的潜在靶点。

2. **适应证与临床应用** Tezepelumab 是一种可特异性结合 TSLP 的人源化单克隆抗体,可阻止 TSLP 与 TSLP 受体复合物结合。一项纳入 31 位轻度过敏性哮喘患者的小型临床研究中,Tezepelumab 与安慰剂相比可减轻患者的气道敏感性,减少血液中嗜酸性粒细胞数量及 FeNO 含量。另一项研究评估了 Tezepelumab 对于采用中高剂量吸入糖皮激素联合长效 β 受体激动剂但仍未控制哮喘患者的治疗作用,采取随机、双盲、安慰剂对照的临床试验,一共纳入 584 位患者,患者分为 3 组,低剂量组给予每 4 周 70mg Tezepelumab 治疗,中剂量组为每 4 周 140mg,高剂量组为每 2 周 280mg。结果显示,与安慰剂相比三组患者 52 周急性发作频率分别下降 61%、71% 及 66%,三组患者治疗 52 周后 FEV_1 增加量均高于安慰剂组。整个临床试验共有 6 名患者因不良反应退出研究(实验组 5 人,安慰剂组 1 人),但无严重不良反应发生。目前,Tezepelumab 正在进行Ⅲ期临床试验,尚未获得批准用于临床。

(五) 抗肿瘤坏死因子-α 单克隆抗体

1. **药理作用**　TNF-α 由巨噬细胞和单核细胞产生,为 T 细胞激活及细胞因子释放等炎症过程的启动因子,还具有中性粒细胞的募集、糖皮质激素抵抗的诱导、刺激成纤维细胞的生长和成熟等特性,被认为是难治性哮喘中潜在的重要因子。

2. **适应证与临床应用**　目前针对 TNF-α 的靶向药物包括依那西普(etanercept)、英夫利昔单抗(infliximab)和阿达木单抗(adalimumab)。依那西普是结合 TNF 受体的人源 IgGl 单克隆抗体,能阻止 TNF 的生理学作用,不会引起细胞毒作用及细胞凋亡。依那西普可以改善重症哮喘患者的临床症状、肺功能及气道高反应性,并能提高其生活质量。因仅在严重哮喘患者观察到 TNF-α 升高,故认为 TNF-α 可能仅涉及严重患者的一个亚群,单核细胞中 TNF-α 的表达水平可能是判断治疗反应的生物标志物。依那西普单抗耐受性良好,最常见的不良反应是局部注射反应。在接受 ICS 治疗的中度哮喘患者中,英夫利昔单抗能改善昼夜呼气峰流速的变异率,使其急性发作次数减少 50%。在类风湿关节炎合并严重哮喘患者中使用英夫利昔单抗,可以使患者的肺功能得到改善。吸入、口服激素及奥马珠单抗治疗后的难治性哮喘患者给予英夫利昔单抗治疗 6 个月,可减少患者口服激素、急性发作和住院次数,提示该类药有可能改善激素耐药的重症难治性哮喘患者的病情。尽管上述研究肯定了抗 TNF-α 药物的疗效,但也有研究显示其并不能改善患者的气道炎症、气道高反应性、肺功能及患者生活质量有学者认为药物仅对小部分患者有效,今后需更大人群的研究确定其在难治性哮喘中的价值,另外也需要关注药物的安全性,尤其是严重感染、恶性肿瘤相关风险的问题。

3. **不良反应**　最值得重视的不良反应是结核杆菌感染或播散,以及乙肝病毒(HBV)的再激活,需要特别注意用药前的筛查和治疗过程中的监视。有报道在接受 TNF-α 拮抗剂治疗的患者中有 37% 出现了抗 dsDNA 等自身抗体,其中以英夫利西单抗治疗者居多,虽然多数患者停药后自身抗体可逐渐消退,但也有发展成为红斑狼疮的病例需要进行免疫抑制治疗。其他可能发生的不良反应还有上呼吸道感染、其他严重感染、药物过敏、注射部位反应、银屑病皮疹加重或发生脓疱、心肌损害、高血压、神经脱髓鞘病变等。英夫利西单抗上市于 2007 年在我国上市,已报道的最常见不良反应包括输液反应、上呼吸道感染、皮疹等,少量病例出现结核感染等。阿达木单抗在国内批准使用后,多项国内研究结果显示其严重不良反应发生率较低,主要不良反应为皮疹、肝功能受损等。

(六) 趋化因子受体拮抗剂

趋化因子通过与相应受体结合,介导炎症细胞向支气管迁移,在哮喘发生发展中起重要作用。趋化因子主要有四类,分别为CXC趋化因子受体(CXCR)、CC趋化因子受体(CCR)、CX3C趋化因子受体(CX3CR)和XC趋化因子受体(XCR)。

1. **CXCR类拮抗剂**　CXCR1和CXCR2在中性粒细胞和巨噬细胞的表达较高,IL-8是两者共同的配体。使用CXCR2拮抗剂中和抗体后,有可能阻断IL-8介导的中性粒细胞的趋化作用。AZD5069是人CXCR2趋化因子受体选择性拮抗剂,比对CXCR1受体的选择性大100倍,且不影响中性粒细胞介导的宿主免疫。对于未控制的重度哮喘患者临床2期研究显示,口服AZD5069的患者并没有减少急性发作的次数,挑战了CXCR2介导的中性粒细胞募集在重症难治性哮喘表型中的主导作用的概念。但另一项研究显示,使用AZD5069后显著减少患者痰液中性粒细胞数目,提供了CXCR2信号转导对中性粒细胞肺组织浸润影响的有力证据。AZD5059的治疗一般耐受性良好,最常见的不良反应是鼻咽炎。

CXCR4唯一的内源性配体是CXCL12,后者主要表达于气道上皮细胞,参与趋化炎性细胞向支气管的迁移。AMD3100是CXCR4拮抗剂,在蟑螂诱导的哮喘动物模型中,AMD3100能显著减弱卵清蛋白诱导小鼠的哮喘反应。

2. **CCR类拮抗剂**　CCR类拮抗剂有CCR1拮抗剂(BX-471)、CCR3和组胺H1受体双重拮抗剂(YM-344484,DPC168)、CCR4拮抗剂,以及针对CCR2、CCR8等多个位点的相关研究,大多仅限于动物实验。尽管有些试验在哮喘动物模型中显示对于降低局部气道炎症和反应性有益,但在敲除相应基因的试验动物中却没有发现同样的作用。这可能与多种细胞表达多个受体,每种受体有多个配体以及每种配体有多个受体等影响因素错综复杂相关。

(七) 抗白介素-31药物

1. **药物作用**　IL-31是Th2细胞、角质形成细胞和肥大细胞暴露于微生物肽时分泌的一种细胞因子,与瘙痒密切相关,在AD患者的皮损中高表达。

2. **适应证与临床应用**　IL-31抗体BMS-981164已完成Ⅰ期临床试验,但下一阶段试验尚未开展。人源性IL-31R抗体CIM331/Nemolizumab的Ⅱ期随机双盲对照临床试验结果显示,该药可缓解AD的瘙痒症状和由此导致的睡眠障碍,并可减少外用激素的用量,但对于AD疾病严重程度的作用仍需探究。

3. **不良反应**　有研究表明,Nemolizumab的安全性可以接受。

(八) 抗白介素-33药物

1. **药物作用**　IL-33与TSLP-OX40轴相关,在AD皮损中表达上调,可通过下调FLG的表达直接损伤皮肤屏障功能。

2. **适应证与临床应用**　IL-33的单克隆抗体ANB020的小型概念验证性研究Ⅱ期临床试验显示,该药有一定的临床疗效,进一步结果仍有待报道。

三、靶向非Th2型炎症通路的细胞因子抑制剂

(一) 抗白介素-12和白介素-23药物

1. **药理作用**　IL-12/23拮抗剂Ustekinumab是针对IL-12、IL-23共有亚基p40的人源单克隆IgG1抗体,可抑制Th1、Th17/Th22免疫反应。

2. **适应证与临床应用**　Ustekinumab已由美国FDA批准用于中重度银屑病的治疗。

在 Ustekinumab 应用于 AD 治疗的研究中发现,其除了抑制 Th1、Th17/Th22 免疫反应外,还可以显著降低 Th2 免疫轴。但目前 Ⅱ 期双盲对照临床试验显示未见明显疗效。

3. **不良反应**　在国内外进行的临床研究或观察中其总体安全性良好。少数接受生物治疗的患者可能发生的不良反应,包括心肌梗死、脑血管意外甚至心源性猝死。尽管并没有显著的统计学差异,但数据显示,接受乌司奴单抗治疗者发生严重心血管不良事件的例数最多。

(二) 抗白介素 -22 药物

1. **药理作用**　Th22 相关细胞因子 IL-22 参与 AD 的表皮增生和皮肤屏障功能破坏,因而抗 IL-22 治疗可能对慢性 AD 有效。

2. **适应证与临床应用**　ILV-094/Fezakinumab 为人源性 IgGIA 抗体,结合并抑制 IL-22 活性。一项随机双盲对照试验显示 ILV-094/Fezakinumab 单药治疗重度 AD 患者,可明显降低 SCORAD 评分、皮肤体表面积受累程度,证实对常规治疗控制不佳的成人中重度特应性皮炎具有疗效和安全性。抗 IL-22 治疗,对于治疗选择有限的严重的 AD 患者,提供了一种新的潜在替代方案。

(三) 抗白介素 -17 药物

1. **药理作用**　IL-17 主要由 Th17 细胞分泌,其中 IL-17A、IL-17F 是最重要的炎症因子。抑制 IL-17A 不仅减少下游细胞因子的释放,还可降低上游基因的表达包括 IL-23。IL-17 通过与 IL-17 受体 A(IL-17RA)结合发挥其生物学作用,IL-17RA 是多种 IL-17 细胞因子的共同信号亚基。目前研发的抑制 IL-17 信号转导的靶向药物,包括抗 IL-17A 抗体(Secukinumab)和 IL-17RA 抗体(Brodalumab);靶向 IL-17RA 阻断来自多种 IL-17 细胞因子的信号转导,可能更全面地抑制 IL-17 信号转导所致的炎症反应。

2. **适应证与临床应用**

(1)支气管哮喘:Secukinumab 是一种人抗 IL-17A 单克隆 IgGl 抗体,在臭氧激发诱导出肺部炎症,给予 Secukinumab 与安慰剂或口服皮质激素治疗后,痰中性粒细胞计数无差异,提示其对臭氧诱导的气道中性粒细胞性炎症并无治疗作用。在一项临床 2 期研究中,针对吸入皮质激素后未控制的中重度哮喘患者,安慰剂组与 Brodalumab 组在肺功能、哮喘症状及控制问卷评分方面没有显著差异,仅对支气管舒张剂可逆性高的亚组中,患者哮喘控制问卷评分有明显改善。还需更多研究确定抗 IL-17 单抗在治疗中的作用,应从不同症状不同表型的异质性哮喘患者中,确定对于抗 IL-17RA 治疗有反应的患者亚群来证实药物的有效性。

(2)抗 IL-17A 单克隆 IgGl 抗体 Secukinumab 治疗内源性和外源性 AD 的 Ⅱ 期临床试验正在进行中。IL-17C 主要由表皮细胞分泌,调节表皮固有免疫通路,与 IL-1、IL-22 协同作用。研究发现,中和小鼠 AD 模型的 IL-17C 可减轻皮肤炎症反应。目前,IL-17C 人源 IgG1κ 抗体 MOR106 的 Ⅰ 期随机对照试验显示了较为可观的疗效。

3. **不良反应**　IL-17 拮抗剂的主要不良反应是发生皮肤黏膜念珠菌感染,这与 IL-17 通路在机体抗真菌感染中的重要作用有关。其他少见的不良事件还包括白细胞减少症和炎症性肠病。

四、小分子靶向药物

(一)磷酸二酯酶 -4 抑制剂

1. **药理作用**　在炎性细胞中,磷酸二酯酶 -4(PDE-4)是负责该反应的主要酶。由此导致的 cAMP 水平的增加下调许多促炎因子,如肿瘤坏死因子 α(TNF-α)、IL-17、IL-23 和许多其他因子的表达,从而减少炎症介质,并上调抗炎 IL-10。PDE 抑制剂已被确定为肺动脉高压、冠心病、痴呆、抑郁症、哮喘、COPD、原生动物感染(包括疟疾)和精神分裂症等领域新的潜在治疗药物。

2. **适应证与临床应用**　Apremilast 是沙利度胺的类似物,是 PDE-4 的一种小分子抑制剂,是分解环磷酸腺苷(cAMP)的酶,是治疗某些类型的牛皮癣和银屑病关节炎的药物。它也可用于其他免疫系统相关的炎性疾病,现正评估用于 AD 治疗中的效果。

Crisaborole 则是一种局部应用的 PDE-4 抑制剂,Ⅲ期临床试验结果显示 Crisaborole 可改善患者临床评分,不良反应轻微,已于 2016 年获得美国 FDA 批准作为 2 岁及以上儿童和成人患者轻度至中度特应性皮炎的外用治疗药物。

(二)前列腺素 DP2 受体 CRTH2

CRTH2 是表达于 CLA+Th2 细胞的一种 G 蛋白偶联受体,在皮肤接触过敏原刺激后的皮肤炎症反应中发挥重要作用。其抑制剂 QAW039/Fevipiprant、OC000459 的作用尚在评估中。

(三)H4 受体拮抗剂

1. **药理作用**　组胺 H4 受体近来被认为参与 AD 患者角质形成细胞的增殖分化过程。

2. **适应证与临床应用**　H4 受体拮抗剂是治疗包括特应性皮炎(AD)在内的炎症性皮肤病的潜在新药物,ZPL-3893787 为选择性 H4 受体拮抗剂。Thomas Werfel 等研究证明 ZPL-3893787 在治疗中、重度 AD 的疗效和安全性,证实了 H4 受体拮抗剂是 AD 患者一种新的治疗选择。

(四)JAK 抑制剂

1. **药理作用**　JAK-STAT 信号通路在 AD 的发生发展过程中有重要作用,具体包括 Th2 免疫极化、皮肤屏障破坏、嗜酸性粒细胞活化和 B 细胞成熟等方面。JAK 抑制剂通过阻断 IL-2、IL-4、IL-9、IL-7、IL-15、IL-21 共享的胞内信号通路的 γc 受体,影响众多免疫轴。干扰 JAK1 信号,可减轻 Th2 细胞因子导致的慢性瘙痒,支持 JAK 抑制剂在 AD 治疗中的潜在作用。

2. **适应证与临床应用**　近年来已开发出多种具有不同亚型选择性的 JAK 抑制剂,用于 AD 患者的口服或者局部治疗,一部分尚处于临床前或者临床试验阶段。乌帕替尼(Upadacitinib)和阿布希替尼(Abrocitinib)已在临床用于治疗中重度 AD。二者均为口服 JAK1 抑制剂,单一疗法治疗对中重度 AD 具有有效性及安全性。巴瑞替尼(Baricitinib)为口服的 JAK1 及 JAK2 抑制剂,一项随机Ⅲ期试验表明其在 16 周内改善了中、重度 AD 临床体征和症状,并导致瘙痒迅速减少,安全性良好,尚需进行更多研究。其他口服的 JAK1 抑制剂正在临床前或者临床试验阶段。

在局部用药中,托法替尼(Tofacitinib)是一种局部应用的 JAK1/3 抑制剂,在治疗 AD 的 Ⅱ 期临床试验表现出早期显著的临床疗效,目前正在进行 Ⅲ 期临床试验。芦可替尼(Ruxolitinib)是首个在 AD 患者群体中作为局部单一疗法表现出阳性结果的 JAK 抑制剂。Momelotinib 治疗轻中度 AD 的临床研究正在开展。迪高替尼(Delgocitinib)已经在日本被批准用于局部治疗成人轻中度 AD,是全球首个局部治疗 AD 的抑制剂。

3. **不良反应** JAK 抑制剂的安全性数据来自巴瑞替尼、托法替尼和芦可替尼在 RA 和骨髓纤维化疾病中的应用。总体而言,JAK 抑制剂与一些生物制剂的安全性相当,患肺结核及带状疱疹的风险略有增加,但常见的不良反应是鼻咽炎和上呼吸道感染。研究中可出现血清肌酸磷酸激酶轻度升高,以及一过性的血象变化。值得注意的是,使用 JAK 抑制剂并没有增加恶性肿瘤的风险。这些药物的副作用可能受剂量、JAK 抑制程度或特定 JAK 异构体抑制的影响。

五、钾通道开放剂

钾通道是普遍存在于兴奋和不兴奋细胞的细胞膜上的一种跨膜蛋白,是由 4 个 β 亚基组成的四聚体,形成一个贯穿脂质双层膜的亲水性微小的孔。气道平滑肌有三种钾通道:钙激活钾通道(Kca)、迟整流钾通道(Kdr)和 ATP 敏感的钾通道(K_{ATP}),其中以 K_{ATP} 为主。钾通道开放时,K^+ 移至细胞膜外,形成气道平滑肌的超极化,导致自发性电活动减少,防止电压依赖性钙通道开放,使 Ca^{2+} 内流减少,从而使气道平滑肌松弛。

对气道平滑肌具有明显作用的钾通道开放剂主要是 K_{ATP} 通道开放剂,具有以下药理作用:

(一) 气道平滑肌松弛作用

K_{ATP} 通道开放剂松弛气道平滑肌是通过开放钾通道,而使细胞膜超极化所致。细胞膜超极化的结果是:

1. 导致电压依赖性钙通道不易激活,细胞内 Ca^{2+} 浓度下降,从而使气道平滑肌松弛。
2. 抑制细胞内 Ca^{2+} 池的再充盈,肌浆网不能摄取 Ca^{2+},减少 Ca^{2+} 的释放。
3. 超极化时,通过兴奋 Na^+-Ca^{2+} 泵,使 Ca^{2+} 外流增加,Na^+ 内流减少,使胞内 Ca^{2+} 降低。
4. 抑制体内某些神经递质或激素等多种刺激因子所诱发的细胞去极化作用。

(二) 气道高反应性抑制作用

气道高反应性是由于气道神经细胞和平滑肌细胞兴奋性增高所致。KATP 开放剂可使 K^+ 外流增加,导致细胞超极化,兴奋性明显降低,从而对各种刺激因子的反应性降低。这可能是钾通道开放剂抑制气道高反应性的机制。

(三) 肺血管扩张作用

应用 KATP 开放剂后,使 KATP 开放,K^+ 外流,血管平滑肌细胞膜电位提高,形成细胞膜超极化,抑制电压依赖性钙通道开放,使 Ca^{2+} 内流减少,从而降低血管张力,血管扩张。

钾通道开放剂的研究进展迅速,目前试用药物有色满卡林、莱马卡林、比卡林,治疗应用的前景广阔,主要用于以下三个方面的治疗:

1. **治疗气道高反应性** K_{ATP} 开放剂(SDZ217-744)对气道选择性较高,对气道高反应性的抑制剂量很低,对心血管系统几无作用,此药正在开发与研究中。

2. **COPD 症状的治疗** K_{ATP} 开放剂有支气管和肺动脉扩张作用,应用后可缓解气流阻塞的症状,肺动脉压与肺血管阻力下降,心排血量与心排血指数增加,供氧明显增加,改善 COPD 患者的呼吸困难、疲乏、体力下降等症状。K_{ATP} 开放剂还能抑制迷走神经传递并减少神经末梢释放乙酰胆碱,改善 COPD 患者迷走神经张力过高所导致的症状,使气道阻力下降,改善肺通气功能,减少黏液分泌及痰量。

3. **β_2 受体激动药的协同作用** β_2 受体激动药的支气管扩张作用部分通过 K^+ 开放,促使 K^+ 外流增加,导致气道平滑肌细胞膜超极化,从而引起支气管扩张。合用 K^+ 通道开放剂,可加强 β_2 受体激动药的支气管扩张作用,防止长期应用 β_2 受体激动药而产生的耐受现象。

六、CpG DNA 基因治疗

目前,人类已经可通过质粒 DNA 编码蛋白质抗原进行基因免疫治疗,并发展成为一种新的基因疫苗免疫疗法。基因免疫治疗可以诱导 Th1 反应,抑制 Th2 反应,因此可以用于治疗哮喘病等过敏性疾病。与传统的变应原疫苗治疗相比,基因免疫治疗具有更多优点,主要包括以下几方面:

1. 基因免疫治疗通常不能诱发变态反应。

2. 疗效维持时间长。

3. 通过调控过敏基因,可以去除对宿主转染细胞有杀伤性的成分。

4. 可以诱导更为强烈的抗原特异性 Th1 反应,即使在 Th2 反应已经存在的情况下,亦能使 Th2 反应向 Th1 反应转变。在细菌 DNA 结构中已经发现了一种非甲基化胞嘧啶 - 磷酸 - 鸟嘌呤(cytidine-phosphate guanosine,CpG)序列,其具有很强的免疫刺激作用,能活化抗炎因子 IL-12 及 γ- 干扰素,从而诱导 Th1 细胞的免疫应答反应,用重组过敏原与含 CpG 序列的联合疫苗进行免疫治疗,不仅能增强 Th1 细胞功能,还可减少 Th2 样细胞因子的生成和抑制嗜酸细胞的浸润,提示了 CpG 序列是一类治疗哮喘病有潜力的 DNA 疫苗佐剂。

在 DNA 疫苗中平均含有数百个 CpG 序列,这些序列是 DNA 疫苗所必需的。CpG DNA 是一种含有 CpG 结构的 DNA。目前把含有 CpG 结构的细菌 DNA、质粒 DNA(PDNA)和寡脱氧核苷酸(oligodeoxynucleotide,ODN)统称为 CpG DNA,其中 ODN 为人工合成,称为 CpG ODN。十多年前人们就发现细菌 DNA 具有免疫刺激作用,通过调节免疫系统活性增加 IL-12、IFN-γ 水平。细菌 DNA 的免疫活化作用与其序列中含有 CpG 二核苷酸有关,质粒载体中也有类似的免疫刺激序列。CpG 结构是一种基因疫苗,由转录单元和载体骨架两部分组成,转录单元合成抗原,载体骨架起免疫佐剂作用。已经发现 CpG DNA 具有广泛的免疫调节作用,与哮喘病治疗相关的活性是能诱导 Th0 细胞分化向 Th1 途径转变,抑制已经存在的由变应原介导的 Th2 免疫反应。含有 CpG 结构的质粒 DNA 在载体骨架中的存在是基因免疫治疗诱导 Th1 反应的主要原因,CpG 的存在是基因疫苗诱导有效免疫应答所必需的结构。已知 CpG DNA 可以活化抗原提呈细胞,增强 NK 细胞的杀伤活性和巨噬细胞的吞噬作用,并增强细胞毒性 T 细胞反应。CpG DNA 通过吸附内吞作用进入细胞体内,借助若干信号传递通道(P_{38} 通道、Ros 通道)活化转录因子,并可以启动和诱导 IFN-α、IFN-β、IL-12 和 IL-18 等相关细胞因子的高水平基因转录,这些细胞因子又可诱导机体内 IFN-γ 的产生。上述细胞因子可以促使 Th0 细胞向 Th1 分化,导致机体免疫应答向 Th1 反应方向发展。动物研究证实,用 CpG ODN 和抗原共同免疫有支气管嗜酸细胞增多的过敏小鼠,证实 CpG ODN 可以在抑制 Th2 样细胞因子的合成、降低 IgE 水平的同时,可以抑制支气管嗜酸细胞增多,降低气道高反应性。Broide 等研究发现,说明 CpG DNA 可以使 IL-14 和 IL-5 产生减少并诱导 IFN-γ 产生,同时可以抑制致敏小鼠的气道嗜酸细胞浸润和气道高反应性,提示 CpG DNA 可以通过诱导 Th2 反应向 Th1 反应转化,从而抑制气道变应性炎症。

CpG DNA 通过三条不同途径来抑制嗜酸细胞的活性:

1. 通过减少 Th2 细胞因子抑制骨髓嗜酸粒细胞的产生和从骨髓中释放。

2. 通过所诱导的 IFN-γ 和 IL-12 抑制嗜酸粒细胞的聚集。

3. 诱导抗原特异性 Th1 反应,抑制 Th2 反应。这对于长期保护和免疫记忆非常重要。以上第一、二条途径由原发性免疫反应介导,所以是速发性、抗原特异性的。第三条途径由继发性免疫反应介导,需要长期抗原特异性的 $CD4^+Th0$ 细胞向 Th1 细胞分化和成熟。所以这条途径对于免疫记忆的产生,在随后的抗原激发下,抑制 Th2 反应和嗜酸粒细胞向气道的聚集有很重要的作用。

用 CpG DNA 治疗过敏性疾病具有糖皮质激素所没有的免疫调节作用,其不仅可诱导全身免疫反应(包括体液免疫应答和细胞免疫应答),经吸入或口服还可有黏膜佐剂效应。CpG DNA 治疗过敏性疾病的潜在效果在于它能改变细胞因子环境,产生 IFN-γ,在随后的抗原激发下产生 Th1 反应。在发达国家,随着感染性疾病发病率的降低,哮喘发病率却呈逐年上升趋势,实际上在儿童时期的机体内细菌感染可以使体内免疫系统发生某些变化,由于细菌 DNA 含有 CpG 结构,因此往往可以诱导体内产生 Th1 反应和抑制 Th2 反应,所以某些发达国家中儿童细菌感染率(特别是呼吸道感染率)的降低可导致该群体的 Th2 反应增强,这可能是导致哮喘病发病率增高的重要原因之一。这个发现也提示我们在哮喘儿童时期采用 CpG DNA 疫苗治疗将有可能抑制 Th2 反应增强,从而纠正哮喘儿童的免疫功能紊乱。

(高翔,周慧敏)

第九节　变应原免疫治疗

变应原免疫治疗(allergen immunotherapy,AIT),又称为特异性免疫治疗(specific immunotherapy,SIT)、脱敏治疗(desensitization),就是在一定间隔的时间,以逐步增加剂量的方法给予过敏性疾病患者标准化的变应原提取物,并在最佳剂量维持足够长的时间(通常为 3~5 年),从而使患者自身产生免疫耐受,达到再次接触相关变应原时症状明显减轻或不发生的效果,这种效果在治疗结束后仍可持续数年。它也被认为是唯一有可能改变过敏性疾病自然进程的治疗方式。

一、AIT 的发展简史

1911 年 Noon 和 Freeman 首次采用皮下注射特异性免疫疗法（subcutaneous immunotherapy, SCIT）治疗"枯草热"（花粉症），此后脱敏治疗逐渐推广用于治疗吸入性变应原和膜翅目昆虫毒液引起的过敏性疾病；1986 年，第一个舌下含服特异性免疫治疗（sublingual immunotherapy, SLIT）随机双盲安慰剂对照试验的发表，标志着 SLIT 的开端；1998 年 WHO 和国际过敏、哮喘和免疫学协会经一年讨论，制订了脱敏治疗的指南，对 AIT 治疗过敏性鼻炎、过敏性哮喘和膜翅目昆虫毒液过敏的结果和基本原理进行了总结，肯定了 AIT 的临床效果，指出 AIT 是唯一可能改变过敏性疾病自然进程的一种对因疗法。

2001 年，ARIA 指南接受了将 SLIT 推荐作为治疗成人和儿童过敏性疾病的 SCIT 治疗的一种替代性治疗的提法，这一观念在 ARIA 2008 修订版中进一步得到了确认；2009 年世界变态反应组织（World Allergy Organization, WAO）发表了第一版 SLIT 的意见书；2013 年 WAO 再次发布了关于 SLIT 的意见书，肯定了 SLIT 的临床疗效和安全性，同时推荐将 SLIT 作为过敏性疾病临床初始、早期的治疗手段，其应用不需要以药物治疗失败为前提；2015 年，过敏症免疫治疗国际共识中明确指出 AIT 对过敏性鼻炎（allergic rhinitis, AR）和过敏性哮喘（allergic asthma, AS）的治疗作用已毫无争议。AIT 可改善 AR 和 AS 的症状，并且能够对过敏性疾病的潜在发生过程产生修饰作用。特应性皮炎（atopic dermatitis, AD）和食物过敏的研究拓宽了 AIT 的作用范围；2016 年，国内变应性鼻炎诊疗指南（2015 年，天津）中明确将 AIT 作为 AR 的一线治疗方法，临床推荐使用。2018 年，儿童气道过敏性疾病螨特异性免疫治疗专家共识进一步肯定了 AIT 能够诱导机体对变应原产生免疫耐受，能够有效地预防症状加重，预防儿童鼻炎发展成为哮喘，还可以降低新变应原致敏的风险，是目前唯一能够改变过敏性疾病自然进程的治疗方法，可获得长期疗效；2019 年，最新发布的中国过敏性哮喘诊治指南（第一版）推荐 AIT 用于 AS 的临床治疗，其疗效体现在早期疗效（完成起始治疗后即显效）、持续疗效（治疗过程中疗效）、长期疗效（疗程结束后持续疗效）和预防疗效（防止由鼻炎发展至哮喘、预防出现新的过敏原）；2020 年，中华医学会变态反应学分会组织制定了中国第一部过敏性鼻炎及过敏性哮喘舌下免疫治疗的英文指南，首次提出了 SLIT 的规范化诊疗流程，旨在指导 SLIT 在中国的临床应用。

二、变应原的标准化

（一）变应原标准化的基本含义

标准化过程的目的就是通过一定的步骤尽可能地减少由于原材料的不同而导致不同批次变应原之间因采集、储存、提取、纯化过程造成的差别。由于变应原的制备通常直接从自然界获取原材料，不同批次的原材料之间很难保持一致，若没有经过标准化，不同批次变应原之间的差别可能高达千倍。而采用发光免疫测定抑制试验或 RAST 对总生物效价进行分析，则可使不同批次变应原之间的差别减小至大约 10 倍。目前，国际上各生产厂家的标准化程序有所不同，常使用的标记变应原蛋白含量的标准化单位有重量 / 容积（W/V）、蛋白氮单位（protein nitrogen unit，PNU）、变态反应单位（allergy unit，AU）、国际单位（IU）等。其中 AU 是美国食品药品管理局（Food And Drug Administration，FDA）的生物评价和研究办公室为了确保提取液具有稳定的变应原效力即具有相同的生物相当剂量（bioequivalent doses）而建立的标准标记。AU 是在人体作皮内试验的基础上测变应原的生物效价而得，以此为标准来衡量变应原提取液。1991 年 FDA 以 BAU 代替 AU，以示皮内试验结果。国际免疫学协会联合会（IUIS）变应原标准化小组监督并生产了符合 WHO 标准的国际标准的变应原提取液，如短豚草花粉、橡树花粉和屋尘螨，它们被标记为国际单位（IU）。在变态反应领域，这些能代表生物效价的单位（AU 和 IU）将使变应原标准化更为准确。

SQ 或 UM（以微克计量致敏蛋白含量）标准是丹麦的标准单位，经 SQ 或 UM 标准化后，不同批次变应原之间的最大差别缩小到不足两倍。通过 SQ/UM 标准化过程，减小了不同批次之间的差别，在临床实践中具有如下优点：

1. 过敏原的构成组分更加明确，特异性诊断更加准确，因为只含相关的致敏蛋白而没有其他杂质，纯化成度更高。

2. AIT 更安全、更有效，因为主要致敏蛋白含量和总的生物效价之间有明确的比例关系，各组分的比例保持恒定。

3. 医生更易于掌握和使用，因为不同批次变应原产品的成分一致，各批号之间其效价保持稳定。

（二）我国的过敏原制剂标准化问题

1. 过敏原制剂是我国法定的生物制品。

2. 目前临床上使用的部分为过敏原粗提物，缺乏质量控制，基本没有经过标准化就直接用于患者。

3. 国家于 2003 年 8 月颁发了变态反应原（过敏原）制品质量控制技术指导原则。

4. 2006 年，国内研发的粉尘螨滴剂由国家食品药品监督管理总局（CFDA）批准上市，是目前唯一可供临床使用的舌下含服标准化变应原制剂，实现了粉尘螨疫苗的标准化和国产化。

5. 目前我国应用的标准化尘螨过敏原疫苗主要有：屋尘螨过敏原制剂，剂量单位：SQ-U；螨过敏原注射液，剂量单位：TU；粉尘螨滴剂，剂量单位：ml。

（三）过敏原疫苗的国际标准化问题

尽管国际免疫学联合会 /WHO 等部门积极协调努力，但因缺乏一致的同意和认可而失败，由于存在欧洲和美国过敏原疫苗的标准化规程的差异，疫苗的国际标准化尚需进一步努力。

三、变应原疫苗的分类

用于 AIT 的变应原疫苗包括未经修饰的天然变应原制剂、经过化学或物理修饰的变应原制剂、重组过敏原制剂和混合变应原制剂。

（一）天然变应原制剂

天然变应原制剂是未经修饰的变应原制剂。在 20 世纪 80 年代以前 AIT 大都采用天然变应原制剂。天然变应原制剂所含物质较为混杂。天然变应原制剂可用于快速脱敏和多种变应原同时脱敏。优点是局部吸收快、无刺激性,其缺点是降解快,副作用的发生率较修饰变应原制剂高。

（二）缓释和修饰变应原制剂

为了进一步 AIT 降低副作用,许多变态反应实验室通过物理或化学的方法对变应原制剂进行了修饰,使之成为高分子聚合物,即把抗原决定簇掩蔽在聚合体结构内,使变应原制剂的变应性降低（即降低了变应原制剂可诱导 IgE 介导的变态反应的特性）,同时保存或提高了免疫原性（即提高机体对变应原制剂的耐受能力）。由于提高了变应原的分子量,皮下注射后弥散速度减慢,作用维持时间延长,减少了注射次数。变应原制剂的变应原性和免疫原性的修饰问题非常复杂,涉及变应原制剂物理、化学和免疫学特性。修饰变应原制剂的方法主要有以下几种:

1. **物理修饰**　包括吸附或包埋等技术使变应原制剂成为缓释剂型,常用铝、磷酸钙、酪氨酸和脂质体等作为载体。

2. **化学修饰**　化学修饰是指聚合变应原制剂,即所谓的类变应原（allergoid）,是经甲醛、戊二醛、藻酸盐等化学处理的变应原修饰制剂。另一种化学修饰是非聚合变应原制剂,如甲氧基聚乙二醇。多项临床研究表明,经过这种修饰的变应原仍保留其临床疗效。与天然非修饰变应原相比,其中的高分子成分稳定,疗效明显,副作用减少。

3. **双重修饰**　双重修饰是指经物理和化学两种方法双重修饰,如用酪氨酸吸附后再用戊二醛化学修饰,或用氢氧化铝吸附后再用甲醛化学修饰等。

4. **修饰变应原制剂的制备应注意以下几点:**

（1）变应原被修饰前应标准化。

（2）修饰过程具有可重复性。

（3）制剂的性能稳定。

（三）重组变应原制剂

近年来,通过分子克隆技术已制备了多种重组过敏原的肽片段,其特点是制剂稳定、高纯度、抑制机体产生 IgE,降低免疫治疗过敏反应风险的特点,提高了诊断的标准化、疗效和安全性,如粉尘螨 Der f 1、Der f 2 和屋尘螨 Der p 1、Der p 2 用于临床。重组过敏原与天然过敏原提取物的比较有以下几点:

1. 重组变应原其免疫学活性与天然变应原蛋白质非常接近。

2. 重组变应原的标准化较易保证。

3. 重组变应原主要为 mRNA 的表达产物,即蛋白质组分,纯度高,无杂蛋白污染。

4. 天然变应原提取物除蛋白质组分外,还含有天然非蛋白质（如多糖等）抗原活性组分。有学者认为应用高度纯化的标准化过敏原提取物进行免疫治疗,其疗效优于重组过敏原。

（四）混合变应原制剂

当患者对多种变应原产生变态反应时,需要应用这些变应原的混合制剂。混合制剂的使用可能出现两个问题,首先是混合制剂过度稀释,可能导致单一变应原剂量过低,达不到治疗目的。其次,混合制剂在和其他变应原混合配制过程时,可能使其中的某一成分稀释,甚至相互作用而导致效价降低,如由于某些变应原具有酶活性,可能改变其他变应原成分的活性。

1. **混合变应原疫苗制剂的制备,应具备以下条件:**

(1)混合变应原疫苗制剂中的多种变应原应来自同一种物质。

(2)混合变应原疫苗制剂中的多种变应原是相关的有交叉反应的变应原,如草花粉、枯树花粉、枯草花粉、相关螨等。

(3)混合制剂应保证其稳定性。

(4)混合制剂应较单一制剂疗效提高。

(5)用于临床的混合制剂应标明每一成分的相关剂量。

2. **对于不相关变应原,应避免混合制剂,因为:**

(1)各种成分在水性溶液中不稳定,容易发生相互作用使抗原决定簇被降解。

(2)标准化较为困难。

(3)患者的最佳剂量难以确定,对某些变应原容易导致剂量过低。

(4)某些相关的变应原具有相同的抗原决定簇,有交叉变应原性,其同源氨基酸序列约为80%,对于这些变应原,用单一制剂和混合制剂实际上无多大差别,同时容易导致变应原效价偏高和副作用增加。

综合以上因素,目前临床上主张尽量避免使用不相关变应原的混合制剂。

四、AIT 的作用机制

IgE 介导的 I 型变态反应是指环境中的变应原经多种暴露途径,被摄入机体免疫系统,抗原呈递细胞(APCs)经 II 类主要组织相容性复合物(MHC Class II)进行抗原呈递作用,诱导 Th0 细胞分化。体内 Th2 和 Th17 细胞产生的相关炎性因子可引起 Th0 细胞向 Th1/Th2 细胞分化时的免疫失衡状态,导致 Th2 细胞比例增高,其可进一步分泌白细胞介素(IL)-4 和 IL-13 等细胞因子,诱导 B 淋巴细胞向浆细胞分化,产生变应原特异性 IgE 抗体,这些 IgE 抗体与肥大细胞、嗜酸性粒细胞和嗜碱性粒细胞等炎性细胞表面的高亲和力受体(FcεRI)结合,使其具备识别变应原并释放细胞因子的能力。当机体再次暴露变应原时,上述炎性细胞表面的特异性 IgE 抗体可识别变应原,并使炎性细胞脱颗粒,加工并释放 IL、组胺、蛋白酶、白三烯等炎性介质,引起靶器官及黏膜的炎性反应。

AIT 时机体暴露的变应原剂量显著高于日常暴露。剂量递增的初始阶段,可促进 Th0 细胞向调节型 T 淋巴细胞(Treg)转化,并促进 IL-10 和转化生长因子(TGF)-β 产生,抑制 Th2 细胞相关的免疫反应。随着变应原摄入剂量增加到维持剂量,会引发 Th0 向 Th1 细胞方向转换。同时,免疫治疗诱导 B 淋巴细胞产生阻断型 IgG4 抗体,减少 IgE 抗体生成。变应原进入体内后,在引发瀑布式过敏反应前,IgG4 抗体便与其竞争性结合,从而抑制和下调变应原诱发的一系列免疫反应。通过上述免疫机制,逐渐促进机体对变应原的免疫耐受。

(一) AIT 对 IgE 的调节作用

IgE 的合成受 T 淋巴细胞对带有膜 IgE 的 B 淋巴细胞的强力控制。近年的研究显示 AIT 可能通过免疫偏移（Th0-Th1 增加）、T 淋巴细胞无反应性（Th2-Th0 减少）或两者起作用。

变态反应性疾病主要与 T 淋巴细胞的独特类型细胞因子激活有关，尤其是 IL-4、IL-5。研究表明，AIT 的作用机制在于调节 Th1/Th2 的平衡。有效的 AIT 可以观察到血清 IL-4 的减少和 IFN-γ 的增多，显示 Th2 功能的下调和 Th1 功能的上调。AIT 使 Th1/Th2 应答"正常化"，将选择性 Th2 应答扭转成 Th1 应答优势，从而使 IL-4 和 IL-5 分泌减少，还可显著降低单核细胞中 IL-4 mRNA 与 IL-5 mRNA 表达。与此相反，血清中 IL-2、IL-12 和 IFN-γ 水平则显著上升，单核细胞的 IFN-γmRNA 表达也明显上升。IFN-γ 的升高可引起 IgG4 合成增多，而 IL-4 的下降可抑制 IgE 的合成，IL-5 的下降可抑制嗜酸粒细胞在局部的增生、活化和聚集。研究表明，在 IL-12$^+$ 细胞和 IL-4$^+$ 细胞之间有一个相对应的关系，即 IL-12$^+$ 细胞增多伴有 IL-4$^+$ 细胞减少，反之亦然。而 IL-12$^+$ 细胞和 IFN-γ$^+$ 细胞则呈同步关系，即 IL-12$^+$ 细胞增多伴 IFN-γ$^+$ 细胞增多。在哮喘的 AIT 中可以观察到，经治疗后血清 IL-12$^+$ 细胞、IFN-γ$^+$ 细胞的增多和 IL-4$^+$ 细胞的减少。

目前仍有争议的是引起 Th1 和 Th2 转变的"开关"机制。决定 Th1 或 Th2 应答的因素包括变应原的性质、剂量，以及变应原提呈细胞的性质等。低剂量变应原被 B 细胞或树突状细胞提呈，有利于 Th2 反应，而高剂量变应原被巨噬细胞处理和提呈，有利于 Th1 应答。使用不同的佐剂和方法修饰变应原在变态反应中亦很重要。目前仍不能肯定的是这种调节究竟是变应原 - 特异性 Th2/Th0 免疫细胞"无能反应"的不应答性，还是造成变应原 - 特异性 Th2/Th0 免疫细胞的凋亡，或是由于 Th0/Th1 细胞的特殊亚型上调，即"免疫偏离"的结果。目前研究结果更支持"免疫偏离"的学说。一组对磷脂酶 A（PLA）特异的人 T 淋巴细胞克隆的研究表明细胞因子的绝对和相对数量以及独特的细胞因子类型的释放取决于加入培养基的抗原浓度。具有代表性的是，IL-4 诱导所需的最低抗原量比 IFN-γ 低 10~50 倍。增加抗原浓度有利于 T 淋巴细胞产生 IFN-γ，而在高抗原剂量时 IL-4 产生减少。但细胞因子类型不是固定的，而是受抗原剂量调节的。IL-4、IL-13 和 IL-5 促进 IgE 的合成，而 IFN-γ 则抑制 IgE 的合成。研究发现小鼠存在两种类型的 T 淋巴细胞，Th1 和 Th2。Th2 通过合成 IL-4、IL-13、IL-5、IL-6、IL-3、GM-CSF、IL-10 促进 IgE 的合成，而 Th1 通过合成 IFN-γ、IL-2、IL-3 抑制 IgE 的合成。

（二）AIT 对 IL-10 的作用

持续使用大剂量的变应原进行 AIT 可建立外周 T 淋巴细胞的特异性无反应性。这种状态的特征是 T 淋巴细胞的增殖和 T 淋巴细胞细胞因子的反应受抑制，而同时 IL-10 产生增多。AIT 中 T 淋巴细胞的无反应性源于特异性 T 淋巴细胞最初产生的 IL-10。IL-10 以自分泌的方式抑制 T 淋巴细胞，也抑制特异性 IgE，并增加 IgG4 的产生，结果，变应性炎症效应细胞的活化率和存活率均下降。来自组织微环境的细胞因子能再度激活无反应性的 T 淋巴细胞。

IL-10 是炎症反应的主要调节细胞因子，是 Th1、Th2 细胞增殖及细胞因子反应的抑制剂。IL-10 由 Th1、Th2 型淋巴细胞、单核巨噬细胞和自然杀伤细胞释放。体外研究结果表明，IL-10 可通过阻断 T 淋巴细胞中 CD28 酪氨酸的磷酸化并阻断 CD28 协同刺激信号而引发了外周 T 淋巴细胞无反应性。CD28 可直接与 T 淋巴细胞上的 IL-10 受体相连,结果是 IL-10 抑制了 CD28 协同刺激信号通路的始动步骤,即磷脂酰肌醇 3- 激酶 p85 与 CD28 的结合,并阻止后来的信号级联反应的激活。

(三) AIT 对特异性抗体的调节

特异性 IgE 和 IgG4 抗体的血浆水平反映了机体对变应原的过敏状态。AIT 尽管证明了特异性 T 淋巴细胞的外周无反应性,但 B 淋巴细胞产生特异性 IgE 和 IgG4 抗体的能力并未消失。在 AIT 的早期阶段,两种特异性抗体的血浆水平都是增加的。特异性 IgG4 的增加更加显著,在脱敏治疗的几周内特异性 IgE 比 IgG4 低 10 倍。而且,PBMC 在体外产生特异性 IgE 和 IgG4 抗体的变化与相应的特异性抗体的血浆水平是平行的。在 AIT 期间,IL-10 的升高可反向调节抗原特异性 IgE 和 IgG4 抗体的合成。它使总 IgE 和特异性 IgE 合成得到抑制,IgG4 水平提高,使特异性应答从 IgE 向 IgG4 占优势的表型转化。

(四) AIT 对肥大细胞和嗜酸粒细胞的作用

IgE 抗体水平和 IgE 介导的皮肤敏感性的最终降低通常需要几年的治疗。在 AIT 治疗的早期,嗜碱细胞释放组胺和白三烯的减少可能更为重要,对尘螨过敏的儿童进行 AIT 早期即出现鼻腔中肥大细胞数量的减少。由于无反应性 T 淋巴细胞细胞因子的产生受到抑制,抑制了炎症细胞的聚集、活化和介质释放,有证据表明变态反应性炎症的效应细胞,如肥大细胞、嗜碱粒细胞和嗜酸粒细胞的存活和活化需要 T 淋巴细胞细胞因子。AIT 早期可以引起局部肥大细胞、嗜碱粒细胞、嗜酸粒细胞数目减少,随着临床症状的改善,其周围血嗜碱粒细胞和肥大细胞的组胺释放能力和对变应原的敏感性均下降,即所谓“细胞脱敏”现象。上述现象 IL-10 起重要的作用,实验表明 IL-10 使鼠骨髓和腹膜肥大细胞产生 TNF-α、GM-CSF 和 IL-6 减少,使嗜酸粒细胞的功能和活性下调,并抑制人 Th0 和 Th2 产生 IL-5。IL-10 抑制活化的嗜酸粒细胞产生内源性 GM-CSF 和表达 CD40,并促进嗜酸粒细胞凋亡。

总之,AIT 通过下列途径达到减敏或脱敏的目的:

1. 调节 Th1/Th2 的平衡。Th2 功能的下调和 Th1 功能的上调,使之达到新的平衡。

2. 引起血清总 IgG 和变应原 - 特异性 IgG 水平的升高,特别是 IgG4 的升高,改变了血清特异性 IgE 与 IgG4 的比例。由于 IgG 可以竞争性的阻断变应原与肥大细胞表面 IgE 的结合,从而避免了肥大细胞激活和炎性介质的释放,即所谓的“阻断抗体”学说。同时脱敏治疗后期,合成 IgE 的独特型 B 细胞得到抑制,特异性 IgE 合成减少。

3. AIT 治疗早期可以引起局部肥大细胞、嗜碱粒细胞、嗜酸粒细胞数目减少,随着临床症状的改善,其周围血嗜碱粒细胞和肥大细胞的组胺释放能力和对变应原的敏感性均下降,即所谓“细胞脱敏”现象。上述现象 IL-10 起重要的作用。

五、AIT 的给药方式

在百余年的发展过程中,AIT 发展出了多种给药方式,包括皮下注射特异性免疫治疗(subcutaneous immunotherapy,SCIT)、SLIT、支气管特异性免疫治疗、口服特异性免疫治疗、淋巴结特异性免疫治疗和鼻内特异性免疫治疗等,其中 SCIT 是传统的 AIT 给药途径,临床应用已经有 100 多年的历史;而 SLIT 是 WHO 提倡的近 30 年来最受关注的 AIT 给药途径,这两种途径目前在临床上应用最为广泛。SCIT 对过敏性疾病的有效性得到了临床的肯定,但反复皮下注射带来的不便使患者的依从性下降,同时可能会产生全身性的不良反应。同时,因皮下注射是一种有创的给药方式,临床上适用于 5 岁以上的儿童。1986 年,第一个 SLIT 治疗的随机对照研究的发表,标志着 SLIT 的开端,在随后的 30 多年的临床应用中,大量双盲、安慰剂、对照、随机临床研究的报道证实了 SLIT 治疗变应性鼻炎、哮喘、特应性皮炎、变应性(鼻)结膜炎、食物过敏、乳胶过敏、膜翅目蜂毒过敏等过敏性疾病的疗效和安全性,越来越多的临床医师和国际官方文件肯定了 SLIT 的临床应用。

SCIT 和 SLIT 两种给药方法都是根据给药剂量的不同,分为剂量递增期(build-up period)和剂量维持期(maintaining period)两个阶段,从低浓度和低剂量开始,逐渐增加给药剂量和浓度,达到维持剂量直至疗程结束。

(一) SCIT 给药方法

屋尘螨变应原制剂是目前国内临床应用的 SCIT 制剂。SCIT 的适应证为:

1. 诊断明确、对尘螨过敏的患者,其症状由接触过敏原诱发,且无法避免接触过敏原。

2. 致敏过敏原数量为包括尘螨在内的 2~3 种,最好是单一尘螨过敏原过敏患者。

尤适用于:

1. 抗组胺药物和中等剂量以上局部糖皮质激素治疗不能有效控制症状者。

2. 药物治疗引起不能接受的不良反应者。

3. 对长期使用抗过敏药物(如糖皮质激素)有顾虑或不能坚持长期持续药物者。

目前推荐 SCIT 适用于常规药物治疗无效的 5~60 岁由尘螨导致的过敏性疾病患者。

SCIT 是目前过敏性鼻炎免疫治疗的主要方式。SCIT 治疗时间一般在 3 年左右,分为剂量累加和剂量维持两个阶段。根据剂量累加阶段的不同,可将 SCIT 分为常规治疗方案、集群治疗方案及冲击治疗方案(表 2-10)。而前两种方案研究更广,所采用的过敏原提取物主要有水溶性(美国常用)、存储型和改良型(欧洲常用)。我国 SCIT 目前应用的标准化尘螨过敏原制剂可用于常规、集群及冲击 SCIT 治疗。

常规免疫治疗方案是目前研究最广、发展最成熟、最被人接受的一种治疗方案,国内外的研究都证明了它的安全性及有效性。与集群方案比较,此方案治疗前可不需预服药物,但此方案患者在剂量累计阶段来医院注射次数较多,时间和交通成本费用较高,患者的依从性也难以得到较好的控制。

集群治疗是一种缩短剂量累加阶段而加速进入剂量维持阶段的治疗方案,在剂量累加阶段每周注射 1 次,每次 2~3 针,通常 4~8 周达到剂量维持阶段,而剂量维持阶段的治疗间隔时间与常规相同。目前我国应用较广的集群治疗是 2009 年张罗推荐的免疫治疗方案(表 2-10),初始治疗方案 10 SQ-U,经过 6~8 周后,剂量达到 100 000 SQ-U,累计注射针数为 14 针左右,剂量维持阶段每 4~8 周注射 1 次,剂量为 100 000 SQ-U,每年注射 12 次左右。集群治疗是近年来兴起的免疫治疗方案,且近年来国内外的多个研究都证明此方案的有效性及安全性与常规治疗方案比较无差异,此外因其可缩短剂量累加阶段时间而快速进入剂量维持阶段提高了它的便捷性,增加了患者的依从性,并且可以减少往返医院次数而降低治疗费用。

表 2-10　常规免疫治疗方案和集群免疫治疗方案剂量累加阶段比较

周次	集群 SCIT 方案			常规 SCIT 方案		
	注射次	瓶号	单次剂量(SQ-U)	注射次	瓶号	单次剂量(SQ-U)
0	1	1	10	1	1	20
	2	1	100			
	3	2	1 000			
1	4	3	2 000	2	1	40
	5	3	4 000			
2	6	3	5 000	3	1	80
	7	4	10 000			
3	8	4	10 000	4	2	200
	9	4	20 000			
4	10	4	20 000	5	2	400
	11	4	40 000			
5	12	4	40 000	6	2	800
	13	4	60 000			
6	14	4	100 000	7	3	2 000
7				8	3	4 000
8	15	4	100 000	9	3	8 000
9				10	4	10 000
10				11	4	20 000
11				12	4	40 000
12	16	4	100 000	13	4	60 000
13				14	4	80 000
14				15	4	100 000

　　每次进行 SCIT 时需要从以下三个方面进行评价,以判断是否需要调整注射剂量或延迟注射,甚至中止免疫治疗:①患者在过去 3 天的个体情况;②上次注射至今的时间间隔;③上次注射时是否出现局部和 / 或全身不良反应。

　　在进行常规 SCIT 时,当出现以下情况时应推迟本次注射:①过去 3 天有呼吸道感染或其他严重疾病;②过去 3 天由于暴露于过敏原而使过敏反应症状加重或抗过敏药物用量增加;③肺功能下降低于本人最佳值的 80%,哮喘患者应在每次注射前检测峰流速(peak expiratory flow rate,PEF)。

　　在进行集群 SCIT 时,当出现以下情况时应推迟本次注射:①1 周内有发热或急性呼吸道感染病史;②肺功能显著下降;③注射前有过敏反应发作;④特应性皮炎发作;⑤最近接触过较多过敏原;⑥1 周内注射了其他疫苗;⑦使用 β 受体拮抗剂。

　　因为延误注射可能导致患者丧失之前建立的部分免疫耐受,再接受原方案剂量注射容易导致全身不良反应的发生,因此延误注射导致注射间隔延长的,需要减少本次注射剂量,目前关于延误注射而进行的剂量调整缺乏循证证据,所采用的剂量调整都是经验行为。目前,临床上最常采用的是以延误时间长短为参考来决定本次注射剂量(表2-11),此时需要考量的因素包括:①注射剂量的浓度;②既往是否有全身不良反应史;③延误注射间隔时间越长,注射剂量减少越大。有学者总结分析已报道的多种剂量调整方案,发现各方案存在显著差别,指出执行不统一的方案容易导致医疗差错的发生,呼吁制订一个标准方案以指导临床。有学者认为剂量方案调整宜简不宜繁,在剂量累加阶段和维持阶段采用相同的调整方案,可以减少错误注射的概率,同时认为采用计算延误注射次数的方法替代延迟时间长短的方法,更有利于标准方案的制订。

表2-11 延误注射剂量调整策略

治疗阶段	注射间隔延长时间(周)	剂量调整策略
剂量累加	<2	可以增加剂量
	2~	剂量不变
	3~	剂量减少50%
	≥4	重新开始
剂量维持	<8	剂量不变
	8~	剂量减少25%
	10~	剂量减少50%
	12~	剂量减少75%
	14~	剂量减少90%
	≥16	重新开始

有学者指出局部不良反应的发生不会导致患者下次治疗时出现其他局部不良反应或全身不良反应,认为发生局部不良反应时不需调整剂量,但当出现速发性局部不良反应时应该调整下次注射剂量,同时在剂量累加阶段和剂量维持阶段的调整是有区别的(表2-12)。对注射后24小时内出现的迟发性局部不良反应仅在剂量维持阶段才进行调整(表2-13),在出现轻微全身反应时,如轻度湿疹、皮炎或哮喘发作,需按阶段给予不同的剂量调整(表2-14)。此外,在剂量维持阶段,如果减少注射剂量在20%以内,可在4周后恢复全量,继而8周间隔注射;如果减少注射剂量在20%以上,则每周注射直至恢复到维持剂量,继而2-4-8周间隔注射。如果出现较严重全身不良反应,则需全面分析原因,与患者充分沟通,以决定是否中止治疗。

表2-12 出现速发性局部不良反应时的剂量调整策略

治疗阶段	局部反应(cm)	剂量调整策略
剂量累加	<5	维持原方案
	5~8	重复剂量不变
	>8	剂量下调1步
剂量维持	≤8	剂量不变
	>8	剂量减少20%

表 2-13 出现迟发性局部不良反应时的剂量调整策略

治疗阶段	剂量调整策略
剂量累加	维持原方案
剂量维持	剂量减少 20%

表 2-14 出现轻微全身不良反应时的剂量调整策略

治疗阶段	剂量调整策略
剂量累加	剂量下调 1~2 步
剂量维持	剂量减少 20%~40%

(二) SLIT 给药方法

SLIT 是将变应原疫苗含在舌下 1~2 分钟后再吞咽入胃的一种免疫治疗方法。舌下免疫治疗的给药方法可分为两个步骤,变应原疫苗首先在舌下保持 1~2 分钟,然后吞咽入胃(即舌下含服 / 吞咽过程),推荐疗程与皮下治疗相似,均为 3~5 年。采用国内唯一标准化的舌下免疫制剂粉尘螨滴剂的治疗方法如下:分为 5 个不同的规格,粉尘螨滴剂 1 号、2 号、3 号、4 号和 5 号,总蛋白浓度分别为 1μg/ml、10μg/ml、100μg/ml、333μg/ml 和 1 000μg/ml,其中 1~3 号为递增剂量,4、5 号为维持剂量。14 岁以下的儿童,第 1~3 周为递增剂量期,分别使 1~3 号进行递增,从第 4 周开始使用 4 号,每日 1 次,每次 3 滴,进入维持治疗期;14 岁及 14 岁以上的青少年和成人,第 1~5 周为递增剂量期,使用 1~4 号进行递增,从第 6 周开始使用 5 号,每日 1 次,每次 2 滴,进入维持治疗期(表 2-15)。

表 2-15 粉尘螨滴剂的 AIT 方案

时间	剂量递增期			剂量维持期	
	粉尘螨滴剂 1 号,第 1 周	粉尘螨滴剂 2 号,第 2 周	粉尘螨滴剂 3 号,第 3 周	粉尘螨滴剂 4 号,第 4~5 周	粉尘螨滴剂 5 号,从第 6 周开始
第 1 天	1 滴	1 滴	1 滴	每天 3 滴进入维持期(4~14 岁);每天 3 滴服用 2 周(≥14 岁)	每天 2 滴进入维持期(≥14 岁)
第 2 天	2 滴	2 滴	2 滴		
第 3 天	3 滴	3 滴	3 滴		
第 4 天	4 滴	4 滴	4 滴		
第 5 天	6 滴	6 滴	6 滴		
第 6 天	8 滴	8 滴	8 滴		
第 7 天	10 滴	10 滴	10 滴		

作为一种新型的给药方式,SLIT 的安全性良好。皮下免疫治疗有可能诱发全身性反应,并有可能引起严重过敏反应,而 SLIT 的不良反应很少。SLIT 最常见的不良反应主要是局部瘙痒和口腔肿胀、不适感,少数患者可能出现轻度腹泻、腹痛等消化道症状。总体来说,SLIT 出现不良反应的症状都很轻微,在不需要使用药物或剂量调整的情况下,继续治疗一

段时间可以自行缓解。基于 SLIT 具有良好的安全性和耐受性,操作简便,可以在家自行用药,SLIT 没有年龄的限制,临床上适用于 3 岁以上的儿童。

越来越多的证据和指南共识表明 SLIT 是变态反应性疾病的一种安全有效的治疗方法,不仅可以减轻患者症状,减少发作和对症药物使用,还具有显著的社会效益和经济效益。目前,国内仅有一种被批准使用的标准化 SLIT 制剂用于治疗尘螨致敏的 AR 及哮喘。此外,蒿属花粉过敏是我国一个独特的地域性问题,尤其在中国北方地区影响大量人群。令人欣喜的是,国内一项针对蒿属花粉症的 SLIT 临床试验已经完成,有望在不久的将来相应产品正式用于临床。

(三) AIT 的其他途径

除了临床应用广泛的 SCIT 和 SLIT 这两种 AIT 给药方式外,有作者也在探讨其他的 AIT 途径,包括口服、鼻内、支气管和淋巴结途径等,其目的是在取得同样效果的同时减少不良反应,节省时间和花费。

1. **口服免疫治疗** 口服免疫疗法始于 1920 年,但是直到 1980 年才被重视。Scandinavia 等首先将桦树花粉胶囊用于对桦树花粉过敏的患者口服脱敏,结果患者终末器官的敏感性明显降低,症状也有所好转。此后许多研究表明口服免疫疗法对花粉诱发的变应性哮喘有效,能明显地改善临床症状,而且用药方便、不良反应少,易为患者所接受。国内北京协和医院变态反应科曾用蒿属花粉变应原与安慰剂对照口服进行免疫治疗,观察一年,效果较好。该法通常需大剂量给药,口服免疫治疗总累计量大约为注射免疫治疗整个疗程所有剂量的 200 倍。近十年来,欧洲出版了这些替代疗法的研究结果,口服脱敏因具有低危险性和低强迫性并能够在早期达到高剂量。因此,最近 WHO 认可口服免疫治疗为某些变应性疾病,如过敏性哮喘、变应性鼻炎等的主要治疗方法。对儿童以屋尘螨提取液进行口服的双盲安慰剂对照研究表明 3 年使用的屋尘螨提取液累积量仅 5 倍于皮下注射且效果肯定。表现为症状减轻,结膜的敏感性降低,变应原特异 IgG1 和 IgG4 增加,变应原特异性 IgE 下降。这些具有统计学意义的变化,出现于治疗的第 2 或第 3 年后。口服免疫疗法的不良反应除了胃肠道不适外,还有引起荨麻疹和血管性水肿的报道,没有严重的或危及生命的过敏反应的报道。

2. **吸入免疫疗法** 也称局部支气管免疫治疗,是通过从低剂量向高剂量逐步增加吸入变应原制剂的量,从而提高支气管对变应原的免疫性,降低对变应原的敏感性的一种脱敏方法。有研究认为吸入免疫疗法可以取得与注射免疫疗法相似的临床疗效,而且在改善气道对变应原的特异性反应阈值,降低迟发相哮喘反应的严重程度方面疗法更为显著。临床研究表明吸入免疫疗法的吸入剂量是治疗成功与否的关键,也是避免诱发支气管异常痉挛的关键。几项研究还证实鼻内吸入免疫疗法也可以改善变应性鼻炎的症状。

3. **鼻内免疫疗法** 鼻内 AIT 是用喷雾的方法将致敏变应原液喷入季节性变应性鼻炎患者的鼻腔内,有报道应用于花粉症的患儿,也用于常年性变应性鼻炎,可有效地改善症状,常年和季节性鼻炎对症药物的需求减少,以及进行鼻内激发时,鼻黏膜的敏感性降低。支气管内吸入的报道见于儿童,观察到对尘螨敏感的患儿在吸入螨提取液后,症状减少,呼气流量峰值改善,吸入屋尘螨提取液激发,其支气管的敏感性也降低。

鼻内免疫疗法似乎仅产生局部免疫反应,没有全身性反应,皮肤反应性没有变化,也不产生变应原特异性 IgE、IgG1 和 IgG4 抗体,局部应用的适应证与皮下免疫相同。

4. **淋巴结免疫疗法**　淋巴结免疫治疗是将致敏变应原注射到淋巴结内,诱导机体对致敏变应原的免疫耐受。目前大多数研究都在超声引导下给药共 3 次,每次间隔 4 周,疗程约 12 周,但每项研究所使用的变应原制剂不同。已有的大部分研究证实了淋巴结免疫治疗的有效性和安全性,其可以迅速改善患者的临床症状、缩短疗程、减少变应原剂量、注射次数和不良反应的发生率,提高患者的生活质量和治疗依从性。但国内外目前关于淋巴结免疫治疗的临床研究相对较少、研究样本量小而且缺乏长期疗效的研究结果,该治疗方式未能广泛被临床所应用,仍需大样本的随机双盲对照试验以进一步证实。

六、AIT 的适应证、禁忌证和失败原因

AIT 是目前唯一可以调节 AR 患者免疫系统的对因治疗措施,并影响疾病的自然进程,预防新发致敏和减少 AR 发展为哮喘的风险。AIT 的有效性、长效性和安全性已被众多临床研究所证实,因而得到我国 AR 诊疗指南、最新版的中国 AIT 指南及欧洲 AIT 指南的推荐。

(一) 中国 AR 诊疗指南和新版的 AIT 指南

均推荐针对 AR 患者尽早启动 AIT,而不必等待药物治疗效果不佳后进行。当然,根据我国目前可供临床使用的标准化变应原疫苗的种类,AIT 的适应证主要为尘螨过敏导致的中 - 重度持续性 AR,合并其他变应原数量少(1-2 种),最好是单一尘螨过敏患者。SCIT 通常在 5 岁以上的患者中进行,SLIT 则可以放宽到 3 岁。

(二) 欧洲 AIT 指南

欧洲 AIT 指南认为,AIT 的适应证应全部满足以下 3 条:

1. 症状强烈提示 AR,伴或不伴结膜炎。

2. 经皮肤点刺和 / 或血清特异性 IgE 检测证实为 IgE 介导,患者对一种或多种变应原过敏,且与临床症状相关。

3. 患者为中 - 重度症状,尽管经规范化药物治疗和 / 或变应原回避措施,仍然对日常生活和睡眠产生干扰。

(三) AIT 的禁忌证

AIT 的禁忌证分绝对禁忌证和相对禁忌证。

1. 绝对禁忌证

(1)患有严重的或不受控制的哮喘($FEV_1 < 70\%$ 预测值)和不可逆的呼吸道阻塞性疾病。

(2)恶性肿瘤活动期。

(3)获得性免疫缺陷综合征(acquired immune deficiency syndrome,AIDS)。

(4)孕期(不建议开展新的 AIT)。目前还没有临床资料提示妊娠期间的免疫治疗对胎儿或孕妇造成不良影响,但不建议妊娠期间开始 SLIT 治疗。如果患者在维持治疗阶段怀孕且对免疫治疗耐受良好,可继续治疗。

2. 相对禁忌证

(1)接受β受体拮抗剂(全身或局部)或血管紧张素转化酶(angiotensin-converting enzyme，ACE)抑制剂治疗的患者；同时使用β受体拮抗剂(包括局部用药)可增加呼吸道不良反应的风险，并且影响使用肾上腺素抢救严重超敏反应时的效果；ACE拮抗剂可抑制机体肾素-血管紧张素系统的活化功能，导致在超敏反应时易出现低血压休克。

(2)严重的心血管疾病；在紧急情况下如患者患有严重的心血管疾病可能增加使用肾上腺素的风险。

(3)人类免疫缺陷病毒(human immunodeficiency virus，HIV)感染。

(4)免疫缺陷。

(5)患有严重心理障碍或无法理解治疗风险和局限性的患者。

(6)皮下免疫治疗单次注射之前有急性感染、发热或接种其他疫苗等情况，应暂停注射。此外，在注射当日包括注射前及注射后，患者应避免可能促进过敏反应的因素，如剧烈运动、饮酒等。

(7)口腔溃疡或口腔创伤患者不宜进行舌下免疫治疗。

(四) AIT 失败的原因

AIT 过程中，因多种原因可造成无效或效果不理想。

1. 所选变应原非主要致敏物 & 脱敏过程中产生了新的过敏　引起患者过敏的主要致敏原不是尘螨，症状得不到缓解主要是由这些变应原引起的。同时需要做好对其他致敏原，尤其是主要致敏原的环境控制。

2. 合并其他疾病　在有些过敏性疾病患者中，常常合并其他与过敏性疾病有相似症状的疾病，如非变应性鼻炎、鼻窦炎及鼻息肉等。而 AIT 只对 I 型变应性疾病起作用，因而患者感到疗效不佳。

3. 忽略环境控制　不论什么时候避免接触变应原都很重要，包括一些防螨措施，以及对其他同时过敏的变应原的规避。即使对尘螨这样的常年性变应原，一年当中每个月的浓度也会有波动，如环境控制不当，直接暴露于大量变应原中，症状很容易复发。

4. 未坚持规范治疗，未完成足够的疗程　免疫治疗起效较慢，治疗期间免疫系统始终处于不断调节和平衡的波动中，尤其是免疫治疗早期，可能会出现自我感觉时好时坏的情况，只有经过长时间的反复刺激之后才能逐渐稳定。

5. 对 AIT "脱敏""根治"的理解　有效的免疫治疗并不是症状不再出现，免疫治疗只是提高了患者对外界变应原的耐受阈值，在遇到较高浓度的变应原或者患者身体免疫力下降时(如患病、情绪不佳等)还是可能会出现过敏症状的。

6. 脱敏个体化　如果患者使用递增剂量感觉疗效明显，但无法耐受维持剂量时，可使用最大的耐受剂量进行维持脱敏。在对脱敏制剂耐受的前提下，如果患者进入维持期6个月后仍感觉效果不明显的，可以尝试增加剂量以获得良好的疗效。

7. 疾病诊断失误　不是过敏性疾病患者。

七、AIT 的不良反应及处理

(一) AIT 不良反应的分级及处理

AIT 的不良反应可分为局部不良反应和全身不良反应。2015 年免疫治疗国际共识报道,局部不良反应在 SCIT 和 SLIT 患者中的发生率分别为 82% 和 75%。按欧洲变应性反应与临床免疫学会(EAACI)标准,全身不良反应可分为 0~4 级(表 2-16)。国内多中心、大样本临床观察显示,屋尘螨标准化 SCIT 的全身不良反应发生率为 0.47%,在鼻炎或合并哮喘的患儿中多见;其中 1 级占大多数(74.47%),2 级和 3 级分别占 15.96% 和 7.45%,4 级占 2.13%。虽然全身不良反应发生的概率很低,但是目前已有死亡病例的报道。据估计,使用 SCIT 的患者中每 200 万中有 1 例死亡,每 100 万剂量的使用中约有 5.4 例严重不良反应导致的死亡。

SLIT 相关的全身不良反应极少见。2005 年 10 月发表了 104 项 SLIT 研究,发现 SLIT 相关的全身不良反应发生率为 0.056%。且 SLIT 临床应用至今,国内外尚无导致死亡的病例报道。SLIT 的安全性良好,可通过医师指导由患者(监护人)在家中遵照医嘱使用。

表 2-16　全身不良反应分级

级别	名称	临床症状
0 级		无症状或症状与特异性免疫治疗无关
1 级	轻度全身反应	局部荨麻疹、鼻炎或轻度哮喘(最大呼气流速较基线下降程度<20%)
2 级	中度全身反应	发生缓慢(>15min),出现全身荨麻疹、血管性水肿或中度哮喘(最大呼气流速较基线下降程度<40%)
3 级	严重(非致命)全身反应	发生迅速(<15min),出现全身荨麻疹、血管性水肿或严重哮喘(最大呼气流速较基线下降程度>40%)
4 级	过敏性休克	迅速出现瘙痒、潮红、红斑、全身性荨麻疹、喘鸣、血管性水肿、哮喘发作、低血压等

SCIT 的不良反应分级与处理

(1)局部反应处理:SCIT 的局部反应主要为变应原疫苗注射部位瘙痒、红肿、硬结,甚至坏死等。轻度局部反应一般无须处理,也可以酌情使用口服抗组胺药物,或在注射部位局部冷敷或外用糖皮质激素。如果局部不良反应较严重,可按照表 2-16 中的措施进行处理,且适当调整治疗剂量。

(2)全身反应处理:SCIT 的全身不良反应见表 2-17。如果注射变应原免疫治疗制剂后出现的全身不良反应属轻中度,经对症处理后,可继续免疫治疗。但下次注射时需减少剂量,如出现重度全身不良反应或发生过敏性休克,应中止免疫治疗。

表 2-17 SCIT 的不良反应分级及处理

分级	症状	处理措施
局部严重不良反应	皮丘直径>4cm(发红、瘙痒刺激、伪足)	①在变应原注射部位近端扎止血带 ②用 0.1~0.2ml 肾上腺素液(1:1 000)在变应原注射部位周围封闭注射 ③局部涂搽类固醇乳剂 ④口服抗组胺药物 ⑤必要时肌肉或静脉注射抗组胺药物
轻度、中度全身不良反应	皮丘直径>4cm(发红、瘙痒刺激、伪足),反应经淋巴管和/或血管初期播散,并发鼻炎、结膜炎、哮喘、扩散性皮疹或荨麻疹表现	①在变应原注射部位近端扎止血带 ②用 0.1~0.2ml 肾上腺素液(1:1 000)在变应原注射部位周围封闭注射,必要时多次注射,每 15min 注射 1 次 ③局部涂搽类固醇乳剂 ④建立静脉通道 ⑤肌内注射抗组胺药物,如苯海拉明 40mg ⑥使用速效 β_2 受体激动剂 ⑦必要时静脉使用氨茶碱 ⑧静脉注射水溶性皮质类固醇 ⑨持续监测血压和脉搏
严重全身不良反应	手足心瘙痒、头皮瘙痒、全身性皮肤潮红、风团样皮疹(出现越早、病情越凶险);呼吸困难、呼吸急促、声音嘶哑、腹痛、恶心、呕吐等	①立即 0.3ml 肾上腺素液(1:1 000)在其他部位皮下注射 ②建立静脉通道 ③静脉注射水溶性皮质类固醇,如甲泼尼龙 40~80mg,必要时重复使用 ④肌肉或静脉注射抗组胺药物,如苯海拉明 40mg ⑤持续监测血压和脉搏 ⑥必要时使用速效 β_2 受体激动剂 ⑦必要时静脉使用氨茶碱 ⑧吸氧 ⑨其他对症治疗
过敏性休克	面色苍白、皮肤湿冷、血压下降、神志改变、大小便失禁	①立即 0.3~0.5ml 肾上腺素液(1:1 000)皮下注射,必要时 15~20min 后重复使用 ②平卧、保持气道通畅,高流量吸氧 ③建立静脉通道,快速补充血容量 ④静脉给予血管活性药物,如多巴胺,必要时联合间羟胺,以维持血压 ⑤肾上腺皮质激素静脉滴注,如甲泼尼龙 40~80mg,必要时重复使用 ⑥有呼吸抑制者可使用呼吸兴奋剂,必要时可采用机械通气 ⑦持续监测心电图、血压、血氧、呼吸 ⑧必要时使用速效 β_2 受体激动剂 ⑨必要时静脉使用氨茶碱

（二）SLIT 的不良反应分级与处理

SLIT 的不良反应多见于首次用药和剂量递增期，多为局部反应，主要发生在口腔，但这些反应极少需要进行剂量调整或中止治疗。最常见的包括口内麻木、瘙痒感和肿胀，一般出现在用药 30 分钟内；其次是胃肠道反应（7.5%），包括胃痛、恶心和腹泻等，一部分患者出现这类情况可能与剂量有关，减量后症状消失；部分患者会出现局部皮疹或疲劳感。绝大部分患者可自行缓解或给予对症药物后很快缓解。如患者出现眼痒等反应，需要评估患者是否患有过敏性结膜炎，特别是鼻炎的患者。根据 EAACI 的建议，SLIT 的不良反应分级及处理原则见表 2-18。

表 2-18　SLIT 的不良反应分级及处理原则

常见不良反应	级别	有 / 无生活影响	有 / 无功能损伤	是否使用对症药	继续 / 停止 SLIT
口 / 耳 口 / 舌痒、肿胀、疼痛、溃疡 味觉改变 耳痒 咽喉疼痛	1 级：轻度	无	无	否	继续
悬雍垂水肿 胃肠道 恶心、呕吐	2 级：中度	有	无	可口服抗组胺药物 / 止吐药 / 解痉药	继续
胃痛 腹痛、腹泻	3 级：重度 未知的严重程度	有 无相关报道	有 无相关描述		停止 停止

八、新型 AIT 疫苗的开发

（一）重组变应原及其衍生物用于 AIT

通过基因工程技术获得重组变应原蛋白，为哮喘等过敏性疾病的 AIT 提供了理想的制剂。许多重组变应原已能批量生产并商品化，其免疫学活性与天然变应原蛋白非常接近，而其致敏性较天然变应原蛋白明显减少，使 AIT 更加安全有效。目前主要有以下两种：

1. **非致敏性变应原多肽或片段**　这类变应原多肽与 IgE 的结合能力明显下降，但仍含有刺激 T 细胞反应的氨基酸序列。目前正致力于研究变应原多肽能否代替传统变应原制剂使 AIT 更加安全有效。

2. **非致敏性 IgE 结合半抗原**　非致敏性 IgE 结合半抗原在局部与效应细胞结合，诱导 IgG 阻断抗体，从而在随后接触整个变应原蛋白时防止致敏细胞的激活，从而对整个变应原蛋白产生耐受。

研究表明，免疫治疗的关键机制在于改变 T 淋巴细胞功能，减少 Th2 型细胞因子，诱导 Th2 型细胞因子模式向 Th1 型细胞因子模式的"免疫分化"。变应原衍生物一方面增加了变应原剂量；另一方面不会引起过敏反应，具有较高的安全性。主要变应原异构体与 IgE 亲和力较低,但包含了 T 细胞结合位点。已经从多种花粉主要变应原中分离出这种低变应原性的异构体。如桦树花粉主要变应原 Betv1 经重组后,既含有 T 细胞活化 - 诱导表位片段,又由于天然 Betv1 三维结构的破坏,过敏原性降低,因而不引起过敏反应。用定点突变的方法生产出屋尘螨变应原异构体 Derp2、豚草变应原衍生性肽段,短期用最佳浓度刺激人 T 细胞后,T 细胞出现无应答。猫变应原 Feld1 衍生性肽段处理小鼠后,小鼠表现出对完全天然抗原的耐受。临床研究逐渐证实用 T 细胞源性变应原衍生性肽进行免疫治疗是一种有效的、低风险的治疗,有望取代传统的免疫治疗。

(二)"DNA 疫苗"的应用

"DNA 疫苗"是正在兴起的一种全新的治疗模式。研究表明,将带有变应原基因片段的质粒表达载体或"裸露 DNA"导入小鼠体内,可以达到免疫治疗的目的。导入极微量的变应原基因足以产生持久的免疫耐受。最近研究证实,这种作用与质粒中的特异性免疫刺激序列(ISS)有关,ISS 是一段 6 核苷酸序列,5′ 侧为 2 个嘌呤,3′ 侧为 2 个嘧啶,中间的胞嘧啶为非甲基化形式,该结构又称为 CpG 结构。ISS-DNA 具有广泛的免疫调节作用,能活化 NK 细胞、巨噬细胞和树突状细胞等抗原提呈细胞,能增强 NK 细胞的杀伤活性、巨噬细胞的吞噬作用,并增强细胞毒性 T 细胞反应,使 Th1 细胞因子 IL-12 和 IFN-γ 等产生增加,从而抑制 Th2 细胞产生 IL-4 和 IL-5。ISS-DNA 可下调已经存在的抗原介导的 Th2 反应,诱导 Th2 反应向 Th1 反应转变,对相同抗原再次激发所引起的反应产生保护作用。Broid D 等研究表明,卵蛋白致敏哮喘模型小鼠,经 ISS-DNA 处理后再给予卵蛋白激发,其嗜酸性粒细胞气道浸润和气道高反应性均明显抑制,伴有 IL-4 和 IL-5 产生减少和 IFN-γ 产生增加。与传统的脱敏治疗相比,"DNA 疫苗"有很大的优越性。首先,只有少量致敏原被宿主转染的细胞分泌,不足以引起 Ⅰ 型变态反应。其次,疗效维持时间长。用质粒 DNA 注射实验小鼠,6 个月内均能检测到过敏原的产生。再次,通过调控过敏基因,可以去除对宿主转染细胞有杀伤性的成分,如酶活性的抗原。第四,插入含 CpG 结构的质粒 DNA,诱导更加强烈的抗原特异性 Th1 反应,即使在 Th2 反应已经存在的情况下,亦能促使 Th2 反应向 Th1 反应转变。

(三)DNA 质粒免疫

DNA 编码的抗原(DNA 疫苗)是提高机体保护性免疫的一种可选方法。肌内注射含有适当引物的细菌基因质粒,通过转染宿主细胞产生细菌蛋白,引起机体产生细胞免疫和体液免疫。黏膜疫苗可经 Ⅰ 型和 Ⅱ 型途径引起局部免疫反应。皮内注射编码 E.大肠杆菌 β 半乳糖酶的 pDNA,可引起 Th1 型反应,而用完整的蛋白质免疫则引起 Th2 反应。质粒 cDNA 免疫后导致 IgE 产生减少,因而可以推测用编码抗原的 pDNA 免疫将有可能调节抗原特异性 T 细胞产生细胞因子的类型,为变应性疾病的免疫治疗提供了一个新的方法。

(四)特异性抗体和抗体片段对过敏效应器官的被动免疫治疗

50 年前就已经发现"无反应性"变应原特异性抗体的存在,变应原特异性 IgG 能抑制 IgE 介导的过敏反应,尤其是 IgG4 亚型,特异性免疫治疗可以诱导 IgG4 产生。然而,也有一些研究并未显示特异性 IgG 存在与否,或量的变化,以及血清 IgG 及其亚类水平与免疫治疗过程中临床症状之间的关系。以往有研究试图比较免疫治疗后变应原特异性 IgG 抗体在抑制 IgE 产生和下调过敏反应中的作用,但由于缺乏高纯化的疫苗而受挫。一些应用桦树花粉重组变应原 Bet v 1、牧草花粉重组变应原 Ph1 p 1、Ph1 p 2、Ph1 p 5，以及重组的 Der f 2 等研究表明过敏性和非过敏性个体血清中的变应原特异性 IgG 属于不同亚型，并发现血清中的变应原特异性 IgE 与 IgG 亚型反应无关。

　　应用重组 DNA 技术制备的主要变应原表位与过敏性疾病患者中的 IgG 和 / 或 IgE 抗体结合。IgG 和 IgE 可能具有不同的亲和力或某一表位有更具体的特异性。在过敏性疾病患者中，Bet v 1 特异性 IgG 抗体可阻断 IgE 与 Bet v 1 结合，抑制 Bet v 1 引起的组胺释放，表明 IgG 封闭抗体可以减轻 IgE 介导的过敏反应。因而重组变应原特异性 F（ab′）2 片段可能在 IgE 介导的过敏反应的被动免疫治疗中有价值。

（林航，杨召川）

参考文献

1. 陈新谦, 金有豫, 汤光, 等. 新编药物学. 18 版. 北京: 人民卫生出版社, 2018.
2. 杨宝峰, 陈建国, 颜光美, 等. 药理学. 3 版. 北京: 人民卫生出版社, 2015.
3. 沙莉, 刘传合. 生物制剂治疗支气管哮喘的研究进展. 山东大学眼耳鼻喉学报, 2019, 33 (1): 53-57.
4. 奥马珠单抗治疗过敏性哮喘专家组. 奥马珠单抗治疗过敏性哮喘的中国专家共识. 中华结核和呼吸杂志, 2018, 41 (3): 179-183.
5. 向莉, 赵京, 鲍一笑, 等. 儿童气道过敏性疾病螨特异性免疫治疗专家共识. 中华实用儿科临床杂志, 2018, 33 (16): 1215-1223.
6. LI H, CHEN S, CHENG L, et al. Chinese guideline on sublingual immunotherapy for allergic rhinitis and asthma. Journal of Thoracic Disease, 2019, 11 (12): 4936-4950.
7. 中国过敏性鼻炎研究协作组. 过敏性鼻炎皮下免疫治疗专家共识 2015. 中国耳鼻喉头颈外科, 2015, 22 (8): 379-404.

第三章

变态反应疾病的诊断

　　儿童变态反应疾病正确的治疗取决于正确诊断,正确诊断则依赖于详细的病史采集、全面的体格检查和实验室资料的综合分析。随着基础医学的飞速发展,虽然实验室也日益提供了更多、更精确的诊断手段,但详细的病史资料与体格检查迄今仍然是诊断儿童变态反应疾病的非常重要的基础。由于儿童的年龄特点及处于不同的生长发育阶段,病史收集的重点和体格检查的方法、程序、内容等方面都与成人有所不同。

第一节　病史采集

一、一般项目

　　变态反应疾病的诊断尤其需要在病史中发现线索,许多变态反应疾病的发生与年龄、性别、种族、父母职业、家庭环境外密切相关。儿童时期是变态反应疾病高发年龄,并且有其自身规律。食物过敏发病高峰在婴幼儿期,婴幼儿期的食物过敏,最常见的是牛奶过敏(cow's milk allergy,CMA),其中的酪蛋白(α、β、κ)、α- 乳清蛋白、β- 乳球蛋白和白蛋白是最主要的过敏成分,其次是鸡蛋(卵类黏蛋白、卵清蛋白和卵转铁蛋白);湿疹是婴幼儿时期最常见的皮肤变态反应疾病;婴幼儿哮喘的好发年龄在 1~6 岁,但是 6 岁以前发病的哮喘诊断比较困难,哮喘预测指数对其诊断治疗有一定帮助;变应性鼻炎则主要在青春期前后开始发病,4 岁以内的儿童少有。某些变态反应性疾病与居住环境密切、父母的职业特点、生活习惯相关已是不争的事实。图 3-1 显示各年龄阶段常见变态反应疾病的发病情况。

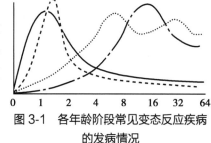

图 3-1　各年龄阶段常见变态反应疾病的发病情况

二、现病史

　　现病史的收集除了儿科常规的注意事项外,应特别注意与变态反应有关的病史和症状,对于新发疾病应询问近 72 小时内的环境变化,包括诱发因素、变应原暴露情况、全身症状与局部症状的演变关系,具体到是否进食特别的食物,是否更换家具、玩具、衣物、被服,新近是否有感染,以及服药史,以确定是否为变态反应疾病的可能,以及可能是哪种类型的疾病;对高度怀疑变态反应疾病的儿童上述病史应追问至就诊前的 5~7 天,因为虽然由上述因素引起的儿童 I 型变态反应常常在 72 小时内发病,但有些变态反应疾病如药物性皮疹、食物过敏等可以在接触过敏原的 1 周内发病;对于反复发作的病例,则应鼓励其父母或监护人尽量寻找发病或加重的特殊诱因,如季节特点、天气特点、食物、药物特点、居住环境变化及治疗反应等。

由于变态反应疾病与变应原密切相关,凡接触变应原的皮肤、黏膜、器官组织均可出现症状,因此病史收集中应注意眼、耳、鼻、咽喉、呼吸道、口腔、消化道和皮肤的变化(表 3-1)。

表 3-1 变态反应疾病各器官、组织常见的症状和体征

器官、组织	症状和体征
眼	眼痒、灼热、流泪、异物感、分泌物、结膜充血水肿、眶周水肿、过敏性眼晕、眼痛、视力下降
耳	耳痒、分泌物(颜色、气味)、发胀、耳鸣、耳痛、眩晕、听力减退、耳道湿疹
鼻	交替性鼻塞、流水样涕、喷嚏、瘙痒、嗅觉减退、头痛、黏膜苍白水肿
咽喉	瘙痒,异物感、咽痛、夜间咳嗽、干咳、声哑、咽充血、黏膜肿胀
呼吸道	刺激性咳嗽、白色泡沫痰、喘息、呼吸困难、鼻翼扇动、呼吸急促、发绀
口腔	口唇水肿、皲裂、流口水、黏膜溃疡、舌肿
消化道	腹痛、腹泻、腹胀、便秘、呕吐、反酸、便血、肛门瘙痒
皮肤	皮疹、瘙痒、出血、紫癜、色素沉着
全身	发热、食欲、神志、精神、睡眠、注意力、记忆力

三、个人史、喂养史

产前暴露过敏原,出生于花粉较多的季节,城区居民,早期添加鸡蛋、面粉,以及人工喂养(牛奶),生命早期外科手术、住院治疗,暴露于动物、霉菌、花粉和被动吸烟,很少户外活动,反复感染均与变态反应疾病的发生有关。

四、家族史

主要是父母等一级亲属中,有无变态反应疾病病史。儿童患变态反应疾病的危险性与家族史的关系见表 3-2。家族史的收集中一定要注意细致、具体,因为有些患儿家属不知道哪些症状与过敏有关,有些幼年时的变态反应疾病可能已经忘却,同时应注意有些家长故意隐瞒病史。

五、既往史

既往病史有重要参考价值,它不但有助于进一步明确诊断,而且对制订治疗方案有帮助。具体应包括:

表 3-2　儿童患变态反应疾病的危险性

家族史	危险度（%）
双亲过敏	40~60
双亲相同的过敏表现	50~80
双亲之一过敏	20~40
一个兄弟姐妹过敏	25~35
双亲和兄弟姐妹正常	5~15

1. 过去的变态反应疾病史如特应性皮炎、食物或药物过敏史、湿疹史。一种特异性疾病可能提示另一种特异性疾病的可能,因为许多变应性疾病有其相似的发病机制(表 3-3)。越来越多的研究结果表明:变应性鼻炎和哮喘是同一气道内的同一种持续性炎性疾病,更有学者提议变应性鼻炎、哮喘和分泌性中耳炎的同源学说,高达 80% 的特应性皮炎儿童最终发展为哮喘或变应性鼻炎。

2. 过去的皮肤过敏原试验结果与临床的关系。

3. 使用过的药物、疗程、剂量及效果,包括抗组胺、支气管扩张剂、黏膜收缩剂、糖皮质激素、免疫调节剂、特异性免疫治疗和外用药物。

4. 环境中可能使病情发作或加重的因素,如烟雾、甜食、咸食、饮料、海虾、牛奶、各种坚果、水果、牛肉、羊肉、猪肉、运动后、四季交替时间、感冒、化学刺激气剂、动物、爬山时或去草地玩、阴天或雨天、空调、印刷品、刮风、昆虫叮咬等患者认为使症状加重的因素。

5. 一年中的发病规律,是常年性、季节性,还是季节性加重。

表 3-3　特应性皮炎、哮喘的特点与免疫学机制的比较

项目	特应性皮炎	哮喘
总 IgE 水平	IgE ↑↑	IgE ↑
变应原	多种变应原(食物、空气变应原、微生物)	空气变应原
病毒感染	是	是
超抗原	是	否
发病	常常先于哮喘	迟发作
母乳喂养	预防作用	预防作用
黏附分子表达	E 选择素↑ 血管细胞黏附分子(VCAM)内皮表达↓	
上皮屏障功能缺陷	原发性缺陷(神经酰胺↓)	继发性缺陷(炎症后)
嗜酸性粒细胞	在皮损处较多的脱颗粒,凋亡↓↓	较少的脱颗粒,凋亡↓
遗传	家族+母系	家族+母系
变应原进入途径	胃肠道、呼吸道、皮肤	呼吸道
非变应性的触发因素	是	是
Th2 细胞产生增多及活化	是	是
磷酸二酯酶增多	是	是

第二节　体 格 检 查

变态反应疾病是体质性疾病,详细的物理查体可以提供诊断的客观依据。首先必须建立变态反应疾病是全身疾病局部表现的概念,因此在全面查体的基础上应特别注意与变态反应疾病相关的物理体征,而不应仅局限于患儿就诊时的单一器官或组织。

综合上述的病史和物理查体,争取达到以下目的:

1. 是否是变态反应疾病。

2. 所有累及的器官。

3. 可能的诱发因素。

4. 过去的治疗效果。

这是由于

1. 几个症状常会同时存在,即使患儿没有把它们作为一个共同的病因联系起来,但是如果几个症状同时出现,它们更可能源自一种变态反应疾病。相反,单一系统的单一症状,如孤立的鼻塞可能不是过敏的症状。

2. 症状多是双侧的。单侧的症状,无论眼部、鼻部或肺部,提示为非变态反应疾病。

3. 大多数患者有一个变态反应疾病的阳性家族史。

4. 患者过去治疗的信息极其重要。抗组胺药治疗有效支持变态反应疾病的可能性;支气管扩张剂、糖皮质激素有效,均提示存在可逆的呼吸道阻塞;免疫疗法有效强烈提示一个变态反应疾病的存在。相反,治疗无效应重新考虑诊断并寻找原因。

5. 症状常是间歇性的,即使是一些症状持续的病例,也表现为周期性加重。

6. 详尽的病史常可能发现引起症状的可疑的变应原。这便于选择诊断性试验和尽量减少试验。患儿的家庭和学校环境的调研可能有助于鉴定潜在的触发物。

同时,应该注意不同类型的变态反应疾病临床表现也有一定的差别:Ⅰ型变态反应发病急,好发于呼吸、消化、皮肤等系统,有一定的季节性、规律性,病理改变以水肿、分泌物增多、平滑肌痉挛、嗜酸细胞增多为特点。其临床表现以肿胀、瘙痒、皮疹、咳、憋、喘、绞痛、流液等症状为主。Ⅱ型变态反应病情发展较缓慢,一般于抗原接触后一周以上发病,致敏抗原常为药物、菌苗、疫苗、血型性抗原物质等。临床常表现为溶血、出血、贫血、紫癜、黄疸、继发感染等,常侵害血液的有形成分,血象检查常见有红细胞、白细胞或血小板减少。有时三者可同时减少或形态变异。发病无一定的时间规律,常发生于用药、输血、预防接种等临床处理之后。Ⅲ型变态反应的临床表现为病情发展更慢,一般发生于长期小量的抗原接触之后数月至数年,或于接触异种血清注射之后1~2周。致敏抗原常为异种血清、病灶性细菌、病毒、支原体、原虫等,亦可能为上述生物性抗原的代谢物。病变常好发生于肾脏、中小动脉周围、心瓣膜、关节周围、关节囊、淋巴组织等。临床表现为蛋白尿,尿中出现红细胞、白细胞、管型,皮内或皮下结节、浸润、压痛,发热,血沉增快,淋巴结肿大压痛,关节痛,颜面肢体水肿,肉芽组织增生等,起病前常有一相当长的潜伏期。Ⅳ型变态反应的临床表现为病情发展快慢不一,快者有些皮肤接触性变态反应可于抗原接触后数分钟内发病。但多数Ⅳ型变态反应的临床表现发生于接受抗原 24 小时之后。对于组织移植反应等可延长至数周或数月之后出现反应。此类过敏反应常可发生于药物外用、细菌或病毒疫苗接种、抗毒血清注射、脏器移植、细菌性抗原接触、自身隐蔽抗原接触、组织外伤如眼外伤所致的自身眼球血管膜破损吸收等。病变较常发生于皮肤、中枢神经系统、甲状腺、眼部等。常见的临床表现有皮肤红肿、皮痒、皮疹、渗出,以及肌张力降低、多发性感觉或运动神经麻痹、甲状腺功能减退、眼部红肿、疼痛、畏光、视力减退等。

第三节 非特异性实验室检查

变态反应疾病的实验室检查主要包括非特异性实验室检查和特异性实验室检查。非特异性实验室检查意指对机体免疫状态的评估,特异性实验室检查是对机体过敏原的确定,本节仅讨论非特异性实验室检查。

一、变态反应疾病主要免疫学检测技术

血清学指标的检测目前普遍采用的是标记免疫分析技术,该类技术包括放射标记免疫分析法(放免法)、酶标记免疫分析法(酶标法)、胶体金标记免疫分析法(金标法)、酶标记荧光免疫分析法(荧光酶标法)和化学发光法等。标记免疫分析技术是通过滤纸、微孔薄膜、聚苯乙烯塑料、纤维素颗粒等固相载体,吸附抗原 / 抗体,再利用上述的各种标记分析法对被检测的标本进行定性和 / 或定量。

(一) 放射性过敏原吸附试验

放射性过敏原吸附试验(radioallergosorbent test,RAST)基本原理是根据同位素分析的敏感性和抗原 - 抗体反应的特异性两大特点综合起来建立的检测技术。最常用于 IgE 和细胞因子的测定。

RAST 具有结果准确的优点,但因需一定设备、费时,加之放射性核素有半衰期和一定的放射污染,故目前应用较少。

(二) 酶联免疫吸附试验

酶联免疫吸附试验(enzyme-linked immunosorbent assay,ELISA)基本原理是根据酶促反应的高度敏感性和抗原 - 抗体反应的特异性两大特点综合起来建立的一种定性和定量的检测技术。其中以固相酶联免疫吸附试验(ELISA)最为常用。

采用 ELISA 检测 sIgE,其灵敏度、特异性与 RAST 相仿,而且价廉,可避免接触放射性核素,酶标抗体相对稳定,保存期较长。同时由于生物素 - 亲合素系统(biotin-avidin system,BAS)这一生物反应放大技术的引入,使 ELISA 检测的灵敏度大大地提高,是目前特异性IgE 检测的最普遍的方法。

ELISA 的固相载体除用传统的 96 孔板外,目前越来越多地采用微孔薄膜(常用硝酸纤维素薄膜等)作为固相载体,称为"点酶联免疫吸附试验(Dot-ELISA)"。Dot-ELISA 采用能形成不溶有色物的底物,如以辣根过氧化物酶标记,底物为 3,3- 二氨基联苯胺,或 4- 氯 -1-奈酚;以碱性磷酸酶标记,则为 5- 溴 -4- 氯 -3- 吲哚 - 磷酸酯。结果以薄膜上是否出现有色斑点及颜色深浅来定性或半定量。其特异性强、灵敏度高、过敏原用量少、简便,在检测血清特异性 IgE 中,与传统 ELISA 符合率可在 90% 以上,而且两者的滴度显著相关。最有意义的是 Dot-ELISA 能一次检测多种过敏原的特异性 IgE,对于过敏原的寻找极为有利。

现用于血清特异性 IgE 检测的商品化试剂盒中,有较多的属于改良的简易 Dot-ELISA法,试剂盒内含测试条及配套试剂,测试条用纸质材料或微孔薄膜制成,一条测试条上有多个区段,每段上吸附相对应的不同过敏原,测试条有多项过敏原组合供选择。结果以测试条某区段是否显色,来确定相对应的过敏原是否阳性,并通过所显颜色的深浅与配套的比色卡对照进行半定量分级。

(三) 胶体金标记免疫分析法(金标法)

金标法的标记物为胶体金,固相载体亦采用微孔薄膜。

胶体金(colloidal gold)也称金溶胶(gold sol),是由金盐被还原成原子金后所形成的胶体。胶体金可与蛋白质等多种大分子物质结合。因胶体金为红色,故结果以微孔薄膜上出现红色斑点或条带为阳性。

金标法最常见于快速妊娠试验。目前已逐步开展金标法检测血清特异性 IgE。其最大优点在于快速、操作简便,只要滴一滴血清就可以检测,15~20 分钟观察结果,检测报告立等可取。但其缺点是灵敏度较低,属于定性或半定量,无法做到定量。

(四) 酶标记荧光免疫分析法(荧光酶标法)

荧光酶标法(fluorescence enzyme immunoassay,FEIA)是一种荧光物作为标记物的免疫分析技术,可看作荧光和酶标技术的结合。通过荧光分光光度计测定荧光强度。荧光强度与特异性 IgE 含量具有相关性,由此可测出血清中特异性 IgE 的含量。

荧光酶标法的灵敏度和特异性完全可以与放免法相比,且无放射污染之弊,也无须担心放射性核素的衰变给试验的安排带来不便,试剂保存周期大大延长。临床上荧光酶标法目前用于全自动的 CAP 过敏原检测系统(CAP 系统)检测仪进行自动检测。

CAP 过敏原检测系统(CAP 系统):是一个很小的类似"帽状"的新型固相载体,其内置有多孔性、弹性和亲水性的纤维素粒。由于此粒多孔,增加了与过敏原(或蛋白质)接触的表面积,可吸附更多的过敏原或蛋白质,是普通载体的数十倍。由于反应在孔内进行,故抗原抗体的反应距离缩短,反应可迅速达到平衡,缩短了检测时间,纤维素粒具有弹性,可进行自动化挤压式冲洗,将未被结合的物质洗掉,以上仪器、试剂与计算机软件合称 CAP 系统。CAP 系统在检测方法上采用先进的荧光酶标法,且提供商品化试剂,全自动检测并打印出结果。它既可检测混合的过敏原,又可检测单一品种的过敏原,目前提供的商品化过敏原检测品种有 500 多种。

采用 CAP 系统进行检测,不但灵敏、可靠,而且检测时间(从进样到输出结果)仅需 3 小时,给临床工作带来了极大的方便。CAP 系统不但能够检测过敏原特异性 IgE,还能检测多种变态反应疾病的重要指标,如总 IgE、嗜酸粒细胞阳离子蛋白(ECP)、类胰蛋白酶、IgA、IgG 及许多自身免疫性疾病的指标等。

目前,CAP 系统已成系列产品,分别适合不同的标本量及实验室规模。

(五) 化学发光酶免疫分析法

化学发光酶免疫分析法(chemiluminescence enzyme immunoassay,CLEIA)是利用物质的发光特征,将化学发光与免疫反应相结合,用以检测抗原或抗体的方法。该方法属非放射性技术,兼备免疫反应的高特异性和化学发光反应的高敏感性。

在 IgE 的检测方面,化学发光酶免疫分析法目前主要采用全自动化学发光检测仪测定血清总 IgE,并有商品化试剂盒供应。而在血清特异性 IgE 检测上,有 1 次检测 30 多种过敏原的 Mast 检测法。

(六) 分子生物学方法

包括原位杂交法和逆转录酶 - 聚合酶链反应(RT-PCR)法等,它们均从 mRNA 水平检测细胞因子和黏附分子,前者为定性但能阐明表达细胞因子或黏附分子的细胞类型,后者十分灵敏,可检测数个细胞产生某种细胞因子或黏附分子的能力。

(七) 免疫组织化学法

是免疫学和组织学相结合的方法,从其检测结果可准确地判断细胞因子和黏附分子作用的部位。

二、嗜酸性粒细胞及其功能测定

嗜酸性粒细胞于 1876 年首次被 Wharton Jones 发现;1879 年,由 Paul Ehrlich 首次命名为嗜酸性粒细胞(eosnophils,EOS)。多年的研究表明,EOS 是变态反应疾病中重要的次级效应细胞。在迟发性哮喘反应、气道高反应中起重要作用,并通过释放炎症介质如白三烯 C4(leukotriene C4,LTC4)、血小板活化因子及细胞毒性蛋白质在气道重塑中起作用。其释放的细胞颗粒成分在过敏炎症的发生发展中扮演重要角色。在哮喘患者痰液、支气管肺泡灌洗液(BALF)、血清及尿中可检测出这些标志物升高,并与病情轻重相关。通过对这些标志物的评价,有利于指导临床治疗。

(一) 嗜酸性粒细胞计数

根据外周血白细胞分类计数中嗜酸性粒细胞的百分比与白细胞总数的乘积可以估算嗜酸性粒细胞的数量。正常情况下,嗜酸性粒细胞的百分比为 1%~3%。人工分类计数应小于或等于 0.40×10^6/L。许多哮喘病患儿在急性发作期,血嗜酸性粒细胞增高,外周血嗜酸性粒细胞可达 6% 以上,少数严重特异质患儿甚至可高达 20%~30%,嗜酸粒细胞直接计数有时可高达 $(1.0~2.0) \times 10^9$/L 或更高。影响嗜酸性粒细胞计数的因素很多,例如白细胞减少患儿中嗜酸性粒细胞的百分数有可能增高,但其绝对值并不高,称之为假性嗜酸性粒细胞增多症(pseudoeosinophilia)。血液中嗜酸性粒细胞的数目存在昼夜变化,夜间最高,早晨随着内源性糖皮质激素水平的增高其细胞数逐渐降低。外源性和内源性的糖皮质激素、应激、某些细菌或病毒感染都会使嗜酸性粒细胞的计数降低。

组织中的嗜酸性粒细胞是循环嗜酸性粒细胞的 100 倍,甚至更高。正常情况下,嗜酸性粒细胞绝大部分位于血液循环和胃肠道黏膜。但在疾病条件下可以聚集在任何组织内,例如哮喘患儿呼吸道黏膜和痰液、变应性鼻炎的鼻黏膜中。

循环中嗜酸性粒细胞的生命周期通常是 4 天,但迁移到组织后可以存活数周。因此,在疾病状态时,血液中嗜酸性粒细胞计数并不能完全反映受累组织中的嗜酸性粒细胞数目。

(二) 嗜酸性粒细胞颗粒成分检测与临床意义

嗜酸性粒细胞是由 CD34$^+$ 造血干细胞分化而成的一种来源于骨髓的粒细胞。骨髓中的 GM-CSF、IL-3 和 IL-5 等细胞因子能参与促进嗜酸性粒细胞的发育与分化,其中 IL-5 对嗜酸性粒细胞最具有特异性,能刺激颗粒蛋白的合成。IL-5 和化学因子,如嗜酸细胞活化趋化因子能促进嗜酸性粒细胞释放进入循环中,并具有化学趋化作用。循环中的嗜酸性粒细胞可以向肺部、肠道和下泌尿生殖道的黏膜表面迁移(表 3-4)。

表 3-4 嗜酸性粒细胞的胞质组分及生物学作用

蛋白质	生物学作用
非酶蛋白	
MBP	蠕虫毒、细胞毒、激活肥大细胞、中和肝素
ECP	蠕虫、细胞、神经毒、影响凝血因子、激活肥大细胞、核糖核酸酶活性
EDN(EPX)	强神经毒、蠕虫毒、抑制淋巴细胞、核糖核酸酶活性
酶蛋白	
EPO	对微生物、肿瘤细胞和其他哺乳类细胞有细胞毒、蠕虫毒、激活肥大细胞
胶原酶	水解Ⅰ型、Ⅲ型胶原(肺结缔组织)
芳基硫酸酯酶 B	水解蛋白聚糖和葡糖胺聚糖
β-葡糖苷酸酶	水解糖苷

MBP:主要碱性蛋白;ECP:嗜酸性粒细胞阳离子蛋白;EPX:嗜酸性粒细胞蛋白 X;EDN:嗜酸性粒细胞源神经毒素;EPO:嗜酸性粒细胞过氧物酶

(三) ECP 与变态反应疾病

荧光酶标法是临床上测定血清 ECP 含量的常用方法。该法灵敏度高,特异性、稳定性和重复性好。血清 ECP 的正常参考值定为 <15μg/L,但由于测定血清 ECP 含量的影响因素颇多,因此,每个实验室最好有自己的正常参考值。影响血清 ECP 测定的因素很多,诸如采血试管、分离血清所需的凝血时间、凝血时的温度及离心力、离心时间等,故需对这些条件严格控制。

ECP 是监测哮喘患者病情轻重、预后及过敏性炎症活动的较好指标。哮喘患儿往往伴有血清 ECP 水平的升高,病情越重,血清 ECP 值越高,发作期血清 ECP 水平较缓解期和健康儿童明显增高,缓解期血清 ECP 水平有明显下降,但仍然高于健康儿童。哮喘持续状态患者支气管肺泡灌洗液中 ECP 浓度升高,提示 EOS 被激活及脱颗粒。哮喘患儿痰中 ECP 浓度增加,并且 ECP 的升高与住院时间有关。ECP 还与哮喘患者气道重塑有关,有关研究表明,痰液中的 ECP 和 IL-5 水平与支气管黏膜厚度呈正相关。血清、痰 ECP 含量与第 1 秒用力呼气容积（FEV$_1$）呈显著负相关，提示 ECP 在哮喘气道炎症机制中起一定作用，是临床评价哮喘活动的指标之一。但是也有哮喘患者血清中 ECP 水平与病程无相关性的报道，这可能是由于临床观察对象间的个体差异所致。运动型哮喘患者痰液中 EOS 计数及白三烯（D4、E4 及 C4）升高，但 ECP 未见升高。对呼吸道合胞病毒所致的儿童毛细支气管炎的研究发现，出生 1 个月内患毛细支气管炎，若血清 ECP 水平升高，则 5 年内有可能出现反复的喘息发作，而血清 ECP 水平不高的婴儿 5 年内出现反复喘息的机会较少。

对特异质患儿的临床实验研究表明，血清 ECP 水平升高的特异质患儿，对乙酰胆碱有更高的气道高反应，提示体内存在早期的炎症反应过程，预示以后气道高反应及哮喘的发生。ECP 阳性的无症状气道高反应者，是发展为症状性哮喘的"高危人群"，需对他们进行预防性治疗。而慢性支气管炎血清 ECP 无改变，因此，ECP 有助于哮喘气道过敏性炎症的诊断，对慢性支气管炎有一定的鉴别诊断意义，并为是否需要吸入表面激素治疗提供客观依据。

慢性阻塞性肺疾病（COPD）是成人疾病，但近年的研究表明，存在着儿童起源，即许多病例发病于儿童时期，表现于成人阶段，它与哮喘虽然都是气道炎症性疾病，但两者的性质不同，痰液 ECP 浓度测定可能有助于两者的鉴别：哮喘组痰液 ECP 显著高于 COPD 组。哮喘组痰液 ECP 水平与 FEV$_1$ 占用力肺活量比值（FEV$_1$%）呈显著负相关，而在 COPD 组未显示出明确的相关性。

药疹、银屑病、急性荨麻疹、慢性荨麻疹等变应性皮炎患儿，血清 ECP 水平明显升高，提示这类患儿血清 ECP 水平变化可能较血 EOS 计数及血清 IgE 变化更灵敏，更能反映 EOS 的活化程度。变应性鼻炎患者血清 ECP 升高，血清 ECP 测定对该病诊断同样具有较高价值。

变应性结膜炎患者眼泪 ECP 水平显著升高，春季角膜结膜炎患儿血清 ECP 水平亦显著升高，因此测定泪液或血清 ECP 水平在协助变应性结膜炎的诊断以及判断炎症程度方面有重要意义。

作为客观评价气道炎症的主要无创性指标，其检测意义在于：

1. 了解患者气道炎症的程度。

2. 评价抗炎治疗的疗效。

3. 确定合适的药物剂量。

4. 监测哮喘气道炎症，指导抗炎治疗，发现对治疗不依从的患者。

5. 疾病的鉴别诊断等。

（四）主要碱性蛋白与变态反应疾病

主要碱性蛋白（major basic protein，MBP）是 EOS 主要颗粒晶状体核的重要组成部分，因呈碱性，故名主要碱性蛋白。在 EOS 的蛋白质中占总量的 55% 以上，在过敏性及 EOS 相关性疾病中扮演重要角色。

MBP 可直接导致哮喘患儿气道上皮细胞损伤脱落、气道高反应、支气管痉挛及血管通透性增加。致敏豚鼠模型中，抗原刺激后气道黏膜最早出现的是 EOS 数量增加，并依赖于整联蛋白的表达而黏附于血管内皮，然后迁移至黏膜，抗原进一步刺激导致 EOS 脱颗粒及支气管黏膜溃疡。整联蛋白特异性抗体既可阻断 EOS 迁移,又可阻断致敏动物气道高反应,应用 MBP 抗体同样可阻断致敏动物气道高反应。抗原刺激后,气道神经可表达趋化物或黏附分子,使 EOS 聚集于气道神经周围,速激肽通过激活神经激肽 1 受体而激活 EOS,被激活的 EOS 释放 MBP。MBP 是 M 受体异构拮抗剂,可致 M 毒蕈碱受体功能障碍,正常情况下肺副交感神经 M 毒蕈碱受体抑制乙酰胆碱的释放,当 M 受体被 MBP 阻断时,乙酰胆碱的释放增加,导致气道高反应。预先用兔源 MBP 抗体处理抗原致敏的豚鼠,阻断豚鼠 EOS 释放 MBP,不仅可防止气道高反应产生,还能保护致敏动物 M 受体功能,但不能抑制 EOS 在肺部及神经周围的募集,提示抗原致敏的豚鼠气道高反应可能是神经元受 MBP 抑制造成的。在 3 例致死性哮喘患者气道发现,30% 的 EOS 聚集于神经周围,并释放 MBP。而对照组患者中,仅 9% 的 EOS 聚集于神经周围,因此说明哮喘患儿 EOS 聚集及其颗粒蛋白释放与气道神经的分布及调节有关联。在上呼吸道病毒感染诱发的哮喘发作患者中,EOS 释放 MBP 增加。

与 ECP 相似,MBP 还可影响上皮细胞迁移及蛋白合成。因此可能致角膜生长不稳定,并导致反复的角膜上皮缺陷及溃疡,而在变应性角膜结膜炎的发病机制中起重要作用。

MBP 和 EPO 在 EOS 相关的疾病中(如支气管哮喘)还可能是自分泌性介质。MBP 及 EPO 在极低浓度可诱导 EOS 脱颗粒释放 EDN。MBP 呈剂量依赖性刺激 EOS 产生 IL-8,MBP 还可诱导 EOS 产生 LTCA 和中性粒细胞产生 IL-8。MBP 可促进鼠肺泡 Ⅱ 型上皮细胞(AEC2)分泌肺表面活性物质,可能起到稳定肺泡张力以防止肺不张的作用。近期的一项实验发现,应用人抗 IL-5 单克隆抗体不能减轻 AHR 及 LAR,而该抗体可消除所有组织内的 EOS。另一研究在肥大细胞中发现大量的 MBP,提示 EOS 可能不是唯一的哮喘发病过程中的细胞毒性细胞。EOS 扮演的真正角色是什么、早期阻断 EOS 在哮喘肺中募集是否能阻断气道重建及气道高反应值得探讨,抗 IL-5 单克隆抗体已经应用于临床变态反应疾病的治疗。

(五) EDN 与变态反应疾病

血清、血浆及尿中的 EDN 测定常用的方法为放射免疫法或 ELISA。

目前认为 EDN 可作为 EOS 激活标志物。哮喘患儿急性发作期尿 EDN(U-EDN)水平显著升高,重度患儿 U-EDN 水平明显高于轻中度患儿;病情缓解 2 周后,轻中度患儿 U-EDN 水平明显下降,但重度患儿 U-EDN 水平仍高。哮喘患儿 U-EDN 明显高于健康儿童;持续反复发作的哮喘患儿 U-EDN 水平持续增高,且高于非哮喘患儿及短暂哮喘发作的患儿。因此,测定 U-EDN 可用来预测哮喘患儿近 2 年是否出现持续反复发作,而 EOS 计数、家族史及性别均无预测作用。测定哮喘患儿 U-EDN 有助于诊断、监测病情轻重及预后,并指导临床治疗。

变应性皮炎组织活检可见病变处存在 EOS 浸润,并与皮肤神经较接近甚至直接接触。提示在炎症反应过程中皮肤神经影响 EOS 的免疫功能,使其释放 ECP 及 EDN 至组织中,引起炎症反应。变应性皮炎患儿血清 EDN 及 ECP 水平显著高于正常对照组;与 ECP 比较,血清 EDN 水平与病情有更明显的相关性。提示血清 EDN 水平比 ECP 更能反映变应性皮炎患儿的病情。变应性皮炎患儿 U-EDN 同样升高,并可反映患儿正处于致敏状态,因此,测定 U-EDN 可望用于鉴别变态反应性或非变态反应性疾病。

(六) EPO 与变态反应疾病

EPO 可作为 EOS 激活标志物之一。EPO 参与了宿主对抗寄生虫等病原体的防御反应，亦参与组织的炎症损伤反应。EPO 可能参与了对靶细胞或分子的氧化修饰，以及肺组织的炎症损伤。在哮喘的发病过程中，EPO 可引起气道血管通透性增高，损伤气道上皮细胞。哮喘患儿被抗原刺激 24 小时后，支气管肺泡灌洗液中 EOS 和 EPO 明显升高，血清 EPO 浓度亦升高，而外周血 EOS 计数无变化，提示在哮喘缓解期，EPO 仍参与了气道的炎症反应，但其具体机制仍不清楚。

三、血清免疫球蛋白 E 检测

血清免疫球蛋白 E(IgE) 在 20 世纪 60 年代被鉴定，1968 年被 WHO 认定。现在公认 IgE 与特应性有关，在哮喘、变应鼻炎 - 结膜炎和特应性湿疹 / 皮炎综合征 (AEDS) 中起核心作用。IgE 的发现，对于变态反应疾病的研究和诊治具有划时代的意义。

IgE 受体分为高亲和力 IgE 受体和低亲和力 IgE 受体。IgE 已被看作是诊断哮喘和气道高反应性的重要指标。Beeh 等证明 IgE 是哮喘的独立危险因素，即使在非过敏性哮喘中，IgE 也是一个重要的危险因素。高亲和力 IgE 受体存在于肥大细胞和嗜碱性粒细胞表面，也存在于嗜酸性粒细胞和抗原提呈细胞。高亲和力 IgE 受体与 IgE 分子的结合几乎是不可逆的，当结合在肥大细胞表面 IgE 有 12 个以上与抗原反应时即可引起 IgE 分子的交链发生，从而导致肥大细胞脱颗粒。低亲和力 IgE 受体则存在于许多炎性细胞上，如嗜酸性粒细胞、Langerhans 细胞、单核细胞。

血清 IgE 的检测包括血清特异性 IgE 和血清总 IgE，前者是指针对某种过敏原所产生的 IgE，用于检测某人对某一过敏原是否过敏(见特异性实验室检查)；而后者则是测定血清中 IgE 的总含量。

总 IgE 的测定方法包括放免法、ELISA 法和荧光酶标法等。目前临床开展较多的是 ELISA 法，条件较好的医疗机构采用荧光酶标法的 CAP 系统，或者采用化学发光酶免疫分析法的全自动化学发光检测仪进行。与特异性 IgE 检测所不同的是，测定总 IgE，包被在固相载体上的不是过敏原，而是抗 IgE 抗体。表示 IgE 含量的单位有两种：mg/L 和 IU/ml (IU 为国际单位，1IU/ml=2.4mg/L)，目前以 IU/ml 应用较多。正常成人血清 IgE 含量一般 <150IU/ml，因测定方法不同，正常参考范围也有差异。由于母体的 IgE 不通过胎盘，因此，正常新生儿脐带血中 IgE 含量极低。出生后随年龄增长，血清总 IgE 含量逐渐升高，学龄前儿童可接近成人水平，15 岁左右达最高值，30 岁后逐渐下降，老年人处于较低水平。

约 50% 成年哮喘患者和 80% 以上儿童哮喘患者血清总 IgE 增高。吸烟、其他变态反应疾病、寄生虫感染者，血清总 IgE 可明显增高。单纯依靠总 IgE 测定，对过敏原的诊断意义不大，需要结合过敏原皮肤试验、特异性 IgE 测定等。

IgE 是过敏性抗体，测定血清总 IgE 含量虽不能说明对何种过敏原过敏，但在鉴别过敏与非过敏问题上有一定参考价值。对有症状、有过敏史但过敏原皮试和 / 或特异性 IgE 呈阴性者，血清总 IgE 增高可提示有必要进一步查找过敏原或其他原因。

四、血浆组胺水平检测

血浆组胺水平升高与严重过敏反应症状和体征相关,通常在严重过敏反应症状发作后5~15分钟内达峰,然后由于被 N- 甲基转移酶和二胺氧化酶快速代谢,到 60 分钟时会降回基线水平。医院环境中发生的严重过敏反应时,检测组胺可能对诊断有帮助,因为可以在症状发作后不久就采集血样。然而,严重过敏反应多在社区环境中发生,检测组胺是不切实际的,因患者到达急诊科时,组胺通常已恢复至基线水平。

在严重过敏反应后,有时可在尿液中检测到组胺及组胺代谢物,其升高不像血浆组胺升高那样短暂。但是,需要在反应开始发作后尽快开始收集 24 小时尿液。

五、嗜碱粒细胞释放介质能力的体外检测

血清 IgE 的检测,只能反映患者血清中是否存在过敏性抗体,而无法反映与过敏反应密切相关的其他因素,如 IgE 与肥大细胞 / 嗜碱粒细胞的结合能力,以及这些效应细胞在过敏原与 IgE 结合后释放介质的能力等,因此,过敏反应效应细胞释放介质能力的检测就显得非常重要。由于嗜碱粒细胞在功能上,尤其是在过敏反应的机制上与肥大细胞有着许多共同点,且易于在数毫升静脉血中分离获得,所以,临床上常将嗜碱粒细胞作为研究对象。

嗜碱粒细胞释放介质能力的检测方法,主要有嗜碱粒细胞脱颗粒试验和嗜碱粒细胞组胺释放试验。

(一) 嗜碱粒细胞脱颗粒试验

嗜碱粒细胞脱颗粒并释放介质是 I 型变态反应发生的基本病理生理变化。在患儿嗜碱粒细胞的悬液内加入特异性变应原,如果患儿的嗜碱粒细胞已被该特异性变应原致敏,细胞上附有特异性 IgE,就可通过变应原 -IgE 作用导致嗜碱粒细胞脱颗粒。嗜碱粒细胞胞浆内硫酸肝素颗粒可被碱性染液(如甲苯胺蓝、阿利新蓝等)染色,当嗜碱粒细胞悬液加入过敏原后,过敏原与吸附在嗜碱粒细胞膜表面的特异性 IgE 结合产生桥联,致使该细胞脱颗粒而不再被染色,因而以被染色的细胞数减少之百分比,来了解嗜碱粒细胞释放介质能力,由此证明该变应原即是致敏嗜碱粒细胞的特异性变应原,这个试验方法即称为嗜碱粒细胞脱颗粒试验(Basophil degranulation test,BDT)。

嗜碱粒细胞在正常情况下也可以发生自发性的脱颗粒,所以试验时必须有正常对照;另外,影响嗜碱粒细胞脱颗粒的环境因素比较多,非过敏原物质刺激,如高渗甘露醇、重水、补体裂解产物等,也可引起嗜碱粒细胞脱颗粒而不再被染色,所以在进行动态观察时,各次试验的条件必须一致。

通常以被染色细胞数减少 30% 以上为释放介质能力增高。试管法以血细胞计数板计数,结果较可靠,结果的重复性也较好,缺点是染色后的标本无法保存。

由于嗜碱粒细胞对糖皮质激素十分敏感,因此,检测前患者应停用糖皮质激素两周以上(吸入型例外)。另外,抗过敏药物需停用 48 小时以上。

（二）嗜碱粒细胞组胺释放试验

嗜碱粒细胞组胺释放试验（basophil histamine release test，BHRT）用测定嗜碱粒细胞脱颗粒后释放出组胺的量来代替对脱颗粒的形态观察可以达到定量观察的目的，其结果更加可靠。

嗜碱粒细胞组胺释放试验的关键在于测定组胺的方法。常用的荧光测定法是用正丁醇提取释放到上清液中的组胺，再经加有正庚烷的盐酸溶液纯化，然后与苯二甲醛产生缩合反应，形成带荧光的缩合物，再用荧光分光光度计测定计算出组胺的含量。放射性同位素-酶测定组胺的方法在实验室开展，其优点是不需要进行组胺提取和纯化，可以直接进行测定，且用血量极少。

嗜碱粒细胞组胺释放试验测定的是释放出的组胺含量，由于Ⅰ型变态反应发生不仅与血液中 IgE 的水平有关，而是最终决定于嗜碱粒细胞或肥大细胞表面结合的 IgE 与相应变应原相互作用导致介质释放的能力和靶器官对这些介质的反应性。因此，测定组胺的释放量显然比单纯测定 IgE 的水平能更全面地反映机体的免疫状态。但是此法所用的仪器和试剂都价格昂贵，以至迄今仍未能在临床推广应用。

六、类胰蛋白酶的测定

类胰蛋白酶是肥大细胞分泌颗粒中特有的一种丝氨酸蛋白，其含量占肥大细胞总酶量的 1/3。激活的肥大细胞可通过脱颗粒释放类胰蛋白酶，类胰蛋白酶可作为肥大细胞活化的标志。

类胰蛋白酶在变态反应疾病的发病机制中具有重要作用，参与发病的多个环节，由于肥大细胞主要存在于组织内，不易得到，因此，测定血清中类胰蛋白酶的含量和活性，能了解肥大细胞的活化程度。类胰蛋白酶能高效诱导中性粒细胞、嗜酸性粒细胞浸润，持续性增加微血管通透性，刺激上皮细胞释放 IL-8，上调细胞间黏附分子（ICAM-1）的表达，促进气道组织纤维化。而炎症性细胞募集、血管通透性增加和 ICAM-1 高表达是哮喘炎症的主要特征，因此推测类胰蛋白酶可能在哮喘炎症的发生、发展和气道重建中起促进作用。急性期中、重度哮喘患者血浆中类胰蛋白酶值显著高于对照组，表明哮喘气道中存在肥大细胞脱颗粒过程。

血清类胰蛋白酶含量的测定常采用荧光酶标法的 CAP 系统进行，相应的商品化类胰蛋白酶诊断试剂也有供应。血清类胰蛋白酶的正常参考值为<5μg/L。由于方法、地区等原因，众多报道的正常人平均值略显差异，如我国上海为 2.24μg/L、美国 4.9μg/L、德国为 3.8μg/L，各实验室应根据自己条件和方法建立自己的正常参考值。

在过敏症状发作后的 15 分钟至 3 小时内采血测定类胰蛋白酶。但症状发作后类胰蛋白酶升高状态可能会保持 6 小时或以上，因此如果在 3 小时以后采血检测，结果仍可能有参考价值。药物或昆虫叮咬时毒液引起的全身性过敏反应，或者有低血压表现的严重过敏反应，更可能检出类胰蛋白酶升高。

类胰蛋白酶水平在正常范围内并不能排除过敏反应的临床诊断。病史往往比实验室检查结果更重要。例如，对于由食物诱发严重过敏反应者或血压正常的严重过敏反应者，即使在症状发作后 15 分钟至 3 小时内采血，也极少能检测到类胰蛋白酶水平升高。

在数小时内连续检测血清或血浆总类胰蛋白酶,可提高该检测的敏感性和特异性。总类胰蛋白酶水平与基线相比升高,可能比单次检测更敏感。在 60% 的儿童严重过敏反应患者中,类胰蛋白酶水平升高 ≥ 1.2×基线 + 2ng/ml 提示肥大细胞活化。例如,如果一名患者总类胰蛋白酶的基线水平是 5ng/ml,症状出现后 3~4 小时内达到 8ng/ml 或者更高,可能代表类胰蛋白酶水平显著升高,提示肥大细胞是患者症状的原因。治疗过敏症状的药物(如肾上腺素、抗组胺药、抗白三烯药物或色甘酸钠)并不会影响血清类胰蛋白酶水平。

七、细胞因子

细胞因子(cytokine)是指由活化的免疫细胞及某些基质细胞表达并分泌的一系列生物活性物质,其化学本质为蛋白质或多肽。细胞因子的生物学功能是介导、调节免疫应答及炎症反应。细胞因子不但调控各种免疫反应(包括过敏反应),而且它们之间相互调节,形成错综复杂的网络体系。

八、尿中白三烯 E4 测定

白三烯(leukotriene)由嗜碱性粒细胞、肥大细胞和嗜酸性粒细胞所产生,与哮喘的发作有关。白三烯 E4(LTE4)是白三烯中的一个组分。白三烯在体外检测时可因血液中酶的激活而受干扰,而 LTE4 可从尿中排出,易于检测。白三烯是过敏反应性疾病的重要的炎症介质,定量测定尿中白三烯的稳定代谢产物 LTE4,属无创伤性检测,对小儿特别适合。但因尿量变化及可能存在的一些干扰因素,这一项目还需更多实践。

九、其他常规实验室检查

包括血清及分泌物 IgE、IgG、IgA、IgM 含量的测定,肺功能测定,T 淋巴细胞转化试验,补体成分测定,巨噬细胞移动抑制试验,白细胞吞噬指数测定,红细胞沉降试验,血中抗溶血性链球菌抗体滴度测定,类风湿因子测定,抗原抗体复合物测定,以及血、尿、便的常规检查等。上述检测方法对不同的变态反应疾病均有其各自的诊断意义,可以选择采用。

第四节 特异性实验室检查

用于 I 型变态反应的特异性实验室检查主要包括血清变应原特异性免疫球蛋白测定、变应原的皮肤试验和特异性激发试验三部分。其中过敏原皮试是最基本最常用的检测方法。过敏原皮试和激发试验属体内试验,而血清变应原特异性免疫球蛋白测定则属于体外试验。分述如下:

一、变应原的体外检测

(一) 血清特异性 IgE 检测

血清特异性 IgE(specific IgE,sIgE)是个体针对某一种过敏原刺激所产生的 IgE,如粉尘螨过敏者,则有针对粉尘螨的 IgE 产生。因此,检测某一种过敏原特异性 IgE,即能确定患儿对该过敏原是否致敏,依据其浓度,结合临床即可确诊。

sIgE 的检测在过敏反应体外诊断中占有重要地位,现已被广泛使用。与过敏原皮试相比,血清 sIgE 检测具有更高的可靠性,此外,对于药物、皮肤敏感性等影响而无法作皮试,或皮试结果不可靠者,sIgE 检测能显示其优势。sIgE 检测,也是特异性免疫疗法(脱敏治疗)的依据之一。由于方法学的不断改进,特别是全自动分析系统的出现,目前已能运用少量的血样方便快捷地获得准确的检测结果。

目前,临床上的 sIgE 检测有单一、组合、混合等多种商品化检测试剂盒供应。除供应固定的过敏原组合外,某些厂商还可依照医疗机构的需求自由组合过敏原。

组合过敏原检测,通常采用 ELISA 的或者金标的测试条(或测试板)进行,其简便,能得到各单一过敏原是否阳性的显色斑点或条带。混合过敏原则将多种过敏原混合于一体,只要其中有某一过敏原过敏,就可出现阳性结果。混合过敏原的检测可作为筛查。

对于哮喘患儿,吸入性过敏原过筛试验(Phadiatop)是最有价值的吸入性过敏原筛查。Phadiatop 采用 CAP 系统进行检测。Phadiatop 是将空气中 90% 以上的最为常见的过敏原吸附到 CAP 上,患儿血清中只要存在针对其中之一种过敏原的 sIgE,即可呈阳性反应。该试验是一种很好的过筛试验,其正确率超过 90%。其结果可视为多种 sIgE 的总和,阳性越强,表明体内 sIgE 越多,这可能是某一种过敏原的 sIgE 很高,也可能是多种过敏原 sIgE 累加之结果。Phadiatop 试验阳性只能说明过敏,但何种过敏原过敏,仍需进一步检查。

由于价格原因,临床上不可能对患者进行多项 sIgE 检测,一般先进行筛查或组合检测,结合过敏原皮试结果,来决定是否需要作某种单一过敏原 sIgE 检测。

首个针对 sIgE 的商用检测是放射过敏原吸附试验(radioallergosorbent test,RAST)。它使用放射性碘化多克隆抗人 IgE 抗体检测结合的变应原特异性 IgE,并用伽马计数器定量。术语 "RAST" 仍常用于指代针对变应原特异性 IgE 的体外检测,但现代检测方法使用的是酶而不是放射性核素。许多其他检测技术的进步显著提高了变应原特异性 IgE 测定的敏感性和特异性。

目前临床所用 3 种 sIgE 抗体测定法:

1. HYTEC-288 是一种使用纸盘固相载体的比色分析,即将由 Falcon 自动分析仪取代。

2. ImmunoCAP 是一种使用人造海绵固相基质的荧光免疫分析。

3. Immulite 化学发光法使用生物素化变应原和亲合素颗粒固相。

这三种自动分析仪使用不同来源的提取物固定为捕获抗原的过敏源吸附剂,因此检测结果不可互换。另外,还固定了特定的变应原成分用于组分解析诊断。这些检测量化了变应原特异性 IgE,可确认致敏,但不一定与变态反应疾病或特定症状相关。

血清特异性 IgE 检测应与过敏原皮试互补,这样,对于过敏原诊断更经济、更有利。对于决定是否对患者实施特异性免疫疗法(脱敏治疗),应以皮试结合血清 sIgE 检测结果,再根据病史判定。

(二) 特异性 IgG 的检测

Ⅰ型变态反应性疾病经脱敏治疗后,体内特异性 IgG(sIgG)水平常升高,称为封闭抗体。

有效的特异性免疫治疗后,血清 sIgG 升高 2~10 倍,最初为 IgG_1,其后为 IgG_4 的升高,最终 IgG_4 将升高 10~100 倍,IgG_1/IgG_4 下降。

sIgG 的检测常用 ELISA 法,其原理与检测 IgE 的一样,所不同的是在特异性 IgG 检测中所用的酶结合抗抗体是抗人 IgG 抗体 - 酶结合物,而在 sIgE 的检测中所用的酶结合抗抗体是抗人 IgE 抗体 - 酶结合物。

二、变应原的皮肤试验

过敏原皮肤试验简称皮试(intradermal test,IT),始于 1909 年,用于Ⅰ型变态反应性疾病变应原的确定。它是将微量无害的可疑过敏原注入皮肤,如皮肤肥大细胞表面有 sIgE,该变应原即与皮肤中致敏肥大细胞表面的 sIgE 相结合,经一系列的酶激活,使肥大细胞脱颗粒,释放组胺等多种炎性介质,这些炎性介质使注入处局部血管扩张、渗出,局部皮肤出现丘疹和红晕反应。临床上根据反应状况,对过敏反应的病因诊断提供帮助。

皮肤试验对于变态反应疾病是可以优先选择的诊断试验。皮肤试验可以证实或除外导致变态反应的因素,例如气传变应原、食物变应原、接触变应原、某些药物和动物毒素等。

(一) 皮试液的选择

包括变应原提取液的种类及其浓度的选择。

变应原提取液种类的选择应根据病情、年龄、发病季节和环境因素而定。例如,婴幼儿患呼吸系统变态反应疾病,首先应选用空气中常年性吸入变应原和食物,如尘螨、蟑螂、真菌、宠物皮毛屑等浸液;食物过敏原多选用牛奶、鸡蛋和大豆等;学龄前儿童,以季节性发作为主的呼吸道变态反应疾病,应考虑到各种花粉过敏的可能,根据发病季节和地区特点,选择当地常见的树和草花粉;食物过敏原亦相应增加虾、蟹、花生、鱼等;年长儿和成人一样,呼吸道变态反应疾病变应原很少为食物,不必再选择食物作为常规皮试变应原,除少数患儿可能对某种特殊食物过敏,应个别对待。

对非吸入变态反应疾病,如疑与食物有关,年长儿和成人可增加坚果、海味食品,以及当地常用的食物。花粉症患儿,有时存在与某些蔬菜和水果的交叉过敏反应,这些患儿在进食相应食物,如苹果、橘子、香蕉、梨、西瓜、胡萝卜、土豆、芹菜等后,会出现由 IgE 介导的口腔(黏膜)过敏反应综合征(oral allergy syndrome,OAS)或其他器官的过敏症状。

以下是我们根据青岛地区特点,选用 60 余种常见吸入性变应原和食物性变应原的皮试液。

1. **吸入性变应原** 粉尘螨、屋尘螨、霉菌Ⅰ、霉菌Ⅱ、多价兽毛、多价羽毛、杨树和柳树(早春花粉)、松树和梧桐树(晚春花粉)、槐花、夏秋花粉、杂草、豚草、大麻、玉米花粉、禾本科、绵羊上皮、乳胶、蟑螂、多价蚊虫。

2. **食物性变应原** 腰果、海虾、海蟹、蚌类、黄花鱼、鲤鱼、鳗鲡、牛奶、花生、桃子、苹果、草莓、菠萝、芒果、鸡蛋、大豆、小麦、玉米、大米、葱、蒜、韭菜、鸡肉、羊肉等。

过敏原提取液浓度的选择与皮试方法有关。以过敏原原液浓度为1,皮内试验时,气传变应原为原液的1:100。由于蒿草和豚草花粉为强致敏原,选1:1000为常规皮试过敏原的浓度。食物过敏原一般为原液1:10。但文昭明等作者认为,牛奶是食物中的强致敏原,也必须与吸入变应原中的蒿草花粉一样,再稀释10倍,即1:100的浓度备用。点刺试验时,气传变应原为原液的1:10或原液,食物变应原为原液。如以新鲜的蔬菜水果作为变应原,应选生食,可以该食物的汁液代替原液。目前很多产品对皮试浓度已经做了调整。

(二)皮试对照液

为了得到准确的皮试结果,做皮试应同时设阳性和阴性对照。

1. **阳性对照液** 采用阳性对照的目的:

(1)判断过敏原皮试的阳性程度。以阳性对照液所致丘疹为标准"尺度",来判定过敏原皮试的阳性程度。

(2)确定受试者皮肤反应性的强弱。由于年龄、身体状况、地域及疾病的影响,皮肤的反应性也不尽相同,当阳性对照液呈阴性反应时,提示过敏原皮试结果很可能受抗组胺等药物或其他因素的抑制影响,结果不可靠;当阳性对照液呈阳性时,提示皮肤并未受到药物的抑制及其他因素的影响,皮试结果可靠。

(3)排除技术操作上的差异,由于皮试是由技术人员完成,皮试结果在一定程度上要受操作者的经验等的影响,有了阳性对照就排除了操作者间的技术差异。

阳性对照液常用二盐酸组胺或二磷酸组胺和可待因。皮内试验所用二盐酸组胺浓度为0.017mg/ml,二磷酸组胺为0.028mg/ml,均相当于0.01mg/ml组胺基质,其所产生的丘疹平均直径为10~12mm;而点刺试验所采用的二盐酸组胺、二磷酸组胺浓度是皮内试验的100倍,相当于1mg/ml组胺基质,所产生的丘疹平均直径为5~6mm。

磷酸可待因亦可作为阳性对照,采用1%的磷酸可待因代替相应浓度的二磷酸组胺或二盐酸组胺,结果无显著性差异。

2. **阴性对照液** 多选用生理盐水或过敏原稀释保存液。阴性对照液应呈阴性反应。若患儿呈高度敏感时可能出现假阳性反应,此时,由过敏原产生的皮试阳性反应不具临床意义。

(三)皮肤试验方法

皮肤试验的方法主要有皮内试验、点刺试验、划痕试验和斑贴试验等,目前临床上广泛使用的有两种:点刺试验和皮内试验,其中以点刺试验在儿科最为常用。上述两种方法的共同特点是操作简单、省时、重复性好、可靠和相对安全。

1. **皮肤点刺试验**(prick/puncture test) 在确诊变态反应疾病时皮肤点刺试验比皮内试验更具特异性。

(1)方法:常选用前臂屈侧为点刺部位,清洁皮肤后(不必先以消毒液消毒皮肤),先滴每种过敏原提取液、阳性对照液、阴性对照液一滴于皮肤表面。间距在2cm以上,再用点刺针或25、26号针头与皮肤表面呈低角度进针点刺,针的斜面向上,进入表皮后,针尖轻轻抬起,使溶液进入,也可采用特殊的针排垂直刺入。勿使出血,然后退出,将极微量的皮试液渗入皮肤。1 分钟后以一次性吸水纸吸去皮肤表面多余的液体,但勿相互污染,观察 15 分钟。皮肤点刺试验是非皮内注射的一种既简便又可靠的皮试方法。点刺针(allergy pricker)是一种定型设计的一次性无菌专用针,由柄和针尖组成,柄长 3cm 左右,针尖长 1mm,柄与针尖的连接处是柄肩,能限制针刺皮肤的深度。点刺试验方法不同于皮内试验,前者是被动渗透而后者是主动注入,由于前者所需剂量小,所以采用的皮试液浓度是皮内试验的 100 倍。

(2)结果判读:皮肤点刺试验的结果判断有以下两种方法:

以过敏原皮试液所致丘疹面积与阳性对照液所致丘疹面积之比值,来定其反应级别。无丘疹为(-);丘疹不明显为(±);比值 ≥25% 为(+); ≥50% 为(++); ≥100% 为(+++); ≥200% 为(++++)。(+++) 以上可有伪足出现。如果阳性对照液点刺产生的丘疹平均直径<3mm,则难以分级;而阴性对照液点刺产生的丘疹平均直径>3mm,则试验无效。

若无阳性对照液,则判断方法为:无丘疹为(-);丘疹不明显为(±);丘疹平均直径 3mm 者为(+); 4~5mm 为(++); 6~8mm 为(+++); >8mm 为(++++)。(+++) 以上可有伪足出现。

2. 皮内试验(intracutaneous test) 皮内试验主要用于皮肤点刺试验阴性,而又高度怀疑对该过敏原过敏的患儿。

(1)皮内试验方法:通常以上臂外侧皮肤为试验区,消毒方法同点刺试验;采用 1ml 注射器和皮内注射针头,于皮内注入 0.01~0.03ml 过敏原皮试液或对照液,不超过 0.05ml,针头深度应达真皮浅层,形成一个直径 2~3mm 的皮丘;为了注入量的准确和有效控制注入量,可事先用直径 4mm 的经消毒处理的圆形物(打孔器)轻按注射处皮肤,形成直径为 4mm 的圆圈。以圆圈边进针,注入过敏原皮试液或对照液 0.01~0.03ml,充盈圆圈,形成皮丘。注意进针不宜过深,避免出血、皮试液注入过多、注入至皮下或注入空气,而影响皮试结果。若上述情况发生,应换个部位重做,如果同时进行多个过敏原皮试,各注射点之间至少间隔 2.5~5cm。注射后告知患儿不要按揉、抓拭皮丘;注射后 20 分钟左右观察注射处皮肤有无产生丘疹和红晕,以及它们的大小。

皮内试验可因皮试液注入过多而引发全身反应,一旦发生,及时处理。

(2)结果判断:测量丘疹的平均直径,即丘疹的最长径和其垂直的横径的平均值,以丘疹的平均直径的大小进行结果判断。

根据丘疹平均直径的大小对反应进行分级,红晕范围可作为参考(也有学者认为测量红晕大小比丘疹更具意义)。国际上推荐的皮内试验结果判断的参考标准见表3-5。

无阳性对照时,可直接根据风团大小进行分级(表3-6)。

如果注入皮试液 20 分钟后所有试验均无反应,应再过 10~15 分钟观察一次;如注入 20 分钟左右观察到的反应较大,也应再过 10~15 分钟再观察一次,若继续增大,记录后一个反应;缩小,则记录前一个反应。

为方便丘疹的测量,可用圆珠笔沿丘疹边缘描圈,并覆于纸上,再用尺测量;也可覆于心电图纸上测量。

表 3-5　皮内试验的结果判断

反应级别	风团平均直径（mm）	红晕平均直径（mm）
−	<5	<5
±	5	5~10
+	5~7	11~20
++	8~11	21~30
+++	12~15,可有伪足	31~40
++++	>15,有伪足,可能有周身或全身反应	>40

注:"++++"以内出现伪足应上调一级

表 3-6　皮内试验风团大小的分级法

级别	风团平均直径（mm）
−	0
±	<5
+	~10
++	~15
+++	>15,或有伪足
++++	>15,并有全身症状或>25

（四）阳性反应的意义

1. 皮试结果能为儿童变态反应疾病发病诱因的分析提供帮助。

2. 阳性皮试结果,能让医生指导患儿如何避免接触过敏原。

3. 皮试是选用特异性免疫治疗(脱敏治疗)的依据之一。

4. 皮试(尤其是点刺试验)容易在基层医疗机构中开展,也适合在过敏原筛查和流行病学调查中使用。

阳性皮试必须与临床相结合,就大多数吸入过敏原而言,如果皮试阳性,在临床又有该过敏原诱发过敏的病史,则提示该过敏原为该变态反应疾病的致敏原。相反,如果皮试阴性,临床上又缺乏变态反应疾病的病史,基本可认为不是一个变态反应疾病。阳性反应,但临床上又缺乏变态反应疾病的病史,不一定意味疾病具过敏性,因为非过敏个体也可有 sIgE 抗体产生,而他们并没有过敏症状。此时不应诊断变态反应疾病。如皮试结果与临床病史不符则应进一步审视其二者的相关性。在这种情况下,医师的经验很重要。必要时可参考体外测定 sIgE 或以激发试验来确定。总之,吸入过敏原皮试阳性对诊断呼吸系统变态反应疾病有重要价值,吸入变应原如屋尘螨、真菌、花粉等的阳性反应越强、年龄越小,与临床的符合率越高。

不管是皮肤试验,还是体外检测,当对某种过敏原呈一般的阳性反应时,必须要结合临床,如对蒿草花粉过敏者,一般在 8、9 月份发病,如为常年发作,又缺乏季节性加重,诊断时要慎重考虑,更不要轻易用脱敏治疗。

对食物的阳性皮试反应的解释应特别慎重,食物过敏原的性质及食物过敏反应不总是由 IgE 介导,因此它们的试验结果远不及吸入过敏原可靠。皮试阳性者只有一小部分激发试验阳性,这一点提示许多患儿体内有抗某种食物的 IgE 抗体,但却不发生反应或其临床敏感性已经丧失,因此病史、激发试验非常重要,不能仅根据阳性皮试而禁食不该避免的食物。就食物而言,点刺较皮内法更可靠、安全。此外,商品食物提取液不稳定,效价容易丢失,或质量不好,不管是点刺试验还是皮内试验,均可能出现假阴性反应。

（五）假阳性反应

1. 提取液制作或处理不当。

2. 皮内试验时,注射的过敏原中含有浓度>6% 的甘油。

3. 轴索反射。

4. 高度敏感的患儿和严重皮肤划痕症引起。

5. 某些食物、药物、蜂毒提取液中,含有大量组胺或促组胺分泌的物质。

6. 过敏原提取液的保存剂也可有刺激性,如硫柳汞即使是非敏感者也能引起风团和红晕反应。

（六）假阴性反应

1. 年龄过小。

2. 提取液效价丧失。

3. 药物的抑制效应。

4. 疾病如特应性皮炎时皮肤反应减弱。

5. 未标准化的提取液缺乏变应原所致。

6. 个别情况下,患儿靶器官对特异过敏原敏感而皮肤却对之不敏感。如有些儿童,他们在典型花粉症出现 1 或 2 年后,以该花粉提取液皮试才出现阳性反应。在这 1、2 年内皮试呈假阴性反应。

（七）皮试前的注意事项

1. **药物对皮试的抑制作用**　药物会影响皮试结果,因此皮试前应询问有关服药史,如服药病史不明或虽然服了药,而客观情况无法等待或用药史不明,可以阳性对照(组胺)作为比较,以确定皮肤的反应性是否受抑制和评价变应原皮试结果的意义。常见影响结果的药物因素,见表3-7。

表 3-7　影响皮肤试验结果的药物因素

影响药物	停用时间(天)
H$_1$ 抗组胺药	
第一代抗组胺药(苯海拉明、氯马斯汀)	1~3
第一代抗组胺药(西替利嗪、氯雷他定)	7
可以全身吸入抗组胺鼻喷雾剂或滴眼液	3

续表

影响药物	停用时间(天)
用于非过敏性组胺药(异丙嗪、丙氯拉嗪、美克洛嗪)	14
H₂ 受体拮抗剂(雷尼替丁、西咪替丁)	2
外用糖皮质激素	7
抗 IgE 抗体(奥马珠单抗)	28~56
三环类抗抑郁药	14
外用钙调磷酸酶抑制剂(他克莫司)	7

2. **年龄** 由于婴儿喘息更常见的病因是感染,对常见吸入变应原阳性反应的项目较少,特应性皮炎患儿食物皮试阳性大多与临床不符,故主张 2 岁以下的小儿应尽量不作或仅选择少数变应原进行皮试。

3. **皮试方法** 应选皮肤点刺试验,可靠且痛苦小。

4. **阴性对照** 由于小儿皮肤易出现非特异刺激反应,因此必须作有阴性对照如生理盐水或溶媒的皮试,以资比较。婴幼儿皮试结果的特点是风团较小且不清楚,呈红斑样红晕,因此,婴幼儿点刺试验除了阴性对照外,最好还应有阳性对照。

5. **其他** 当受试者患有全身广泛性湿疹或皮肤损害,应待好转后再作皮试。此外,近期曾经发生过严重的全身过敏反应者,由于体内致敏性抗体已被大量消耗,皮试反应可呈假阴性,需至少延迟 2 周进行。尽管皮试极少引起严重不良反应,但必要的抢救措施应该具备,以防万一。

三、激发试验

激发试验是指在患儿无症状的情况下,人为地将某种过敏原或非过敏原刺激物对靶器官进行刺激,继而通过所引发的症状和/或靶器官功能改变,来确定该物质是否为引发患儿症状的病因,或了解器官的反应性。从这一角度讲,体内特异性检测多有激发试验的特点,皮肤试验是典型的激发试验,除此之外,本节拟介绍其他常用的激发试验,包括支气管激发试验、鼻(黏膜)激发试验、眼结膜激发试验、口服激发试验。值得注意的是,激发试验更具危险性,因此不能代替皮肤试验,应严格掌握其适应证。

(一)支气管激发试验

支气管激发试验(bronchial provocation test,BPT)是测定气道反应性的有效方法,故又称为气道反应性测试。气道反应性是指气道对各种物理、化学或生物刺激的收缩反应。气道高反应性(airway high responsiveness,AHR)是指气道对内源性或外源性刺激产生过强的反应,是哮喘的重要病理生理特征之一。

BPT 因采用的激发手段不同,进一步分为非特异性支气管激发试验和特异性支气管激发试验。非特异性支气管激发试验是检查支气管对非特异物质的反应性,主要采用非特异性刺激,如乙酰甲胆碱、组胺、运动等直接或间接的刺激方式,以测定患儿的支气管对非特异刺激的反应性,进而确定气道的反应性。因此根据刺激物的作用机制,分为直接和间接两类激发试验,直接激发试验主要包括乙酰甲胆碱(methacholine,Mch)、组胺、白三烯 D_4 等;间接激发试验包括运动、甘露醇、腺苷、高渗盐水、冷空气等。特异性支气管激发试验是检查支气管对特异过敏原的反应性,是以可疑变应原对支气管进行激发,以探寻致敏过敏原。

BPT 适应证:

(1)可疑哮喘,尤其是肺未闻哮鸣音患儿。

(2)怀疑夜间哮喘。

(3)评价哮喘的治疗效果,即观察抗炎治疗后气道反应性的改变。

(4)变应性鼻炎或其他变应性疾病患儿需除外伴发哮喘。

(5)以慢性咳嗽为主要表现的患儿需鉴别为咳嗽变异性哮喘或慢性支气管炎。

(6)高通气综合征确定诊断前排除哮喘的必要检查。

(7)需要确定是否存在气道高反应性的各种情况。

(8)气道高反应性发病机制的研究。

(二) 斑贴试验

斑贴试验(patch test,PT)属于皮肤激发试验,是一种主要诊断迟发型(Ⅳ型)变态反应的方法,多用于临床诊断过敏反应性疾病,如特应性皮炎、湿疹等,操作简单,检查较安全,不良反应极少,且试验结果准确、可靠。因背部、上臂和前臂屈侧皮肤有较多树突状细胞,常作为斑贴试验的部位,其中以上背部为最佳部位。斑贴试验的主要目的是寻找致敏原,找出致敏原因,从而对患者实施针对性治疗及预防。

1. 适应证

(1)过敏性接触性皮炎、皮炎湿疹患者有明确接触史提示可能是过敏性接触性皮炎的患者。

(2)特应性皮炎患者。

(3)各类湿疹皮炎,尤其是脂溢性皮炎、瘀积性皮炎等有急性发作史者。

(4)接触性皮炎综合征:表现为手足无规律的水疱性湿疹、狒狒综合征样发疹或泛发性湿疹。

(5)虽无明确接触史,但发生在特殊部位的皮炎,如手部、面部、颈部等暴露部位的皮炎湿疹。

(6)瘀积性皮炎、慢性湿疹及其他慢性复发性皮肤病怀疑有继发性外用药物接触过敏时。

(7)需要鉴别变应性接触性皮炎与刺激性接触性皮炎时。

(8)药物性皮炎、食物过敏等怀疑是迟发型变态反应引起时。

2. 禁忌证　下列情况不宜做斑贴试验:

(1)有速发型接触性反应史(如接触性荨麻疹)的患者,如青霉素皮试阳性的患者不应进行青霉素斑贴试验。

(2)有接触性变应原相关的全身性过敏反应史的患者。

(3)可疑刺激原/变应原为对皮肤有明显刺激性物质如酸、碱、盐、腐蚀性化学物质等。

(4)孕妇和哺乳期妇女。

(5)无行为控制能力或不能保证斑贴试验条件的患者。

(三)口服食物激发试验

详见食物超敏反应章节。

(四)阿司匹林激发试验

阿司匹林加重性呼吸系统疾病(aspirin-exacerbated respiratory disease,AERD)的特征为哮喘、慢性鼻 - 鼻窦炎伴鼻息肉,以及对摄入阿司匹林或其他环加氧酶 -1 抑制性非甾体类抗炎药(nonsteroidal anti-inflammatory drugs,NSAIDs)有反应。对阿司匹林和 NSAIDS 药物的反应通常开始于摄入药物后 30 分钟,可引起明显的鼻充血和支气管痉挛。在哮喘控制良好的情况下,对于有阿司匹林或 NSAIDS 治疗指征的疑似 AERD 患者,可进行口服阿司匹林激发试验。

第五节　诊断及防治原则

一、变态反应疾病的非特异性诊断

变态反应疾病的非特异性诊断,是指对变态反应疾病作出一般临床通用的病名诊断,它不能指明个别患者的不同过敏病因,是临床通用的,不指明患者特殊过敏病因的诊断。这类诊断是比较初步的。但有时是必要的,因为通过初步的诊断不仅可以作出及时地对症处理,而且由于多方面的原因,临床上无法完成特异性诊断。对于变态反应疾病的非特异性诊断,可以从下列方面入手:

(一)症状诊断

各种变态反应疾病均有各自的症状特征。这些症状特征的存在与否可以成为变态反应疾病非特异性诊断的重要依据。

(二)病史诊断

变态反应疾病患儿常可以提供各种主观感觉的变态反应发病诱因,可以辅助诊断。由于患者的过敏体质,病史往往又可以提供本人过去的其他过敏病史或家族中的过敏病史。提醒我们该患儿变态反应疾病的可能。

(三)体检诊断

各种变态反应疾病,除各有其症状特征之外,还有各自的体征特点。有些特征具有诊断价值,如支气管哮喘两肺广泛的哮鸣音、荨麻疹的风团状丘疹等。

(四)实验室非特异性诊断

可发现不同变态反应疾病依据。

(五)放射诊断

对过敏性肺炎、过敏性鼻窦炎的诊断,X 线检查有特殊的重要价值。此外,X 线检查有助于鉴别其他非变态反应性疾病和排除并发症。影像诊断包括 B 超、CT、MRI 等,必要时亦应用于变态反应疾病的辅助诊断。对某些变态反应疾病亦有重要的诊断或鉴别诊断意义。

(六) 药剂诊断

对于某些变态反应疾病,在经过各种检查不能确认的情况下,亦可以采用某些对过敏有良效的药物,如肾上腺素、β- 受体激动剂、各种抗组织胺药物、各种肾上腺皮质激素类药物等,进行试探性治疗。如经过用药疗效显著,则可以从侧面验证变态反应疾病的诊断。婴幼儿哮喘的实验性诊断治疗已经被广泛接受,但在进行这种试探性药剂诊断时,必须全面考虑病情,排除所试用药物对患者的禁忌情况和可能产生的副作用。

二、变态反应疾病的特异性诊断

即通过特异性的体内、体外检测手段发现变应原(见特异性实验室检查节),这对于指导患者的预防和治疗均有极重要的意义,也是从事变态反应临床工作者的特殊任务。可惜到目前为止,对于变态反应疾病的特异性诊断,还存在着不少尚未解决的问题,目前做得比较广泛的还限于一些外源性过敏原的检查,至于对一些内源性和自身性过敏原的检查,还处在探索阶段。即便在外源性过敏原的检查方面,方法亦尚未完善,试验结果的精确性亦还存在许多问题。这些都有待于从事变态反应性疾病研究的工作者进一步探索。

三、变态反应疾病的防治原则

变态反应疾病的预防和治疗是密切相关的两个方面。很多过敏反应的预防措施兼有治疗的意义。反之,很多过敏反应的治疗亦兼有预防的意义。从过敏反应的发生机制来看,过敏反应可以通过控制或改变过敏发生的某些环节来加以防治。大体可归纳为两大类,即变态反应疾病的特异性防治和非特异性防治。

(一) 变态反应疾病的特异性防治

是针对患者的特殊过敏诱因进行的预防和治疗。其措施又可分为两个方面:一为对特异性过敏原的避免;另一为对特异性过敏原的脱敏。

(二) 变态反应疾病的非特异性防治

是指所采用的防治方法并不针对患者的特异性过敏病因,而只能预防或消除特异性抗原抗体作用后所造成的各种病理效应。因此,它较普遍地适用于各种类型的变态反应疾病,但又往往带有症状治疗的色彩。这些措施往往可以收效一时,但是又往往随着药理作用的降解而于短期内失效,故需要反复用药,方能维持作用。这些防治方法虽然多数是对症性的或暂时性的,但起效快速而明显,有时是必需的或唯一的方法。

(曲政海,曲新栋)

参考文献

1. 赵京. 正确诊断和管理儿童过敏性疾病. 中国医刊, 2020, 55 (10): 1045-1048.
2. 苗青, 向莉. 过敏原实验室诊断技术在儿童过敏性疾病中的应用现状及进展. 中华全科医学, 2018, 16 (10): 1710-1713, 1761.

3. 毛杰, 卢晴晴, 曾辛, 等. 过敏原检测方法的研究进展. 中华预防医学杂志, 2021, 55 (1): 123-129.

4. Chung BY, Kim HO, Park CW, et al. Diagnostic usefulness of the serum-specific IgE, the skin prick test and the atopy patch test compared with that of the oral food challenge test. Ann Dermatol, 2010, 22 (4): 404-411.

5. TEN RM, KLEIN JS, FRIGAS E. Allergy skin testing. Mayo Clin Proc, 1995, 70 (8): 783-784.

6. YOUSEF E, HAQUE AS. A pilot study to assess relationship between total IgE and 95% predictive decision points of food specific IgE concentration. Eur Ann Allergy Clin Immunol, 2016, 48 (6): 233-236.

7. PAPADOPOULOS NG, ARAKAWA H, CARLSEN KH, et al. International consensus on (ICON) pediatric asthma. Allergy, 2012, 67 (8): 976-997.

第四章

支气管哮喘

第一节 概 述

支气管哮喘(bronchial asthma)简称哮喘,是儿童时期常见的慢性呼吸系统疾病,且有逐年增加的趋势。2010 年调查中国 14 岁及以下儿童哮喘总患病率为 3.3%。2020 年由全球哮喘防治创议(the global initiative for asthma,GINA)执行委员会修订的《哮喘管理和预防指南袖珍本》将其定义为:哮喘是一种以慢性气道炎症和气道高反应性为特征的异质性疾病,以反复发作的喘息、咳嗽、气促、胸闷为主要临床表现,常在夜间和 / 或凌晨发作或加剧。呼吸道症状的具体表现形式和严重程度具有随时间而变化的特点,并常伴有可逆性呼气气流受限和阻塞性通气功能障碍。上述定义至少说明 4 个问题:

1. 虽然目前认为哮喘的发生与肥大细胞、嗜酸性粒细胞和 T 淋巴细胞等变态反应密切相关,但确切病因不明确,因人而异,异质性明显,病理基础是慢性炎症。

2. 针对慢性炎症的治疗主要是以对症治疗为主,因此容易反复发作,形成慢性过程。

3. 气道慢性炎症导致气道高反应性。

4. 可逆性气流受限是引起临床症状的特征表现,慢性炎症发作期气道充血、水肿,甚至渗出,伴有平滑肌痉挛,气流受限,气道炎症缓解期,患儿气道阻力减轻甚至正常,生活如正常儿童,但少数慢性患儿气道发生了不可逆的病变,气道阻塞不能完全逆转。

近年来随着对儿童支气管哮喘的深入研究,结合中国的实际情况,中华医学会儿科学分会呼吸学组制定了国内的儿童支气管哮喘的诊断标准,并进行多次修订,对年长儿的支气管哮喘的诊断同时对婴幼儿的喘息也不断提出探讨;2020 年中华医学会儿科学分会呼吸学组又提出"儿童支气管哮喘规范化诊治建议(2020 年版)",更进一步指出儿童哮喘诊断治疗中的重点问题和注意事项,有助于我们提高哮喘临床管理水平。

第二节 发 病 机 制

哮喘的发病机制复杂,迄今未完全明了。目前主要认为,变态反应机制、气道炎症、神经调节机制和遗传机制等多种机制共同参与了气道炎症的启动、慢性炎症持续过程及气道重塑。不同类型的哮喘发病机制不尽相同,也可交互重叠。同一类型的哮喘发病机制亦同亦异。

一、气道变态反应在支气管哮喘发病中的作用

自 1967 年日本 Ishisaka 首次证实 IgE 抗体是导致速发型变态反应的"反应素"以来,Ⅰ型变态反应被公认为过敏性哮喘的主要发病机制。哮喘大多与吸入变应原有关,飘浮在空气中的变应原可以随时侵入呼吸道,引起一系列的变态反应。这个过程可分为致敏期、反应期和发作期。

(一)致敏期

致敏期(sensitizingstage)也称感应期,当变应原被吸入后,可为气道黏膜所黏附、溶解或吸收,或被肺泡抗原提呈细胞(巨噬细胞、树突状细胞)所吞噬,并将其降解成肽,有些可溶性成分被淋巴细胞所"胞饮",最终与 MHC Ⅱ类分子结合,成为肽-MHC Ⅱ类分子复合体,并递呈给局部淋巴结或淋巴中心的 Th 细胞,Th 细胞能识别这种经降解的抗原,并于接受抗原刺激后,在多种因素(特异质、细胞因子)的影响下被激活,从而使 Th 细胞转化为 Th2 细胞,它再将抗原信息传递给 B 细胞,促其产生过敏性抗体 IgE。所有的 IgE 均属亲细胞性抗体,与肥大细胞和嗜碱粒细胞的亲和性尤其明显。支气管哮喘患儿的气道肥大细胞表面有大量高度亲 IgE Fc 受体,嗜碱粒细胞主要分布于周围血液循环中,它在形态和花生四烯酸代谢方面虽然与肥大细胞有所不同,但其分化来源、异染性、IgE 受体特性及其功能方面很相似,在变态反应性炎症的发生过程中发挥协同作用。一旦 IgE 形成,即有选择地迅速将其 Fc 端与支气管黏膜下毛细血管周围或固有层的肥大细胞的表面,或血中嗜碱粒细胞的表面 IgE Fc 受体结合。它们都是 IgE 的靶细胞,可以接受大量的 IgE 分子,IgE 分子与气道黏膜下的肥大细胞牢固结合以后,机体即完成了致敏过程,处于特异性的致敏状态。此时患儿基本无症状,致敏的诊断是基于皮肤试验或体外特异性 IgE 检测。

(二)反应期

反应期(reactive stage)即攻击期(provokeing stage)。当引起机体产生某种特应性 IgE 的相同变应原再次进入人体,接触已致敏的肥大细胞或嗜碱粒细胞时,每一个致敏抗原分子与两个或两个以上的肥大细胞膜上的 IgE 的 Fab 端"桥联"(bridging)结合,产生立体异构现象(allostericp henomenon),使细胞膜上相邻两个 IgE 的 Fc 受体接近,IgE 受体中的 α 亚基迅速磷酸化,使甲基转移酶和腺苷酸环化酶同时激活,导致细胞膜磷脂甲基化及 cAMP 合成,钙离子通道开放,细胞内钙离子浓度增加,镁离子进入细胞内,激活一系列的酶原活性,包括磷脂酶 A2 活化,使膜磷脂水解产生花生四烯酸(AA)。AA 经环氧合酶和脂氧合酶途径分别生成 PGs 及 LTs 等。PGs、LTs、组胺、激肽等致喘介质以分泌颗粒形式从靶细胞内排出。此脱颗粒过程消耗能量,并有细胞骨架结构微管微丝的运动。

(三)激发期

激发期(exciting stage)或称效应期(effective stage),即当各种化学活性介质从靶细胞内释出时所引起的支气管反应。这些活性介质具有很强的化学活性,当它们达到一定浓度时,

即可使支气管的平滑肌收缩、痉挛,毛细血管扩张,通透性增高,血浆渗漏,腺体分泌增多,EOS 等炎性细胞向病灶区募集等,使小气道狭窄,气流受限,通气功能下降,出现哮鸣相呼吸困难。依据症状出现的时间,分为早期哮喘反应和晚期哮喘反应。

1. **早期哮喘反应**(early asthmatic reaction,EAR) 已致敏的患儿再次暴露于该变应原,该变应原一旦进入体内就立刻结合到肥大细胞上的特异性 IgE 表面,经过桥联、钙离子内流等一系列生化改变。引起肥大细胞释放胞质中的颗粒,称之为脱颗粒。颗粒中含有许多预先形成的介质如组胺、中性蛋白酶如类胰蛋白酶、嗜酸性粒细胞和中性粒细胞趋化因子等大量重要的炎症介质。在早期哮喘反应的早期这些介质(主要是组胺)引起支气管平滑肌收缩、血管渗出增加、黏液分泌增多,在临床出现咳嗽、哮鸣、胸闷等症状。在脱颗粒过程中,钙离子进入细胞膜激活磷脂酶,将细胞膜中的磷脂裂解,产生花生四烯酸(AA),后者通过环氧化酶途径和脂氧化酶途径氧化,产生 PGs、血小板激活因子和 LTs 等使哮喘等症状持续较长时间。早期哮喘反应一般于 1 小时后消退。

2. **晚期哮喘反应**(late asthmatic reaction,LAR) 肥大细胞释放的介质中有嗜酸性粒细胞和中性粒细胞趋化因子,在它们的作用下,嗜酸性粒细胞大约在变应原进入的几小时后到达支气管黏膜表面,它们在变应原刺激下活化,产生多种介质如 LTC4、LTD4、LTE4 和 PAF,使哮喘持续发作。此外,还释放几种毒性的颗粒蛋白,如 MBP、ECP、EPO、EDN 和 EPX。特别是 MBP 和 ECP 还会损伤气道上皮,导致发生气道高反应,从而使气道对多种非特异的刺激易感,引起哮喘持续或加重。这段时间称之为晚期哮喘反应。

如早期哮喘反应和晚期哮喘反应均出现称为双相反应。早期哮喘反应持续时间短,主要为肥大细胞所介导。晚期哮喘反应持续时间较长,甚至可达数日,在慢性哮喘中更重要。它的发生与嗜酸性粒细胞、中性粒细胞、单核细胞等炎症细胞的浸润有关,这种以嗜酸性粒细胞浸润为主的变应性炎症,是患儿气道上的一个特征性表现。

由此可见,支气管哮喘的性质属于变态反应,而小支气管是主要的效应器官及组织。不过,这种机制是否就是变态反应性支气管哮喘发作的唯一机制,目前尚有很多争议。

二、气道慢性炎症在支气管哮喘发病中的作用

早在 1892 年 Osler 就指出:哮喘病是小气道的一种特殊"炎症"。然而,过去一直把哮喘看作是一种气道平滑肌功能异常性疾病,"炎症"概念直到近 40 年才被人们所重视。20 世纪 80 年代以来,随着哮喘患者痰液细胞学检查、支气管镜检查和支气管肺泡灌洗术、肺组织活检的逐步广泛地应用和尸体检查的研究,哮喘的最主要的病理学变化才得以明确,主要特点为:

1. 在支气管黏膜的上皮组织中、黏膜下及气管腔内有大量的以嗜酸粒细胞为主的炎症细胞浸润。同时淋巴细胞、巨噬细胞、肥大细胞、浆细胞和中性粒细胞亦可伴随存在,但与以中性粒细胞浸润为主的化脓性炎症,或以淋巴细胞浸润为主的慢性炎症截然不同,称之为气道变态反应性炎症(airway allergic inflammation,AAI)。

2. 在变态反应性炎症的作用下导致支气管上皮细胞坏死、脱落,上皮纤毛功能损害,上皮下或黏膜下神经末梢裸露,黏膜下腺体增生,杯状细胞增生,分泌亢进,基底膜增厚。

3. 黏膜下组织血管充血扩张,通透性增高,大量血浆及炎症细胞渗出。

4. 由于炎性细胞及血浆渗出导致支气管黏膜水肿,气管腔内分泌物积聚,甚至形成黏液栓,黏液栓中有大量嗜酸粒细胞聚集。

以上种种由变态反应性炎症造成的小支气管的病理改变导致持久而弥漫的支气管通气障碍,构成支气管哮喘最主要的病理基础。由此可见,哮喘的性质属于变态反应,而小支气管是主要的效应器官及组织。

(一)气道慢性炎症炎性细胞及炎性介质

参与哮喘病发病机制调节的包括各种细胞(包括炎性细胞和结构细胞)、大量炎性介质和诸多细胞因子,它们之间相互作用的过程和机制非常复杂。

1. **炎性细胞和结构细胞** 参与气道炎症调节的以炎性细胞为主,包括嗜酸细胞、淋巴细胞、肥大/嗜碱细胞、巨噬细胞等;结构细胞主要参与气道重塑的调节,在哮喘病慢性化方面起主要作用,包括气道上皮细胞、成纤维细胞、血管内皮细胞和气道平滑肌细胞等。

(1)肥大细胞和嗜碱细胞:肥大细胞和嗜碱细胞是气道炎症反应的始动细胞,其释放的组胺(His)、白三烯(LTs)等炎性介质不仅引起EAR,也导致了更为重要的非特异性慢性炎症过程,即LAR。肥大细胞是一种异质性细胞群体,来源于骨髓多潜能造血干细胞。在其生长早期它们就表达IgE高亲和力受体(FcεRI),以及IgG2型和IgG3型低亲和力受体,前体细胞的一小部分进入血液循环,随后到达外周组织,并受白介素(IL-3、IL-4、IL-9、IL-10)、干细胞因子(SCF)和神经生长因子(NGF)等局部细胞因子的影响,表达为最终的类型。分布于肺泡隔的主要是含类胰蛋白酶型(MCT)肥大细胞。肥大细胞表面IgE桥联是导致细胞激活并最后释放介质的关键。肥大细胞所释放的介质按其生物活性和作用强度的不同分为三类:颗粒内预先形成的介质(组胺、蛋白酶如类胰蛋白酶、胃促胰酶和羧肽酶A等)、脂类介质(花生四烯酸及其代谢物如前列腺素、血栓素、血小板活化因子和白三烯等)和细胞因子(GM-CSF、IL-2、IL-3、IL-4、IL-5、IL-6、TNF-α、IL-16、淋巴趋化因子等)。

(2)嗜酸性粒细胞:气道的嗜酸性粒细胞浸润是哮喘病的特征之一。嗜酸性粒细胞可以脱颗粒释放主要碱性蛋白(MBP)、嗜酸细胞过氧化物酶(EPO)、嗜酸细胞阳离子蛋白(ECP)、LTs、PAF、IL1-α、IL-2~IL-6、IL-8、IL-10~IL-13、IL-16、TGF-β1、TNF-α、INF-γ、RANTES和GM-CSF等,诱发气道炎症、上皮细胞损伤脱落和气道高反应性。嗜酸性细胞脱颗粒包括混合物外排、零星脱颗粒和坏死性释放(细胞溶解)等形式。越来越多的研究表明,嗜酸性细胞是一种专业性的抗原递呈细胞(APC),诱导Th细胞活化和分化的功能。肺部变态反应时聚集到气道的嗜酸性细胞可以处理和递呈特异性抗原,增强和调节变态反应性炎症。

(3)中性粒细胞:哮喘病气道中性粒细胞浸润伴随AHR,某些类型的哮喘可能与中性粒细胞有一定关系。主要是中性粒细胞与其他炎性细胞的相互作用。

(4)巨噬细胞:哮喘病患儿BALF中的巨噬细胞在处理抗原的同时还能分泌大量具有免疫调节作用的细胞因子(IL-1、IL-3、IL-6、IL-8、IL-10、IL-12、IL-15、IL-18、TNF、GM-CSF、纤维母细胞生长因子等)、促凝或抗凝物质、蛋白酶、脂酶、DNA酶、金属蛋白酶、超氧化物、过氧化氢、一氧化氮等炎性介质,造成广泛的组织损伤。

(5)淋巴细胞(尤其是Th2):在哮喘病的气道炎症反应中起重要调控作用。T淋巴细胞主要通过分泌细胞因子发挥作用,而 B 淋巴细胞除可分泌细胞因子外还可通过分泌抗体发挥作用。T 淋巴细胞受体(CD28、CTLA-4 和 CD40L)与抗原递呈细胞(APC)上具有主要组织相容性复合物(MHC)编码的抗原(CD80、CD86 和 CD40)相互作用,使 T 淋巴细胞活化,是进行免疫球蛋白合成和激活细胞特异性免疫反应的始动因素。在哮喘病的病理过程中T、B 淋巴细胞相互作用,T 淋巴细胞可控制 B 淋巴细胞的功能状态,而 B 淋巴细胞可通过抗原呈递作用激活 T 淋巴细胞。

(6)气道上皮细胞:是哮喘病变应性炎症中的最早的效应细胞之一,通过释放各种细胞因子、炎性介质、趋化因子和表达黏附分子等在哮喘病炎症中起重要作用。气道上皮细胞损伤是 AHR 的特征之一。气道上皮损伤、脱落、气道失去保护屏障,使变应原和吸入的化学物质可能直接达到黏膜下层,刺激平滑肌痉挛;释放松弛因子(relaxant factor,RF)减少或缺乏,支气管收缩反应加重;降解某些炎性介质(缓激肽、神经激肽和 P 物质)的酶作用减弱;脂氧合酶产物释放增加;分泌细胞因子 IL-6、IL-8、IL-1、单核细胞趋化肽(MCP-1)、GM-CSF、G-CSF、转化生长因子(TGF-β),以及其他参与哮喘病气道重建的生长因子,如血小板衍化生长因子(PDGF)、碱性成纤维细胞生长因子(bFGF)、胰岛素生长因子(IGF)等。

(7)血小板:血小板可通过 IgE 依赖机制而被激活,释放各种炎性介质,如 5- 羟色胺、血栓烷和脂氧合酶产物(LTs)等,参与气道的炎症过程。

(8)血管内皮细胞:内皮细胞在 LAR 中起着重要的作用:①炎性细胞黏附并移行通过微血管内皮细胞是免疫反应发生的关键一步。抗原激发后 4~6 小时,内皮细胞对内皮细胞黏附分子 -1(ELAM-1)及细胞间黏附分子 -1(ICAM-1)的表达增强;抗原激发后 24 小时,内皮细胞黏附分子(VCAM-1)的表达增强。它可与淋巴细胞及嗜酸性细胞表面特定的结合素(VLA-4)配体相结合。②内皮细胞可产生多种细胞因子,如成纤维细胞生长因子(FGFs)、转化生长因子 β(TGF-β)、单核细胞趋化蛋白或单核细胞趋化和激活因子(MCP/MCAF)、粒细胞集落刺激因子(G-CSF)、粒细胞 - 单核细胞集落刺激因子(GM-CSF),以及 IL-1、IL-6、IL-8 等。

(9)肺成纤维细胞和成肌纤维细胞:肺和气道内的成纤维细胞和成肌纤维细胞是气道黏膜下疏松结缔组织中的主要结构细胞,在哮喘病过程中,肺成纤维细胞和成肌纤维细胞可被炎性介质、细胞因子(IL-6~IL-8、TGF-β、GM-CSF、G-CSF)等激活,从而参与气道重塑的调节。

(10)气道平滑肌细胞:慢性哮喘患儿的气道平滑肌细胞数目增多、细胞肥大,这可导致气道平滑肌收缩力增加及气道平滑肌增生,从而导致气道重组。此外,气道平滑肌细胞除了可分泌 TGF-β 等生长因子外,Pang 等证实缓激肽可刺激培养的人气道平滑肌细胞产生 IL-8 等细胞因子。

2. 炎性介质 目前已知的炎性介质有 50 余种,与哮喘病炎症过程相关的有 20 余种。哮喘病的气道炎症和平滑肌痉挛是气道内炎性细胞释放的炎性介质综合作用的结果。

(1)组胺:作用于细胞膜组胺受体(H1),使微血管扩张、通透性增强及炎症成分渗出,刺激腺体分泌,引起平滑肌痉挛等。

(2)白三烯:白三烯(LTs)是一组引起和加重哮喘患儿气道慢性炎症和 AHR 的重要介

质。LTD4、LTC4、LTE4、LTF4 为硫肽白三烯,是一组结构和生物活性与过敏性慢反应物质(SRS-A)极为相似的炎性介质,具有强烈的支气管平滑肌收缩效应,作用强度是组胺的1 000 倍以上。此外,硫肽白三烯还具有增强血管通透性、气道高分泌、加速炎症过程和气道平滑肌痉挛的生物效应。

LTB4 是一种致炎作用强烈的炎性介质,可强力吸引中性粒细胞、嗜酸性细胞、单核细胞至炎症部位;增强血管通透性及炎症成分渗出;激活环加氧酶途径产生 PGs;促使钙离子内流,引起气道高分泌和平滑肌收缩。

(3)前列腺素:前列腺素(PGs)包括 PGD、PGE_2、PGF_2、PGI_2、血栓烷(TXA_2)等。这些前列腺素参与并调节气道炎症过程:PGD_2、PGF_{2a} 提高支气管反应性,使气道平滑肌张力增高,气道阻力增加。PGD_2 加强趋化因子效应而使中性粒细胞和嗜酸性细胞向炎症部位趋化聚集。TXA_2 通过刺激乙酰胆碱释放,提高气道反应性和平滑肌张力。PGE_2 则可使气道平滑肌松弛。

(4)血小板活化因子:其在哮喘发病机制中起着重要的作用:激活炎性细胞,释放多种重要炎性介质,使嗜酸性细胞、嗜碱性粒细胞、单核巨噬细胞、淋巴细胞、血小板向炎症部位聚集,释放前列腺素、白三烯、PAF、溶酶体酶和氧自由基等炎性介质。损伤血管内皮细胞,增加血管通透性、炎性渗出、黏膜水肿及黏液分泌。诱发气道高反应性,参与迟发相哮喘反应。使细胞膜上 β 受体下调,减弱受体亲和力,提高气道对各种炎性介质和刺激物的敏感性,激发气道平滑肌痉挛等。

(5)碱性蛋白:包括嗜酸性细胞阳离子蛋白(ECP)、主要碱性蛋白(MBP)、嗜酸性细胞神经毒蛋白(NEP)、嗜酸性细胞过氧化物酶(EPO)、嗜酸性细胞蛋白 X(EPX)等。这些嗜酸细胞释放的毒性蛋白具有较强的气道上皮毒性,可直接损伤气道上皮和肺组织,引起上皮细胞剥脱,抑制上皮细胞衍生及释放松弛因子,引起气道平滑肌收缩和 AHR。

ECP 是一种单链糖蛋白,呈强碱性(pH 值>11),有三种分子形式(分子量分别为18.5kD、20kD 和 22kD)。ECP 与哮喘病气道慢性炎症有明显的相关性,是反映哮喘病气道炎症发生发展的重要指标之一。MBP 亦与气道高反应程度呈正相关。

(二) 细胞因子

细胞因子是一组由 T 淋巴细胞、B 淋巴细胞、肥大细胞、巨噬细胞、上皮细胞和血管内皮细胞等免疫效应细胞产生的具有生物学活性的细胞调节蛋白。为低分子量(10~25kD)蛋白质,是细胞之间的重要信息传递者,并可能决定炎症反应的类型的持续时间。包括白介素(ILs)、粒细胞 - 巨噬细胞集落刺激因子(GM-CSF)、单核细胞趋化因子(MCP-1、MCP-3)、γ- 干扰素(IFN-γ)、细胞间黏附分子 -1(ICAM-1)、内皮细胞黏附分子 -1(VCAM-1)、肿瘤坏死因子(TNF)、内皮素(ET)等 20 余种。

1. ILs　不同的 ILs 由不同炎性细胞生成。辅助性 T 淋巴细胞(Th1、Th2)均可分泌IL-3,Th1 细胞主要分泌 IL-2、IFN-γ、TNF-β 等,Th2 细胞主要分泌 IL-4、IL-5、IL-9、IL-10、IL-13 和 GM-CSF 等,T 淋巴细胞还可分泌 IL-1、IL-6、IL-8、IL-10、IL-16;肥大细胞分泌IL-3、IL-4、IL-5;嗜酸性细胞分泌 IL-5,气道上皮细胞可产生 IL-8、IL-16;巨噬细胞可产生IL-1 等。

IL-1 在巨噬细胞与 T 淋巴细胞之间传递信息,并作为激活某些 T 淋巴细胞的辅助因子。

IL-2 刺激 T 淋巴细胞增殖,促进嗜酸性细胞趋化,参与 LAR。IL-3 增进嗜酸性细胞分化、成熟、内皮细胞黏附、激活和脱颗粒,增进肥大细胞分化、成熟。

IL-5 与 IL-3、GM-CSF 共同促进嗜酸性细胞分化、成熟、内皮黏附、激活和脱颗粒。

IL-4 和 IL-13 促进 B 淋巴细胞转化,促进 IgE 生成,促进肥大细胞成熟、分化,调节细胞黏附分子生成。IL-4 调节 Th 向 Th2 分化,后者产生 IL-3、IL-4、IL-5、IL-10、IL-13 等促使哮喘发病。

IL-6 促进 IgE 合成,诱导 T 淋巴细胞分化。

IL-7 促进 T 淋巴细胞有丝分裂。

IL-8 促使嗜酸性细胞及中性粒细胞向炎症部位趋化,并可抑制 IgE 生成。

IL-9 参与速发相哮喘反应。

IL-10 促进肥大细胞分化、成熟。

IL-1~IL-8 均与细胞黏附分子的黏附过程有关。

IL-12 诱导产生 IFN-γ,调节 Th1/Th2 细胞免疫应答。

IL-13 促进 IgE 合成,增强巨噬细胞和树突状细胞活性,活化嗜酸性细胞。

IL-16 促进 T 细胞、嗜酸性细胞和单核细胞趋化聚集及 T 细胞激活。

IL-18 与 IL-12 协同作用,诱导产生 IFN-γ 等,降低血清 IgE 水平,抑制气道黏膜嗜酸性细胞的募集,降低气道的高反应性。

2. GM-CSF 由巨噬细胞和肥大细胞分泌。能诱导嗜酸性细胞成熟、分化,诱导嗜酸性细胞、巨噬细胞向炎症部位移动,参与炎症反应。

3. IFN-γ 与 IL-1 一起作为致炎的细胞因子,通过调节血管内皮细胞上的黏附分子的表达,激活单核细胞以及增强嗜酸性细胞活性等而参与哮喘病的 IAR 和 LAR 过程。

4. ET 哮喘病发作时,肺组织中 ET 表达增强,且 ET 受体亲和力增强。ET 可通过激活平滑肌细胞膜上钙离子通道使钙离子内流,以及与平滑肌膜上特异性受体结合而产生磷酸肌醇及动员细胞内贮存的钙离子释放,引起支气管平滑肌强烈痉挛。ET 还可促进气道上皮细胞和肺泡巨噬细胞合成炎性介质,刺激 PAF、LTs、His,以及氧自由基的产生和释放,引起和加重哮喘病的慢性气道炎症。这些炎性介质又可增强 ET 所产生的支气管平滑肌收缩作用。

5. TNF-α 是一种由巨噬细胞分泌的肽类炎性介质。TNF-α 是哮喘病炎症过程中重要的启动因子,可诱导一系列细胞因子的产生。它可引起 IL-8、GM-CSF 分泌增加,从而进一步趋化嗜酸性粒细胞并释放 LTs、碱基蛋白、PAF 等,引起上皮细胞脱落等炎症改变。

另外,TNF-α 可通过转录因子(AP-1)而引起一些与炎症有关的细胞因子、受体、酶的基因表达。TNF-α 刺激 ET-1 分泌增加,进一步导致平滑肌收缩增殖、成纤维细胞增殖等,可能是参与 BHR 及气道重建的重要机制之一。

6. **黏附分子** 是近几年来发现的一组重要生物活性因子,主要作用是促进炎症过程中炎性细胞的黏附和游出,只有与血管内皮细胞黏附的白细胞才能渗出到血管外。在气道炎症形成的早期阶段中起重要作用。

黏附分子分为 6 个家族(依其结构同源性分类):

(1)结合素(整合素)家族:极迟抗原 1-6(VLA1-6)、淋巴细胞功能相关抗原 -1(LFA-1,CD11a/CD18)、补体受体 -3(Mac-1,CD11b/CD18)、糖蛋白 p150/95(CD11c/CD18)、透明联接蛋白受体 -41、血小板糖蛋白等。

(2)选择素家族:E- 选择素、L- 选择素、P- 选择素。

(3)免疫球蛋白超级家族:细胞间黏附分子 -1(ICAM-1,CD54)、ICAM-2、ICAM-3、淋巴细胞功能抗原(LFA-2,CD2)、LFA-3(CD58)、血管细胞间黏附分子(VCAM-1,CD106)、血小板 - 内皮细胞黏附分子(PECAM)、T 细胞受体(CD23)、MHC-Ⅰ抗原、MHC-Ⅱ抗原、CD4、CD8 等。

(4)血管附着素家族:黏膜血管黏附分子、外周淋巴结血管黏附分子。

(5)钙离子依赖型家族:N-cadherin、P-cadherin、E-cadherin、L-cadherin。

(6)尚未分类家族:CD44 等黏附分子。

(三)炎症过程中细胞和细胞因子的相互作用及调控

哮喘病气道炎症中各种细胞生长分化、功能表达,以及细胞间的相互作用是维持气道炎症反应的基础。而介导细胞间的相互作用主要由两个信息系统完成,即可溶性蛋白分子(细胞因子和脂质递质)和细胞表面受体与靶细胞表面分子(配体)之间相互作用。这两个系统密切联系构成复杂的"细胞因子网络",通过增强或诱导细胞间的作用或控制细胞对炎症递质的反应,实现炎性细胞特异性和选择性地移行至炎症反应靶部位。近年的研究发现,许多与气道炎症有关的细胞因子在炎症反应局部发挥自分泌和旁分泌效应,调节炎性细胞的成熟、分化和激活过程。细胞因子与细胞之间存在有复杂的双相作用。各种炎症细胞与细胞因子网络的相互作用是哮喘病气道炎症形成和发展的主要机制。

1. 内皮细胞与细胞因子 细胞因子是内皮细胞与白细胞相互作用的联络信号。

(1)淋巴细胞功能相关抗原(LFA-1、CD11a/CD18)是存在于淋巴细胞、单核细胞及中性粒细胞上的一种结合素,与之结合配体是 ICAM-1 和 ICAM-2。而 VLA-4 则是 T 淋巴细胞及嗜酸性细胞表达的另一种结合素,其配体是 VCAM-1。与嗜酸性细胞黏附、浸润有关的结合素还有 Mac-1 及 VLA-6。

(2)INF-α、IL-1、IL-8、PAF、LTB4 等可刺激白细胞表达相应的黏附分子,INF-α、IL-1、IL-4、INF-γ、LTC4、GM-CSF 等可刺激内皮细胞表达相应的黏附分子。

(3)活化的白细胞主要表达 LFA-1、Mac-1 和 VLA-4,而活化的内皮细胞主要表达 ICAM-1、ICAM-2 和 VCAM-1,黏附分子的相互结合构成了白细胞与内皮细胞之间的牢固黏附。

(4)内皮细胞不仅是细胞因子作用的靶目标,它自身能分泌许多细胞因子,如受 IFN-γ 激活能合成和分泌 FGFs 和 TGF-β,受炎症刺激后还可生成 IL-1、IL-6、IL-8、MCAF、G-CSF、GM-CSF。因此,内皮细胞的自分泌功能形成其特定的自分泌环路,与细胞因子间构成了双相作用。

(5)核因子 κB(NF-κB)及激活蛋白 1(AP-1)激活后能上调许多炎性蛋白的靶基因转录

合成,上皮细胞被受其调节,分泌多种炎性细胞因子及介质,在启动和维持哮喘病气道炎症中发挥作用。

2. 嗜酸性细胞与细胞因子　嗜酸性细胞是哮喘病炎症反应的主要炎性细胞。

(1)IL-5、IL-3、GM-CSF 对嗜酸粒细胞前体及成熟细胞均有调节作用,其中 IL-5 是其必需的生长因子,在形成和维持气道嗜酸性细胞炎症中起主要作用。哮喘病患儿 BALF 中的 IL-5 活性与嗜酸性细胞数量及 CD4$^+$ 细胞激活明显相关。IL-2、IL-8、RANTES 等细胞因子对嗜酸性粒细胞有明显的趋化作用。

(2)激活的嗜酸性粒细胞表达各种细胞因子受体,并释放炎性介质:碱性蛋白、氧代谢中间产物等,引起组织损伤、支气管收缩、微血管通透性增高、黏膜水肿、分泌过度、血小板凝聚等一系列炎症反应,导致气道反应性增高和哮喘发作。

3. 肥大细胞与细胞因子

(1)IL-3、IL-5、IL-8 及 GM-CSF 可增强肥大细胞释放组胺和 LTC4。IL-3 能促进造血干细胞分化生成肥大细胞。由 Th2 淋巴细胞产生的 IL-3、IL-4、IL-10 对肥大细胞在局部的分化有重要的调节作用。

(2)肥大细胞与 IgE 结合后可迅速合成 IL-1、IL-8、TNF 等细胞因子,继可释放 IL-3、IL-4、IL-5 及 GM-CSF,进一步扩大免疫反应。肥大细胞表达各种黏附分子和黏附分子受体(包括 CD29、CD44、CD49e 等)参与哮喘反应。另外,近来还发现肥大细胞具有抗原递呈细胞和表达 B7-1、B7-2 等共刺激分子的功能,他们在哮喘发病中的作用尚有待进一步研究。

4. 巨噬细胞与细胞因子

(1)INF-γ 是巨噬细胞的主要激活因子,而 IL-4、IL-10 可明显抑制其功能。M-CSF 和 GM-CSF 均可刺激骨髓造血干细胞生成单核细胞及巨噬细胞,并刺激成熟的单核细胞和巨噬细胞释放 IFN-α、TNF-α 及 G-CSF 等细胞因子。转化生长因子 -α(TGF-α)、TNF-α、TNF-β 及 β- 趋化素等细胞因子及 C5a、LTB4、PAF 等炎性介质对单核巨噬细胞有明显的趋化作用。

(2)巨噬细胞可通过 IgE 依赖性机制激活,使血栓烷(TXA$_2$)、LTS、PGs、PAF 等介质,以及超氧阴离子和一些水解酶的释放量增加。激活的巨噬细胞表面对 MHC Ⅱ 型分子及 LFA-1 的表达增强,释放活性氧中间产物的能力增加。

5. 淋巴细胞与细胞因子

(1)细胞因子影响着 T 淋巴细胞的激活和分化。IL-2、IL-4、IL-7 能直接促进 T 淋巴细胞分化,RANTES 对记忆 T 淋巴细胞(应答回忆抗原)有特异性化学吸引活性,IL-8 和巨噬细胞炎性蛋白(MIP-1)在淋巴细胞的募集中起作用,原纤维原的细胞因子如 TGF-β 或血小板衍生的生长因子 -β(PDGF-β)均可能影响 T 淋巴细胞的应答。

(2)激活的 T 淋巴细胞是许多细胞因子的来源。激活的 T 淋巴细胞表达 IL-3、IL-4、IL-5 和 GM-CSFmRNA;Th1 分泌 IFN-γ、IL-2、TNF-α/β、GM-CSF;Th2 分泌 IL-3、IL-4、IL-5、IL-6 和 IL-10。它们趋化、聚集并激活肥大细胞和嗜酸性细胞。

(3)B 淋巴细胞合成抗原特异性 IgE 需抗原致敏的 T 淋巴细胞与 IL-4 共同作用,IL-5、

IL-6 可增强 IgE 合成,IFNγ、IL-8、IL-12 可抑制 IgE 合成。

(4)产生 IL-4(同时有 IL-3、IL-6、IL-10 和 GM-CSF)的 Th2 与 Th1(主要产生 IL-2、IFN)之间存在交互作用,由此调节哮喘病的 IAR 和 LAR 过程。

6. Th1 与 Th2 平衡失调在哮喘发病过程中具有重要地位

(1)哮喘病患儿存在 Th 亚群的失衡,表现为 Th2 亚群数目增多或功能亢进,Th1 亚群数目减少或功能低下。

(2)Th 亚群比例失衡的情况与哮喘病的病情程度相关,急性发作期 Th 亚群更加明显,稳定期 Th 亚群失衡虽有好转,但仍然存在。

(3)Th 亚群之间存在着相互抑制交叉调节,主要功能是通过其分泌的细胞因子实现的。

(四)气道炎症与气道高反应性

通过大量动物实验和哮喘患者的支气管激发试验,包括乙酰甲胆碱及组胺等非特异性激发试验和各种变应原的特异性激发试验,均证明支气管哮喘患者都有程度不等的气道高反应性所谓气道高反应性实际上就是气道的易收缩性和易舒张性,它基于气道的变态反应性炎症,可能的机制有:

1. 炎症导致的气道上皮损伤,使黏膜屏障功能下降。

2. 炎症使气道神经末梢受损或裸露,使对各种刺激的敏感性提高。

3. 炎症使气道黏膜纤毛黏液的清除功能下降,利于变应原或刺激物的沉积,激发特异性抗原抗体反应。

4. 炎症导致嗜酸粒细胞释放各种毒性蛋白,此类生物活性物质均可提高气道上皮对外界刺激的敏感性。

5. 变态反应性炎症细胞激活后释放芳基硫酸酶、透明质酸酶、溶酶体酶等激动气道平滑肌受体,使平滑肌应激功能降低。

6. 变应性炎症使毛细血管扩张血流变慢,导致各种血管内细胞的黏附分子表达,向血管外转移,加重局部的炎症反应,使气道反应性呈持续而循环反复地增高。

(五)气道炎症学说总结

1. 气道炎症是各型各期哮喘病的共同病理学特征。表现为气道上皮损伤及脱落,以嗜酸性细胞和淋巴细胞为主的多种炎性细胞浸润,气道毛细血管扩张,通透性增高和渗出物增多,气道内炎性介质(如组胺、白三烯、血小板活化因子和前列腺素等)和多种趋化因子增多等。

2. 以嗜酸性细胞为主的多种炎性细胞(包括淋巴细胞、肥大细胞、嗜碱性粒细胞、中性细胞、巨噬细胞、血小板、血管内皮细胞和气道上皮细胞等)参与了气道炎症过程。淋巴细胞(特别是 Th2 细胞)是哮喘病早期免疫效应细胞,而嗜酸性粒细胞、肥大细胞、嗜碱性粒细胞则是哮喘病气道炎症的主要效应细胞。

3. 各种炎性细胞和结构细胞、炎性细胞释放的各种炎性介质和趋化因子均参与了支气管平滑肌收缩、气道分泌亢进、血浆渗出、气道高反应性,以及气道结构性改变(包括平滑肌及胶原纤维增殖、气道重塑)。

4. 哮喘病气道炎症中各种细胞的功能、生长,以及分化、细胞间的相互作用等,均受细胞因子网络的调控。各种细胞因子是细胞间信息的重要传递者,并决定炎症反应的类型、持续时间和转归。

三、神经调节机制

支气管受胆碱能神经、肾上腺素能神经及非肾上腺素能非胆碱能神经系统支配。β肾上腺素受体功能低下和迷走神经张力亢进及α肾上腺素能神经的反应性增加,使释放舒张支气管平滑肌的神经介质(如血管活性肠肽、一氧化氮)及收缩支气管平滑肌的介质(如P物质、神经激肽)等平衡失调,引起支气管平滑肌收缩,导致哮喘发作。

第三节　病　因

哮喘的发病原因错综复杂,但主要包括两个方面,即哮喘病患儿的特异体质和环境因素。患儿的特异体质主要是由遗传因素决定的,是患儿易感哮喘的重要因素。环境因素包括各种变应原、刺激性气体、病毒感染、居住的地区、居室的条件气候、药物、运动(过度通气)、食物及食物添加剂、饮食习惯、社会因素,甚至经济条件等,是导致哮喘发生发展的重要原因。哮喘病发病率的增高趋势也与患儿的过敏性体质导致的易感性和环境因素有关。

一、遗传学因素

遗传因素在哮喘的发病中占很重要的地位,大量研究证实哮喘病具有明显的家族性遗传倾向,在与哮喘病患儿有血缘关系的各级亲属中,患有包括支气管哮喘在内的特应性疾病的患病概率较正常人明显增高,其发病概率为一级亲属>二级亲属>三级亲属。如支气管哮喘患儿的亲属中,婴幼儿湿疹、异位性皮炎、荨麻疹等过敏性皮肤病和过敏性鼻炎、过敏性咽炎、哮喘病等过敏性呼吸道疾病的发病率明显高于正常人群。

早在20世纪60年代就观察到哮喘的家族聚集(family aggregation)倾向。20世纪初的2个大规模的特异质的遗传学研究,对哮喘的遗传特征极具说服力。第一项研究是1916年,共有504名个体,研究内容包括哮喘和相关表型,如过敏、皮疹和血管神经性水肿。第二项研究是在1924年,共有462名个体,研究内容包括哮喘和过敏,并纳入115名非特异质个体作为对照,通过先证者研究家族中其他成员的情况,并与对照组进行比较,特异质个体中,其家庭成员特异质的发生率分别48.4%和58.4%。而对照组仅为7%,这一结果提示特异质常染色体的显性遗传方式。近年来,进一步的研究以更为精确的数据表明,在父母有特应性疾病病史的子女中,罹患特应性疾病的概率大大增加,在父母双方均无特应性疾病时,其子女患特应性疾病的概率为20%左右;父母任何一方有特应性疾病时,其子女的罹患特应性疾病的概率可升至左右50%;父母双方均有特应性疾病时,患病的概率可高达66%,甚至更高。在对生后6年内儿童的一份前瞻性研究中,男孩发生哮喘的危险为14.3%,而女孩仅为

6.3%。这些资料支持男孩发病属多基因遗传的观点。对双胞胎的研究发现,单卵双胎小儿一起养育与分别抚养者哮喘的发生率是一样的。但是处于不同环境的儿童哮喘的发生并非完全一致,在多因素阈值模式下,无论男女,哮喘遗传度为36%。哮喘的相关表性研究表明,气道高反应性、总IgE和皮肤划痕试验三者的遗传度分别为61%、66%及72%,单卵双胞胎和双卵双胞胎均有较大的一致性,提示遗传因素在儿童哮喘发病中的地位。

对父系与母系的研究表明:母系对特应性疾病的遗传概率的影响比父系更大,在母系一方有特应性疾病时,其48%的子女可以遗传有特应性疾病,37%可患哮喘;在父系一方有特应性疾病的子女中,33%患有特应性疾病,25%罹患支气管哮喘。Cookson等(1988)的研究证实90%患有过敏性哮喘的儿童其父母至少有一人为特应性体质。第三次中国城市儿童哮喘流行病学调查中,调查了全国43个城市的4 663 982名儿童,显示无论典型哮喘或咳嗽变异性哮喘,总患病率或2年现患率,均以学龄前儿童较高,随后患病率均随着儿童年龄增加而逐渐降低。在其影响因素的分析中,45.2%的患儿有家族过敏史,20.9%的患儿有哮喘家族史,其中一级亲属哮喘占11.0%,二级亲属哮喘占12.3%;27.3%患儿一级亲属有其他过敏史,10.3%二级亲属有其他过敏史。提示哮喘的发生与遗传有关。

特异性体质在哮喘病的遗传中占据重要地位,父母的特应性遗传基因可使子女在出生时即具有特异性体质,这种先天性的特异性体质是儿童在以后的人生中罹患哮喘病等过敏性疾病的潜在危险因素,在后天的环境因素影响下这些儿童极易发展成支气管哮喘。主要表现在血清总IgE和特异性IgE水平的明显增高、婴幼儿湿疹患病率增加和过敏性鼻炎等过敏性疾病的发病率增加。这些儿童的特异性体质使得哮喘病的遗传度高达77.4%,甚至可高达80%以上(60%以上即为高遗传度疾病)。总之,哮喘病的发生与家族性特异性体质的遗传有着密切关系。

近年,由于广泛采用转基因小鼠和基因敲除小鼠动物模型的方法,对哮喘遗传学的认识有了进一步的提高。对哮喘易感基因的了解将对哮喘病的治疗途径和方法产生重大影响,如:

1. 对哮喘基因的了解可揭示哮喘病的致病途径,从而提出新的治疗方法。

2. 具有不同遗传变异的个体可能会对不同的治疗方法有效。因此,了解一个个体的基因型将有助于制订相应的最佳治疗方案。

3. 遗传筛查有助于确定易感哮喘病的高危者,并可能作为对这类人群在幼年即进行干预的指标。

4. 假如一个关键性的哮喘基因被确定,则可在此基础上设计出基因治疗。

目前,国内在有关中国人群中哮喘易感基因遗传多态性及哮喘相关基因定位方面已做出可喜的成绩,并获得中国人群特有的相关遗传资料。

二、哮喘的致病因素

具有特应性体质的患儿,并不意味着一定患支气管哮喘,只有在外界因素的作用下,才导致该病的发生。目前,多数作者把外界因素分为致病因素(trigger)和诱发因素(contributor)两大类。

致病因素是指引起哮喘病首次发作的因素,是哮喘病发病的"扳机"和主要病因,无论在哮喘病的发生和发展中均起重要作用,最常见的致病因素为引起机体产生变态反应的变应原。

诱发因素是指患儿在已患有哮喘病的基础上诱发隐性哮喘重新活动或哮喘急性发作的因素,是哮喘发作过程中的综合诱发因素之一,在促使哮喘病情复发和进一步发展中起重要作用,如刺激性气体、气候变化和运动等。

但是在临床实际工作中上述两大类因素难以区分,如病毒感染、食物和药物等兼有双重作用,既可导致哮喘病的发生,又在哮喘病情的发展过程中起重要作用。

作为致病因素的变应原主要分为吸入性变应原、摄入性变应原和接触性变应原。引起哮喘病的变应原以吸入性变应原为主。

(一) 吸入性变应原

主要来源于生活环境中的抗原物质,其致敏成分主要为蛋白质和多糖。吸入性变应原大多数借助空气传播,吸入通常是引起致敏和哮喘发作的主要途径。变应原吸入气道后沉积于气道黏膜上,通过局部及全身免疫反应而引起气道变应性炎症。吸入性变应原主要有以下几类:①家禽、家畜脱落皮屑;②衣着脱落纤维,如毛毯、绒衣或羽绒服上落的毳毛;③花粉,特别是风媒花粉;④微生物和昆虫等的自身抗原或代谢产物,如飞扬在空气中的细菌、真菌,生活环境中的螨虫等,蟑螂的排泄物被认为是儿童哮喘的主要变应原;⑤某种化学物质;⑥尘土中含有多种变应原,可引起变应性哮喘的发作;⑦油烟;⑧职业性收入物,例如棉纺厂、皮革厂、羊毛厂、橡胶厂和制药厂的工人吸入致敏性或刺激性气体和灰尘可诱发哮喘,但是儿童比较少见。其中户尘螨、动物性变应原、蟑螂变应原和真菌为常见的引起哮喘的室内变应原。花粉为常见的引起哮喘的室外变应原。

(1)户尘螨和粉尘螨是引起哮喘的最常见,也是最重要的变应原:早在20世纪20年代初,Kern(1921)和Cooke(1922)即已提出屋尘(house dust)中的特殊抗原物质是诱发哮喘和过敏性鼻炎的重要病因。Dekker(1928)对1例哮喘女孩的研究发现螨虫与哮喘的发病有关,随后发现用尘螨浸液作皮肤试验,多数哮喘患儿呈阳性反应,因而认为屋尘中的螨是哮喘的病因。但没有得到重视。1958年以来,荷兰莱顿大学医院Voorhorst等开始研究屋尘与哮喘的关系,并最终证实了屋尘螨(house dust mites)是屋尘中的主要变应原成分,被认为是20世纪60年代哮喘病因学的重大发现。此后,以屋尘螨浸液对哮喘患儿进行脱敏治疗取得良好疗效,并获得了变态反应学界的公认,因此世界卫生组织(WHO)与国际免疫学会联盟(IUIC)于1987—1995年间曾联合举办过三次国际尘螨过敏和哮喘的工作会议,汇集全球资料,肯定全球已有的成果,并在拟订的指导性文件中指明了今后科研和主攻方向,推动了尘螨过敏与哮喘的研究和防治工作,现在已经确定尘螨过敏是全身性疾病,不过其表现多在局部,早期的病变更是如此。目前,尘螨过敏和哮喘的研究深度已进入分子免疫学、基因工程的水平。

在分类学上螨属于蜘蛛纲,目前已知有5万种。在人类居住环境中可产生变应原诱发变应性哮喘的主要是表皮螨属共有47种,与变应性哮喘关系最密切者约6种,包括屋尘螨(dematophagoides pteronyssinus, Der P)、粉尘螨(dematophagoides farinae, Der F)、欧宇尘螨也称梅氏嗜霉螨(euroglyphus maynei, EM)、微角尘螨(dematophagoides microceras, Der M)、害鳞嗜螨(lipidoglyphus destractor,Lep D)和多毛螨(hirstia)。尘螨是居室内最优势的螨类,特别是户尘螨和粉尘螨,它们均属麦食螨科。屋尘螨主要生活在卧室内的被褥、床垫、枕套、枕头、沙发里或躲藏在木门窗或木椅桌的缝隙里,附着在人的衣服上,也可与灰尘混在一起,最佳温度是 25℃,低于 20℃和高于 30℃均可降低螨的生长率。在一张床面上户尘螨的分布并不均匀,两边多,中间少,靠枕头处螨多,线缝有凹陷处常聚集许多尘螨。枕头是每人每日直接接触时间最长而暴露枕心内外的尘螨变应原最多的卧具,调查显示枕螨阳性为 35.2%~86.7%,螨/枕指数 0.2~28.9。一般北方城市的阳性率和螨枕指数高于南方城市,但极南的西藏聂拉木和极北的内蒙古牙克石例外。枕尘螨的密度还受到枕心用料的影响,荞麦皮枕心含有残留荞麦粉粒非常适于尘螨孳生,木棉、羽毛、驼毛枕心也是尘螨良好孳生环境。睡炕、床上垫电热毯的,其枕褥干热,湿度下降,尘螨就少。粉尘螨几乎不能越过 16℃和 35℃的极限温度。在 23℃和 35℃时的生存期分别为(35.6 ± 4.4)天和(17.5 ± 1.2)天。在沿海潮湿地区的尘螨孳生具有优势,而高原和干燥地区尘螨则较少孳生。屋尘螨以人或动物的鳞屑为食,这些鳞屑包含人或动物脱落的上皮细胞和移生的霉菌、酵母菌和细菌。尘螨非常细小,只有 10~20μm,因此很容易随灰尘到处飘扬。据统计,1g 屋尘内最多可有 2 000 只螨。粉尘螨生长在各种粮食内,并以其为食,因此在仓储粮食内,常有大量的螨生长。尘螨的致敏性很强,尘螨抗原存在于尘螨的任何生理状态,但引起过敏的原因并不是活螨进入人体内,而是螨的尸体、肢体碎屑、鳞毛、蜕皮、卵、分泌物及粪便。尘螨引起的哮喘发病率极高,据报道,儿童哮喘患儿的皮试结果螨阳性率高达 89.4%。我们对 2 689 例青岛市 6~12 岁的皮试结果显示阳性率为 78.4%。

变应原包括主要变应原和次要变应原,凡与血清 IgE 结合率 ≥50% 者为主要变应原,而 <50% 者为次要变应原。已经明确,屋尘螨粪便颗粒中分离得到的主要变应原为半胱氨酸蛋白酶(Ⅰ组变应原:Der P1、Der F1、Der M1)、丝氨酸蛋白酶(Ⅲ组变应原)和淀粉酶(Ⅳ组变应原)。由螨体分离得到的主要变应原为Ⅱ组变应原,主要为 Der P2 和 Der F2。

Der P1 抗原是屋尘螨诱导变应性哮喘的主要抗原,存在于尘螨粪便微粒中,占其总蛋白的 15%~20%。在屋尘中 Der P1 抗原的浓度可达 30μg/g,而如果屋尘中 Der Pl 浓度超过 0.5μg/g 则可能为尘螨过敏的显著的危险因素,尘螨粪便排出后 1 分钟之内即可到达人的呼吸道内而致病。尘螨抗原 Der P1 是引起机体产生过敏反应和产生尘螨特异性 IgE 的主要过敏原。研究表明,T 细胞对尘螨变应原免疫应答的发展开始于母体子宫内,导致胎儿 Th 细胞的微弱激活,这就成为胎儿免疫系统的微环境因素,使 Th1 细胞向 Th2 细胞因子表型极化。孕妇在妊娠第 25~37 周内暴露的尘螨变应原过量,婴儿出生后的 T 细胞对螨变应原的应答强度显著增高,婴儿出生时脐带血中外周单个核细胞对螨变应原的应答高于 6 个月后的水平。出生后,微弱激活 Th 细胞必然受环境中螨变应原的直接暴露和反复刺激,同时受随后的 Th 细胞亚群间竞争交叉调节。对大多数人,导致对食物变应原免疫应答下调,或选择对吸入变应原尤其螨的长寿 T 记忆细胞群。对非特应性婴儿几乎无例外的向 Th1 细胞极化,表明胎内 Th2 导向性应答被免疫偏离扭转成正常。相反在特应性人群的婴儿这种扭转不果,导致向 Th2 极化,甚至达到出现临床症状水平。因此,婴儿出生后第一年是发生螨性变态反应的高危期,会发生异常强烈的免疫应答。这种免疫偏离过程大多发生在学龄前。

(2)蟑螂等昆虫类已被认为是引起哮喘病的主要变应原之一:据我国和美国的相关学科专家的研究证实,蟑螂可能是导致城市和城市郊区哮喘病的重要变应原,特别是在热带和亚热带更为常见,甚至有人认为蟑螂变应原比尘螨变应原更为重要。我国已有记录的蟑螂有 168 种,其中常见室内蟑螂有 14 种,尤其是德国小蠊、美洲大蠊、黑胸大蠊、日本大蠊和澳洲大蠊,它们各自形成区域优势。全国各地均有德国小蠊、美洲大蠊分布。以热带和亚热带地区为蟑螂的主要孳生地,蟑螂引起过敏的主要原因是蟑螂的体表皮屑、唾液、粪便和分泌物等所含的一种可以诱发过敏反应的蛋白质,其变应原成分为 BlaG1、BlaG2 和 PerA1。其中 BlaG2 是最强蟑螂变应原之一,占 IgE 反应发生率的 60%~80%,而且显示与天门冬蛋白酶家族有同源性。美国的纽约的一项调查证实,在美国的七个大中型城市中,儿童接触蟑螂的概率越大,其哮喘的发病的概率就越高。有些专家推测,城市和近郊所发生的哮喘病中,约 20%~30% 的哮喘病患儿的病因与蟑螂有关,而在哮喘儿童则更易对蟑螂产生过敏反应。

其他昆虫如飞蛾翅膀上的附着物和谷象虫的分泌物也可作为吸入变应原诱发哮喘。

(3)真菌的孢子和菌丝碎片均可引起过敏,以孢子的致敏性最强:经支气管激发试验、特异性免疫试验检测证实在所有真菌中霉菌是引起气道变应性炎症的最主要变应原。真菌有一个庞大家族,有 10 万多种。真菌在繁殖过程中都会把大量的孢子散发到空气中,在过敏患儿的周围形成包围圈。常见的致敏真菌为毛霉、根霉、曲菌、青霉、芽枝菌、交链孢霉、葡柄霉、木霉、镰刀菌、酵母菌等。真菌和花粉一样,都富含多种生物蛋白,其中某些蛋白质成分可引起过敏。许多患儿的哮喘发作有明确的季节性,或在某一季节加重,这除了与季节花粉过敏有关以外,还与真菌和气候条件的变化有关。霉菌在世界各地大气中的飘散范围较花粉更为广泛,尤其是在阴暗潮湿和通风不良的居室内可有较高浓度的飘散。此外,也可在冰箱、湿化和加热等设备中孳生。在沿海、热带、湿润多雨和海拔较低的地区,由于潮湿、温暖的自然条件适宜霉菌的生长,尤其在夏季,其周围环境和居室中的霉菌极易孳生,室内空气中霉菌的含量也常高于花粉的飘散量,引起致敏和哮喘发作的机会也可高于花粉。而霉菌孢子则可常年飘浮在居室的空气中,由于人们待在室内的时间比室外更长,所以霉菌孢子比花粉可能更易致敏和诱发哮喘。

真菌过敏的发病率与患儿的年龄有密切关系。10 岁以下年龄段的真菌过敏发病率最高,通常年龄越小,对真菌过敏的发病率就越高,并且与儿童血清中特异性 IgE 滴度相对较高是一致的。而随着年龄的增长,对真菌的敏感性可迅速下降。这种现象与花粉过敏形成了鲜明的对照。在低龄组的各种真菌皮试阳性率通常与本地区空气中真菌孢子的种类和含量较为一致,提示了当地空气中真菌的调查结果可以作为低龄组儿童进行真菌皮试的参考。真菌性抗原有时可对严重哮喘患儿构成严重威胁,是一种重要的哮喘诱发因素,严重时可导致儿童及青年人因哮喘诱发猝死。

低龄组患儿对真菌过敏的发生率较高的原因可能与真菌广泛存在于空气中(特别是室内流通性较差的空气)有关,而且各种真菌之间有着较高的抗原交叉性,因此从新生儿起就随时有真菌致敏的机会,同时由于婴幼儿室内活动较多,致敏的机会就更大。随着年龄增长,对真菌敏感性迅速下降。这可以部分解释世界各地有关真菌过敏发生率的较大差异。

免疫记忆细胞可使气道产生针对真菌的特异性抗体如分泌性免疫球蛋白A,使机体对真菌的敏感性迅速下降。气道中真菌孢子的及时清除,减少了这些抗原暴露于支气管相关淋巴组织(bronchial associated lymphoid tissues),使免疫反应减轻。

(4)动物皮毛:包括家禽和家畜皮毛,如鸡毛、鸭毛、鹅毛、羊毛、兔毛、猫毛、鸽毛、鸟毛等,它们的碎屑可致呼吸道过敏。儿童以家养宠物为主,其分泌唾液、排泄物(如尿)和皮屑释放变应原。当前随着人民生活水平的提高,养宠物者迅速增多,是儿童哮喘增加的一个主要原因。

猫变应原是强力的气道致敏剂。其脱落的皮毛、皮脂腺的分泌物、唾液和尿液均含有变应原成分,主要变应性蛋白(Feldl)存在于猫的皮毛,特别是头面部、皮脂腺分泌物和尿,但不存在于唾液中。在豢养一只猫的屋内尘土中FelD1抗原的浓度可高达1 500μg/g。这种变应原由直径3~4μm的颗粒携带,因此很容易经空气传播,当对猫过敏的人进入有猫的室内环境时很容易出现呼吸道症状的急性发作。由猫所致的哮喘已先后被特异性支气管激发试验、特异性免疫试验所证实。有许多患者并不一定直接或密切接触这些宠物,仅仅与它们在同一环境即可致敏和引起哮喘发作,但早期接触猫的儿童发生哮喘的危险性反而减弱。

狗产生两种重要的变应原性蛋白Canf1和Canf2,这些变应原的特征与猫的变应原是相似的。对狗的过敏并不像对猫过敏那么常见,但仍然有30%有过敏史的患儿对来自狗的变应原呈皮试阳性反应。

另外,许多儿童喜欢养兔子和鼠类动物作为宠物,在动物饲养工作者中已证实了啮齿动物变应原的致敏作用,发现主要与这些动物的尿液中有致敏蛋白的存在有关。目前,已从啮齿类动物的处理者体内测出了啮齿类动物的变应性反应,这些人对动物的尿蛋白敏感。近年来流行的羽绒服、羽绒被等已经证实可引起过敏性哮喘。

(5)花粉:花粉是高等植物雄性花所产生的生殖细胞,可引起花粉症。主要分为风媒花和虫媒花两大类。风媒花粉经风传播,虫媒花粉是由昆虫或小动物传播。引起过敏者主要是风媒花粉,其体积小,在风媒花植物开花的季节,空气中风媒花粉含量高,很容易被患儿吸入呼吸道而致病。空气中的一切致敏原称为气传致敏原。飘入空气中有生物活性的孢子称为气传孢子。在各种气传孢子中抗原性最强,致敏率最高者为气传致敏花粉。美国豚草花粉的过敏率为26%,欧洲花粉症的患病率在近二十年间上升至20%。中国花粉症发病率为0.5%~1%,高发地区可达到5%,还有报道指出北京地区花粉过敏发病率为2.51%。王学艳等调查发现,内蒙古自治区北方草原地区花粉症的患病率是18.5%,2020年对此地区过敏性鼻炎的调查显示其自报患病率为26.6%,此患病率接近比利时、乌鲁木齐和我国西部地区儿童AR的患病率,但高于北京、重庆和广州儿童AR的患病率。除此之外,研究发现随着年龄的增长,儿童AR的患病率呈升高趋势,此结果与新加坡Chiang等人的研究相符。可引起哮喘病的花粉目前已知达数百种,主要来自树木、绿草和野草。其中较为重要的包括豚草、梯牧草、六月草(美国、加拿大)、百慕大草(南美)、禾本科植物(欧洲)、蒿属植物(中国)等,花粉在空气中的浓度因地区和大气条件而不同,不同季节有不同的花粉。

1)春季花粉:多为树木花粉。常见的春季致敏花粉包括榆、杨、柳、松、杉、柏、白蜡树、胡桃、枫杨、样树、法国梧桐、构、桑、臭椿等。春季花粉的飘散季节,我国南方在2~5月份,花粉种类以松属、柏科、桉属、枫杨属为主；我国北方在 4~6 月份，花粉种类以杨属、榆属、松属、柳属为主。

2）夏季花粉：多为杂草及农作物花粉，我国的夏季花粉以禾本科植物花粉为主，杂草和牧草类也开始增多，主要包括玉米、高粱、小麦、莎草、藜科和苋科植物等花粉。夏秋季这些花粉的授粉期一般均在 3~5 月份和 7~9 月份，所以花粉症和花粉过敏的哮喘患儿多集中在这两个季节发病。其中蒿草和豚草花粉是强致敏原，危害极严重，可引起花粉症的流行。

3）秋季花粉：是温带最重要的一类致敏花粉，以杂草花粉和禾本科植物花粉为主。其中主要包括豚草属、蒿属、藜科等。秋季花粉的飘散季节以 8~10 月份为主。我国北方以蒿属花粉为主要致敏花粉，其致敏性强、空气含量高，是引起我国秋季花粉症的最主要致敏花粉；我国南方的秋季花粉和夏季花粉相似，以禾本科植物花粉为主。豚草花粉是北美等国家重要的致敏花粉，是迄今为止发现的致敏性最强的花粉，近十几年随着我国对外交流的增多，豚草种子随着粮食等的进口而被带入国内，在我国北方的沿海城市、东北地区和长江流域均已发现大量豚草生长，并证实上述地区的大气中飘散着数目不同的豚草花粉，近年来我国也有豚草变应性哮喘的报道，还发现了许多患豚草花粉症的患者。由于豚草的繁殖力极强，任其发展很可能成为我国重要的致敏花粉，应当尽快采取有效措施控制其蔓延。

花粉含有丰富的植物蛋白，因此可引起人体过敏。由于花粉粒体积很小，大多数直径在 20~40μm 之间，加之授粉季节空气中花粉含量很高，极易随着呼吸进入人体。当花粉粒被其易感者收入后，便和支气管黏膜等组织的相应抗体相结合，产生抗原抗体反应，引起发病。花粉变应原由大的颗粒携带，但花粉变应原如何进入支气管目前还不清楚。淀粉颗粒的微米粒子由花粉释放，这样的微米粒子似乎与花粉诱发的哮喘加重有关。

（二）摄入性变应原

摄入性变应原包括食物和药品，而以食物更为常见。世界上首次发现食物可以引起过敏的医生是医学先驱——Hippocrates 发现奶酪可以诱发过敏症状。在日常生活中，食物引起变态反应是比较常见的，依过敏反应发生器官的不同大概分为三种类型：消化道食物过敏（多见为变应性结肠炎）、非消化道食物过敏（多表现为皮肤过敏反应，如荨麻疹、湿疹、血管神经性水肿）、混合性食物过敏。少数发生呼吸道过敏，表现为哮喘、上呼吸道变应性炎症、分泌性中耳炎等。相关内容参见食物变态反应章。

1. 诱发哮喘的食物变应原 许多日常的食物作为一种摄入性变应原也是引起哮喘病发作的重要原因，这种与饮食有关的哮喘，称为食物诱发的哮喘（food-induced asthma）。约 30% 的食物过敏患儿表现为哮喘。特别是在儿童哮喘和婴幼儿哮喘，食物过敏诱发哮喘的概率更为常见，但是食物作为一种诱发哮喘的过敏因素通常不是终身性的，随着年龄的增长，通过患儿对食物的不断接触而对这些食物过敏的耐受力逐渐增强，因此年龄越小，食物过敏引起哮喘的概率就越大。临床研究也发现由食物过敏引起哮喘病发作的儿童的比例明显高于成年人。皮试、血清特异性 IgE、食物激发试验对确定过敏性哮喘的食物种类有一定帮助。

目前，对食物过敏致儿童哮喘发病的机制尚未完全明了，其可能由于变应原直接进入呼吸道致敏,或促炎因子通过循环系统到达呼吸系统,引起呼吸道免疫反应。也可能是食入食物变应原后食物气化颗粒经呼吸道吸入。

能引起哮喘病的食物包括面粉、鸡蛋、牛奶、鱼、虾、蟹、蚌类和贝类海产品、肉制品、豆制品、芝麻、花生、扁豆、芸豆、辣椒、西红柿、大蒜、桃子、香蕉、苹果、巧克力和某些食用昆虫(如蚱蜢、蚕蛹)等。通常在日常生活中接触越多的食物,越容易使患儿产生耐受力,如小麦粉、鸡蛋等。

我国食物变态反应食物过敏有着重要的地区性、民族性、习惯性和季节性,如沿海地区对鱼虾蟹等海产品过敏者较多;草莓过敏在西方国家较多;日本有生食鱼片的习惯,所以引起过敏者不少;我国的北方有生食葱、蒜、花生,以及多食苹果、柿子和发面食物的习惯,故过敏者较多;而我国南方则对田螺、竹笋、蚕豆和糟类食品等过敏者较多。食物中的变应原成分复杂的,不同的食物有着不同的变应原成分,目前对食物变应原的提取和检出仅限于少数几种常见的致敏性比较强的食品,如牛奶、鸡蛋、鱼虾蟹类、花生、豆类、坚果类、小麦、蘑菇、草莓和某些昆虫类食物等,这些食物的变应原性已通过临床观察、特异性皮试、特异性IgE检测和食物激发试验等所证实。

食物变应原通常以水溶性糖蛋白为主,其分子量通常小于70kD,对蛋白水解酶稳定,可被胃肠道黏膜很容易地吸收。蛋白含量高(尤其是白蛋白)的食品通常具有较高的变应原性,如牛奶、鸡蛋、鱼类、豆类易诱发食物过敏性哮喘的食物均属白蛋白含量高的食品。而某些食物则变应原性很低,如白菜、油菜等蔬菜类、大米等稻谷类。每种食物可能含有多种蛋白成分,其中仅有数种蛋白可诱发过敏反应。

牛奶中含有多达20余种可以诱发机体产生抗体反应的蛋白质,其中乙种乳球蛋白(β-LG)的抗原性最强,β-LG的分子量为36kD,有两条相同的肽链组成,耐热,对蛋白酶有一定的抵抗力,与糖在一起加热可增加其抗原性。

鸡蛋及蛋制品可以导致各个年龄段患者的过敏。鸡蛋的蛋清中也含有20余种蛋白成分,其主要变应原成分为卵白蛋白、类卵黏蛋白等,其中蛋清中的卵白蛋白是诱发呼吸道过敏的主要成分,蛋黄很少诱发过敏。卵白蛋白的变应原的耐热性较差,由于禽蛋类通常以熟食为主,所以经过一定的温度和时间处理的禽蛋,其过敏的概率可明显降低。

豆类中以黄豆及豆制品过敏较为常见,但豆类的变应原通常是不耐热的。青豆中的主要变应原成分为白蛋白、豆球蛋白(legumin)、豌豆球蛋白(vicilin)。

海产品及水产品鱼肉中的主要变应原成分则为肌浆蛋白和肌原纤维蛋白。研究证实,鱼类、虾类、蟹类、鱿鱼、贝类和蚌类等均可诱发呼吸道的过敏症状,例如鲐鱼、鳟鱼、金枪鱼和鲑鱼等鱼肉颜色偏红的鱼类极易诱发呼吸道过敏症状,虾、蟹等甲壳纲海产品也含有较高的变应原成分,这些食物的变应原通常耐热,熟食也常诱发过敏。此外,对海产品容易产生过敏可能与鱼类、虾类、蟹类等海产品容易被微生物侵袭而腐败或加热不彻底有关。有时吸入气含鱼类粉粒和吸入鱼类腐败时的异味,也可以诱发对鱼类过敏的哮喘患者的症状。

水果类的变应原性是较低的,但因为水果多数是生吃的,这就容易诱发过敏症状,如桃子、苹果、葡萄、柿子、樱桃、香蕉、芒果、柑橘类、杏、枣、菠萝和草莓等,特别是水果的种子和皮更容易诱发过敏,而大多数水果的变应原是不耐热的,制成罐头或水果干后食用就较少诱发过敏。菠萝中的主要变应原成分为菠萝蛋白酶,遇热后极易破坏。

花生、芝麻、棉籽等油料作物的变应原主要是与这些油料作物含有较高的蛋白和多糖-蛋白有关,如花生中的变应原成分为花生仁-1A和花生仁-1B。一项调查显示,5%的美国儿童对花生过敏,美国每年因食物过敏而死亡的患儿中,60%与花生过敏有关。虽然通常花生、芝麻的变应原性等对热有一定的耐受性,一旦制成油制品则很少诱发过敏症状,在临床上经常可以遇到食用生花生仁或熟花生仁引发哮喘的患者,但这些患者食用花生油则无碍。

某些粮食,如小麦、玉米、荞麦和谷类等诱发哮喘的概率相对较低,面包师哮喘(Baker's asthma)即与接触小麦粉有关。此外,面粉中的螨类也是引起呼吸道过敏的重要原因,而玉米中的变应原通常耐热,所以爆玉米花也可诱发过敏。

坚果类的变应原性较强,而且以生吃为主,所以经常可以诱发较重的过敏症状。由于坚果类可能拥有共同的变应原成分,所以对一种坚果过敏往往也对另一种坚果过敏。常见的有核桃、开心果、腰果、大杏仁、榛子、松子和栗子等。

腐败的肉类易诱发喘息症状。可以诱发过敏的常见蔬菜包括茼蒿、芫荽、灰菜、蘑菇、西红柿、菜豆、土豆、胡萝卜和芹菜等。其他食物,如咖啡、巧克力、啤酒、果酒、白酒、蜂蜜、花粉制成的保健品和某些可食昆虫(如蚕蛹、蚂蚱、蝉、豆虫和蜗牛等)均可诱发不同程度的呼吸道过敏症状。食品添加剂、调味剂、抗氧化剂、防腐剂、可食染料等均可诱发哮喘等呼吸道症状。

2. 诱发哮喘的药物　一些药物或试剂可以诱发支气管收缩,出现哮喘症状。随着临床用药种类的逐年增多和对药物所致哮喘的足够认识,药物性哮喘的发生率逐渐升高,所有由药物导致的哮喘发作统称药物性哮喘(drug-induced asthma),包括哮喘病患儿由于应用某些药物诱发哮喘或使哮喘加剧和无哮喘病史的患儿因使用某些药物后引起的哮喘,其中以阿司匹林类药物诱发的哮喘最为常见也最为典型。药物性哮喘的共同特征是哮喘发病前有明确的用药史,哮喘的发作或加剧与用药有明确的时间关系,停药后经过积极治疗哮喘症状可有不同程度的缓解或自行缓解,再次使用该类药物后又可再次诱发哮喘。其中在成人非类固醇抗炎药与哮喘的关系最为密切,也最为常见,儿童较为少见。下列药物可能导致儿童哮喘的发生:

(1)以阿司匹林和各种非甾体抗炎药物(non-steroid anti-inflammatory drugs,NSAIDs)为代表的解热镇痛药:主要包括阿司匹林、复方阿司匹林、去痛片、安痛定、对乙酰氨基酚、复方茶碱、复方扑尔敏、消炎痛、布洛芬、萘洛芬、酮洛芬、萘普生、苯氧布洛芬、酮基布洛芬。

(2)抗菌药:青霉素、氨苄青霉素、头孢氨苄、头孢噻吩、红霉素、多黏菌素B、链霉素、万古霉素、新霉素、螺旋霉素、庆大霉素、林可霉素、二性霉素、竹桃霉素、磺胺类、呋喃类。

(3)β-受体阻断剂:普萘洛尔、噻吗洛尔、阿替洛尔和美托洛尔等。

(4)血管紧张素转换酶抑制剂:卡托普利、依那普利、雷米普利等,这些药物可以抑制缓激肽的降解,从而诱发气道高反应性。

(5)含碘造影剂泛影葡胺等,其中以含有甲基葡胺的造影剂致哮喘发生率最高。

(6)麻醉剂及肌松剂:普鲁卡因、利多卡因、可卡因、硫喷妥钠。

(7) 蛋白与酶制剂：胰岛素、ACTH、细胞色素 C、脑垂体后叶粉剂和提取物、链激酶、胰蛋白酶、α- 糜蛋白酶、抑肽酶、各种疫苗和抗毒血清、苯丙酸诺龙、丙种球蛋白、三磷酸腺苷。

(8) 胆碱制剂：乙酰胆碱、乙酰甲胆碱、腾喜龙、新斯的明、毛果芸香碱。

(9) 其他：驱回灵、吡喹酮、戊烷脒、枸橼酸乙胺嗪、奎尼丁、普鲁卡因胺、洋地黄、胺碘酮、异丙基肾上腺素、肾上腺素、麻黄素、对氨基水杨酸、吡嗪酰胺、乙胺丁醇、乙硫异烟肼、利福平等。曲克芦丁、硫唑嘌呤、咖啡因、吗啡、华法林、巴比妥、维生素 B_6、维生素 K、右旋糖酐、乙酰唑胺、甲氰咪胍、甘露醇、利血平、甲基多巴、胍乙定氢化可的松（酒精制剂）、地塞米松、丙酸倍氯米松气雾剂等均有诱发哮喘发作的可能。

（三）接触性变应原

是指某些日用化妆品、外敷的膏药、外用的各种药物，药物涂擦于皮肤，吸收到体内后，即可引起过敏反应。除表现为局部反应外，也可导致哮喘发作。

1. **化妆品** 种类很多，成分也较复杂，常用的如唇膏、脂粉、指甲油、描眉物、擦脸油及染发剂等。这些化妆品大部分为化学物质，属于半抗原，不单独引起过敏，但它们和人体皮肤蛋白质结合后，即可形成全抗原，有时可引起哮喘。

2. **环嗜蛋白（cyclophilin）家族** 是一个新的交叉反应性变应原家族，它代表具有高度序列同源性的一组蛋白。Ⅰ 型变态反应的发生是由于变应原暴露后的致敏个体的效应细胞表面高亲和性 FcεRⅠ 与 IgE 交联结合，使变应性介质立刻释放的结果。不同的分子结构的明显变化可导致变应性反应。然而，在系统发生上保存的变应原性蛋白之间的结构的高度同源性似乎在 IgE 介导的多致敏作用（ply-sensitazation）上起重要作用。这些变应原家族称为泛变应原（pan-allergen），即环嗜蛋白家族，环嗜蛋白在不同物种（包括人类）之间可能有交叉反应性。IgE 介导的对自体抗原的交叉反应性可能使严重的特应性疾病，即使不接触外源性变应原也永久持续存在。泛变应原家族的分子定义实际上可能有助于减少以高纯度标准重组变应原为基础的诊断和治疗所需的结构数量。

三、诱发因素

作为儿童支气管哮喘的诱发因素诱因，主要是指变应原以外的各种激发哮喘发作的非特异因素，包括气候变化、呼吸道感染、精神、心理、运动等。有些因素既作为哮喘的致病因素，又可是哮喘的诱发因素，如接触变应原等。但它主要作为特异性的致病因子参与气道炎症和哮喘的发病过程，有别于非特异的激发因素。

（一）气候因素

冷空气、空气湿度的变化、气压的高低均可诱发哮喘的发作。在温差变化大、湿度大或气压低的地区，哮喘的发病率明显增高，当这些地区的哮喘病患儿到气候干燥、气压较高的地区后，哮喘病情往往可以得到缓解。气压低诱发哮喘发作的原因尚不清楚，可能是低气压使飞扬于空气中的花粉、灰尘及真菌孢子沉积于近地面空气层，增加患儿吸入变应原的机会之故。气压突然降低可使气道黏膜小血管扩张、充血、渗出增多，支气管腔内分泌物增加、支气管腔变窄、支气管痉挛而加重哮喘。冷空气诱发哮喘病的机制是冷空气可以导致气道内热损失,致使肥大细胞释放介质,直接或间接诱发气道炎症,引起哮喘发作,温度太高或太低均是哮喘的不利因素。风力的作用与哮喘发作的关系主要有两方面:一方面风力强,空气流动快常导致气温的下降,若在秋天或初冬,必定会增加气道的冷刺激,强风时增加了气道的阻力,使本来存在呼气性呼吸困难的哮喘患儿更加感到出不来气;另一方面风向常与空气的湿润度有关,初冬时主要刮来自西伯利亚的西北风,途经沙漠地带,因此特别干燥,这对哮喘患儿不利,因为哮喘患儿的气道比正常人更需要温暖和湿润。正常人的气道必须有一定的湿度,降水量和空气的湿度直接影响哮喘患儿气道的湿润度。但过于潮湿的空气和环境有利于真菌的繁殖,增加了吸入气中过敏原的密度,对哮喘患儿不利。

空气离子浓度对哮喘的发作也有一定关系。一般情况下空气中的阳离子多于阴离子。空气中的阳离子可使血液碱化,致支气管平滑肌收缩,而阴离子可使支气管纤毛运动加速,便支气管平滑肌松弛,可缓解哮喘的发作。对于正常人来说,阳离子与阴离子的作用基本处于平衡状态。但当气候变化使空气中阳离子浓度增加时,气道处于高反应性的患儿就容易发作喘息。相反,如果 $1cm^3$ 空气中含有 10 万~100 万个阴离子时就具有防治疾病的作用。国内外已应用阴离子发生器来改善环境气候,防治哮喘等疾病。

1983 年 7 月,Packe 和 Ayres 首次报道了发生在英国东伯明翰医院的雷暴哮喘人群,根据哮喘病患儿经常在雷雨天气加重的现象,Robert 等对雷雨天气儿童因哮喘病而急诊入院的情况进行的 6 年调查结果,结果证实了确实存在"雷雨哮喘"的情况。发现在雷雨天气下,儿童因哮喘病而住院治疗的可能性增加了 15%。雷暴哮喘的发生机制尚未完全明确。目前被广泛接受的假说认为雷雨天气能够在短时间内使空气中花粉浓度迅速、明显升高,从而导致花粉症患者暴露于极高浓度的变应原而诱发哮喘。同时,伴随雷雨天气出现的气温下降、低渗水蒸气、空气湿度增大,以及其他气象变化如气压改变、空气离子化等均可能引起气道高反应患者哮喘的加重。我国 2015 年报道过雷暴相关哮喘,提醒我们在临床工作中,遇到主诉与雷雨天气相关的哮喘患者,或在花粉季节经历雷雨天气后出现大量因呼吸道疾病就诊的患者,需建立"雷暴哮喘"的意识。

(二) 心理因素

心理精神因素在哮喘的发病过程中有重要的临床意义,大多数哮喘病管理指南或哮喘病管理手册均对社会心理因素给予了较大的关注。但这一因素往往被患者和医务人员所忽视。许多患者受到精神刺激以后哮喘发作或加重,而且很难控制。上海瑞金医院李云珠教授曾报道 1 例学龄期男性患儿,因心理因素导致哮喘反复发作,达到了全身应用大剂量糖皮质激素都难以控制的地步。

研究已经证实,患儿及家长的受教育程度较低、依从性差、医疗保健条件的不足与哮喘病的病死率和患病率有关。目前,大多数作者认为社会心理因素与哮喘的发作有着密切关系,心理异常表现主要为哮喘患儿及家长可能会把哮喘作为慢性的、烦心的、有潜在致死性的一种负担,从而采取不同的态度,包括否认患病、自以为是、否认症状、拒绝告知医师有关呼吸道症状或自行减药;把患哮喘病作为显而易见的第二种获利手段,例如不上学或不上幼儿园,或得到补偿;产生强迫性的或控制型的行为,过分限制患儿及家庭成员的生活方式;求庸医治疗,一些患儿显示出对医师、同事的憎恶行为。因此,往往形成依赖性强、较被动、懦弱而敏感、情绪不稳和自我中心等性格特征,是比较典型的呼吸系统的心身疾病。哮喘病发作的突然性和不可预见性可以使患儿,特别是年长儿产生担心和恐惧心理,有危重度哮喘发作病史的患儿更是如此,轻微的心理波动就可以诱发或加重哮喘,哮喘儿童的母亲也常呈"神经质性"个性,母亲的焦虑、紧张、唠叨、烦恼的表现影响儿童哮喘的治疗和康复。我们曾见到1例6岁支气管哮喘儿童,在进行螨特异性疫苗治疗时(SAV),其母亲每次疫苗注射后都不停询问是否有不适,于注射第3次以后,每次都诉难以忍受的腹痛,但是无其他过敏征象。

心理因素诱发哮喘的机制目前还不清楚,有人认为在可接受大量感觉刺激的人脑海马回部位,可能存在与基因有关的异常。遗传体质或早年环境的影响,造成某些哮喘患儿精神心理的不稳定状态。同时精神忧虑或紧张的哮喘患者,生理上气道的敏感性升高,可能与迷走神经兴奋性增强有关。长期的情绪低落,心理压抑可使神经 - 内分泌 - 免疫调节系统功能紊乱,引起一系列心身疾病。心理因素也属于内因,但它有别于遗传背景。精神和心理因素不决定一个人是否成为哮喘的易感者,但可明显地影响哮喘的发作及其严重程度,对于哮喘常年反复发作的患者来说,这种影响尤其显著。因此,许多学者强调哮喘的防治必须采用包括心与身两方面的综合性治疗措施。

(三) 环境因素

环境污染对哮喘发病有密切的关系,诱发哮喘的有害刺激物中,包括室内空气污染和室外空气污染。

1. 室内空气污染　室内空气污染是哮喘病的重要诱发因素。随着生活习惯的改变,居室相对封闭导致的室内空气的对流性减少、煤气或天然气的燃烧、地毯的铺设和计算机的普及,居民在居室中逗留时间的延长,使得室内刺激物对哮喘病患儿的影响越来越严重,儿童尤其如此。室内空气污染的来源主要是:

(1)用天然气、液化气、煤气、煤油为燃料,主要产生一氧化碳、二氧化碳、二氧化硫、一氧化氮和氧化氮。

(2)用木材、木炭为燃料的炉灶和壁炉,主要产生二氧化碳和可吸入性颗粒。

(3)以煤为燃料的灶具或燃煤壁炉取暖器,主要产生一氧化碳、二氧化碳、一氧化氮、氧化氮、可吸入的颗粒及特殊的煤烟。

(4)建筑物和家具使用的泡沫板、黏着剂、防火板、压缩板、三合板、颗粒板、地毯和纺织品等含有挥发性甲醛有机化合物,而油漆或其他材料则释放异氰化物。

(5)油烟、被动吸烟、杀虫喷雾剂、蚊香烟等"现代产物"。与室内污染相关的因素是鼻刺激、呼吸道感染和支气管炎。儿童鼻刺激、肺功能损害和肺感染机会的增多与氧化氮有关,呼吸困难和哮喘症状则与甲醛有关。烟雾对已经处于高反应状态的哮喘患儿气道来说,是一种非特异的刺激,可以使支气管收缩,甚至痉挛,使哮喘发作。烟雾的有害物质在气道沉积下来以后,可导致慢性支气管炎,慢性支气管炎形成后支气管黏膜增厚,分泌物增多等因素不但可增加气道的刺激,而且可进一步造成管腔的狭窄。这些因素都会加重哮喘患儿的病情,而且给治疗造成困难。家庭装修的增多、化学装饰材料的多样化增多、室内的污染空气进一步增加,包括甲醛、氡、苯、合成纤维、微生物和某些有机物等。研究证实,装饰材料

（大芯板、油漆、黏合剂、木材和挥发气体等）和空气清新剂中的甲醛和苯可以导致气道平滑肌收缩。建筑设计不合理也是导致室内空气污染增加的重要因素，已经发现在安装室内中央空调的密闭办公楼，虽然由于密闭而减少了能源的消耗，但是由于室内空气的自然对流性减少而导致了非健康建筑物综合征（sick building syndrome）的群发病例。

2. **室外空气污染**　随着我国工业化水平的提高、城市化进程不断加快、空气污染日益严重，我国儿童哮喘患病率在逐年上升，研究表明，哮喘患病率的增加与空气污染成正相关，且持续接触污染空气可能加快哮喘的进展。空气污染物的主要成分是颗粒物（PM），既含有多环芳香烃、黑炭、柴油机尾气颗粒和交通相关空气污染等环境污染物，又含有内毒素等免疫刺激复合物。研究表明，$PM_{2.5}$暴露可导致TET1启动子DNA甲基化增强，TET1启动子区域的DNA甲基化水平与儿童哮喘有关。越来越多的研究表明，环境因素可通过表观遗传学机制影响哮喘的发病。重庆的一项针对0~18岁儿童和青少年的研究发现，$PM_{2.5}$暴露于儿童和青少年哮喘发作的门诊就诊人次成正相关，$PM_{2.5}$浓度每增加$10\mu g/m^3$，儿童哮喘发作的门诊就诊人次即增加约1.6%，进一步分层分析发现，$PM_{2.5}$对2~5岁学龄前儿童的影响更大。

（四）运动

运动可诱发支气管哮喘已经得到共识。所谓运动诱发哮喘（exercise-induced asthma，EIA）是指运动后发生的急性、暂时性支气管痉挛和气道阻力增高的病理状态，是个体对剧烈运动时过度通气刺激的反应，为更准确起见，近年来又称之为运动性支气管收缩（exercise induced bronchoconstriction，EIB）。EIB可单独存在，但大多为伴发于其他原因所致的哮喘。EIB发生于70%~90%的哮喘患儿，可累及任何年龄的患儿，甚至婴幼儿，不过年轻人和儿童较多。也就是说其他原因所致的哮喘患儿，在运动后大多也会出现哮鸣症状。运动除了能诱发哮喘外，还可能诱发：①鼻症状，如喷嚏、大量水涕、鼻痒等；②过敏性休克；③少数患儿在进食某种或某几种过敏食物后2小时内运动，也会诱发多种症状，如全身皮肤起风团、痒、面肿、流清涕、喷嚏、失语、憋气、哮喘等症状，但在进食过敏食物3小时后再运动则不会诱发。

EIB也可以发生于既往无哮喘个体，在这一部分个体，运动是诱发哮喘的唯一因素，此即狭义的EIB，它可以发生于健康儿童、军人、竞技者，甚至优秀的运动员，在美国其患病率高达11%。另有研究报道，在儿童中30%的单纯EIB将发展为典型哮喘。因此，有人认为EIB是支气管哮喘的一种特殊类型。

少数EIB患儿在初期症状恢复后3~8小时，会再次出现哮鸣症状和PEF下降，诊断为迟发的EIB。

目前对运动性哮喘的发生机制尚不十分清楚。一般认为：

1. 与运动时过度通气引起气道内衬液层温度下降和水分丢失有关。在室温20~23℃，相对湿度为30%~60%时，每升吸入气体含水6~12mg。肺泡内温度为37℃水蒸气饱和状态下，每升气体含水44mg，故呼出气丢失水分约32~38mg/L。呼吸的净效应引起水分和热量的丢失，其程度取决于通气量和吸入气体温度及湿度。剧烈活动时张口呼吸，使吸入空气未经鼻腔湿润和温化则更易引起呼吸道内衬液层脱水及降温。脱水使局部渗透压增高，使上皮细胞紧密联结处疏松分离,肥大细胞和嗜酸细胞释放炎症介质,导致支气管黏膜充血水肿,分泌物增加及平滑肌痉挛导致气道阻力增高。

2. 运动后支气管壁的血管扩张,导致支气管狭窄。在运动初期气道温度在下降后出现反应性上升(reactive hyperemia),或在足够时间和足够强度的运动状态下($\geq$ 12分钟,75% VO$_2$max)体内温度上升导致支气管血管扩张,内皮细胞通透性增高,渗出增多,引起气道阻力增加。

3. 过度通气直接刺激支气管平滑肌收缩,或增加迷走神经活性。干冷环境易加重 EIA,而湿热条件下,如室内游泳则较少发作。运动强度增加方式和持续时间与发作有一定关系,运动负荷急骤增加易诱发哮喘,而运动强度逐渐加大时哮喘患儿可耐受较大运动负荷和较长时间。以往认为支气管痉挛多发生于运动后,在运动期间支气管呈扩张状态,但临床上许多哮喘患儿在运动中常感到胸闷和气粗。多数 EIB 激发试验的运动时间小于 12 分钟,很难反映持续运动与哮喘的关系。

参与运动性哮喘的炎性介质有组胺、花生四烯酸代谢产物、速激肽、内皮素等。

(五) 呼吸道感染

呼吸道感染与哮喘的关系非常复杂,幼年呼吸道感染可能增加或减少哮喘发生的危险性,但任何年龄段的感染都与哮喘的急性发作有关。呼吸道感染一般不作为特应性因子激起哮喘的发作,但各种类型的呼吸道感染,如病毒性感染、支原体感染和细菌性感染都往往诱发哮喘的发作或使其加重。

呼吸道病毒性感染尤其多见于儿童,好发于冬、春季节,以上呼吸道为常见,但可向下蔓延引起病毒性肺炎。病毒感染与支气管哮喘的发作之间确实有着密切的关系,尤其是 5 岁以下的儿童。儿童呼吸道病毒感染引起哮喘发作者高达 30%~42%,在婴幼儿甚至可达 90%。在有过敏体质或过敏性疾病家族史者中,呼吸道病毒感染引起哮喘发作更为多见,尤其是男性。引起哮喘发作的病毒种类可因年龄而有所不同。儿童主要为鼻病毒及呼吸道合胞病毒,婴幼儿主要是呼吸道合胞病毒。病毒可作为变应原,通过机体 T 细胞、B 细胞的一系列反应,继而刺激浆细胞产生特异性 IgE。特异性 IgE 与肥大细胞上的 IgE 受体结合,长期停留在呼吸道黏膜的肥大细胞上。当相同的病毒再次入侵机体时,即可发生变态反应,损伤呼吸道上皮,增加炎症介质的释放和趋化性,降低支气管壁 β 受体的功能,增加气道胆碱能神经的敏感性,还可产生对吸入抗原的晚相(迟发性)哮喘反应。病毒的感染大多在冬末春初和晚秋温差变化比较大时发生。一般起病较急,起病初可有发热、咽痛,以后很快出现喷嚏、流涕、咳嗽、全身酸痛、乏力和食欲减退等症状,继而出现气急、呼气性呼吸困难等哮喘的症状,肺部可闻及明显的哮鸣音。甚至有报道,持续和 / 或潜伏性腺病毒感染,可能影响皮质激素和支气管扩张剂对哮喘的疗效。

呼吸道病毒感染不但可使哮喘患者的气道反应性进一步增高,哮喘发作,而且可引起健康人的气道反应性增高和小气道功能障碍,这种状态一般持续 6 周左右。

气道急性或慢性细菌感染并不引起过敏反应,但由于气道分泌物增多,因此可加重哮喘患儿的气道狭窄,使哮喘发作或加重。这时抗菌药物的使用是必要的,而且有效的抗菌治疗往往可收到缓解症状之功。呼吸道细菌性感染虽然也可诱发气道平滑肌痉挛,但较病毒性感染要轻得多。

新型冠状病毒肆虐全球,哮喘是否为其危险因素仍具有争议且有明显的地区差异。中国最大的 COVID-19 流行病学研究包含 72 314 例病例,其中 44 672 例被列为 COVID-19 确诊病例,这项研究未将哮喘确定为严重 COVID-19 的危险因素。来自俄罗斯、沙特阿拉伯和巴西的研究也报道了相似的证据,COVID-19 患者的哮喘发病率较低。然而在美国和英国的一些调查中,COVID-19 患者的哮喘患病率明显高于普通人。

哮喘影响 COVID-19 感染和病情发展的机制尚不明了,可能与哮喘 Th2 型炎症对 ACE_2 受体表达的影响、哮喘患者的交叉免疫、嗜酸性粒细胞的抗病毒作用等因素有关。

(六) 维生素 D

近年来,哮喘患儿机体血清维生素 D 水平与哮喘之前的相关性是目前研究者重点关注的热点问题。维生素 D 在维持 Th1/Th2 平衡、减轻气道炎症,以及气道高反应方面,有着一定的调控作用。来自国外的一项荟萃分析显示,哮喘患者的炎症反应、恶化及不良的预后,与机体维生素 D 含量缺乏有一定的相关性。

(七) 其他

胃食管反流与哮喘病的关系较为密切。慢性鼻窦炎与哮喘病的关系也非常密切,治疗鼻窦炎可以有效地帮助控制和预防哮喘病。鼻窦炎可以由过敏性鼻炎引起,也可以单独发生。鼻窦炎影响支气管和肺的机制主要有:

1. 鼻 - 鼻窦 - 支气管反射。
2. 鼻窦炎可以增强气道炎症反应。
3. 上呼吸道的炎性介质和细胞因子的"窦 - 肺"沉积。

肥胖是儿童和成人哮喘的重要危险因素和及疾病调控因素。有研究称,在美国有 25 万例新发哮喘病例可能同肥胖有关,并且通常这类患者临床症状更严重,发作更频繁,生活质量下降更明显,且对治疗药物的反应更差。其背后的生物学机制尚不完全清楚,可能与摄入高饱和脂肪酸会促进中性粒细胞性气道炎症、降低支气管扩张剂反应性有关。也可能与肥胖导致 CD4 细胞偏向 Th1 极化,导致哮喘严重程度升高、药物控制欠佳,以及肺功能异常更加明显。

第四节 临 床 表 现

儿童哮喘临床表现的特点是慢性、发作性、周期性、自限性及可逆性。哮喘的发作性是哮喘的基本特征之一,许多患儿表现为症状的反复发作,甚至周期性发作,但发作性不等于周期性,因为许多患儿表现发作性,但没有周期性发作的规律。在各型哮喘中,儿童和青少年尤为常见的是变应性哮喘,占 80% 以上。现仅就主要的临床表现讨论如下:

一、主要症状

哮喘时患儿出现的许多症状和体征,从本质上来说是机体对自身的保护。但由于过度的反应,出现了影响机体的症状,甚至是极为严重的症状。

(一)咳嗽

咳嗽不是哮喘的特征性症状,但为主要症状。咳嗽是呼吸道的一种保护性机制。喉部和大气道分布着刺激感受器,当这些感受器受到刺激(主要是机械性或化学性刺激物)后,即可激活这种保护性机制。咳嗽旨在清除呼吸道内的"异物",防止这些异物被吸入下呼吸道。在呼吸道以外(如膈肌、胃和鼻窦等),也存在咳嗽感受器,同样也可对各种刺激产生咳嗽反应。哮喘患儿咳嗽症状有其特殊性和重要性,尤其是儿童。咳嗽可能是哮喘急性发作或加重的早期特征,也可以是哮喘的唯一临床表现,称之为咳嗽变异性哮喘(cough variant asthma)。慢性或复发性咳嗽的患儿中,约50%的患儿与哮喘有关。因此,在咳嗽的鉴别诊断中应特别注意到哮喘的可能性,否则将导致哮喘的延误诊治。儿童慢性咳嗽也常由感染、上气道咳嗽综合征、胃食管反流性及一些少见疾病引起。

哮喘患儿咳嗽的发生机制为炎症反应和炎症介质刺激气道感觉神经引起。炎症介质还可同时作用于传入神经,使患儿产生气促的感觉,因此以咳嗽为主要症状的患儿常常同时有气急、胸闷的感觉。美国国家心肺血液研究所(National Heart,Lung,and Blood Institute,NHLBI)发布的《哮喘的诊断和治疗指南》指出,约有15%的咳嗽性哮喘患儿并不伴发哮鸣。如果在慢性咳嗽儿童中做出哮喘的诊断,应注意:①诱发因素:诱发因素的存在有利于哮喘的诊断,但诱发因素不明确者不能排除哮喘;②夜间咳嗽:也可提示哮喘,没有显著鼻窦疾病而有明显夜间咳嗽症状的患儿,哮喘的可能性更大;③特应性疾病的个人史或家族史:有这些病史者,若加上呼吸喘鸣史都是哮喘的重要危险因素。但应特别注意,这些患儿体格检查通常无异常,X线胸片一般是清晰的。

在哮喘发作过程中,咳嗽可作为哮喘的前兆症状,一般为干咳,日夜不停地干咳,特别是经常半夜突然咳嗽发作,一般用药无效。到哮喘发作期咳嗽反而减轻,以喘息症状为主。哮喘开始缓解以后,咳嗽症状又可加重,这就是常说的轻则咳嗽重则喘。

(二)呼吸困难和哮鸣

呼吸困难和哮鸣是哮喘患儿常见的两组症状,呼吸困难以呼气期为明显,患儿自觉胸闷、憋气,但可以自行缓解或经用平喘药治而缓解。

喘鸣的病理生理基础是气流受限,哮喘患儿气流受限有四种类型:急性支气管收缩、气道壁肿胀、慢性黏液栓形成和气道壁的重塑。哮喘时小气道痉挛,使肺泡气体呼出受阻,气道阻力增高。这时呼吸肌必须增强收缩才能克服气道狭窄形成的阻力,当本体感受阈超过其阈值时,就感到呼吸困难,呼吸困难的严重程度和气道阻力增高的程度成正比,而且主要表现为呼气性呼吸困难,呼气时间长,吸气时间相对缩短,呼吸所做的功和氧耗增加,严重者还可能引起呼吸肌疲劳。乃由于呼气时气道过早闭合,但许多患儿诉说吸气也困难。随着梗阻的加重,临床出现缺氧症状和体征,还可出现各种精神症状。能够部分克服气道阻力的气流通过痉挛、狭窄的小支气管时即可产生喘鸣。喘鸣是医生诊断哮喘的客观根据。中度以上的喘鸣也可为患儿的自觉症状。但临床上个别哮喘患儿即使 FEV_1 下降到正常预计值的 50%，仍然没有呼吸困难的自觉症状，这些患儿的颈动脉窦对持续化学刺激反应性降低，因而出现了"适应"现象。哮鸣是气道发生阻塞的表现，是本病的基本症状。

所谓反复哮喘，系指前一年哮喘发作 3 次或 3 次以上。哮喘引起的咳嗽和哮鸣常在夜里发作和加重，多在半夜至凌晨 6 时之间，大多数哮喘患儿的 PEF 的测定凌晨最低。夜里和凌晨哮喘，表明气道阻塞加重，哮喘患儿急性发作和死亡多发生在夜里或凌晨。有些作者甚至将有无夜里发作作为支气管哮喘的一个重要诊断依据。其原因可能为：①夜间 PEF 的减少与尿中儿茶酚胺的水平下降密切相关；②血浆肾上腺素和单磷酸腺苷在下午 4 时最高，在凌晨 4 时最低；③血浆组胺水平在凌晨 4 时最高，而在下午 4 时最低；④血浆氢化可的松在下午 7 时最高，而在半夜最低。此外，换气不足也与夜喘有关。尘螨所致哮喘也常在夜里发作。

轻度哮喘的患儿，日间可能没有任何不适，只在夜间感到憋气，甚至在睡眠中憋醒。白天就诊时肺未闻及哮鸣音，肺通气功能正常。多数患儿的气流受限是可逆的，因此患儿的症状可自行缓解，也可经过治疗缓解。气流受限反复发作的基础是气道炎症，因此要阻止气流受限的发作必须有效控制气道炎症。

（三）咳痰

哮喘患儿一般咳嗽无痰或有少量黏痰。许多患儿主诉痰不易咳出，而且一旦觉得有痰，就必定要喘，痰咳出以后，喘息即缓解。可见气道痰液分泌增多在哮喘发病中的重要性。哮喘缓解以后，支气管痉挛和气道狭窄减轻，储积在小支气管腔内的大量分泌物得以排出，因此咳嗽、咳痰的症状反而明显，其痰液一般为白色泡沫状。如果痰液呈现明显的黄脓性，应考虑合并感染的可能，进一步复查胸片，并行痰细菌培养，以指导治疗。

（四）胸闷

胸闷是一种非特异性的临床症状，因自觉胸部闷胀及呼吸不畅，想要通过深呼吸缓解，在儿童常表现为长出气或者叹气。有一部分患者以慢性反复发作的胸闷或长叹气为唯一表现者，诊断相对比较困难。2013 年 Shen 等发现以胸闷为唯一临床表现者，无典型喘息且发作时肺部无出喘鸣音，但存在 AHR 或可逆性气流受限，或支气管激发试验阳性等各项检查及治疗效果均符合支气管哮喘的诊断，从而提出胸闷变异性哮喘的概念。

典型哮喘的临床症状包括咳嗽、喘息、气短和胸部不适，但也可能单独表现出上述症状中的一种，其中以胸部不适（胸闷或胸痛）为主要症状者，其常规通气肺功能难以区分胸闷变异性哮喘和未处于急性发作期的典型哮喘患儿，容易被漏诊或误诊。

（五）非特异气道高反应性的临床表现

多数有症状的哮喘患儿在吸入刺激物后都会发生气道高反应。临床表现为：①夜里或凌晨出现咳嗽或哮鸣；②对多种刺激物特别是非特异刺激物如香烟、油烟、冷而干燥的空气等，易发生气道反应；③安静时或日常活动无症状，参加体育活动时或大哭、大笑时诱发咳嗽、喘息；④气道的变异性增加，即每日测量至少两次的 PEF，相差在 20% 以上。

二、体征

(一) 一般体征

哮喘的体征与哮喘的严重度和哮喘处于发作或缓解期有密切关系。间歇发作的轻症患儿和缓解期患儿可无任何体征。慢性哮喘患儿的外观有短颈。哮喘发作期，因哮喘发作的严重程度而有不同的体征。在婴儿和儿童早期发生的严重慢性哮喘，可有短颈、胸廓呈鸡胸或桶状胸。呈慢性发作的患儿还可有生长发育的障碍。近年来由于普及了儿童哮喘的早期治疗，这种情况已极为罕见。哮喘发作时，小支气管的气流阻塞可引起肺动力学、气体交换和心血管系统的一系列变化。肺泡充气增多，肺体积膨胀，伴有肺残气量和肺总量的明显增加。气道阻力增加和肺的过度膨胀使肺内的压力增加，为了维持呼吸所需的胸腔内负压，呼吸肌必须大大增强收缩力，因而出现呼吸加快和辅助呼吸肌的动用，这就构成呼吸困难的体征。呼气时，肺膨胀压降低和气道炎症引起显著的气道狭窄，因而出现呼气延长、呼气流速减慢和喘鸣等体征。

在发作时就诊的大多数小儿于呼气、吸气时均可闻哮鸣音。哮鸣发生于大气道。直径<2mm 的小气道，由于阻力较大，气流流速太慢，不能发出声音，故单纯小气道梗阻反而听不见哮鸣。因此，当初诊的患儿病情较重而又无哮鸣时，在除外其他原因时，应考虑是否为少见的单纯小气道梗阻。所谓"沉默肺"是指患儿一般情况差，烦躁不安，而肺部听不到高调喘鸣音，是病情危重的表现。"沉默肺"往往是严重阻塞、严重通气障碍的表现，除支气管痉挛外，往往与分泌物黏稠阻塞有关，要高度警惕。但在大多数病例，狭窄同时发生于大、小气道，一般可用耳或听诊器听见哮鸣。

儿童的急重度发作时，可出现气短、烦躁不安、紧张、焦虑，甚至暴躁、呼吸快或张口端坐呼吸，大汗淋漓，严重时可出现口唇和指端发绀，甚至休克。

(二) 痰液

大多数 5 岁以下的小儿不会咳痰，一般情况下无法观察。年长儿排出的痰液多呈白色泡沫状，有时呈黏液状，还可能出现黄色但较透明的痰液。因此哮喘患儿本身可有黄痰，不一定为感染所致，但应排除感染。

(三) 肺过度膨胀

即过度通气，其胸腔的前后径增大、肋间隙增宽、叩诊呈过清音、肺肝浊音界下降、心浊音界缩小。吸气时季肋下成沟状，与佝偻病的郝氏沟相似，称为哮喘性假佝偻病（asthmatic pseudoricket）。

(四) 呼吸音

胸部可闻呼气时间延长而吸气时间缩短，伴双肺"吹笛"样高调哮鸣音，这是小气道梗阻的特征。两肺满布的哮鸣音在呼气时较明显，因此称为呼气性哮鸣音，很多哮喘患儿吸气和呼气都可闻及哮鸣音，有时不用听诊器也可听到。发生单侧肺哮鸣音消失时要考虑到自发性气胸。若哮喘患儿肺哮鸣音由强变弱，以至消失，伴呼吸浅慢，应考虑到患儿进入危重状态，必须进行血气分析，积极救治。

203

（五）奇脉

明显的奇脉是重症哮喘的可靠指征,其程度与气流阻塞的程度相关,表明呼吸肌对胸腔压力波动的影响增加,但呼吸肌疲劳患儿无力引起胸腔压力的明显波动,因此奇脉消失。

（六）呼吸肌疲劳

呼吸肌疲劳表现为辅助呼吸肌活动,肋间肌和胸锁乳突肌收缩,还可表现为反常呼吸,即吸气时下胸壁和腹壁向内收。

（七）发绀

低氧血症是通气障碍的最终结果。当还原血红蛋白达到或超过 50g/L 时,则皮肤黏膜呈青紫色,即为发绀。发绀表现在外周,直接结果是毛细血管还原血红蛋白增多,是低氧血症的重要体征。通气 / 灌注不匹配、分流、弥散受限和低通气,特别是通气 / 灌注不匹配是哮喘发生低氧血症的主要原因。

三、不同时期的临床特点

儿童支气管哮喘病情的不同时期其临床表现和体征如下:

（一）发作先兆及早期表现

患儿受到变应原、冷空气或其他诱因的刺激时,往往首先表现为上呼吸道过敏的症状,如眼痒、鼻痒、打喷嚏、流清涕等,由于婴幼儿对痒的表达困难,往往仅表现为揉眼、搓鼻等。进一步的表现为上颚痒、咽痒、干咳和呛咳。这些症状通常在哮喘发作前可持续数小时或数天。

（二）典型发作时表现

突然发作的喘息为儿童哮喘的主要特征,儿童哮喘的喘息症状根据哮喘的严重程度而有较大的差异。患儿可出现高调喘鸣声,不用听诊器或相隔一定距离即可听到。呼吸频度加快、呼吸困难,婴幼儿可表现为张口呼吸、鼻翼扇动。许多患儿可伴有咳嗽,一般病初为干咳,发作消退时咳出白色黏液样痰,严重发作时可表现为烦躁不安、发绀、面色苍白、出冷汗。查体可见三凹征、心率加快、双肺有哮鸣音。进一步加重可出现心力衰竭的表现,如颈静脉怒张、浮肿、肺底中小水泡音、肝脏肿大。慢性哮喘患儿可见肺气肿体征,如桶状胸、胸部叩诊呈鼓音等。

（三）缓解期的表现

在缓解期,哮喘患儿可无任何症状和体征,对活动无影响,或仅表现为过敏性鼻炎和咽炎的症状。少数患儿可有胸闷,长叹气,肺内哮鸣音或有或无。长期反复发作者可有肺气肿等表现。

第五节　实验室检查

儿童支气管哮喘实验室检查的常规项目基本同其他过敏性疾病,其中外周血、痰、组织等的嗜酸性细胞计数及功能测定、血清总 IgE 和特异性 IgE 的检测、激发试验等见相关章节。本节仅详尽描述肺功能检查相关内容：

一、儿童肺功能测定

儿童肺功能测定是一门医学计量测试技术，用以了解呼吸过程中的正常规律与病理变异。它是呼吸系统三大检查（病理、病因和功能检查）之中的功能诊断方法，可帮助了解呼吸系统疾病过程中有关功能损害的存在，以及对功能损害的性质与程度做出判断。其对于早期检出肺及气道病变、鉴别呼吸困难的原因、评估疾病的病情严重程度、评定药物和其他治疗方法的疗效等均有重大的临床指导意义。从某种意义上讲，哮喘患儿离不开肺功能检查，正如同高血压患儿离不开血压测量那样。我国于 20 世纪 50 年代将肺功能在临床应用推广以来，肺功能检测技术有了很大提高。

由于儿童本身的解剖、生理、病理特点等与成人大不一样，故儿童有其本身的肺功能特点。

（一）儿童肺功能测定概述

1. **通气功能病理生理**

（1）通气的分布：①坐位或仰卧时右肺通气量大于左肺；侧卧位时低侧大于高侧。②由于胸腔负压梯度的存在，故上肺区通气少，血流更少；中间肺区，通气血流适当；下肺区通气多，血流更多。③不同肺容量时通气量也不相同。接近残气位时，上肺大于下肺；中间位时，上肺等于下肺；接近肺总量时，上肺小于下肺。④其他：年龄、潮气量、吸气流速、吸气时间、气道阻力、顺应性及支气管舒张剂等均可影响通气分布。

（2）血流分布：①仰卧位时右肺大于左肺；侧卧位时下肺大于上肺。②上肺少，下肺多。③不同肺容量也会影响血流分布。④低 PaO_2、高 $PaCO_2$、交感神经兴奋均可影响肺血流的分布。

（3）动脉血气的表现：在血气分析中主要通过 $PaCO_2$ 来反映通气量的变化。$PaCO_2$ 正常值 35~45mmHg（4.7~6kPa）。当 $PaCO_2>50$mmHg（6.7kPa）时常提示通气功能障碍。血 CO_2 可利用非创伤性经皮 CO_2（$PtcCO_2$）或呼气末 CO_2（$PtcCO_2$）监测仪作持续监测，进行动态观察。

2. **换气功能病理生理**

（1）肺换气功能取决于肺泡通气（V）和肺毛细血管（Q）的关系：流过肺泡毛细血管的血液可以分为参与气体交换部分和不参与气体交换部分（肺内右向左分流）。换气功能障碍包括通气血流比例失调、肺内分流增加、生理无效腔增大及弥散功能障碍四个方面，在婴幼儿最常见的是通气血流比例失调。在临床上主要表现在：①通气不足：RDS（肺泡不张），MAS（气道阻塞），肺炎（渗出）；②灌流不足：持续肺动脉高压；③影响因素：肺表面活性物质的分泌水平和活性，NO 分子的分泌，其他气道平滑肌和血管张力调节因素。

（2）弥散功能的定义及测试方法：肺的弥散功能是指氧和二氧化碳通过呼吸膜进行气体交换的能力，用某气体在单位时间气压差下跨膜扩散的量表示［$mlO_2/(mmHg·min)$］。气体弥散的多少取决于该气体弥散系数和分压差，与弥散面积、距离、肺通气/灌流比也有关系。

因 CO_2 在体液的溶解度远远超过 O_2，其弥散能力远比 O_2 大，故临床上所指气体弥散障碍是指 O_2 而言。弥散量与体表面积成正相关，可用稳态法或重复呼吸法(平衡法)来测定。稳态法是让受试者呼吸含有一定量 CO 的混合气体，测定提取速率(Vco)与肺泡气 CO 浓度(PaCO)，计算出 DLCO。平衡法是反复呼吸气囊中 CO、O_2、He 的混合气，待气囊和肺泡气的 He 浓度达到平衡即可算出弥散量。

(二) 肺功能检查方法

儿童肺功能检查包括：对学龄及少年儿童采用传统的用力呼气流速-容积曲线测定等；对学龄前及 4 岁以上年龄儿童使用强迫震荡肺功能仪(IOS)测定气道阻力；对婴幼儿使用婴幼儿肺功能仪测定潮气呼吸肺功能。对儿童肺功能的测试，可能需做多次测试，其重复次数可能多于成人，直至受试者尽了最大努力，且两次最佳结果之变异<5%。故要求测试者要有足够的耐心和良好的示范，并需要更多的时间以教导儿童。

1. 传统肺功能的测定 传统的肺功能即用力依赖性肺功能检查包括肺容积测定和通气功能的测定等。肺容积反映的是肺内气体量的多少，在呼吸周期中，其大小随胸廓的扩张、收缩及呼吸肌的运动而改变，其变化幅度主要与呼吸深度有关。肺容积是肺通气和肺换气的基础，容积的减少将导致患儿所需通气量的减少，影响呼吸功能。

(1)肺容积参数的测定及其意义：随着肺和胸廓扩张和回缩的程度不同，肺内容纳的气量发生相应的改变，大体分为八种容积，包括四种基础肺容积和四种复合肺容积。正常肺的肺容积指标正常，但肺容积指标正常不一定说明肺功能正常。

基础肺容积：潮气容积(VT)，补吸气容积(IRV)，补呼气容积(ERV)，残气容积(RV)。

复合肺容量：深吸气量(IC)：潮气容积 VT+ 补吸气容积 IRV

肺活量(VC)：潮气容积 VT+ 补吸气容积 IRV+ 补呼气容积 ERV

功能残气量(FRC)：补呼气容积 ERV+ 残气容积 RV

肺总量(TLC)：肺活量 VC+ 残气容积 RV

1)肺活量(vital capacity，VC)：包含潮气容积、补吸气容积、补呼气容积三种基础容积，是肺最大扩张和收缩的幅度，其与性别、年龄、身高、体质量、胸廓和肺的弹性、呼吸肌肌力、气道阻力等因素均有关系。若不讲求速度的称为慢肺活量(又称最大肺活量，VC_{max})，而用力快速呼气所得的肺活量称之为用力肺活量(FVC)或时间肺活量，正常情况下两者相等，有阻塞性通气功能障碍时(尤其存在气体陷闭时)前者大于后者；若再细分，可分为吸气肺活量(IVC)与呼气肺活量(EVC)、分次肺活量等。EVC：受试者从 TLC 位开始，呼气至 RV 位所能呼出的气量。IVC：患儿从 RV 位开始，深吸气至 TLC 位所能吸入的气量。分次肺活量：将分别测定的 IC 和 ERV 相加称为分次肺活量。正常人的 IVC 与 EVC 基本相等，而某些哮喘患儿由于深呼气容易引起支气管痉挛，使呼气肺活量明显减少，从而使呼气肺活量小于吸气肺活量。因此对哮喘患儿而言，测定肺活量时最好先用力呼气到肺残气位再用力吸气，测定吸气肺活量。但总的来说，肺活量是判断限制性通气功能障碍的主要指标，随着限制性呼吸系统疾病严重程度的增加而减少，在单纯阻塞性通气障碍的哮喘患儿，其降低较小。

2)残气量(residual volume，RV)：补呼气后肺内不能被呼出的残留气量。RV 的大小受肺弹性回缩力的影响,肺气肿时肺弹性回缩力减低,RV 增加,而肺间质纤维化时肺弹性回缩力增强,RV 下降。哮喘患儿由于呼气困难,多伴有不同程度的肺过度充气,故残气量增加。

3）功能残气量（functional residual capacity，FRC）：平静呼气后肺内所含的气量,它包括残气量和补呼气量两种成分。FRC 反映了呼吸肌松弛情况下,正常呼气末肺内空气含量,它是在生理或病理情况下的重要肺容量,是判断肺内气体潴留的主要指标。

4）肺总量（total lung capacity，TLC）：深吸气后肺内所含有的总气量,包括肺活量和残气量。

哮喘发作时 RV、TLC、RV/TLC% 均增大,但 RV 增加程度大于 TLC,使肺活量出现某种程度的下降,缓解期以上指标恢复正常。这是由于哮喘发作时气道平滑肌收缩,黏膜水肿,管腔内分泌增多,呼气时下肺区气道提前关闭,气流受限,造成肺脏过度充气。缓解期由于以上病变恢复,过度充气消失。

肺炎、胸腔积液可使 VC、RV、FRC、TLC 等下降。肥胖患儿 FRC、ERV 显著下降,RV 相对保持正常。

（2）通气功能与流速的测定及其临床意义：肺通气量为单位时间进出肺的气量,显示时间与容量的关系。通气功能障碍主要表现为气体流速的改变,气体流速由呼吸肌收缩、肺与胸廓的弹力、气道阻力三因素共同决定,在无神经肌肉和胸廓等疾患情况下,气流速率的下降主要由气道阻力增加和 / 或肺弹性回缩力下降引起。

常用的检测方法包括：容量 - 时间方式的用力肺活量（FVC）与流速 - 容积方式的最大呼气流速 - 容积曲线（maximal expiratory flow-volumecurve，MEFV）,以及简易肺功能测定的用力呼气峰流速（PEF）。

1）FVC 曲线和 F-V 曲线：用力呼气量是指最大吸气至肺总量位后以最大的努力,最快的速度呼气完全至 RV 位的呼出气量。用力呼气时单位时间内呼出的气量又称为时间肺活量。在此过程中,用肺量仪记录下流速 - 时间曲线即用力肺活量曲线（FVC 曲线）,用 X-Y 记录仪或较为精密的肺功能仪描绘出流速与相应肺活量的曲线,即最大呼气流速 - 容积曲线。在此二曲线上均可获得许多有用的衍生指标。

a. 用力呼气量（FVC）：正常人的 FVC 与 VC_{max} 基本相等。哮喘患儿 VC 可能正常,但 FVC 常降低,因而出现 FVC<VC。这是因为用力呼吸过程中胸内压迅速增高,在较高肺容量时即超过小气道临界闭合压,使小气道提前关闭,造成部分气体滞留于肺内,导致呼出气体容积减少。

b. FEV_1 及 FEV_1%pre：前者是 FEV_1 的绝对值,即第 1 秒用力呼气量,也称 1 秒量,是肺功能受损的主要指标,后者为 FEV_1 实测值占预计值的百分比,所谓预计值是根据年龄、性别、身高、体重计算应达到数值,正常人实测值应大于预计值的 80%。哮喘患儿 FEV_1 和 FEV_1% 均有不同程度下降。

c. FEV_1/FVC，FEV_1/VC_{max}：称 1 秒率,即第 1 秒用力呼气量占 FVC 的百分比,正常时 ≥80%。虽然哮喘患儿 FEV_1 下降,但同时 FVC 也有所下降,只是下降程度不如 FEV_1 明显,故临床上更常用 FEV_1%pre 表示气道阻塞程度。

d. 最大呼气中期流量（maximal mid-expiratory flow curve，MMF 或 MMEF、FEF_{25-75}）：指

用力呼出肺活量 25%~75% 肺活量时的平均呼气流量。MMEF 主要取决于 FVC 非用力部分，即呼气流量随用力程度达到一定限度后，尽管继续用力，但流量不再变化，与用力无关（在测定 FVC 全过程需持续用力以达到流量限度），因此是早期气道阻塞较敏感的指标。低肺容量位的流量及 MMEF 受小气道直径的影响，流量下降反映了小气道的阻塞。在小气道疾患情况下，FEV_1、FEV_1/FVC% 和气道阻力均正常者，MMEF 值却可低于正常。

用力呼出 25% 肺活量时的瞬间流量（FEF_{25}，MEF_{75}）是反映呼气早期的流量指标，大气道阻塞时其值明显下降。用力呼出 50% 肺活量时的瞬间流量（FEF_{50}，MEF_{50}）是反映呼气中期的流量指标。其与 MMEF 及 FEF_{75} 共同参与对小气道功能障碍的判断。用力呼出 75% 肺活量时的瞬间流量（FEF_{75}，MEF_{25}）是反映呼气后期的流量指标。其临床意义与 MMEF 相似。FEF_{50} 和 FEF_{75} 反映下气道功能更为敏感，目前多用 FEF_{50} 和 FEF_{75} 来代替 MMEF。

e. MEFV 曲线的形态特征：正常人的 F-V 曲线其升支陡峭，上升到高峰后迅速转为降支，降支成光滑直线，斜行向下，直到 RV 位。在哮喘患儿，其 F-V 曲线由于呼气阻力增加，呼气流速下降，表现为降支低平，并可能凹向横轴，相应的 Vmax 参数，如 FEF_{50}、FEF_{25} 显著低于正常。这在慢性反复发作的哮喘患儿尤其明显，即使在缓解期。

最大呼气流量（peak expiratory flow，PEF）：用力呼气过程中所达到的最高流量。指最大吸气至肺总量后用最大力量最快速度所产生的最大瞬间呼气流量。PEF 是反映气道通畅性及呼吸肌肉力量的一个重要指标，与 FEV_1 有较高的相关性。简易峰流速仪构造简单、体积小、便于携带、使用方便、价格便宜，可用于医院门诊、病房观察，亦可用于家庭帮助哮喘患儿对病情进行监测，评估哮喘是否发作及其严重程度等。因为 PEF 改变可能在症状出现前几个小时或几天即发生，故监测 PEF 可在症状出现之前帮助发现病情加重的早期征象，是哮喘患儿病情动态观察的重要指标，并指导用药，它也广泛用于流行病学调查。

$$PEF\ 日间变异率 = \frac{PEF\ 晚间值 - PEF\ 早晨值}{(PEF\ 晚间值 + PEF\ 造成值)/2} \times 100\%$$

2）最大自主通气量（maximal voluntary ventilation，MVV）：指在单位时间内以最大幅度最快速度进行呼吸的通气量。MVV 与 FEV_1 成良好的线性相关关系，可用以检查患者的呼吸系统顺应性并判断患者的合作程度。它既反映了气道阻塞的严重程度，又可了解患者的呼吸储备力、肌肉强度和动力水平，手术前测定 MVV 的意义较大，MVV 实测值>80 预计值属于正常，<50 预计值应慎重考虑胸科手术或列为手术禁忌。但 MVV 测定时患者的负担很大，哮喘患者较少使用。

（3）测定方法

1）潮气量、深吸气量、补呼气量和肺活量：可用肺量仪直接测定。

2）功能残气量、残气量、肺总量：由于其组成含有无法用肺量仪测定的残气容积，只能用氦气或氮气稀释法进行测定。

3）肺总量：由肺活量加残气量或深吸气量加功能残气量计算求得。

4）最大呼吸流速 - 容积曲线：受检者取立位，夹鼻夹，平静呼吸二、三次后缓慢吸气到 TCL 位，然后尽快用力呼气至 RV 位。

5）PEF 测定：站立位，握流速仪，不要阻挡游标移动，游标放在刻度的最基底部（零位）；深吸气，嘴唇包住口器，尽可能快地用力呼气；记录结果，将游标拨回零位，再重复 2 次，选择 3 次所测量的最高值。

6）最大自主通气量：令患儿以最深和最快的速度呼吸 12 秒，呼出的空气量以 L/min 表示。

（4）阻塞性与限制性通气障碍的肺功能改变：肺容量与气流速率测定对鉴别阻塞性与限制性通气障碍有实用价值（表 4-1，表 4-2），临床考核标准一般以实测值 / 预计值 +20% 表示。

1）正常情况：A：RV=TLC 的 25%；B：FRC=TLC 的 40%；C：$FEV1 \geqslant FVC$ 的 80%。

2）阻塞性通气障碍：A：肺容量改变主要是 RV 和 FRC 升高，TLC 也升高，但升高幅度较小，因此 RV/TLC 升高，VC 下降。B：气流速率改变为呼气流速受限，$MMEF_{25}$、$MMEF_{50}$、$MMEF_{75}$、FEV_1、$FEV_1/FVC\%$ 下降。其严重度分类见表 4-2。

3）限制性通气障碍：A：肺容量的变化主要是各肺容量组成部分同等程度地减少。唯在肥胖等情况下，ERV、FRC 呈选择性减少，IC 仍正常。B：气流速率改变为由于肺容量的减少或肺弹性回缩力的增加导致气道阻力下降，表现为 $FEV_1/FVC\%$、$MMEF_{25}$、$MMEF_{50}$ 正常或高于正常值。

4）混合性通气障碍：表现为 VC、FEV_1 下降，TLC、RV/TLC 变化不定，气流速率改变均为下降。

5）小气道功能障碍：A：FEV_1、FVC、FEV_1/FVC 三者在正常范围内，$FEF_{25\sim75}$、FEF_{50}、FEF_{75} 三者中有两个低于 80% 正常预计值。B：目前最常使用的指标是：$MMEF_{50}$ 和 $MMEF_{25}$ 的实测值 / 预计值的比例（<80%）

表 4-1　通气障碍的分型

	阻塞性	限制性	混合性
通气测定			
FVC	正常或↓	↓↓	↓
FEV_1	↓↓	↓	↓
$FEV_1\%$	↓↓	正常或↑	↓
MMF	↓↓	正常或↓	↓
MVV	↓↓	↓或正常	↓
肺容积测定			
VC	正常或↓	↓↓	↓
FRC	↑↑	↓↓	不等
TLC	正常或↑	↓↓	不等
RV/TLC	↑	正常或↑	不等
其他			
气速指数	<1.0	>1.0	0.95~1.05
气道阻力	↑↑	正常	↑
气体分布	↓	正常	↓

表 4-2 阻塞性通气障碍的分级

分级	FEV$_1$实测值 / 预计值（%）	FEV$_1$/FVC（%）
轻度	<80	79~60
中度	<60	59~40
重度	<40	<40

2. 脉冲震荡肺功能测定 脉冲震荡技术（impulse oscillometry system，IOS）是基于强迫震荡原理对脉冲震荡下的静息呼吸进行频谱分析，以此测定呼吸阻抗的各组成部分。该仪器集脉冲强迫震荡原理和先进的计算机频谱分析技术于一体，代表着肺功能测试的全新概念，其突出的优点是抛弃了传统肺功能测试要求的用力呼气，仅要求患儿自主平稳呼吸，所以基本无禁忌证，使用范围非常广泛，尤其适用于老人、儿童和重症患儿。由于测试过程是在患儿既定生理状态下进行，因此所得的结果更能反映患儿的呼吸生理状况，重复性好。另外它所得的参数较多，能比较全面地反映患者呼吸生理的力学特征。由于使用方便，作为新一代设备，较传统的体积描记仪测定气道阻力更实用。目前，国内使用的主要是MasterScreen 系列脉冲震荡肺功能仪。

（1）IOS 肺功检测系统的原理：强迫振荡技术最早是由 Otis（1950）和 Dubois（1956 年）分别提出，与传统常规肺功能原理截然不同的是常规肺功能是以受试者的呼吸系统作为信号源，需要患儿用力呼吸来密切配合。而 IOS 的基本原理是由外部发生器产生矩形电磁脉冲，通过扩音器转变为各种频率的机械波，叠加在被检测者静息呼吸上，滤过由自主呼吸产生的低频部分（约 0.3Hz），连续记录在外加振荡频率下自主呼吸时气道压力与流速，经过计算即可得到各种振荡频率下测得的一系列阻抗参数值，其中以 5~35Hz 测定的最有意义，低于5Hz 它受自然呼吸频率的影响，高于 35Hz 它对评估诊断不够灵敏。这项技术具有操作简便、耗时短、无创伤测量，受被测者的影响较少等特点，可提供多种呼吸生理参数。

（2）呼吸阻抗的组成和分布：IOS 所测的阻力不是一般所说的气道阻力（黏性阻力），而是整个呼吸系统的呼吸阻力，即呼吸阻抗。呼吸阻抗（impedance，简称 Zrs），俗称呼吸阻力，根据其物理性质分为黏性阻力（resistance，R）、弹性阻力（capacitance，C）和惯性阻力（inertance，I）。同时呼吸系统各组成部分，如气道（包括中央气道和周围气道）、肺组织和胸廓又有各自的黏性阻力、弹性阻力和惯性阻力。

1）黏性阻力（resistance）：分布于大、小气道和肺组织，但绝大部分来自气道，包括中心气道和周围气道，也就是临床上所指的气道阻力，简称阻力。黏性阻力消耗能量，正常时无频率依赖性。

2）弹性阻力（capacitance）：主要分布在肺组织、肺泡和细小支气管，临床上常用顺应性（compliance，即弹性阻力的倒数）来描述。弹性阻力表现为能量的储存，具有频率依赖性。

3）惯性阻力（inertance）：主要存在于大气道和胸廓，也表现为能量的储存，有频率依赖性。

以上阻抗中较为重要的有中央气道黏性阻力的压力、周围气道黏性阻力；肺弹性阻力；中央气道的惯性阻力等。

呼吸系统阻力由黏性阻力、弹性阻力及惯性阻力组成,各阻力具有方向性,故其总和不是代数之和,而是向量之和。黏性阻力等于维持一定流速所消耗的压差,弹性阻力等于引起容积变化所需的压差,容积是流速对时间的积分,惯性阻力为压力差与加速度之比,而加速度是流速对时间的微分。由此可见,测定了压力和流速,并换算出容积和加速度即可计算出各阻抗值。

(3)IOS 检测主要参数及其临床意义

1)Fres:即响应频率(或共振频率),弹性阻力与惯性阻力是方向相反的一对力,当其绝对值相等而相互抵消时,此时的频率称之为 Fres,也成之为响应频率。Fres 是支气管功能检查中最为敏感的指标,其敏感度为 FEV_1 的两倍。正常情况下响应频率一般不超过 10Hz,阻塞性和限制性通气障碍因素均导致其增加。

2)Zrs:呼吸总阻抗,实测值 / 预计值<120% 为正常。

3)R:呼吸阻抗中的黏性阻力部分其中,R5:是振荡频率为 5Hz 时的气道阻力,依据脉冲学原理,在一定范围内当振荡频率处于低频阶段时,振荡波易于达到细小支气管,此时测定的呼吸阻力为总的呼吸阻力,故 R5 代表总气道阻力。实测值小于预计值的 120% 为正常,若大于预测值的 120%,表示总气道阻力增加。R20:是振荡频率为 20Hz 时的气道阻力,依据脉冲学原理,当振荡频率处于高频段时振荡波不能达到细小支气管,此时测定的阻力主要来自大气道及中心阻力,故 R20 代表中心气道阻力,实测值<预计值的 120% 为正常。R5-R20:是总气道阻力与中心气道阻力之差,代表外周气道阻力,正常应接近零。

4)X:呼吸阻抗中的弹性阻力和惯性阻力之和,也称电抗,其中 X5:为周边弹性阻力,小于(预计值 –0.2Pa/L/S)为异常,负值越大,表明周边弹性阻力越大。

以上指标为 IOS 数据参数,IOS 检测内容还包括频谱分析图(振荡频率与黏性阻力和电抗的关系)、结构参数图(根据实测数据并结合频谱图及电学模型而得到的计算分析结果,用图解的方法形象直观地显示中心气道阻力 Rc、外周气道阻力 Rp,以及弹性阻力和惯性阻力的分布)、阻抗容积图(Z-V,阻抗与肺容积的关系曲线)、频谱微分均值图(intrabreath,阻抗与流速 / 容积依赖性关系)和质控图(Z-time)等。

5)Rc:中心阻力,来自结构参数,不仅指黏性阻力,与 R20 不同。

6)Rp:外周阻力,来自结构参数,包括周边小气道的黏性阻力的弹性阻力。

(4)测定方法:受检者取坐位,放松,口咬口器,口角勿漏气,夹上鼻夹,双手按住颊部,头稍上抬,颈伸直,平静呼吸 1 分钟即可。注意事项:①固定颊部,防止颊部活动而影响测定结果;②采用坐位,因不同体位时测定值不一样;③防止颈部弯曲或舌头位置对气道通气的影响;④保持平静呼吸,因为潮气量过小或呼吸频率过快都会影响结果;⑤避免衣服过紧。

(5)IOS 检测在哮喘的应用:理论上讲 IOS 可应用在任何年龄。有报道小于 13 周的婴幼儿也可应用,但是目前国际上普遍应用的最小年龄在 2 岁及以上儿童。IOS 测定是诊断哮喘、判断病情轻重的有力工具,在各项参数中,共振频率最敏感,哮喘发作期 Fres 增高,R5明显增高,部分患儿 R20 亦增高,R5-R20 差值增大,X5 明显下降。儿童由于气道口径小,而气道阻力与气道口径成反比,因而低年龄儿童较高年龄儿童气道阻力高,儿童随着身高、年龄的增长,呼吸总阻抗、共振频率降低;气道阻力和外周气道阻力减小;外周弹性阻力增加,对呼吸阻抗的影响,身高是最主要的因素,年龄次之,体重的影响最小,男女儿童均呈同样趋势。因此,使用 IOS 检测儿童判断其肺功能时,一定采用相应的预计值作参考。

由于 IOS 直接测定气道阻力,除测定黏性阻力外,尚包括整个呼吸系统的弹性阻力和惯性阻力,测定的指标及临床意义与常规肺功能不同,例如,在有些通气功能检测正常的患儿,其 IOS 的 R 和 X 值已有较大改变,提示 IOS 参数的影响因素与常规肺功能不同,故在进行结果分析时应综合考虑。IOS 技术在临床上应用时间较短,对结果的判断以及与临床的关系和解释仍有待进一步研究,但脉冲振荡技术由于其独特的优点,在临床上将会有更广阔的应用前景。

3. 潮气呼吸肺功能测定技术 潮气呼吸肺功能测定是在平静呼吸条件下进行的,不要求做特殊的呼吸动作,连接面罩后只需作潮气呼吸,通过流速传感器进行检查,最后由电脑计算测出值。这样可能得到潮气量、时间、流速、流速 - 时间曲线等,故非常适合婴幼儿。早在 20 世纪 90 年代初期,国外即对潮气呼吸肺功能的临床应用价值进行了探讨,经十余年的努力,潮气呼吸肺功能测定技术逐渐成熟,目前已使用较多。

(1)各肺功能参数及其意义

1)潮气量(V_T/kg, ml/kg):通过流速传感测得流速后,乘以每次呼吸所用的时间即可得潮气量。新生儿潮气量为 15~30ml,1 岁时为 30~70ml,2 岁时为 86ml,4 岁时为 120ml,随着年龄增长,潮气量逐渐增加。决定潮气量的是吸气时间的长短,以及平均吸气流速。肺的通气储备非常大,在安静时,儿童仅用肺活量的 12.5% 来呼吸,而婴儿需用 30% 左右。哮喘患儿潮气量下降。

2)每分钟通气量(MV):潮气量与呼吸频率的乘积,为 3 500~4 000ml/m²,与成人接近。婴幼儿肺容量较小,弹性阻力大,所以在疾病状态下,主要靠增加呼吸频率来增加 MV。

3)呼吸频率(RR):每分钟呼吸的次数,在限制性病变的小儿,频率变快,RR 由呼吸系统有效时间常数所决定。气道阻塞或肺炎均可导致呼吸加快。

4)吸呼比:正常儿童吸呼比为 1：1~1：1.5(1~0.67)。哮喘时患儿由于气道阻力增加,呼气时间延长,吸呼比降低。在吸气性呼吸困难的小儿,如先天性喉鸣,吸气时间明显延长,此时吸呼比可>1。

5)潮气呼吸呼气峰流量(PTEF):潮气呼吸时呼气完全是被动的,呼气流量取决于肺和胸廓的弹性回缩力和气道阻力,在气道阻力增加时,PTEF 常提前出现,在呼吸道阻塞相对严重患儿,由于呼吸中枢的兴奋,呼吸功能代偿,PTEF 不仅提前出现,且可能升高。

6)达峰时间(TPTEF):从呼气开始至到达呼气峰流量的时间。它与吸气末期吸气肌的收缩压(Pmus,I),肺的弹性回缩压(Pel)和流速阻力压(Pres)有关。在阻塞性通气障碍的患儿(如哮喘、肺气肿)等,由于气道阻力增加,呼气相可达到的流量峰值降低,从而使 TPTED 缩短。上呼吸道堵塞时,则使达峰延迟,TPTEF 增加。

7)达峰时间比［TPTEF/TE(%)］:指达到呼气峰流速的时间与呼气时间之比,是反映道阻塞的一个最主要指标。在阻塞性患者,其比值下降。阻塞越重,比值越低。

8)达峰容积［VPTEF(ml)］:呼气过程中达到呼气峰流量时呼出的气体容积。在阻塞性通气障碍的患儿(如哮喘、肺气肿等),由于 TPTEF 缩短,呼气流量降低,从而使 VPTEF

下降。

9）达峰容积比［VPEF/VE（%）］：是 VPTEF 与呼气容积（潮气量）之比，也是反映气道阻塞的一个重要指标。在阻塞性患者，其比值下降。阻塞越重，比值越低。限制性通气障碍患儿达峰时间比可正常或增高。混合性通气障碍患儿此比值可正常或下降，其与达峰时间比的相关性可达到 90% 以上。

10）TEF_{25}：呼出 75% 潮气容积时的呼气流量，与年长儿童小气道功能下降类似，部分哮喘婴幼儿潮气流速 - 容量环呼气相降支明显凹陷，这一参数主要反映了小气道的阻塞程度。

11）TEF_{50}/TI_{F50}：呼气中期流量 / 吸气中期流量，反映呼吸气相峰流量的相对高低，是反映大呼吸道阻塞的常用参数。根据 TEF_{50}/TIF_{50} 比值水平判断胸外或胸内呼吸道阻塞可行性如何，尚存在不同观点。

12）PTEF/TV：呼气峰流量 / 潮气量。

13）潮气呼吸流速 - 容量环的形态特点

由于潮气呼吸流速 - 容量环的横轴为潮气量，纵轴为呼气或吸气流速，因此呼气流速和潮气量的改变决定了环的形态。正常年长儿童或成人的潮气流速 - 容量环为圆形或椭圆形（达峰时间比为 0.4~0.6）。健康婴儿流速 - 容量环不呈典型圆形，而近似椭圆形，主要是呼气曲线欠圆滑，升支较陡峭，呼气高峰靠前，降支较倾斜，这种情况在小婴儿更为明显，这可能与小婴儿的膈肌在呼气初的活动性较低，使呼气流速在呼气开始后较快达到高峰有关。阻塞性通气障碍患儿因呼气流速下降，呼气峰流速提前，故流速 - 容量环呼气相变低，呈矮胖型，且降支明显倾斜，甚至降支凹陷。限制性通气障碍患儿因潮气量下降，流速 - 容量环显著变窄，呈瘦长型。

（2）临床评价：潮气呼吸流速 - 容量测定一般用于婴幼儿肺功能测定，它的各项指标的正常标准和意义仍在研究之中。以上所列参数中除达峰时间比和峰容积比（正常值 ≥30%）对判断阻塞性改变意义比较明确外，其他参数改变在正常和异常之间尚缺乏明确界定，更无根据肺功能改变对婴幼儿病情进行严重度分级的标准。同时也应注意达峰时间比和达峰容积比在 2 月龄以下婴儿测量时其重复性较差，临床价值有限。婴幼儿肺功能参数主要与身高、体重、年龄相关，而受性别影响较小。肺容积、流量随年龄增加而增大，RR 随年龄增长而下降。每千克体重潮气量（V_T/kg）随年龄增长，从 1~3 个月的 6ml/kg 至 3 岁时达 8.8ml/kg，TPTEF/TE、VPEF/VE 均值随着年龄增长从 30.5% 逐渐达到 34.6%。目前使用的潮气肺功能测定仪中，尚缺乏依据年龄、身高及体重等校正的正常预计值。因此，测定结果均是各项参数的实测值，书写检测报告时，只能参照文献发表的正常值。

（3）测定方法：①患儿的准备：预先测量体重、身高，记录性别、年龄或月龄等。②镇静：新生儿可待其自然睡眠，婴儿可使用镇静剂，一般选择水合氯醛，对呼吸影响较小，非常安全。通常使用 30~50mg/kg，个别情况下可加量到 100mg/kg。若患儿服镇静药后有呕吐，可再给予原剂量的一半。安全起见，测试完毕后，待患儿能够叫醒或进食后才让患儿离开。③体位：肺容量、气体交换和通气效率等均与体位有关。对任何一个做连续测试的患儿必须强调采取同一体位。④测试时面罩的位置和密封非常关键，务必保证不能漏气。⑤每个受检者均进行 5 个测试,每个测试记录 20 次潮气呼吸,最后由计算机取 5 个测试均值。

4. 支气管舒张试验 支气管舒张试验是通过测定患儿吸入支气管扩张剂前后 FEV_1 的变化来判断气道阻塞的可逆性,临床上主要用于诊断和鉴别诊断支气管哮喘,也用作评价支气管舒张剂的效果。对 $FEV_1<70\%$ 预计值,且无吸入 β_2 受体激动剂禁忌的患儿,当怀疑哮喘时,可进行支气管舒张试验。对于婴幼儿,其气道内 β 受体发育可能不成熟,而 M 受体发育相对较成熟,故婴幼儿气道舒张试验采用 M 受体拮抗剂(如溴化异丙托品)可能更好些。

(1)方法:要求受检者试验前 12 小时内停用短效 β_2 受体激动剂,48 小时内停用长效 β_2 受体激动剂,对茶碱缓释片应停用 24 小时,阿托品类药物应停用 8 小时。首先测定受试者基础 FEV_1,然后雾化吸入 β_2 受体激动剂(沙丁胺醇溶液或气雾剂),吸入药物结束 15~20 分钟后重复测定 FEV_1,计算吸药后 FEV_1 改善率。

(2)结果评价:

$$FEV_1\ 改善率 = \frac{用药后\ FEV_1 - 用药前\ FEV_1}{用药前\ FEV_1} \times 100\%$$

如改善率 ≥ 12% 为舒张试验阳性,15%~25% 为轻度可逆,25%~40% 为中度可逆,40%以上为高度可逆。哮喘患儿合并慢性肺部疾病很少,其改善率通常在 25% 以上。

(3)临床意义:由于哮喘患儿的气道阻塞为可逆性,故支气管舒张试验阳性有助于协助哮喘的诊断和鉴别诊断,部分患儿肺功能参数不是太低,但吸入支气管舒张剂后肺功能明显改善,亦应视为阳性。同时,舒张试验结果阴性不能完全排除支气管哮喘,因为:①轻症患儿由于肺功能接近正常,用药后无明显改善;②重症患儿由于支气管严重痉挛药物不易吸入,影响药物效果;③重症哮喘或合并支气管炎的患儿对 β_2 受体激动剂反应差,用药后支气管舒张效果不明显;④用药方法不正确或用药剂量不足;⑤部分患者试验前曾服用药物,已使支气管有所舒张,再用药难有进一步恢复。为充分了解这些患儿气道阻塞是否真正不可逆,对这部分患儿可进行口服强的松试验,0.5~1mg/kg,连服 1 周,之后重新测定 FEV1,如 1 周后改善率 ≥ 13%,仍可认为舒张试验阳性。对基础 FEV_1 过低的患儿,由于吸药后肺功能轻微改善即超过 13%,为假阳性。支气管舒张试验阳性还要求 FEV_1 增加的绝对值>200ml,这在年长儿中可作参考。儿科对舒张试验阳性标准判断的要求相对低,除 FEV_1 改善率 ≥ 13% 外,如果患儿吸入支气管扩张剂后喘息明显缓解及肺部哮鸣音明显减少,也可认为支气管舒张试验阳性。

第六节 诊 断

儿童处于生长发育过程,各年龄段哮喘儿童由于呼吸系统解剖、生理、免疫、病理等特点不同,哮喘的临床表型不同,哮喘的诊断思路及其具体检测方法也有所差异。儿童哮喘具体诊断如下:

一、典型儿童哮喘

1. 反复发作的喘息、咳嗽、气促、胸闷,多与接触变应原、冷空气、物理、化学性刺激、呼吸道感染、运动,以及过度通气(如大笑和哭闹)等有关,常在夜间和/或凌晨发作或加剧。

2. 发作时双肺可闻及散在或弥漫性、以呼气相为主的哮鸣音,呼气相延长。

3. 上述症状和体征经抗哮喘治疗有效,或自行缓解。

4. 除外其他疾病所引起的喘息、咳嗽、气促和胸闷。

5. 临床表现不典型的患儿(如无明显喘息或哮鸣音),应至少具备以下1项:

(1)证实存在可逆性气流受限

1)支气管舒张试验阳性:吸入速效 β_2 受体激动剂(如沙丁胺醇压力定量气雾剂200~400μg)后15分钟第一秒用力呼气量(FEV_1)增加 ≥ 12%。

2)抗炎治疗后肺通气功能改善:给予吸入糖皮质激素和/或抗白三烯药物治疗4~8周,FEV_1 增加 ≥ 12%。

(2)支气管激发试验阳性。

(3)最大呼气峰流量(PEF)日间变异率(连续监测2周 ≥ 13%)。符合1~4条或第4、5条者,可诊断为哮喘。

二、在婴幼儿中应注意以下情况

1. 反复发作的喘息、咳嗽、呼吸困难(通常表现为活动受限)和夜间症状或憋醒。

2. 存在哮喘发展的危险因素,例如特应性家族史,如过敏性鼻炎、哮喘等,或个人食物过敏或特应性皮炎病史。

3. 抗哮喘治疗有效。

4. 排除其他诊断。

表4-3　5岁以下儿童支气管哮喘的特征

表现	提示哮喘的特点
咳嗽	反复发作或持续的干咳,夜间加重,或伴有喘息和呼吸困难,尤其是在没有明显呼吸道感染、运动、大笑、哭泣或接触烟草烟雾等情况下引起的咳嗽
喘息	反复喘息,包括在睡眠中或活动、大笑、大哭或接触烟草烟雾或空气污染等条件下发生的喘息
呼吸困难或呼吸急促	运动、大哭、大笑时发生
活动减少	较其他儿童跑步/玩耍减少,步行/玩耍时容易疲劳
既往史或家族史	其他过敏性疾病(特应性皮炎或过敏性鼻炎、食物过敏)。一级亲属哮喘
小剂量ICS诊断性治疗有效,并根据需要使用SABA	对症治疗2~3个月临床改善,停止治疗后恶化

5. 一些婴幼儿发病的最初症状是反复或持续性咳嗽,或在呼吸道感染时伴有喘息,经常被误诊为支气管炎或肺炎(包括急性呼吸道感染),因此不合理地应用抗生素或镇咳药物

治疗无效,此时给予抗哮喘药物治疗是有效的。

6. 如果患儿的"感冒"反复地发展到下呼吸道,持续 10 天以上或使用抗哮喘药物治疗后才好转,则应考虑哮喘。

7. 由于 80% 以上哮喘开始于 3 岁前,早期干预是有必要的。尽管一部分患儿有过度应用抗哮喘药物的可能,但有效使用抗变应性炎症药物及支气管舒张剂比应用抗生素能更好地缩短或减轻喘息的发作,亦符合儿童哮喘早期诊断和防治的原则。

8. 如果按照哮喘治疗效果不理想时,应再次进行鉴别诊断:如有无支气管异物、支气管淋巴结结核、先天性上下气道畸形等具有喘息、气促或胸闷的疾病。

三、<6 岁儿童哮喘的诊断线索

儿童哮喘多起始于 3 岁前,具有肺功能损害的持续性哮喘患儿,其肺功能损害往往开始于学龄前儿童。因此,从喘息的学龄前儿童识别出可能发展为持续性哮喘的患儿,并进行有效早期干预是有必要的。但是目前尚无特异性的检测方法和指标可作为学龄前喘息儿童的确切诊断依据。因此对于临床表现不典型者,主要依据症状 / 发作的频度、严重程度及是否存在哮喘发作的危险因素,评估患儿发展为持续哮喘的可能性,从而判断是否需要启动长期控制治疗,并依据治疗反应进一步支持或排除哮喘的诊断。

临床实践中可以通过哮喘预测指数(asthma predictive index,API)和哮喘预测工具(asthma predictive tool,APT)等评估工具,对幼龄儿童喘息发生持续性喘息的危险度做出评估。

喘息儿童如具有以下临床特点时高度提示哮喘的诊断:

1. 多于每个月一次的频繁发作性喘息。
2. 活动诱发的咳嗽或喘息。
3. 非病毒感染导致的间歇性夜间咳嗽。
4. 喘息症状持续至 3 岁以后。
5. 抗哮喘治疗有效,但停药后又复发。

如怀疑哮喘诊断,可尽早参照哮喘治疗方案开始试验性治疗,并定期评估治疗反应,如治疗 4~8 周无明显疗效,建议停药并作进一步评估。另外,大部分学龄前喘息儿童预后良好,其哮喘症状随年龄增长可自然缓解,对这些患儿必须定期(3~6 个月)重新评估,以判断是否需要继续抗哮喘治疗。

四、非典型哮喘

(一)咳嗽变异型哮喘

1. 咳嗽持续>4 周,常在运动、夜间和 / 或凌晨发作或加重,以干咳为主,不伴有喘。
2. 临床上无感染征象,或经较长时间抗生素治疗无效。
3. 抗哮喘药物诊断性治疗有效。
4. 排除其他原因引起的慢性咳嗽。
5. 支气管激发试验阳性和 / 或 PEF 日间变异率(连续监测 2 周)≥13%。

6. 个人或一、二级亲属过敏性疾病史,或变应原检测阳性。

以上第 1~4 项为诊断基本条件。

咳嗽变异性哮喘(cough variant asthma)是一种潜在隐匿形式哮喘,在儿童慢性咳嗽中占很大比例。此病可发生于任何年龄,其唯一症状是慢性咳嗽,无明显阳性体征,常被误诊为支气管炎、反复呼吸道感染等。所以对只有慢性咳嗽而其他情况良好,没有感染征象的患儿应考虑此病。咳嗽变异性哮喘的呼吸道病理改变也是持续气道炎症及气道高反应性,与哮喘的病理改变一样,故采用哮喘治疗的原则,降低气道炎症及高反应性,用药疗程可短,按轻度持续哮喘治疗。

(二)胸闷变异性哮喘

1. 胸闷或长叹气持续或反复发作 ≥ 8 周,且以胸闷为唯一或主要的临床表现,无喘息、气急、慢性咳嗽等典型哮喘的症状。

2. 胸闷发作时肺部听诊无哮鸣音。

3. 胸部 X 线和 / 或 CT 检查无明显器质性改。

4. 支气管激发试验阳性、支气管舒张试验阳性、2 周内平均 PEF 日间变异率 ≥ 13%,应至少符合 1 项。

5. 支气管舒张剂、吸入糖皮质激素治疗有效。

6. 排除心血管系统、消化系统、神经系统及精神因素所引起的胸闷。

儿童胸闷变异性哮喘起病较为隐匿,无咳嗽喘息等典型哮喘表现,年幼儿童对胸闷症状表述不清,而且感染性因素容易混杂其中,使该病难以发现、难以诊断。提示以胸闷或长叹气为唯一或主要临床表现的患儿,尤其是反复发作性胸闷或长叹气者,应详细追问病史,小儿胸闷、长叹气常伴有其他特异性的表现;其次要重视肺功能检查;有哮喘家族史、合并其他变应性疾病或明确诱发因素的患儿,更应警惕胸闷变异型哮喘的可能。

(三)运动性哮喘

运动性哮喘最典型的临床表现是运动停止 3~15 分钟后出现的喘息、胸闷、咳嗽等症状,一些患者也可能出现其他不典型的症状,包括头痛、腹痛、咽痛、精神紧张、肌肉痉挛、疲劳等。体格检查可发现两肺以呼气相为主的广泛的哮鸣音,呼气时间延长,亦可存在心率增快、发绀、大汗、三凹征等体征。

五、哮喘的分期

为了便于哮喘病规范化治疗和管理,根据患儿临床表现,将哮喘全过程划分为急性发作期、慢性持续期和临床缓解期。急性发作期是指突然发生喘息、咳嗽、气促、胸闷等症状,或原有症状急剧加重;慢性持续期是指近 3 个月内不同频度和 / 或不同程度地出现过喘息、咳嗽、气促、胸闷等症状;临床缓解期系指经过治疗或未经治疗症状、体征消失,肺功能恢复到急性发作前水平,并维持 3 个月以上。

六、哮喘的分级

哮喘的分级包括哮喘控制水平分级、病情严重程度分级和急性发作严重程度分级。

（一）哮喘控制水平分级

哮喘控制水平的评估包括对目前哮喘症状控制水平的评估和未来危险因素评估。依据哮喘症状控制水平,分为良好控制、部分控制和未控制。通过评估近4周的哮喘症状,确定目前的控制症状。以哮喘控制水平为主导的哮喘长期治疗方案可使患儿得到更充分的治疗,大多数患儿可达到哮喘临床控制(表4-4,表4-5)。

表4-4 ≥6岁儿童哮喘症状控制水平分级

评估项目[a]	良好控制	部分控制	未控制
日间症状>2次/周	无	存在1~2项	存在3~4项
夜间因哮喘憋醒			
急缓解药使用>2次/周			
因哮喘而出现活动受限			

注:[a] 用于评估近4周的哮喘症状

表4-5 <6岁儿童哮喘症状控制水平分级

评估项目	良好控制	部分控制	未控制
持续至少数分钟的日间症状>1次/周	无	存在1~2项	存在3~4项
夜间因哮喘憋醒或咳嗽			
应急缓解药使用>1次/周			
因哮喘出现活动受限(较其他儿童跑步/玩耍减少,步行/玩耍时容易疲劳)			

哮喘预后不良的未来危险因素评估包括未来发生急性发作、不可逆肺功能损害和药物相关不良反应风险的评估。肺通气功能检测是哮喘未来风险评估的重要手段,启动控制药物治疗前(首次诊断时)治疗后3~6个月(获得个人最佳值),以及后续定期风险评估时均应进行肺通气功能检查。值得注意的是,未启动ICS治疗或ICS使用不当(包括ICS剂量不足、吸入方法不正确、用药依从性差)是未来发生哮喘急性发作和不可逆肺功能损害的重要危险因素。另外,频繁使用短效β₂受体激动剂(SABA)是哮喘急性发作的危险因素,过度使用SABA(使用定量压力气雾剂>200吸/月)是哮喘相关死亡的独立危险因素。

（二）病情严重程度分级

哮喘病情严重程度应依据达到哮喘控制所需的治疗级别进行回顾性评估分级,因此通常在控制药物规范治疗数月后进行评估。一般而言,轻度持续哮喘:使用第1级或第2级阶梯治疗方案能达到良好控制的哮喘;中度持续哮喘:使用第3级阶梯治疗方案能达到良好控制的哮喘;重度持续哮喘:需要第4级或第5级阶梯治疗方案治疗的哮喘。哮喘的严重程度并不是固定不变的,会随着治疗时间而变化。

(三) 哮喘急性发作严重度分级

哮喘急性发作常表现为进行性加重的过程,以呼气流量降低为其特征,常因接触变应原、刺激物或呼吸道感染诱发。其起病缓急和病情轻重不一,可在数小时或数天内出现,偶尔可在数分钟内即危及生命,故应及时对病情做出正确的评估,以便即刻给予有效的紧急治疗。根据哮喘急性发作时的症状、体征、肺功能及血氧饱和度等情况,进行严重度分型(表4-6,表4-7)。

表4-6　≥6岁儿童哮喘急性发作严重度分级 [a]

临床特点	轻度	中度	重度	危重度
气短	走路时	说话时	休息时	呼吸不整
体位	可平卧	喜坐位	前弓位	不定
讲话方式	能成句	成短句	说单字	难以说话
精神意识	可能有焦虑、烦躁	常焦虑、烦躁	常焦虑、烦躁	嗜睡,意识模糊
辅助呼吸肌活动及三凹征	常无	可有	通常有	胸腹反常运动
哮鸣音	散在,常在呼气末出现	响亮、弥漫	响亮、弥漫、双相	减弱乃至消失
脉率(次/min)	略增加	增加	明显增加	减慢或不规则
PEF占正常预计值或本人最佳值的百分数(%)	SABA治疗后:>80	SABA治疗前:>50~80 SABA治疗后:>60~80	SABA治疗前:≤50 SABA治疗后:≤60	无法完成检查
SaO_2(吸入空气,%)	0.90~0.94	0.90~0.94	0.90	<0.90

注: [a] ①判断急性发作严重度时,只要存在某项严重程度地指标,即可归入该严重度等级;②幼龄儿童较年长儿和成人更易发生高碳酸血症(低通气); PEF: 最大呼气峰流量; SABA: 短效 β_2 受体激动剂

表4-7　<6岁儿童哮喘急性发作严重度分级

症状	轻度	重度 [c]
精神意识改变	无	焦虑、烦躁、嗜睡或意识不清
血氧饱和度(治疗前) [a]	≥0.92	<0.92
讲话方式 [b]	能成句	说单字
脉率(次/min)	<100	>200(0~3岁) >180(4~5岁)
发绀	无	可能存在
哮鸣音	存在	减弱,甚至消失

注: [a] 血氧饱和度是指在吸氧和支气管扩张剂治疗前的测得值; [b] 需要考虑儿童的正常语言发育过程; [c] 判断重度发作时,只要存在一项就可归入该等级

在对患儿进行评估后,必须进行相应的适合患儿病情严重程度的阶梯治疗。根据疾病严重度进行哮喘分类的方法很有意义,因为哮喘的治疗采用了分级阶梯治疗策略,随着哮喘严重度的增加,治疗级别也应该相应提高。根据患儿出现这一级中的任何一种严重征象,就足够将患儿归入该级中。

五、鉴别诊断

在哮喘诊断过程中一定要考虑到其他原因引起的喘息发作,尤其经过正规哮喘治疗而喘息症状不能缓解的患儿,应该考虑作进一步检查以除外其他疾病。

(一) 气管异物吸入

是常见误诊为支气管哮喘的疾病之一,婴幼儿为高发年龄,该年龄段的幼儿吞咽反射不够完善,在进食花生、瓜子等小硬壳食品时易不小心吸入气道;其他的任何物品(如铅笔帽、小螺丝钉、杂草等)在儿童玩耍过程中经过口腔或鼻腔不经意中吸入气道,所以一定要询问是否有异物吸入史,但很多家长可能未注意或不在现场,不能提供确切的异物呛入史。典型症状的患儿在进食或玩耍期间剧烈咳嗽和/或喘鸣;反复肺部感染和咳嗽,不易缓解;有些患儿在吸入支气管扩张剂后自觉症状有所缓解,但一般来讲症状会持续存在。查体双侧呼吸音不对称;哮鸣音局限,但有些是发作性喘鸣。胸透是最简单有效的检查方法:吸气及呼气相透视或摄片,可见纵隔摆动,两肺透光度不一致。胸片检查有时是阴性的,如不能除外异物诊断,可做纤维支气管镜检查查找异物。

(二) 支气管淋巴结核及支气管结核

支气管淋巴结核或支气管内膜结核对气道的起外压或内阻的作用使气道口径变窄。可由气道外纵隔或肺门肿大淋巴结压迫支气管或因结核病变腐蚀和侵入支气管壁导致气道部分或完全阻塞,出现阵发性痉挛性咳嗽伴喘息,常伴有疲乏、低热、盗汗、体重减轻等结核中毒症状。有人可问出结核接触史,但大部分患儿否认,必须进行细致的病史及卡介苗接种史询问,检查卡疤;可做 PPD、胸片、胸部增强 CT 检查,痰结核菌培养,血清结核菌抗体测定。虽然现在有结核菌 PCR 检测、结核抗体检测等新的检测方法,但是都不能代替传统的结核菌素实验。如考虑支气管内结核可做纤维支气管镜检。

(三) 先天性疾患

对于年龄越小的患儿,生后发生喘息越早的患儿,伴有生长发育障碍的一般状态较差的婴幼儿,越是要注意有无先天发育的异常,包括:

1. **先天性心脏病**　婴儿可有反复、严重的呼吸道感染,由于肿大的心脏压迫气道及肺充血而导致喘息;伴有喂养困难和生长发育迟缓和缺血缺氧造成的青紫等。

2. **环状血管环**　多发生于主动脉弓处,如双主动脉弓或有环状血管畸形。由一前一后血管围绕气管和食管,随后两者又合并成降主动脉,某些病例右侧主动脉弓和左侧主动脉韧带形成一个环,前者压迫气管及食管,造成气道狭窄而喘息。CT 增强加三维重建可以确诊,并发其他心内畸形者可以通过心脏彩超辅助诊断,上消化道造影和支气管镜检查见到受压的食管和气管可以辅助诊断。

3. **先天性气道发育异常**　凡是能造成气道狭窄的任何气道发育异常都可以产生类似

哮喘的喘息症状。如上气道病变：喉蹼、息肉、血管瘤等,造成上气道狭窄,若喉部完全阻塞者生后可因窒息而死亡;如喉部分阻塞,哭声减弱、声嘶或失声,在吸气及呼气时呼吸困难和青紫。有时查体无异常,进行 X 线检查、喉镜及纤维支气管镜检查有助诊断。喉软骨软化:由于出生时喉部发育较差造成先天性喉喘鸣,喘鸣是因为喉部组织陷入声门而发生。临床表现为出生时或生后数天出现持续吸气性喘鸣,重者呼吸困难,查体吸气时可见胸骨上窝及肋间凹陷,听诊时可闻及吸气时啰音但有时不清,在俯卧位或被抱起时喘鸣有时可消失。在6 个月到 2 岁时喉部软骨骨化,喘鸣消失。先天性气管支气管狭窄、先天性气管支气管软化症等病均应在不易缓解的喘息鉴别诊断时要考虑到。

(四)毛细支气管炎

婴幼儿在出生后第一次喘息,最常见的为呼吸道合胞病毒(RSV)感染,其次为副流感病毒 3 型感染。发病年龄为 2 岁以下,好发于 2~6 个月婴儿,常于冬春季流行。临床表现为感冒 1~3 天后突然喘憋,喘息为阵发性,呼气困难为主,一般持续 2~3 天,严重者 1 周,体温不发热或 38℃左右。听诊肺部可闻及哮鸣音,缓解时可闻及细湿啰音。胸片显示肺气肿,无肺部渗出影。

第七节　婴幼儿喘息

一、概述

喘息是婴幼儿呼吸系统疾病常见的临床症状,约 50%~70% 的婴幼儿喘息呈现反复发作倾向,部分有过敏背景的喘息患儿最终会发展为哮喘。婴幼儿期由于气道相对狭窄,黏膜柔嫩,血管丰富,软骨对气道的支撑力弱,在气道病变时,容易出现黏膜肿胀充血,易致管道狭窄,分泌物不易排出,造成气道阻塞。在病原微生物侵入或受到机械性、物理化学刺激,或器官生长发育畸形时,常表现出不同程度的喘息症状。喘息性疾病病因谱繁杂,预防、治疗和管理措施因病而异,对广大儿科医生特别是呼吸专业医生具有很强的挑战性。

毛细支气管炎、喘息性支气管炎是最常见婴幼儿喘息原因。以病毒感染为主,尤其是呼吸道合胞病毒感染。此外,还包括鼻病毒、人偏肺病毒、冠状病毒、人博卡病毒、腺病毒、流感病毒和副流感病毒等感染。多种病毒混合感染也较常见,其中以呼吸道合胞病毒和鼻病毒的混合感染最多。此外,肺炎支原体、肺炎衣原体、副流感嗜血杆菌、肺炎克雷伯菌、大肠埃希菌感染等也与此有关,部分患儿日后会继发气道高反应性疾病或哮喘。

哮喘是婴幼儿喘息的第二大因素。发病受遗传因素与环境因素双重影响,反复呼吸道感染可能会增加哮喘发病的风险,也是导致哮喘急性发作的重要因素之一。其中病毒感染是最主要的危险因素。研究表明,婴幼儿以 RSV、PIV 感染为主。MP、CP 等感染也与哮喘急性发作密切相关。此外,早期呼吸道多种定植菌(肺炎链球菌、流感嗜血杆菌、卡他莫拉菌、金黄色葡萄球菌等)也有可能激活与哮喘相关的免疫反应,最终导致哮喘的发生。

目前,哪部分患儿会发展成为哮喘没有准确的评估方法。婴幼儿喘息、支气管哮喘和感染,尤其是病毒感染三者的关系尚不完全清楚。

其他因素包括闭塞性支气管炎、支气管异物、支气管肺发育不良等。

二、分类

学龄前儿童喘息主要分为两种表型,按病程演变三个趋势。

（一）根据喘息的表现类型分类

1. **发作性喘息**　喘息呈发作性,常与上呼吸道感染相关,发作控制后间歇期无症状。

2. **多诱因性喘息**　喘息呈发作性,可由多种触发因素诱发,发作控制后间歇期有症状（如夜间睡眠过程中、运动、大笑或哭闹时）。

临床上这两种喘息表现形式可相互转化。

（二）根据病程演变分类

1. **早期一过性喘息**（transient early wheezing）　3 岁之前至少有一次喘息发作,6 岁时喘息消失。早期一过性喘息原因复杂,包括毛细支气管炎、喘息性支气管炎、喘息性肺炎等。20 世纪 80 年代后,随着对哮喘认识的深入,部分患儿被诊断为哮喘,此举改变了全球哮喘诊断率过低和治疗不足的局面,对多数年长儿而言是有益的,因可减少抗生素的应用,但是在婴幼儿并非如此。支气管哮喘的威胁被夸大,出现了治疗过度的情况,许多病毒相关性喘息接受了不合适且无效的抗哮喘治疗。诊断的扩大化也使人们对过去 20 年中有关哮喘发病率上升的原因产生了误解。最近的证据显示:哮喘发病率很大程度上同早期暂时性喘息综合征（transient early wheezing syndrome,TEWS）的增加有关。早期暂时性喘息患儿发作时常伴有下呼吸道疾病,测定这些患儿生后不久、发生下呼吸道疾病前的肺功能,发现气道功能已经明显受损,推测患儿存在着先天性小气道障碍。在 6 岁时的肺功能尽管仍较同龄儿童差,但由于气道直径的绝对值增大,以后很少发生喘息。母亲孕期吸烟常使其子女易患早期暂时性喘息,其子女相对于不吸烟母亲的子女常肺功能较差。这类喘息常和父母的哮喘、其他的过敏表现、IgE 的产生无一定的关系,预后较好。

2. **早期持续性喘息**（persistent wheezing）　3 岁之前及 6 岁时均有喘息发作。患儿主要表现为与急性呼吸道病毒感染相关的反复喘息,本人无特应性表现,也无家族过敏性疾病史。喘息症状一般持续至学龄期,部分患儿在 12 岁时仍然有症状。小于 2 岁儿童喘息发作的原因通常与呼吸道合胞病毒感染有关,2 岁以上的儿童,往往与鼻病毒等其他病毒感染有关。

3. **迟发性喘息和 / 或哮喘**（late-onset wheezing）　3 岁之前无喘息发作,但 6 岁时出现喘息。持续性喘息患儿,常伴有湿疹、变应性鼻炎及母亲有哮喘病史,血清 IgE 常升高。喘息发作前的肺功能与无喘息发作的婴幼儿相似,但到 6 岁时肺功能下降。相比暂时性早期喘息患儿,他们在 1 岁内喘息发作更频繁,接触空气过敏原容易产生较高的 IgE。这种类型提示与哮喘的发生密切相关。

婴幼儿喘息的鉴别诊断包括呼吸道异物吸入、先天性气道和心脏异常、大血管畸形、胃食管反流、肺囊性纤维化、纵隔肿块、肺部感染、纤毛运动障碍和免疫缺陷病。

三、高危因素

尽管国内外目前对于婴幼儿喘息的预后预测研究非常重视,每年都有大量有关文章发表,重点是随访研究与最终表现哮喘关系,但未发现特异性指标。有实验显示嗜酸粒细胞及嗜酸粒细胞阳离子蛋白(ECP)有预测作用,但同时也有相反的结果报道。有人利用哮喘的气道高反应性特点,检测婴幼儿气道反应性,结果发现出生不久的健康婴儿,在吸入组胺后同样产生气道高反应性。至今为止,尚没有一个可靠的指标能早期预测哪些婴幼儿喘息会发展为支气管哮喘。因此,分析哮喘发生的高危因素及早期防范尤为重要。

(一) 遗传因素

许多学者一直认为哮喘有遗传因素参与,主要特应性体质和哮喘的家族史,尤其母亲的哮喘史,但遗传学机制尚未阐明。哮喘有复杂的表型,其基因的多态性随着发病年龄、临床表现的不同而不同,环境因素在基因的表达中起关键的作用。这种变化表明哮喘并非由单一的两个等位基因支配,而是由共同参与的许多主要或次要基因及强烈的环境决定因素控制。

1. HLA 与哮喘　HLA 分子是由位于 6P2.3 片段上的两个高度多态性基因家族编码,HLA-A、HLA-B 和 HLA-C 基因位点编码 HLA-Ⅰ类分子,HLA-DP、HLA-DQ 和 HLA-DR 位点编码 HLA-Ⅱ类分子,HLA-Ⅱ类分子的高度多态性决定了何种抗原多肽可通过 T 细胞受体与 T 细胞结合,并将抗原多肽传递给 T 细胞。T 细胞受体可在适当刺激信号存在时,引起 T 细胞活化以识别 HLA 多肽复合体。已发现 HLA-Ⅱ类基因与特异性 IgE 之间存在不同相关(正或负相关)。Aron Y 等发现哮喘患儿 HLA-DR4、HLA-DR7 等位基因在哮喘患儿频率为 39.2%,而在健康人群中为 2.5%;相反健康人群频率高的 HLA-DQA1*0103 和 HLA-DQB1*0502 可能有保护作用。有报道同对照组相比,特应性哮喘中 DRB1*0101 频率有微弱的显著性增加,而 DRB1*0301 则减少。香港的一项研究未发现 HLA-DQ 和 HLA-DR 基因型与中国南方人群中的哮喘存在相关,但该项研究是以散发哮喘患者而非哮喘家系作为研究对象。在郭雪君的研究中发现 HLA-DQA1*0101、*0601 和 DQB1*0303、*0601 是哮喘遗传易感等位基因。

2. 5q 上的哮喘候选基因　细胞因子集落基因位于 5q31-33 区域,这些基因对 IgE 的调节及哮喘的炎症发生发展起着很重要的作用,包括细胞因子(IL1、2、3、4、9、13、GM-CSF、TNF)、β_2 肾上腺素能受体、淋巴细胞糖皮质激素受体(GRL)、白三烯 C4 合成酶(LTC4S)等。其中 IL4 是 Th2 细胞的自分泌生长因子,对 Th2 细胞的发育、生长与分化起关键作用;又是 B 细胞的生长与分化因子,促进 B 细胞分泌 IgE,同时能使静止 B 细胞表达 CD23,CD23 可活化 B 细胞,也能促进 B 细胞分泌 IgE。5q31-33 与血清总 IgE、气道高反应性(AHR)有连锁关系。Shek 等调查新加坡的 88 个家庭,发现哮喘和特应性与 5q31-33 区的三个标志 D5S2110、D5S2011、D5S412 有关。Xu 等研究了 108 个家庭,表明 5q 与高 IgE 关系密切。而 Palmer 对于 11 个研究报告,6277 哮喘病例所作的 meta 分析,选择的 5q31-33 区域的 35 个基因标志与哮喘的易感性和血清总 IgE 在 5% 水平上并无关系。

β_2 受体基因也位于 5q32,β_2 受体兴奋有助于支气管扩张,因此其受体激动剂广泛用于治疗哮喘。β_2 受体基因多态性影响受体的功能,其多态性包括 16 位精氨酸被替换成甘氨酸(Arg16 → Gly16)、27 位的谷氨酰胺被替换成谷氨酸(Gln27 → Glu27)、34 位缬氨酸替换成蛋氨酸(Val34 → Met34)、164 位的苏氨酸被替换成异亮氨酸(Thr164 → Ile164)。使用兴奋剂后 Gly16 受体明显下调,伴随气道反应性增高,夜间哮喘加重,而 Glu27 能抵抗这种作用,替代精氨酸与哮喘发作的严重程度有关。Ohe 应用限制性内切酶技术对日本家系 β_2 受体进行 RFLP 分析发现,β_2 受体的 Ban-I 内切酶 RFLP 可能与哮喘患儿对 β_2 受体激动剂的反应及哮喘的发生有关。

3. **11q 上的哮喘候选基因**　Cookson 等最早发现特应征与 11q13 上的标志 D11S97 有很强的连锁,随后将图位限定在 IgE 高亲和力受体 β 亚单位(FcεR I β)附近。对 FcεR I β 编码基因的测序发现,该基因在 6 号外显子中有 181 位和 183 位上的亮氨酸的替换(Ile181 → Leu181;Ile 183 → Leu183)。当其通过母系遗传时,则高度易感特应征。在 7 号外显子中发现 237 位上甘氨酸的置换(Glu 237 → Gly237 或 E237G),同样与哮喘相关,但无母系遗传的优势。Sandford 等在 1993 年发现 FcεR I β 基因与特应性基因紧密连锁,而 FcεR I β 在特应性疾病及哮喘中起重要作用,认为 FcεR I β 基因就是特应性基因。Palmer 证实 11q 与哮喘及特异性 IgE 水平密切相关。但 Hizawa 对于日本 4 个特应征家系的研究不支持特应征基因与 D11S97 连锁的结论。

4. **12q 上的哮喘候选基因**　在 12q12-24.1 区域内含有一些候选基因,包括 γ 干扰素(IFN-γ)、NO 合成酶结构式基因(NOS1)、肥大细胞生长因子(MGF)、胰岛素样生长因子 1(IGF1)、干细胞因子(SCF)、核因子 Yβ 亚单位(NFYβ)、白三烯 A4 脱氢酶(LTAH)、B 细胞易位基因 1(BTG1)和转录子 6 的信号转导蛋白和激活蛋白(STAT6)等基因。此区域常用作哮喘易感基因的研究,有两个明显的阳性连锁基因簇:一个在 IFNγ 基因附近区域;另一个在一氧化氮合成酶基因 1 区域。最近,Raby 对至少两个同胞有哮喘的 55 个家庭的 212 个个体的研究发现,3 个独特的基因位点有阳性连锁:哮喘在 68cM、气道反应性在 147cM、肺功能指数(FEV1,BDPR)在 134cM,支持哮喘易感基因位点在 12q 末端。Dizier 对类似的个体的研究也表明,12q14.2-q21.33 区域的 D12S83 和 D12S95 分别与特应征和哮喘连锁。

5. **14q 上的哮喘候选基因**　T 细胞受体(TCR)的 α 和 δ 链来源于 14q,1994 年 Moffatt 等首次报道了 TCRα/δ 复合体与特异性 IgE 反应存在遗传连锁。TCRα/β 基因定位于被哮喘遗传学协作研究(CSGA)的全基因组扫描定为哮喘易感基因的 14q11.2-13 区域。

总之,哮喘的遗传非常复杂,涉及许多不同的基因,特殊表型的表达主要由宫内和产后的周围环境相互作用决定。有些基因间接影响哮喘的发生,如 Kabesch 对 3054 名学生进行了基因型的检测,发现有谷胱甘肽 S 转移酶(GST)缺陷患儿,在被动吸烟时容易发生喘息及发生哮喘的危险性。因此,在不同的个体、不同的种族,可能由不同的基因起着主要作用。有其他过敏性的表现,如湿疹、变应性鼻炎或家族过敏性疾病病史的患儿,需要高度重视、定期随访、反复评分,达到诊断标准及时抗哮喘治疗,尽量避免可能促进特应性相关基因表达的环境因素。

(二) 病毒感染

流行病学提示,大多数有喘息发作的婴幼儿被证实有病毒感染,尤其是呼吸道合胞病毒

（RSV）、副流感病毒（PIV），以及鼻病毒（HRV）。实际上病毒的作用较复杂，对于这类疾病影响具有双重性。感染时间、病毒种类及机体的免疫状况可能起着关键的作用。早期感染可通过调节免疫系统减轻以后的过敏和哮喘，迟发感染可导致并加重哮喘的发生。

病毒相关性喘息常引起两种不同的结果：①约 1/3 儿童于 6 岁后仍有反复喘息，常同时伴随特应性体质的其他表现，病情也较为严重；②另外 2/3 儿童在 3 岁后不再有喘息，但早起婴儿阶段肺功能降低。

病毒引起的两种完全不同结果，机制是由于导致的免疫反应不同。近年来研究表明辅助性 T 细胞 Th1/Th2 亚群比例失衡和功能失衡是哮喘的主要免疫发病机制，不同类型的外界刺激引发集体不同类型的免疫防御，并且引起 Th0 细胞向 Th1 或 Th2 细胞分化。由于胎儿生长发育的需要，生理状况下婴幼儿时期是以 Th2 细胞功能占优势，也就是说，在生理状况下婴幼儿早期存在着"特应性体质"，在发育过程中，随着免疫功能的成熟，最终达到 Th1/Th2 平衡。如果有基因的因素存在或外在原因的干扰，不能纠正以 Th2 为主的平衡，就形成了真正的特应性体质。在婴幼儿早期，由于气道结构的原因，病毒感染常诱发喘息，但早期感染（尤其非呼吸道病毒及细菌感染）可促进 Th1 为主的免疫反应，有利于 Th1/Th2 提前达到平衡，可以减少过敏性疾病，这种喘息常表现为暂时性喘息。而 RSV、鼻病毒、副流感病毒等呼吸道病毒，使 Th1/Th2 平衡倾向于 Th2，加重或促进了过敏性疾病的形成。有研究发现单纯 RSV 感染 Balb/c 小鼠后血清中 T 辅助细胞因子改变呈 Th1 反应，但经卵白蛋白致敏后再感染 RSV 则呈 Th2 反应，说明 RSV 与其他抗原相互作用的结果改变了 T 辅助细胞的选择性活化，使得细胞因子形式由单纯 RSV 感染的 Th1 反应转向类似于哮喘的 Th2 反应。

Narita 等通过观察 262 例因下呼吸道感染住院的 3 岁儿童，并随访 6 年，发现 27.8% 的儿童因 RSV 诱发喘息，且 11.1% 的儿童因哮喘发作而接受治疗。Simoes 等研究发现，对于无过敏性家族史进行 RSV 预防可减少 80% 患儿发生反复的喘息，而有过敏性家族史的患儿进行 RSV 预防不能改善其喘息的发生。有研究表明，RSV 感染导致气道感染性炎症以及气道高反应性，同时还诱导机体免疫状态发生改变，诱发或加重了哮喘的发生。此外，病毒相关性喘息与支气管哮喘还有不同的气道炎症细胞反应。对儿童支气管哮喘的活组织检查发现其特征符合支气管哮喘的典型病理改变，如嗜酸细胞增加等。而支气管肺泡灌洗液的研究提示虽然病毒诱发的喘息和支气管哮喘一样都有细胞总数增高，但主要表现为中性粒细胞和巨噬细胞增加。上述研究结果提示，病毒相关喘息和支气管哮喘可能有着不同的病理生理机制，有报道病毒感染诱发哮喘的机制，除外 T 细胞亚群的改变、气道炎症与气道高反应性外，还与气道上皮细胞损害、遗传异质性和神经生长因子等有关。总之，婴幼儿反复喘息大多数属于早期暂时性喘息，多数与病毒感染有关，在学龄期后不再发生，仅少部分发展为哮喘。

RSV 加上遗传基因的作用才是主要的发病机制。Isaacs 也认为，RSV 感染并不导致哮喘，而是暴露了潜在的哮喘。研究发现 RSV 与哮喘的关系是通过削弱 Th1 细胞功能，而非增强 Th2 反应。流感病毒致哮喘机制不明，可能通过损伤气管上皮细胞，使气道反应性提高。而流感病毒疫苗可减轻哮喘的症状。周围的环境因素如空气的高 NO_2 水平尤其在病毒感染前一周暴露于高 NO_2 空气,都加重哮喘的发作。病毒也可能通过增加痰液中的中性粒细胞及其溶解释放的胰肽酶 E 促进和加重哮喘。

在健康的个体中,人类鼻病毒(Human rhinovirus,HRV)感染是普通感冒主要的原因,然而,在支气管哮喘患者中,HRV 感染可以对疾病的发生和发展产生重大影响。与没有喘息性疾病的人相比,在 3 岁以内有 HRV 诱导喘息性疾病的儿童哮喘发病率为 9.8%。也有研究表明,上呼吸道病毒感染所致哮喘急性发作者,患儿高达 85%,成年人大约 50%,在这些研究检测到的病毒中,HRV 占 60%,是主要的病原体。Yutaka 等也有报道,通过实时 PCR 技术检测成人支气管哮喘急性发作感染性病原体,流感嗜血杆菌为最常检测到的微生物(26.6%),其次为 HRV(15.6%)。另外,Ohrmalm 等研究了一项无感染症状的稳定型哮喘患者与健康人群的对照实验(纳入研究人员年龄为 10~35 岁),采用 PCR 分析鼻咽吸出物中最常见呼吸道病毒 RNA 的存在情况,显示 HRV 是唯一检测到的病毒(哮喘患者 4.5%,对照组 0.9%),并提示 HRV 感染似乎在哮喘和空气过敏原 IgE 致敏的青轻人气道中更普遍。

(三) 胃食管反流

胃食管反流性疾病(gastroesophageal reflux disease,GERD)是导致 1 岁以下婴儿喘息的常见原因。使用 PH 探针诊断出患有 GERD 的婴儿中,与空白对照组相比,有 68.4% 的婴儿能够通过治疗 GERD 来终止哮喘的发作。GERD 时由于反流物的直接刺激或通过刺激食管黏膜的迷走神经受体,经迷走反射引起支气管痉挛,导致喘息。鲍永波等人从呼吸道高反应、BALF 分析、肺组织病理变化,以及 Th1/Th2 比值的变化等方面,研究发现胃食管反流可以加重哮喘的气道高反应性,导致哮喘小鼠的病理生理变化加重,证实胃食管反流进一步加重哮喘发生时 Th1/Th2 比值的下调,这一变化可能是哮喘的免疫机制之一。

(四) 性别

许多报道,在儿童早期,男孩的哮喘远比女孩多见,10 岁以前约为(2~3):1,在青少年时期男、女相似或女性略占优势,而到成年以女性多见。儿童早期男孩的喘息主要是由于相对于肺,气道较小。Nicolai 等调查了德国慕尼黑 5 030 个 10 岁的四年级小学生,哮喘有 274 例,其中男性 164 例(59.9%)、女性 100 例(40.1%),到 20 岁时仅 24.5%(男性 21 例、女性 8 例)还有哮喘,仍然以男性为主;另外统计了 3 538 个没有哮喘的同样 10 岁儿童,到 20 岁时 4.8% 出现,但以女性为主(6.4%vs.3.3%,P=0.022)。说明这个比例的变化主要由于在成年哮喘发病以女性为主。

(五) 社会经济地位

越来越多的调查发现,富有的国家和地区哮喘等过敏性疾病发病率高。Keeley 等调查了津巴布韦的三个地区:首都哈拉雷北部(高社会经济地位阶层的城市子女)、南部(低社会经济地位阶层的城市子女)及 Wedza 地区(农村)的农民子女,气道高反应性的发生率分别为 5.8%、3.3%、0.1%。Matricardi 等研究了 11 371 个 16~24 岁刚加入空军的青年,发现其父亲的受教育程度、家庭的经济状况与当地空气抗原的血清特异性 IgE 成负相关。Mo 等研究了加拿大 9 个地方的 5~19 岁的学生多种因素与哮喘的关系,结果表明居住状况、父母亲的教育程度都与哮喘有密切相关。Volmer 得出的结论是高社会经济地位的家庭哮喘发生率高,而严重的哮喘常发生在低社会经济地位的家庭。

社会经济地位高低的潜在含义包括生活水平的高低、家庭的大小、居住的环境。越来越多的证据表明,兄弟姐妹的多少与哮喘关系密切。Ponsonby 等调查了澳大利亚塔斯马尼亚岛的 6 378 个 7 岁儿童,发现除湿疹外,哮喘、枯草热的发生率与兄弟姐妹的多少成负相关,而且与兄弟姐妹的个数有量的依赖关系。Koppelman 等的研究发现,有哥姐的儿童皮肤刺激试验阳性较少,兄弟姐妹的数量多仅对抗原特异性 IgE 的产生有保护作用,而与血清总 IgE、哮喘的气道高反应性无关。另有报道,儿童早期(6 个月前)在家接触哥姐或在入托机构多接触其他儿童者,尽管在 2 岁时较不接触或少接触者更频繁的发作喘息,但在儿童期不仅喘息发作较后者少发作的多,且皮肤刺激试验阳性率及血 IgE 升高率均较低。

社会经济地位与哮喘等过敏性疾病的关系有许多假设,其中影响最大的是"卫生假设"。这个假设最早解释为:"西方生活方式"可有效地减少儿童早期感染,而这种感染对于以后的过敏性疾病具有保护作用。"卫生假设"可从流行病学调查证实的感染增加与过敏性疾病的发生成负相关关系得以支持,有调查 1 岁内儿童发热、反复的扁桃体炎和扁桃体肥大均减少了哮喘及其他过敏性疾病的发生,而 1 岁内使用抗生素可增加这些疾病的发生,都有利于"卫生假设"的存在。"卫生假设"的免疫学机制是儿童早期感染可促进 CD4 Th1 细胞的功能,以纠正出生时及过敏性疾病的以 Th2 细胞功能为主的免疫特点,使儿童提前达到或保持 Th1/Th2 平衡。Chu 等用鼠过敏性哮喘模型,研究不同时间感染肺炎支原体对气道高反应性、肺炎症、支气管肺泡灌洗液的 Th1 细胞因子(IFN-γ)、Th2 细胞因子(IL-4)的水平。在过敏原致敏前 3 天感染肺炎支原体可减少气道高反应性及炎症细胞进入肺,伴有诱发的 Th1 反应(IFN-γ、IFN-γ/IL-4 明显升高,IL-4 降低);而在过敏原致敏后 2 天感染肺炎支原体,3 天后可见 IFN-γ/IL-4 升高,但 7 天后 IL-4、IFN-γ/IL-4 降低。表明感染确实可促进 Th1 细胞功能,抑制 Th2 细胞功能,使 Th1/Th2 平衡得以维持。另外,也提示感染的时间很重要,在儿童早期感染有利于过敏性疾病的预防。感染的种类也很重要,大多数的细菌包括结核菌及除呼吸道病毒外的多数病毒有助于刺激 Th1 细胞反应。自然感染比疫苗的作用强,如有报道 Shaheen 研究发现,麻疹病毒感染后的儿童比接种麻疹疫苗后儿童较少的产生特应性体质。

大家庭(包括兄弟姐妹较多及兄弟姐妹中的较小者)、入托、生活在农村里等减少哮喘等过敏性疾病的机制常被认为与早期感染的机会增加有关。但 Wickens 排除了感染、特应征及家庭经济状况等因素影响后,仍表明家庭的大小与哮喘高度相关。经过排除感染原因的统计学处理的多个研究结果表明,以上因素是独立的影响因素。而且,细菌感染对于哮喘等过敏性疾病具有双重作用。另有研究表明,在新西兰 7~9 岁儿童的哮喘与社会经济地位低有关。因此,社会经济地位与过敏性疾病的关系机制有待于进一步研究。用 BCG 模拟感染促进 Th1 的细胞功能,避免滥用抗生素有助于哮喘的预防。

(六) 被动吸烟与空气污染

父母吸烟是婴幼儿喘息的强力诱发因素。出生 2 年内,父母吸烟与婴儿呼吸道疾病发生率增高有关,母亲吸烟及在怀孕时吸烟(宫内被动吸烟)对于儿童哮喘更为重要,Gilliland 等报道宫内被动吸烟与儿童期哮喘、喘息关系密切,而在儿童期的被动吸烟仅与喘息有关。Landau 则认为宫内及生后的被动吸烟可加重哮喘的症状,而并不增加它的发生率。研究表明,母亲吸烟可引起胎儿脐带血中 Th1/Th2 比例的下调。

室内环境包括尘螨、动物变应原、蟑螂变应原和真菌等。儿童约有 80% 的时间是在室内度过的,在室内污染物接触的机会和时间均多于室外,室内的空气污染物在儿童哮喘的发展过程中可能起到了更为重要的作用。尽管居住在空气污染地区对于哮喘的影响都比不上母亲吸烟重要,但有少数报道二氧化硫(SO_2)、臭氧(O_3)、空气中的颗粒物质、一氧化碳(CO)、二氧化氮(NO_2)及汽车废气的产物,可能与哮喘有一定的关系。目前,对于其发病机制了解不多,有研究表明,吸入 SO_2 引起的过敏性哮喘与肿瘤坏死因子 -α($TNF-α$)启动子多形性的野生型等位基因有关。

一般认为温血类的动物,如猫、狗、马等生产的皮屑、尿、唾液,可引起过敏反应,但欧洲的许多研究表明,早期接触家畜及农村环境似乎可减少过敏性鼻炎、哮喘及特应性体质的发生,机制可能与"卫生假设"有关。目前认为,婴幼儿早期如对以上某种物质过敏,反复接触会增加哮喘的发生,应尽可能避免。否则,这些物质反而起到保护作用。因此,测定皮肤试验及血清特异性 IgE 有指导作用。

近年来,越来越多的证据表明,空气污染通过不同的方式在儿童哮喘的起病、急性加重、肺功能损伤、免疫失衡等方面扮演着重要角色。

国内外研究表明,孕期和生命早期污染物暴露增加儿童喘息与哮喘的发病风险。欧洲 APEKOM 项目在欧洲 10 个城市的调查研究发现,14% 儿童哮喘发病和 15% 哮喘急性发作是因为暴露与道路相关的交通污染,提示空气污染会导致哮喘急性发作增加。空气污染还会损伤哮喘儿童肺功能,城市内小区哮喘儿童研究(SICAS)在 37 个学校纳入 296 例哮喘患儿,发现当 NO_2 浓度>8ppb 时,NO_2 浓度水平和气道阻塞显著相关,表明教室内的空气污染对儿童健康的影响同样值得关注。除此之外,空气污染还会对免疫系统造成反应失衡、与吸入过敏原相互作用增强过敏原致敏性、降低糖皮质激素治疗的反应性等影响。

(七) 喂养史

婴儿出生时免疫系统尚不成熟,但在接触新环境后免疫系统迅速成熟,在这一转变的过程中,妊娠期和母乳的免疫因子具有保护作用。另外,婴儿肠道菌群的建立是一个渐进的过程,母乳喂养可以通过调节肠道微生物群促进婴儿免疫系统的发育。Sarah Milliken 等人的研究已证实纯母乳喂养的重要性,以及母乳的免疫和营养价值。美国 2011—2012 年的全国儿童健康调查显示,与未来接受母乳喂养的儿童相比,纯母乳喂养至少 6 个月可降低终身性哮喘患病风险。尽管母乳喂养的作用机制不明,但有证据表明未经处理的牛奶会增加过敏反应,不利于扭转婴儿期生理性 Th2 优势的状况。目前,总的倾向于纯母乳喂养至少 6 个月。

近年来,母孕期间的饮食与婴儿过敏性疾病和哮喘的关系一直是大家关注的焦点,现在并没有确凿的证据表明怀孕期间摄入任何特定食物会增加患哮喘的风险。虽然丹麦的一项队列研究中显示,在怀孕期间摄入花生、坚果和 / 或鱼可减低子女患哮喘的风险,但众多流行病学研究和随机对照实验表明,孕妇孕期饮食中摄入鱼或长链多不饱和脂肪酸对儿童喘息、哮喘或过敏症的患病风险无一致性。因此,不建议在怀孕期间改变饮食以预防过敏或哮喘。日常饮食与哮喘的关系越来越多地受到重视。以糕点、油炸食物、糖果及巧克力、碳酸饮料等食品高摄入为主的饮食模式,引起喘息伴呼吸急促症状的患病风险增加。以牛肉、禽肉等高摄入为特征的饮食模式将引起刺激性干咳症状的患病风险增加。以谷物及其制品、蔬菜、猪肉的高摄入为特征的饮食模式会增加成年人患哮喘的风险。高热量和低氧化剂的饮食可能被认为是儿童哮喘的潜在危险因素。也有研究表明,高蛋白饮食可能也是儿童哮喘的高危影响因素。另有很多研究报道,鱼油可以降低儿童患哮喘的风险。

(八) 其他

低出生体重被认为是支气管哮喘发生的危险因素。Brooks 研究发现,出生 2 500g 及以上体重者哮喘发生率为 6.7%,1 500~2 499g 为 10.9%,低于 1 500g 为 21.9%。气道高反应性是支气管哮喘的特性,原来认为也是哮喘发生的高危因素。但据研究发现,出生不久的健康婴儿,在吸入组胺后同样存在气道高反应性。许多研究也证实,在婴幼儿早期气道高反应性并非哮喘的特征。当年龄超过 7 岁时,气道高反应性、特应性体质、哮喘之间的相关关系逐渐显露出来。血清总 IgE 水平与哮喘密切相关,但 Rusconia 随访研究发现,IgE 积分在 3 岁以内与反复喘息、特应性体质无相关性,在 3~6 岁阳性的皮肤试验儿童明显升高,但仍与反复喘息的发生无关。

四、婴幼儿哮喘的诊断

喘息患儿中,尽管仅少部分是婴幼儿哮喘的早期症状,或在环境等因素的作用下最终发展为儿童哮喘,但由于哮喘的发病早期即存在气道炎症反应和气道重塑,5 岁时肺功能已受到影响,9 岁时即可存在不可逆的气道损害。而许多研究表明,及时诊断、早期干预可防止或延缓这种不可逆损害。因此,婴幼儿喘息的预后是否早期干预密切相关。但到目前为止,没有一个可靠的指标能够提示早期发现哪些婴幼儿喘息会发展为婴幼儿哮喘。临床上常因不能确定婴幼儿喘息的病因,称之为喘息性支气管炎或哮喘性支气管炎。早期因未能与哮喘紧密联系,不够重视,仅以抗感染及对症处理。自 20 世纪 80 年代以来,多种预测哮喘发生的方案不断出现,对预测喘息发展为哮喘起到一定的指导作用。

1988 年华云汉和陈育智提出的评分法诊断 3 岁以内哮喘的标准,对国内婴幼儿哮喘的诊断起到了很好的指导作用。

1993 年进行了修订(3-2-1-1-1 法):喘息发作 ≥ 3 次(3 分)、肺部出现哮鸣音(2 分)、喘息突然发作(1 分)、有其他特应性病史(1 分)、一、二级亲属中有哮喘病史(1 分)。大于或等于 5 分,诊断为婴幼儿哮喘。1998 年再次修订为年龄 <3 岁,喘息发作 ≥ 3 次、发作时双肺可闻及呼气相哮鸣音,呼气相延长、除外其他引起喘息的疾病即可诊断为婴幼儿哮喘。

2004 年美国学者根据儿童呼吸系统疾病出生队列研究的结果,提出使用哮喘预测指数(asthma predictive index, API)预测患儿在学龄前被诊断为哮喘的概率。API 包括主要指标和次要指标:主要指标为父母有哮喘史和明确诊断的湿疹;次要指标为明确诊断的变应性鼻炎、非感冒性喘息或外周血中嗜酸性粒细胞 ≥ 0.40。PAI 阳性判断标准

1. 有 1 项主要指标或 2 项次要指标阳性。

2. 最近 1 年内患儿喘息发作的频繁程度。API 阳新判断分为宽松标准和严格标准,宽松标准指 1 年内喘息发作 <3 次,严格标准指 1 年内喘息发作 ≥ 4 次。有研究结果显示,采

用严格标准的 API 预测学龄期儿童持哮喘的特异性高。国内外多学者建议对 API 进行改良,将牛奶、鸡蛋、花生等过敏原,以及 FeNO 等内容引入评估项目,提高 API 预测能力。

最近鲍一笑教授牵头,采用循证证据(EBM)与临床经验(德尔菲法)相结合的方法:提出 6 岁以下喘息诊断为哮喘的标准喘息发作频率累计 ≥4 次(3 分)、可逆气流受限(3 分)、变应性鼻炎或特异性皮炎病史(1 分)、一级亲属过敏史(1 分)和变应原检测阳性(1 分),总分 ≥4 分诊断为哮喘。

2016 年中国儿童哮喘防治指南明确提出:6 岁以下喘息儿童如具有以下临床特点时高度提示哮喘的诊断:

(1)超过每个月 1 次的频繁发作性喘息。

(2)活动诱发的咳嗽或喘息。

(3)非病毒感染导致的间歇性夜间咳嗽。

(4)喘息症状持续至 3 岁以后。

(5)抗哮喘治疗有效,但停药后又复发。

如怀疑哮喘诊断,可尽早参照哮喘治疗方案开始试验性治疗,如治疗 4~8 周无明显疗效,建议停药并作进一步诊断评估。虽然大部分学龄前喘息儿童预后良好,其哮喘样症状随年龄增长可能自然缓解,对这些患儿必须定期(3~6 个月)重新评估,以判断是否需要继续抗哮喘治疗。

五、预防

根据婴幼儿喘息的发病机制,从预防的角度出发,主要集中在两个方面:一是如何预防婴幼儿期的感染,特别是病毒感染;二是如何预防特异体质的高危婴幼儿演变为哮喘。

预防感染的主要措施是隔离和预防接种,其次是早期对感染的治疗,防止病情加重。2019 年以来我国在预防新冠病毒感染的过程中已经体会到隔离的预防效果,不仅达到了防控新冠病毒感染的目的,其他微生物感染也明显减少。免疫接种是预防长期感染的根本方法,有些病毒已经有成熟的疫苗,如流感疫苗,对此应引起足够重视,有些正在研制中,除了疫苗之外,病毒单抗对早期治疗病毒感染,预防喘息加重具有重要意义。

作为主要干预遗传的基因治疗目前仍处于实验阶段。对于喘息的高危环境因素的干预成为预防婴幼儿喘息发展为哮喘的主要手段,如减少及避免父母亲吸烟尤其母亲孕期吸烟,避免暴露于烟雾是一种能有效减少婴幼儿喘息的方法,提倡自然分娩,鼓励母乳喂养或有过敏性家族史的母乳不足的儿童可用低敏配方奶,4~6 个月婴儿尤其如此,避免使用广谱抗生素等,但由于环境因素复杂,以及潜在的因素包括环境污染、病毒感染等难以避免,因此每一种措施的具体效果需正确评价。

药物预防方面,在 Reijonen 的一个随机、对照、随访研究中,分别给予住院的喘息婴幼儿吸入布地奈德、色甘酸钠 4 个月,与对照组比较,并不能减少 3 年后的哮喘发生率。因此,目前的研究重点逐渐转变为如何逆转婴幼儿早期存在着 Th1/Th2 平衡中的 Th2 优势。Herz 在 BALB/c 鼠的动物模型上的研究发现,BCG 免疫后,可以建立 Th1 免疫应答,从而抑制变态反应及气道高反应性的发生。流行病学调查也发现,随着结核菌素试验阳性率的下降,哮喘等过敏性疾病的发生率逐渐升高,同一人群的调查也表明,两者之间成负相关。基于以上的原因,分枝杆菌抗原包括卡介苗素及其有效成分卡介菌多糖核酸在临床上得到应用,分枝杆菌抗原疫苗成为主要哮喘疫苗之一。有体外研究报道,脂多糖能促进未分化 CD4 T 细胞向 Th1 细胞分化,可能具有比 BCG 更强的作用,相关研究正在进行之中。

通过改变肠道菌群,能够降低肠道通透性,减少过敏性疾病包括哮喘的发生。

另外,有喘息的婴幼儿应尽量避免饲养有皮毛的宠物;提高公共场所和家庭内的空气质量;清洁、消毒寝具以杀灭螨虫,有条件使用防螨用品,这些措施在儿童 1 岁尤其在 6 个月以前,非常重要。

第八节　治　疗

哮喘的治疗包括控制气道炎症,降低气道反应性,逆转支气管黏膜水肿和支气管痉挛、黏液分泌亢进及维持通气 / 血流平衡。哮喘发作的治疗方法和长期治疗方案取决于哮喘的类型及严重程度。治疗的基本宗旨与其他慢性病一样,是以控制症状、防止身体上及心理上的损伤为主。除了临床上的改善外,治疗的实际效果最好是以避免死亡、生长障碍、活动障碍、旷课和睡眠障碍,使患儿走向一种正常的良好的生活。

在哮喘的正确处理中,预防是很重要的。适当的事先用药能防止季节性哮喘的发生;合理地避免致敏变应原和激发因素可防止症状发生,减少对药物的需求,最终降低支气管高反应性;特异性免疫治疗对预防哮喘发作有确切效果,上述方案见相关章节。

哮喘急性发作的严重程度有较大差异,轻度发作可自行缓解或经吸入 β₂- 受体激动剂而迅速缓解,危重度发作则可在数小时甚至数分钟危及患儿生命。哮喘急性发作较为关键的因素有两个方面:一是接触了可以诱发哮喘的因素;二是在缓解期未进行抗炎治疗或抗炎治疗不足。因此如何避免哮喘的诱因和在缓解期进行有效地抗炎治疗是预防哮喘急性发作的关键。

一、儿童支气管哮喘的吸入治疗

(一) 吸入疗法的历史

呼吸系统是对外开放,专司与外界进行气体交换的器官。周围环境的许多物质,包括病原体、变应原、化学物质也可随吸入气体或吸入水蒸气侵入人体的肺部,引起呼吸道疾病。吸入治疗正是利用呼吸系统对外开放的特点,以吸入气为载体,通过增加吸入气的水分含量,将治疗药物送到气道内,甚至呼吸道的深部(小支气管,以至细支气管),以发挥治疗作用。这种以气体为载体的雾化液体或固体颗粒就称为气溶胶(aerosol)。该种治疗方法称为吸入治疗。在古代,人们就已经开始采用吸入疗法治疗支气管疾病,在 20 世纪的早期,出现了以橡皮球人工驱动的便携式玻璃喷雾器用于雾化支气管扩张剂治疗哮喘。20 世纪 30 年代,为了去除雾化器中的一些过大的微粒,发明了雾化器的内部挡板;随后,人们将雾化器和泵相连,从而获得了连续的空气供给。从而使雾化吸入变得简单、方便。在20世纪50年代,开始采用由惰性抛射剂驱动的,内含异丙基肾上腺素或者肾上腺素的加压定量吸入器(MDI)。70年代,首次推出了一种作为色甘酸钠给药装置的干粉吸入器(DPI)。目前使用的吸入装置包括传统的加压MDI,可配合或不配合使用储雾罐(holding chamber)、呼吸驱动的MDI、雾化器,以及各种DPI等。

(二)微粒大小

药物气溶胶制剂的理想的微粒大小为2~5μm。大于5μm的微粒很难进入支气管内部,但如果被吞咽,则具有全身吸收的潜在效果。小于2μm的微粒不易沉积在气道表面,或被呼出或沉积在肺泡内(表4-8),其在通常用药中可能发挥的临床效果是极其微小的,但却可以导致全身吸收。常用细小微粒量表示每喷剂量中可吸入的剂量范围,即小于或等于5μm微粒所占的百分数。目前,绝大部分用于气溶胶治疗的装置,其细小微粒量的范围一般是10%~25%。当微粒直径为2~3μm时,相对于中心气道,其在外周气道沉积的比率最大。气溶胶的物理特点为:

1. 表面积大气溶胶颗粒的表面积极大,与外界形成巨大的接触面积,如1ml的物质,可切成20亿个直径为1μm的气溶胶微粒,这时其总表面积猛增到63 000cm²,大大增加了气溶胶微粒与周围环境的接触机会。气溶胶进入呼吸道以后,如果气溶胶含致病微生物,或变应原,那么其致病作用将大大增强。而如果气溶胶为含治疗药物的气雾剂,则与支气管黏膜的接触面积大大地增加,治疗作用也就显著增强。

2. 流动性气溶胶粒子质量小,因而容易在气流的外力冲击下运动。流动中的粒子可能发生惯性碰撞,小粒子可以相互融合而成大的颗粒,增加了粒子的质量和表面积。

3. 沉降作用气溶胶体积虽小,但仍然有一定质量,因此必定可以发生沉降,根据Stoke定律,沉降速度与粒子质量成正比。但在气道,气雾剂粒子的沉降速度不完全按Stoke定律,因为气雾剂有一定的动力,使颗粒运行速度加快,从而影响其沉降速度。在气道分叉处,由于气流方向的改变,也可使沉降速度减慢约5%。一般来说,大的颗粒通常沉积在比较大的气道,小的颗粒由于气流的推动和在气流中的悬浮时间较长,因此往往能够深入到比较小的气道,沉积到小的支气管。在气道分支处,由于粒子与气道壁的直接碰撞,在局部沉降的比率也会增加。更小的粒子有一半左右被呼出。储雾器的使用可部分解决这一缺点。

表4-8 气溶胶的微粒大小与肺内沉积

微粒直径(μm)	沉积百分数(%)			
	口咽	气管支气管	肺泡	呼出
1	0	0	16	84
2	0	2	40	58
3	5	7	50	38
4	20	12	42	26

续表

微粒直径（µm）	沉积百分数（%）			
	口咽	气管支气管	肺泡	呼出
5	37	16	30	17
6	52	21	17	10
7	56	25	11	8
8	60	28	5	7

(三) 压力定量气雾吸入器

压力定量气雾吸入器(pMDI)于 20 世纪 50 年代开始使用,实际上是一种加压的定量吸入器,是目前临床上使用最多的吸入器,是利用手揿压驱动,定量喷射气雾药物微粒的装置。根据贮药罐内药物微粒溶解与否而分成二相气雾剂和三相气雾剂。前者是将药物溶解于液体抛射剂中,故只有液相和气相。三相气雾剂的药物微粒悬浮于液体抛射剂中,因此为含液、气、固三相共同组成的混悬液气雾剂。MDI 抛射剂为氟氯碳(CFC)、四氟乙烷(HFC-134a)或七氟丙烷(HFC-227ea)。CFC 的特点为有适宜的蒸汽压、无色、无味、低毒和不可燃性,缺点为对环境的影响,氟利昂化合物分解后释放出的氯原子可以和同温层的臭氧发生反应,并破坏臭氧。同温层中完整的臭氧层能保护地球表面免受紫外辐射。臭氧的破坏会引起紫外辐射穿透量的增加,进而产生一些有害的影响,包括皮肤癌和白内障发病率的增高。HFC-134a 和 HFC-227ea 的特点为不污染环境、溶解性低、低毒。但 HFC 是一种温室气体,能俘获大气中的热量,导致全球变暖。现在的 MDI 使用的推进剂是对臭氧层影响小的氢氟烃而非氟利昂。贮药罐内保持 300~500kPa 的相对恒定压力,贮药罐内所含药物微粒与氟氯碳的比例通常为 1:2~1:3,因此可以达到气雾剂所需的压力和喷射能力。气雾中的药物微粒直径为 1~5µm。

MDI 的主要部件是定量阀门,每揿可送出 25~100µm 的气溶胶,含 0.05~5mg 的药物微粒。临床上常用的气雾剂,如辅舒酮气雾剂、普米克气雾剂、沙美特罗替卡松气雾剂、沙丁胺醇气雾剂、特布他林气雾剂所用的吸入装置都属于 MDI。

MDI 的缺点:①不容易掌握正确的使用方法,幼儿尤其如此,需要手、口同步配合吸入,其临床疗效与吸入方法正确与否密切相关;②吸入器中所用的表面活性剂、润滑剂和表面活性物质可能使某些患儿咳嗽和支气管收缩;③只有吸入总剂量的少部分(<25%)能够沉积到肺。

为正确使用应注意下列问题:

1. 活性药物不溶于抛射剂,为二相气雾剂和三相气雾剂,因此,罐内的微粒化药物颗粒是以悬浮液的形式存在,而不是溶液的形式。药物微粒可能浮在抛射剂的表面或沉积于装置的底部,因此为了确保药物重新悬浮,每次用前必须摇匀。如果使用前不摇匀吸入器,那么吸入的药物可能不是一种均质的混悬液,其中含有的药物也可能不是预计值。

2. 如果摇匀和开始吸药的时间间隔太久,那么就存在这种可能性,即进入储药罐内计量室的药物 - 抛射剂混悬液不能保持均一性,因此摇匀后应立即吸入。

3. 在阀门完全恢复到静息状态以前,手持 MDI 罐时必须保持静止和垂直位,如果在阀门仍处于压缩状态时摇晃 MDI 罐,或者在计量室再充填时 MDI 罐处于倾斜位,那么充填于小室中的可能会部分或全部是抛射剂的蒸气,而不是含有药物的混悬液。当药物快用完时,罐中剩余混悬液的体积很少,更容易出现上述问题。

4. 采用 CFC 吸入器,如果一个 MDI 距离上次使用已经间隔了很长一段时间,那么在最后一次使用时进入计量室的混悬液可能会失去其均一性,有些药物会粘在计量室的表面。这时,摇晃通常不足以重新混悬已被分隔在小室中的药物。当出现这种情况时,下一次用药时释放的药量将会减少。这也被称为是预准备不足,为了修正这种现象,患儿可以在每次使用 MDI 治疗前弃去前 2 喷,称为吸入器的预准备。对于 HFC 吸入器,预准备不足不再是一个严重的问题。

5. 用药后屏气能使微粒有更长的时间停留在气道表面,从而增加了药物在气道的沉积。研究发现,呼吸暂停 10 秒比 4 秒具有更强支气管扩张效果,但屏气 20 秒未发现有更好的效果。

6. 当 MDI 不配合储雾罐单独使用时,嘴唇是否应该紧密地围绕着收入器的吸嘴,还是应该张开嘴并和吸嘴保持数厘米的距离,存在争议。

(四) 储雾罐

储雾罐被认为是定量吸入器的附属物,可提高气溶胶在下气道的沉积。储雾罐可分为三类:

1. 没有阀门的管道。

2. 在吸嘴附近带有单向阀门的管道或储气罐。

3. 可压缩的袋子。

带阀门的储雾罐特别适用于低龄儿童,否则他们会向罐中呼气,引起从 MDI 喷出到储雾罐中的药物的浪费。婴儿和小于 3 岁的儿童,由于他们不会用嘴唇紧密地含住储雾罐的吸嘴,因此更适合使用带阀门并配有面罩,能够把患儿的口鼻密闭起来的储雾罐。

在联合使用 pMDI 和储雾罐时,延长了 pMDI 喷嘴至口腔的距离,减少了 pMDI 喷出气体对咽部和气道的瞬间刺激,同时提供了药物储存空间,防止喷出药物散失,患者有更多次吸入的机会,提高了吸入药量和治疗的效果。同时可以减少在口咽和喉部的沉积,降低了念珠菌感染和声音嘶哑等副作用。对于那些具有较高口服生物利用度的吸入皮质激素(例如,倍氯米松二丙酸酯的口服生物利用度要高于氟替卡松),使用储雾罐后,在口腔沉积药物的减少也导致了被吞咽药物(随后产生全身性的利用)的减少,从而同样也降低了潜在的全身性副作用。使用储雾罐后,一方面口腔沉积的减少引起了全身性生物利用度的下降,另一方面肺内沉积的增加会引起全身性生物活性的增加,因此总的全身性生物活性的降低要求前者的下降程度超过后者,在这种情况下储雾罐的净效应才反映全身性生物活性的降低。但是,当使用大容量储雾罐吸入低口服生物利用度的皮质激素(例如氟替卡松)时,其净效应却是全身性生物利用度的增加,这是因为储雾罐进一步降低胃肠道吸收的余地很小,但能增加吸入皮质激素制剂在肺内的沉积,提高其吸收效果。应该注意的是,很多以某个特定剂量吸入皮质激素的疗效评估,其临床试验数据是在没有使用储雾罐时测定的。这些没有配合储雾罐进行的试验,其有效性和全身性作用的结论,并不能普遍适用于使用储雾罐的同类制剂。

应用支气管扩张剂的 pMDI 是否也同样应该配备储雾罐使用,目前仍存在争议。但对于低龄儿童和支气管痉挛急性发作时,pMDI 给药时配合使用储雾罐是绝对必要的。对那些能正确使用吸药技术的成人和较大的儿童,研究数据显示,在维持治疗阶段,与单独使用 MDI 相比,配合储雾罐后只能达到很小的附加临床效果。但是对于那些吸药技术不是很理想的患儿,使用储雾罐确实能增加支气管扩张或支气管保护的作用。药物微粒从 MDI 喷出时可能会带有电荷。积聚在塑料储雾罐上的静电会有吸引作用,并将药物微粒吸附到储雾罐的表面,这就减少了给药的剂量。采用金属或具有抗静电涂层的装置能减少这种影响。减少储雾罐静电的一个简单的方法就在使用前清洗储雾罐;但不久又会累积静电。

应该指导患儿在每一次用 pMDI 向储雾罐中喷药后,要分别吸入,然后再接着下一次喷药。在喷药后应立即开始吸入药物。研究显示将 1 喷剂量的倍氯米松二丙酸酯正确地喷入一个大容量储雾罐后迅速吸入和重复向同一储雾罐中正确喷药 5 次后再吸入,两者实际接受的药物剂量是相同的。在用 pMDI 喷药和吸药之间延迟 20 秒会使可利用的小微粒量减少 80%。

婴幼儿使用带面罩和阀门的储雾罐,采用潮式呼吸方式给药和年长儿童的使用的给药方式需要区别对待。在这种情况下,喷入储雾罐的药物中大约只有 2% 沉积在患儿的肺内,这比成人要小 10 倍。但是如果患儿在哭泣时给予气溶胶治疗,肺内的沉积更要低于 0.35%。因此,患儿处于平静状态或睡眠时是最理想的吸药时机。在 pMDI 喷药后,面罩应继续罩住患儿的脸部 20~30 秒,并保持潮式呼吸。30 秒后气溶胶会黏附到储雾罐表面。由于肺部沉积较预计值会减少 10 倍,在治疗时就要采用足量的成人剂量,一般至少要给予 2 喷。用药后患儿应用温开水漱口(使用面罩的应洗脸)。

(五) 呼吸触发的定量吸入器

呼吸触发吸入器作为储雾罐的替代品,具有改善 MDI 喷药和吸气之间协调性的特点。在使用前,患儿先将装置上的控制杆上移,从而使其中的弹簧处于压缩位。在这个装置中还包括一个传统的 MDI,当患儿通过吸嘴的吸气速度超过 22~36L/min 时,就能通过弹簧触发。尽管对于有很好的吸药协调性的患儿来说,这种装置只能起到很小的附加效果,但对于协调性较差的患儿,却有明显的改善效果。

呼吸触发吸入器的使用依赖于吸气流速,这同样也是其理论上的一个缺点。因为至少可以从这类患儿揭示这一点,例如患儿出现了急性重症的气道梗阻,不能产生足够的吸气流速以触发这种装置,随后就有可能导致呼吸停止,说明在较为罕见的情况下,这种装置会引起严重的临床问题。目前国内尚无该装置使用。

(六) 干粉吸入器

干粉吸入器(dry powder inhaler,DPI)是借吸入空气的动能分散药物微粒的装置。1969年开始用于临床。

干粉吸入器与定量气雾剂不同,其基本原理是借患儿吸气流速驱动装置分散药物,并吸入药物微粒。优点是结构简单,具备内在的呼吸触发,即在使用 DPI 时,患儿不必掌握吸气和喷药之间的同步协调。DPI 的肺部沉积和配合储雾罐使用 pMDI 时的相当,一般使用的 DPI 在通常的吸气流速时,小微粒的量大约为 20%。由于 MDI 增加了计数器,可准确地显示出装置内的剩余剂量数。由于 DPI 不需要使用抛射剂,避免了因抛射剂引起的有关问题。主要缺点就是在输出药物时需要依靠患儿用力吸气,目前常用的 DPI 需要的吸气速度至少要达到 60L/min,才能将粉状药物适当地分散成可吸入的微粒,当速度低于 30L/min 时,输出的小微粒大约要减少 50%。所以在哮喘恶化,气流速率下降时,效果较差。不适合婴幼儿。

国内常用的干粉吸入器有涡流式(tuberhaler)、旋碟式(diskhaler)和旋转式(spinhaler)等。使用时应嘱患儿将吸入器口器含住后,采用快速深吸气并保持较长时间屏气(5~10 秒),以期达到最佳的吸入效果。涡流式干粉吸入器的使用方法和步骤:

(1)拔出:旋松并拔出瓶盖,确保红色旋柄在下方。

(2)旋转:竖直干粉吸入器,握住底部红色部分和中间部分,向某一方向旋转到底,再向反方向旋转到底,即完成 1 次装药;在此过程中,会听到 1 次"咔哒"声。

(3)吸入:尽量呼气,不可对着吸嘴呼气;将吸嘴置于齿间,用双唇包住吸嘴用力且深长的吸气;然后将吸嘴从嘴部移开,继续屏气 5~10 秒,缓慢恢复呼气;如需吸入多个剂量可重复上述过程。

(4)关闭:吸入所需剂量后,使用完毕后用干净的纸巾擦净吸嘴,盖上并旋紧瓶盖。用水反复漱口,漱液吐出,不要咽下。

沙美特罗替卡松气雾剂的使用方法和步骤:

(1)打开外盖:用一手握住外壳,另一手的大拇指放在拇指柄上,向外推动拇指直至盖子完全打开。

(2)准备吸药:推开握住准纳器使吸嘴对着自己,向外推滑动杆直至发出咔嗒声表明准纳器已做好吸药的准备。

(3)吸药前呼气:用 3 秒钟的时间把肺里的气呼干净,捏住鼻子,或者习惯后闭住鼻子,只用嘴巴来呼气。

(4)吸入药物:先将气慢慢呼出(不要对着吸嘴呼气),再将吸嘴放入口中深深地平稳地吸入药物,切勿从鼻吸入。将准纳器从口中拿出。继续屏气约 5~10 秒钟,然后经鼻将气慢慢呼出,关闭准纳器外盖。

(5)憋气:最大力量吸入药物后,一定要憋气 10 秒钟。

(七)压力雾化器

目前主要的雾化吸入装置有小容量射流雾化器(small volume nebulizer,SVN)、滤网式(mesh)雾化器和超声雾化器(ultrasonic nebulizer,USN)三种,三者各有优缺点,其中 SVN 在临床中最常用,普通 USN 不适用于儿童急性喘息的治疗。

1. **超声雾化器**(ultrasonic nebulizer)　采用快速震动的压电晶体产生气溶胶,晶体的震动传播至雾化器内的液体表面,并在此形成注波。在波峰处释放出液滴形成气溶胶。高频超声波的震动冲击使药液产生雾状微粒,压电晶体片高速震荡产生的能量除了供雾滴形成以外,部分转化为热能,对药液及其雾滴加温,减少吸入雾滴对气道的刺激。超声雾化器产生的雾滴大小与超声震动频率成反比,一般为 0.5~10μm,中位数为 1.0~3.7μm。较适合于有黏痰患儿进行气道湿化。和喷射型雾化器相比,超声雾化器的噪声较小,体积也较小。其缺点是不能有效地雾化药物的混悬液,加热对药物结构有破坏作用,因此不适合哮喘的雾化药物吸入治疗。

2. 喷射式雾化器(空气压缩泵) 喷射式雾化器(jet nebulizer)以压缩空气为驱动力,压缩气体通过射流小孔进入雾化杯内,高速气流通过文丘里(Venturi)效应将液体吸引到喷射小孔,可冲击雾化溶液产生气雾微粒,亦称气溶胶。气溶胶随气流通过 T 形管逸出。由于挡板和弯曲管道的碰撞作用使较大的雾粒截留在雾化杯内,逸出的雾粒直径为 2~5μm。雾粒大小和气雾的产量与气流速度有直接关系,而气流速度又与驱动气流的压力,毛细管的口径,特别是毛细管前端的孔径有关。气压越大,气流速度越快,产生的雾量就越多,雾粒也越小。

直径 2~5μm 的雾粒可以容易进入中小支气管,能够在气管树内沉积。事实上置于雾化器内的药物大部分都不会达到肺部。大约有 50%~70% 剂量从未离开过雾化器。被喷射出的大约 30%~50% 剂量中,有些微粒太大而不能进入肺部,有些则太小不能沉积在气道内而被呼出。大部分雾化的药物在呼气时被释放出来,随后分散到室内的空气中。只有10%~25% 的药液微粒可沉积于中小气道内。

目前,临床上使用较多的喷射式雾化器以空气压缩机驱动的雾化器和氧气驱动雾化器,雾化器的出气方式有以下几种:

(1)传统雾化器,压缩机向雾化器中提供连续的气流,雾化器中气溶胶喷出的速度是和压缩空气进入的速度一致的,不会随着呼吸相的变化而变化。

(2)开放通气口的雾化器为外界空气进入雾化器提供了一个入口。压缩空气从喷管喷出产生的负压能够驱动空气从通气口进入,因此吸气时除了压缩机提供的空气外,还能使更多的气流进入雾化室,从而在给定的时间内产生更多的气溶胶。

(3)开放通气口的雾化器与一个手动的继电器相连,使得雾化器只有在吸气时才产生气溶胶,放大雾化器中给定的药物,使用手动继电器能增加输送给气道的药物,但雾化的时间会延长。

(4)呼吸辅助开放通气口的雾化器,其设计的通气口仅在吸气时开放,即仅在吸气相时增加气溶胶的产生。在呼气时,由于存在压缩空气的连续气流,因此仍继续形成气溶胶,但由于通气口的关闭,也就没有了增强效应。使雾化器中药物进入气道的量明显增加,使用方便。这样的设计既可减少药物的浪费,又可防止药物气溶胶污染周围环境。

用喷射式雾化器进行治疗时,每次雾化药液一般为 3~4ml,最大不超过 6ml。吸入时间酌情控制在 5~15 分钟,时间过长易导致气道的过度湿化,引起咳嗽和支气管痉挛。

目前,市场上雾化器品种繁多,各个厂家的产品质量参差不齐,当机器使用时间长或雾化吸入效果不好要考虑雾化机器的老化和质量。

雾化前先清除鼻腔、口腔分泌物,清水清洗面部,然后受试者以平静、自然的潮气呼吸连续吸入雾粒。对于一个单独的药物制剂,不同雾化器的药物输送效果有很大的差别。在低龄儿童中,使用雾化药物时的一个常见错误是没有将面罩紧贴患儿脸部,而是在患儿面前晃动。尽管用这种方法能提高患儿对治疗的耐受性,但此时输送进气道的药物几乎可以忽略不计。在正确使用时,面罩(或吸嘴)和它的连接管道起着类似储存器的重要功能,其中含有来自雾化器的充满气溶胶的空气。患儿每次潮气量吸入的空气大部分来自这个储存器。随后充满气溶胶的空气会持续不断地再次充满储存器,尽管其进入流速要低于患儿的吸气流速。因此如果没有了储存器,患儿吸入的气体几乎都是不含药物的室内空气,几乎所有的气溶胶只是逃逸到了空气中。研究显示,当面罩距离儿童脸部 1cm 时,吸入药物的量仅是面罩紧贴脸部时的 50%,距离 2cm 时则要减少 80%。即使在正确使用面罩或吸嘴时,也会出现明显的室内空气的进入。年长儿童和成人使用雾化器时常首选吸嘴,而不是面罩,这样可以减少不必要的全身性副作用。

(八) 总结

儿童呼吸道疾病治疗的常用给药方法有吸入、口服、静脉、透皮等,其中吸入治疗是局部气道用药,作用直接高效、起效迅速、药物负荷小、不良反应小,为安全有效的主要治疗方法。吸入治疗是儿童支气管哮喘的主要治疗途径,但吸入质量的好坏与治疗效果密切相关,选择合适的吸入装置极为重要。下列意见可供参考:

1. 0~3 岁的患儿,采用带活瓣的面罩储物罐加 MDI,如患儿病情重,可应用空气压缩泵做动力,吸入雾化的药物溶液进行治疗,效果更好。

2. 4~5 岁的患儿,可采用有活瓣的口器式储雾罐辅助 MDI,或旋碟式吸入器,但一般的情况下,吸入流速达不到使用涡流式吸入器所需的流速。

3. 6~7 岁的患儿,可用旋碟式吸入器、涡流式吸入器和旋转式吸入器吸入干粉剂。其使用技术较 pMDI 更容易掌握,并有剂量显示窗。

4. 儿童急性哮喘发作时,由于气流受阻,单独使用 pMDI 的效果通常不佳。建议配合储气罐用 pMDI 或雾化器。婴幼儿应选用雾化器。

二、哮喘发作期的治疗

(一) 哮喘发作期严重程度分级

哮喘急性发作是指突然出现的喘息、呼吸困难、胸闷或咳嗽,常常在夜间发作或接触变应原、冷空气、物理、化学性刺激、病毒性上呼吸道感染、运动后;发作时双肺可闻及散在或弥漫性,以呼气相为主的哮鸣音;上述症状可经支气管扩张剂治疗迅速缓解或自行缓解。

哮喘急性发作的严重程度的判断对指导制订相应的治疗方案具有重要意义。根据其发病的严重程度 ≥6 岁的患儿可分为轻、中、重和危重四度,<6 岁的患儿可分为轻度、重度。具体判断指标见本章第一节儿童哮喘防治常规。

评价哮喘严重程度的指标可以在一个患儿身上同时出现,但有时可能仅具备其中 1~2 项指标,临床医生应根据患儿发作时的病情结合近来哮喘发作的情况和治疗效果进行全面综合判断。同时,由于哮喘急性发作时往往病情变化较快,给严重程度的判断带来一定困难,临床医生应在治疗过程中密切观察症状、体征和肺通气指标(PEF 或 FEV_1)的变化情况,必要时结合动脉血气分析,以便准确判断疗效和在病情变化时及时修正对病情严重程度的判断和调整治疗方案,及时处理危及生命的严重哮喘发作和防止出现并发症。

(二) 急性期治疗目的

儿童哮喘急性发作期治疗的主要目的

1. 迅速缓解气道阻塞所诱发的症状和体征。

2. 尽快改善肺通气指标（PEF 或 FEV_1）。

3. 纠正低氧血症。

4. 防止哮喘再次发作。

5. 将药物副作用减至最低水平。

6. 提高患儿的生活质量。

能否达到以上治疗目的的关键是迅速而正确地判断哮喘的病情严重程度，以选择和实施一个相应的治疗方案。由于哮喘的病情变化较快，在数分钟内症状即可有较大差异，因此治疗目的可根据病情的变化随时予以调整。治疗时医生可以根据哮喘发作的严重程度和患儿最近的治疗方案作全面评估，密切观察症状、体征和肺通气功能的变化，病情严重时可结合血气分析以便准确判断疗效，随时调整药物的种类和剂量。达到上述治疗目的后根据每个患儿在急性发作期对各种药物的疗效反应，制订一个个体化的哮喘急性发作时的治疗方案供以后治疗时参考。

(三) 急性发作时第一现场的治疗

1. 第一发作现场的治疗方案　哮喘患儿大多数患儿的第一发作现场是在家中，如果能在第一发作现场即对哮喘的早期症状进行正确而有效的处置往往是最有效的，常可取得良好疗效，使许多本来可能发展成严重哮喘的发作控制在早期阶段。现场治疗成功与否与医生制订的现场治疗计划、医生对患儿及其患儿家属的哮喘知识教育、患儿对医生宣教的理解程度、患儿对哮喘病情的自我评价和自我防治能力等均有密切关系。为达到现场治疗的目的，患儿及家长必须熟悉发作的先兆症状、早期体征和 PEF 的测定和判断方法，以便及时治疗，并帮助尽早发现和移除变应原及刺激物。

哮喘急性发作时现场治疗的具体措施：吸入速效 β_2- 受体激动剂，每次 4~12 揿，20 分钟一次，连续 3 次；同时吸入糖皮质激素每次 4~12 揿。60 分钟后进行在评价：

(1) 反应良好：喘息、咳嗽减轻；呼吸困难或胸闷好转；仅活动时有症状，休息则无症状；PEF>预计值的 70%~90%。此后 24 小时内吸入速效 β_2- 激动剂（PMDI+Spacer），2~4 小时 1 次；同时吸入糖皮质激素每次 2 揿，4~6 小时 1 次，PEF 持续 24 小时在预计值的 70%~90%。在 7~10 天内逐渐过渡到常规的抗炎治疗，假如症状再复发应与医生联系。

(2) 反应一般：喘息仍然明显；呼吸困难或反复咳嗽；休息时也有症状出现；PEF 是预计值的 50%~70%。每小时吸入 β_2- 激动剂；按治疗计划中的剂量口服糖皮质激素；假如在 2~6 小时内病情仍不缓解应及时就诊。

(3) 反应较差：严重的喘息和呼吸困难、说话间断、休息时仍有严重症状、PEF<预计值的 50%。与医院联系急诊；途中可做以下处理：可每 10 分钟重复吸入 β_2- 受体激动剂；立即口服糖皮质激素治疗。

2. 现场治疗的常用药物

(1) 支气管舒张剂：急性发作时现场治疗的首选药物是吸入速效 β_2- 受体激动剂气雾

剂如沙丁胺醇气雾剂或特布他林气雾剂等,也可选用吸入含有速效 β_2- 受体激动剂的粉雾剂型如布地奈德福莫特罗粉吸入剂等。轻 - 中度哮喘发作往往可以取得迅速缓解症状的效果。

小婴儿或有条件的家庭,雾化吸入或用氧驱动雾化吸入 β_2- 受体速效激动剂 + 激素混悬液治疗可取得更好疗效。

(2)口服糖皮质激素:最常用的口服糖皮质激素为强的松片,通常在吸入速效 β_2- 受体激动剂 1 小时左右仍未能完全缓解哮喘急性症状或症状很快复发时应用,近年基本被吸入型糖皮质激素取代。

3. 现场治疗的注意事项 早期及时的处理是最有效的,能将可能发展为严重哮喘的发作控制在早期阶段,但更重要的是所有患儿均应懂得在现场自我治疗不理想或病情发展迅猛时,应在给予最初治疗的同时及时就医或与医生联系,有以下病史的哮喘患儿属高危范畴,现场治疗时应特别提高警惕,在初期治疗的同时应及时与医生取得联系。

(1)有顽固哮喘发作而气管插管病史者。

(2)1 年内有 2 次以上住院史者。

(3)1 年内有 3 次以上急诊治疗者。

(4)1 月内有住院或急诊史者。

(5)现正在全身使用糖皮质激素或近期刚撤药者。

(6)有哮喘引起晕厥或缺氧性癫痫发作者。

(7)有住进医院重症监护室(ICU)抢救史者。

(8)有各种精神病病史或心理障碍者。

(9)曾诊断为脆性哮喘的患儿。

(四) 急性发作期的急诊室治疗

急诊室治疗的目的主要是快速缓解气道阻塞、预防病情的进一步加重。处置哮喘急性发作的最有效的方法是尽快反复地给予速效 β_2- 受体激动剂,目前国内最常用是特布他林、沙丁胺醇。应当首先采用氧驱动雾化吸入,达到氧气和 β_2- 受体激动剂同时吸入的目的,这是目前最有效最方便的给药方式,一般 5~15 分钟起效。对速效 β_2- 受体激动剂疗效欠佳的患儿应及时给予糖皮质激素全身治疗。糖皮质激素首选甲基强的松龙或氢化可的松。必要时加用静脉支气管扩张剂。急诊室治疗期间的阶段性病情重新评价是非常重要的,应每隔 1~2 小时进行评价一次,以调整药物和决定下一步治疗方案。哮喘急性发作的急诊室治疗方案见图 4-1。

支气管舒张剂是治疗哮喘急性发作的主要药物,β_2- 受体激动剂是哮喘急性发作期的首选治疗药物。由于 β_2- 受体激动剂具有强力的支气管扩张作用,可有效缓解哮喘急性发作,所以是急性期治疗的主要药物,在哮喘病的急性期和危重度哮喘的治疗中占据重要地位。吸入速效 β_2- 激动剂可迅速缓解支气管痉挛,可取得见效快、疗效可靠和副作用少的效果,加上氧驱动雾化吸入可以保证药物有效的吸入气道,因此采用氧驱动雾化吸入足量速效 β_2- 激动剂通常是急诊室最初的、最基本的治疗,第 1 小时可每 20 分钟 1 次,以后根据病情每 1~4 小时重复吸入治疗。但是经过多年的临床观察证实,如果长期应用 β_2- 受体激动剂(主要

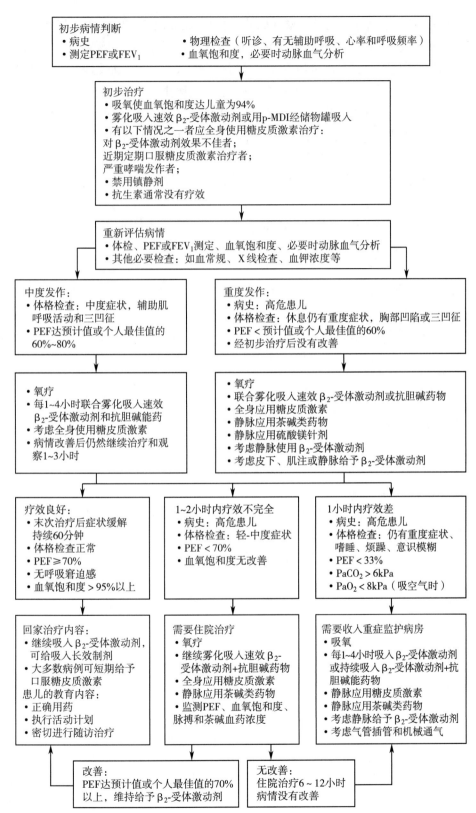

图 4-1　哮喘急性发作期的急诊室治疗 *

是速效 β_2-受体激动剂)并不能降低哮喘病的死亡率,反而使哮喘的发病率和死亡率有所上升。近几年的研究初步证实,速效 β_2-受体激动剂不仅不能减轻慢性哮喘患儿的气道慢性炎症和改善预后,而且滥用过多还可加重气道的慢性炎症使病情和预后恶化,主要原因可能是速效 β_2-受体激动剂可以有效地缓解哮喘症状,易导致医生或患儿忽视抗炎治疗,使气道炎症潜隐发展,从而导致病情恶化。因此速效 β_2-受体激动剂是哮喘急性发作期的首选药物,而不应作为慢性哮喘(哮喘缓解期治疗)的首选药物,国内目前常用的沙丁胺醇和特布他林等,在临床应用 β_2-受体激动剂中应遵循以下原则:

1. 可以作为哮喘急性发作时的首选药物,用于缓解喘息症状,以吸入或口服速效 β_2-受体激动剂为主,根据病情需要给药为主。

2. 治疗中度以上慢性哮喘应在充分的抗炎治疗基础上必要时使用,以吸入或口服速效 β_2-受体激动剂为主,病情较重者可以吸入长效 β_2-受体激动剂为主,可在哮喘缓解期主动使用。

3. 在使用气道抗炎药物治疗哮喘但没有起效之前,为暂时控制症状时可采用吸入长效 β_2-受体激动剂,也可吸入速效 β_2-受体激动剂。

4. 应以吸入给药为主,特别是应在急诊临床中推广氧驱动雾化吸入技术和给予速效 β_2-受体激动剂,可取得非常迅速而可靠的疗效。采用速效 β_2-受体激动剂气雾剂给药时,应指导患儿掌握正确的吸入技术。

对于中度急性发作者可考虑口服/吸入糖皮质激素;当怀疑有重度急性发作时应尽早静脉使用糖皮质激素。吸氧对于纠正患儿的低氧血症是有效的,氧流量在 3~5L/min,以间歇吸氧为主。此外,对于某些特殊情况可以特殊处理:

1. 对速效 β_2-受体激动剂反应欠佳的患儿可以配合吸入抗胆碱药物。目前对支气管选择性高、副作用少的常用抗胆碱药物是异丙托溴铵(爱全乐),该药口服吸收不良,以吸入给药为主,吸入后很少被气道吸收,所以可以在气道内形成较高的药物浓度,所以疗效较好而副作用少。虽然异丙托溴铵的平喘作用不如 β_2-受体激动剂,起效也较慢,但由于该药与 β_2-受体激动剂有不同的药理学机制,共同使用时具有协同作用,而且疗效维持时间也较速效 β_2-受体激动剂更久,对近端支气管的扩张作用更为明显,因此近年来主张两药联合吸入用于哮喘病急性发作的基础治疗的学者越来越多,并已经开发了多种由抗胆碱药物和 β_2-受体激动剂共同组成的联合气雾剂(如可必特)用于治疗哮喘急性发作,取得了较为满意的临床疗效;

2. 对不宜吸入或不能吸入 β_2-受体激动剂时,硫酸镁在哮喘急性发作中正在取得一定地位,也是治疗哮喘较安全的药物。镁离子舒张支气管的机制尚未完全清楚,一般认为镁能调节多种酶的活性,能激活腺苷酸环化酶,使三磷酸腺苷生成环磷酸腺苷(cAMP),提高 cAMP/cGMP 的比值,使肥大细胞介质不易释放,能激活低下的肾上腺素能受体功能,并降低支气管平滑肌的紧张度,使支气管扩张而改变通气情况。一般在静脉注射 20 分钟有明显的支气管扩张作用,尤其在极度烦躁患儿有一定镇静作用。儿童用量为每次 0.025g/kg(25% 硫酸镁每次 0.1ml/kg)儿童一次最大剂量小于 5ml,加 10% 葡萄糖溶液 20ml 在 20 分钟内静脉滴注,每天 1~2 次。在近日没有口服茶碱类药物的情况下可以考虑静脉使用氨茶碱,应静脉缓慢滴注而不宜静脉推注；对于近日已使用过茶碱类药物的患儿，在静脉使用氨茶碱之前应测定血清茶碱浓度。茶碱类药物除了支气管舒张作用以外，长期低剂量使用茶碱类药物具有一定的气道抗炎效应和多种免疫调节等作用，但因为有效剂量和中毒剂量相近，且茶碱浓度不易监测，所以茶碱类药物在哮喘急性发作期应用原则主要是：

(1) 不能耐受或不能吸入 β_2- 受体激动剂、对 β_2- 受体激动剂疗效不佳者或缺乏 β_2- 受体激动剂时方可考虑使用茶碱类药物。

(2) 对糖皮质激素疗效欠佳的急性哮喘或重症哮喘患儿，应用 β_2- 受体激动剂不能完全控制时可配合茶碱类药物。

(3) 哮喘危重状态时可以与 β_2- 受体激动剂和糖皮质激素联合使用。

3. 对于严重过敏或严重哮喘发作可以皮下注射肾上腺素。

4. 虽然在哮喘急性发作的患儿往往有不同程度的心理紧张，甚至可能是导致哮喘急性发作的主要原因，但即使这种情况速效 β_2- 受体激动剂对其仍然具有显著疗效，故在急性期治疗期间应尽量避免使用镇静剂以免加重病情。

5. 由于抗生素通常对于缓解哮喘急性发作没有任何作用，故除有确切感染证据的患儿外不宜在急性期使用抗生素。

6. 对于大多数急性发作的哮喘患儿通常不需要静脉输液治疗，除非需要通过静脉途径给予氨茶碱或糖皮质激素，但也不宜大量补液。

当患儿症状缓解后，在允许出院之前，医生应帮助患儿查找此次发病的原因，包括对以往治疗方案进行审核和修正，对患儿的依从性的询问，对环境变应原或刺激物的避免措施。必要时还应对患儿进行哮喘评价、预防和治疗知识的教育。患儿出院后应定时进行医疗随访，以对新的治疗计划进行评价和进一步修正。

三、哮喘急性发作期的住院治疗

1. 经过现场治疗或急诊室治疗，大多数哮喘患儿的病情可以缓解。需要住院治疗的患儿仅仅是少数中 - 重度哮喘患儿，有以下情况的患儿应立即收入院治疗：

(1) 经急诊室治疗症状仍未控制者。

(2) PEF 是预计值的 40% 或以下者。

(3) 中度低氧血症，$PaO_2<60mmHg$ 者。

(4) 有顽固哮喘发作而气管插管者或有在重症监护室（ICU）抢救史者。

(5) 就诊前已有较长时间的症状或反复急诊 2 次以上者。

(6) 伴有其他严重疾病的哮喘患儿.

2. **转入 ICU 的标准** 出现以下情况的哮喘患儿应及时转入 ICU 进行治疗：

(1) 经住院或急诊室治疗症状不仅没有好转，反而病情恶化者。

(2) PEF 是预计值的 25% 或以下者。

(3) 经吸氧治疗，PaO_2 仍然低于 60mmHg 者。

(4) $PaCO_2$ 高于 45mmHg 者。

(5) 哮喘发作伴有呼吸窘迫、神志模糊、嗜睡或昏迷等症状者。

(6)并发呼吸衰竭者。

3. **住院治疗方案**　由于收入院的哮喘患儿病情较重且往往经过急诊室处置而疗效欠佳,因此医生应详细而全面的了解病史及用药情况,并应做进一步检查和病情分析,探索前期治疗失败的原因以便采取更有效或更主动的治疗措施,同时应严密观察患儿对新治疗方案的反应,假如病情进一步加重应及时转入 ICU 进行治疗。更进一步的治疗措施可参阅儿童危重哮喘的防治。

四、支气管哮喘缓解期治疗

支气管哮喘的缓解期治疗也称维持治疗(asthma-maintenance medication)或控制疗法(controller medications),亦称控制性药物治疗,国内习惯称为缓解期治疗。缓解期治疗是指在哮喘病急性期症状得到缓解后仍连续给药以持续控制气道炎症的治疗,并把这种缓解期治疗作为哮喘病整个治疗过程中的主要部分,通过预防哮喘发作以达到病情长期缓解的目的。缓解期治疗的主要原则是气道抗炎治疗,其主要目的是预防哮喘急性发作。减轻气道炎症的理想方法是避免或减轻变应原及激发因素对机体的刺激或变应原特异性免疫治疗,从而减轻气道炎症的发生,但是由于哮喘的病因是非常复杂的,在病因难以确定的情况下,局部吸入糖皮质激素对症治疗是当今气道抗炎治疗的主流。目前,用于缓解期抗炎治疗的药物在不断增加,为预防和治疗哮喘带来更多选择。包括氟替卡松、布地奈德等单一糖皮质激素和以沙美特罗替卡松气雾剂为代表的联合治疗方案。此外,抗白三烯药物、肥大细胞膜稳定剂色甘酸钠、各种抗过敏药物、抗 IgE 抗体等免疫调节药物和基因药物也开始广泛应用或进入临床。

现代医学观点认为哮喘是气道的慢性炎症。因此实施抗炎治疗,通过消除气道炎症而达到预防哮喘发作,甚至完全缓解,是哮喘治疗的核心部分。缓解期治疗应根据病情严重程度因人而异,对于间歇发作或季节性发作的患儿,缓解期的治疗可仅采用预防、避免性措施即可,避免或减轻变应原及激发因素对机体的刺激或变应原疫苗免疫治疗,必要时间歇吸入糖皮质激素;对于持续反复发作对患儿则应长期吸入糖皮质激素,其吸入方案因病情的轻重、依从性、反应性而定。

1. **哮喘缓解期治疗应遵循以下原则**

(1)识别和避免诱发哮喘的各种因素:所有患儿均应尽可能地了解自己病情诱发的各种因素。由于哮喘患儿气道对多种变应原和各种刺激物呈高反应性和高敏感性,因此应尽最大可能地避免直接接触各种刺激物,如烟雾、油漆、杀虫剂、冷空气、二氧化硫以及化学物质等;有特应性体质的哮喘患儿应避免接触变应原,尤其是尘螨、霉菌等室内变应原。无论何种严重程度的哮喘患儿,避免接触诱发哮喘病的各种因素是减少哮喘急性发作、预防哮喘病情加重的最重要环节。

(2)抗炎治疗是缓解期治疗的首要措施:哮喘是一种气道慢性炎症性疾病,应该尽早应用抗炎治疗,吸入性糖皮质激素是控制哮喘的首选药物。要坚持长期、持续、规范、个体化治疗原则。抗炎药物的应用应注意以下几点:

1)除偶尔发作的轻度哮喘患儿以外,抗炎治疗适合于任何哮喘患儿:对偶尔发作的轻度哮喘患儿应以预防为主,必要时可给予吸入 β_2- 受体激动剂以缓解哮喘症状,当哮喘缓解期短于 1 周时,就应及时给以抗炎治疗。对于季节性哮喘应在发作季节来临前 1~3 周开始进行抗炎治疗。

2)在缓解期主动给药:由于抗炎治疗是通过减轻气道炎症来达到缓解或防止气道狭窄的目的的,比起单纯应用支气管扩张剂来缓解和防止气道狭窄更为主动,更有利于病情控制。因此,对于经常发作的哮喘患儿应在哮喘缓解期主动给药来预防哮喘发作。

3)应规律性、持续给药:每日定时给药以维持恒定的抗炎药物浓度,使炎症逐渐消退,同时应阶梯减量,依从用药,避免突然停药。

4)应定期对患儿的病情进行评价,以调整治疗的药物和剂量。

5)方案的制订应个体化:哮喘患儿的病情轻重、发作特点、对治疗的反应因人而异。因此必须根据患儿的病情严重程度、年龄、对药物治疗的反应、用药习惯(愿意口服还是吸入)、经济条件和心理状态来选择药物、给药途径方式和剂量,以制订适合每个患儿的最佳个体化治疗方案,这样会使哮喘病治疗方案更具体,更适合每个患儿,也可以增加患儿的依从性,从而达到最好的治疗效果。

(3)特异性免疫治疗:变应原免疫治疗(allergen-specific immunotherapy,AIT)是针对 IgE 介导的过敏性疾病,给予患儿反复接触疾病相关的变应原提取物,并逐渐增加剂量直到维持剂量,诱导患儿对该变应原的免疫耐受,使其再次暴露变应原时不产生或减轻过敏症状的治疗方法。AIT 能诱导机体对变应原产生免疫耐受,能够有效地预防症状加重,预防儿童鼻炎发展为哮喘,还可以降低新变应原致敏的风险,是目前唯一能够改变过敏性疾病自然进程的治疗方法,可获得长期疗效。

欧洲变态反应与临床免疫学会(EAACI)推荐的变应性疾病最理想的治疗策略如下:

①用最佳的药物治疗控制症状。②采取正确的变应原诊断方法来评估是否有可能进行变应原特异性免疫治疗。③改变变应性疾病发展的特异性治疗:避免接触变应原(至少减少接触变应原);变应原特异性免疫治疗。④逐渐减少药物治疗量,以最小的剂量使患者的病情达到最佳控制。⑤患者在不断随诊、教育和调整用药剂量的情况下达到疾病持续稳定的状态。

(4)中医中药治疗

1)多项研究报告显示,玉屏风颗粒联合西药常规治疗可提高哮喘控制率、减少复发、缓解症状、改善肺功能、调节患儿免疫功能。

用法与用量:一次 5g,一日 3 次。开水冲服。儿童酌减,1~3 岁,每次 1/2 袋(5g/ 袋),一日 2 次(早、晚);3~6 岁,每次 1 袋(5g/ 袋),一日 2 次(早、晚);6 岁以上,每次 1.5 袋(5g/ 袋),一日 2 次(早、晚);2 个月为 1 疗程。

2)小儿肺热咳喘颗粒具有清热解毒、宣肺止咳、化痰平喘的治疗效果,有研究指出其可缩短哮喘患儿临床症状、体征消失时间,改善肺功能指标水平,提高哮喘总控制率。

用法与用量:3 岁以下,每次 1 袋(4g/ 袋),一日 3 次;3~7 岁,一日 1 袋(4g/ 袋),一日 4 次;7 岁以上,每次 2 袋(4g/ 袋),一日 3 次。

(5)有关哮喘的联合用药问题:缓解期治疗过程中,偶尔的轻度发作可配合短期应用 β_2-

受体激动剂；轻度哮喘的患儿，不愿意吸入激素的、合并其他变态反应疾病、吸入激素出现声嘶、口腔霉菌感染和毛细血管脆性增加等不良反应的、难以坚持吸入者等，可采用抗白三烯药物，抗白三烯药物可取代吸入糖皮质激素治疗轻中度哮喘；单用吸入小至中剂量糖皮质激素不能控制病情时，可考虑联合应用抗白三烯药物，以期帮助改善气道通气功能，减少发作次数，减少吸入糖皮质激素的剂量。

2. **缓解期治疗的目的**　由于绝大多数哮喘患儿属遗传性的特应性体质，难以彻底治愈，因此，缓解期治疗的主要目的是通过预防性治疗措施，以最低的药物副作用来防止哮喘的急性发作，使哮喘缓解期尽量延长。主要措施是抗炎治疗。通过缓解期的有计划、有步骤的抗炎治疗，多数患儿的气道炎症可得以控制，从而避免哮喘发作。GINA 方案提出的哮喘病治疗目标是控制哮喘（包括控制气道炎症和临床症状）。

上述缓解期治疗的目的是根据哮喘病的病理生理学而制定的，其中心思想不仅是减轻症状，而主要是通过缓解期的抗炎治疗使气道炎症减轻或消退以达到降低气道高反应性、改善哮喘病情的目的。从哮喘的发生机制来看，比缓解期治疗更为有效、更为迫切的是避免引起哮喘发作的各种因素，包括变应原（如室尘螨、霉菌、花粉及动物皮毛等）、各种刺激物（如烟尘、DDV、冷空气和二氧化硫等）、上呼吸道感染（包括病毒性和细菌性感染）等。这些因素可以是哮喘首次发作的"扳机"，也可以是哮喘屡屡发作、气道炎症逐渐加重的重要诱因。因此，如何预防吸入或接触这些不良因素，是哮喘防治中的重要环节，详细的预防措施在哮喘的预防一节中论述。

五、哮喘的阶梯治疗方案

阶梯治疗方案的中心思想是根据患儿的不同病情选择适当的抗炎药物和剂量，并根据治疗过程中病情变化定时或随时进行升级或降级治疗。但是，因为即使在严重程度相同的情况下，其症状和体征在不同患儿之间也存在着很大的差异，即使在同一患儿其症状和体征的改变也可随着季节的变换或病情的进展而有所不同，因此任何一种固定的治疗方案都不能完全适用于每一个患儿。依据 GINA 的精神，儿童常用的阶梯治疗方案如下：

根据哮喘的严重程度决定开始剂量，如治疗初期选择较大剂量吸入型糖皮质激素时，应在 2~3 个月的时间较快减量到能控制哮喘发作的本级别中最适合的有效剂量。在各级治疗中，每 1~3 个月审核一次治疗方案，一旦症状得到控制应巩固至少 3~6 个月，然后降级治疗，直至确定维持哮喘控制的最小剂量。如果哮喘没有得到控制，要立即升级治疗，但首先要检查患儿吸药技术、遵循用药方案的情况（避免变应原和其他促发因素）等，此即哮喘的阶梯式治疗方案。

（一）哮喘儿童的长期治疗方案
6 岁以上儿童的长期治疗方案，见表 4-9。6 岁以下儿童的长期治疗方案，见表 4-10。

表 4-9　6 岁以上儿童哮喘的长期治疗方案

干预措施		第 1 级	第 2 级	第 3 级	第 4 级	第 5 级
非药物干预		哮喘防治教育、环境控制				
缓解药物		按需使用速效 β₂- 受体激动剂				
控制药物	优选方案	一般不需要 • 低剂量 ICS	低剂量 ICS	低剂量 ICS/LABA	中高剂量 ICS/LABA	中高剂量 ICS/LABA+LTRA（或）缓释茶碱 + 口服最低剂量糖皮质激素
	其他方案		• LTRA • 间歇（高）剂量 ICS	• 低剂量 ICS+LTRA 中高剂量 ICS+ 缓释茶碱 • 中高剂量 ICS • 低剂量 ICS+ 缓释茶碱	• 中高剂量 ICS+LTRA • 中高剂量 ICS+ 缓释茶碱 • 中高剂量 ICS/LABA+LTRA 或缓释茶碱	中高剂量 ICS/LABA+LTRA（或）缓释茶碱 + 抗 IgE 治疗

表 4-10　6 岁以下儿童哮喘的长期治疗方案

干预措施		第 1 级	第 2 级	第 3 级	第 4 级
非药物干预		哮喘防治教育、环境控制			
缓解药物		按需使用 β₂- 受体拮抗剂			
控制药物	优选方案	一般不需要	低剂量 ICS	中剂量 ICS	中高剂量 ICS+LTRA
	其他方案		• LTRA • 间歇（高）剂量 ICS	• 低剂量 • ICS+LTRA	• 中高剂量 ICS/LABA • 中高剂量 ICS+ 缓释茶碱 • 中高剂量 ICS+LTRA（或口服最低剂量糖皮质激素

（二）常用吸入型糖皮质激素的每日用量与互换关系

见表 4-11，表 4-12。

表 4-11　≥6 岁儿童常用吸入性糖皮质激素的每日剂量换算（µg）[a]

药物种类	低剂量		中剂量		高剂量	
	<12 岁	≥12 岁	<12 岁	≥12 岁	<12 岁	≥12 岁
二丙酸倍氯米松 CFC	100~200	200~500	~400	~1 000	>400	>1 000
二丙酸倍氯米松 HFA	50~100	100~200	~200	~400	>200	>400
布地奈德 DPI	100~200	200~400	~400	~800	>400	>800
布地奈德雾化悬液	250~500	无资料	~1 000	无资料	>1 000	无资料

247

续表

药物种类	低剂量		中剂量		高剂量	
	<12岁	≥12岁	<12岁	≥12岁	<12岁	≥12岁
丙酸氟替卡松 HFA	100~200	100~250	~500	~500	>500	>500

注：ᵃ 此剂量非各药物间的等效剂量，但具有一定的临床可比性。绝大多数患儿对低剂量 ICS 治疗有效；CFC：氟利昂；HFA：氢氟烷；DPI：干粉吸入剂

表 4-12 <6 岁儿童吸入性糖皮质激素每日低剂量（μg）ᵃ

药物种类	低剂量
二丙酸倍氯米松 HFA	100
布地奈德 pMDI+ 储雾罐	200
布地奈德雾化悬液	500
丙酸氟替卡松 HFA	100

注：ᵃ 此剂量为相对安全剂量；HFA：氢氟烷；pMDI：压力定量气雾剂

（三）阶梯治疗方案的注意事项

一般情况下哮喘病的阶梯治疗应根据患儿病情的不同情况从最适合的一级进行治疗。在阶梯治疗过程中，随着病情的需要可以升级治疗（包括增加剂量、增加药物种类和增加使用频率）或降级治疗。阶梯治疗方案的主要药物是吸入以糖皮质激素为代表的抗炎药物，升级治疗或降级治疗应注意的事项包括：

1. **在初始治疗阶段应联合用药** 由于吸入糖皮质激素通常在 3 天以后才能见效，为了尽快达到控制哮喘症状的目的，在所有哮喘病患儿特别是中度持续性哮喘以上的患儿，在治疗的开始阶段应采用联合给药，联合给药的方式包括：

(1)吸入糖皮质激素配合支气管扩张剂：通常采用吸入较高剂量糖皮质激素配合长效 β_2- 受体激动剂等，首选药物为布地奈德福莫特罗粉吸入剂，既可快速缓解哮喘症状，又可控制气道炎症。在没有该药的情况下，也可以配合吸入沙丁胺醇等速效 β_2- 受体激动剂。

(2)配合口服糖皮质激素：在没有布地奈德福莫特罗粉吸入剂的情况下，可以根据患儿的病情的严重程度，在短期(5~7 天)内配合口服适量的糖皮质激素，在吸入糖皮质激素起效后逐渐停用口服糖皮质激素。

(3)配合口服支气管扩张剂：也可以短期配合口服 β_2- 受体激动剂或茶碱类药物或吸入抗胆碱药物。

2. **初始治疗阶段后的维持治疗** 在初始治疗控制住哮喘症状，根据症状得到有效控制时患儿所需用药物的级别来判定患儿哮喘严重程度，并进行适合治疗级别维持用药治疗。

3. **降级治疗** 在控制住哮喘症状后，使病情稳定后 1~3 个月后就可以降级至可以减少联合制剂的剂量，也可单独吸入糖皮质激素治疗并考虑逐渐将吸入糖皮质激素减至同级治

疗的最低剂量连续治疗 3 个月,如果病情依然稳定,就可以降级治疗。

4. **升级治疗**　假如选择的某级治疗方案经过 2~4 周的治疗仍未控制哮喘病情,在排除了患儿吸入技术、患儿的依从性和接触激发因素等原因后,就应升级治疗。在任何一个级别,假如病情恶化都应该采用静脉或口服用糖皮质激素进行治疗。

5. 在症状控制后,每隔 3~6 个月就应对病情、气道反应性和治疗情况进行一次复查,以评价疗效决定升级还是降级治疗。

6. 任何一级的治疗均应包括避免诱发哮喘的各种因素,同时应对患儿进行哮喘防治知识的教育。

六、哮喘控制的临床评价指标与界定

虽然至今哮喘还不能根治,但经过规范化治疗后哮喘能够得到很好的临床控制。哮喘控制涉及临床控制、生理学控制和病理学控制等几方面。如何评价哮喘控制的临床指标和实验室指标,对于实施治疗方案是十分重要的。

(一) 哮喘控制的定义

全球哮喘防治创议(the global initiative for asthma,GINA)中将哮喘控制定义为:最少或没有慢性哮喘症状,包括夜间症状;最少的哮喘发作;没有因哮喘急诊就医;最少的哮喘发作;没有因哮喘急诊就医;最低限度的需要使用缓解症状药物 β_2- 受体激动剂;体力活动和运动不受限制;PEF 变异率<20%;肺功能接近正常;最少或没有药物副作用。此定义作为哮喘治疗的目标是很理想的,但它缺少时间概念和具体的量化标准,因此在临床实践中不易推广应用。

(二) 对哮喘病情的判定

对成人哮喘病情的判定已基本适合儿童,2016 版儿童支气管哮喘诊断与防治指南已做详细讲述,其大致概念如下:

1. **哮喘急性发作**　指气促、咳嗽、胸闷等症状突然发生,常有呼吸困难,以呼气流量降低为特征,常因接触变应原等刺激物或治疗不当所致。哮喘急性发作的程度轻重不一,6 岁以上的患儿可分为轻度、中度、重度和危重度四级,小于 6 岁的患儿分为轻度和重度两级。病情加重可在数小时或数天内出现,偶尔可在数分钟内危及生命,也称为突然发生的致死性哮喘发作。因此,在临床上应对哮喘急性发作的病情做出正确的评估,尽早采取积极有效的治疗措施。

2. **哮喘加重(或恶化)**　定义为气促、咳嗽、喘息、胸闷或这些症状的组合呈进行性加重(恶化)。哮喘加重的程度可以从缓慢进展到迅速危及生命的发作不等。在哮喘加重的定义中包含了哮喘急性发作。哮喘加重可分为轻度加重和严重加重。

3. **慢性持续期**　在哮喘非急性发作期,若哮喘患儿仍有不同程度的哮喘症状或呼吸流量降低,则定义为哮喘慢性持续。哮喘病情严重程度应依据达到哮喘控制所需的治疗界别进行回顾性评估分级,因此通常在控制药物规范治疗数月后进行评估。一般而言,轻度持续性哮喘是指第 1 级或第 2 级阶梯治疗方案治疗能达到良好控制的哮喘;中度持续哮喘是指使用第 3 级阶梯治疗方案能达到良好控制的哮喘;重度持续哮喘是指需要第 4 级或第 5 级阶梯治疗方案治疗的哮喘。哮喘的严重度并不是固定不变的,会随着治疗时间而变化。

4. **临床缓解期** 是指经过治疗或未经治疗,患儿症状、体征消失,肺功能恢复到急性发作前水平,并维持 4 周以上。

(三) 哮喘控制水平分级

详见本章第六节内容。

第九节 并发症及其防治

哮喘的合并症可以分为三种类型:哮喘急性发作引起的合并症、哮喘导致肺功能损害引起的合并症,以及哮喘继发的合并症。

一、哮喘急性发作引起的合并症

(一) 咳嗽晕厥综合征

咳嗽晕厥综合征(cough syncope syndrome)是指既往没有癫痫发作史的患儿,由于剧烈的连续咳嗽而引起的一过性意识丧失的病征。本综合征最早由 charcot 于 1867 年提出,此其发生机制考虑为咳嗽引起的起源于喉部的迷走神经反射所致,因而称为喉性眩晕(laryngealvertigo)。但其后学说众多,主要有:

1. **脑循环障碍学说** 认为剧烈咳嗽时,胸腔内压和腹腔压力升高使颅内压升高,导致脑血管受压,因而脑循环发生障碍,这就引起一过性的意识丧失。这一学说目前较受重视。

2. **脑神经系障碍学说** 认为脑内有肿瘤或血管障碍等的原发性损伤,咳嗽作为一种诱因引起癫痫发作,因而有烦咳性癫痫的说法。

3. **脑震荡学说** 据报道,有些患儿的脑电图记录上出现震荡样的脑电图波形,因此认为咳嗽时,由于胸腔内压的上升,导致颅内压的升高,后者的急剧升高使脑受到了震荡。

4. **反射学说** 认为咳嗽引起喉头或颈动脉体发出血管迷走反射,使心律减慢,甚至出现窦性停搏、低血压,因而出现一过性脑缺血,从而出现晕厥。

(二) 临床表现

咳嗽晕厥的最主要的临床特点是发作性阵咳之后出现数秒钟的一过性意识丧失,典型者,可在咳嗽开始数秒钟即可引起晕厥发作,有时伴轻度痉挛。晕厥时间多在 10 秒钟内,少数人可长达 30 秒。患儿处于立位或坐位时容易发生,而且进食、大笑等情况下易于诱发咳嗽和晕厥,意识恢复后不留任何后遗症,但晕厥严重者可跌倒。

咳嗽晕厥患儿,临床上还具有下述特点:

1. 患儿以男性居多,约占 97%。年龄分布范围广,可为 1~75 岁,但以年长儿、青壮年为多见。

2. 多为肥胖患儿合并支气管哮喘,外向型性格尤多。

3. 无癫痫的既往史及家族史。

4. 咳嗽晕厥过程中,脑电图未见棘波,心电图也无异常。

（三）诊断依据

反复发作的剧烈阵咳伴一过性意识丧失的特点,加上哮喘等原发病的发现,诊断一般不难。但需与颈动脉过敏症等所致的晕厥和不典型的癫痫发作鉴别。脑电图及诱发试验、治疗反应都可有助于它们之间的鉴别。

（四）治疗与预后

1. 减轻或控制咳嗽症状。

2. 治疗原发呼吸道疾病,减轻或避免咳嗽发作。

3. 减少体重。

本综合征的预后良好。

二、哮喘导致肺功能损害引起的合并症

由于急性严重发作,气道阻塞严重,抢救不及时,或者由于某些药物使用不当等情况,均可引起肺功能损害严重,急性、慢性或治疗性的并发症,常见为肺气肿、呼吸衰竭,甚至呼吸暂停。

（一）肺气肿

哮喘患儿因气道过敏性炎症持续存在,并对外界的各种特异的或非特异的刺激产生高反应性。这种患儿的支气管系统极容易发生收缩,以致痉挛,造成气道阻塞。气道阻塞如果长期得不到控制,肺残气量也越来越多,结果使肺体积不断增大,肺泡结构受破坏,这就形成肺气肿。儿童期由此引起的肺心病少见。

（二）自发性气胸和纵隔气肿

在中、重度哮喘发作的基础上易出现,是哮喘发作期病情危重的表现之一,如处理不及时常可导致患儿死亡。

1. **发生机制**　哮喘急性发作时,由于气道平滑肌痉挛及气道炎症引起的黏膜水肿和分泌物增多,可引起不完全性气道阻塞,形成"活瓣样"的作用。肺泡内气体聚集不易排出而过度膨胀,肺泡内压力增高,达到一定程度时可导致肺泡破裂。

当脏层胸膜下肺泡破裂时,气体进入胸膜腔,形成自发性气胸,肺组织可被迅速压迫而堵塞破裂口。如果破裂口的细支气管或脏层胸膜部位形成单向活瓣,气体不断进入胸膜腔,可形成张力性气胸,使呼吸、循环功能受到明显影响。

当肺泡破裂气体进入肺间质,沿支气管和血管鞘移行至肺门,然后进入纵隔,则形成纵隔气肿,压迫肺动脉和肺静脉。同时,气体也可沿血管鞘进入心包腔,引起心包积气,甚至形成心脏压塞的征象。进入纵隔的气体还可以沿着大血管和气管周围疏松结缔组织（如颈鞘）向上,可引起皮下气肿。以颈部、头部皮下气肿较为常见。也可向下引起腹部、腹膜后甚至阴囊积气。

2. **临床特点**

(1)胸痛:绝大多数患儿都有突发的胸痛史。胸痛可呈放射性,多发生在胸腔内压力突然增加时,如咳嗽或危重度哮喘发作。

(2)呼吸困难突然加重：中 - 重度哮喘发作时本身就有明显的呼吸困难，如果并发气胸或纵隔气肿后，呼吸困难会进一步加重，发绀更为明显，病情迅速恶化，此时查体可发现患侧哮鸣音减弱或消失、气管移位及皮下气肿。需要注意的是，哮喘急性发作常呈阵发性加重，有时呼吸困难加重会被误认为是哮喘病情加重而忽略了该并发症的出现，此时加大糖皮质激素及其他平喘药的剂量，甚至建立人工气道、应用呼吸机辅助呼吸也不能缓解呼吸困难。相反地，未经闭式引流的自发性气胸患儿给予机械通气是非常危险的，这是由于此时进行正压机械通气可使张力性气胸胸腔内压力迅速升高，肺组织被进一步压缩，可在短时间内因呼吸循环功能衰竭而死亡。

(3)纵隔气肿的特点：出现纵隔气肿时可伴有咽喉部不适感，颈部发紧，吞咽困难，查体可发现皮下气肿的体征，如皮下握雪感或捻发音。半数可出现心浊音界缩小，心前区可听到与心搏一致的特殊摩擦音，左侧卧时更明显。

(4)自发性气胸：多为张力性气胸，可一侧也可双侧出现，可单独出现也可与纵隔气肿合并出现，此时临床症状更加危重，可出现休克，甚至猝死。

3. 诊断

(1)哮喘中、重度急性发作，经积极治疗后临床症状改善不明显，且出现胸痛、呼吸困难、发绀加重，甚至休克征象者。

(2)头颈部可触及皮下握雪感，气管移位，听诊患侧肺哮鸣音消失。

(3)坐位或左侧卧位时胸骨左缘第3~6肋间闻及与心搏一致的特殊摩擦音(爆裂音)。

(4)X线胸片检查可明确诊断。

4. 治疗

(1)自发性气胸的治疗一旦确诊，应立即用水封瓶作胸腔闭式引流，双侧气胸患儿可同时行双侧胸腔闭式引流，以迅速排气使肺复张。

(2)纵隔气肿可使用多个粗针头刺至皮下排气。颈部皮下气肿明显，胸闷、气急症状严重者，应作胸骨上窝切开，并沿气管筋膜向胸骨后纵深钝性分离开2cm，以便气体排出。也可置皮瓣引流，向外向内滚动或挤压气体至切口处，可加速气体排出。

(3)积极有效地治疗原发病，包括及时解除支气管阻塞，消除气道炎症，减轻细支气管的不完全性阻塞，降低肺泡内压力，只有这样才能减轻气胸和纵隔气肿的症状。

（三）呼吸衰竭

大部分哮喘急性发作可在平喘、抗炎、吸氧、补液等治疗后迅速好转，但仍有少数患儿病情可持续恶化，出现呼吸衰竭，同时也是儿童哮喘的主要死亡原因。

1. 发生机制

(1)治疗不及时：由于对哮喘的发作严重度估计不足，未能给予及时有效的治疗而导致病情无法控制是哮喘并发呼吸衰竭最主要的原因。由于糖皮质激素需4~6小时才能发挥其治疗作用，而哮喘病情在短时间内的变化又非常迅速，因此应早期配合吸入 β_2- 受体激动剂等支气管扩张剂，对于发病急、进展快和以往有危重度发作的哮喘患儿，应早期果断足量地给予糖皮质激素治疗，尤其对于反复发作、肺功能储备较差和既往有呼吸衰竭病史者，更应提高认识，充分估计病情，给予更加积极和主动的治疗。

(2)药物治疗不恰当:在治疗重度哮喘发作的措施中,糖皮质激素是疗效最确切的药物。然而,在因哮喘病而致死的病例中,不仅多数存在糖皮质激素用量不足的问题,而且β_2-受体激动剂的用量普遍偏大,β_2-受体激动剂用量过大可使哮喘病患儿的通气/血流比例失衡,加重低氧血症,可导致呼吸衰竭。另外,在哮喘治疗过程中应注意,当哮喘伴有呼吸功能不全时,常规剂量的镇静剂(如鲁米那)、麻醉剂、镇静类抗过敏药(如异丙嗪、氯苯那敏)、硫酸镁等即可对呼吸中枢有明显的抑制作用,导致呼吸驱动力进一步降低,诱发呼吸衰竭。

(3)合并呼吸道感染:呼吸道感染常是哮喘发作的诱因,同时也是诱发和加重呼吸衰竭的重要因素之一。重症哮喘因气道阻塞,分泌物多而黏稠,极易发生呼吸道及肺部感染,这些感染又会进一步加重气道阻塞。同时,呼吸道感染的存在可导致支气管持续痉挛,呼吸肌疲劳。这些因素相互作用,互相影响,可以加重低氧血症和二氧化碳潴留。

(4)氧疗措施不当:中、重度哮喘患儿由于气道阻塞,存在不同程度的缺氧,应用β_2受体激动剂等支气管舒张药物可加重肺内通气/血流比例的失衡,使缺氧加重,但因较少出现发绀常被忽视未予吸氧;或者气道阻塞严重,出现CO_2潴留时,给予高流量氧气吸入,则可抑制颈动脉化学感受器,使依靠缺氧刺激兴奋的呼吸中枢受抑制,加重呼吸衰竭,甚至造成呼吸停止。

(5)脱水和黏液痰栓形成:当痰液、痰栓广泛阻塞周围小气道时,任何平喘抗炎药物都难以缓解阻塞性通气功能障碍,此时极易形成呼吸衰竭。

(6)哮喘病的其他并发症:如张力性气胸、急性肺水肿、广泛性肺不张和呼吸肌衰竭等都可加重呼吸困难,导致呼吸衰竭。

2. **临床诊治要点**　当哮喘患儿出现下列情况时,应考虑并发呼吸衰竭的可能:

(1)患儿呼吸困难持续加重,而哮鸣音减弱,甚至消失。

(2)患儿体力明显不支,呼吸困难未缓解而烦躁减轻。

(3)患儿呼吸活动较强而血气分析$PaCO_2$由下降升至正常。

(4)既往有呼吸衰竭病史或有自发性气胸等诱因存在。

(5)通过强化治疗12小时,而效果不佳者。

患儿出现上述情况时,应及时监测血气变化,如$PaCO_2 > 6.5kPa(50mmHg)$和/或$PaO_2 < 6.5kPa(50mmHg)$,即可诊断为呼吸衰竭。

(四)呼吸骤停

指哮喘患儿的呼吸突然停止的严重并发症。发生这样的并发症前,病情一般并不太重,也没有预兆,大半发生于患儿咳嗽或进食时,也可在轻微活动后。多在家中发生,因此家属应及时救治。如果没有及时进行人工呼吸,常导致在送往医院前就继发心搏停止造成死亡。呼吸骤停的原因可能和发病时的神经反射有关。这种并发症发生的机会非常少见,但应提高警惕。

三、哮喘继发的合并症

哮喘继发的合并症常见为气道黏液栓阻塞、肺部感染和生长发育迟缓。

(一) 气道黏液栓阻塞

是哮喘病较常见的并发症之一,常是引起肺不张、阻塞性肺部感染、窒息、呼吸衰竭,甚至哮喘猝死的主要原因。

1. 发生机制 气道黏液栓是由黏稠的痰液及脱落的上皮细胞、白细胞、吞噬细胞、尖梭结晶(Charcot-Leydon 结晶)等成分共同缠绕包裹而形成的,可在各级支气管管腔内形成。气道黏液栓一旦形成,即使在支气管痉挛缓解之后也不易消除,其发生机制与以下因素有关:

(1)气道慢性炎症可导致黏液腺分泌亢进,气道内分泌物增多,加上哮喘急性发作时,迷走神经功能亢进,杯状细胞分泌也增多,使分泌物增多。

(2)哮喘病反复发作及慢性炎症可损伤气道内的纤毛 - 黏液传输功能,使中小气道的分泌物不易排出。

(3)哮喘急性发作时,张口呼吸、出汗等水分大量丧失,而摄入量不足,造成体内脱水,容易使痰液黏稠,难以咳出。

(4)支气管痉挛可导致痰液引流不畅,极易继发细菌感染,而使痰液更加黏稠,易形成痰栓。

2. 临床特点

(1)主要见于中、重度哮喘发作患儿,尤其是危重哮喘状态。

(2)2 岁以下哮喘患儿气道中纤毛较少,而杯状细胞较多,因而更容易形成痰栓阻塞气道形成肺不张,多呈局灶性肺不张,且右侧多于左侧,女孩多于男孩。

(3)重症哮喘并发黏液痰栓广泛阻塞外周气道,临床上表现为发绀、气急症状加重,但两肺哮鸣音逐渐减少,甚至消失。

因为气道的黏液栓阻塞在哮喘急性发作时出现,易被哮喘症状所掩盖,而且通常缺乏典型的 X 线征象,常因肺纹理增多或多发性小斑片状影而易误诊为哮喘病合并肺部感染,故临床上非常容易漏诊,所以当哮喘患儿出现肺不张时应首先排除此并发症。

3. 治疗

(1)充分补液以纠正脱水,充分湿化气道和稀释痰液。

(2)自下而上叩拍背部,每次约 10 分钟,每天 2~3 次,可有助于气道内痰栓脱落咳出。

(3)静脉应用抗生素以控制支气管和肺部感染。

(4)早期足量使用糖皮质激素可减少气道黏液的分泌。

(5)已建立人工气道的患儿,每小时滴入生理盐水 10ml 湿化气道,也可经人工气道插入纤支镜分段进行支气管灌洗,每次注入温生理盐水 10~20ml 后负压吸出。

(6)危重哮喘状态并发黏液痰栓阻塞者,可通过支气管镜做支气管肺泡灌洗,冲洗痰栓,促进排出。

4. 预防 哮喘患儿气道分泌物增多,黏膜纤毛转输系统功能障碍及支气管平滑肌痉挛,易形成黏液栓。建议采用下列措施以预防黏液栓的形成:

(1)及时缓解支气管痉挛:可吸入或口服 β_2- 受体激动剂,口服茶碱类药物等。

(2)控制气道炎症和抑制黏液产生:控制气道炎症可吸入或全身使用糖皮质激素等,抑制黏液分泌可给予吸入溴化异丙托品。

(3)加速黏膜纤毛转输系统特别是纤毛的功能,可使用气溶胶雾化疗法、吸入 β_2 受体激动剂等。

(二)肺部细菌感染

呼吸道感染易诱发哮喘,哮喘发作常并发肺部细菌感染并加重哮喘病的病情,从而形成恶性循环,因此临床上积极而有效地防治呼吸道和肺部细菌感染是治疗哮喘病的重要措施。

1. 发生原因

(1)气道炎症有利于细菌的繁殖:长期的慢性炎症可使支气管纤毛上皮脱落,代之以鳞状上皮及杯状细胞增生,分泌物增多而纤毛活动减弱,这种情况非常有利于细菌的繁殖。同时,由于黏膜水肿和平滑肌痉挛所导致气道狭窄使细菌以及有害物质不易及时排出,引流不畅而易形成肺部感染。

(2)呼吸道的免疫功能降低:哮喘发作时,其气道的吞噬细胞内过氧化物酶、过氧化氢酶及乳酸脱氢酶功能相对降低,sIgA 含量下降,加上哮喘患儿常使用糖皮质激素治疗,使得气道局部免疫功能受到抑制,而常用的平喘药如氨茶碱则有抑制中性粒细胞趋化的作用。这些因素共同作用促进了肺部感染的发生和发展。

(3)邻近器官的感染:上呼吸道感染,尤其是上呼吸道病毒感染可促使哮喘的发作,又常损害呼吸道黏膜上皮的屏障,为继发细菌感染提供了条件。副鼻窦炎症与部分哮喘病的形成与发作也有关系,其脓性分泌物的流入可引起下呼吸道及肺部感染。

(4)肥大细胞和嗜碱性粒细胞脱颗粒所释放的组胺,可使气道上皮细胞之间的间隙增宽,使细菌易进入呼吸道黏膜,形成呼吸道和肺部感染。

2. 临床特点

(1)通常情况下,哮喘发作越严重越易伴发呼吸道或肺部细菌感染,危重哮喘状态的患儿大都伴有程度不同的肺部感染。

(2)哮喘病并发肺部细菌感染以节段性肺炎多见,常伴有肺不张。

(3)肺部细菌感染以流感嗜血杆菌、副流感嗜血杆菌和肺炎双球菌等多见。近年来,耐药菌株、革兰氏阴性杆菌及条件致病菌感染增加明显,是哮喘病并发肺部感染的三大细菌学流行趋势。

(4)并非黄色脓性痰都是细菌感染,以嗜酸粒细胞为主的变应性炎症有时也可表现为黄色脓样痰,痰涂片伊红染色可加以区别。

3. 治疗

(1)哮喘发作本身一般不需要抗生素治疗,但对于危重度哮喘发作,尤其是伴有肺部细菌感染时,在给予糖皮质激素和支气管扩张剂治疗的同时应给予积极有效的抗感染治疗,以控制感染和阻止病情进一步发展。

(2)在痰培养结果出来之前,应首选针对革兰氏阴性杆菌和兼顾革兰氏阳性球菌的广谱抗生素,如第二代或第三代头孢菌素类等。

（三）生长发育迟缓

影响儿童生长发育的原因是复杂的，但糖皮质激素治疗的影响无疑是最重要的因素，在推广吸入糖皮质激素治疗哮喘以前，哮喘患儿经常不得不全身使用糖皮质激素，这可能是研究中发现哮喘儿童中存在着生长发育不良、骨龄延迟、青春期推迟等现象的主要原因，然而在成人后，哮喘患儿的身高、体重、智力与健康人并无明显差异，故仅称为生长发育迟缓。随着糖皮质激素吸入疗法的普及，糖皮质激素的副作用已明显减少，但对于长期吸入糖皮质激素是否可引起儿童的生长发育迟缓尚无定论，但糖皮质激素吸入疗法已明显改善了哮喘患儿慢性的低氧血症和心理障碍，从而有利于儿童生长发育是明确的。

1. 发生原因

（1）反复、慢性的低氧血症：慢性长期的低氧血症是哮喘患儿生长迟缓的主要原因之一。哮喘反复发作特别是3岁以前的哮喘发作易引起低氧血症，而儿童生长发育较快，各种组织细胞的代谢活跃，对氧的需求也较多，因而，长期、慢性的低氧血症将严重影响组织细胞的代谢，影响生长发育过程。

（2）糖皮质激素的影响：长期全身使用糖皮质激素，可使骨成熟延迟和青春期推迟，这可能与糖皮质激素对下丘脑-垂体-肾上腺皮质轴的抑制及其对生长激素等内分泌激素合成的影响有关。但如果采用吸入糖皮质激素治疗则通常不会出现抑制生长发育的情况。

（3）心理及营养因素：哮喘患儿由于疾病可能造成自卑、内向的性格；而对一些食物的过敏可能会影响患儿拒绝许多与此无关的食物，因而大多存在不同程度的营养不良。另外，反复慢性发作可能会影响患儿热卡和其他营养物质的摄入而使生长发育迟缓。

2. 防治措施

（1）及时有效地控制哮喘发作、避免低氧血症是防治的关键。

（2）对于反复发作的轻中度持续性哮喘患儿，可先用色甘酸钠（DSCG）雾化吸入，如DSCG无效再改用糖皮质激素吸入。

（3）对于大多数中度以上哮喘患儿来讲，吸入糖皮质激素可以完全控制症状，所以应尽量避免口服或静脉使用糖皮质激素。

（4）提供营养指导和心理治疗。

第十节　预　防

虽然儿童支气管哮喘的药物治疗在控制症状和改善生命质量方面取得了很大的进展，但是哮喘病的患病率仍然没有得到有效控制，因此我们不得不更加重视哮喘病的预防工作以期降低其患病率。对于哮喘来讲，预防应该是第一位的，对哮喘缓解期的预防仅是预防其发作，以期减少其发作次数，工作重点应主要放在哮喘的第一次发作，即预防发病。但无论在哮喘发作期还是缓解期，均应把预防列为首要措施。在哮喘缓解期，患儿虽无症状,但气道仍存在持续性炎症和气道高反应性,患儿随时随地可能因为接触到某些激发因素而诱发哮喘,因此预防这些激发因素和如何控制气道炎症成为哮喘病缓解期治疗的主要内容。现代医学对哮喘的预防工作提出了更多、更广的要求。1998 年 GINA 方案将二级预防和三级预防合并为一级,提出了二级预防的概念,其实质内容也是三级预防。2002年的 GINA 方案重新将哮喘病的预防分为三级:一级预防即早期干预,在发病前采取防止疾病发生的措施,避免接触可能的致敏物质。即控制过敏性哮喘的危险因素,预防哮喘的发生。二级预防为早期诊断、早期治疗。其目的是早期阻止病程进展或延缓疾病发展。三级预防是对于已经出现咳喘症状的哮喘患者,积极治疗发作症状,防止疾病加重或发生后遗症。

一、哮喘病的一级预防

一级预防(primary prevention)中一级含有首先和基本预防的意义,它涉及室内外和工作场所的环境、吸烟、出生体重、感染,以及营养与饮食等方面。一级预防的工作重点和目标是预防婴幼儿特应性体质的产生。可以认为哮喘病一级预防的未来策略将集中在围产期(胎儿或新生儿)免疫反应的发展方面。很多因素可以增强或减弱胎儿对变应原的敏感性,但是这些影响因素是复杂的,可随着妊娠的进展而发生变化,所以一级预防的研究和开展有一定的难度。

迄今一级预防的效果在大多数类型哮喘中还没有得到证实,近年来我们在各影响因素间的作用上又取得了一定进展。

(一) 用于出生前的潜在措施

潜在措施可以在怀孕 6 个月至出生前运用,当抗原提呈细胞和 T 细胞经历了变应原的致敏过程而成熟后,胎儿致敏的最可能的途径是经过血液,但是浓缩的变应原是否可以穿透胎盘屏障还要进一步研究。一个自相矛盾的发现是,暴露于较低变应原浓度比较高变应原浓度更容易致敏,因而值得关注的是如何评价孕妇接触变应原的浓度和时间,这可能与最终是发展为对变应原致敏还是发展成变应原耐受有关。实际上初步的证据已经提示,接触高浓度变应原将诱导母亲 IgG 抗体的产生和减少子女罹患变态反应疾病的危险性。一项研究表明,在妊娠期间接受特异性免疫治疗的母亲的孩子可以减少特应性体质的产生。

有一些生育前队列研究发现,孕妇摄入常见过敏性食物(如花生、牛奶、小麦等)与其子代的过敏和哮喘减少有关。对于无食物过敏的孕妇而言,在孕期不建议进行特别的饮食限制或添加。孕期母亲肥胖和体重增加会增加子代患哮喘或喘息的风险。此外,有荟萃分析提示,孕期进食富含维生素 D 和维生素 E 的食物,可减少儿童喘息的发生。

(二) 用于出生后的潜在措施

对避免变应原早期的研究主要集中在婴幼儿的喂养方式上,目前多项观察性研究结果显示提前辅食添加可减少相应食物过敏的发生,针对此结果,国外学者进行了鸡蛋过敏相关的随机对照试验,有研究表明早期添加鸡蛋会减少鸡蛋过敏的发生。临床已经观察到易患过敏性湿疹的妇女在哺乳期间避免过敏性饮食可减少其孩子患湿疹的危险性,但尚需进一步的研究证实。母乳喂养能否减少婴幼儿喘息的发生，对预防哮喘有无一定作用，还要进一步研究，但综合考虑母乳喂养的诸多益处，仍应鼓励母乳喂养。目前，对于避开空气中的过敏原以避免增加患儿敏感性应该得到提倡，在一些研究中已表明接触吸入屋尘螨与致敏及哮喘发生有关，但动物过敏原与哮喘发病的关系比较复杂。有研究发现，接触宠物过敏原将导致哮喘和喘息风险增加，另外最近的一项研究表明和以前报道的结果不同，在婴幼儿早期避免接触猫不会预防气道高反应性，相反，早期接触猫、狗比避免接触这些动物会更有效地预防哮喘。从这些有争议的结果得出启示：基本的预防措施应致力于改变新生儿对 Th1 的反应。通过接触大剂量的过敏原（而不是正常小剂量的接触）和应用包含过敏原的连接蛋白，可以获得一种合适的 Th1/Th2 的平衡。这些研究方法使幼年期微生物感染可减少过敏性疾病的假说更加可靠。有哥哥姐姐的孩子和送幼儿园的孩子发生呼吸道感染的概率高，但呼吸道感染却可能保护他们不患哮喘等过敏性疾病。幼年期反复的非下呼吸道的病毒感染可以减少直到学龄期的哮喘患病。除此之外，孕妇产前烟草暴露可显著增加年幼儿患哮喘风险，而产后母亲吸烟与年长儿的哮喘发生相关。

支气管哮喘是一种具有遗传倾向的疾病，其遗传过程与多基因遗传有关。假如儿童的父母中一人或两人具有特应性体质，我们可认定其为哮喘易感者。2 岁以内的哮喘易感婴幼儿是最容易感受危险因素的年龄阶段，接触危险因素时间的长短和密度对于哮喘的发生也非常重要，对在不同生长环境中哮喘易感孪生子的研究表明，环境与遗传因素之间的相互作用在哮喘的发病中是极为重要的。根据目前的研究观察，在数十年里哮喘患病率显著增加可能与遗传素质的改变关系不大，而与工业化、生活现代化和西方的生活方式可能关系更为密切，大多数哮喘或过敏性鼻炎的易感者（特应性易感者），当其哮喘或过敏性鼻炎素质被环境因素激活（如产生特异性 IgE）后才显现症状。因此，遗传因素和环境因素在哮喘病的发病中均具有重要作用。

按照目前的技术水平，对于一级预防的设计思路应该致力于改善哮喘易感者的生存环境，虽然这可能不如修正或修饰哮喘基因更有诱惑力，但比基因治疗更具有可行性和更容易成功。虽然目前尚无公认有效的一级预防措施，但应避免接触尘螨、花粉、真菌等常见过敏原，尤其是妊娠后期。婴儿出生后，同样要避免接触上述危险因素；提倡母乳喂养，减少人工喂养可能带来的过敏反应。

二、哮喘病的二级预防

二级预防（secondary prevention）是指早期诊断、早期治疗。一旦发现婴幼儿的特应性体质已经形成，就应当千方百计地预防哮喘病的发生，因此特应性体质的早期诊断尤为重要，这是一级预防和二级预防的转折点。

对于哮喘易感儿来说，特应性体质早期诊断的意义在于可早期进行哮喘病预防和干预性治疗。过敏性鼻炎和特应性皮炎是哮喘发生的主要危险因素，针对其他过敏性疾病的干预，可以显著降低后续哮喘的发生发作。针对单一尘螨过敏哮喘患者的特异性免疫治疗，可阻止哮喘患者由单一尘螨过敏向多重过敏发展。已经有两项研究证实，在婴幼儿出现湿疹时，采用抗组胺药物进行干预性药物治疗可以减少哮喘病的发生。研究还发现,变应原 - 特异性免疫治疗可以减少过敏性鼻炎患者发展为哮喘。预防性变态反应治疗(preventive allergy treatment,PAT)的研究正在进行中,研究结果将对确定免疫治疗在预防哮喘病中的地位是重要的。职业性变态反应的观察提示我们,早期切断对激发变应原的接触是非常重要的,假如待搞清楚变应原与喘息症状的关系再去预防可能会导致真正的发病。

早期诊断的另一项重要内容是通过体外免疫学检测或激发试验及早确定过敏原的种类,为三级预防打下基础。

三、哮喘的三级预防

(一)确定哮喘的诱发因素

哮喘的发生、发展、预后与环境因素有密切关系。由于哮喘患儿的气道反应性和敏感性均明显增高,许多对正常人并无明显影响的环境因素如变应原、气候变化、油漆气味、烟雾、运动和某些食物等均可成为哮喘发作的因素。现代研究证实大多数哮喘的发作与生活环境或工作环境中的某种激发因素有关,因此确定这些激发因素对制定、实施相应的预防对策是非常必要的。哮喘病发作的诱因是非常复杂的,主要包括多种室内吸入性变应原、室外变应原、某些职业性有害物质、食物、某些药物、病毒和细菌感染、运动过度、气候变化、冷干空气、精神因素、内分泌因素等。其中变应原、职业性有害物质、食物、某些药物、病毒和空气污染是主要致病因素,它们既可以成为首次哮喘发作的"扳机",也可在哮喘慢性病程中直接诱发哮喘的急性发作。其余的因素则为诱发因素,主要是在患儿已患哮喘病的基础上诱发哮喘急性发作的因素。例如吸入变应原作为一种致病因素引起的气道变应性炎症是变应性哮喘发生的主要诱因,在此基础上患儿亦可因气候变化、油漆气味、运动、情绪波动或月经期等诱发因素而诱发哮喘。哮喘患儿气道炎症的形成多为诸因素综合作用的结果,临床医生应分清主次因素,才能有的放矢地开展预防工作。

(二)三级预防的具体内容

三级预防的基本内容涉及室内环境、室外环境、工作环境、吸烟、是否足月、出生体重、感染、营养及饮食等方面。

1. **室内环境**　婴幼儿与室内环境的关系最为密切,他们不得不长时间的待在室内,现代建筑的密闭性(较好的门窗封闭与缺少自然通风)、新的建筑材料,以及室内家具的更新(包括地毯、床垫和加软垫的家具)使婴幼儿长期暴露于室内环境的变应原(特别是室尘螨)和化学刺激气味中。研究表明,儿童期哮喘患病率的增高与暴露于变应原的程度相关,这可能同样适用于成年人。我们应该进一步评价,对于某些处于易感哮喘的婴儿来讲,是否可以把改善室内环境作为一级预防策略。对哮喘易感者来讲,特别是幼婴儿,减少与室尘螨的接触可能是一种非常有效的预防措施,因为已经证实了室尘螨是一种重要的哮喘诱发因素。

2. **吸烟**　吸烟属于室内环境污染的范畴。妊娠妇女吸烟将增加其未来子女患哮喘的危险性,对于儿童来讲,如果其父母中有两人或一人吸烟,则子女患哮喘病的危险也随之增加,这在有特应性体质的儿童表现得更为突出。研究还显示,与香烟接触的程度和哮喘的发生之间成正相关。鉴于吸烟对哮喘的影响,因此有可能达到的初级目标是减少妇女吸烟,特别是在妊娠期间和围产期,这将降低哮喘的患病率。在成人中的研究发现主动吸烟者的总IgE水平高于被动吸烟者和不吸烟者,提示吸烟也能增加成人哮喘的患病率。某些情况下,特别对职业性哮喘来讲,吸烟很可能使吸烟者对环境致喘因子更为敏感。预防被动吸烟和禁止妊娠期妇女吸烟也将成为哮喘病一级预防的重要内容。

3. **室外环境** 世界各地的室外环境有较大的差异,在某些国家可见性污染仍保持在较高水平,而某些可见性污染水平下降,而不可见污染(大部分来自汽车废气)却在升高。大气中一氧化氮水平有所增加,虽然一氧化氮本身不会直接提高哮喘的患病率,但是它对呼吸道上皮的损害可使其他抗原更易于进入呼吸道深层和肺中。一项在津巴布韦的不同地区研究表明,运动性哮喘的患病率虽然在地区之间有较大差异,但仍以城市较为多见。类似的研究显示,随着丛林地区的城镇化和市中心的转移,哮喘的患病率亦随之增加,这种城市化造成的不仅是大气污染,还包括室内居住环境的变化,均有增加哮喘患病率的可能。

4. **工作环境** 已经证实可以通过一级预防来有效地避免职业性哮喘的发生,某些职业的工作环境中的物质可以使气道致敏或刺激气道而诱发职业性哮喘,如果能及时采取有效预防措施来避免,可以防止职业性哮喘的发生。研究表明,具有特应性体质的患儿如果长期暴露于某些高分子量变应原的工作环境中,其发生职业性哮喘的危险性可明显增加。和吸烟一样,一些特殊的职业可使特应性体质者发生哮喘的概率有所增加。因此,通过适当的职业卫生措施来进行一级预防是非常重要的。

5. **足月小样儿** 足月小样儿是指胎龄满 38~42 周,但出生时体重少于 2 500g 的不均衡生长新生儿(如头大躯干小)。通常是由于妈妈怀孕期间营养不良、贫血或患有各种感染性疾病等,造成胎儿营养不良,使得胎儿发育受阻。足月小样儿在儿童期和青少年期发生哮喘的危险性将增加。虽然我们尚不清楚其机制如何,但可能涉及病毒诱导增强的气道高反应性,营养失衡亦可损害婴儿的基础免疫机制。由于足月小样儿是胎内营养不良造成的,所以通过加强母体的营养、增加对母亲的护理可避免未成熟儿及其他原因所致的小样儿的出生。如果情况允许,足月小样儿出生后应该鼓励母乳喂养。

(1)感染:呼吸道病毒性感染可使婴幼儿,特别是足月小样儿,反复发生支气管炎和毛细支气管炎,而一些研究表明这些患儿日后约有 50% 将被诊为哮喘。虽然目前尚无证据说明呼吸道病毒性感染可直接引起哮喘的发生,但呼吸道病毒性感染肯定在哮喘的发生起一定的作用。在未来,预防病毒感染作为一级预防措施是同样重要的。另外,还应包括设法改善营养状况,以及避免托儿所和幼儿园中过于拥挤,随着医疗条件的提高,将来可以给婴幼儿做呼吸道合胞病毒和其他感染原的预防接种以防止其感染。

(2)营养与饮食:虽然营养失调可导致出生小样儿和使婴儿易患感染,这些因素均与哮喘发生率的增高有关,但目前尚未有明确的证据支持饮食调节是一种有效的哮喘病三级预防策略。然而一项回顾性研究发现,鱼类食物和哮喘患病率低有关。

另外的研究则认为当母亲怀孕时禁食蛋类食物或在产后 1 年内母子都禁食蛋类食物时,像过敏性湿疹等特应性疾病的发生率将减少,对于这一结论目前尚有分歧,对营养状况的影响也不清楚,故目前不推荐禁食蛋类食物。

(三)三级预防的具体实施

1. 变应原的预防 吸入变应原是引起哮喘病的重要因素,应把控制减少环境中的变应原作为哮喘病的主要预防措施。常见的变应原大致可以分为室尘类、花粉类、真菌类、皮毛类、纤维类、昆虫类、食物类、药物类和化妆品等。预防变应原的关键是消除生活环境和工作环境中的这些变应原,如果难以消除则应尽量避免接触。例如对于日常生活中诱发哮喘发作的最常见变应原——室尘和尘螨,应采取相应的清除措施尽量减少室内尘土和降低室内尘螨浓度,从而降低哮喘的发作次数。而花粉类变应原很难从环境中清除,因此对花粉过敏的患儿应在相应的花粉飘散季节移地治疗或在花粉量较高的午间尽量避免室外活动来避免花粉的接触。对于食物过敏的患儿,应尽量避免进食可疑食物。

(1)室内尘土的预防:室内尘土包括卧室中的尘土、图书室等储藏室的尘土等。卧室中的尘土中含有大量的有机物,如人类的皮屑、尘螨、真菌等微生物的尸体和碎屑、微小昆虫的尸体及排泄物、各种纺织品的纤维碎屑等。图书室的尘土中含有大量的真菌孢子、微小昆虫的尸体碎屑及排泄物等。对室内尘土过敏的患儿往往在卧室、图书室发病,如打喷嚏、流清涕和咳嗽、哮喘等过敏症状,而去室外则症状减轻或消失。以卧室尘土诱发的哮喘更为常见,对室尘和尘螨过敏的哮喘患儿,应把预防的重点放在卧室,主要应采取以下措施:

1)卧室内家具力求简单,移除所有易沉积尘土的家具,不宜使用布面和绒面原料制作的软椅、沙发和窗帘。

2)室内勿挂壁毯、字画和相框等以免积尘,地面勿用羊毛地毯及草垫等。

3)注意保持室内的阳光和通气,每日定时通风。

4)注意卧室内清洁,墙壁、地板、天花板、床铺应经常擦洗,尽量保持清洁状态。

5)患儿本人应尽量避免做清扫室内尘土、清洁床铺、整理衣物等工作。假如不得不清扫室内尘土时,应使用强力吸尘器或潮湿方法进行清扫,勿用干布或鸡毛掸子,以免扬起灰尘。

(2)尘螨的预防:尘螨主要孳生在卧室内,包括卧具、沙发、地毯和窗帘等处,因此尘螨的预防应主要放在以下方面:

1)所有卧具包括床垫、被褥和枕头均应采用不透气或透气性差的套子密封。

2)所有可洗涤的卧具,如床罩、被套、毛巾被和枕巾等,应每隔7~10日左右用55℃以上的热水烫洗10~20分钟以杀死尘螨,用100℃热水可使致敏蛋白变性,效果更好。

3)难以洗涤的卧具如棉花等应经常暴晒并拍打,将其中的尘螨、尘土和皮屑等拍打出来。

4)根据经济情况,所有卧具应每1~3年更换一次。

5)移除卧室中的地毯、沙发、呢绒和厚绒装饰品等。

6)将室内湿度控制在50%以下以减少尘螨的繁殖。

7)使用电热毯抑制床铺上尘螨的孳生。

8)适当使用杀螨剂。

9)对于仅有尘螨过敏的哮喘患儿,变应原特异性免疫治疗近年来也取得良好效果。

(3)花粉的预防:花粉在空气中飘散有地域性、季节性和昼夜变化的特点,因此对花粉过敏的患儿应选择以下预防措施:

1)在花粉飘散季节的午间和午后,特别是干热和有风的天气应将门窗关闭,并避免室外活动。

2)在花粉飘散季节应居住在有空调的房间。

3)有条件者可居住在空气经过过滤的房间,可应用空气过滤器,使空气经常处于循环过滤的状态下。目前常用的过滤方法为高效粒子空气过滤系统(high-efficiency partculate air filter system,HEPE),为一种微孔机械过滤装置,采用活性炭微孔滤膜,将悬浮于空气中大于3μm 的微粒清除 99.97% 以上(空气中致敏花粉的直径大多在 3μm 以上)。

4)严重的花粉过敏性哮喘患儿在花粉飘散季节可考虑移地进行预防。

5)避免在居室内养花,尤其是菊科植物等。

6)有条件者可以居住高层楼房。

(4)霉菌的预防

1)保持卧室、厨房、储藏室及卫生间的干燥和清洁。

2)在沿海地区和梅雨季节应在室内使用空调或除湿器,使室内湿度控制在 50% 以下。

3)居室应向阳,并注意保持室内通风。

4)避免去霉菌孳生较多的阴暗潮湿地方,如地下室、仓库等处。

5)避免接触霉变物质,注意粮食、水果、蔬菜等食物的保存以免霉变而增加室内空气中真菌的飘散数量。

(5)动物皮毛的预防:动物的皮毛、脱屑、唾液甚至尿液均可引起过敏性哮喘的发作,应从以下措施中选择进行预防:

1)不在居室中豢养狗、猫、兔、鼠和飞禽等宠物。

2)避免去养有宠物的家庭串门。

3)被褥和枕芯尽量用新棉制作,避免用动物皮毛、羽绒等材料。

4)避免使用羊毛织物如地毯、毛衣和挂毯等。

5)如果难以舍弃宠物,应将宠物远离卧室,并要经常给宠物洗澡。

(6)其他变应原的预防

1)消灭居室内的蟑螂。

2)避免使用丝麻织品。

3)避免进食易过敏的食物。

4)除患儿本身不能吸烟外,患儿居室内也禁止其他人吸烟。

2. 积极预防和治疗呼吸道病毒或细菌感染 积极预防和治疗呼吸道病毒或细菌感染对于预防哮喘病的发作,尤其是预防婴幼儿哮喘和儿童哮喘是非常重要的,主要注意以下几方面:

(1)流感病毒、副流感病毒、呼吸道合胞病毒等引起的呼吸道病毒感染的流行时,哮喘患儿应尽量避免去公共场所。

(2) 家人患有呼吸道感染时,应注意预防隔离。

(3) 家人有细胞免疫功能低下而成为易感者时,应考虑采用免疫调节剂或免疫增强剂。

(4) 患有呼吸道感染时,应采取有效治疗措施,以免病毒或细菌进一步损害气道防御功能。

(5) 积极治疗和消除上呼吸道病灶(如副鼻窦炎、慢性扁桃体炎和鼻炎等)。

(6) 避免淋雨、过度劳累、受凉等刺激。

3. 避免有害气体和冷干空气刺激 哮喘患儿应尽量避免接触可以诱发哮喘发作的刺激性气体等,主要注意避免以下有害气体和刺激物:

(1) 各种烟雾和烟尘,包括香烟雾、煤烟、草木烟、烹调的油烟、蚊香烟和汽车废气等。

(2) 各种油漆、橡胶水、二甲苯、汽油等挥发性物质;在居室进行整修时和新购家具时尤其应当注意,是近年来哮喘患病率增加的原因之一。

(3) 各种杀虫剂,如 DDV、农药等。

(4) 香水、香味化妆品、发胶、染发剂、樟脑、空气清新剂、除臭剂和爽身粉等。

(5) 煤气、液化气和沼气等。

(6) 腐败鱼虾气味、冷干空气等。

4. 注意饮食 哮喘患儿须注意以下几点:

(1) 应避免进食过咸或过甜食物,这在年龄小的患儿尤为重要。

(2) 避免诱发哮喘的过敏食物,但如缺乏明确的食物过敏史不应盲目避食;对于鱼类,目前认为含鱼油高的高脂鱼如沙丁鱼、鲑鱼、鲭鱼、鲱鱼、鳕鱼、秋刀鱼等富含 EPA 和 DHA,可以减少哮喘病的发生率。

(3) 某些食物添加剂或调味品可以诱发哮喘,应注意避免。

5. 其他方面 哮喘患儿还应避免强烈的精神刺激和剧烈运动,避免大笑、大哭、大喊等过度换气动作。在哮喘缓解期,应注意加强体育锻炼、耐寒锻炼和耐力训练,以增强体质,加强机体对气候变化的适应能力。要注意避免工作紧张和精神压力,并注意通过适度休息来放松躯体。

第十一节　中国儿童哮喘行动计划

作为儿童呼吸系统常见的慢性呼吸系统疾病,哮喘具有反复发作的特点,其对儿童肺功能的损害是持续缓慢的,对成年后肺功能的影响是明显的。因此,需要一个有效的哮喘管理方式,即通过评估、治疗、再评估达到哮喘持续控制的目的。作为哮喘管理方式的一种常用方式,哮喘行动计划(asthma action plan,AAP)是以症状和/或峰流速作为判断病情严重度和控制水平的标准,临床医师为哮喘患儿量身定制的管理方案,通过 AAP 管理能提醒患儿和/或监护人按计划接受治疗,识别哮喘发作的征兆及其严重程度,并采取相应的缓解治疗措施和把握非计划就诊的时机,使哮喘患儿家庭管理有计划可依,从而提高哮喘患儿的自我管理水平。全球哮喘防治创议（GINA）中指出，作为有效的哮喘管理工具，应当为所有的哮喘患者提供与其哮喘控制水平和文化程度相应的 AAP。AAP 已在国外应用 20 余年，且经研究发现，90% 哮喘患儿的看护者认为 AAP 对于管理哮喘急性发作非常有价值。2008年赵京等对北京哮喘患儿家长进行知信行问卷调查显示，在哮喘患儿哮喘急性发作时只有 18.1% 的家长选用速效 β_2- 受体激动剂，而国外的调查显示 47.0% 的家长会使用速效 β_2- 受体激动剂。因此，我国儿童哮喘的管理教育水平亟待提高，需要一个适合中国儿童的 AAP，提高临床医师根据指南指导实践的可行性，提高患者对医嘱执行的依从性，即中国儿童哮喘行动计划。

一、CCAAP 的含义、内容

2016 年，由申昆玲教授牵头，国家呼吸系统疾病临床医学研究中心、中华医学会儿科学分会呼吸学组和中医药教育协会儿科专业委员会共同制定并发起了中国儿童哮喘行动计划（China children's asthma action plan，CCAAP），并已开发和建设手机版"悠然呼吸 APP"哮喘管理平台，为我国哮喘患儿的自我管理和教育提供了有效的工具。CCAAP 是哮喘综合管理的重要组成部分之一，是儿科医师为哮喘患儿制定的个性化自我管理文件，包含提醒患儿按计划接受治疗、早期识别哮喘急性加重的征兆、判断严重程度并及时采取相应的措施（调整药物剂量和疗程），以预防或减情哮喘恶化的严重程度，以及何时需要急诊就医。CCAAP 的主要内容包括：哮喘诱发因素或触发因素，以症状、体征和 / 或呼气峰流速（peak expriatory flow，PEF）作为哮喘病情变化 [病情变化的点称为行动点（action point，AP）] 及其严重程度的判断标准，以纸质和 / 或电子等形式明确提供相应的恢复哮喘控制的方案、个人信息及紧急情况联系人信息。

CCAAP 采取 3 个区带描述哮喘的病情状况，通常以形象化的交通信号灯的绿、黄、红 3 种颜色，提示当前的哮喘病情状况及其严重程度，根据患儿哮喘病情状况及其严重程度应用所需的药物治疗方案和采取的行动预案。"绿区"，即哮喘病情稳定，控制良好，能够正常进行日常活动和运动，不需要或很少应用缓解药物。"黄区"为过渡区，常提示哮喘发作或病情不稳定，患者应及时加用缓解药物，采取升级哮喘治疗的预案（即行动计划），防止哮喘进一步恶化进入"红区"。"红区"是指严重的哮喘发作，需要紧急就医。此外，CCAAP 中也标注出患儿对过敏原的过敏情况及特定的触发因素等，强调了回避触发因素可作为非药物干预。这些个体化的哮喘管理措施有助于最大程度地减少哮喘发作。

二、CCAAP 目的以及意义

CCAAP 明确了儿童哮喘发作时规范治疗管理方案，为哮喘患儿的家庭管理提供了标准化、个性化依据，将医师的诊疗方案、患儿治疗依从性以及哮喘的知识教育三者有效结合起来，更大限度地促进家长与患儿参与疾病的自我管理。CCAAP 的主要目的是帮助患儿及其监护人早期识别哮喘急性加重和启动相应的缓解措施，预防或减轻哮喘急性加重，维持长期哮喘的稳定控制。多项研究证实，CCAAP 管理患儿较非 CCAAP 管理者可显著减少急诊就医次数、非计划门诊就诊次数、入院次数、患儿缺课及家长误工天数，改善患儿用药依从性,增强哮喘疾病治疗的信心,有效提高哮喘儿童的控制水平。有随机对照试验表明,拥有书面家庭管理计划的中度持续哮喘儿童哮喘急性发作次数和缺课天数减少,症状分数降低,夜间觉醒减少。一项研究报道称拥有 AAP 的儿童哮喘控制率较无 APP 哮喘控制率为高 41%。因此,制定个性化 AAP 管理对提高哮喘患儿的控制水平具有重大意义。此外,临床用药依从性不佳是造成哮喘反复发作的重要危险因素之一。研究发现目前哮喘吸入药物治疗的依从性为 20%~70%,但约需要 75% 的治疗依从性才能预防哮喘发作。由于儿童的自我管理能力和意识较低,哮喘患儿用药常需家长监督,儿童用药依从性更低,约为 20%~35%。但 CCAAP 联合对家长的哮喘知识教育,可有效提高家长对哮喘知识认知水平,改善其态度和行为,提高用药依从性,从而促进疾病的恢复。

三、CCAAP 的实施现状

我国于 2017 年 2 月 19 日首次发布了中国儿童行动计划的纸质版,并同步上线了电子版,至今已在全国 29 个省市的 40 多个地区进行了临床推广活动,并逐步在临床中使用。我国京津冀地区多中心临床研究显示,使用 CCAAP 可改善哮喘控制情况和肺功能参数。正在进行的研究发现执行 CCAAP 可提升患者的“知信行”,使哮喘患儿及其家长更好地了解正确的哮喘知识。

张冰等进行了一项 CCAAP 对长期居家哮喘儿童管理效果评价的研究,其目的是了解因新冠感染导致长期居家哮喘患儿加重 CCAAP 的动向及哮喘控制情况。结果显示,使用 CCAAP 平台后不满意度只有 1.42%,71.87% 的患儿医疗费用下降,经常使用、间断使用抗生素的比例明显下降,偶尔使用及从未使用抗生素的比例明显升高($P < 0.05$)。用药依从性平均分 4.56 分,使用平台的频率越频繁,用药依从性关系评分越高($P < 0.05$)。结论借助互联网技术使用 CCAAP 管理后,长期居家隔离的哮喘患儿受新冠感染影响小,用药依从性高,医疗费用普遍下降,抗生素使用明显减少,满意度很高。伍亚辉等研究结果显示,儿童哮喘管理行动计划可明显提高哮喘患儿家长的知信行水平,提高哮喘患儿治疗依从性,能有效控制哮喘,对改善哮喘患儿的生活质量具有十分重要的临床意义。

CCAAP 的诞生,填补了我国在该领域的空白。该行动计划将成为各级医师管理哮喘患者的有效工具,帮助患儿、家长 / 看护者理解哮喘管理的关键点,提高他们对疾病的认识和对治疗的依从性,尽早达到病情的良好控制,维持正常的活动水平和运动能力,提高生命质量。

第 2 版 CCAAP 结合第 1 版使用中的经验,对内容进行了更新,增加了常用的药物,优化了格式。同时,“悠然呼吸 APP” 哮喘管理平台的功能在使用中也得到不断更新和优化。该平台除了包括电子版的哮喘行动计划、峰流速监测系统之外,还定期推送包括药物吸入技术视频、环境控制、文献速递在内的哮喘诊疗知识和科普教育等内容,为医师和患者提供了一个全面的管理平台。

四、推进 CCAAP 实施的困难以及解决方法

1. 临床医师层面医生对 AAP 的理解与认识直接影响 AAP 在临床的应用。医生是否给予患者应用行动计划是决定行动计划实施的一个重要原因。因此,提高医生对行动计划的认知水平至关重要。未来可加大对行动计划应用实施的研究力度,得出更多基于循证医学的证据,进一步加深医生对 AAP 的理解与认识。

2. 患儿和家长层面监护人或家长准确有效地理解 AAP 的含义是执行 AAP 的前提条件之一。因此,在推广哮喘行动计划的过程中仍需进一步调查研究哮喘患儿家长对哮喘疾病管理的认知及学习需求情况。利用多种形式定期推送关于 AAP 哮喘管理相关知识,提高患儿及其家长对疾病防护知识和 AAP 哮喘管理的了解。经济成本因素是影响患儿及其家长规范管理哮喘的重要因素之一。AAP 的管理主要包括纸质或电子 AAP 的获取、呼气峰流速仪的购买、医生对 AAP 调整管理等成本支出,未来可试将 AAP 管理纳入居民基本医疗保险政策,国家政府给予财政大力支持,降低哮喘家庭的管理成本,有望提高儿童哮喘的管理水平。

3. AAP 适用性、可读性、可操作性等需要进一步优化,管理的趣味性需要加强。Yin 等对 30 个哮喘行动计划版本进行分析,发现其总体可读性分级水平是 7.2 级,70% 行动计划可读性分级 >6 级,适用性评分是 0.74 分,适用评分较低的前 3 类分别是布局 / 排版,学习兴趣和图形。电子化的哮喘行动计划(electronic asthma action plan,eAAP)的出现解决了纸质 AAP 不便于携带及保存、容易丢失、不能反复打印和动态跟踪的缺点,开发基于互联网系统的 AAP,形成 AAP 数据库,可以做到大量存储、共享行动计划,而且数据导出方便快捷,有利于重复打印。便于形成 AAP 动态变化趋势,以便为患儿提供更便捷的哮喘护理。

五、前景与展望

从全球范围来看,目前哮喘人群庞大,对哮喘患者的管理教育是一项任重而道远的工作,需要持续推进和优化。哮喘行动计划作为哮喘管理的有效工具,应该大力提倡和应用。随着互联网的发展青少年拥有智能手机的比率不断增加,开发和探索新的哮喘管理形式,将进一步改善 CCAAP 的应用形式和应用效果。国家政府、医疗机构及哮喘患者应明确目前遇到的困难,并借鉴其他国家的经验,扬长避短,采取积极有效解决措施,才能不断提高哮喘控制水平,减轻国家、社会和家庭的负担。此外,学校是学龄期儿童的日常活动场所之一,学校及其老师可作为哮喘管理的重要实施者之一,未来可尝试探讨这一形式,并进一步发挥学校在哮喘管理中的作用。

(申昆玲,赵京,曲政海)

参考文献

1.《中华儿科杂志》编辑委员会, 中华医学会儿科学分会呼吸学组, 中国医师协会儿科医师分会儿童呼吸专

业委员会. 儿童支气管哮喘规范化诊治建议 (2020 年版). 中华儿科杂志, 2020, 58 (9): 708-717.

2. 中华医学会儿科学分会呼吸学组,《中华儿科杂志》编辑委员会. 儿童支气管哮喘诊断与防治指南 (2016 年版). 中华儿科杂志, 2016, 54 (3): 167-181.

3. 陈育智. 儿童支气管哮喘的诊断及治疗. 北京: 人民卫生出版社, 2004.

4. 蔡栩栩, 刘芬. 儿童胸闷变异性哮喘的诊断与治疗进展. 中华实用儿科临床杂志, 2018, 33 (16): 1211-1214.

5. Milliken S, Allen RM, Lamont RF. The role of antimicrobial treatment during pregnancy on the neonatal gut microbiome and the development of atopy, asthma, allergy and obesity in childhood. Expert Opin Drug Saf, 2019, 18 (3): 173-185.

6. ABARCA NE, GARRO AC, PEARLMAN DN. Relationship between breastfeeding and asthma prevalence in young children exposed to adverse childhood experiences. J Asthma, 2019, 56 (2): 142-151.

7. 马婷婷, 庄严, 石海云, 等. 内蒙古自治区草原地区儿童变应性鼻炎流行病学调查. 中华耳鼻咽喉头颈外科杂志, 2019, 54 (8): 571-575.

8. 牟京辉, 邵明军, 刘传合, 等. 中国城市支气管哮喘儿童与非支气管哮喘儿童食物过敏患病情况比较. 中华实用儿科临床杂志, 2018, 33 (9): 684-687.

9. 徐迎阳, 李丽莎, 关凯. 雷暴哮喘. 中华临床免疫和变态反应杂志, 2020, 14 (1): 67-70.

10. 王彰晖, 刘群. 雷暴相关的哮喘一例. 中国呼吸与危重监护杂志, 2015, 14 (5): 505-506.

11. 杨宝霞, 郑百红, 黎萍, 等. 环境表观遗传学与支气管哮喘的研究进展. 中国免疫学杂志, 2020, 36 (10): 1275-1278.

12. 白文学, 岳俊卿, 谢敏. 哮喘对新型冠状病毒感染及其病情发展的影响和潜在机制. 内科急危重症杂志, 2020, 26 (5): 353-357.

13. 王子熹, 尹佳. 肥胖与哮喘. 中华临床免疫和变态反应杂志, 2020, 14 (3): 284-285.

14. 宋欣, 李硕, 朱雯靓, 等. 儿童胸闷变异性哮喘肺功能改变的特征. 中华临床免疫和变态反应杂志, 2020, 14 (1): 27.

15. 中华医学会儿科学分会呼吸学组肺功能协作组,《中华实用儿科临床杂志》编辑委员会. 儿童肺功能系列指南 (一): 概述. 中华实用儿科临床杂志, 2016, 31 (9): 653-658.

16. 中华医学会儿科学分会呼吸学组肺功能协作组,《中华实用儿科临床杂志》编辑委员会. 儿童肺功能系列指南 (二): 肺容积和通气功能. 中华实用儿科临床杂志, 2016, 31 (10): 744-750.

17. 中华医学会儿科学分会呼吸学组肺功能协作组《中华实用儿科临床杂志》编辑委员会. 儿童肺功能系列指南 (三): 脉冲振荡. 中华实用儿科临床杂志, 2016, 31 (11): 821-825.

18. 中华医学会儿科学分会呼吸学组肺功能协作组,《中华实用儿科临床杂志》编辑委员会. 儿童肺功能系列指南 (四): 潮气呼吸肺功能. 中华实用儿科临床杂志, 2016, 31 (21): 1617-1621.

19. 中华医学会儿科学分会呼吸学组肺功能协作组,《中华实用儿科临床杂志》编辑委员会. 儿童肺功能系列指南 (五): 支气管舒张试验. 中华实用儿科临床杂志, 2017, 32 (1): 17-21.

20. 中华医学会儿科学分会呼吸学组肺功能协作组,《中华实用儿科临床杂志》编辑委员会. 儿童肺功能系列指南 (六): 支气管激发试验. 中华实用儿科临床杂志, 2017, 32 (4): 263-269.

21. 中华医学会变态反应分会呼吸过敏学组 (筹), 中华医学会呼吸病学分会哮喘学组. 中国过敏性哮喘诊治指南 (第一版, 2019 年). 中华内科杂志, 2019, 58 (9): 636-655.

22. 向莉, 赵京, 鲍一笑, 等. 儿童气道过敏性疾病螨特异性免疫治疗专家共识. 中华实用儿科临床杂志, 2018, 33 (16): 1215-1223.

23. 申昆玲, 赵京. 中国儿童哮喘行动计划的探索. 中华实用儿科临床杂志, 2017, 32 (4): 241-2.

24. 朱康. 向莉. 申昆玲. 儿童哮喘行动计划应用进展及展望. 国际儿科学杂志, 2019, 46 (7): 473-477.

25. 张冰, 金蓉, 管仁政, 等. 中国儿童哮喘行动计划对长期居家哮喘儿童管理的效果评价. 中华医学杂志,

2020, 100 (46): 3702-3705.

26. 伍亚辉, 刘芳, 唐小军, 等. 儿童支气管哮喘管理行动计划研究及效果分析. 中国实用医药, 2020, 15 (36): 41-44.

27. 张玮, 刘浩, 段红梅, 等. 基于 Web of Science 的儿童哮喘行动计划发展情况分析. 中国生育健康杂志, 2020, 31 (1): 20-23, 27.

28. 申昆玲. 以世界哮喘日为契机, 推进中国儿童哮喘行动计划. 中华实用儿科临床杂志, 2021, 36 (7): 1-3.

第五章

耳鼻咽喉、眼变态反应疾病

第一节　鼻前庭湿疹

儿童头面部皮肤娇嫩,容易受外界的影响发生湿疹。鼻前庭湿疹(eczema of nasal vestibule)是发生于鼻前庭的一种常见的皮肤损害,可蔓延至邻近部位如鼻翼、鼻小柱、鼻尖、上唇等。

一、病因

鼻前庭湿疹可单独存在,也可能是头面部或全身湿疹的局部表现。湿疹是侵犯皮肤的过敏性疾病,其组织学特点主要是淋巴、单核细胞浸润反应的炎症变化,系Ⅳ型变态反应。鼻炎、鼻窦炎或鼻腔异物的分泌物的持续刺激、浸润是引起鼻前庭湿疹最主要的原因。食物过敏在小儿也可诱发本病。搔抓、摩擦、搓揉等局部刺激常可诱发。长期的有害粉尘如水泥、石棉、皮毛、烟草的刺激,以及慢性消化系统疾病、胃肠功能紊乱、新陈代谢障碍、内分泌功能失调等均可产生或加重湿疹病情。

二、临床表现

急性湿疹红肿显著,以局部丘疹、斑疹、丘疱疹、糜烂、渗液、瘙痒及烧灼感为主要症状,其边缘呈现弥漫性,时有疼痛。继发感染时小疱有时融合形成较大的疱疹,破溃形成糜烂面,浆性或脓性分泌物。慢性湿疹表现为明显鼻部瘙痒,患儿经常以手挖鼻。检查见鼻前庭皮肤增厚、浸润或皲裂,表面粗糙,覆以少许糠秕样鳞屑,或因抓破而结痂,境界一般清楚,病变大多局限。

三、诊断

诊断主要根据病史、皮疹形态及病程。急性者有渗出,慢性者有浸润肥厚或皲裂,常反复发作,瘙痒较剧。应注意与鼻前庭炎相鉴别。

四、治疗

(一) 全身治疗

尽可能找到病因,如有相关的全身或局部变态反应疾病应及时治疗。抗组胺药物尽可能在疾病初期使用效果好。常用药物是氯雷他定、西替利嗪等。也可使用 10% 葡萄糖酸钙 10ml 缓慢静脉注射,每日 1 次。

(二) 局部治疗

急性湿疹有渗出者,以 3% 硼酸或 0.1% 乳酸依沙吖啶溶液冷湿敷,鼻用糖皮质激素和鼻内局部用的抗组胺药物亦可使用,无明显渗出者,可选用炉甘石洗剂或氧化锌油外涂。慢性湿疹,以含有糖皮质激素的软膏剂型为主。当湿疹继发感染时,选用含抗细菌、抗真菌药及糖皮质激素的混合霜(膏)剂外用,必要时选用有效抗生素全身应用。

第二节　变应性鼻炎

变应性鼻炎(allergic rhinitis, AR)也称过敏性鼻炎,自 2001 年初,世界卫生组织(WHO)召开变应性鼻炎的诊疗和预防工作会议制定诊疗指南以来,国内许多专业指南[如:儿童变应性鼻炎诊断和治疗指南(2010)、变应性鼻炎诊断和治疗指南(2015)]均称为变应性鼻炎,本节即称其为变应性鼻炎。变应性鼻炎是最常见的变应性疾病之一,是易感个体接触变应原后,主要由免疫球蛋白 E(IgE)介导的鼻黏膜炎症反应性疾病,其主要症状是反复喷嚏、流清涕、鼻塞和鼻痒,患者常伴眼痒、结膜充血和 / 或流泪。其特点是高流行率,影响患者生活质量(如睡眠、学习、生活等),增加家庭经济负担,与哮喘、鼻窦炎、结膜炎有关,是哮喘发生的危险因素之一。

本病以儿童、青壮年居多,研究结果证实儿童变应性鼻炎患病率与年龄和性别相关,男孩显著高于同年龄段女孩。欧美国家变应性鼻炎发病率高达 15%~30%。在我国,儿童发病率约为 3%~20%,多见于学龄儿,婴幼儿也不少见。如北京城区和郊区 3~5 岁幼儿变应性鼻炎流行率是 19.5% 及 10.8%,平均为 14.9%。随着工业化社会的发展、现代生活方式和人类生态环境的急剧变化,其发病率在全球都呈现上升的趋势。

一、病因

引起本病的因素很多。变应原是诱发本病的直接原因。患儿多为易感个体,即特应性体质。某些变应原对大多数人无害,但一旦作用于易感个体即可诱发变态反应。

(一) 遗传因素

本病与其他变应性疾病一样,内在因素是存在基因的变异。比较肯定有关的为来自母系位于 11 对染色体长臂 q 段上的变异。许多患儿家族成员中也有过敏性疾病。一项对同卵双生儿的调查研究表明,同时患有变应性鼻炎的发病率为 21%。

(二) 环境因素

外界因素常触发该疾病的发生。如空气污染、温差的变化、刺激性气体等都可影响鼻腔黏膜,导致疾病。

(三) 食物因素

在小儿,食物过敏十分常见,如牛奶、鸡蛋、虾、鱼、贝类,坚果、巧克力、水果等。

（四）吸入性变应原

经呼吸道吸入而致敏，包括尘螨、屋内尘土、霉菌、动物皮毛、羽绒等。

（五）其他

内生变应原如某些代谢产物、变性蛋白；机体病灶内的细菌等微生物。

二、发病机制

鼻黏膜含有大量的血管与神经，并受丰富的感觉神经和自主神经末梢支配。鼻黏膜受到变应原的影响后，通过神经、体液和细胞介导等通路产生一系列的机体反应，引起发生于鼻黏膜的速发型变态反应。在速发反应期，首先引起鼻黏膜表层结构改变。对鼻黏膜上皮组织用透射电镜检查时发现细胞浆内空泡形成增加，细胞体积扩大，上皮细胞接合部形成间隙，上皮细胞向鼻腔内凸出和鼻分泌细胞浆内的内质网和高尔基体轻度肿胀，可出现鼻痒、流涕、打喷嚏和鼻塞，历时 5~10 分钟后症状逐渐消失。如变应原持续刺激，其反应持续较长一段时间，则除可以引起所有急性期所发生的黏膜组织学改变以外，还可以发生上皮细胞松弛、细胞轮廓变形、细胞变薄、上皮细胞纤毛密度减少、基底部肿胀、上皮细胞水肿、排列不规则或增厚等。杯状细胞和鼻分泌腺的数量及活性增加。随着新的分泌腺的生成，腺体小管和腺泡的数量也相应增加，以后主要是表现为鼻塞，其次是流涕。此外，嗜酸性和嗜碱性粒细胞浸润也是慢性变态反应性鼻炎的典型征象。

变应性鼻炎发病机制主要分为致敏阶段、效应阶段，炎性因子在发病过程中起重要作用。

（一）致敏阶段

变应原进入鼻黏膜，经抗原递呈细胞处理，后者释放的抗原肽信号激活 T 细胞向 Th2 细胞分化，合成并释放多种 Th2 型细胞因子如 IL-3、IL-4、IL-5 和粒细胞 - 巨噬细胞集落刺激因子。这类因子促进肥大细胞分化、成熟，增强 B 细胞 IgE 合成分泌的能力，IgE 与肥大细胞、巨噬细胞和上皮细胞表面的 IgE Fc 受体结合而使该细胞处于致敏状态。与此同时，对嗜酸性粒细胞有较强趋化作用的细胞因子的合成与分泌增加，如来源于肥大细胞、巨噬细胞、内皮细胞和上皮细胞的黏附分子、IL-3、IL-4、IL-5 和各种趋化因子等。

（二）效应阶段

当变应原再次进入鼻黏膜后，变应原与细胞表面的邻近两个 IgE 桥联，使其释放多种炎性介质，如组胺、激肽类、白三烯、前列腺素、血小板活化因子、5- 羟色胺、P 物质等，以及细胞因子和神经多肽类，这些物质直接或间接作用于鼻黏膜的血管，导致血管扩张、血浆渗出增加、鼻黏膜水肿；作用于胆碱能神经，使腺体分泌旺盛；作用于感觉神经使黏膜敏感性增高，喷嚏发作，产生相应的临床症状；有的又作用于肥大细胞、嗜酸性粒细胞、巨噬细胞等，使局部炎性反应进一步加重，导致鼻黏膜的敏感性增高，以至于非变应原刺激也可引起症状发作。

三、病理

本病是以淋巴细胞、嗜酸性粒细胞浸润为主要特征的变态反应性炎症。鼻黏膜水肿，血管扩张,腺细胞增生;细胞浆内空泡形成,细胞体积增大,胞浆向管腔内漏出,分泌增加;肥大细胞在黏膜表层乃至上皮细胞间增多。鼻分泌物中可见嗜酸性粒细胞,尤在接触变应原后数量明显增加:变应原激发后 10 分钟左右,嗜酸性细胞首先吸附到鼻黏膜血管壁,然后穿越黏膜层和黏膜上皮进入鼻腔分泌物中,分泌物嗜酸细胞计数可达 90%。炎细胞脱颗粒并释放大量的炎性介质,如组胺、激肽类、白三烯、前列腺素、血小板活化因子、5- 羟色胺等。微循环紊乱,局部小动脉痉挛和静脉扩张,毛细血管和静脉充血,上皮细胞水肿和细胞间隙增加,血流缓慢,鼻毛细血管漏出液增加,形成大量分泌物。此外,腺体可呈囊肿样变性,假复层纤毛柱状上皮可化生为鳞状上皮。鼻黏膜浅层活化的朗格汉斯细胞(CD1$^+$)、巨噬细胞(CD68$^+$)等 HLA-DR 阳性的 APC 细胞增多。并发现在上皮细胞有干细胞因子及多种细胞因子的表达。肥大细胞、嗜酸性粒细胞、巨噬细胞和上皮细胞均有 IgE Fc 受体的表达。此外,上皮细胞存在有诱生型一氧化氮合成酶(inducible nitric oxide synthase,iNOS),在抗原的刺激下一氧化氮(nitric oxide,NO)生成增加。

四、临床表现

(一) 分类

传统分类是依变应原是否为季节性分为季节性变应性鼻炎和常年性变应性鼻炎。世界卫生组织从个性化治疗需要和对生活质量的影响程度出发,推荐新的分类方法为间歇性和持续性,轻度和中 - 重度,具体如下:

1. 根据症状持续时间 分为间歇性变应性鼻炎和持续性变应性鼻炎两类:

(1)间歇性:症状表现<每周 4 天,或<连续 4 周。

(2)持续性:症状表现≥每周 4 天,且≥连续 4 周。

2. 依据症状的严重程度和对生活质量的影响 分为轻度和中、重度:

(1)轻度:症状较轻,对学习、文体活动和睡眠无明显影响。

(2)中、重度:症状明显,对学习、文体活动和睡眠造成影响。

(二) 症状

清水样涕、鼻痒、鼻塞、喷嚏等症状出现 2 项以上(含 2 项),每天症状持续或累计约 1 小时以上。可伴有眼痒、结膜充血等眼部症状。症状严重的患儿可有所谓的"变应性敬礼"(allergic salute)动作,即为减轻鼻痒和使鼻腔通畅而用手掌或手指向上揉鼻。

由于鼻黏膜水肿明显而鼻塞较重时,部分患者可有嗅觉减退,与嗅区黏膜水肿有关。有的患儿可能伴有胸闷、喉痒、咳嗽、腹胀、腹泻、腹痛等症状。

有时,流涕可能是变应性鼻炎患儿唯一的症状,如有感染,如水自流的清涕可逐渐转为黏性或脓性分泌物。

五、体格检查

包括鼻部情况、球结膜、下呼吸道和肺部情况。

发作期患儿鼻黏膜水肿、苍白、柔韧,鼻腔水样分泌物;部分患者常伴有眼睑肿胀、结膜充血;症状严重的患儿可出现:变应性黑眼圈(allergic shiner):由于下眼睑肿胀而出现的下睑暗影；变应性皱褶(allergic crease)：由于经常向上揉搓鼻尖而在鼻部皮肤表面出现横行皱纹。在间歇期鼻黏膜呈暗红色。若伴有胸闷、哮喘，听诊可闻及肺部哮鸣音。

六、实验室检查

(一) 主要是特异性检查

1. **变应原皮肤试验** 以适宜浓度和低微剂量的各种常见变应原浸液作皮肤试验(点刺或皮内注射)。皮试前1周停用抗组胺药、糖皮质激素口服及局部使用糖皮质激素等。如患儿对某种变应原过敏，则在激发部位出现风团和红晕。

2. **总 IgE 和特异性 IgE 抗体检测** 总 IgE 增高，提示可能有变态反应性疾病，但缺乏特异性。用放射性变应原吸定法(radioallergy osorbent test，RAST)、放射免疫或酶联免疫吸附法(enzyme-linked immunosorbent assay，ELISA)及 CAP 变应原检测法测定特异性 IgE，有较高的敏感性。

3. **鼻内激发实验** 有时为进一步明确，也可以一种可疑变应原性鼻内激发实验：将变应原放置于下鼻甲前端，以激发鼻部变态反应症状，如鼻痒、喷嚏、流涕和鼻塞阳性，以确定导致变应性鼻炎的致敏物。由于此方法有一定的危险性，一般不作为常规诊断方法。

(二) 其他辅助检查

鼻分泌物嗜酸性粒细胞计数：取中鼻道内分泌物作涂片，烘干固定，作 Hansel 亚甲蓝伊红染色，嗜酸性粒细胞分类计数超过 5% 时有诊断意义；见有肥大细胞和杯状细胞也有意义，但非特异性；合并感染时含有大量多核白细胞。仅有单纯多核白细胞不能诊断此病。嗜酸性粒细胞阴性也不能排除本病，需反复多次检查。

七、诊断

本病的诊断主要依靠典型的过敏病史、临床表现，以及与其一致的变应原检测结果。病史对于诊断非常重要，应注意询问发病时间、诱因、症状严重程度，生活或工作环境，家族及个人过敏史，是否有哮喘、皮炎等。通过上述方法一般不难作出诊断。长期以来，许多临床工作者对变应性鼻炎的诊断有一个模糊的概念，仅仅凭鼻痒、阵发性喷嚏、清水样鼻漏、鼻塞、鼻黏膜苍白水肿等临床表现即诊断为变应性鼻炎。其实上述症状并非是变应性鼻炎特有的。曾经一个时期，又把鼻分泌物内查到嗜酸性粒细胞作为诊断变应性鼻炎的可靠指标。自从 Mygind 提出非变应性鼻炎伴有嗜酸性粒细胞增多症(nonallergic rhinitis with eosinophilia syndrome，NARES)后，证明这种认识也是错误的。因为 NARES 患儿的鼻分泌物中嗜酸性粒细胞 100% 阳性，但从任何方面都不能证明其与变态反应有关。

八、鉴别诊断

(一) 血管运动性鼻炎

又称特发性鼻炎，发病机制不明，可能与鼻黏膜自主神经功能障碍有关。诱发因素有冷空气、强烈气味、烟草烟雾、挥发性有机物、摄入乙醇饮料、体育运动、强烈的情感反应等。主要症状是发作性喷嚏、大量清涕，与变应性鼻炎症状极为相似，但其变应原检测阴性，嗜酸性粒细胞数正常。

(二)非变应性鼻炎伴嗜酸性粒细胞增多综合征

非变应性鼻炎伴嗜酸性粒细胞增多综合征（nonallergic rhinitis with eosinophilia syndrome，NARES）的病因及发病机制不明，其症状与变应性鼻炎相似，但症状较重，常伴有嗅觉减退或丧失。鼻分泌物中有大量嗜酸性粒细胞，但变应原检测阴性、鼻激发试验阴性；其判断标准为鼻分泌物中嗜酸性粒细胞超过粒细胞和单核细胞数（除上皮细胞）的 20%，外周血嗜酸性粒细胞数>5%。

(三)感染性鼻炎

由病毒或细菌感染引起，病程短，一般 7~10 天。鼻部症状与 AR 类似，常伴有发热、头痛、乏力、四肢酸痛等全身不适症状。变应原检测阴性，嗜酸性粒细胞数正常。急性细菌感染者，外周血白细胞总数及中性粒细胞数增加。

(四)激素性鼻炎

人体内分泌激素水平发生生理和病理改变时出现的鼻部症状，发病与性激素、甲状腺素、垂体激素等有关，常见症状为鼻塞、流涕。变应原检测阴性，嗜酸性粒细胞数正常。

(五)药物性鼻炎

鼻腔长期使用减充血剂所致，主要症状为鼻塞，下鼻甲充血、肥大、弹性差，可呈结节状，减充血剂收缩效果差。变应原检测异性，嗜酸性粒细胞数正常。

(六)阿司匹林不耐受三联征

是一种机制不完全明了的气道高反应性疾病，常伴有鼻息肉和哮喘。水杨酸制剂和其他解热镇痛药可诱发鼻炎和哮喘发作，可伴有荨麻疹和血管性血肿等。鼻息肉手术后极易复发，哮喘不易控制。变应原检测阴性，嗜酸性粒细胞增多。以往有明确病史，阿司匹林激发试验阳性。

(七)脑脊液鼻漏

多有外伤史，表现为清水样涕，但无鼻痒和喷嚏。鼻腔漏出液含糖量高，与脑脊液相同。变应原检测阴性，嗜酸性粒细胞数正常。

九、并发症

由于鼻黏膜与呼吸道其他部位黏膜不仅在解剖结构上连属，且同属免疫系统的黏膜相关淋巴组织，鼻黏膜变态反应炎症时产生的炎性介质和细胞因子通过不同途径作用于相应部位，便可引起下列并发症：

(一)慢性鼻-鼻窦炎

变态反应是慢性鼻-鼻窦炎的发病相关因素之一。慢性鼻-鼻窦炎分为不伴有鼻息肉和伴有鼻息肉两种临床类型。主要症状为鼻塞、黏性或黏脓性鼻涕，可有头面部胀痛、嗅觉减退或丧失。鼻内镜检查可见来源于中鼻道、嗅裂的黏性或黏脓性分泌物，鼻黏膜充血、水肿或有息肉。

(二)哮喘

可与变应性鼻炎同时发病，或是变应性鼻炎的并发症。变应性鼻炎和哮喘是常见的并发病,常在同一些患者身上共存。至少70%的哮喘患者伴有变应性鼻炎,约20%~50%变应性鼻炎患者伴有哮喘。气道细胞和分子生物学最新研究证实,炎症在变应性鼻炎和哮喘的发病机制中起同样的关键作用,它们都是伴有黏膜变应性炎症的免疫性疾病。哮喘多在鼻炎之后,此时鼻炎症状多明显减轻,有的患儿仅表现为胸闷、咳嗽,是哮喘的另一种临床类型,即咳嗽变异性哮喘。

(三) 变应性结膜炎

患者经常出现眼痒、流泪和眼红等眼部症状。在季节性变应性鼻炎患者中眼部症状最多见,甚至可高达85%。我国的调查显示,眼部症状在变应性鼻炎患者中的出现率为32%~59%。根据病史和临床表现,变应性结膜炎不难诊断,但需要与其他常见结膜病变进行鉴别。

(四) 上气道咳嗽综合征

鼻部炎性疾病引起鼻腔分泌物倒流至鼻后和咽喉等部位,直接或间接刺激咳嗽感受器,可以导致以咳嗽为主要临床表现的综合征,称为上气道咳嗽综合征(upper airway cough syndrome,UACS),是儿童慢性咳嗽的常见病因之一。治疗时应注意控制鼻部症状。

(五) 分泌性中耳炎

是以中耳积液(包括浆液、黏液、浆-黏液)及听力下降为主要特征的中耳非化脓性炎性疾病。变应性鼻炎可能是儿童分泌性中耳炎的发病相关因素之一。

(六) 阻塞性睡眠呼吸暂停低通气综合征

是指睡眠过程中频繁发生部分或全部上气道阻塞,扰乱正常通气和睡眠结构而引起的一系列病理生理变化。变应性鼻炎可能是引起儿童阻塞性睡眠呼吸暂停低通气综合征的一个常见原因。

十、治疗

治疗原则是防治结合、四位一体的治疗方案,即避免接触变应原、药物对症治疗、特异性免疫治疗及患者教育。

(一) 避免接触变应原

防止机体暴露于致敏物是最有效的特异性治疗方法。可用"避、忌、替、移"四个字来概括:"避"就是对已经明确的变应原,应尽量避免与之接触。"忌"就是不用一切可疑或已知的致敏物。"替"是尽量找到与致敏物作用相似,但对人体不过敏的物质替代。"移"是让某些已知的与患儿经常接触的致敏物离开其生活环境。如花粉症患者在花粉播散季节尽量减少外出。对真菌、屋尘过敏者应保持室内通风、干爽等。对动物皮屑、羽毛过敏者应避免接触动物、禽鸟等。

(二) 药物治疗

由于服用简便,效果明确,药物是治疗本病的主要治疗措施,缺点是不能改变疾病的自然进程。

1. **鼻用糖皮质激素** 在变态反应炎症的各个阶段,其都能发挥抑制炎症的作用,降低血管的通透性,减弱腺体对胆碱能刺激的反应,减少炎性介质和细胞因子的产生,抑制炎性细胞的浸润。儿童全身使用肾上腺皮质激素的机会不多,鼻用肾上腺皮质激素有滴剂和喷剂,目前多用喷剂。这类肾上腺皮质激素的特点是对鼻黏膜局部作用强,并且不易吸收至全身,常用的有雷诺考特、糠酸莫米松鼻喷雾剂等。

2. **抗组胺药**　能与炎性介质组胺竞争 H_1 受体,为组胺 H_1 受体拮抗剂。有明显嗜睡作用的第一代抗组胺药现已少用,而改用第二代抗组胺药,如特非那定、阿司咪唑、西替利嗪、波利玛朗、氯雷他啶等,但此类药物中的特非那定和阿司咪唑偶可引起心电图 Q-T 间期延长,尖端扭转型室性心动过速,应注意不能过量,不能与酮康唑、伊曲康唑和红霉素合用。近年来已有鼻内局部用的抗组胺药,如左卡巴斯汀鼻喷剂。

3. **抗白三烯药物**　是中至重度变应性鼻炎治疗的重要药物,特别适用于伴有下呼吸道症状的患儿(如同时合并气道高反应性、哮喘等),常与鼻喷或吸入糖皮质激素联合使用。

4. **肥大细胞稳定剂**　色甘酸钠能稳定肥大细胞膜,防止其脱颗粒释放介质。临床上应用 2% 溶液滴鼻或喷鼻。可长期用于变应性鼻炎。酮替芬、波利玛朗也有膜稳定作用。

5. **减充血剂**　多采用鼻内制剂局部治疗鼻塞。造成鼻黏膜肿胀的容量血管有两种肾上腺素能受体 α_1 和 α_2,前者对儿茶酚胺类敏感,常用 0.5% 麻黄素(2 岁以下的儿童禁用),其作用是可使小血管收缩、通透性降低,从而减少黏膜水肿和渗出;后者对异吡唑林类的衍生物敏感,如羟甲唑林,但儿童原则上不宜使用。

6. **抗胆碱能药物**　0.03% 异丙托溴铵,局部应用可减少鼻腔分泌物,但又很少吸收,无全身抗胆碱的不良反应。

7. **生理性海水鼻腔喷雾剂**　海水中含有人体所需的矿物质和海水微量元素。海水微量元素中,包括杀菌元素(银和锌)、消炎元素(铜)、抗过敏元素(锰)。它以适当的压力与 0.7μm 的水雾体冲洗鼻腔时,鼻纤毛底部的脏物会经冲洗被带走,使长期倒伏的鼻纤毛能脱离纠结的脏物"站立"起来,恢复鼻腔黏膜分泌黏液及纤毛运动的正常功能,并利用渗透压的原理,减轻鼻黏膜的肿胀,保持鼻腔湿润,恢复鼻黏液的正常 pH 值。同时经冲洗后能迅速消除鼻腔内的过敏性物体颗粒,如花粉、尾气、灰尘微粒等,避免变应原与鼻黏膜接触。生理性海水鼻腔喷雾剂不含药物,不含激素,无毒副作用。

（三）特异性免疫治疗

临床诊断明确的变应性鼻炎患者可采用变应原免疫治疗,而无须以药物治疗无效为前提。即适用于临床诊断变应性鼻炎排除禁忌证后的患者。

（四）中医中药治疗

临床研究发现玉屏风颗粒能有效防治小儿变应性鼻炎,减轻其发作,同时对过敏体质有一定的调理作用。常规应用抗组胺药物或白三烯受体拮抗剂治疗的患儿建议联合应用玉屏风颗粒,以促进症状缓解,减少症状控制所需时间,改善患儿免疫功能,减少复发,提高治疗的稳定性。

用法与用量:一次 5g,一日 3 次。开水冲服。儿童酌减,1~3 岁,每次 1/2 袋(5g/ 袋),一日 2 次(早、晚);3~6 岁,每次 1 袋(5g/ 袋),一日 2 次(早、晚);6 岁以上,每次 1.5 袋(5g/ 袋),一日 2 次(早、晚);2 个月为 1 疗程。

(五) 手术疗法

原则上儿童变应性鼻炎不宜手术,除非患儿有严重的鼻腔结构畸形,造成不断的局部机械刺激,或严重影响鼻生理功能的疾患,如堵塞鼻呼吸的鼻息肉。

第三节　鼻窦炎、鼻息肉

鼻窦炎(sinusitis)是鼻腔黏膜的炎症性疾病,多与鼻炎同时发生,所以也称为鼻-鼻窦炎(rhinosinusitis),鼻窦炎常合并发生鼻息肉(nasal polyps),其以鼻腔炎症黏膜形成带蒂或广基、单发或多发的高度水肿的息肉为临床特征。以上两种疾病常与变应性疾病(如:哮喘、变应性鼻炎等)同时发生。本节仅描述与变应性疾病相关的鼻窦炎、鼻息肉。

按照症状体征的发生及持续时间分为急性鼻-鼻窦炎(acute rhinosinusitis,ARS)和慢性鼻-鼻窦炎(chronic rhinosinusitis,CRS)。2012 年欧洲鼻-鼻窦炎临床诊疗指南(EPOS-2012)的分类方法,症状在 12 周以内的为急性鼻-鼻窦炎,超过 12 周为慢性鼻-鼻窦炎。

一、流行病学及病因

目前有研究认为变应性鼻炎可能和 ARS 有一定相关性,流行病学研究表明,CRS 与变应性鼻炎(allergic rhinitis,AR)、哮喘及气道高反应的关系密切,全球变态反应与哮喘欧洲协作网(Global Allergy and Asthma European Network,GA2 LEN)2012 年在欧洲 12 个国家进行的流行病学调查发现,CRS 患者哮喘的患病率比非 CRS 患者高 2 倍以上。中国流行病学调查数据显示,CRS 患者中 11.2% 伴哮喘,27.3% 伴气道高反应。在需手术治疗的 CRS 患者中,气道高反应的发生率为 45.4%,哮喘的发生率为 10.4%,且嗅裂及上鼻道区域的息肉和息肉样黏膜水肿与气道高反应及哮喘的发生相关。鼻息肉的临床表现与过敏的症状及体征相似,有报道显示变应性鼻炎、哮喘患者的鼻息肉发生率高于普通人群和慢性鼻窦炎患者,小儿患鼻息肉相对较少,随着变应性疾病的成倍增长,其发病率也呈现增加趋势。因此,所有导致变应性鼻炎的病因都可能诱发鼻窦炎、鼻息肉。由于变应原的刺激,鼻腔黏膜高度水肿,导致鼻窦窦口阻塞,窦内浆液或黏液积聚,局部组织明显缺氧,毛细血管扩张,纤毛运动减弱甚至消失,大量液体漏出积聚于细胞外间隙,影响了鼻窦黏膜的生理功能,诱发鼻窦炎。以上改变又有可能导致病原微生物的侵袭,并发感染。

二、病理

鼻窦炎病理改变与变应性鼻炎相同,窦内黏膜可极度水肿而占满整个窦腔,并可因治疗或脱离致敏物而迅速消失,鼻息肉组织呈肥厚及高度水肿现象,其间有淋巴细胞、浆细胞及嗜酸粒细胞浸润,表面为假复层纤毛柱状上皮覆盖,上皮基底膜广泛增厚并扩展到黏膜下层,形成不规则的透明膜层,上皮下为水肿的疏松结缔组织,组织间隙扩大并增生的腺体,其间多种炎细胞浸润。

三、症状

鼻窦炎、鼻息肉共同症状主要是流大量浆液性鼻涕,鼻塞,如水肿的黏膜堵塞窦口则有头痛,伴有变应性鼻炎的患者常有喷嚏、鼻痒等过敏症状。此外,患儿常面色苍白、食欲不振、体型瘦小,合并感染时可发热。鼻息肉体积小且单发,可以无任何症状,仅在体检时发现。随着鼻息肉体积增大则出现鼻塞,长期张口呼吸可影响患儿面颌发育,除上述症状外,还可有以下症状:

1. **嗅觉障碍**　系息肉堵塞及嗅区黏膜慢性炎症所致。

2. **听力障碍**　若息肉坠入后鼻孔,堵塞咽鼓管咽口,即可出现耳部症状,如耳鸣、耳闷、听力下降及中耳感染等。

3. **闭塞性鼻音**　息肉逐渐增大可出现后鼻孔坠入鼻咽部影响共鸣腔。

4. **其他**　睡眠差、睡眠打鼾、记忆力下降、生长发育迟缓等。

四、诊断

小儿鼻窦炎常与变应性鼻炎共存,必要时可行鼻窦 CT 检查确诊。特异性检查及诊断同变应性鼻炎;鼻镜检查便可确诊鼻息肉,多发性鼻息肉多来自筛区,单发性者常自上颌窦经自然孔(窦口)长出。

五、鉴别诊断

(一) 鼻腔脑膜脑膨出

特别注意儿童鼻息肉,尤其是 5 岁以下患儿,息肉色红又位于鼻顶部者,要考虑脑膜脑膨出,应早做 CT 或 MRI 检查,以明确诊断。

(二) 出血性坏死性息肉

平时多有鼻出血史,鼻窦 CT 检查上颌窦及筛窦多有"占位性病变",鼻腔内(多为一侧)可见较多暗红色坏死组织,触之易出血。有时在后鼻孔及鼻咽部可见到暗红色或出血性组织。

(三) 鼻腔良、恶性肿瘤

如鼻咽纤维血管瘤、鼻腔鼻窦内翻性乳头状瘤、浆细胞瘤、嗅神经母细胞瘤、鳞状细胞癌等,需仔细分辨,宜行病理检查以明确诊断。

六、治疗

治疗同变应性鼻炎,使用膜稳定剂、抗组胺类药物和皮质激素局部喷雾,有感染时使用抗生素,来自日本的研究显示,大环内酯类药物口服数周至数月能使鼻息肉减小。手术治疗是鼻息肉的主要治疗方法。目前多采用鼻内镜下鼻息肉切除术,在内镜明视下,将其切除干净,并且保留正常结构。而且鼻息肉多合并鼻窦炎,可以同时行鼻窦开放手术,小儿患者行手术治疗宜谨慎。

第四节 耳部变态反应疾病

一、外耳湿疹

小儿湿疹常好发于身体暴露部位。外耳湿疹是发生于耳廓、外耳道及邻近皮肤的多形性皮损。一般可分为急性、亚急性、慢性三类。

(一) 病因

湿疹的主要原因是变态反应,其变应原可能是内在的病灶感染、代谢异常、寄生虫等,也可以是外在的物理、化学、生物性刺激。食物过敏也是小儿湿疹的重要原因。此外,精神因素、神经功能障碍、内分泌失调、消化不良、潮湿、高温等可能诱发。

(二) 症状

按病程和皮损表现,可分为急性、亚急性和慢性三种。外耳急性湿疹常发生于耳廓、耳垂和耳后沟,并可蔓延到耳周皮肤。皮损表现为红斑、丘疹、疱疹、糜烂、渗液、结痂等,局部奇痒,抓伤后易继发感染。患儿烦躁不安、不能熟睡。皮损累及外耳道和鼓膜,可能出现耳鸣及轻度传导性耳聋。如继发感染,则出现疼痛与发热。急性湿疹一般2~3周可愈,但容易复发。

急性湿疹拖延日久,炎症迁延不愈,转为亚急性,但仍然瘙痒,只是红肿与渗液症状均减轻,以后皮肤增厚、皲裂,出现鳞屑、结痂等,成为慢性。

慢性湿疹一般由急性、亚急性湿疹反复发作或久治不愈发展而来。表现为外耳道皮肤增厚、粗糙、皲裂、脱屑、苔藓样变、色素沉着等。自觉剧痒,常有反复发作。由慢性化脓性中耳炎脓液刺激所致者常侵及外耳道和耳垂,且常起病就是慢性过程。

根据典型皮损,诊断容易。婴儿外耳湿疹多与食物过敏有关,主要是奶类,可逐一试验确定。化脓性中耳炎合并的外耳湿疹,与中耳炎的活动情况是紧密相关,易与确认。

(三) 治疗

指导家属了解湿疹的相关知识,仔细寻找病因,积极配合治疗。

避免疗法最有效,但变应原不确定,小儿长期限制饮食易致营养不良。婴幼儿湿疹有自愈趋势,故可采用非特异性疗法。对病因不明者,注意调整饮食,吃清淡食物,保持胃肠道功能正常。避免吃有较强抗原性的食物,如鱼、虾、蟹等,改变或停用奶制品。避免搔抓,忌用肥皂、热水清洗,禁用刺激性药物。

全身治疗包括抗感染和消炎止痒。湿疹有感染时应以治疗感染为主,有寄生虫、消化和营养障碍、病灶感染等都应及时处理。口服抗组胺剂有助于止痒,适当用镇静药使患儿安静,症状重者可短期应用皮质类固醇。渗液特别多时可以静脉注射10%葡萄糖酸钙,补充维生素C。

局部治疗很重要,积极止痒以防止抓伤,必要时要约束患儿双手;避免一切局部刺激物,有刺激性的药物均不可用。

皮损的处理按不同分期采用不同方法。急性期有大量渗液和水疱时,可用生理盐水、3% 双氧水、炉甘石洗剂等清洗,再用 3%~4% 硼酸溶液或 5% 醋酸铝等湿敷,有消炎止痒之效;如有结痂,先用液体石蜡软化后除去再上药,切忌用水和肥皂洗。亚急性湿疹有脱屑,可撒布滑石粉或涂无刺激性的油剂或糊剂。慢性者局部涂氧化锌糊剂、氟轻松软膏等。皮肤增厚者可使用 3% 水杨酸软膏以期皮肤变薄,或局部浅层 X 线照射。有中耳炎流脓的要积极治疗中耳炎。

二、分泌性中耳炎

分泌性中耳炎(secretory otitis media)或渗出性中耳炎(otitis media with effusion,OME)是以中耳(常含乳突腔)积液(包括浆液,黏液,浆 - 黏液,单非血液或脑脊液)、听力下降及鼓膜完整为主要特征的中耳非化脓性炎性疾病,是变应性鼻炎的常见并发症,主要与机体变应性炎症直接相关,本节仅描述与变态反应性疾病相关 OME。

OME 对于儿童十分重要,小儿的发病率比成人高,是引起小儿听力下降的重要原因之一。渗出液可能会导致儿童 20dB 或更高的轻度至中度传导性听力丧失,甚至导致语言障碍和学习障碍。儿童慢性和复发性分泌性中耳炎主要受到首次发病年龄、性别、喂养方式、污染物暴露、自身变态反应、经济社会地位、种族、护理方式、季节、遗传因素、其他免疫或先天性疾病的影响。目前,全球约有 10%~30% 的儿童受分泌性中耳炎的影响。

(一)病因

有观点认为中耳或咽鼓管黏膜属于变态反应的靶器官,而中耳渗出液是这些器官发生相关反应的直接后果。

1. **Ⅰ型变态反应**　目前变态反应在发病中的地位逐渐得到了重视,许多研究者认为变态反应是 OME 原因之一,或者是促发因素之一。有研究显示变态反应作为诱发原因之一参与了 OME,但是Ⅰ型变态反应作为本病的确切病因至今尚未得到证实,因为缺乏有精确对照组的血清学、分泌物中免疫球蛋白和特异性 IgE 检测结果的资料。

引起 OME 的变应原尚难十分明确。动物试验中不能将过敏性中耳炎在组织学上和非特异性炎症区分等,中耳黏膜虽然可以对抗原刺激产生免疫应答,但一般情况下,吸入性变应原很难通过咽鼓管进入中耳腔。目前多数学者认为,呼吸道变应性疾病合并分泌性中耳炎的诱因可能是肥大细胞释放的介质导致咽鼓管黏膜水肿、分泌增多,导致咽鼓管阻塞和中耳负压,继发分泌性中耳炎。

2. **Ⅲ型变态反应**　近来普遍认为中耳是一个独立的免疫防御体系,出生后随着年龄的增长而逐渐发育成熟。由于中耳积液中的细菌检出率较高、炎性介质的存在,并检测到细菌的特异性抗体和免疫复合物及补体等,提示慢性分泌性中耳炎可能是一种由抗体介导的免疫复合物疾病,即Ⅲ型变态反应。抗原可能存在于腺样体或鼻咽部淋巴组织内。但也有学者认为它是由 T 细胞介导的迟发性变态反应(Ⅳ型变态反应)。

中耳黏膜变态反应的结果:咽鼓管因黏膜水肿而阻塞,使鼓室产生负压、渗出;鼓室与乳突黏膜水肿和分泌活动亢进使鼓室积液。Dennis 等曾证明:鼓室和咽鼓管黏膜与组胺、缓激肽、前列腺素 E_1 或 E_2 接触 10 分钟,即发生血管扩张、渗出、水肿等反应;Mogi、Bernstein 都曾证实,中耳黏膜可被单独致敏。

（二）病理

中耳分泌物来自咽鼓管、鼓室、乳突气房黏膜。无论分泌物为浆液性还是黏液性,其中病理性渗出、分泌和吸收等均参与了病理过程。中耳黏膜水肿,毛细血管增多、通透性增加;病变进一步发展,黏膜上皮增厚、上皮化生,鼓室前部低矮的假复层纤毛柱状上皮可变为增厚的分泌性上皮,鼓室后部的单层扁平上皮变为假复层柱状上皮,杯状细胞增多,纤毛细胞甚至具有分泌性特征,如胞浆内出现分泌性的暗颗粒,并可见顶浆分泌现象。上皮下层有病理性腺体样组织形成,固有层出现圆形细胞浸润。液体以浆液性为主者,以淋巴细胞浸润为主,还可见单核细胞、浆细胞等;液体以黏液性为主者,则主要为浆细胞和淋巴细胞浸润。至疾病的恢复期,腺体逐渐退化,分泌物减少,黏膜可逐渐恢复正常。儿童中耳分泌物以黏液性较多,液体中有吞噬细胞、淋巴细胞、嗜酸性细胞等。

（三）临床表现

起病时可有耳痛,中耳渗液积聚可致传导性耳聋、耳鸣和耳内闷胀,如不及时引流则浓缩成胶状继之机化致症状严重;如堵塞蜗窗可发生感音性耳聋和耳鸣。炎性渗出物如穿破鼓膜,因变态反应因素继续存在而发展为顽固性耳漏。本病小儿多见,尤以学龄前儿童发病率高,少有全身症状,如病情缓慢又无耳漏,小儿多无主诉,一般不易早期发现。临床表现同分泌性中耳炎,但渗出液或分泌物涂片可查见大量嗜酸粒细胞。对一侧性中耳积液要警惕鼻咽癌的可能性。

（四）检查

早期,鼓膜松弛部或紧张部周边有放射状扩张的血管纹。紧张部或全鼓膜内陷,表现为光锥缩短、变形或消失;锤骨柄向后、上方移位;锤骨短突明显外凸。鼓室积液时,鼓膜失去正常光泽,呈淡黄、橙红或琥珀色,慢性者可呈乳白色或灰蓝色,不透明,如毛玻璃状;鼓膜紧张部有扩张的微血管。若液体为浆液性,且未充满鼓室时,透过鼓膜可见到液平面,此液面状如弧形发丝,凹面向上,当患者头部位置变动时,此液面与地面平行的关系不变。

1. **声导抗测试**　声导抗图对本病的诊断具有重要价值。平坦型（B 型）为分泌性中耳炎的典型曲线,其诊断符合率为 88%;高负压型（C 型）示咽鼓管功能不良,其中约 45% 有鼓膜积液,声反射均消失。

2. **颞骨 CT 扫描**　可见鼓室内有密度均匀一致的阴影,乳突气房中可见液气面。此项检查不属常规检查项目。

（五）治疗

变态反应性中耳炎的根本治疗方法是特异性疗法,但找不出致敏物时,只好用非特异性疗法,基本上同分泌性中耳炎,即通气、引流和抑制中耳黏膜的分泌功能。Armstrong 创用的鼓膜通气管在小儿亦可应用,Birck 等介绍,患儿在全麻下于鼓膜前上部作一小切口,鼓膜后下部作一大弧形切口,吸尽渗出液后在前上切口插入特氟隆管。亦可用其他无刺激塑料管如聚乙烯管加热软化制成哑铃状置入。顽固性耳漏治疗同慢性单纯性化脓性中耳炎,须用抗生素与皮质类激素的混合液滴耳。

第五节　变态反应性喉炎及喉水肿

变态反应性喉炎(allergic laryngitis)也称过敏性喉炎,由 Williams 于 1972 年首次提出。喉部是下呼吸道的门户,与消化道毗邻,常常接触各类变应原而导致变态反应。喉变态反应性疾病可以是急性或慢性,可单独发病,也可以与全身其他部位同时发病。急性者可发生喉水肿(allergic laryngeal edema),是严重过敏反应的一部分。

喉水肿为上呼吸道速发型变态反应,发病急,进展快,系喉黏膜松弛处如会厌、杓状会厌皱襞等的黏膜下有组织液浸润,可在短时内发展为喉梗阻,甚至使患儿窒息死亡。

变态反应性喉炎是由免疫应答引起的发生于喉黏膜的 I 型变态反应性疾病。

一、病因

内因和外因在变态反应性喉炎的发病中发挥重要作用。内因主要有:自主神经受体数量异常;局部抗原 - 抗体反应反复发作;组胺阈值亢进等。外因则包括:寒冷刺激;烟雾、废气、灰尘等环境污染物的刺激;食物性刺激;发声时的物理性刺激;病毒感染导致呼吸道上皮受损等。

引起变态反应性喉炎、喉水肿因素很多,其中主要有以下几类变应原:

1. **吸入物**　花粉、尘螨、动物皮屑、皮毛、屋尘、烟雾等均可为吸入性变应原。
2. **食物**　海产品如鱼、虾、蚌、蟹等,以及蛋、牛奶、肉食、坚果(如核桃、栗子)、草莓等。
3. **药物**　青霉素、普鲁卡因、阿司匹林、破伤风类毒素等。
4. **微生物变应原**　病毒、细菌、真菌性变应原,尤其是病毒,在小儿易致急性喉炎。
5. **环境污染**　大量废气、工业粉尘、天然树脂、橡胶、油漆、昆虫毒液等均可引起呼吸道变态反应,导致变态反应性喉炎、喉水肿。

二、发病机制

变应原通过呼吸道、胃肠道、皮肤等途径进入体内,通过免疫细胞的吞噬、T 细胞抗原信息传递,激活 B 细胞,产生 IgE 抗体;IgE 抗体与肥大细胞和嗜碱粒细胞表面的 IgE Fc 受体结合,使细胞致敏。如抗原再次进入机体,即与 IgE 起特异性反应,导致细胞脱颗粒,并释放出组胺、慢反应物质、缓激肽、嗜酸细胞趋化因子等多种介质,作用于局部组织,引起组织变态反应性水肿。

容易发生变态反应的个体可能存在细胞内环磷酸腺苷(cyclic adenosine monophosphate, cAMP)水平调控缺陷,具有特异性组胺受体的靶细胞水平偏高,或血清组胺抑制能力降低,这种个体差异可能与遗传有关。

三、病理

变态反应性喉炎发作期病理改变主要是喉部特别是杓状突黏膜固有层水肿,腺体细胞增生肥大,黏膜下层嗜酸性粒细胞、嗜碱性粒细胞及肥大细胞等炎性细胞浸润,电镜下可见脱颗粒现象。急性发作者在组胺及激肽类物质的作用下,使血管强烈舒张,通透性急剧增加,血浆大量渗出,造成喉部黏膜及黏膜下剧烈水肿,特别是杓状会厌皱襞和声门下腔松弛部位,水肿极易发生,水肿组织中有多量嗜酸粒细胞浸润。电镜可见毛细血管充血,内皮细胞间隙扩大、胞浆内质网扩大,基质发亮,线粒体增多,细胞膜有许多内凹。此外,还有淋巴毛细管扩张和淋巴液的渗出等,致水肿可发生于喉的各个部位。

四、临床表现

病程多较长,变态反应性喉炎、喉水肿发作均有顽固性咳嗽,自觉咽喉部瘙痒、干燥,时有异物感、堵塞感,偶有轻度声嘶。

变应性喉炎严重者可发生喉水肿,主要表现为吸气性呼吸困难,吸气运动增强、延长、深而慢,吸气时有喉鸣音,三凹征明显,因通气障碍,可出现缺氧发绀、烦躁、坐卧不安、不能平卧。呼吸困难严重者,出冷汗、面色苍白、四肢发凉、脉搏细速、严重酸中毒,如急救不及时,可迅速昏迷而死。

如水肿发生于声门区可有声音嘶哑、呼吸困难、气憋等;如水肿在声门上区,可无声音嘶哑,但有言语不清、吞咽困难,很快发展成喉梗阻,呼吸困难,以致窒息。有时可自行缓解。

根据喉梗阻程度,临床可分为以下四度:

Ⅰ度喉梗阻:安静时无呼吸困难表现,活动或哭闹时有轻度呼吸困难,稍有吸气性喉鸣及吸气性胸廓周围软组织凹陷。

Ⅱ度喉梗阻:安静时有轻度吸气性呼吸困难,有吸气性喉鸣及吸气性胸廓周围软组织凹陷,活动时明显,但尚能睡眠和饮食,一般无烦躁不安表现。尚可用药观察。

Ⅲ度喉梗阻:吸气时呼吸困难明显,三凹征显著,喉鸣音较响,患者烦躁不安,不易入睡,不愿进食。宜准备气管切开。

Ⅳ度喉梗阻:呼吸困难更加严重,坐卧不安,手脚乱动,出冷汗,面色苍白或发绀等,如不及时急救,最后进入昏迷,大、小便失禁,呼吸、心搏相继停止。

小儿喉腔小,黏膜疏松,喉水肿时更易发生喉梗阻。水肿还可发生在口唇、舌下、耳垂、眼睑、包皮、阴部及四肢皮肤等部位。

五、物理查体

变态反应性喉炎喉镜下可见会厌、杓状突、室带黏膜苍白、水肿、表面光滑。一般声带很少充血、水肿。喉水肿时用间接喉镜检查可见会厌舌面黏膜高度苍白水肿,呈圆球形,可偏向一侧或接近咽后壁,杓状会厌皱襞及杓间区黏膜水肿发亮如粗腊肠状,也可见到声带水肿。合并感染时喉黏膜呈深红色水肿。

六、诊断

变态反应性喉炎尚无公认的诊断标准,临床上通常根据患者的病史、症状、体征及变应原检测等作出诊断。症状不典型时应询问变应原接触史。实验室检查包括变应原皮内试验、末梢血和喉部分泌物涂片嗜酸性粒细胞计数、喉拭子细胞学检查、特异性 IgE 抗体检测(RAST)、嗜碱性粒细胞脱颗粒组胺释放试验等,以上实验结果阳性有助于该病的诊断。

日本学者提出的诊断依据比较详细,可供临床参考。

1. 无喘鸣的干咳持续 3 周以上。

2. 咽喉异常感觉持续 3 周以上。

3. 患者为特应性体质,即以下 5 个项目中至少满足 2 项:①合并其他变态反应性疾病或有变态反应性疾病既往史(哮喘除外);②外周血嗜酸性粒细胞增多;③血清总 IgE 水平升高;④血清变应原特异性 IgE 阳性;⑤变应原皮肤试验阳性。

4. 镇咳药和 β_2- 受体激动剂(支气管扩张剂)对咳嗽无效。

5. 喉部无急性炎症、异物、肿瘤,喉镜检查多可见杓状软骨黏膜苍白、水肿,也可无异常发现。

6. 肺功能检查正常。

7. 胸部和鼻窦影像学检查未发现与咳嗽相关的疾病。

8. 口服 H_1 抗组胺药和 / 或糖皮质激素吸入治疗显效。

9. 排除胃食管反流病。

根据病史、临床症状和体征,易作出喉水肿的诊断,小儿病情多紧急,须及时抢救。根据发病经过、全身表现和白细胞计数,一般即可区分其性质。

应除外各种感染、外伤、出血异物等原因。诊断应确定呼吸困难的程度,并作好急救准备。

七、鉴别诊断

(一)变态反应性支气管炎

慢性发作性反复咳嗽,无呼吸困难、发热等症状。支气管扩张剂、抗组胺药及止咳药无效,糖皮质激素有效。

(二)咳嗽变异性哮喘

慢性非阻塞性咳嗽,常夜间发作,干咳为其特点。无呼吸困难、喘鸣等症状。支气管扩张剂、糖皮质激素有效。

(三)咽异感症

自觉咽喉部堵塞感,但检查无阳性体征。

(四)感染性急性喉炎

鉴别见表 5-1。

表 5-1 变态反应性喉炎与感染性急性喉炎的鉴别

要点	变态反应性喉炎	感染性急性喉炎
发病	急剧,多与接触 致敏物有关	较缓,常继呼吸系统 感染发生
既往史	可反复发作	一般不反复
其他变态反应	多有	多无
全身感染症状	无	有
主要症状	喉堵塞感严重	喉痛音哑
喉部表现	黏膜苍白、水肿	黏膜肿胀充血
白细胞计数	正常或略高,嗜酸 粒细胞增多	高,主要为嗜中性 粒细胞
治疗反应	对过敏反应治疗 有效,抗生素治疗 无效	对足量抗生素治疗 有效

(五)口腔变态反应综合征

口腔变态反应综合征(oral allergy syndrome,OAS)是口腔和咽部黏膜接触到某些新鲜水果或蔬菜后引起一系列临床症状的总称。发病原因在于特定食物(水果、蔬菜类)与吸入物(主要是花粉)之间存在交叉抗原,导致 IgE 介导的速发型食物变态反应。OAS 起病急,一般在摄食后 15 分钟内口腔、口唇及咽部出现瘙痒、灼热或刺激感,局部黏膜肿胀,通常十多分钟后消退。有文献报道,40% 的花粉症患者在进食水果或蔬菜后出现过上述症状。严重者可出现血管性水肿、荨麻疹、胃肠道症状(呕吐、腹痛及腹泻)、喉阻塞及哮喘,甚至发生变应性休克。结合病史、临床表现及变应原检测结果可确诊。

(六)急性会厌炎

多为细菌感染所致,咽拭子和血培养有化脓菌生长。多数有发热、咽痛,吞咽时疼痛加重,疼痛可向下颌、颈部、耳部和背部放射。可有呼吸困难和吞咽困难,并可发生喉梗阻。喉部检查以会厌持续肿胀为主,呈马蹄形。软脓肿形成可见一侧肿胀发亮,表面可见黄白色脓点。

(七)急性喉气管支气管炎

多见于 3 岁以内婴幼儿,常有咳嗽,伴哮吼性喉鸣、声音嘶哑及吸气性呼吸困难,发热及中毒症状较重。病变多在声门下及气管黏膜,显著肿胀充血,会厌及杓状软骨部多无明显异常或轻度充血肿胀。

(八)喉白喉

现已少见,起病较慢,呼吸困难呈进行性。咽及扁桃体可有不易擦去的片状白膜,全身中毒症状较重,颈部淋巴结常肿大。白膜侵及声带可有声嘶、喉梗阻等症状。白膜涂片或培养可找到白喉杆菌。

八、治疗

变态反应性喉炎的治疗原则与变态反应性鼻炎基本相同：

(一) 抗组胺药

H1 受体拮抗剂,如氯苯那敏、特非那定、阿司咪唑、西替利嗪、波利玛朗、氯雷他啶等。

(二) 抗白三烯药

白三烯受体拮抗剂(孟鲁司特、普仑司特等)可有效预防半胱氨酰白三烯 LTC_4、LTD_4 和 LTE_4 所致的血管通透性增加,抑制气道嗜酸性粒细胞浸润,降低气道高反应性。口服用药,耐受性好,适用于本病的长期治疗

(三) 气管扩张剂

β_2- 受体激动剂,如沙丁胺醇、特布他林等口服或喷雾吸入。

(四) 糖皮质激素吸入

(五) 肥大细胞稳定剂

可阻止肥大细胞脱颗粒,减少组胺等炎性介质的释放,但起效较慢。最好进行预防性治疗,以获取较好的疗效。

(六) 病因治疗

有以下方法：1. 脱离致病原,停用致敏药物可使病情缓解,以致不再发作；2. 由于吸入性变应原引起,如花粉、尘螨或真菌引起者,待病情缓解后,可进行相应致敏原的脱敏疗法。

(七) 辅助治疗

1. **抑制抗原结合**　阿司匹林等水杨酸类药物可抑制抗原抗体结合,或抑制结合所引起的酶活性。

2. **改善靶器官反应性**　葡萄糖酸钠或氯化钠、维生素 C 等可解痉,又能降低毛细血管通透性,为变应性喉水肿常用的辅助疗法。

(八) 喉梗阻治疗

喉水肿起病急、发展快,应紧急处理喉梗阻：

1. **急症处理**　应做好气管插管和切开的准备。如呼吸困难尚轻,可先给予喷吸异丙肾上腺素气雾剂 2~3 喷,亦可用 0.1% 肾上腺素或 1% 麻黄素喷喉,继之皮下注射 0.1% 肾上腺素 0.1~0.15ml(<3 岁),0.2~0.5ml(3~12 岁),0.5~1ml(>12 岁)1 次。如已有明显呼吸困难,应酌情进行气管插管、环甲膜穿刺术、气管切开。

环甲膜穿刺可紧急解除患儿呼吸困难,改善缺氧,使病情迅速缓解。有些病例经过适当治疗和气管插管后,病情可得到控制,应继续观察 1~2 天,如呼吸困难已解除,可避免再作气管切开术。随着气管插管材料的改进,近来需要行气管切开的患儿明显减少。

2. **水氧雾化吸入**　对有呼吸困难的患者应给予间断或持续吸氧,通过雾化器可将水雾吸入,在水中可加入 1%~3% 的麻黄素或 0.05% 肾上腺素、激素和抗生素混合液雾化吸入,有利于水肿消退,缓解呼吸困难。

第六节　眼变态反应疾病

一、眼睑血管性水肿和荨麻疹

眼睑皮肤薄,皮下组织松弛,血管丰富,是血管性水肿和荨麻疹的好发部位。

(一) 临床表现

眼睑血管性水肿是一种局限的突发可凹性皮肤水肿病变,水肿发生在皮下组织,界限不明确。可在接致敏物后数小时发生,也可迅速发生。水肿一般在数小时至 2~3 天逐渐消退,消退后不留痕迹,可反复发作。对神经的刺激较轻,瘙痒症状不明显,可同时伴有荨麻疹。

眼睑荨麻疹是一种以风团为主要表现的常见的瘙痒性皮肤病,好发生于年长儿、中青年,病变发生于真皮中下层,基本病理变化是小血管的扩张和细胞浸润。病变部位比较表浅,表现为无定形的充血性和非充血性风团,瘙痒是其突出的症状。发病之初常先有瘙痒,迅速出现红色、正常肤色或瓷白色的皮肤风团,大小不等、形态多样,可融合成片,一般在数小时至 1~2 天内自然消退,不留痕迹。

造成眼睑血管性水肿和荨麻疹的病因同皮肤血管性水肿和荨麻疹。

(二) 诊断

眼睑血管性水肿和荨麻疹体征典型,诊断不难,但应与淋巴潴留所致的水肿和遗传血管性水肿鉴别。前者水肿是持久的,多不可逆,症状不能根本消除;后者有遗传家族史,多为常染色体显性遗传病,男性好发。

(三) 治疗

1. 凡能确定致敏物者,避免暴露于致敏物是最有效的办法。

2. 如致敏物不能确定可对症治疗,选用含皮质类固醇的眼膏涂抹眼睑。同时,抗组胺药物的镇静作用可缓解儿童患者因剧烈瘙痒所致的不安和烦躁,其抗胆碱能作用可在一定程度上减轻渗出性病变。

3. 对急性发作者,10% 葡萄糖酸钙可缓解症状。

二、接触性睑皮炎和接触性皮肤结膜炎

(一) 病因

接触性睑皮炎是眼睑皮肤对某种致敏原的过敏反应,以药物性皮炎最为典型,属于迟发型变态反应疾病。药物包括抗生素滴眼剂、缩瞳剂、扩瞳剂和局麻药等。除此之外,动物、植物、化学物、日常生活用品、金属、麻醉剂、阿托品、碘、汞、化妆品等亦可引起。

(二) 临床表现

为无特异性的湿疹样皮损,急性者以眼睑突发红肿、红斑、丘疹、风团、水疱、渗液、糜烂或溃疡为主;慢性则表现为鳞屑、结痂、皮肤增厚和苔藓样变,接触部位的眼睑和结膜充血。

急性期患者瘙痒、烧灼或胀痛感,少数病例有全身反应,包括发热、畏寒、恶心、头痛等;慢性期则以瘙痒、烧灼、皮肤干裂结痂等为主,伴结膜充血、滤泡增生者,称为接触性皮肤结膜炎。

（三）治疗和预防

立即去除致敏物并避免再次接触,对症治疗可采用全身用抗组胺药以止痒和镇静。急性者用 3% 硼酸溶液,症状减轻后可用皮质类固醇眼霜;慢性者可用氯化锌、皮质类固醇眼霜,反应严重时可口服泼尼松。

三、眼睑湿疹

眼睑湿疹为一种过敏性眼睑皮肤病,是真皮浅层的炎性病变,可为局部病变或为全身病变的一部分。

（一）病因

眼睑湿疹病因复杂,可为免疫性或非免疫性,亦可为局部或全身性疾病的一部分。免疫性的眼睑湿疹变应原同儿童特异性皮炎;非免疫性可为局部炎性刺激,如结膜炎、泪囊炎、睑缘炎等分泌物的慢性刺激所致,过敏体质及营养不良儿童尤为易感。

（二）临床表现

形式多样,有红斑、丘疹、水疱、鳞屑、自觉发痒及烧灼感。患者眼睑迅速红肿,皮肤表面可出现丘疹、水疱或脓疱,进一步可糜烂结痂,最后脱屑而愈。有的呈慢性病程,表现为眼睑皮肤粗糙、肥厚,常有鳞屑脱落。

（三）治疗

排除致病原,全身抗过敏治疗,局部 3% 硼酸水湿敷、涂用皮质类固醇药物等。

四、急性变应性结膜炎

急性变应性结膜炎是眼部变应性疾病中最常见的形式。下列事实提示其发病与 IgE 介导的 I 型变态反应有关:

1. 变应性结膜炎患儿的泪液中总 IgE 明显升高。

2. 泪液中存在一些季节性变应原的特异性 IgE 抗体。

3. 眼刮片检查可以找到嗜酸性粒细胞。

4. 患者的泪液中可以测得嗜酸性粒细胞阳离子蛋白等。

变应性结膜炎的患者结膜中的肥大细胞数目增多,组胺激发试验显示高反应性,亦提示 I 型变态反应的存在。

（一）病因

引起急性变应性结膜炎的变应原基本同过敏性鼻炎。除此之外,尚有局部眼用药。

另外,由微生物及其产物引起的急性变应性结膜炎可为 I 型或 IV 型变态反应,其变应原有金黄色葡萄球菌外毒素、皮肤真菌、白念珠菌、病毒等。

（二）临床表现

眼部奇痒是急性变应性结膜炎的一个重要的临床特征,同时可伴有异物感及结膜分泌物,一般为水样。揉眼时会加重这些症状,表现为眼睑红肿或呈湿疹样改变。结膜充血、水肿,睑结膜乳头增生,滤泡形成,严重者结膜上皮剥脱,部分患儿可伴全身过敏表现。变应性结膜炎常是全身变应性疾病的一部分,因此眼部表现多是双侧性的,而单侧急性变应性结膜炎可以继发于结膜的人为变应原污染,例如食物和动物皮屑。

变应性结膜炎患者大多合并有变应性鼻炎。多数情况下,鼻部症状更加明显从而成为患者的主诉。相反,如果变应性结膜炎的相关体征和症状均缺如,则应对变应性结膜炎的诊断应该慎重。

(三)诊断

变应性结膜炎的诊断是基于患者的相应病史作出的。如患儿个人或家族有变应性疾病史、季节性发病特点,即提示为风媒变应原引起。在发病时期内,患者往往可以准确地指出诱发疾病的有关变应原。皮肤试验或激发试验常起到证实作用。

正常人的结膜刮片中不应存在嗜酸性粒细胞,因此,检查发现嗜酸性粒细胞符合本病的诊断。但是如果没有找到嗜酸性粒细胞并不能据此除外该病。

(四)治疗

变应性结膜炎的治疗与其他变应性疾病相同,依次为避免接触变应原、缓解症状及免疫疗法。发现以及避免再次接触变应原的方法、免疫疗法同其他变应性疾病。

对症处理:局部用糖皮质激素眼液(如 0.5% 可的松或妥布霉素地塞米松眼膏)、血管收缩剂(0.1% 肾上腺素),以及血管收缩性组胺药有助于改善眼部发红症状。伴睑皮肤红疹者可用 3% 硼酸水湿敷。近年研制的新型药物如非甾体抗炎药 0.5% 酮咯酸氨丁三醇、抗组胺药 0.05% 富马酸依美斯汀,以及肥大细胞膜稳定剂色甘酸钠、奈多罗米钠、洛度沙胺、吡嘧司特等点眼,可明显减轻发痒症状。小儿常有过敏反应与细菌性混合感染,应局部加用抗菌药物。严重者可加用全身抗过敏药物如氯苯那敏、阿司咪唑、抗组胺药或糖皮质激素等。

五、泡性结膜角膜炎

泡性结膜角膜炎是一种特异性内源性变态反应疾病,是对微生物蛋白质引起的迟发性变态反应。

(一)病因

常见致敏微生物包括:结核杆菌、金黄色葡萄球菌等细菌的外毒素及白念珠菌、球孢子菌属,以及 L1、L2、L3 血清型沙眼衣原体等。

(二)临床表现

多见于儿童及青少年,女性居多,有轻微异物感,若累及角膜则症状加重。

泡性结膜炎初起为实性,在球结膜隆起的 1~3mm 红色小病灶,周围有充血区,在角膜缘处,呈三角形病灶,尖端指向角膜,顶端易溃烂形成溃疡,多在 10~12 天内愈合,不留瘢痕。

病变发生于角膜缘时,有单个或多个灰白色小结节,结节较泡性结膜炎为小,病变处局部充血,病变愈合后留有浅淡瘢痕,使角膜缘齿状参差不齐。

初次泡性结膜炎症状消退后,遇有活动性睑缘炎、急性细菌性结膜炎等诱发因素可复发,反复发作后,疱疹可向中央进犯,新生血管束也随之长入,称为束状角膜炎。

（三）诊断

根据典型角膜缘或球结膜处实性结节性小泡,其周围充血等症状即可诊断。

（四）治疗

1. 治疗诱发此病的潜在性疾病。

2. 局部用糖皮质激素眼液,结核菌素蛋白引起者对其治疗敏感,1~2 天症状消失。伴相邻组织细菌感染者需给予抗生素治疗。

3. 严重角膜瘢痕影响视力导致弱视者,需行角膜移植。

六、春季卡他性结膜炎

春季卡他性结膜炎又称春季结膜炎、季节性结膜炎,是一种发生在结膜的慢性、双侧、卡他性的炎症。好发于儿童,持续 5~10 年,男孩多于女孩(3∶1),多数患儿有特应性病史,几乎都有家族特应性病史,春夏季节发病率高于秋冬两季。

（一）病因

尚不明确。很难找到特殊的变应原,通常认为与花粉敏感有关。各种微生物的蛋白成分、动物皮屑、羽毛也可能致敏。其发病与 IgE 介导的 Ⅰ 型变态反应有关。

（二）临床表现

该病主要特征是季节性发作(通常在春季);通常双眼起病,起病迅速,在接触变应原时发作,脱离变应原很快缓解或消失,眼部奇痒,粘丝状分泌物,可有异物感、烧灼感、流泪、畏光,夜间症状加重。许多患者有变应性鼻炎及哮喘病史。依据病理改变分为三型:

1. **睑结膜型**　病变主要限于睑结膜,是最常见的类型。睑结膜呈粉红色,上睑结膜巨大乳头扁平,铺路石样排列,形状不一。下睑结膜可出现弥散的小乳头。严重者上睑结膜可有伪膜形成,发作后一般不留瘢痕。

2. **角结膜缘型**　上、下睑结膜均出现小乳头,重要的表现是在角膜缘有黄褐色或污红色胶样增生。以上方角膜缘明显。

3. **混合型**　睑结膜和角膜缘同时出现上述两型所见。

（三）诊断

季节性发作,奇痒,上睑结膜乳头增生呈扁平的铺路石样或角膜缘部胶样增生,显微镜下结膜刮片每高倍视野出现超过 2 个嗜酸性粒细胞即可诊断。

（四）治疗

本病为自限性疾病,多于 30 岁后自然缓解,短期对症用药可减轻症状。

1. **糖皮质激素**　局部应用能迅速减轻症状。

2. **肥大细胞稳定剂**　如色甘酸钠、奈多罗米钠,预防发作。

3. **抗组胺药物**　如特非那定,冰敷可减轻症状。

4. **非甾体抗炎药**　如 0.5% 酮咯酸氨丁三醇及阿司匹林,有利于控制症状。

5. 对顽固性病例,使用 2% 环孢霉素眼药水,特别是 0.05% FK-506 滴眼液,治疗效果好。

（林航,李蕾）

参考文献

1. 孔维佳, 周梁. 耳鼻咽喉头颈外科学. 3 版. 北京: 人民卫生出版社, 2015.

2. 田勇良. 孙虹. 张罗. 等, 耳鼻咽喉头颈外科学. 9 版. 北京: 人民卫生出版社, 2018.

3. 中华耳鼻喉头颈外科杂志编辑委员会鼻科组. 中华医学会耳鼻咽喉头颈外科学分会鼻科学组. 变应性鼻炎诊断和治疗指南 (2015 年, 天津). 中华耳鼻喉头颈外科杂志, 2016, 51 (1): 6-18.

4. SEIDMAN MD, GURGEL RK, LIN SY, et al. Clinical practice guideline: Allergic rhinitis. Otolaryngol Head Neck Surg, 2015, 152 (2): 197-206.

5. 《中华耳鼻咽喉头颈外科杂志》编辑委员会鼻科组, 中华医学会耳鼻咽喉头颈外科学分会鼻科学组、小儿学组, 儿童变应性鼻炎诊断和治疗指南 (2010 年, 重庆), 2011, 46 (1): 7-8.

第六章

皮肤变态反应疾病

第一节　儿童特应性皮炎

特应性皮炎（atopic dermatitis，AD）又称遗传性过敏性湿疹、异位性皮炎，是儿童时期最常见的以皮肤屏障功能障碍、皮肤剧烈瘙痒为特点的慢性皮肤炎症性病变。19世纪时法国皮肤病学家 Besnier 注意到此病，认为是遗传性疾病。Jacquet 认为是瘙痒引起皮疹而不是皮疹引起瘙痒。1925年 Coca 和 Cooke 建议用特应性（atopy）这一术语表示，特应性指易患哮喘、变应性鼻炎和与遗传有关的湿疹类变应性疾病的体质。1933年 Wise 和 Suizburger 详细描述了本病的临床表现，并命名为特应性皮炎，以区别于其他湿疹。

一、病因和流行病学

AD 多发于婴幼儿，研究显示 50% 的 AD 发病于 1 岁以前。世界范围内的 AD 发病率也呈逐年上升趋势，目前发病率为 10%~21%。我国 AD 患病率也在逐步上升，2012 年上海地区流行病学调查显示，3~6 岁儿童患病率达 8.3%，2016 年来自我国 12 个城市的现场流行病学调查显示 1~7 岁儿童 AD 的患病率为 12.94%，总体来说，儿童 5%~20% 患有特应性皮炎，其中 60% 进入青春期后仍有特应性皮炎表现。87% 在 5 岁之前发病，20 岁之后发病的不到 2%，近 80% 患者伴有或将来会发生变应性鼻炎和 / 或哮喘。同卵双生子的同患病率是 77%，相比之下，双卵双生子的同患病率是 15%，提示遗传在特应性皮炎发病中的作用。

二、病因

特应性皮炎的病因和发病机制复杂，涉及遗传、环境、免疫、生理等多种因素。遗传因素作为内因，环境因素作为外因，共同影响发病。

（一）遗传因素

遗传因素主要影响皮肤屏障功能与免疫平衡。遗传流行病学研究显示，特应性皮炎患者中 70% 有家族过敏史。父母之一患有特应性疾病，子代中 50% 以上 2 岁前出现变应性疾病；父母双方患有特应性疾病，子代发病比率上升到 79%；患有特应性皮炎的母亲，其子代中有 25% 以上在出生后前 3 个月内患特应性皮炎。特应性皮炎是多基因遗传疾病，近年对其遗传易感区域定位研究陆续有报道,第一个关于 AD 的全基因组关联研究(genome-wide association study,GWAS)研究发现其诱发因素是 FLG 相关基因位点突变,同时确定一个新的易感区域位于染色体 11q13.5。此后,多项研究证实 FLG 相关的基因位点,并发现多个新位点,包括 5q22.1、20q13.33、11q31.1、19p13.2、5q31,以及位于染色体 2q12 的 IL-1RLl、IL-18R1、IL-18RAP 位点等。2013 年,Ellinghaus 等确定 4 个新的 AD 易感基因位点,分别是 4q27(IL2/IL21)、11p13(PRR5L)、16p13.13(CLECl6A/DEXI)、17q21.32(ZNF652)。2015 年,Schaarschmidt 等在德国 AD 人群中发现 2 个新的易感基因位点分别是 2q24.3 和 9p21.3。目前为止,AD 相关 GWAS 中最有说服力的是一项国际合作研究,此研究不仅复制之前的 16 个 AD 风险基因位点,同时发现超过 11 个新位点,其中包括 CD207(胰岛蛋白)、PPP2R3C、IL-7R、STAT3 及 ZBTBlO 相关候选基因。候选基因的研究也在广泛开展,但精细定位及基因间相互作用机制尚待进一步研究。

(二) 环境因素

人类对环境的适应性是缓慢和渐进性的,20 世纪以来环境变化迅速,且人为因素起主导作用,导致了人体对环境变化的适应性失调,变应性疾病发病率增高。儿童期是人和环境初始接触阶段,皮肤作为人类与环境直接接触的器官,最先出现变态反应。儿童期最常见的特应性皮炎、哮喘、变应性鼻炎被称为儿童特应性三联症,三者均与环境污染有关,三联症中特应性皮炎是发病年龄最早的疾病。环境因素包括气候变化、生活方式改变、不正确的洗浴、感染源和变应原刺激等。过于卫生、西式饮食等现代生活方式及环境污染、被动吸烟等环境暴露可能通过表观遗传修饰引起免疫系统与皮肤屏障异常,参与特应性皮炎的发病。

(三) 变应原

1. 食物变应原与儿童特应性皮炎相关的变应原,在婴儿期以食物为主。食物变态反应被认为是婴幼儿特应性皮炎的一个重要诱因。研究发现,儿童特应性皮炎患者中,33%~39% 合并有中到重度食物变态反应。另外,特应性皮炎的严重程度与是否存在食物变态反应直接相关。严重的儿童特应性皮炎,60% 的患儿至少有一种食物激发试验呈阳性,绝大多数是对蛋类、花生、牛奶、小麦、鱼、大豆、花生、核桃(或腰果)和鸡肉反应,3 岁以后坚果类食物可出现过敏反应,随年龄增大,45% 的患儿会逐渐失去对食物的过敏反应性。如果皮肤点刺试验为阴性,则很有意义,因为其阴性预期值大于 95%。另一方面,皮肤点刺试验的阳性预期值小于 50%,当研究 Pharmacia CAP 系统测定血清 IgE 水平在预测特应性皮炎患者食物变态反应中的意义,发现四种食物的 IgE 水平阳性预期值在 95% 以上。Sampson 双盲食物激发试验可用于皮肤点刺试验的阳性患儿以进一步识别刺激性食物。双盲、安慰剂对照的口服食物激发试验是诊断食物变态反应的金标准。尽管特应性皮炎与食物过敏具有明显的相关性,但两者之间是共病关系还是因果关系尚存较大争议。

2. **吸入性变应原**　室内尘螨和动物皮毛是特应性皮炎主要的潜在诱因。在一个双盲对照研究中,Tan 等发现尘螨回避可改善特应性皮炎。由此可见,进行皮肤点刺试验或特异性血清 IgE 测定对确定特应性皮炎患者是否有气传变应原变态反应及采取合适的变应原回避措施很有用。一般来讲,2 岁以内的儿童对花粉、真菌和屋尘敏感的很少,羽毛过敏反应最早发生在 2 岁,3 岁以后部分患儿逐渐出现对屋尘螨、花粉、真菌的 IgE 抗体。

(四) 免疫学功能紊乱

1. **血清 IgE 升高**　1939 年,Jahlin 等报道 28 例 AD 患者中有 23 例血清 IgE 水平增高。此后,众多的重复试验中,大多数也有类似发现。80% 的 AD 患者 IgE 水平增高,特别是伴有呼吸道过敏者更明显。IgE 水平升高的程度大致与皮损的严重程度相平行。

2. **B 细胞异常**　高 IgE 水平者 B 细胞可以自动分泌 IgE,而正常人 B 细胞则不能。

3. **细胞免疫异常**　目前认为局部细胞因子的表达在调节组织炎症和皮损发展中起重要作用,急性皮炎与 Th2 细胞产生的 IL-4、IL-13 的优势表达相关,该因子在 IgE 的产生过程中起重要作用。而慢性炎症与 IL-5、IFN-γ 的优势表达相关。Th0 细胞向 Th1 或 Th2 细胞分化,在特应性皮炎中也起重要作用,特应性皮炎的发生和急性皮损主要由过敏原诱导的 Th2 型细胞所致,而慢性皮损主要由 IL-12 介导的 Th1 型细胞所致。IgE 在特应性皮炎的炎症细胞浸润中起重要作用,包括急性、慢性反应,携带 IgE 的朗格汉斯细胞递呈过敏原,过敏原诱导携带 IgE 的巨噬细胞激活,IgE 对人自身蛋白产生自身反应等。

(五) 超抗原

近年来,金黄色葡萄球菌超抗原对特应性皮炎的作用为人们所重视,90% 的特应性皮炎患儿皮损中能检测到金黄色葡萄球菌。Leung 发现特应性皮炎中金黄色葡萄球菌可分泌具有超抗原特性的毒素,主要是肠毒素 A 及肠毒素 B。将肠毒素 B 作用于正常皮肤和特应性皮炎患者的无皮损区,证实超抗原可加重和持续与特应性皮炎相关的炎症。Bunikowski 在对儿童特应性皮炎血清抗肠毒素 A 和肠毒素 B IgE 抗体的研究中发现,临床病情较重的和对吸入物及食物抗原多价敏感的婴儿存在这类抗原,因此,来源于金黄色葡萄球菌的超抗原在特应性皮炎疾病的严重性中具有重要作用,检测这类抗体有助于判断特应性皮炎的发病程度。

(六) 自身抗体

在特应性皮炎患儿也发现了 IgE 的自身抗体,提示 IgE 的自身反应在特应性皮炎的发病中起一定作用。

三、临床表现

儿童特应性皮炎有一个从婴儿到儿童的临床演变过程,临床通常分为婴儿期(出生 ~2 岁)、儿童期(2~10 岁)和青少年特应性皮炎(10 岁以后)。

(一) 婴儿特应性皮炎

婴儿特应性皮炎(infantile atopic dermatitis)又称为婴儿湿疹。多发于 40 天以后的婴儿,少数可在满月内发病。首发于头面部,特别是双颊和前额。皮损开始为红斑、丘疹,以后可融合成高出皮面的水肿性斑片,其上有丘疹、水疱、脓疱,渗出浆液、脓液后结成黄痂,间有糜烂面。通常额部损害轻于颊部损害,头皮有散在附着发根部的小黄痂,重者皮损可累及整个头面部,瘙痒剧烈。头面部可见抓痕及血痂。患儿吃奶或哭闹时皮损加剧,安静睡眠时皮损明显减轻。继发细菌感染时可伴发热和局部淋巴结肿大,在免疫接种后和病毒感染时皮损会加重,皮炎有冬重夏轻的季节性特点,认为与夏季 UVB 的治疗作用有关,冬季加重与穿着羊毛、化纤织品、摩擦刺激和室内空气湿度降低有关。

本病病程长,易反复。80% 的婴儿特应性皮炎会在 2 岁前痊愈,轻症在半岁后逐渐缓解。红肿消失,渗出减少,不再结痂,皮损干燥,转为鳞屑性斑片,1 岁以后消失,重症会延续至 2 岁痊愈,或转为儿童期特应性皮炎。痊愈婴儿吃以前被认为过敏的食物可以不再发生过敏反应。

Kaposi 水痘样疹(Kaposi's varicelliform eruption):又称疱疹样湿疹。指在原有婴儿特应性皮炎基础上感染单纯疱疹或牛痘病毒而发生的疱疹样湿疹。好发于 3 岁以内的特应性皮炎婴儿,由于接触单纯疱疹患儿或接种牛痘后经 5~9 天的潜伏期突然出现密集发亮的扁平水疱,很快转变为脓疱,疱中央有脐窝,周围有炎性红晕,皮损多集中于头面部,其他部位散发,一两周后皮疹干燥结黑色焦痂脱落,部分残留浅表瘢痕及色素沉着,部分特应性皮炎严重患儿,焦痂脱落暴露出基底红色渗出糜烂面。皮疹出现前数小时或 1 天可有高热、全身不适、食欲缺乏等症状,局部浅表淋巴结可肿大。尽管皮疹特别严重,但多数患儿愈后良好,少数可并发脑炎、树枝状角膜溃疡或多发性内脏损害。

(二)儿童期特应性皮炎

儿童期特应性皮炎(childhood atopic dermatitis)可为婴儿期的继续,也可以是儿童期新发病。儿童期特应性皮炎病变的主要特征是渗出少,干燥,皮损以丘疹和苔藓化为主,皮损分布由婴儿期的头面部向四肢蔓延。阵发性剧烈瘙痒导致搔抓,搔抓出现苔藓化,并可继发感染,瘙痒加剧,形成恶性循环。儿童期特应性皮炎根据临床表现常分为三型:

1. **四弯风型** 是儿童期特应性皮炎三型中最多见的类型,指主要发生在肘窝和腘窝的特应性皮炎,有时波及双侧腹股沟,皮损泛发者,小腿伸侧、两手、口周、眼周也可累及。皮肤损害主要表现:红色斑片,上有针头大小的丘疹、水疱,鳞屑或薄的痂皮,界限清楚,皮损干燥,由于反复搔抓,皮损增厚,出现苔藓样变,手部和口唇部位损害可发生皲裂,时重时轻,经久不愈。羊毛刺激引起的特应性皮炎好发于颈部、面部、手部、腕部和腿部。

2. **膝下慢性湿疹型** 发生于两膝下方数厘米处,损害表现为不规则椭圆形、界限清楚、上附细小鳞屑的红色或皮色斑片,病程长者呈苔藓样变,瘙痒较四弯风型和痒疹型轻,皮损炎性反应不明显,此型多见于 4~6 岁的学龄前儿童,有自愈倾向。

3. **痒疹型** 发生于四肢伸侧,泛发者背部或全身可累及。皮损表现为米粒或黄豆大小、干燥而粗糙的皮色或棕褐色的丘疹,分布均匀而对称,新皮疹通常大而红,陈旧皮损较坚实,腹股沟淋巴结对称性肿大,但无炎症或化脓。瘙痒剧烈,可见抓痕或血痂,损害反复不愈,患儿多消瘦。

国外报道,严重的儿童特应性皮炎(指累及 50% 体表面积的病例)可致生长迟缓,认为与食物限制或使用类固醇无关,而与 PUVA 或光疗有关。儿童期特应性皮炎部分随年龄增大,逐渐缓解,部分至青春期转为成年特应性皮炎。

(三)青少年特应性皮炎

青少年特应性皮炎皮损与儿童期类似,以亚急性和慢性皮炎为主,主要发生在肘窝、腘窝、颈前等部位,也可发生于躯干、四肢、面部、手部,大部分呈干燥、肥厚性皮炎损害,部分患者也可表现为痒疹样。

瘙痒是突出的症状,可因进食致敏食物、机械刺激、温度改变、汗潴留、干燥、情绪和心理因素等而加重。

四、病理

急性期表皮可见细胞间水肿或海绵形成,在表皮海绵形成区和真皮上层,有淋巴细胞和嗜酸性粒细胞浸润。慢性期主要是苔藓化损害的病理表现,角化过度,棘层肥厚,可有轻度海绵形成,真皮乳头层增厚,伴有中度炎症细胞浸润,主要是淋巴细胞。

五、诊断

特应性皮炎的诊断标准主要有 Hanifin & Rajka 标准、Williams 标准、儿童哮喘与过敏国际研究协作组标准、ETFAD/EADV 指南、JDA 指南、张氏标准、姚氏标准。目前参考的是1980 年 Hanifin 与 Rajka 提出的诊断标准,Hanifin & Rajka 标准实际上是几乎所有 AD 临床表现的汇总,Hanifin & Rajka 标准的敏感度及特异度均较高(敏感度 87.9%~96.0%,特异度77.6%~93.8%)。目前,Hanifin & Rajka 标准被认为是 AD 诊断的金标准。

（一）主要标准
必须具备以下表现中的 3 条。

1. 瘙痒。

2. 典型的形态和分布

(1)成年人的屈侧苔藓化。

(2)婴儿期面部和伸侧发病。

3. 慢性或慢性复发性皮炎。

4. 特应性疾病的个人或家族病史(哮喘、变应性鼻炎、特应性皮炎)。

（二）次要标准
也必须具备以下表现中的 3 条。

1. 干皮病。

2. 鱼鳞病和 / 或掌纹症和 / 或毛发角化病。

3. IgE 反应性(即刻皮肤试验反应性 /RAST 试验呈阳性)。

4. 血清 IgE 值升高。

5. 早年发病。

6. 皮肤感染的倾向(特别是金黄色葡萄球菌和单纯疱疹病毒)。

7. 非特异性手足皮炎的倾向。

8. 乳头湿疹。

9. 唇炎。

10. 复发性结膜炎。

11. Dennie-Morgan 眶下褶。

12. 圆锥形角膜。

13. 前囊下白内障。

14. 眼眶黑晕。

15. 面色苍白和/或面部红斑。

16. 白色糠疹。

17. 出汗时瘙痒。

18. 对羊毛和脂类溶剂耐受性差。

19. 毛周隆起。

20. 食物过敏。

21. 病情受环境和/或情绪因素影响。

22. 皮肤白色划纹症或胆碱能抑制剂试验延迟发白。

(三)关于幼儿的诊断标准已做如下修改

1. 三个主要特征

(1)特应性疾病的家族史。

(2)典型的面部或伸侧皮炎。

(3)瘙痒的证据。

2. 三个次要特征

(1)干皮病和/或鱼鳞病和/或掌纹症。

(2)毛周隆起。

(3)耳郭后裂纹。

(4)慢性头皮鳞屑。

(四)姚氏标准

2019年,姚志荣团队领衔开展的全国多中心儿童AD流行病学与大样本多中心临床系列研究,发表了关于建立婴儿及儿童AD中国诊断标准的结果。其中婴儿期AD诊断标准的建立填补了国际上对于3个月以内婴儿AD诊断标准的空白。

1. 婴儿AD诊断标准(0~1岁)

(1)出生2周后发疹。

(2)与皮疹相对应的瘙痒和/或易激惹/睡眠障碍。

(3)符合以上两条者,加上以下两条中任意一条,即可诊断AD:①面颊部和/或头皮和/或四肢伸侧的湿疹样皮损;②身体其他任意部位的湿疹样皮损,同时伴有干皮症。需排除接触性皮炎、银屑病、疥疮,或遗传、代谢性疾病和淋巴瘤。

2. 儿童AD诊断标准(1~7岁)

(1)瘙痒。

(2)典型的形态和部位(屈侧皮炎)或不典型的形态和部位同时伴发干皮症。

(3)慢性或慢性复发性病程。

同时具备以上3条即可诊断特应性皮炎。典型的形态和部位(屈侧皮炎)包括儿童面部和肢端受累。

非典型的形态和部位包括:

(1)典型的湿疹样皮疹,发生在非屈侧部位(头皮皮炎、眼睑湿疹、乳头湿疹、外阴湿疹、钱币状湿疹、指尖湿疹、非特异性手部或足部皮炎 / 特应性冬季足、甲或甲周湿疹和身体其他部位的湿疹样皮疹)。

(2)非典型湿疹样皮疹,单纯糠疹、唇炎、耳下和耳后 / 鼻下裂隙痒疹、汗疱疹、丘疹性苔藓样变异。此标准的敏感性高于 Hanifin-Rajka 标准。

(五)张氏标准

张建中团队于 2016 年对 2 662 例中国慢性湿疹 /AD 患者进行了总结和分析,参考国际上现有的经典 AD 诊断标准,提出了成人 / 青少年 AD 诊断的中国标准(张氏标准)。该标准包括 3 条:

1. 病程 > 6 个月的对称性湿疹。

2. 特应性个人史和 / 或家族史。

3. 血清总 IgE 升高和 / 或外周血嗜酸性粒细胞升高和 / 或过敏原阳性(特异性 IgE 检测 2 级或 2 级以上阳性)。

第 1 条加上第 2 条或 3 条即可诊断。其中,特应性个人史是指曾经或现在患变应性鼻炎、哮喘或过敏性结膜炎等特应性疾病;特应性家族史是指 3 代以内的亲属中有湿疹 /AD、变应性鼻炎、过敏性哮喘或变应性结膜炎等病史。

六、治疗

儿童 AD 的治疗中最重要的部分是对初诊特应性皮炎患儿家长的生活指导,让家长了解婴儿特应性皮炎是病程长、易反复的疾病,其中 80% 的患儿 2 岁左右可缓解或痊愈,无传染性,不影响患儿健康和生长发育,不可能追求一次性治愈,应配合医生将患儿临床症状控制在较轻水平,帮助患儿顺利度过婴儿期。主要包括生活指导和药物治疗。

(一)生活指导

目的是去除可能的诱因,内容包括:

1. **喂养指导** 提倡母乳喂养,母乳喂养也被认为是防止湿疹和其他过敏性疾病发展的重要措施。据研究,5 岁以下儿童常见食物过敏原为牛奶、鸡蛋、小麦、花生和大豆;5 岁以上儿童常见食物过敏原为坚果、贝壳类和鱼。如果食物和皮疹间的因果关系明确,建议避食 4~6 周,观察皮疹改善情况。为了保证儿童的正常生长发育,除有明确食物加重特应性皮炎的证据外,否则不推荐盲目避食。建议特应性皮炎婴儿加喂蛋类辅食推延至 6 个月后。特应性皮炎患儿添加其他异种蛋白质或水果,采取少量、多次逐渐增加的方式,喂养不宜过饱,以免加重肠道负担。

2. **穿着指导** 特应性皮炎儿童穿着宜选择棉、软、宽松衣物,避免人造纤维和毛织品直接接触皮肤,不用羽毛枕、被。衣物清洗选用碱性、刺激性弱的洗净剂,洗涤时尽量漂洗干净,不宜应用塑料制品,尽量少用或不用纸尿布。

3. **皮肤清洁护理指导** 合理沐浴可以清洁皮肤、减少微生物定植和增加皮肤含水量。建议洗浴温度在 32~37℃,洗浴时间 5~10 分钟。推荐使用低敏无刺激的洁肤用品,其 pH 值最好接近正常表皮 pH 值(约为 6)。洗浴频度以每日或隔日 1 次为宜。外用保湿润肤剂是特应性皮炎的基础治疗,有助于恢复皮肤屏障功能。建议足量多次使用,沐浴后应该立即使用。冬季根据皮肤干燥情况可选用富含脂类的润肤剂。建议儿童每周用量不少于 100g。

4. **居室环境指导**　保持适宜的环境温度和湿度,通过勤换衣物和床单、不铺地毯和少养花草、宠物等,减少尘螨、动物皮屑、花粉等室内过敏原的接触。避免各种机械、化学物质刺激,如搔抓、摩擦,毛织物、酸性物质、漂白剂等刺激,及时清除汗液对皮肤的刺激。避免过度干燥和高温等刺激,适宜居住温度为 18~22℃。

5. **防止细菌、病毒感染**　特应性皮炎患者的指甲应剪短并保持清洁,以减少搔抓所致的皮肤损伤和感染。特应性皮炎患儿皮肤表面易寄生金黄色葡萄球菌,金黄色葡萄球菌可诱发加重皮炎,应避免外伤,保持皮肤清洁。特应性皮炎婴儿应避免接触单纯疱疹患者,以免出现 Kaposi 水痘疹。

6. **预防接种**　儿童期是预防免疫接种的集中阶段,特应性皮炎婴儿对何种疫苗有禁忌是家长非常关心的问题。除症状严重的患儿外,其余均应在症状缓解阶段进行正常预防接种。通常特应性皮炎婴儿口服脊髓灰质炎疫苗、接种风疹病毒、乙肝病毒、腮腺炎病毒疫苗和细胞培养法制作的狂犬病疫苗是安全无禁忌的;特应性皮炎婴儿接种麻疹疫苗后局部出现红肿、荨麻疹的情况曾有报道,应注意;免疫功能降低的特应性皮炎婴儿接种卡介苗有发生皮肤结核的危险;国外曾有特应性皮炎婴儿在脑炎疫苗和百白破疫苗接种局部出现红斑、硬结、水疱,3~5 日后消退的报道。此外,特应性皮炎儿童注射青霉素和血清制剂应特别慎重。

(二) 药物治疗

根据病情轻重程度、瘙痒程度和是否合并感染等选择不同药物和治疗途径。

1. **一线治疗**　特应性皮炎的一线药物治疗包括外用糖皮质激素、控制瘙痒及预防感染。

外用糖皮质激素制剂仍然是目前治疗特应性皮炎的主要药物。临床上最常用的分类方法是将糖皮质激素类药物强度分为四级,即超强效、强效、中效及弱效(表 6-1)。应根据病情的严重程度及皮损累及面积选用不同的制剂。初治时应选用足够强度的制剂,以求在短期内迅速控制病情,病情控制后逐渐过渡到中弱效糖皮质激素或非糖皮质激素制剂。长期应用中效强度以上糖皮质激素易发生不良反应,如皮肤萎缩变薄、毛细血管扩张、萎缩纹、痤疮等。特别是阴囊、眼睑、面部、腋窝、腹股沟、乳房等皮肤薄嫩部位应选择浓度低、弱效的非氟化糖皮质激素,否则除引起局部萎缩等不良反应外,经皮吸收后还易造成 HPA 轴抑制。儿童连续外用强效糖皮质激素不应超过 2 周,弱至中效不超过 4 周。皮肤薄嫩部位即使弱效激素也不能连续应用超过 2 周,并且避免封包以免引起药物吸收。外用次数一般每天 1~2次。中重度或易复发特应性皮炎患者皮损控制后,应过渡到长期"主动维持治疗",即在易复发的原有皮损区每周 2 次外用糖皮质激素或外用钙调神经磷酸酶抑制剂,配合全身外用保湿润肤剂,能有效减少复发,减少外用糖皮质激素用量。

表 6-1 外用糖皮质激素强度分级（四级法）

作用强度	中(英文)药名	浓度(%)	儿童限制
弱效	醋酸氢化可的松（hydrocortisone Acetate）	0.1	儿童可用
	醋酸甲泼尼松龙（methylprednisolone acetate）	0.25	儿童可用
	地奈德（desonide）	0.05	儿童可用
中效	醋酸泼尼松龙（prednisolone acetate）	0.5	儿童可用
	醋酸地塞米松（dexamethasone acetate）	0.05	儿童可用
	丁酸氯倍他松（clobetasone butyrate）	0.05	>10 岁
	曲安奈德（triamicinolone acetonide）	0.025~0.1	儿童可用
	丙酸氟替卡松（fluticasone propionate）	0.05	>3 月龄
	丁酸氢化可的松（hydrocortisone butyrate）	0.1	儿童可用
	醋酸氟氢可的松（fluorophy drocortisone acetate）	0.025	儿童慎用
	氟氢松醋酸酯（fluocinolone acetonide）	0.01	>6 岁
强效	丙酸倍氯米松（beclomethasone dipropionate）	0.025	婴儿慎用
	糠酸莫米松（mometasone furoate）	0.1	>2 岁
	氟氢松醋酸酯（fluocinonlone acetonide）	0.025	>6 岁
	氯氟舒松（halcinonide）	0.025	儿童慎用
	戊酸倍他米松（betamethasone valerate）	0.05	安全性尚未确定
超强效	丙酸氯倍他索（clobetasol propionate）	0.02~0.05	>12 岁
	氯氟舒松（halcinonide）	0.1	儿童慎用
	戊酸倍他米松（betamethasone 17-valerate）	0.1	安全性尚未确定
	卤美他松（halomethasone）	0.05	>12 岁
	双醋二氟松（diflorasone diacetate）	0.05	儿童慎用

非镇静的抗组胺药对减少瘙痒无明显作用。抗组胺类药物的镇静止痒作用在儿童特应性皮炎治疗中是非常必要的，尤其傍晚用药，应遵循规则、足量的原则。推荐使用第二代非镇静抗组胺药治疗，对于瘙痒明显或伴有睡眠障碍患者可尝试选用第一代或第二代抗组胺药，考虑到第一代抗组胺药对睡眠质量及学习认知能力的影响，不推荐儿童长期使用第一代抗组胺药。常用药有酮替酚（<6 个月 0.25mg，6 个月 ~2 岁 0.33mg，2 岁以上 0.5mg，6 岁以上 1mg，每日二次）、赛庚啶 [0.25mg/(kg·d)，分三次]、扑尔敏 [0.35mg/(kg·d)，分三次]、西替利嗪（2~3 岁 2.5mg，3~6 岁 3.3mg，6~11 岁 5mg，每日一次）。近年笔者对小婴儿特应性皮炎应用多塞平软膏贴脐，代替口服抗组胺药镇静止痒，易为家长所接受。

特应性皮炎的皮损存在金黄色葡萄球菌定植增加，有感染征象时可用局部抗生素，例如莫匹罗星软膏、夫西地酸乳膏等。对皮损面积大、渗出严重、继发金黄色葡萄球菌感染的病例可全身应用抗生素，如阿奇霉素或头孢氨苄可有助于控制感染，疗程一般 1~2 周。如果特应性皮炎患者,尤其是婴儿患者、免疫抑制患者及泛发性特应性皮炎患者,发生单纯疱疹病毒感染,可导致威胁生命的病毒播散,应考虑全身应用阿昔洛韦治疗。

2. 依据病情特点局部治疗 儿童特应性皮炎的局部治疗,可根据皮损类型分为轻型(干燥型)、中型(混合型)、重型(渗出型)三型,便于外用药选择。

(1)轻型:只有少量红色丘疹、红斑或鳞屑性斑片,无渗出糜烂损害。可局部外用滋润、保湿霜,如氧化锌油、肝素钠软膏、10% 尿素霜,如无效可间断选用弱效低浓度皮质激素霜,如 1% 或 2.5% 氢化可的松霜或 0.025% 地塞米松霜。不宜应用氟氢松类糖皮质激素外用药。

(2)中型:皮损面积较大,既有丘疹、红斑、苔藓样变,也有少量渗出、糜烂损害,可局部交替外用弱效皮质激素霜和外用抗生素软膏(如莫匹罗星软膏)。对苔藓样变损害可应用中效(如糠酸莫米松霜)糖皮质激素霜,面部仍应选用氢化可的松霜。

(3)重型:皮损面积大,以渗出、糜烂损害为主,可用 1∶20 醋酸铝溶液或 1∶5 000 高锰酸钾溶液冷敷,每日三次,每次 20~30 分钟。待渗液减少后,应用糖皮质激素霜或保湿霜和外用抗生素软膏(如莫匹罗星软膏)。

3. 其他治疗

(1)外用钙调神经磷酸酶抑制剂是非糖皮质激素类的局部免疫调节剂,其抗炎作用类似于中强效糖皮质激素。儿童常用的有 0.03% 他克莫司软膏,用于中重度特应性皮炎;1% 吡美莫司乳膏,多用于轻中度特应性皮炎。不良反应主要为局部烧灼感和刺激感,长期应用安全性较好,不发生皮肤萎缩及系统性不良反应。

(2)全身用糖皮质激素:儿童特应性皮炎多数经常规对症治疗可使病情缓解,不需全身应用糖皮质激素。对个别重症(渗出皮损面积>50% 体表面积)、其他药物难以控制的病例可考虑短期应用小剂量糖皮质激素(如甲泼尼松龙 0.5~1mg/kg/d)控制炎症,病情好转后及时减量停药过渡到常规治疗。

(3)应用静脉注射免疫球蛋白、环孢素等免疫抑制剂治疗特应性皮炎均有研究报道。

(4)生物制剂:Dupilumab 是一种人源化单克隆抗体,可阻断白细胞介素(interleukin,IL)4 和 IL-13 受体的常见 α 链,并抑制炎症反应。2017 年 3 月,美国食品药品管理局批准 Dupilumab 作为欧洲和美国中度至重度成人 AD 的一线治疗药物,Dupilumab 成为首个获批用于中重度 AD 的生物制剂。Dupilumab 的 Ⅱ 期和 Ⅲ 期临床试验均显示,Dupilumab 可降低 AD 患者的疾病严重程度,缓解瘙痒症状,改善患者生活质量(睡眠和焦虑/抑郁)。2020 年 6 月 Dupilumab 在国内获批用于治疗 12 岁及以上的中重度特应性皮炎患者。

(5)中医中药治疗:对以渗出为主的婴儿特应性皮炎中医以清热祛风利湿治疗,常用萆薢渗湿汤。近年笔者应用苦参、蛇床子等祖方,煎液外洗,达到收敛、消炎作用,代替传统的 3% 硼酸液湿敷(硼酸大面积应用可以导致吸收中毒,已甚少使用)治疗儿童 AD,疗效较满意。

给予玉屏风颗粒联合西替利嗪滴剂治疗与对照组给予西替利嗪滴剂治疗,发现患儿治疗前后湿疹面积和严重度指数评分(EASI)和儿童皮肤病生活质量指数(CDLQI)量表评分的变化情况明显优于单纯西药对照组,提示玉屏风颗粒治疗婴儿期特应性皮炎(脾虚湿蕴证)疗效确切、安全性高、复发率低,是治疗婴儿期特应性皮炎新的可供选择的中药制剂。

七、预防

(一) 母乳喂养

调查显示,出生后牛奶喂养儿患湿疹者是母乳喂养者的 7 倍。有特应性家族史和较高的脐血 IgE 水平的新生儿,以后患特应性皮炎和其他特应性疾病的可能性较大。应尽量以母乳喂养。此外,母乳含有较多的 sIgA,它有助于防止食物抗原通过肠黏膜吸收;母乳还含有使新生儿 sIgA 生成速度增加的成分;母乳喂养的婴儿的肠道菌群较人工喂养者产生较少的细菌内毒素,它有保护婴儿免患变态反应性疾病的作用,因在实验动物中内毒素在变态反应的发生上相当于一种佐剂。研究表明,婴儿 9 个月时,过敏性疾病婴儿肠道菌群与健康婴幼儿不同,有过敏症表现的婴儿肠道双歧杆菌、乳酸杆菌数量比同年龄组健康婴儿低,而大肠杆菌数量比健康婴儿高。不同的喂养方式对肠道菌群有影响,应大力提倡母乳喂养。这为用双歧杆菌、乳酸杆菌等益生菌制剂调节婴儿肠道免疫,预防和治疗食物过敏提供了依据。对小鼠的变态反应模型研究表明,乳酸杆菌具有一定的抑制嗜酸性粒细胞聚集和抗变态反应炎症作用。进一步研究表明,双歧杆菌基因组 DNA 上调脐带血单个核细胞 IL-12、IFN-γ 分泌及 T-bet 表达,下调 IL-4,促进脐带血单个核细胞 Th1 应答。这可能是双歧杆菌产生抗过敏作用的重要机制之一。

(二) 乳母饮食的调整

母亲进食的食物以抗原形式出现在母乳中以致敏婴儿产生临床症状。母体内的食物抗原也可能通过胎盘进入胎儿血循环,使有些婴儿在出生前致敏。有人曾在胎儿的羊水中发现抗鸡蛋白抗体,以后在婴儿期发生了鸡蛋过敏症状,因此如有一个高特应性的家族史,孕妇和乳母的膳食也应加以限制和指导,如不吃或少吃牛奶、鸡蛋,尽量避免服药等。

第二节　儿童接触性皮炎

接触性皮炎是皮肤黏膜由于接触外界物质发生的炎症反应,可分为外界物质原发刺激引起的刺激性接触皮炎和外界物质致敏或诱发的变应性接触皮炎。刺激性接触皮炎是非变态反应性皮肤病,变应性接触性皮炎(allergic contact dermatitis,ACD)是一种变态反应性疾病。由于不断有新的化学致敏物质进入我们的生活环境,变应性接触性皮炎的发生率越来越高,本节即描述变应性接触性皮炎。

一、免疫学发病机制及致敏原

皮肤是人体最大的器官,是抵御外来侵害的第一道也是最重要的物理屏障。近年来,人们越来越重视皮肤的免疫学功能,逐渐认识到其是一重要的外周免疫器官。变应性接触性皮炎是 T 细胞介导的针对皮肤接触的抗原发生的免疫反应。虽然其免疫反应发病机制的确切分子机制仍存在争议,但近年来基于动物模型的接触性超敏反应(contact hypersensitivity,CHS)免疫学及分子生物学研究帮助我们对这一免疫反应的发病机制有了进一步的理解,主要分为致敏期和激发期:

(一)致敏期

在致敏期中,朗格汉斯细胞(Langerhans cells,LCs)识别并捕获抗原蛋白,摄取的抗原促使LCs成熟,促进其由表皮进入皮肤所属的淋巴结。迁移至淋巴结后,抗原多肽被呈递给未致敏的T细胞,随后T细胞活化、增殖。

作为变应性接触性皮炎的抗原大多数是简单的化学物质,属于半抗原,必须与载体蛋白结合成完全抗原后才能使机体致敏。变应性接触性皮炎的载体蛋白是表皮细胞的膜蛋白。首先抗原进入皮肤的表皮层,半抗原与表皮细胞膜蛋白结合后被具有抗原呈递功能的朗格汉斯细胞所识别、捕获。然后将其消化为肽片,与LCs表面的MHC-I/MHC-II类分子结合,从而LCs被活化并逐渐成熟。携带完全抗原的LCs迁移至淋巴结,发生抗原呈递。未致敏T细胞的抗原受体(TCR)识别LCs上与MHC-I/MHC-II分子结合的大分子片段,并与这些多肽片段结合导致T细胞增殖和成熟。然后,T细胞从血管外渗至淋巴外组织,并被单克隆抗体识别进入循环,完成致敏过程。

(二)激发期

激发期是由皮肤再次接触同一抗原所致。抗原特异性T细胞被活化并招募至接触部位。皮肤细胞和效应T细胞分泌细胞因子及趋化因子,这在激发期中起重要作用。抗原呈递至抗原特异性T细胞并诱导其增殖、分化,及皮肤淋巴细胞相关抗原阳性效应T细胞快速集聚于激发位点。传统上认为LCs是唯一的抗原提呈细胞,然而最近指出角质形成细胞、皮肤肥大细胞、内皮细胞和巨噬细胞均有抗原呈递功能。

T细胞在接触抗原的位点聚集后释放各种细胞因子,包括IFN-γ、TNF-α、TNF-β、各种白介素和粒细胞-巨噬细胞集落刺激因子(GM-CSF)。IFN-γ是主要的细胞因子。细胞因子促进T细胞增生,扩大免疫反应,进而活化细胞毒性T细胞、NK细胞及巨噬细胞,引发一系列皮肤炎症反应。

二、接触性皮炎的分型

根据病因和发病机制,接触性皮炎可详细分为如下六型:

(一)皮肤刺激

皮肤刺激(cutaneous irritation)又称为原发性刺激(primary irritation),指外界物质通过非免疫性机制造成的皮肤反应。反应可以是接触后很快发生,也可以是微小损伤慢性的反复积累。去除接触物后炎症反应不能马上消退。临床表现多样,从轻微的皮肤发红、脱屑到红斑、风团、溃疡、坏死及湿疹样改变均可发生。其机制可能与刺激物直接破坏组织细胞,影响神经血管运动等有关。每个人对刺激物的敏感性差别较大,但如刺激物的刺激性足够强,任何人均可发生反应。原发刺激性接触皮炎发病激发时间短,需几分钟至2天,皮损强度与剂量有关,避免刺激物可迅速痊愈,病理表现早期以表皮上部为主,浸润炎症细胞以中性粒细胞为主。

(二) 变应性接触性皮炎

变应性接触性皮炎(allergic contaction dermatitis)即一般所指的接触性皮炎。由接触变应原接触致敏引起,反应仅在少数人经过一段时间接触后才发生。初次致敏往往需要几天以后才发生反应,而致敏后如再接触则多在 24~48 小时左右反应。去除接触致敏原后炎症反应不能马上消退。临床表现多样,如湿疹样、多形性红斑样、扁平苔藓样及色素改变等均可发生,机制为迟发型变态反应。

(三) 速发型接触性反应

速发型接触性反应(immediate contact reaction)为近年新报道的一类接触性反应。反应在接触某种物质后数分钟至数小时内发生,并在 24 小时内消退。临床表现多样,可以表现为一过性潮红、红斑、风团及湿疹样改变等。去除接触物后炎症反应可以很快消退,又称接触性荨麻疹(contact urticaria),是由多种接触物引起一种即刻发生的风团红斑反应。根据作用机制,接触性荨麻疹可分为三种类型。第一种为非免疫性接触性荨麻疹,可引起所有个体的反应,是由于炎性介质直接释放所致,属Ⅰb型变态反应。引起此反应致接触性荨麻疹的物质包括节肢动物、毛发及荨麻。第二类是变应性接触性皮炎,属经典的Ⅰ型变态反应,有抗原特异性 IgE 的表达。据报道,原因包括食物(例如鱼、蛋)、药物(例如青霉素 G)、丝、动物唾液。反应可表现为局部、全身荨麻疹,严重者可发生过敏性反应。第三类反应的发病机制目前尚未知,临床表现既有变应性接触性皮炎的特点,也有非变应性皮炎的特点。往往接触某种物质后,有些患者立即出现局部风团和红斑反应,一些患者接触后,出现复发性红斑或全身荨麻疹,还一些患者仅表现为瘙痒、烧灼感或皮肤刺痛感。

(四) 光毒性及变态反应

光毒性及变态反应(phototoxic and photoallergic reactions)又称为光敏感(photosensitivity),指皮肤接触或全身吸收某种物质后,再照光所引起的皮肤反应。其中由免疫性机制引起的反应称为光变态反应,由非免疫性机制引起的反应称为光毒性反应。

(五) 系统性接触性反应

系统性接触性反应(systemic contact reactions)指对某种变应原接触致敏后,再全身吸收该物质所引起的皮肤反应,可表现为泛发性湿疹、汗疱疹、血管炎等。如镍过敏者,食入镍后可发生双手汗疱疹样改变;对庆大霉素过敏者,肌内注射庆大霉素可以发生泛发性湿疹,发病机制为Ⅲ型或Ⅳ型变态反应。

(六) 非湿疹样接触性反应

非湿疹样接触性反应(noneczematous contact reactions)是指除经典的湿疹样改变外,接触性皮炎还可表现为多种类型反应,如毛囊炎样、剥脱性皮炎样、紫癜样等。

三、变应性接触性皮炎病理

急性皮炎时表皮细胞间及细胞内水肿,可有海绵状水泡形成,有时可融合成大疱,表皮内可有淋巴细胞移入,真皮乳头及乳头下血管扩张、充血、周围水肿,淋巴细胞、组织细胞和嗜酸性粒细胞浸润。

四、临床表现

变应性接触性皮炎的临床表现与接触物的抗原性强弱及个体体质的敏感程度有关。轻者仅表现血管扩张,淡红色斑片和水肿;重者在红斑基础上出现丘疹、水疱、大疱,甚至出现烫伤样表皮坏死松解,皮损通常边界清楚。有时出现水肿,水肿在组织疏松部位明显,如眼睑、口唇、会阴等部位,此时应与血管性水肿相鉴别。当接触物致敏性非常强,患儿具高敏性时,皮炎可延及一个肢体,或通过手转移到其他部位,重者可泛发全身。

变应性接触皮炎接触致敏物与皮炎发生的时间具有以下特点:

1. 第一次接触致敏物之日起至发生反应时大约需 4 天时间。

2. 曾经发生过接触性皮炎或已发生致敏反应,再次接触致敏物,只需 24~48 小时的潜伏期即可出现反应,最早可于接触致敏物后 1 小时,最晚于 1 周后发病。

变应性接触皮炎具有多发性致敏性,原因可以是非特异性致敏,指的是皮炎活动期,即使在未受累的皮肤,对其他原发性刺激易感性也增加。可以是对不同结构的化学物质过敏,也可以是对具有同样或相关的化学基团发生交叉过敏。

儿童变应性接触皮炎临床常见的皮损有:

1. 皮损像丘疹性荨麻疹的昆虫相关接触皮炎。

2. 在草丛中游戏后,因植物引起的条带状分布的小腿皮炎。

3. 婴儿期尿布区的尿布皮炎。

4. 腰围处橡胶引起的松紧带皮炎。

5. 脐部因腰带金属环中镍引起的镍皮炎。

6. 足部橡胶或皮革胶粘剂引起的鞋皮炎。

7. 前额的帽圈皮炎。

8. 口周由于牙膏、口香糖、芒果等水果引起的口周皮炎。

9. 手腕部由于手表背或金属扣中镍引起的皮炎。

10. 腋窝皱褶部等与衣物接触部位的皮炎多与纺织品染料、磨光剂(甲醛)有关。

11. 化妆品中的香料、界面活性剂和遮光剂等引起的化妆品皮炎等。

五、诊断与鉴别诊断

根据接触史和典型的临床表现接触性皮炎诊断不难。斑贴试验是诊断接触性皮炎最简单的方法,需要寻找病因时可做斑贴试验。目前,斑贴试验是唯一的被接受的诊断接触性变态反应的科学依据。

现在通用的是根据我国情况制定的标准筛查系列变应原试剂和斑贴试验铝制小碟。使用方法为将可疑物或标准变应原配制成适当浓度,加入铝制小碟内,然后敷贴于背部两侧或前臂内侧,经 48 小时观察反应,一般连续观察 2~3 天,如 48 小时内出现刺激或阳性反应及时去除试验物。试验时间应选择在皮炎治愈后或接近治愈时进行。

在斑贴试验过程中,有时会发生暴发性反应(flare-up reaction),包括两种情况:一种是非敏感个体在斑贴试验 1~2 周,在斑贴试验部位出现红斑。这是由于斑贴试验造成的新发致敏,致敏 T 淋巴细胞通过血液循环到达皮肤组织,与皮肤上残留的变应原反应的结果。这时斑贴试验即为阳性。由于变应原在皮肤残留时间较短,故此种反应的发生一般不超过斑贴试验后 2 周。另一种是阳性斑贴试验反应使原发湿疹复发或加重。这是由于致敏 T 淋巴细胞在原病变皮肤组织上存留,与斑贴试验过程中吸收的变应原起反应的结果。此种反应可以在原发致敏几个月后依然存在。

鉴别诊断:变应性接触性皮炎需要与刺激性接触性皮炎、手足癣、银屑病、皮肤淋巴瘤相鉴别。

六、治疗

(一) 诱发物的确定

一旦确诊为变应性接触性皮炎,应努力寻找致敏物。仔细而彻底的病史询问是非常重要的。在患儿的学校、家庭、环境中努力寻找致敏物质的时候,必须时刻记住暴露和临床表现的时间关系。皮炎的位置通常与直接接触某种致敏原的位置有关,有时这种关系是一目了然的,例如脐部因腰带金属环中镍引起的镍皮炎、足部橡胶或皮革胶粘剂引起的鞋皮炎、前额的帽圈皮炎。皮炎及直接接触致敏原的关系在其他情况下可能并不如此明显,将某些患病区域与特殊类型的暴露联系起来是非常有帮助的,例如颜面部接触性皮炎常常是由于化妆品的直接应用导致的。有些致敏原可能为气传性的,可通过这一方式接触致敏原,应特别注意。个别患者若皮炎不太严重,以后可作再暴露试验,以找出原因而去除之。局部皮肤开始可用大量清水冲洗,尽可能减少残留于皮损上的致敏原。皮损分布可能提示很多可能的致敏物质,全面的病史采集和体格检查应重点放在临床皮肤损害的分布和时间。一旦获得相关信息,应进行全面的病史采集以确定是否有潜在的变应原与患者的皮肤相接触。少数患者原因不明,病情好转后作斑贴试验以明确病因,此时进行斑贴试验有特殊意义。

(二) 按急性、亚急性和慢性皮炎的治疗原则作局部处理

无论损害表现如何,均应设法先去除附着于皮肤或衣物上的致病物质。急性期红肿明显伴水疱、糜烂和渗出时,可用 3% 硼酸液(禁用于 3 岁以下儿童)或 1:20 复方醋酸铝溶液冷湿敷,皮损有感染时可用 1:5 000 高锰酸钾溶液作湿敷(必须随用随配制)。若有大疱,可将疱液抽出后再作湿敷。常用 6 层纱布浸湿溶液,以不滴水为度,紧贴于患处,2~3 分钟更换湿敷垫,每次 15~20 分钟,每日 2~3 次。冬季患者注意保暖,大面积皮损作湿敷时,溶液浓度宜低些。亚急性期有丘疹、红斑无渗出时可外用炉甘石洗剂。用前先将制剂摇匀,用毛笔或棉花签蘸后涂于皮损处,每日 2~3 次,如局部有较厚粉层,宜用清水冲洗后再涂。炉甘石洗剂不宜用于毛发部位。亚急性期有丘疹、红斑、结痂和鳞屑等皮损渗出不多时,可选用硼酸氧化锌糊剂,上药前先用植物油(如食用香麻油)或液体石蜡把皮损上残留的药物和结痂等轻轻擦净(不可用水洗或肥皂洗涤),将糊剂按 1~2mm 厚度涂于敷料上,再贴于患处,一般每日敷贴 1 次,也可每日涂 2 次,或选用各种皮质类固醇霜剂每日外搽 2 次。慢性期皮炎或有角化皲裂之皮损应用软膏制剂,一般使用敷料每日涂 2 次。有感染时应在软膏基质中加入抗生素,如莫匹罗星软膏。严重感染的患者需同时内服抗生素。

（三）避免再刺激

任何接触性皮炎均不可自用刺激性的疗法,如热水烫、花椒水烫、热的中草药水洗、肥皂洗、毛巾摩擦、手或工具搔抓等。外用药物也不宜用含刺激性的成分,如水杨酸和维甲酸等。应说服患者避免搔抓,瘙痒明显者可内服具有止痒作用的药物。

（四）内用疗法

一般用 H1 受体拮抗剂,即抗组织胺药物,有止痒和抗炎症作用。第一代抗组胺 H1 受体药物因其较强的镇静作用,受体选择性差等缺点,目前不推荐用于儿童首选治疗。儿童的神经系统正在发育过程中,第二代抗组胺药物因其具有亲脂性低、镇静作用小、几乎无抗胆碱作用的优点,而成为儿童用药的首选。常用药物有氯雷他定、地氯雷他定、西替利嗪、非索非那定、依巴斯汀等。多数第二代抗组胺药药品说明书提示只能用于 ≥ 2 岁儿童。《抗组胺药在皮肤科应用专家共识》指出:1~2 岁幼儿应用氯雷他定糖浆,>6 个月幼儿使用西替利嗪及氯雷他定是安全的,<6 个月婴儿则缺乏循证医学证据。重症泛发者可短期应用糖皮质激素(口服或静脉),有继发感染者加用抗生素。

（五）中医治疗

在急性期中医治疗原则为清热、凉血、祛风、除湿,用龙胆泻肝汤或化斑解毒汤加减。皮损呈慢性干燥者则以清热祛风和养阴润燥为主,以消风散加减。对于少数重症且皮损面积大的患者,可短期内服强的松,病情控制后渐减量,约 2~4 周后停服。

七、变应性接触性皮炎的预防

若致敏原很明确,只要避免接触致敏原,预防复发较易成功。假如致敏原不明确或在生活中不可避免,很易转化成慢性接触性皮炎。应注意下列事项:

1. 用婴儿肥皂和微温水洗手,所用肥皂应不含香料和抗菌药。

2. 尽可能避免直接接触洗衣粉和其他洗涤剂。

3. 避免直接接触金属、地板、鞋、汽车、家具等各种光泽剂。

4. 避免手部接触溶剂,如汽油、三氯乙烯、松节油、白酒和烯料等。

5. 橙子、柠檬、西红柿和土豆去皮时最好不用裸手接触。

6. 勿用手搽养发洗剂、护发霜、染发液或头发成形剂。

7. 冬季外出戴手套、口罩、围巾等。

8. 用流动水冲洗手,随后用干燥白色纯棉毛巾干燥手部。

9. 戴手套洗餐具和衣服时,不要摩擦手部,戴手套时间不超过 15~20 分钟,一旦水进入手套即脱去手套。

10. 患接触性皮炎后至少在 4~5 个月内需严格按上述要求做。

11. 尽量使用洗衣机和洗碗机,避免用手操作,以预防复发。

12. 避免使用易引起接触性皮炎的外用药,如苯唑卡因、新霉素、青霉素、磺胺、氨基汞等。

第三节　光敏性皮肤病

一、概述

在正常情况下,皮肤接受日光照射或一定量的紫外线(UV)照射,不产生不良反应,这是由于皮肤对光线的防御作用。但在下列情况,皮肤会对光线产生异常反应:虽然机体本身对光线的耐受性正常,但受到的光照量过大,造成皮肤损伤,称为晒伤;机体对光线的耐受性降低,如缺少黑色素,机体本身代谢障碍产生内源性光敏剂等。皮肤存在外源性光敏剂时,分两种情况:一种是光毒反应(phototoxin),即如外用一些有光敏性的美容化妆品经皮肤吸收,或是内服某种药物或食物后经代谢合成形成某些光敏物到达表皮,再经光照后,使局部皮肤发生反应,产生细胞毒性化合物(如氧自由基,超氧阴离子和单线态氧等),导致皮肤损害,光毒反应是一种非免疫反应。另一种是光变态反应(photoallergy),光变态反应在临床上根据出现时间的早晚分为速发型光变态反应和迟发型(Ⅳa)光变态反应。在临床上光毒反应和光变态反应不易区分,笼统称之为光接触性皮炎(photocontaca dermatitis)。

光变态反应的变应原多为半抗原,认为是光敏物质在光能作用下,吸收光能后发生化学变化形成的,然后与皮肤蛋白结合形成完全抗原,刺激机体产生抗体或激活细胞免疫,产生光变态反应。光变态反应在临床上分为两类:

(一)特发性

即无明确的光敏物质,又称非外源性光致敏,常见的有以下两型:

1. **速发型**　如日光性荨麻疹,由 IgE 介导。

2. **迟发型**　如多形性日光疹。

(二)外源性光致敏

此类几乎都是迟发型超敏反应,按其光敏物质的不同分为:

1. **局部外用光敏物质引起的光变态反应**　如美容化妆品、清洁剂中的香料、苯胺、避光剂、染料等,职业接触皮肤的焦油、沥青或外用皮肤的补骨脂、白芷、香豆类等。

2. **内服药或食物引起的光变态反应**　如四环素、灰黄霉素、磺胺类、酚噻嗪类、雌激素等药物,或灰菜、紫云英、黄泥螺等。

引起光敏性皮肤病的主要是紫外线,紫外线分为长波(UVA320~400nm)、中波(UVB280~320nm)和短波(UVC180~280nm),其中长波、中波紫外线是光敏性皮肤病的作用光谱(action spectrum)。

二、诊断

详细了解病史中有无接触光敏物质的情况,根据皮损首发于日光暴露部位,有日光照射史可作出诊断,有条件可进行光变态反应测试。

光变态反应测试：将可疑光敏物制成 1% 凡士林软膏做斑贴试验，试验部位为未照射日光的背部，两侧同时对称试验，24 小时后，除去一侧斑贴，检查未受光照的皮肤对可疑物的反应，然后用 5~15J/cm² 的 UVA 照射，并用遮光材料覆盖。分别在照射后 24 小时、48 小时、72 小时，将受照和未受照两侧进行对比。结果判断：两侧都出现程度相同的阳性反应，表明该物质有接触过敏；两侧都呈阴性反应，表明既无接触过敏，也无光变态反应；受照侧阳性反应，表明只有光变态反应；受照侧比未受照侧反应强烈，表明既有接触过敏又有光变态反应。

三、治疗和预防

(一) 预防

光敏性皮肤病的预防首先是光敏感儿童应避免接触光敏物质和应用光敏性药物，其次是尽量避免紫外线直接照射，外出戴宽檐帽、穿长袖衣物。暴露部位外涂宽谱防晒霜(膏)。

(二) 治疗

轻症光敏性皮肤病的患儿采取避光措施，如使用屏障物或宽谱遮光剂，既可减轻光毒性，又可减少治疗的时间和药物剂量；局部外用糖皮质激素制剂；有条件的可做光变态反应试验确定是否对紫外线过敏。较重患儿可应用羟氯喹(hydroxychloroquine)、β- 胡萝卜素及烟酰胺可以减轻光敏感；瘙痒时可应用抗组胺药；重症病例可考虑系统使用糖皮质激素治疗，用量 0.5~1mg/kg，病情减轻后剂量可减半，逐渐减量至停药。

四、几种常见的光敏性皮肤病

(一) 多形日光疹

多形日光疹(Polymorphous light eruption)是光感性皮肤病，女性多见，常于春夏季反复发作。病因尚不十分清楚，可能与 T 细胞介导的迟发型光变态反应有关，发病可能与家族易感性有关。多发生于暴露部位，如面、颈、前臂伸侧及手背等，遮蔽处也可发疹。皮损呈红斑、丘疹、丘疱疹、风团及水疱等改变，就个人来说，皮疹较单一，以丘疹及丘疱疹多见，也有以红斑、风团为主者。皮损与光照密切相关，光照后皮损明显加重，瘙痒剧烈。易反复发作，日久形成苔藓样变，秋季减轻，冬季缓解自愈。下一年春夏季日光照射后又复发，可持续数年。防治方法为注意避免强光照射、擦遮光剂如对氨基苯甲酸乳剂，以及内服抗组胺类药物。可短期应用糖皮质激素外用制剂，但不宜长期应用，尤其在面部的皮损。因为该类药物用于面部比用于身体的其他部位副作用出现的早，故面部疾病用药不宜超两周。

(二) 光线性痒疹

光线性痒疹(prurigo actinicus)好发于青春期前的儿童，常有家族发病史，对光线照射呈异常反应，致病光谱为 UVA、UVB 和可见光。主要发生于面部，特别是鼻部和颊部、耳和下唇、手背等曝光部位。部分患儿的遮盖部位如臀部也可受累，上下肢皮损为结节状痒疹，可见抓痕，面部开始损害为小丘疹或丘疱疹，以后有时有渗液和结痂，瘙痒剧烈可见表皮剥脱。手背也可有红斑或湿疹样变，唇炎可作为初发症状并作为唯一症状持续多年。10%~20%

的患儿可有结膜炎,多数患儿夏季加重,少数无季节差别,病程可持续多年,有些至成年可消退。

(三) 种痘样水疱病

种痘样水疱病(hydroa vacciniforme)1862 年由 Bazin 首先报道,认为可能与先天代谢异常有关,对日光敏感性增高所致,有时可见家庭中相同患者,可能与遗传有关。致病光谱为长波紫外线或中长波紫外线共同作用。90% 发生于儿童,男性儿童多于女性儿童,约 2~3 : 1,一般于 2~3 岁发病,多发于初春,持续至秋季,冬季可减轻或完全消退。皮损发生于面颊、鼻背、耳郭、手足背和前臂,也可累及口唇和眼结膜,发疹前可有发热不适感,皮损初发为水肿性红斑,几日后发生中心 2~4mm 有脐窝样凹陷的水疱,3~5 天后部分中心出现坏死、水疱破溃、结痂、痂脱落后留凹陷性瘢痕或色素沉着,皮疹分批出现,有因大片溃疡导致瘢痕挛缩、面部毁容病例报道。可因反复结膜炎致角膜溃疡或混浊,发病前常自觉瘙痒、灼热、发胀或有头痛,可有脱发或甲变形,本病青春期后可自愈。

(四) 幼年春季疹

幼年春季疹(juvenile spring eruption)认为是日光和冷空气共同作用所致,致病光谱为长波紫外线。见于 5~12 岁儿童,男童多于女童,女童发病少与长发遮盖耳部有关,春季发病,发生于耳郭,皮损初起为红斑。12~14 小时内出现集簇状分布小丘疹或丘疱疹。数日后自行消退。个别儿童手背可出现多形红斑样皮疹。耳部皮损严重时,可出现颈淋巴结肿大。

(五) 日光性荨麻疹

第四节　荨麻疹及血管性水肿

荨麻疹(urticaria)是一种常见的皮肤黏膜过敏性疾病,其病理特征是真皮中上部血管扩张和水肿,临床上以红斑和风团为特点的一种瘙痒性皮肤病。大约 15%~25% 的人一生中至少患过一次荨麻疹。约 10%~20% 的人患过血管性水肿。血管性水肿是发生于真皮深部和皮下组织或黏膜的局限性水肿,可以单发也可以与荨麻疹伴发。

一、病因和发病机制

荨麻疹的病因相当复杂,发病机制可以是免疫性和非免疫性的。

(一) 免疫性的

主要为 Ⅰ 型变态反应,少数为 Ⅱ 型或 Ⅲ 型变态反应,偶见 Ⅵ 型变态反应。

1. **Ⅰ 型变态反应性荨麻疹**　又称 IgE 介导的荨麻疹,其主要的病因包括:

(1) 药物:为急性荨麻疹最常见的病因。以青霉素最为多见,甚至牛奶和啤酒中所含的微量青霉素也有可能引发荨麻疹。阿司匹林引起荨麻疹的发病率也很高。其他常见的可引发荨麻疹和血管性水肿的药物还有很多,如磺胺类、麻醉剂、胰岛素、水杨酸盐、吩噻嗪、丙磺舒、呋南妥英、硫脲嘧啶和异烟肼等。

（2）食物：如海产品的鱼、虾、蛤贝类食品，蛋类，奶制品，果仁和巧克力，以及各种肉类等。在容易引发荨麻疹的食物中更应重视的是食物的添加剂，国外的一些调查报道认为，这些添加剂常是食物引起荨麻疹的病因。

（3）吸入性变应原：花粉、真菌孢子、动物皮屑、灰尘和一些挥发性化学物质吸入后都可引起荨麻疹和血管性水肿，这些患者常伴有呼吸道症状。

（4）感染：荨麻疹和血管性水肿的发生和病毒、细菌引起的各种病灶感染、上呼吸道病毒感染、传染性肝炎、传染性单核细胞增多症、皮肤真菌感染和各种寄生虫病，如蛔虫、钩虫、丝虫、血吸虫、包囊虫等感染有关，是儿童 I 型变态反应性荨麻疹和血管性水肿常见的原因。

（5）物理和精神因素：冷、热、光的刺激，压迫，损伤和精神因素都可能是荨麻疹和血管性水肿的发病原因。有的物理性荨麻疹被动转移试验显示是由 IgE 介导的。

上述因素中有的对某些患者可能仅是荨麻疹的加重因素，而不是病原因素。

虽然 I 型变态反应性荨麻疹和血管性水肿是 IgE 介导的，但多数患者血清 IgE 水平无明显增高，这可能与两个因素有关：①致敏个体血清中 50% 以上的 IgE 抗体是针对某一特异性抗原的；② IgE 抗体为亲细胞性抗体，极易结合到肥大细胞和嗜碱性粒细胞表面受体上。因此，大量抗体被结合至肥大细胞丰富的外周组织上，这种高水平的结合抗体不能确切地反映在血清水平上。

2. II 型变态反应性荨麻疹 又称细胞毒型，在输血和某些药物可引起 II 型变态反应性荨麻疹，为 IgG 或 IgM 介导，当补体激活后导致血细胞破坏时，C3a、C5a 刺激肥大细胞，释放组胺及多种药理活性物质，同时中性粒细胞释放溶酶体酶，引起细胞破坏。由免疫复合物引起的荨麻疹临床上除风团外，常伴有发热、关节酸痛、肾炎及心脏损害。皮损内可有补体和 IgG 的免疫荧光证据。胶原血管性疾病也常出现此种类型荨麻疹。

3. III 型变态反应性荨麻疹 是由于免疫复合物激活补体而引起的一系列反应，血清病和血管炎性荨麻疹是其典型的代表。

（二）非免疫性荨麻疹和血管性水肿

这类荨麻疹和血管性水肿多起因于药物直接作用于肥大细胞引起组胺等的释放，这些药物包括鸦片及其衍生物、抗生素、箭毒和放射造影剂等。此外，也可能由于病原物质改变了花生四烯酸的代谢而导致荨麻疹的发生，如阿司匹林、非固醇类抗炎剂、偶氮和苯甲酸等引起的荨麻疹和血管性水肿。

在临床实践中所见到的荨麻疹和血管性水肿患者，其病因常不明显。有时一个患者荨麻疹和血管性水肿的起因与多种因素有关，甚至判断为变态反应性或非变态反应性荨麻疹也很难。有时虽然已知某一患者的病因很明显是由于某一药物引起，却不能判定是变态反应还是非变态反应，是 I 型、II 型或 III 型变态反应的机制引起的。在慢性荨麻疹患者中有半数以上病因不明，有证据表明不少慢性荨麻疹患者不是由 I 型变态反应引起，因为这些患者血清中 IgE 不高，与本人及家属的过敏体质常无关联。而变态反应性荨麻疹和血管性水肿常与本人及家属的过敏体质有明显关系。

二、临床表现及分型

(一) 依据症状持续时间的长短

1. **急性荨麻疹**　即症状持续时间低于 6 周。急性荨麻疹的发病率尚不清楚,有报道人群中 15%~20% 的人在一生中的某个时段会患急性荨麻疹,在儿童、青年人中发病率最高,80% 以上可找到原因。

2. **慢性荨麻疹**　症状持续时间超过 6 周为慢性荨麻疹,更好发于中年人,特别是中年女性。慢性荨麻疹的人群患病率可达 30%,儿童荨麻疹的发病率低于成人,进展为慢性荨麻疹者更为少见,约 0.1%~1.8%。在慢性荨麻疹患者中,经过全面认真排查,30% 的患者可明确病因或诱发因素,然而大部分慢性荨麻疹是特发性的。

(二) 依据其发病特点

分为一般性荨麻疹和特殊性荨麻疹。其中 80% 以上的荨麻疹和血管性水肿是一般性的。

1. **一般性荨麻疹和血管性水肿**　一般性荨麻疹和血管性水肿是浅部真皮或皮下的一过性水肿,皮肤表现为发生快、消退也快的白色风团病损,其周围常有红晕,并伴有严重的刺痒感。病损大小不一,直径可从针头大到几十厘米大,呈圆形或不规则形,也可呈环形,且常互相融合成大片。病损分布可局限于小范围,但全身性分布更为多见。躯干和臀部等遮盖部是好发部位。在荨麻疹的风团病损上偶有大疱发生,称为大疱性荨麻疹。荨麻疹的风团病损是暂时性的,多在 1~4 小时内消退。因肥大细胞颗粒脱出后的恢复需要时间,因此在原风团消退后的部位短时间内不会再出现风团病损,但其他部位则可能不断发生新的病损,即临床上可出现病损不断此消彼长的现象。一般性荨麻疹的病程长短不一。如发病急,数日或数周内病损即行消退,则为急性荨麻疹,其病因多为药物和食物。有的荨麻疹病损反复出现,持续数周、数月,甚至数年,如病程持续 6 周以上,一般称之为慢性荨麻疹,对这类患者应努力寻找其病因,以防复发。但多数患者的病因往往难以确定,这是临床诊断和处理上常遇到的困难问题。

荨麻疹患者可同时发生真皮下部、皮下组织的黏膜水肿,这种情况称为血管性水肿。多表现为急性发病,皮肤局限性肿胀,表面发亮,边界不明显,病损多发生在眼眶、口唇等部位,持续时间较长,2~3 天可消退,黏膜水肿如发生在咽喉部,则有喉部不适、声音嘶哑和呼吸困难等症状,甚至有窒息致死的危险,对此应积极采取紧急处理。胃肠黏膜水肿常伴有严重腹痛,严重的全身性荨麻疹和血管性水肿可能是过敏性休克的先兆。当临床上遇到严重的荨麻疹时,一定要考虑到此病及其严重后果,并给予及时妥善的处理。

血清病是Ⅲ型免疫复合物变态反应。此病常有较重的荨麻疹或血管性水肿,其发病遵循血清病的发生规律。初次用药一般在 9~14 天后发病,再次用药则多在 1 天内发病。除皮肤荨麻疹样表现外,患者还常伴有其他全身症状和体征,如发热、关节痛、淋巴结肿大、嗜酸性粒细胞增多和血沉快等临床表现,偶可合并肾炎、血管炎和周围神经炎等。除了血清外的其他血液制品和某些药物所引起的,如青霉素、磺胺类、胰岛素、苯妥英、硫脲嘧啶、酶制剂、疫苗等,以及非血清类药物引起的血清病反应一般临床经过较缓和。值得注意的是,复发的血清病可仅有一般性荨麻疹,而无其他症状。

2. **特殊型荨麻疹**　特殊型荨麻疹主要有以下几种:

(1)胆碱能性荨麻疹:是儿童物理性荨麻疹的一个常见亚型(占 5%~7%),特别好发于儿童期及青年,其临床特点为点状的小风团,周围有一圈红晕,即所谓的“煎蛋样皮损”。也可只有红晕或无红晕的微小稀疏风团。上述皮损可以一开始成小片状分布,但通常会融合成片,渐发展至全身,好发部位为躯干上部和上肢,瘙痒严重,有时唯一的症状是剧烈瘙痒而无风团。皮疹的诱发因素主要为洗热水澡温度突然变化、运动、出汗或焦虑,极个别病例可以出现全身症状。该亚型的发病机制尚不清楚,据推断可能与胆碱能介导的体温调节障碍引发的神经反射有关,组胺和其他肥大细胞可能参与其中。

(2)日光性荨麻疹(solar urticaria):此病并不少见,好发于儿童和女性。日光暴露部位的皮肤常在暴露后几分钟出现瘙痒、红斑和风团,1 至数小时后可消退。对不同患者引起反应的波长不同,可以是可见光或紫外线。全身症状多表现为轻度不适,畏寒、腹痛。极少数严重患者可发生休克反应,其反应机制可能是内源性光敏感物质介导的光敏感或非免疫性反应。

(3)寒冷性荨麻疹:是由于外界温度明显下降而引起的荨麻疹。本病有两个类型,获得性寒冷性荨麻疹和常染色体显性遗传性寒冷性荨麻疹。前者可见于儿童或成人,女性多发。发病较突然,多在接触外界冷刺激后几分钟发生,病损为局限性风团,可发展至血管性水肿。有明显痒感,多发于面部和手部,几小时后可消退,水肿和风团常在皮肤回温时出现。当全身受冷刺激时,如在冷水中游泳等,极少数患者可因引发休克而导致溺水身亡。本病病程一般为数月或数年,也可长达 30 年之久。可伴发冷球蛋白血症。半数以上的病例被动转移试验阳性。多为 I 型变态反应,抗原可能使皮肤受冷刺激释放的组织成分或代谢产物,介质为组胺和激肽。此外,非 IgE 的免疫球蛋白 IgG、IgM 等亦可能与发病有关。后者为常染色体显性遗传性寒冷性荨麻疹,此病极为少见。其特点是从出生后即可出现症状,并持续终身。受冷刺激后不立即发生病损,多在 0.5~4 小时后出现症状。病损不表现为风团,而是红斑,并有灼痛感。发作时常伴有发热、关节痛和中性粒细胞增多。其发病机制目前尚不清楚。

(4)皮肤划痕症(人工性荨麻疹):此病的特点是皮肤用硬的钝物划后几分钟便于划痕处出现线状风团。开始发红,外周部出现红晕,随后水肿,称为三联反应。通常有明显的痒感,全身发痒常为患者的主诉,但也有极少数患者并无痒感。线状风团在半小时内可自行消退。病程多为慢性。可伴发于一般荨麻疹。此病是由 IgE 介导的免疫反应。皮肤被动转移试验阳性,大面积皮肤划痕试验时,患者血中组织胺升高。此外,还有一种极其少见的皮肤划痕症,其特点是划痕刺激后 6~8 小时才发病,可持续 24~48 小时。此型划痕症未证明与 IgE 有关。

(5)压力性荨麻疹:此病常伴发于皮肤划痕症或慢性荨麻疹。持续压迫后立即或 4~6 小时后受压部位的皮肤发红、深在性水肿。病损部常有痛感。久坐后的臀部、衣服皱褶的相应部位,以及跑步后的足部等是好发部位。此种荨麻疹的发病机制尚不清楚,与免疫球蛋白和补体似无关系。

(6)接触性荨麻疹:此种荨麻疹的风团病损多发生在与变应原接触的部位,如手和口周。最常见的病因是食物,食物添加剂,药物如青霉素、氯丙嗪、二甲基亚砜,毛虫和花粉等。其发病机制分为免疫性、非免疫性和机制不明三种。

(7)水源性荨麻疹:接触水后发生风团。

(8)振动性血管性水肿:皮肤被震动刺激后数分钟内出现局部红斑和水肿。

(9)热接触性荨麻疹:皮肤局部受热后形成风团。

三、诊断

一般说来,荨麻疹和血管性水肿的临床诊断并不困难,根据其暂时性限局性水肿和风团,伴有刺痒的典型症状,即可作出诊断。在问诊时应着重了解皮疹存留期的长短。如风团超过 24 小时方消退者,应考虑血管炎性荨麻疹的可能;如风团数量多,而直径很小者,应考虑胆碱能性荨麻疹。实际上,在临床工作中常遇到就诊当时病损已消退的患者。在此情况下,如能详细询问病史,根据患儿发病时有风团、划痕等皮损;有高出皮肤表面、伴有瘙痒的红斑皮损;皮损易消退;搔抓后皮损加重及皮损可融合成片的病史,也可明确荨麻疹或血管性水肿的诊断。血管性水肿与荨麻疹的区别在于:血管性水肿是非对称性的、常累及组织疏松部位,可在同一部位反复发作,瘙痒不明显。如为物理因素引起的荨麻疹,可通过各种物理性致病因子诱发出病损。依上述诱发因素,并结合临床表现特点可作出诊断(表 6-2)。

表 6-2 常见物理性荨麻疹的检测及操作

检测项目	操作步骤
皮肤划痕症	用压舌板或皮肤划痕测量仪以适当压力划患者皮肤
迟发性压力性荨麻疹	肩背 7kg 重物,带宽 3cm,15 分钟观察
日光性荨麻疹	皮肤暴露于不同波长的光线下
胆碱能性荨麻疹	1. 乙酰甲胆碱皮试
	2. 全身浸泡在热水(42℃)中洗热水澡使体温升高 0.7℃
局限性热性荨麻疹	45℃热圆柱体前臂热敷 5 分钟
寒冷性荨麻疹	1. 装有冰的试管贴于前臂 5 分钟,观察 10 分钟
	2. 在寒冷环境中运动观察是否出现胆碱能样荨麻疹(冷诱发胆碱能性荨麻疹)

在荨麻疹和血管性水肿的诊断中最困难的问题是寻找病因,特别是慢性荨麻疹,约有 70% 以上的患儿找不到病因。因此,对患儿详细询问病史,包括本人及其家庭成员的过敏史,可能的变应原及接触史等是非常重要的。全面的体格检查对除外各种感染、结缔组织病和肿瘤等也很重要。此外,对某些患儿还应做必要的化验检查,如血常规、粪便、肝肾功能、

免疫球蛋白、红细胞沉降率、C 反应蛋白、补体、相关自身抗体和 D- 二聚体等,以排除感染及风湿免疫性疾病,如疑为血管炎性荨麻疹,则应检查血沉和血中补体;对疑为寒冷性荨麻疹的患者,则需化验血的冷凝蛋白等,以除外冷球蛋白血症。同时,还应做各种变应原的体内或体外特异性试验。

在寻找食物过敏原时,下列食物去除法是简易可行的,其方法是先给患者进食最简单的食物,或从病史中已怀疑某种食物或药物可能是病原因子时,可直接去除该食物或药物。如病损消退,则可考虑原有食物中有过敏原——全怀疑为引起荨麻疹的食物。以后每天增加一种食物,直至找出引发食物为止——饮食日记和饮食控制法。如要最后确定,则需要极其小心地用其小量做诱发试验——食物激发试验。由于此种试验有引发严重反应的可能性,故如果不是很必要,一般不考虑做。有资料表明,在慢性荨麻疹患者中有 20% 对某些天然食物和食物染料中的酒石黄过敏,这种化学物质和阿司匹林有交叉敏感,因此,曾有采用无酒石黄的膳食治疗慢性荨麻疹的报道。

对于荨麻疹患者进行常规食物皮试无诊断价值,最多提示该种食物可疑。食物皮试的诊断价值非常低。一项关于食物诱发特应性皮炎的重要研究结果显示:最常诱发症状的只有少数几种食物,包括鸡蛋、花生、鱼、大豆、猪肉、牛奶、小麦、牛肉及鸡肉。如果食物皮试的结果均为阴性,提示食物可能不是荨麻疹的病因。如果食物皮试的结果均为阳性,提示患者可能患皮肤划痕症。其次,对于怀疑复合食物(含有多种食物成分)诱发荨麻疹的患者,应该对其中的特定成分(如大豆)单独进行皮肤试验。目前,不建议将包含多种食物、成组的食物皮试作为常规检测项目,应根据临床判断有选择地进行检测。许多蔬菜、水果提取物商业制剂常不含有参与 IgE 介导的过敏反应的不稳定蛋白。如果根据临床病史考虑由食物变态反应引起,而应用商业提取物制剂进行皮试结果为阴性,应该用新鲜食物重复皮试,明确有无食物变应原特异性 IgE 存在。此外,某些食物与花粉或乳胶之间存在交叉过敏反应。

除青霉素、异种血清及基因重组蛋白外,尚无预测或明确临床药物过敏的可靠检测项目。对于荨麻疹患者,必须始终将药物作为可能病因加以考虑。唯一有诊断价值的评估方法是停药。即使对于同时应用多种药物或有共存疾病的患者,绝大多数情况下停药也是安全、有效的。通常可以用具有不同化学结构的其他药物替代原治疗药物。除非引发严重变态反应,并不需要同时停用所有药物。

四、治疗

荨麻疹治疗的首要问题是找出病原并去除,即会取得自然痊愈的效果,但临床实践中要做到这一点是很困难的,因此,药物的对症治疗就显得非常重要。对于绝大多数荨麻疹患儿而言,下述三种药物可有效控制症状:抗组胺药、拟交感神经类药和糖皮质激素。

(一) 抗组织胺药

对阻止绝大多数荨麻疹病损的发生有特效。抗组胺药是组胺的竞争性抑制剂,即使组胺持续释放,也能够抑制组胺对终末器官的效应。标准剂量的第二代抗组胺药为一线治疗,因第一代 H1 抗组胺药安全性不如第二代抗组胺药高,因此不鼓励对婴儿和儿童使用第一代抗组胺药。建议使用对儿童安全有效的药物,如西替利嗪、地氯雷他定、非索非那定、左西替利嗪卢帕他定、比拉斯汀和氯雷他定等。第二代抗组胺药物的选择应根据年龄、体重进行选择。经一线治疗 2 周内症状未控制,可考虑将二代抗组胺药剂量增加至 2~4 倍,是一种安全有效的方案。西替利嗪除了具有临床抗组胺活性外,还具有抗胆碱能和抗 5- 羟色胺的活性,被认为适用于胆碱能性荨麻疹的治疗,亦对许多其他类型的荨麻疹疗效显著。单独应用第二代抗组胺药治疗慢性荨麻疹无效者,可联合应用 H2 受体拮抗剂,如雷尼替丁;或肥大细胞膜稳定剂,如酮替芬;或白三烯受体拮抗剂,如孟鲁司特。为防止抗组胺药长期应用发生耐药性,慢性荨麻疹在应用某种药物无效时,可更换不同种类抗组胺药。

(二) 拟交感类药物

肾上腺素具有 α 受体激动剂活性,可引起皮肤浅层及黏膜表面血管收缩,直接对抗组胺对上述终末器官的作用。通常用于重症急性荨麻疹或与抗组胺药联合用药。

(三) 糖皮质激素

有些急重症荨麻疹或慢性荨麻疹严重激发的患儿必须应用糖皮质激素才能有效控制症状时,可静脉或口服用药,应避免长期应用(剂量相当于泼尼松 0.5~1mg/kg,疗程小于 1 周)。

(四) 其他

白三烯受体拮抗剂,如孟鲁司特与抗组胺药联合应用,对慢性荨麻疹效果较好;抗 IgE 靶向生物制剂(奥马珠单抗)目前被批准用于 12 岁以上儿童治疗;奥马珠单抗使用 3~6 个周期后仍不能控制症状者,可考虑应用免疫抑制剂如雷公藤多苷片治疗。

应用超过标准剂量抗组胺药、生物制剂和雷公藤多苷片等治疗目前仍属于超说明书用药,使用前需获得患儿家长的知情同意和医疗机构批准。

(五) 局部可以外用消炎、止痒药物

如炉甘石洗剂和白色洗剂有止痒及消肿作用。外用薄荷和酚的溶液也有暂时止痒效果。

(六) 中医中药治疗

临床研究发现,氯雷他定糖浆加用玉屏风颗粒治疗小儿慢性荨麻疹可达到良好的治疗效果,并可以使 IgE 水平下降,联合组与单一组比较,疗效及 IgE 水平下降显著,治疗慢性荨麻疹疗效确切,无明显不良反应,复发率低,是治疗慢性荨麻疹的一种安全有效的治疗方法。玉屏风颗粒联合抗组胺药物能够缓解症状,提高生活质量,减少复发,提高临床有效率。

(王君,张梦雪)

参考文献

1. 中华医学会皮肤性病学分会免疫学组、特应性皮炎协作研究中心. 中国特应性皮炎诊疗指南. 中华皮肤科杂志, 2014, 47 (7): 511-514.

2. 中华医学会皮肤性病学分会荨麻疹研究中心. 中国荨麻疹诊疗指南 (2018 版). 中华皮肤科杂志, 2019, 52 (1): 1-5.

3. 张建中, 高兴华, 郑敏, 等. 皮肤性病学. 北京: 人民卫生出版社, 2015.

4. 张学军, 郑捷, 陆洪光, 等. 皮肤性病学. 9 版. 北京: 人民卫生出版社, 2018.

第七章

嗜酸性粒细胞增多的评估

第一节　嗜酸性粒细胞增多的诊断

一、嗜酸性粒细胞增多的分型

按外周血嗜酸性粒细胞增多的程度可分为 3 型：

1. **轻型**　轻度增多，绝对值$(0.5\sim1.5)\times10^9/L$。
2. **中型**　中度增多，绝对值$(1.5\sim5.0)\times10^9/L$。
3. **重型**　极度增多，绝对值$>5.0\times10^9/L$。

二、嗜酸性粒细胞增多常见的疾病

反应性 EOS 增多以寄生虫感染和变态反应疾病最为常见（表 7-1，表 7-2）；起源于 EOS 本身的疾病包括 EOS 增多伴组织损伤和 EOS 血液肿瘤相关性疾病。高嗜酸粒细胞增多症（hypereosinophilia，HE）的分类：分为遗传性（家族性）HE（HE_{FA}）、继发性（反应性）HE（HE_R）、原发性（克隆性）HE（HE_N）和意义未定（特发性）HE（HE_{US}）的四大类。

表 7-1　血液和组织中 EOS 增多最常见的原因

系统	疾病
感染	寄生虫感染（蠕虫）、真菌（烟曲霉、球孢子菌）、反转录酶病毒（例如，人类免疫缺陷病毒）、慢性结核、猩红热、卡氏肺囊虫感染
呼吸道疾病	哮喘、变应性鼻炎、伴嗜酸性粒细胞增多综合征的非变应性鼻炎、鼻息肉病、慢性鼻窦炎、变应性支气管肺曲霉菌病、变应性真菌性鼻窦炎、Löeffler 综合征 - 急性嗜酸性粒细胞性肺炎(药物、寄生虫或其他)、慢性嗜酸性粒细胞性肺炎、嗜酸性粒细胞性肉芽肿(组织细胞增多症 X)、嗜酸性粒细胞肌痛综合征
皮肤病	异位性皮炎、嗜酸性粒细胞增多性脂膜炎、嗜酸性粒细胞增多性蜂窝织炎(Well 综合征)、嗜酸性粒细胞增多性筋膜炎(Shulman 综合征)、慢性荨麻疹和血管性水肿、嗜酸性粒细胞增多性毛囊炎、银屑病、普通天疱疮
血管炎	Churg-Strauss 综合征、结节性多动脉炎、嗜酸性粒细胞增多性血管炎、Gleich 病、过敏性血管炎

续表

系统	疾病
血液、肿瘤	高嗜酸性粒细胞综合征、白血病、淋巴瘤、实体瘤、肥大细胞增多症、免疫母细胞淋巴结病、嗜酸性粒细胞起源于血液肿瘤克隆
胃肠道疾病	嗜酸性粒细胞胃肠炎、炎性肠病、慢性胰腺炎、乳糜泻
肾疾病	嗜酸性粒细胞增多性膀胱炎、间质性肾炎
免疫性疾病	Omenn 综合征、高 IgE 综合征、移植排斥反应、Wiscott-Aldrich 综合征、系统性红斑狼疮、Shulman 病、类风湿关节炎
内分泌疾病	肾上腺功能减退
变应性疾病	药物过敏、荨麻疹、食物过敏、花粉症、特应性皮炎、血管神经性水肿

表 7-2　临床上可能引起 EOS 增多的药物

分类	药物名称
抗感染药物	青霉素、磺胺类药、四环素类、万古霉素、喹诺酮类、乙胺丁醇、乙胺嘧啶、双脱氧腺苷、喷他脒(吸入型)、呋喃坦啶
抗惊厥药和作用于神经肌肉药物	苯妥英、卡马西平、苯巴比妥、丙戊酸、乙琥胺、硝苯呋海因
抗炎药	NSAIDs、甲氨蝶呤、氨苯砜、金制剂、别嘌呤醇
心血管药物	地尔硫䓬、卡托普利、美西律、华法林
消化系统药物	奥美拉唑、兰索拉唑、西咪替丁、雷尼替丁、美沙拉嗪
降血糖药	氯磺丙脲、妥拉磺脲
抗抑郁药和抗精神病药	三唑仑、丙咪嗪、地昔帕明、文拉法辛、曲唑酮、氯氮平
抗肿瘤药和免疫调节剂	博来霉素、他莫昔芬、紫杉醇、2- 氯脱氧腺苷、IL-3、IL-2、GM-CSF、比卡鲁胺
其他放射对比剂	可卡因、二醋吗啡、氟烷、L- 色氨酸、菜籽油

三、嗜酸性粒细胞增多的诊断步骤

临床上经常发现血液中 EOS 增多的病因分析应遵循以下步骤:

1. **病史**　首先了解用药史,包括辅助用药、替代用药和非处方药。排除药物性 EOS 增多。引起血液 EOS 增多常见的药物是呋喃坦啶、米诺环素和 NSAIDs。其次为饮食史、地区流行病史、传染病接触史、特应性疾病史。

2. **体检**　注意疾病所受累的器官,包括皮肤、鼻腔、消化道、呼吸道等。

3. 如果白细胞分类中 EOS 的百分比>15%,首先应确定是否为变应性疾病;除变应性疾病外,寄生虫感染是另一常见的原因。在发展中国家,蠕虫病是引起 EOS 增多最常见的原因,蠕虫能引起 Th2 反应,并产生 IL-5。近来有报道认为,蠕虫感染能引起内皮细胞表达嗜酸性粒细胞趋化因子和 RANTES,从而促进 EOS 的募集。怀疑寄生虫感染时,应进行一系列的粪便查虫卵、包囊,血清学查寄生虫抗体。怀疑圆线虫病应进行十二指肠引流液的检查;旋毛虫病应进行腓肠肌活检。细菌及大部分的病毒感染通常会引起 EOS 减少。但研究证实,呼吸道合胞病毒能刺激内皮细胞产生 EOS 的化学吸引剂,并激活 EOS。这也部分解释了病毒感染为什么会诱发哮喘的恶化。

4. 变应性疾病和寄生虫感染是临床上两类最常见的伴有 EOS 增多的疾病,在排除上述两类最常见的伴有 EOS 增多的疾病的基础上,应将注意力集中在肺、胃肠道、皮肤、心脏、免疫等器官组织疾病上。如嗜酸性粒细胞胃肠炎、炎性肠病、高 IgE 综合征、Wiscott-Aldrich 综合征、急性嗜酸性粒细胞性肺炎、慢性嗜酸性粒细胞性肺炎、嗜酸性粒细胞性肉芽肿、嗜酸性粒细胞肌痛综合征、嗜酸性粒细胞增多性脂膜炎、Well 综合征、Shulman 综合征等。

5. 特发性嗜酸性粒细胞增多综合征、血液病、肿瘤是少见的引起嗜酸性粒细胞增多的原因,怀疑时应进行骨髓学、腹部 CT、异常 T 细胞检查等。

第二节　嗜酸性粒细胞增多疾病

嗜酸性粒细胞增多疾病种类较多,本节重点介绍与变态反应相关的嗜酸性粒细胞增多疾病。

一、特发性嗜酸性粒细胞增多综合征

特发性嗜酸性粒细胞增多综合征(idiopathic hypereosinophilic syndrome,IHES)是一组原因不明的、血液中 EOS 增高伴多器官受损的疾病。急性或慢性起病,呈良性或恶性经过。可发病于各年龄组,最小 5 个月,多见于 20~40 岁男性,儿童期偶见。其症状多为隐匿性,起病时有疲乏及咳嗽、呼吸困难、鼻炎、发热、肌痛或皮疹等。出汗和瘙痒也很常见。此后出现多系统损伤的表现:

1. **心血管系统**　主要为难治性充血性心力衰竭,有心脏扩大,心律失常,二尖瓣关闭不全或狭窄的杂音,罕见有三尖瓣关闭不全,严重者有阻塞性心肌病。

2. **呼吸系统**　持续性咳嗽、胸痛、支气管痉挛,双肺浸润及胸膜渗出。

3. **消化系统**　肝脾大,慢性腹痛、腹泻,但肝功正常。

4. **神经系统**　弥漫性中枢神经病变,特征为行为及认知功能改变、痉挛,偶有共济失调,也有表现为周围神经炎及脑栓塞。

5. **皮肤**　血管神经性水肿、湿疹样皮炎、红皮症等。

严重的器官功能损害可发展为器官功能衰竭,可累及呼吸、循环、神经系统等,或者出现一些全身性表现(腹部不适、颜面潮红或酒精不耐受等)。

IHES 的白细胞总数通常低于 25×10^9/L,其中 EOS 占 30%~70%。有些患者的白细胞数极度升高($>90 \times 10^9$/L),提示预后不良。骨髓检查可见 EOS 数量增高,一般占骨髓细胞的 30%~60%,无成熟障碍,巨核细胞增多。WHO 2016 诊断标准:①除外以下情况:反应性嗜酸性粒细胞增多症;淋巴细胞变异型嗜酸性粒细胞增多症(产生细胞因子,免疫表型异常的T细胞亚群);CEL-NOS;WHO标准可确诊的髓系肿瘤(如MDS、MPN、MDS/MPN、AML)伴嗜酸性粒细胞增多;伴有PDGFRA、PDGFRB、FGFR1重排或PCM1-JAK2嗜酸性粒细胞增多相关的MPN或AML/ALL。②嗜酸性粒细胞绝对计数>1.5×10^9/L持续≥6个月,且必须有组织受损。如果没有组织受损,则诊断特发性嗜酸粒细胞增多症。

糖皮质激素是目前HES治疗的一线用药。予以糖皮质激素治疗能在短时间内有效地降低EOS数量。而对于经糖皮质激素治疗无效者,则予以羟基脲或α干扰素联合糖皮质激素治疗。

二、嗜酸性粒细胞性肺炎

嗜酸性粒细胞性肺炎是以血液或组织中EOS增多和肺部浸润为特征的一组疾病。包括寄生虫感染、变态反应性支气管肺曲霉菌病、药物性嗜酸性粒细胞性肺炎、变态反应性嗜酸性粒细胞性肺炎等。

(一) Löffler综合征

由蛔虫感染和药物过敏所引起的嗜酸性粒细胞性肺炎被称为洛夫勒综合征(Löffler syndrome),又称为单纯性肺部嗜酸粒细胞增多症(simple pulmonary eosinophilia),此症于1932年首先为Löffler报道。人蛔虫的幼虫经肝门静脉进入肺循环,并向肺实质移行,引起肺实质浸润和EOS增多与聚集。多种药物诱发的变应性肺反应也可导致此综合征,这些药物包括青霉素、阿司匹林、磺胺、呋喃妥因、金制剂等。

临床表现通常有低热、轻微咳嗽、痰中常见到嗜酸性粒细胞、肌痛,类似感冒或支气管炎。重者有高热,偶有呼吸困难。X线胸片显示上肺野实质性浸润,为周边性、非节段性,可呈游走性,1~2周后消失。为自限性疾病,多于4周内痊愈。症状比较明显的可用短程皮质类固醇治疗,效果良好。

(二) 变态反应性支气管肺曲霉菌病

变态反应性支气管肺曲霉菌病(allergic bronchopulmonary aspergillosis,ABPA)

主要由曲霉菌诱发Ⅰ型和Ⅲ型变态反应所致。临床上除了有肺部浸润和血中EOS增多,多出现哮喘,痰呈墨绿色,胶冻状,可查到霉菌菌丝,X线检查还可发现支气管扩张,血清IgE升高,对曲霉菌的皮肤试验和血清沉淀抗体皆呈阳性。常见菌种为烟曲霉菌,其次为棒曲菌、黄曲菌等。ABPA可分为五期:急性期;消退期;恶化期;皮质激素依赖哮喘期;纤维化期。

2017年中华医学会呼吸病学分会《变应性支气管肺曲霉病诊治专家共识》提出,诊断需具备至少2条:

1. 相关疾病 哮喘、肺囊性纤维化、支气管扩张、慢性阻塞性肺疾病等。

2. 必须条件

(1)烟曲霉特异性IgE>0.35kUA/L或烟曲霉皮试速发反应阳性。

(2)血清总IgE>1 000IU/ml。

至少符合一条。

3. 其他条件

(1) 外周血嗜酸性粒细胞>0.5×10^9/L(激素使用者可正常,可用既往数据作为诊断标准)。

(2) 与 ABPA 表现一致的肺部影像(一过性表现包括实变、结节、牙膏征或指套征、游走性阴影等,持续性表现包括支气管扩张、胸膜肺纤维化等)。

(3) 血清烟曲霉特异性 IgG 或沉淀素阳性。

强的松为 ABPA 的首选药物。具体方案如下:

1. 强的松 0.5mg/(kg·d),连用 2 周,然后同量隔日 1 次,共 6~8 周,在此基础上,每 2 周减 5mg。

2. 每 2~4 周重复胸片和 / 或 HRCT 以记录浸润吸收情况。

3. 在治疗前和第 4、8 周测血清总 IgE 浓度,然后在第 1 年内每 8 周测定 1 次,以确定血清总 IgE 浓度的范围,如 100% 增加提示有潜在恶化。

4. 根据临床,测定肺功能。

5. 减少或避免接触真菌和其他变应原。

6. 确定是否为依赖强的松的哮喘期,如不是,可用抗炎剂和其他药物控制哮喘。

7. 注意预防和处理强的松的不良反应。

(三) 热带性嗜酸性粒细胞性肺炎

该病是丝虫感染的变态反应。丝虫的微丝蚴进入血液循环后,白天隐匿于肺毛细血管内,晚间又进入血液循环。由于在血中很难找到这种微丝蚴,故认为本病是宿主对隐藏在组织内的微丝蚴的一种变态反应。患者有阵发性干咳、哮喘及咯血,夜间加重,可有淋巴结及肝、脾肿大。偶尔可在血中查到微丝蚴,淋巴结活检也能找到丝虫。25%~30% 表现为阻塞性肺功能损害,大多数有限制性呼吸困难。血清 IgE 明显升高。可口服二乙碳酰氨嗪治疗,3~5mg/kg,一日 3 次,疗程为 2 周。在治疗的早期,由于死亡的寄生虫释放出大量抗原,症状可加重,出现支气管痉挛等。数周后 EOS 计数即可下降,胸片阴影消失。

三、嗜酸性粒细胞性胃肠炎

嗜酸性粒细胞性胃肠炎(eosinophilic gastroenteritis,EGE)是一种罕见的胃肠道疾病,以胃肠道局限性或弥漫性 EOS 浸润为特征。发病机制目前尚未被充分认识,与Ⅰ型变态反应关系密切。临床表现缺乏特异性,以腹痛、呕吐、腹泻最为常见。以黏膜病变型为主,浆膜病变型少见,浆膜病变型腹水的发生率为 100%,腹胀发生率为 54.5%。因此,临床上见到大量腹水的患儿,需警惕浆膜病变型的可能。

(一) 诊断

目前仍沿用 Talley 标准:

1. 反复出现的腹痛、腹泻、呕吐等消化道症状。

2. 胃肠道组织检查有 1 个或以上部位 EOS 浸润。

3. 除外寄生虫、肠外疾病及其他 EOS 增多的疾病。组织活检证实 EOS 浸润> 20/HPF 是诊断 EGE 的关键,而排除其他 EOS 增多相关的疾病对 EGE 的诊断至关重要。

（二）治疗

主要包括饮食疗法和药物治疗。

1. **饮食疗法**　指回避可疑过敏的食物。

2. **药物治疗**　包括

（1）激素：首选泼尼松，推荐初始剂量 0.5~1mg/（kg·d），2 周内可诱导缓解，6~8 周内逐渐减量。

（2）质子泵抑制剂。

（3）抗过敏药物：如孟鲁司特钠、色甘酸钠及酮替芬。

（4）其他药物：如免疫抑制剂 6-MP、硫唑嘌呤及生物制剂英孚利昔单抗、阿达木单抗等也在部分难治性 EGE 患者中使用。

四、嗜酸细胞性食管炎

嗜酸细胞性食管炎（eosinophilic esophagitis，EoE）是一种慢性、由变应原触发、Th2 细胞介导的食管疾病，其特点是食管嗜酸性粒细胞增多浸润为主的炎症。临床上以食管功能障碍相关症状为主要临床表现，组织学表现为食管黏膜以嗜酸性粒细胞浸润为主的炎症，如果不治疗，最终会发展为食管纤维狭窄。该病在男性中更为常见，男女比例为 3∶1。近些年来该病在儿童中的发病率都有明显的提高。EoE 的病因是由遗传、环境和免疫因素相互作用的结果。

（一）临床表现

EoE 通常开始于童年时期，但可出现在各个时期，并且其临床表现与年龄相关。对于婴幼儿可能表现为发育停滞、喂养困难（呕吐、在进食固体食物时停滞进食、拒绝进食）和持续的反流症状；对于大龄的儿童持续的胃灼热、反酸、腹痛及频繁的呕吐可能更为常见；青少年及成人可能会以吞咽困难及食物嵌顿等食管纤维化的症状为主。对于出现上述症状的患者，尤其是出现吞咽困难及食物嵌顿的儿童，应考虑 EoE 的可能。由于 EoE 患者出现食物过敏、哮喘、变应性鼻炎、荨麻疹等过敏性疾病的概率增高，故对怀疑 EoE 的患者需同时对过敏性疾病进行全面地评估。

（二）内镜检查

在一个纳入 381 例儿童的大型临床研究系列中发现，EoE 在儿童中的内镜下表现最常见的包括正常外观（32%）、线性裂隙（41%）、食管环（12%）及白色斑片（15%）。由于该疾病是一种片状分布的疾病，行内镜检查时需进行多点活检，通常建议在食管远段及近端各取 2~4 个活检标本，或者食管近段、中段及远段各取 1 个标本进行病理评估。EoE 活检标本镜下除了可以观察到嗜酸性粒细胞增多外，还可观察到嗜酸性粒细胞微脓肿、嗜酸性粒细胞脱颗粒、基底细胞增生、细胞间隙增宽和固有层纤维化等表现。

（三）诊断

1. **根据美国胃肠病学院 EoE 临床指南 2013 版诊断标准**

（1）食管功能紊乱相关的症状。

（2）食管活检显示以嗜酸性粒细胞为主的炎症，其特征是嗜酸性粒细胞 ≥ 15/HPF。

（3）黏膜嗜酸性粒细胞增多局限于食管，PPI 试验治疗后持续存在。

（4）除外食管嗜酸性粒细胞增多的继发原因。

（5）治疗（饮食、局部皮质激素）有效支持诊断，但非必需的。

2. 2018 年 AGREE 会议上关于 EoE 的最新国际共识诊断标准

（1）食管功能障碍相关的症状。

（2）伴随的特异性疾病。

（3）内镜检查发现食管环、沟槽、渗出物、管腔狭窄、黏膜脆性及黏膜裂隙。

（4）食管活检中嗜酸性粒细胞 ≥15/HPF。

（5）黏膜嗜酸性粒细胞增多局限于食管。

（6）评估：EoE 以外的可能导致嗜酸性粒细胞浸润的疾病。

（四）治疗

目前认为 EoE 需要一个多种方式、多学科合作的综合治疗方案，主要包括饮食治疗（dietary）、药物治疗（drugs）、食管扩张（dilation）及生活方式的调节，可以用"3D"来概括。治疗的主要目的是通过药物治疗改善症状、控制食管的炎症反应及组织重塑；通过饮食治疗避免食物抗原的刺激。若饮食及药物控制不佳，对于产生食管纤维狭窄的患者可以通过内镜扩张术缓解症状。

1. 饮食治疗 食物抗原被认为是 EoE 最重要的致病因素，通过饮食干预，避免食物源性抗原的刺激是一种十分有效的治疗方法，其可以使 EoE 患者症状及组织学均得到明确的缓解和改善。目前，EoE 的饮食治疗方法主要包括元素饮食、由食物过敏原试验指导的消除饮食及经验性消除饮食 3 种。

2. 药物治疗 尚没有被美国食品药品监督管理局（FDA）批准的专门针对用于治疗 EoE 的药物，但仍有专家指导的可选的药物治疗方案。可用于 EoE 的药物主要有质子泵抑制剂、糖皮质激素及正在进行临床研究的生物制剂。

3. 食管扩张 对于充分药物治疗疗效有限并存在持续性吞咽困难的患者或出现严重吞咽困难及食物嵌顿史的患儿，食管扩张是解决食管狭窄的最好方法，但其并不能缓解食管的慢性炎症状态，并且食管扩张可能出现深部黏膜撕裂、明显疼痛及食管穿孔等风险，所以需要谨慎对待。

五、嗜酸性粒细胞膀胱炎

嗜酸性粒细胞膀胱炎（eosinophilic cystitis）是一种罕见病，以尿频（占 67%）、血尿（68%）、耻骨上痛（49%）和尿潴留（10%）为主要表现。男女发病率基本相同，儿童期发病最常见，其中男孩稍多。43% 的患者会出现外周血 EOS 增多。膀胱镜检查可见黏膜充血，伴有结节和局部黏膜隆起。活检显示 EOS 浸润、黏膜水肿和肌层坏死。这种炎症可逐步进展，形成膀胱黏膜和肌层的慢性炎症和纤维化改变。治疗可经尿道彻底切除膀胱病灶，并加用皮质激素以促进病灶吸收。大部分患者可自愈，但经常复发。

（孙立荣，孙妍）

参考文献

1. MAdMOURI N, GUELLOUZ S, BELKAHLA N, et al. Eosinophilic gastroenteritis. Rev Med Inteme, 2012, 33 (8): 421-425.

2. BERNHEIM A. MCLOUD T. A review of clinical and imaging findings in eosinophilic lung diseases. AJR Am J Roentgenol, 2017, 208 (5): 1002-1010.

3. SIMON HU, ROTHENBERG ME, BOCHNER BS, et al. Refining the definition of hypereosinophilic syndrome. J Allergy clin Immunol, 2010, 126 (1): 45-49.

4. 李可敏, 李景南. 嗜酸性粒细胞性食管炎的诊断及治疗. 中华内科杂志, 2021, 60 (1): 66-70.

第八章

食物过敏

第一节 概 述

一、基本概念

人们对食物不良反应的认识已有两千多年的历史,但是多种食物不良反应的概念仍容易混淆,下面简单介绍。

食物不良反应(adverse reaction to food)是一个总的概念,适用于由摄入的食物和/或食物添加剂引起的所有异常表现。它包括人体对食物成分或添加剂引起的免疫反应(IgE介导和非IgE介导的免疫反应)及非免疫性副反应(如食物不耐受:中毒性、代谢性、药理性和特异体质的反应,以及精神心理因素所引起的异常反应等)。又可分为毒性反应和非毒性反应两类:细菌污染和化学污染可引起毒性反应,任何人只要食入足够量的被污染食物均会发生反应;非毒性反应涉及个体的遗传易感性,根据发病机制又分为食物不耐受(food intolerance, FI)和食物变态反应(food allergy, FA)。

食物不耐受指食物和/或食物添加剂引起的异常生理反应,不涉及免疫机制。这是由于患者不能耐受食物的正常生理作用,或是由于消化、吸收等能力的低下所导致的对正常食量食物的不耐受现象。例如,对脂肪消化能力差者,饮食牛乳后可引起腹泻,这种腹泻是消化能力低下所致,与牛乳变态反应导致的腹泻不同。食物不耐受多因机体对某些酶缺乏引起。消化酶缺乏所致的乳糖不耐受为典型的食物不耐受。

食物中毒(food toxicity/poisoning)是由于进食被毒物污染或本身具有毒性的食物和/或食物添加剂,在效应部位积累到一定量而产生的全身性疾病,可分为病原性和非病原性食物中毒两大类。毒物可来自污染的微生物或食物本身(如河豚、生鱼胆等),也可源于其他化学物质(如砷、汞、有机磷农药等),此异常反应一般情况下无免疫因素参与。

药理样食物反应(pharmacolgic food reaction)是指食物及其衍生物和/或食物添加剂中具有内源性药理作用样物质(如咖啡因、酪胺、组胺等),摄入机体达到一定量后,会产生某种药物具有的药理作用及表现,如咖啡因可引起偏头痛、兴奋、心悸、欣快等。

代谢性食物反应(metabolic food reaction)是机体代谢异常引起的食物不耐受。由于体内缺乏某种酶,使食物中核酶所催化的底物大量蓄积。同时,大量中间代谢产物进入代谢途径,产生某种物质,引起不同脏器受损的疾病,例如,酒可使皮肤毛细血管扩张,刺激心血管系统,兴奋神经系统等,对酒耐受不良者饮入少量酒即可发生皮肤潮红、心率加快、头昏、耳鸣等症状。苯丙酮尿症、先天性高氨血症、肝豆状核变性、糖原贮积病等疾病均可能发生代谢性食物反应。

食物的非特异性刺激指的是有些食物本身具有刺激性,可引起呼吸系统、消化系统、皮肤等的刺激症状。例如葱、洋葱、蒜、姜、芥末、咖喱、辣椒、醋等可刺激黏膜引起流泪、喷嚏、流涕、咳嗽等症状;皮肤接触蒜、辣椒、姜等可发生刺激和烧灼感、充血反应等。这种反应是非特异性的,任何人接触了都会发生,只是程度轻重不同而已,因此它不属于变态反应;但是,食物引起的非特异性反应可以诱发原有的变态反应症状,或使其加重。例如,食物过咸或过甜可诱发儿童哮喘加重。

假性食物过敏(food pseudo-allergy)是由精神及心理因素引起的食物异常反应,其临床表现类似食物过敏。它不涉及免疫机制介导的化学介质的释放,但可以由非免疫机制引起化学介质的释放。

心因性食物过敏完全是心理性的,如果患者不知道所食食物的品种,就不会发生这种反应。

食物过敏(food allergy)又称食物变态反应,是由食物或食物添加剂引起的免疫反应,进食少量有关食物即可诱发。它涉及免疫机制引起的化学介质的释放,临床表现多样,最常见的是消化道症状、皮肤黏膜症状和呼吸道症状。

二、流行病学与转归

食物过敏的流行病学调查由于研究人群和诊断方法不同,获得的食物过敏发病率也不同。食物过敏的人群患病率尚未十分清楚。有研究认为,儿童食物过敏反应的患病率为8%,6岁以下儿童中有1%~3%经历过食物过敏。牛乳过敏是最常见的食物过敏,估计3%~7.5%的儿童有牛乳过敏。随着年龄的增长,食物过敏的发病率明显下降。胡燕对重庆地区的一项以0~2岁婴儿为研究对象的开放性食物激发试验为诊断依据的研究显示,0~24个月婴儿食物过敏率为5.3%,致敏食物是鸡蛋和牛奶,与国外报道相似。涉及的过敏食物有牛奶、鸡蛋、大豆、花生、鱼和橘子。

值得注意的是,人群自我报告的食物过敏患病率明显高于真实患病率。这是由于临床表现难以区分,很多情况下人们将各种原因引起的食物不良反应归咎于食物过敏。重庆儿童医院对497名0~12月龄婴儿的调查显示,食物过敏的自我报告率为9.3%,而经食物激发试验证实后,只有3.8%确诊为食物过敏。对荷兰和英国成年人的3项研究中自述患病率为12%~19%,而经双盲安慰剂对照食物激发试验(DBPCFC)确诊的仅为0.8%~2.4%。

食物过敏在生后最初几年最为常见。儿童对牛奶、大豆、鸡蛋和小麦的过敏随着年龄的增长逐渐消失。对501例儿童进行的一项前瞻性研究发现,1岁以内经DBPCFC证实食物过敏反应的15例患儿中,在13个月时仅有2例仍保持过敏反应。2岁时无1例出现反应;另一组对3岁以内牛奶过敏儿童的前瞻性研究发现,大多数患儿3年后不再过敏。其中56%在1年内、77%在2年内、87%在3年内对牛奶耐受;对鸡蛋和牛奶重度过敏反应的患儿尽管临床症状可持续数年,但最终都能产生耐受。约 85% 食物过敏儿童在 3~5 岁逐渐对食物过敏原如牛奶、鸡蛋、小麦、大豆产生耐受,但花生、坚果、海鲜食品过敏者发生耐受的比例很小,儿童期仍存在食物过敏,如 IgE 介导的牛奶过敏儿童,到 10 岁时仍有约 25% 对牛奶过敏,其中约 35% 儿童可转为其他食物过敏。年长儿在确诊后,从食物中排除该食物变应原,其敏感性亦会逐渐消失。大约有 1/3 的儿童避食变应原 1~2 年,临床症状消失。要注意的是,虽然临床能耐受,但通过皮肤试验或 RAST 一般仍可检测到 IgE 的存在。与其他食物不同,花生、鱼类、坚果和甲壳类的过敏反应一般是终身的。对花生过敏反应患儿进行的一项长期随访研究发现,变态反应至少要持续 14 年。对食用鱼类、坚果和甲壳类出现危及生命的过敏性反应患儿的研究也得出同样的结果。最近有证据表明,临床反应性是否消失决定于变应原的表位。IgE 介导的牛奶或鸡蛋过敏反应儿童中,具有针对构象表位抗体的患儿容易产生耐受,而主要针对线性表位抗体的患儿,其过敏反应会持续存在。由于主要花生变应原 Ara h 1 和 Aro h 2 的免疫显性 IgE 表位是线性结构,这可以解释花生过敏反应的持久性。

多数研究结果表明食物过敏原 sIgE 的浓度随着耐受的产生而下降,sIgE 较高者食物激发试验阳性率高。因此检测 sIgE 可用于判断食物过敏的预后,或用于临床医生决定是否重复食物激发试验。对 40 例鸡蛋过敏的患儿排除鸡蛋饮食 2.5 年后再做鸡蛋激发试验与鸡蛋白 IgE 测定,发现鸡蛋白 sIgE 的浓度与鸡蛋激发试验的阳性比率成正相关,当鸡蛋白 IgE>1.2kUA/L 时提示仍对鸡蛋过敏,应延迟进行食物激发试验。Boyano-Martinez 等发现,有皮肤症状的鸡蛋过敏患儿若鸡蛋白 IgE 的对数值每降低 0.1,则耐受可能性增加 1.173;高鸡蛋白 IgE 组患儿在 59 个月左右出现对鸡蛋耐受,而低鸡蛋白 IgE 组约在 27 个月。类似的研究证实,当鸡蛋 IgE<1.5kUA/L 或牛奶 IgE<7kUA/L 或花生 IgE<5kUA/L,提示患儿 2~3 年前已无食物过敏反应,可以再进行食物激发试验以确定是否耐受。

有过敏遗传倾向的高危儿生后早期为其发生过敏原致敏的关键时期。因此,围生期过敏高危儿的筛查对于食物过敏的早期预防是非常重要的。婴幼儿特异性 IgE 水平可较好地预测以后过敏性疾病的发生。有研究表明早期鸡蛋致敏可作为预测过敏性疾病发生的标志。有学者发现,1 岁时鸡蛋白 IgE 水平与 3 岁时发生呼吸道过敏显著相关。Kulig 等研究发现,1 岁时若以对 4 种常见过敏原(牛奶、鸡蛋、大豆、小麦)之一的 sIgE ≥ 0.35kUA/L 为指标,对 5 岁时发生呼吸道过敏进行预测,其 PPV 和特异性均较高;以 2 岁时 sIgE 为 0.35kUA/L 为指标,可预测 5 岁时过敏性鼻炎、哮喘的发生。也有人发现,当喘息婴儿的鸡蛋白、小麦或吸入性过敏原 IgE ≥ 0.35kUA/L 时,则可预测哮喘发生的可能性,故过敏原 sIgE 的检测有利于哮喘的早期诊断,尤其是对无临床过敏症状的患儿。

总之,儿童食物过敏的流行特征有如下特点:

1. 婴幼儿及儿童发病率较成人高。

2. 发病率随年龄增长而下降。婴幼儿食物过敏有一自然病程,大多数患儿到 2~3 岁时对以前致敏的食物耐受,症状也随之消失,但对花生、坚果、鱼和贝类的过敏者,敏感性将持续存在,甚至终身。

3. 食物过敏反应实际发病情况较自我估计为低。口头报告经常受到患者对食物过敏认知水平的限制,实际发病率需要通过食物激发试验来确诊。

第二节　食物的成分与抗原特性

　　食物是由蛋白质、碳水化合物和脂肪组成的,其中的蛋白质是最主要的变应原。每种食物变应原可包含多种致敏蛋白组分,即变应原中可引起免疫应答的具体蛋白质成分。不同的食物有不同的抗原性,而食物变应原致敏蛋白组分抗原性的强弱,通常与其和特异性 IgE 的结合能力以及其浓度有关。有的食物抗原性强,容易致敏而引起食物过敏,包括乳类、蛋类、花生、豆类、麦类、鱼、虾、蟹、蘑菇、各种核果、可可、草莓、腰果、开心果等。有些食物的抗原性较差,引发食物过敏的机会较少,包括猪肉、大米、白菜等。还有些食物属低分子量物质,不会引起食物过敏,如葡萄糖、食盐等。但是,在一定条件下,它们中的有些可以转变为具有抗原性的物质。例如葡萄糖液经久贮后可能发生聚合作用,形成大分子物质,就可能具有抗原性,可以致敏人体而引起食物过敏。

　　食物经烹调加工后,其抗原性可能发生改变,一般是抗原性降低或消失。所以有的患者不能吃生的水果,但能吃水果罐头,因为水果罐头在制作过程中要经过高温灭菌,可能是高温破坏了水果的抗原性;有的患者不能吃煮花生,但能吃炸花生,也可能是炸花生的温度高于煮花生的缘故。

　　就成分而言,90% 以上的食物过敏是由蛋白质食物和食品添加剂引起的。蛋白质是食物的主要过敏原,但并非所有蛋白质都会引起过敏。具有抗原特性的蛋白质大多数为具有酸性等电点的糖蛋白,分子量在 10~80kD 的水溶性糖蛋白分子,通常能耐受食品加工、加热和烹调,并能抵抗肠道的消化作用。由蛋白质引起的过敏反应多为 IgE 介导的 I 型变态反应。常见引起过敏反应的植物性食物为大豆、小麦、坚果、花生,植物性食物中过敏蛋白主要是醇溶谷蛋白家族的非特异性脂肪转运蛋白、α- 淀粉酶或胰岛素抑制剂、双子叶植物种子 2S 储存蛋白等。常见引起过敏反应的动物性食物主要为鸡蛋、牛奶、鱼、甲壳类海鲜等。牛奶含有 20 多种蛋白质,其中有 5 种可引起过敏反应,包括酪蛋白、α- 乳白蛋白、β- 乳球蛋白、血清蛋白和 γ- 球蛋白。鸡蛋中的过敏成分主要在蛋清中,包括卵黏蛋白、卵清蛋白、卵黏蛋白因子,以及溶菌酶等。

　　临床上 90% 以上的过敏反应由 8 类高致敏性食物引起,这些食物包括蛋、鱼、贝类、奶、花生、大豆、坚果和小麦。其中婴幼儿过敏食物以鸡蛋、牛奶为主,青少年常见过敏食物为花生、贝壳类、坚果和鱼(按发病频率排列),也是引起儿童致死性过敏反应的主要食物。各地的变应原不尽相同,青岛地区的贝壳类过敏发生率比花生高得多。其他食品如猪肉、牛肉、鸡、玉米、番茄、胡萝卜、芹菜、蘑菇、大蒜、甜辣椒、橘子、菠萝、猕猴桃、芥末、酵母诱发的过敏反应较少。因此,应该对本地区食物过敏进行流行病学调查与分析。

　　食品添加剂包括防腐剂、色素、抗氧化剂、香料、乳化剂、稳定剂、松软剂和保湿剂等,其中以人工色素、香料引起过敏反应较为常见。由于食品标签中标注不明确或没有标注,如果不特别注意往往难以觉察。食品添加剂引起的过敏反应通常为非 IgE 介导的免疫反应,采用皮肤针刺试验和特异性 IgE 测定常为阴性反应,临床诊断只能通过 DBPCFC 来确诊。

近年来,随着生物技术的迅速发展,转基因食品不断进入人类社会,转基因生物中有些含有来自致敏性物种和人类不曾食用过的生物物种的基因,由于基因重组能够使宿主生物产生新的蛋白质,这些新蛋白质有可能对人体产生包括致敏性在内的毒性效应。曾有报道转基因大豆由于转入了一种巴西坚果的基因可以使人产生过敏反应。

随着分子变态反应学的发展,人们可从天然产物中纯化变应原组分,并且可通过生物重组技术形式生产变应原组分,并在分子水平上,定量检测针对单个变应原组分的特异性 IgE 抗体(sIgE)。1999 年,Valenta 等正式提出了"变应原组分诊断(component-resolveddiagnostics,CRD)"这一概念。CRD 可使得食物过敏诊断更精确,帮助人们分辨交叉变应原,判断疾病的严重程度及发生严重过敏反应的风险,预测免疫治疗疗效。例如,牛奶中最重要的变应原组分为酪蛋白(Bos d 8)、β- 乳球蛋白(Bos d 5)和 α- 乳球蛋白(Bos d 4)。其中,β- 乳球蛋白是乳清中含量最丰富的蛋白质,而酪蛋白则具有很强的热稳定性,是牛奶蛋白组分中抗原性和致敏性最强的。酪蛋白 sIgE 水平可很好地预测患者对烘焙乳的反应性,如果酪蛋白 sIgE 水平很低,即使患者对低温生牛奶过敏,其对烘焙后的牛奶发生过敏反应的风险也非常低。同时,CRD 可用于随访监测牛奶过敏患者是否出现自发缓解,血清中酪蛋白 sIgE 水平与出现牛奶过敏自发缓解的可能性成反比。部分牛奶过敏的患者会选择进行口服免疫治疗(OIT),CRD 也有助于预测 OIT 疗效。研究发现,如果患者 α- 乳白蛋白、β- 乳球蛋白和酪蛋白的 sIgE 基线水平越高,其进行 OIT 可达到的维持剂量越低,疗效越差。

另外,随着食物中的抗原分子的确定,发现食物抗原之间、食物抗原与吸入性变应原之间存在着交叉反应性,同种类的食物、不同的蛋白间存在着共同的抗原决定簇,植物蛋白的交叉反应比动物明显。例如口腔变态反应综合征(oral allergy syndrome,OAS),估计波及 40% 花粉过敏者,即 40% 花粉症患者同时对某种蔬菜、水果也过敏。对豚草花粉过敏的患者也对西瓜、甜瓜过敏,在豚草花粉季节,体内特异性 IgE 升高,症状加重。对桦树花粉过敏的患者中,对豆粉等大豆加工制品过敏的比例也较高,这是由于大豆中存在同桦树花粉变应原组分 Bet v 1 同源的 Gly m 4,引起了交叉反应。对桦树花粉过敏的患者可能在进食苹果、芹菜、胡萝卜和猕猴桃后也产生过敏反应,这是由于桦树花粉和这些蔬菜水果中的抗原蛋白具有同源性。另外,乳胶是引起接触性皮炎的抗原,乳胶与某些食物存在着交叉过敏,有报道 47 名乳胶过敏的患者,33 人食物过敏原点刺试验阳性,其中 17 人至少对一种食物出现过临床过敏症状。

第三节 分 类

一、按过敏表现的器官不同分类

分为消化道食物过敏、非消化道食物过敏及混合性食物过敏三类。在消化道食物过敏中,以结肠过敏较为多见;在非消化道食物过敏中,儿童多数表现在皮肤过敏,包括荨麻疹、血管神经性水肿、特应性皮炎等,有少数呼吸系统过敏表现为哮喘、上呼吸道过敏、分泌性中耳炎等;亦有不少儿童食物过敏时,兼有消化道及消化道以外的症状,或两者同时出现,或交替出现,称为混合性食物过敏。

二、按进食时间距离过敏发作时间的长短分类

可分为速发型食物过敏及迟发型食物过敏两类。

1. **速发型食物过敏** 发病时间一般为进食后半小时以内,由于发病距进食时间短,两者较易联系,病因较易明确。此类过敏症状较急且重,包括过敏性休克、血管神经性水肿,尤其是口唇及上消化道的水肿较多见,属 IgE 介导的 Ⅰ 型变态反应。桃过敏的患儿于进食后10~30 分钟出现口唇红肿是典型的速发型食物过敏。亦有少数速发型食物过敏表现为喉头水肿、哮喘发作及急性腹绞痛等。食物诱发严重过敏反应是速发型食物过敏最严重的类型。暴露于食物后数分钟至 2 小时起病,出现皮肤、呼吸道症状及低血压,可伴有呕吐、腹痛、腹泻等消化道症状。在食入特殊食物后随着运动出现严重过敏反应称为食物依赖 - 运动诱发严重过敏反应(food-dependent exercise-induced anaphylaxis,FDEIA),如小麦依赖 - 运动诱发严重过敏反应(wheat-dependent exercise-induced anaphylaxis,WDEIA)。

2. **迟发型食物过敏** 一般于进食后数小时至数天方发病。其症状较多见的有腹泻、食欲缺乏、皮疹、紫癜、关节痛、黏膜溃疡等。此类食物过敏是由 Ⅱ、Ⅲ 或Ⅳ型变态反应引起。由于症状出现与进食时间相距较远,两者较难于联系,过敏原较难明确。但在整个食物过敏中,迟发型较速发型多见,因为食物经摄入后多数需经过一段消化吸收的时间,这段时间一般称为食物过敏的潜伏期。

三、按照食物过敏症状发作的时间长短分类

可分为长期型、周期型、间歇型、季节型等。

1. **长期型食物过敏** 指某些食物一旦引起过敏,即经年不愈,如某些异位性皮炎。

2. **周期型食物过敏** 一般认为,由于某些食物抗原进入人体后必须达到一定量时症状方能发作,而一次发作后,体内过敏抗体与抗原结合,暂时耗竭,故症状可以缓解一段时间,待抗原再次累积到一定量时症状又发作。此类食物过敏,以偏头痛最为典型,当偏头痛刚刚发作过后的最初几天内,即使进食致过敏的食物,往往亦不发病,必须经过若干天后再进食

时,方又见发病。

  3. 间歇型食物过敏 多见于某些不常食用的食物,偶尔食用则呈间歇发作。

  4. 季节型食物过敏 多见于对某些季节性上市食物的过敏,其中以水果及蔬菜类较多见,例如西瓜、杏、柿、荔枝,以及螃蟹等。

四、食物过敏反应根据其免疫机制分类

  可分为 IgE 介导、非 IgE 介导、IgE 和非 IgE 混合介导三类。

第四节 病理生理基础及发病机制

一、病理生理基础

  胃肠道的黏膜屏障系统可以限制完整的蛋白质抗原进入体内,直接或间接地减轻对食物蛋白的免疫反应。影响胃肠黏膜功能失调的因素均可增加胃肠黏膜通透性,致黏膜不能充分发挥其免疫监视功能,其结局是未消化的食物大分子抗原被人体吸收而导致过敏性胃肠炎。影响胃肠黏膜屏障功能失调的主要因素有:

  (一) 胃肠道免疫系统发育不良

  婴幼儿期食物过敏的高发生率可能与此有关。另外,胃肠道免疫系统的其他任何异常,如酶缺乏、囊性纤维变性、分泌型 IgA 缺乏、肝脏网状内皮系统功能缺陷、免疫调节细胞功能紊乱等,均可导致通过胃肠黏膜屏障的抗原量增加,此为过敏性胃肠炎发生的基础。

  (二) 遗传缺陷

  部分 IgE 相关性过敏性胃肠炎的发生与遗传因素有关,如家族性或种族性食物过敏。研究发现父母一方患过敏性胃肠炎则子女患病率为 30%,双亲均患本病则子女患病率为 60%。因此,推测某些个体可能先天性缺乏某些特殊的抑制淋巴细胞,导致不能下调 IgE 介导的食物过敏反应。

  (三) 胃肠道黏膜屏障破坏

  肠道炎症是过敏性胃肠炎发病率增高的原因之一。三硝基苯磺酸诱发豚鼠免疫性肠炎后,其血清中 IgE 滴度升高。此外,与对照组相比,炎症性肠病患者血清中对牛奶蛋白起反应的 IgG 和 IgM 抗体水平增加,经食物排除法治疗效果明显,表明肠道炎症增加了黏膜的通透性,抗原摄入增加,发挥致敏作用。表现为炎症局部和全身过敏反应,后者是由抗原特异性血清抗体引起的。

二、IgE 相关性免疫反应

  食物过敏性胃肠炎患者通常有特异性 IgE 升高,其可与胃肠黏膜肥大细胞结合,致使肥大细胞激活、脱颗粒,释放大量参与过敏反应的炎症介质等。许多因素可影响食物过敏反应

的发生,包括年龄、食物的消化过程、胃肠道的通透性、食物抗原的结构、遗传因素等,肥大细胞在此过敏反应中起桥梁作用。

（一）免疫应答与致敏

胃肠道固有层有大量的肥大细胞,通过胃肠黏膜屏障的食物抗原被巨噬细胞吞噬后,经抗原呈递系统将抗原信息传递给活化的 T 淋巴细胞,刺激 B 淋巴细胞使之形成能分泌 IgE 的浆细胞。浆细胞产生的亲细胞 IgE 抗体,在不结合抗原的情况下,IgE 通过血液和组织液到达胃肠黏膜肥大细胞和嗜碱性粒细胞的表面并与 IgE Fc 受体结合,使胃肠免疫系统致敏,使机体处于致敏状态,此阶段患者无任何临床症状和体征。

当再次进食含相同抗原的食物后,抗原进入致敏机体即可与吸附在上述细胞表面的 IgE 结合,引起一系列反应,进一步激活细胞,引起肥大细胞和嗜碱性粒细胞脱颗粒,出现临床症状和体征,称为临床致敏。该反应有速发相和迟发相,前者常在再次进食抗原后十几分钟后发作,且通常在 90 分钟内消退;后者在进食后 2~4 小时发生,持续 24~48 小时后才逐渐消退。迟发相过敏性炎症与中性粒细胞和单核细胞浸润有关,IgE 介导的肥大细胞脱颗粒也参与此相。肥大细胞缺陷鼠用抗原刺激胃肠黏膜,无延迟相发生。而将骨髓源肥大细胞注射到肥大细胞缺陷鼠胃黏膜,经抗原刺激后,可以出现迟发相过敏性炎症,与正常鼠的表现类似。并且有研究表明,肥大细胞活化后也分泌大量的 IL-4,诱导更多的 IgE 产生,形成一个正反馈环。

研究表现,肥大细胞是异质性群体,有非 T 细胞依赖型结缔组织肥大细胞和 T 细胞依赖型黏膜肥大细胞之分,因此临床上出现不同的表现。

（二）生物活性介质

活化的肥大细胞再次暴露于相同的食物抗原后,可以释放大量生物活性介质。释放的介质主要有三类:①预先形成的介质,如生物活性胺类和嗜酸粒细胞趋化因子等;②反应中新合成的介质,如源于脂类的前列腺素、白三烯和血小板活化因子等;③细胞因子 TNF、IL-4、IL-5、IL-6、粒细胞集落刺激因子等。

三、非 IgE 相关的免疫反应

部分对食物过敏的患儿,其血清中总的 IgE 及针对某种特殊食物抗原的 sIgE 并不增高,提示这部分患儿不是由 IgE 介导的过敏反应。近来研究表明,Ⅱ型变态反应和Ⅲ型变态反应等参与了这类食物过敏反应,但其详细机制不明确。研究发现这类患儿黏膜固有层有 IgG 和补体 C3 的沉积,另外在患儿血液中也发现含有牛奶和蛋类蛋白抗原的免疫复合物和免疫球蛋白（IgG、IgE）。动物研究表明,IgG 可致速发过敏反应,并能使同种动物皮肤致敏。血清 IgE 水平正常的患儿也存在可能由 IgG 介导的速发过敏反应。其临床意义还有待进一步阐明。某些抗原成分经胃肠黏膜进入机体后诱生 IgG 或 IgM 抗体,然后再与相应的抗原结合形成免疫复合物,这些复合物沉积在胃肠黏膜上皮下层并激活补体系统,产生白细胞趋化因子,吸引中性粒细胞,吞噬复合物。部分中性粒细胞分解,释放出活性酶等,破坏血管和周围组织,引起过敏性炎症。

有研究表明,幽门螺杆菌感染与儿童食物过敏有关。有试验发现食物过敏的患儿患幽门螺杆菌阳性明显多于健康儿童。作者将患儿分为三组,分别为食物过敏组、严重哮喘组、炎症肠病组,测定三组患儿血清中抗幽门螺杆菌 IgG 时发现,食物过敏组的抗幽门螺杆菌 IgG 明显高于严重哮喘组和炎症肠病组。这提示幽门螺杆菌感染不仅与患儿的过敏状态有关,具体来说更与食物过敏有关。

第五节 临 床 表 现

食物变态反应(即食物过敏)在临床上可表现为消化系统过敏反应、非消化系统过敏反应和混合过敏反应。但是最常见的为胃肠道症状、皮肤症状和呼吸道症状。

一、消化系统的临床表现

上自唇、舌、口腔,下至肛门均可出现过敏反应症状和 / 或体征,其表现如下:

(一) 唇及舌部的血管神经性水肿

(二) 过敏性复发性口腔溃疡

表现为进食某种食物后,口腔、牙龈和 / 或舌面等处的浅表黏膜溃疡,可以多发亦可以单发,反复不止。

(三) 消化道黏膜下水肿

常发生在进食某种食物后,感到咽部吞咽不利、梗阻麻木感,重者甚至有呼吸憋闷或发音障碍。此种情况常发生于重症的荨麻疹及皮肤血管性水肿的同时,症状多数属一过性,常随皮疹的缓解而消失。

(四) 过敏性胃炎或肠炎

表现为进食某一食物后不久即出现胃部不适、胀气、反酸、恶心、肠鸣音亢进、腹痛、腹泻等,有时还可出现贲门或幽门的括约肌功能障碍、食物滞留、呕吐等。慢性患儿可表现为食欲缺乏、消化不良、习惯性腹泻等。排出的粪便中可出现粘冻状物,细胞涂片检查,查到大量嗜酸粒细胞,提示 IgE 介导的变态反应有关,常伴皮肤黏膜和 / 或呼吸道过敏症状。典型表现为进食过敏食物后几分钟到 2 小时内发生恶心、腹痛、肠绞痛、呕吐和 / 或腹泻等。有些儿童只出现亚临床症状,他们首次就诊的主诉为食欲差、生长发育迟缓或间断腹痛,这是由于患儿反复摄入过敏食物,使胃肠道的肥大细胞部分减敏所致。婴幼儿的症状也不典型,可能因间歇性呕吐和体重不增首次就诊。婴儿肠绞痛是一综合征,常于出生后 2~4 周发病,多在 3~4 个月时痊愈,临床表现为生后 3 个月的婴儿无原因的阵发性烦躁,多表现为晚间发作的持久哭闹、双腿蜷缩、腹胀及排气过多。虽然许多因素可引起此症状,但至少有部分患儿经双盲交叉试验证实肠绞痛是由 IgE 介导的食物过敏反应。有人认为部分消化性溃疡、阵发性肠痉挛、肛门瘙痒或会阴湿疹亦可能由食物过敏有关。

(五) 食物过敏可以造成肝功能损害

在小鼠食物过敏的动物模型中肝脏的肥大细胞数目、IgE 阳性细胞及表达白介素 4、白介素 6 和肿瘤坏死因子 α(TNF-α)的阳性细胞数较非食物过敏组明显增高。食物过敏患儿的血清转氨酶(AST、ALT)经常升高,尤其在小年龄组患儿,说明食物过敏对肝脏存在损害。

二、非消化系统食物过敏反应

(一) 皮肤黏膜症状

皮肤是第二个最常出现症状的靶器官,食入过敏食物可很快出现皮肤症状或使慢性过敏者症状恶化。常见的有荨麻疹和血管性水肿、特应性皮炎(atopic dermatitis,AD)等。食物过敏引起的急性荨麻疹和血管性水肿一般在进食后几分钟内出现,常较快自行缓解。慢性荨麻疹的病因较复杂,至少有 35%~60% 的患者是由食物过敏引起。在对 63 例中、重度 AD 患儿的调查中,其中 1/3 对食物过敏,血中特异 IgE 升高。另有一项对 107 名顽固的中重度 AD 患儿进行的 DPBCFC 中,87 名(81%)至少对一种食物过敏。

(二) 呼吸道症状

可表现为流泪、流涕、喉水肿及哮喘,但食物过敏很少会单独引起哮喘或过敏性鼻炎等呼吸道症状。对 480 例食物过敏患儿进行的食物激发试验中,喘息为唯一症状者只有 4 例,食物过敏反应有时可能导致气道反应性增高,但并不一定引起哮喘急性发作。

(三) 其他

其中较常见的有:

1. **腹型荨麻疹** 表现为腹痛、腹泻与荨麻疹同时发生。

2. **腹型及关节型过敏性紫癜** 表现为腹绞痛、关节红肿疼痛,重者可发生关节腔积液、行动受限,同时出现泛发性皮下出血、紫癜及关节病变,往往以小腿及踝膝关节为重,典型者为过敏性紫癜。

3. **食物过敏综合征** 可表现为慢性腹泻、腹痛、缺铁性贫血、消瘦、湿疹、慢性间质性肺炎等,多见于儿童,往往由牛奶过敏所引起。

4. **严重过敏反应** 常累及多个靶器官,最先表现为皮肤黏膜症状,进而出现呼吸及心血管系统症状,亦可累及胃肠道、泌尿生殖及神经系统,重者可导致死亡。

第六节　食物过敏相关的消化道疾病

食物过敏相关消化道疾病是指食物过敏引起消化道黏膜损伤,以消化道症状为主要表现的一类疾病。临床表现为呕吐、反流、喂养困难、拒食、易激惹、腹痛、腹胀、腹泻、便秘、消化道出血、生长发育障碍等。虽然病因多种多样,但均可能与食物过敏相关。60% 的儿童食物过敏累及消化系统,严重者可合并肠道蛋白丢失、贫血、生长发育迟缓等。食物过敏引起的消化道症状无特异性,容易误诊为感染性胃肠炎、坏死性小肠结肠炎、乳糖不耐受、急性胃炎等,因此诊断较为困难。根据其免疫反应的特点,食物过敏相关消化道疾病大多数是非 IgE 介导型或混合介导型(IgE 和非 IgE 共同介导)。

一、口腔过敏综合征

口腔过敏综合征（oral allergy syndrome,OAS），又称口腔变态反应综合征，由 IgE 介导。患儿进食几分钟或数小时后，口咽部（唇、舌、上腭）和咽喉部出现的不适感觉，表现为唇或舌部麻木，运动不灵敏，继之明显肿起。其特点为具有游走性和一过性。往往忽而肿在上唇，忽而肿在下唇，忽而肿在右侧，忽而又转至左侧；肿胀常系一过性，出现的时间一般不超过24 小时，通常在 1~2 小时后可消失，短则数分钟即消退，水肿消退后不留任何痕迹。此类患儿较多见于生食水果、蔬菜或冷饮类食物。少数患儿可同时出现全身过敏症状，症状 24 小时内消失，口唇水肿消失后不留痕迹。常见的过敏原是蔬菜、水果，因为桦树类花粉与水果或蔬菜间有交叉反应性，所以本病多发生于花粉症患儿，并且首发为 OAS 的患儿，以后发生花粉症的风险更高。

二、食物蛋白诱导的肠病

食物蛋白诱导的肠病（food protein-induced enteropathy,FPIE）大多数是非 IgE 介导的过敏反应。症状多在生后 1 岁内出现，摄入可疑食物数小时或数天后出现呕吐及慢性腹泻，可合并脂肪泻和乳糖不耐受。还可出现蛋白丢失性肠病表现，如低蛋白血症、水肿等。常见的过敏原是牛奶蛋白，还有大豆、鸡蛋、鱼、鸡和米等。内镜下可见小肠绒毛扁平、萎缩，肠壁水肿等非特异性表现，组织学显示隐窝增生、绒毛萎缩、上皮内淋巴细胞增多，固有层 CD4$^+$ 细胞和上皮间 CD8$^+$ 细胞增多。目前对食物蛋白诱导的肠病（food protein-induced enteropathy,FPIE）报道不多，因此相关认识有限。FPIE 大多数是非 IgE 介导的过敏反应，可能与细胞免疫有关。常见的过敏原是牛奶蛋白，还有大豆、鸡蛋、鱼、鸡和米等。FPIE 主要引起小肠黏膜损伤及绒毛结构的改变，通常会导致营养吸收不良和渗透性腹泻，长期可导致营养不良。FPIE 多见于婴儿，在临床上主要表现为慢性腹泻、呕吐、营养不良、吸收不良和生长迟缓，累及大肠时出现血便，可伴有贫血、水肿及低蛋白血症。内镜下可见小肠黏膜水肿，绒毛扁平、萎缩等表现，组织学观察显示隐窝增生、绒毛萎缩、上皮内淋巴细胞增多。

FPIE 的临床诊断要点包括：

1. 发病年龄多小于 9 个月。

2. 反复暴露于致敏食物诱发胃肠道症状，导致慢性腹泻和生长发育迟缓，并除外其他疾病。

3. 小肠黏膜病理检查可确诊，表现为绒毛损伤、隐窝增生和炎症，内镜下可见小肠绒毛扁平、萎缩、肠壁水肿等非特异性表现，组织学显示隐窝增生、绒毛萎缩、上皮内淋巴细胞增多，固有层 CD4$^+$ 细胞和上皮间 CD8$^+$ 细胞增多。

4. 避免致敏食物后症状可在数周内缓解，绒毛损伤恢复则需数月。

FPIE 患儿常见的过敏原是牛奶蛋白，还有大豆、鸡蛋、鱼、鸡和米等，应回避可疑致敏食物，加强营养管理，牛奶蛋白过敏的患儿可给予 eHF 或 AAF 替代治疗。本病预后较好，大多在 3 岁左右症状逐渐消失。

三、食物蛋白诱导的小肠结肠炎综合征

食物蛋白诱导的小肠结肠炎综合征(food protein-induced enterocolitis syndrome,FPIES)的临床表现和诊断并不熟悉,但因其 FPIES 是一种非 IgE 介导的食物过敏反应,常见于婴儿,目前其大规模流行病学研究数据较少。FPIES 最常见的诱因为牛奶、大豆和谷物,其中最常见的固态食物诱因为大米和燕麦。在意大利以外的国家和地区,大米是最常报道的谷物诱因。在美国和澳大利亚,大米、燕麦复合过敏性 FPIES 病例占大米过敏性 FPIES 总病例数的三分之一。一旦牛奶或豆奶、固态食物或二者一起作为辅食添加进婴儿的食谱中,就有可能发生 FPIES,通常见于 2~7 月龄的婴儿。

根据症状发作时间和持续时长,可将 FPIES 分为急性和慢性两种类型。急性 FPIES 的典型表现是在进食 1~4 小时内出现反复持续呕吐,常伴有嗜睡和皮肤苍白;在随后 24 小时内可能出现腹泻,常在 5~10 小时内发生;病情严重者可引起血流动力学不稳定和低血压,甚至发生休克。急性 FPIES 的症状通常在避免致敏食物后 24 小时内缓解,再次进食致敏食物后又出现相似症状。严重 FPIES 可出现低体温、高铁血红蛋白血症、代谢性酸中毒和低血压,以及类似败血症的表现。2017 年的 FPIES 诊断和治疗国际共识指南指出急性 FPIES 的诊断标准如下。

主要标准:在进食可疑食物后 1~4 小时内出现呕吐,不伴皮肤或呼吸道症状。

次要标准:

1. 再次进食同样的食物后,出现第 2 次或反复多次同样的呕吐症状。

2. 在进食不同的可疑致敏食物后,1~4 小时内也出现反复呕吐。

3. 发病时有重度嗜睡。

4. 发病时伴有明显皮肤苍白。

5. 发病时需要至急诊就诊。

6. 发病时需要静脉补液支持。

7. 进食后 24 小时内出现腹泻(通常为 5~10 小时)。

8. 低血压。

9. 低体温。

急性 FPIES 的诊断需要符合主要标准及 3 条以上次要标准。急性 FPIES 发作间期生长发育不受影响。

慢性 FPIES 多见于 4 月龄以下进食牛奶或豆质配方奶的婴儿,在反复进食致敏食物后出现症状,表现为间歇性呕吐、慢性腹泻、体重不增或发育迟滞,在改用低敏配方奶以后的 3~10 天内呕吐、腹泻通常可以得到控制;再次进食过敏食物可引发急性 FPIES 反应。

FPIES 的诊断主要依据两点:一是临床病史具有典型的特征性症状和体征,详细的病史对 FPIES 的诊断非常重要;二是在避免可疑的过敏食物后患者症状缓解。如果在详细询问病史后诊断仍不清楚,则应进行口服食物激发试验(oral food challenge,OFC)明确诊断。所有的 OFC 方案在实施时都需要严密的监护,并开通静脉补液通路。

目前 FPIES 尚无特异性的实验室检查或其他诊断程序,但多种检查可辅助其诊断。有

报道 FPIES 患儿胃肠道影像学检查可有气 - 液平面、直肠和乙状结肠非特异性的狭窄和指压征、十二指肠和空肠的环形皱襞增厚、肠腔内液体增多、肠壁内积气等表现,可能导致被误诊为坏死性小肠结肠炎。急性 FPIES 患儿腹泻时大便检查可见潜血、黏液、白细胞增多。慢性 FPIES 患儿腹泻时大便检查可见潜血、中性粒细胞、嗜酸性粒细胞、夏科 - 莱登结晶。内镜下小肠、结肠黏膜可见水肿、红斑和黏膜易碎伴糜烂等表现。结肠活检组织病理学观察可见重度炎症伴嗜酸性粒细胞增多。部分 FPIES 患儿可有小肠损伤伴不同程度的绒毛萎缩。对于 FPIES 的诊断,重要的是进行仔细的鉴别诊断,因为多种婴儿胃肠道疾病可引起与 FPIES 类似的症状(表 8-1)。

表 8-1　FPIES 常见的鉴别诊断

鉴别疾病	该疾病区别于 FPIES 的特点
感染性腹泻	单次发生的疾病,伴发热,有与感染患者接触史
败血症	只进行补液治疗无效
坏死性小肠结肠炎	新生儿和小婴儿发病,血便、腹胀、休克,腹部平片可见肠壁积气
严重过敏反应	进食后数分钟或 2 小时内出现过敏症状,IgE 检查阳性,常伴有皮肤、呼吸道过敏症状
先天性代谢缺陷	发育迟滞,神经系统症状,肝脾大
乳糖不耐受	在进食含乳糖乳制品后出现排气、腹胀、腹绞痛、腹泻、腹鸣及呕吐症状
周期性呕吐	发病与进食特定的食物无关
胃食管反流病	慢性呕吐(不会引起脱水),仅表现为上消化道症状
先天性巨结肠	排胎便延迟,明显腹部膨隆
消化道梗阻性疾病	发病与进食特定的食物无关,腹部影像学检查可找到梗阻证据

急性 FPIES 应作为急症处理。对于 6 月龄以上患儿,可给予昂丹司琼 0.15mg/kg 肌内注射或静脉滴注止吐,最大剂量每次 16mg。严重 FPIES 治疗的首要目标是维持血流动力学稳定,进行积极的等张液体复苏(如 10~20ml/kg 生理盐水),需要时可重复此负荷量,同时连续静脉滴注葡萄糖盐水以维持治疗。静脉注射甲泼尼龙(1mg/kg,最多 60~80mg)以减轻细胞介导的炎症反应。患者需要吸氧,甚至机械通气,同时应采用血管活性药物治疗低血压,监测并维持电解质和酸碱平衡。

FPIES 的长期治疗包括避免致敏食物、调整辅食添加计划,以及监测缓解情况。通常建议疑诊牛奶或大豆过敏的 FPIES 患儿避免食用各种含有牛奶 / 大豆的食品,包括烘焙及加工过的食品。目前不推荐添加辅食的时间推迟至 6 月龄之后。6 月龄时在家中添加固态辅食的适当顺序:从水果蔬菜开始,再序贯添加其他辅食,如红肉和谷物等。推荐每次只添加一种单一成分的食物,如果是高危致敏食物,则在添加后应至少观察 4 天,然后再添加另一种食物。牛奶蛋白过敏患儿大多数可耐受 eHF,少数患儿只能耐受 AAF。由于大豆致 FPIES 和牛奶致 FPIES 的患儿之间存在交叉过敏的可能,因此,改服豆奶需慎重。FPIES 可能导致严重的过敏反应,故应加强对该病的认识。

四、食物蛋白诱导的直肠结肠炎

食物蛋白诱导的直肠结肠炎(food protein induced proctocolitis,FPIP)是最常见的非 IgE 免疫反应介导的直结肠慢性过敏性疾病,占婴儿直肠出血病因的 60%,自 1940 年由 RUBIN 首次报道以来,临床上对其认识逐渐加深。本病多在婴儿期发病,起病隐匿,通常在出生后 6 个月内出现带血丝的黏液性大便,不伴发热、呕吐,患儿精神、纳奶好,体重一般无明显减轻。多数患儿便血量较少,表现为稀便中混有血丝、血点,少数患儿便血量较多。婴儿通常一般情况较好,但同时可伴有腹胀、腹痛及排便哭闹或间歇性呕吐等表现。60% 的患儿为母乳喂养儿,常伴有湿疹病史。母乳喂养婴儿发病通常与母亲进食牛奶、鸡蛋、大豆、海产品等有关。配方奶喂养的婴儿发病通常由牛奶蛋白过敏所致。FPIP 的诊断主要依靠病史、临床表现、食物回避等进行综合评估,同时还需除外其他疾病,如感染性腹泻、肛裂、肠套叠、坏死性小肠结肠炎、极早发型炎症性肠病等。FPIP 患儿大便常规白细胞、红细胞多升高,易误诊为细菌性肠炎。外周血嗜酸性粒细胞计数、血清特异性 IgE 测定、皮肤点刺试验等在 FPIP 患儿中多无明显异常。如果患儿在回避饮食后有良好的效果,则不推荐结肠镜检查。但对于有明显直肠出血的患儿,母亲回避饮食和 / 或给予氨基酸配方粉喂养症状未见好转者,建议行结肠镜检查,有助于进一步明确诊断,同时可排除引起直肠出血的其他原因。结肠镜表现为黏膜水肿、红斑、多发性小结节,少数有出血斑、糜烂,病变以远端结肠(直肠、乙状结肠和降结肠)为重。FPIP 结肠镜下无明显溃疡,此点可与极早发型炎症性肠病相鉴别。病理显示黏膜层和固有层嗜酸性粒细胞增多。FPIP 的治疗方法主要是回避牛奶、鸡蛋、豆类、小麦等食物。对于确诊牛奶蛋白过敏的婴儿,如果是母乳喂养儿,鼓励继续母乳喂养,母亲回避牛奶及奶制品;如果是人工喂养儿,换用特殊配方粉如深度水解蛋白配方粉(extensively hydrolyzed protein formula,eHF)或氨基酸配方粉(amino acid-based formula,AAF)喂养,建议喂养 6 个月或至患儿 9~12 月龄。如果母亲严格饮食回避 2~4 周效果不佳,建议换用 AAF 喂养。

五、麦胶敏感性肠病

麦胶敏感性肠病(gluten sensitive enteropathy,GSE),即对麦胶中的麦胶蛋白过敏,可以表现为只影响胃肠功能的乳糜泻(celiac disease),也可以表现为波及皮肤和胃肠道的疱疹样皮炎(dermatitis herpetiformis,DH)。前者,胃肠道症状较严重,而后者胃肠道症状较轻,以致于被皮肤症状所掩盖。

临床表现:2 岁以内婴幼儿以肠道症状为主,常有慢性腹泻、腹胀、畏食、呕吐等,还可伴肌肉萎缩、易激惹、生长发育迟缓等。儿童主要为肠外表现:皮肤疱疹样改变、青春期延迟、身材矮小、缺铁性贫血、骨质缺乏、自身免疫性疾病(甲状腺炎、1 型糖尿病等)。30% 的患儿出现牙釉质发育不良。有些患儿可出现暴发性水样便、腹胀、脱水、电解质紊乱,甚至出现昏迷,称为麦胶肠病危象。病理学上,GSE 患者的上消化道(即暴露于麦胶蛋白的胃肠道部位)有 T 淋巴细胞、B 淋巴细胞(包括浆细胞)浸润,伴随着绒毛结构的破坏,绒毛部分或全部萎缩,以致临床上有吸收功能不良、体重减轻和营养缺乏综合征的表现。这类患者有明显的遗传倾向性,100% 的患者有特殊的 HLA 基因型,多数为 HLA-DQ2。

　　GSE 的病理生理特征与摄入麦胶蛋白密不可分,无麦胶饮食可治愈乳糜泻和 DH,有充分证据证实 GSE 的发生与对麦胶蛋白免疫反应有关。因此,该病的发生实质上是免疫调节功能紊乱的结果。患者摄入的麦胶蛋白不恰当地诱导肠黏膜淋巴滤泡中麦胶蛋白特异性 T 细胞活化,活化后的 T 细胞迁移到黏膜固有层,当再次摄入麦胶蛋白后记忆 T 细胞就会重新活化,并分泌对绒毛结构有破坏作用的细胞因子。而正常人不会出现这样的免疫反应,黏膜免疫系统对摄入的食物抗原成分一般是耐受的。因此,GSE 患者可能存在特异性麦胶蛋白反调节 T 细胞功能缺陷(gliadin-specific counter-regulatory T cell),或对麦胶蛋白特异性 T 细胞未能流产或失能以致不能诱导口服耐受。换言之,即患者对麦胶蛋白口服耐受功能丧失。动物模型研究也证实了上述的推断,在 GSE 引起的黏膜炎症和绒毛萎缩上,CD4$^+$T 细胞以及其分泌的 IFN-γ 起重要作用,这与 MHC-Ⅱ抗原相关的 GSE 抗原易化了有害免疫反应有关。对环境食物成分的过敏反应与 GSE 类似。诊断主要依据小肠活检结果。小肠绒毛扁平而钝、萎缩,固有层和上皮间淋巴细胞增生,腺窝增生;血清学检查,如抗麦胶蛋白抗体(antigliadin antibodies,AGA)、抗肌内膜抗体(antiendomysium antibodies,EMA)、组织转谷氨酰胺酶抗体(tissue transglutaminase antibodies,tTG)IgA 强阳性;检测到 HLA-DQ2/DQ8 基因;黏膜损伤(Mash 分级);去麸质饮食有效,满足 5 条中 4 条或未行基因检测时满足 4 条中的 3 条,即可诊断。本病治疗回避麦胶类食物的摄入,并给予支持治疗,补充各种维生素 A、维生素 B 族、维生素 C、维生素 D、维生素 K 及叶酸。纠正水电解质平衡失调,必要时可输人体白蛋白或输血,危重患儿可静脉滴注 ACTH,或可口服泼尼松或泼尼松龙。无效者可用环孢素,有时能改善小肠吸收功能,缓解临床症状,但停药后常复发。

六、嗜酸性粒细胞性食管炎

　　见嗜酸性粒细胞增多的评估。

七、嗜酸性粒细胞性胃肠炎

　　见嗜酸性粒细胞增多的评估。

第七节　常见过敏原引起的食物过敏

一、牛奶蛋白过敏

　　牛奶蛋白过敏是由于牛乳中的某些蛋白分子未经充分消化裂解,直接进入肠黏膜组织引起的过敏反应,临床表现为对牛乳及其奶制品不能耐受,血清内出现多种牛乳蛋白抗体,当停服该种食品后症状迅速缓解。国外报道本病在婴儿中的发病率约为 0.5%~2%。性别以男性婴儿占优势,发病年龄多在生后 2~6 周。少数病例可迟至 10 岁左右才发病,部分病例有特异质或家族性过敏性疾病史。

（一）病因及发病机制

牛乳中含有 5 种蛋白质，即 α- 乳白蛋白、β- 乳球蛋白、酪蛋白、牛血清白蛋白、牛血清球蛋白，每一种牛乳蛋白都具有致敏原性，但其中以 β- 乳球蛋白抗原性最强。大多数牛奶蛋白过敏的患儿血清中可检出两种或多种抗牛乳蛋白抗体（IgG、IgA 或 IgE），其中以 β- 乳球蛋白抗体的检出率最高，可达 82%；酪蛋白抗体次之，检出率为 48%；其次为 α- 乳白蛋白，检出率为 41%；牛血清球蛋白，检出率为 27%；血清白蛋白，检出率为 18%。

牛奶蛋白过敏引起的免疫病理机制包括 Ⅰ 型、Ⅲ 型及Ⅳ型变态反应。最初人们认为只属于 Ⅰ 型变态反应，因患儿外周血可呈现嗜酸性粒细胞升高，肠黏膜组织常可见到有 IgE 浆细胞增生。但进一步研究发现多数患儿应用牛奶蛋白进行皮试或采用放射免疫吸附试验均属阴性，牛乳蛋白过敏时有补体系统的激活及补体组分的减少，血液循环中有免疫复合物存在。同时有 T 淋巴细胞的活化异常（表 8-2）。

表 8-2 牛奶过敏反应类型

免疫反应	Ⅰ 型	Ⅲ 型	Ⅳ 型
介导物	IgE，IgG4	免疫复合物	T 淋巴细胞
症状发生	即刻，数分钟	4~12 小时	24~72 小时
症状持续	数分钟~数小时	数小时~数天	数天
主要症状	荨麻疹，血管神经性水肿，特异性皮炎，鼻炎，哮喘	胃肠道出血，蛋白质丢失性肠病，复发性肺炎	紧张疲劳综合征
免疫学特点	嗜酸性粒细胞增高，总 IgE 升高，嗜碱性粒细胞释放组胺增多，抗原特异性 IgE 抗体增高	沉淀素增高，补体减低	淋巴细胞转化率升高，淋巴因子合成增多
最强皮肤反应	10~20 分钟内红晕、风团	4~8 小时内硬结，硬性水肿	24~48 小时内硬结

选择性 IgA 缺乏的患儿，大部分在血清中可测出牛奶蛋白抗体。59% 的患儿循环血有免疫复合物的出现，提示肠道黏膜的分泌型 IgA 抗体在口服耐受形成过程中有重要作用。

（二）临床表现

其表现为食用牛乳或其乳制品后 24~48 小时，出现腹部不适、腹胀、呕吐、肠蠕动亢进、大便不消化，含有大量奶块，有些病例出现口腔黏膜水肿、地图舌。腹泻程度不一，严重时可出现脱水、黏液便，可带血丝，甚至肠道出血、乳糜泻等。但个别病例也可表现为顽固性便秘，直肠镜检查，有时可见黏膜充血、水肿和 / 或出血，形成慢性或暴发性溃疡性结肠炎，局部组织活检可显示淋巴细胞和浆细胞浸润；隐窝部溃疡及中性粒细胞浸润，出血部位有的可波及上部消化道，引起缺铁性贫血、血浆蛋白含量过低（失蛋白肠病）、营养不良、微量元素缺乏，甚至发育迟缓。

部分病例可出现肠道外甚至全身症状，如 40% 以上的患儿有湿疹、荨麻疹、异位性皮炎、鼻炎、血管神经性水肿、支气管痉挛、哮喘等，严重时可出现血压下降、过敏性休克。

牛奶过敏的患儿伴发特发性肺含铁血黄素沉着症，即 Heiner 综合征。Boat 曾报道 6 例有牛奶蛋白抗体滴度升高的患儿,其中 5 例伴发特发性肺含铁血黄素沉着症,认为属于Ⅲ型变态反应。此类病例当停食牛乳后,肺部症状可逐渐好转,其预后较其他特发性肺含铁血黄素沉着症为好。

牛乳蛋白过敏也有引起肠梗阻及肠套叠的报道,但肠梗阻症状经食物中除去牛奶后症状迅速消失。发生肠套叠时往往需要外科复位治疗。

(三) 诊断

根据典型的病史和临床表现及停止摄入牛乳或其制品后症状迅速好转或消失,可帮助早期作出初步诊断。牛奶蛋白的皮肤点刺试验阴性可基本排除 IgE 介导的 CMPA;阳性尚不能确诊,需排除假阳性及致敏状态。此外,强阳性反应,虽可诊断,但对牛奶过敏的婴幼儿仅有 10% 的病例呈阳性。此外,皮肤点刺试验对非 IgE 介导的牛奶蛋白过敏不具诊断价值。血清牛奶特异性 IgE 抗体测定为体外筛查试验。牛奶特异性 IgE 抗体阳性而无临床症状,考虑为临床致敏状态。随着牛奶 IgE 浓度增加,出现症状的概率亦增加。

确诊仍需牛奶回避、口服激发试验。

试验前先禁食牛乳及其制品 7~14 天,观察症状是否消失,然后试服牛乳 1~5ml,如无症状 1~2 小时后再加倍,直到达到 100ml。密切观察是否有症状出现及大便性状、潜血等。如在 48 小时内再次出现上述症状则可确诊。但对口服后免疫反应严重者必须十分慎重,且不宜多次试验。

为了排除由于原发性乳糖酶缺乏引起的对牛乳蛋白不耐受,可做乳糖耐量试验,如属牛乳过敏则乳糖耐量试验正常。

(四) 治疗

首先提倡母乳喂养。对牛奶过敏的婴儿应立即停食牛奶及一切奶制品,可使症状很快得到改善。不可用羊奶代替牛奶喂养,因其中也会含有 α- 乳球蛋白等成分。过去试用大豆蛋白代替牛奶喂养,但个别病例可能也对大豆蛋白过敏,应予以注意;牛奶蛋白水解产品有一定效果,但味道有时难以接受;对病程较长伴有严重营养不良和肠黏膜损害者,需采用一个时期的静脉高营养以促进病情的早日恢复。

1. **饮食管理** 治疗牛奶蛋白过敏的最佳方法是回避牛奶蛋白,同时给予低过敏原性配方替代治疗,以提供生长所需的能量及营养。

(1)人乳喂养儿发生牛奶蛋白过敏时,继续人乳喂养,母亲需回避牛奶及其制品至少 2 周;部分过敏性结肠炎儿童母亲需持续回避 4 周。若母亲回避牛奶及其制品后儿童症状明显改善,母亲可逐渐加入牛奶,如症状未再出现,则可恢复正常饮食;如症状再现,则母亲在哺乳期间均应进行饮食回避,并在断离人乳后给予深度水解蛋白配方或氨基酸配方替代。因牛奶为钙的主要来源,母亲回避饮食期间应注意补充钙剂。此外,严重 CMPA 患儿,母亲饮食回避无效时,可考虑直接采用深度水解蛋白配方或氨基酸配方替代。

(2)配方奶喂养儿发生牛奶蛋白过敏时,≤2 岁 CMPA 患儿应完全回避含有牛奶蛋白成分的食物及配方,并以低过敏原性配方替代;>2 岁 CMPA 患儿由于食物来源丰富,可满足生长发育需要,故可进行无奶饮食。

1)氨基酸配方:氨基酸配方不含肽段、完全由游离氨基酸按一定配比制成,故不具有免疫原性。对于牛奶蛋白合并多种食物过敏、非 IgE 介导的胃肠道疾病、生长发育障碍、严重牛奶蛋白过敏、不能耐受深度水解蛋白配方者推荐使用氨基酸配方。

2）深度水解配方：深度水解配方是将牛奶蛋白通过加热、超滤、水解等特殊工艺使其形成二肽、三肽和少量游离氨基酸的终产物，大大减少了过敏原独特型抗原表位的空间构象和序列，从而显著降低抗原性，故适用于大多数 CMPA 患儿。<10% 牛奶蛋白过敏患儿不能耐受深度水解配方，故在最初使用时，应注意有无不良反应。

3）大豆蛋白配方：以大豆为原料制成，不含牛奶蛋白，其他基本成分同常规配方。由于大豆与牛奶间存在交叉过敏反应且其营养成分不足，一般不建议选用大豆蛋白配方进行治疗，经济确有困难且无大豆蛋白过敏的>6 月龄患儿可选用大豆蛋白配方；但对于有肠绞痛症状者不推荐使用。

4）其他动物奶：考虑营养因素及交叉过敏反应的影响，故不推荐采用未水解的驴乳、羊乳等进行替代治疗。

2. **药物对症治疗** 在回避牛奶蛋白同时，应对 CMPA 患儿进行对症治疗，常用的药物包括肾上腺素、糖皮质激素、白三烯受体拮抗剂、肥大细胞膜稳定剂、抗组胺药及白介素 -5 抗体等。对于牛奶蛋白诱发的严重过敏反应因可危及生命，迅速处理十分重要。肾上腺素是治疗严重过敏反应的首要药物。一旦发生严重过敏反应需立即使用 1% 肾上腺素（1mg/ml）0.01~0.3mg/kg 肌内注射，必要时可 15 分钟后重复 1 次。肾上腺素笔可以使患者在出现过敏危险情况时方便地自行注射肾上腺素。治疗关键是维持呼吸道通畅和保持有效血液循环，其他治疗药物包括糖皮质激素、抗组胺药物及 β 受体拮抗剂。

3. **随访** 牛奶及其制品回避过程中应由专科医生及营养师共同监测患儿生长发育状况；同时教育家长在购买食品前应先阅读食品标识，避免无意摄入。牛奶蛋白回避通常需持续 3~6 个月，在决定是否恢复常规饮食前应进行再评估，包括 SPT 或 sIgE、牛奶蛋白激发试验。对于重症 CMPA 患儿，再评估时 sIgE 仍处于高水平时，建议不再进行牛奶蛋白激发试验，应继续进行饮食回避。

（五）预防

1. **母亲妊娠及哺乳期干预** 无证据显示母亲妊娠期回避牛奶和鸡蛋会减少子代过敏性疾病发生率；而母亲哺乳期饮食干预除可短时降低湿疹的发生率或严重程度外，并不能减少后期其他过敏性疾病的发生。故为避免母亲、胎儿、婴儿营养不良，不推荐限制母亲妊娠期、哺乳期饮食以预防 CMPA。

2. **纯人乳喂养** 对于人乳喂养能否预防或延缓过敏性疾病仍存争议。目前认为对于特应性疾病高危儿，纯人乳喂养至少 4 个月，有助于降低 2 岁内儿童特应性皮炎及牛奶过敏的累计发病率。

3. **部分水解配方** 与纯人乳相比，水解配方对于预防高危儿 CMPA 不具优势；但对于不能纯人乳喂养的高危儿，与普通牛奶蛋白配方相比，采用部分水解配方可预防或推迟婴幼儿早期特应性皮炎和 CMPA 的发生。不推荐用大豆蛋白或其他动物乳预防婴儿 CMPA。

4. **其他** 现有证据显示，添加益生菌或益生元虽可减少近期湿疹的发生，但并不能有效预防其他过敏性疾病及食物过敏。

二、鸡蛋过敏

鸡蛋中含有丰富的营养物质,也是婴幼儿早期主要的膳食蛋白来源,还是许多加工食品的组成成分、某些疫苗的培养基。然而,鸡蛋过敏是 3 岁以下儿童最常见的食物过敏问题,可严重影响过敏患儿的生活质量。

(一) 病因及发病机制

鸡蛋的质量组成上壳占 8%~11%,蛋白(蛋清)占 56%~61%,蛋黄占 27%~32%,蛋白部分 10% 是蛋白质,88% 是水分,蛋黄部分 50% 是水分,34% 是脂肪,16% 是蛋白质。鸡蛋中的过敏原主要存在于蛋清中,蛋清中含有 23 种糖蛋白。目前发现蛋清中主要有 5 种蛋白成分能与人类血清 IgE 结合而引起过敏反应,它们是卵类黏蛋白(ovomucoid,OVM 或Gal d 1)、卵白蛋白(ovalbumin,OVA 或 Gal d 2)、卵转铁蛋白(ovotransferrin,Gal d 3)、溶菌酶(lysozyme,Gal d 4)及卵黏蛋白(ovomucin)。

鸡蛋过敏发生与多种因素有关,如遗传性、接触鸡蛋的最初年龄、接触的途径和剂量、机体的反应性、胃肠道黏膜的发育状况、病毒感染、肠道菌群的稳定等。初次致敏的途径与过敏症状出现的时间密切相关。Monti 等收集了 107 例鸡蛋过敏的婴儿,发现这些婴儿出现第一次鸡蛋过敏症状时并未进食鸡蛋,但是血清中可以检测到鸡蛋特异性抗体,认为鸡蛋抗原可以通过胎盘传递,也可以通过乳汁传递,或者通过气道途径、皮肤接触途径实现初次致敏,而产生食物抗体(food specific IgE antibody),而当这些存在于体内的抗体与过敏食物再次接触时,会引发肥大细胞、嗜碱性粒细胞释放一些化学物质,如组胺、前列腺素及白三烯,使皮肤血管扩张而引起风疹、皮疹;使胃肠道平滑肌痉挛而引起腹泻、腹痛;使支气管平滑肌收缩,而导致喘鸣。

在某些食品烘焙工人中发现的职业性哮喘与工作环境空气漂浮的鸡蛋白抗原有关,并且通过激发试验证实,鸡蛋抗原加工时随蒸汽蒸发,成为气传性抗原可以引起哮喘和过敏性鼻炎,因此,鸡蛋抗原不仅可以作为食入性抗原通过消化道途径致敏,也可以作为气传性变应原通过吸入途径致敏。

鸡蛋抗原可以通过胎盘和乳汁传递给胎儿和婴儿,使之发生致敏,哺乳期母亲进食鸡蛋8 小时乳汁中就可以检测到鸡蛋抗原,而且抗原量和进食量有关。

(二) 临床表现

鸡蛋过敏在 1 岁之内就可以表现出来,大部分鸡蛋过敏是由 IgE 介导的,主要表现为皮肤症状,如湿疹样皮疹、皮肤红斑、荨麻疹。对 1 岁内婴儿食物过敏的研究进行荟萃分析发现,鸡蛋过敏的患儿中 68% 可表现为特应性皮炎。近年的研究发现,在过敏性嗜酸细胞食管炎、过敏性嗜酸细胞胃肠炎患者中,鸡蛋是最常见的过敏食物之一。鸡蛋过敏引起严重的急性过敏反应的情况相对较少,但是,当接种某些从鸡胚培养基生产的疫苗,如麻风腮疫苗、流感疫苗,由于鸡蛋过敏可以导致严重过敏反应,应高度重视。

(三) 诊断

食物过敏的诊断方法是皮肤点刺试验、血清特异性 IgE 检测和食物激发试验。皮肤点刺试验和血清特异性 IgE 检测对鸡蛋过敏的诊断具有很高的价值。当皮肤点刺和特异性

IgE 都是阳性时,诊断鸡蛋过敏的阳性预测值达 95% 以上;两者都是阴性时,鸡蛋过敏的可能性为 0;如果两者不一致,点刺阳性血清 IgE 阴性,或者反之,鸡蛋过敏的可能性为 2/3。

(四)治疗与转归

鸡蛋过敏的治疗主要是控制饮食,避免进食鸡蛋和任何鸡蛋加工的食品。但是,鸡蛋作为日常生活的基本食物很难在饮食上完全避免,严格的鸡蛋回避影响了鸡蛋过敏患儿及家庭成员的生活质量,并有可能带来营养问题。

对已经出现鸡蛋过敏症状的哺乳期婴儿建议母乳回避鸡蛋,可以减轻婴儿湿疹症状。抗组胺药物治疗可以减轻食物过敏的某些症状,但不能从根本解决食物过敏的问题。

随着年龄的增长,多数患儿鸡蛋过敏症状逐渐减轻,并产生耐受,耐受的发生率约为 2/3。Boyano-Martinez 等对 58 例年龄<2 岁的鸡蛋过敏患儿进行的前瞻性随访研究显示,50% 的患儿在随访 4 年时获得鸡蛋耐受,5 年后耐受率达 66%。多数食物过敏的患儿均可获得耐受而自愈。预测鸡蛋过敏是否能够发生耐受性的指标包括婴幼儿的早期诊断、轻微的临床表现、较小的皮肤电磁试验风团直径、低特异性 IgE 水平,以及随年龄的增长鸡蛋特异性 IgE 明显的下降。血清卵类黏蛋白特异性 IgE>50KUA/L 的患儿获得鸡蛋耐受的机会极小。然而,目前上述结论还需要大量研究进一步加以证实。

鸡蛋过敏通常发生于儿童早期,避免接触过敏食物是预防食物过敏最好的办法。一旦确定鸡蛋过敏,最佳的治疗方法就是了解食物制品的成分,回避鸡蛋过敏原,必须由专科医师与营养师指导及病患的配合,避免营养不良。

(五)鸡蛋过敏婴儿的预防接种

鸡蛋过敏婴儿预防接种问题是困惑很多临床医师和家长的问题。麻疹、风疹、腮腺炎疫苗(MMR)接种在鸡胚成纤维细胞里培育,过去认为麻风腮疫苗含有鸡蛋蛋白而作为鸡蛋过敏儿童禁忌。澳大利亚研究者对 410 例鸡蛋过敏的儿童进行 MMR 接种,只有 4 例出现了轻度过敏反应,不需要药物治疗。研究还发现,对麻风腮疫苗发生过敏反应的患儿中一部分是对其中的明胶过敏。

流感疫苗,包括目前广泛接种的甲型 H_1N_1 流感疫苗是将病毒接种在鸡胚上,然后萃取鸡胚浸液,灭活病毒,收集后制成疫苗,因此在疫苗成品中会残存卵蛋白抗原,鸡蛋过敏者发生流感疫苗接种过敏的风险是 1%~2%,过敏反应发生的严重程度与疫苗中卵蛋白的含量有关。美国儿科学会建议轻度鸡蛋过敏的儿童可以常规接种流感疫苗,但是曾经发生过严重鸡蛋过敏反应的儿童,如低血压、全身荨麻疹、上下气道阻塞者不建议接种。

三、大豆过敏

大豆是一类重要的食物来源,也广泛应用于各种加工食品中。大豆蛋白有明显的抗原性,直接进食大豆或各种加工后的大豆制品均可能会诱发过敏反应,可引起肠道功能紊乱和肠道外的变态反应症状。

临床上本病多表现为进食大豆或豆制品后不久,出现腹胀、呕吐、腹泻、吸收不良等症状。严重时可出现腹痛、水样便及血性大便,在幼小婴儿症状往往更为明显。儿童期对大豆蛋白过敏者则以腹胀、腹痛为主,久之可导致发育迟缓、贫血、低蛋白血症。大豆蛋白过敏的肠道外症状以湿疹和哮喘较为多见。

对本病的诊断主要根据病史及临床表现,对可疑患者可进行膳食排除试验及食物负荷试验,并应排除蔗糖转化酶缺乏症引起的消化不良。确诊本病需依靠大便中测出大豆蛋白沉淀素,空肠黏膜或直肠黏膜活检,以及停用大豆制品后症状即可缓解。

四、小麦过敏

小麦过敏在全世界范围内普遍存在,且因年龄和地区而异(患病率为 0.4%~4.0%)。小麦依赖 - 运动诱发严重过敏反应(WDEIA)是一种相对罕见但潜在严重的免疫球蛋白 E(IgE)介导的食物过敏。临床上,WDEIA 的临床特征是过敏反应,包括荨麻疹、血管性水肿、呼吸困难、低血压和休克。WDEIA 是一种特殊形式的 FDEIA,在最近对中国人群的一项研究中,57% 的严重食物过敏反应是由小麦引起的。

利用小麦变应原组分检测可提高对小麦过敏体外诊断的准确性。ω-5 小麦麦胶蛋白是小麦过敏和小麦依赖 - 运动诱发的过敏性休克(WDEIA)中最重要的小麦变应原组分,其 sIgE 水平诊断小麦过敏的特异性更高,且与小麦 OFC 反应的严重程度相关。此外,许多小麦过敏患者也对 α- 麦胶蛋白、β- 麦胶蛋白和 / 或 γ- 麦胶蛋白,以及高分子量(HMW)和低分子量(LMW)麦谷蛋白致敏。多种面筋相关组分联合检测,可进一步提高 WDEIA 和小麦过敏的诊断准确性。

在预测预后方面,小麦麦胶蛋白 sIgE 水平越高,小麦过敏自发缓解的可能性越低,儿童出现哮喘的风险越高。

五、红肉过敏

红肉过敏较少见,以往认为多见于幼儿,表现为速发反应。但近年发现,成人红肉过敏可表现为迟发反应。

牛肉目前已经鉴定出 9 种牛肉变应原组分,大多数在牛奶变应原中也都存在,约 10% 的牛奶过敏儿童在进食牛肉后会出现临床症状,表现为速发反应。牛肉的主要变应原为牛血清白蛋白(Bos d 6)和 IgG(Bos d 7),前者与临床症状以及与牛奶的交叉反应最相关。因此,对牛奶过敏儿童检测 Bos d 6 的 sIgE 可以帮助预测或诊断该患儿是否同时对牛肉过敏。红肉过敏的另一种特殊形式是所谓的"猪肉 - 猫综合征"。对哺乳动物(通常是猫)皮屑过敏,会诱使部分患者在进食猪肉后出现 IgE 介导的过敏反应。这与猫变应原组分 Fel d 2 和猪肉变应原组分 Sus s 6 存在交叉反应有关。Fel d 2 是一种相对分子质量为 670 的血清白蛋白,是猫的次要变应原,仅有 15%~35% 的猫过敏患者对其致敏,而对 Sus s 6 致敏的患者约有 30% 在进食猪肉后出现过敏反应,因此估算只有 1%~3% 的猫过敏患者可能存在对猪肉过敏的风险。

近年,人们发现了一种进食红肉后的迟发过敏反应,这是一种特殊类型的由 IgE 介导的变态反应,同糖类变应原——半乳糖 -α-1,3- 半乳糖(α-gal)的致敏相关。

最初,α-gal 的发现是由于临床观察到部分患者在首次使用西妥昔单抗时即会出现严重的过敏性休克。进一步对西妥昔单抗的 sIgE 抗体进行分析发现,这些抗体对重链上的寡糖残基具有特异性应答,最终确认 α-gal 为相关表位。α-gal 是非灵长类哺乳动物的聚糖,与 B 型血抗原同源,存在于来源于哺乳动物的各种形式的组织和制品中,包括红肉、明胶、牛奶及相关制品(如奶酪、一些胶体扩容液和疫苗等),其 sIgE 可引起患者出现血管性水肿、荨麻疹和严重过敏性反应。而存在 B 型血抗原的人似乎不会出现 α-gal 致敏。

对于这类患者,诊断有时可能很困难,因为进食红肉和出现症状之间通常会延迟 3~6 小时,且大多数患者既往长期能够安全进食红肉。这种情况通常在成年期间出现,但也可能存在于儿童中。α-gal 致敏和诱发延迟症状的具体免疫学机制仍未完全清楚。迄今为止,唯一已知的致敏途径是通过蜱虫叮咬。人们在蜱虫叮咬流行地区发现了存在 α-gal 的 sIgE 患者,对红肉出现迟发过敏反应的患者总体分布与各种蜱虫的分布相似,当蜱虫叮咬后,可检测到 α-gal 的 sIgE 升高。进一步研究发现,蜱虫的胃肠道中存在 α-gal,而其特殊的叮咬方式,可能使患者在叮咬期间持续接触 α-gal,从而致敏。

第八节　实验室及辅助检查

一、皮肤点刺试验

皮肤点刺试验(SPT)是用来筛选 IgE 介导的食物过敏的检查方法,操作简单,可以很快得到结果。敏感好,但一般来说,SPT 阳性提示患儿的症状可能与该试验的食物有关,但需要激发实验进一步验证,而阴性反应的预计值正确率则大于 95%。因此,SPT 阴性实际是排除 IgE 介导的食物过敏的极好方法。但许多被试物质(新鲜水果和蔬菜)在 SPT 所用的市售抗原制品中成分不稳定,可能出现假阴性,小于 1 岁的婴儿虽有 IgE 介导的反应,但皮试可为阴性,小于 2 岁的幼儿 SPT 风团可能较小,估计是由于缺乏抗原特异 IgE 和皮肤反应性较弱所致。由于皮内试验易出现假阳性反应,且对高度敏感者不安全,故现已很少应用于食物过敏的检查。对于大多数食物过敏的 AD 患儿可用 7 种食物的点刺试验来诊断。这是来自美国的一项报道:165 例 AD 患儿(平均年龄 49 个月)中 98 人(60%)至少有一项食物皮肤点刺试验阳性,其中 64 例由 DPBCFC 证实对牛奶、鸡蛋、花生、黄豆、小麦、鳕/鲶和腰果 7 种食物皮肤点刺试验为阳性反应,占食物激发阳性人数的 89%,提示用 7 种食物作皮肤点刺试验来筛选食物过敏,能有效找到正确的过敏食物。我们对青岛地区的哮喘儿童检测表明除了牛奶、鸡蛋、花生外,螃蟹、海虾过敏占 15%。

二、食物特异性 IgE 体外测定

食物特异性体外测定的方法很多,常用的有放射性过敏原吸附试验(RAST)、酶联免疫吸附试验(ELISA)和酶联免疫荧光测定法(fluorescenenzyme immunoassays)。它们与 SPT 相同,也用来筛查确认 IgE 介导的可疑食物过敏反应,一般认为体外测定 IgE 的敏感性不如皮肤试验,且费用高,出结果慢,适用于严重皮肤划痕症、严重的急性皮肌炎无法做皮试和对某些食物极为敏感的患者。它的优点是不受抗组胺药的影响,停用抗组胺药有困难的患者可用此法,并能同时测定多种抗原的 IgE。目前常用的半定量方法有 RAST 法,全定量方法有 CAP 检测法,后者被公认为过敏原检测的"金标准"。

CAP 变应原检测法是目前国际上广泛应用并公认较为可靠的变应原定量体外检测系统,主要原理为免疫荧光测定法。CAP 系统建立于新型固体相——装在小胶囊中的亲水性载体聚合物上,由一种经溴化氰活化的纤维素衍生物合成,与变应原有极高的结合能力。其过程为采用 40μl 标准血清或患儿血清加入固体相(其结合变应原的能力强于 RAST 中的固体相),再将酶标记抗 sIgE 抗体加入固体相中,最后测定荧光并与标准曲线比较。CAP 变应原检测法测定范围为 0.10~100KUA/L,变异系数小于 10%。通常以 sIgE ≥ 0.35KUA/L 为界值点,即阳性反应,其阴性预报正确率(negative predictive values,NPV)≥ 95%,敏感性也高达 94%~100%,但其特异性需进一步研究,若根据情况调整界值点,则可提高其特异性和阳性预报正确率。该系统分析的过敏原包括常见的六种过敏原:鸡蛋、牛奶、花生、大豆、小麦和鱼,同时几乎包括了空气中所有的吸入性过敏原。

三、排除饮食

排除饮食(elimination diet)亦称排除 - 激发 - 排除试验,是指在 7~14 天内的饮食中排除所有怀疑可能引起变态反应的食物,观察其效果。因此排除饮食前首先确定可疑致敏原。可疑致敏原的确定,要依靠病史,病史可提供患者所有的症状与致敏原的关系;其次,参考皮肤试验结果;最后,也要基于医生的辨别能力,有时需参考患者的食物日记。曾发生过严重的速发型过敏反应,需作好急救的充分准备。如果怀疑多种食物过敏,也可以重复进行排除饮食,但每次仅选择排除几种食物。排除饮食对于明确 AD 等慢性疾病的病因,以及没有明确的特异性食物过敏线索的儿童有一定的帮助。如果排除饮食后症状不缓解,考虑疾病和食物无关。如果怀疑食物过敏,还可以在此基础上进行激发试验,令患儿食入被测食物,如果 1 小时不能激发出症状,可以重复进行一次,如仍不能激发出症状,即可排除该测试物致敏的可能性。测试的阳性反应可从轻度的鼻痒、鼻堵塞、流涕、咽痒、咳嗽、头晕等至剧烈的腹绞痛、呕吐、腹胀、腹泻、头痛、皮疹、水肿,甚至血压下降。试验前应对患者的敏感程度有大致的估计,以便掌握测试剂量,防止发生过于严重的反应。一次试验激发出症状的,特别是症状比较轻微的,应过一段时期重复激发一次,如重复性良好,即可认为所测试的食物是患者的致敏食物。排除饮食也有些缺点,如操作费时且单调乏味,很少能确诊食物变应原。由于长期进行排除饮食会造成营养不良,特别是对于儿童,因此怀疑变态反应的食物一般要通过皮肤试验,可能的话还需通过 DBPCFC 证实。

四、基础食谱

对于一些顽固的病例,或经前述方法仍不能确定致敏食物的,以及完全没有线索可循的病例,可用基础食谱法进行测试。基础食谱(basic diet)是由一些通常不引起变态反应的简单食物组成的,有些发达国家已有现成的包括不同组成成分的基础食谱供临床选用。这些食谱中包括主食、肉类、蔬菜、水果、饮料等,患者在短期应用时不会感到单调乏味。试验时要求患者用基础食谱5天,在这5天内严格禁止食用其他食物或饮料。一般经过5天的时间,患者体内的致敏食物可以完全排除干净,临床症状消失;然后每隔3天加入一种简单食物,以观察其反应。这个方法比较可靠,如果患者的症状确与某种食物有关,最后多能找出。为了确保试验的准确性,患者最好住院进行检测。如果应用基础饮食5天后患者的临床症状仍未消除,则有两种可能:一是患者的症状与食物无关;二是患者对所用基础饮食中的某一成分敏感。此时需要对基础饮食中的各个成分逐一测试,或换用其他组成成分的基础饮食再从头测试。可以看出,基础饮食法的测试是很麻烦的,并需要有一定的条件,对儿童来讲比较困难,容易造成营养不良,但对于病情较重,原因不明的患儿确有一定价值。

五、口服激发试验

这是一种对患儿投以怀疑过敏的食物,以期诱导过敏发作症状的重现,借以明确食物过敏特异性的诊断方法。如果患儿进用试验性食物后,果然重现过敏发作,这是对患儿和医生均具有很大说服力的诊断方法。但是这种方法比较费事,每次只能进行一种食物的试验,而且试前若干天内还应对患儿的饮食加以控制,每次试验后,下次试验必须相隔若干时日,还要对患儿进行较长时间的严密观察,且出现阳性反应对患儿亦可造成短时间的痛苦,如有条件最好还能进行双盲空白对照,故尚难在临床上普遍推广;但由于食物变应原提取液的皮肤试验不及吸入变应原的皮试可靠,口服激发试验特别对那些疑为非IgE介导者,更具有诊断价值。主要用于食物和食物添加剂诱发不良反应的诊断已有多年。食物的激发试验有多种,如开放的排除激发试验、单盲激发对照试验和双盲安慰激发对照试验等。

(一)开放的排除激发试验

可疑变应原的确定排除饮食试验的具体方法如下:

患儿于试验前3~5天,禁食此类可疑过敏食物,以使体内完全排空此物。试验当天上午,空腹进用试餐。激发的起始量依既往诱发症状的量和严重程度而定。一般要求激发食用量较大,以鸡蛋过敏为例,于当天上午空腹进食鸡蛋至少两个;如为牛奶则至少吃0.23~0.45kg。从进食时起,严密观察患儿,注意有无腹痛、胀气、喘息、胸闷、恶心、呕吐、腹泻、头痛或其他胃肠、皮肤过敏反应症状。观察至少24~48小时,在观察期间令患儿进用最普通的日常食物,禁用其他特殊食物。如进用试餐后48小时无症状出现,则为阴性反应。如有症状出现,则详细记录其症状及程度、症状出现距试餐进食时间、症状持续的时间及其变化等,然后按照所取得的试验资料进行分析,以判定试餐与发病的关系和程度。作过一种食物激发试验后,如要进行另一种食物激发试验,至少应在4天至1星期之后。

(二)双盲安慰剂对照食物激发试验

1976年May将双盲安慰剂对照试验(double blind placebo controlled food challenge,DBPCFC)引入对食物过敏的诊断,该法称为双盲安慰剂对照食物激发试验,使食物过敏的科学调查进入了一个崭新的时代,其假阴性率和假阳性率均极低。因此,双盲安慰剂对照食物激发试验已被证实是目前食物过敏病因诊断的金标准。双盲安慰剂对照食物激发试验进行前应停可疑食物7~14天,停用抗组胺药数日使组胺皮试反应出现阳性为止,其他药物也应尽可能减少到能防止急性症状突发即可。某些哮喘患儿甚至可用一短程皮质激素,以确保在试验中有足够的肺储备,即 $FEV_1 > 70\%$ 的预期值。患者禁食,开始口服不大可能引起症状的量,通常 0.2~2mg/kg(以鸡蛋为例,大约 100g 去壳鸡蛋脱水后仅有 4.5g),根据反应情况每 15~60 分钟倍增一次(间隔时间还可根据疑似反应的型别而定),主要依患儿对食物的敏感程度而定。观察以下指标:

1. 恶心、呕吐、腹泻、腹痛等胃肠道及胃肠外症状。
2. 试验前与试验后 6~8 小时内,周围血象的中性粒细胞增多超过 $3.5 \times 10^9/L$。
3. 出现血便或大便潜血试验阳性。
4. 在大便黏液中有白细胞。
5. Hansel 染色后,粪便中有嗜酸粒细胞碎片形成的 Charat-Leyden 结晶。

以上指标有三项阳性,则可肯定诊断。二项持续阳性为可疑诊断,需进一步观察。如果没有激发出症状,则逐渐增加激发物的剂量,至 2~10 倍再做试验,直到激发试验引起明显的症状或食物的总重达到 8g(干重)或平常进食量为止。如果患者在不知道的情况下能耐受 10g 装于胶囊或呈液态的冻干食物,一般说明该食物与临床的反应无关。但如果为阴性,还必须在开放观察下再次口服,以排除罕见的假阴性激发试验反应。每次激发后观察的时间,如疑为 IgE 介导,一般观察最多 2 小时即可,如疑为非 IgE 介导,每次观察甚至可长达 4~8 小时。应在有一定经验的医生和良好装备的门诊或医院内进行,特别疑有过 IgE 介导的严重过敏反应者,以便一旦出现症状及时抢救。

六、嗜酸细胞增多试验

嗜酸细胞增多试验(eosinophilia test)应与食物激发试验同时进行,即在进试餐前先查白细胞分类计数,进餐后 2 小时内重复分类计数,如嗜酸细胞百分率较原来增加 50% 以上,即认为有临床意义。增加比例越大,食物过敏之可能性亦越大。

七、嗜碱性粒细胞活化试验

嗜碱性粒细胞活化试验(basophil activation test,BAT)是一种体外诊断试验,模拟了体内 I 型超敏反应的发病过程。在变应原的刺激下,嗜碱性粒细胞活化并发生脱颗粒反应,通过荧光标记特异性抗体识别嗜碱性粒细胞的活化标志物,如 CD63、CD203c 等,并应用流式细胞技术定量分析活化嗜碱性粒细胞的数量,可反映嗜碱性粒细胞的活化程度和功能状态。

BAT 用于诊断儿童食物过敏应恰当使用。考虑 BAT 目前尚缺乏统一诊断标准,及是否经济、快捷等因素,在进行儿童食物过敏的筛查试验时,仍应当将 sIgE 检测和 SPT 作为首要选择。当 sIgE 检测和 SPT 结果为阴性或者可疑阳性,但仍旧怀疑患儿是否有食物过敏时,BAT 具有重要的诊断价值。作为一种体外检测试验,BAT 可以避免 DBPCFC 和 OFC 过程中可能发生的严重过敏反应,而且不像体内试验那样耗时及价格偏贵,可以减少临床上对于 DBPCFC 和 OFC 的需求。

BAT 可用于判断儿童食物过敏的严重程度。Song 等对 67 例儿童实施 DBPCFC,变应原有花生、鱼虾等,并进行 SPT、sIgE 检测和 BAT。结果发现,SPT 和 sIgE 检测与 DBPCFC 的严重评分呈弱相关,而 BAT 则与 DBPCFC 的严重评分成显著正相关,受试者工作特征曲线显示 BAT 的最大曲线下面积达 0.904,而 sIgE 检测为 0.870,SPT 为 0.765。另一项对 124 例儿童进行的研究则发现,花生变应原刺激后嗜碱性粒细胞 CD63 阳性率与过敏反应的严重程度独立相关。

评估食物过敏还有一些其他的检测方法,包括嗜碱性粒细胞组胺释放、IgG2 和 IgG4 抗体测定、抗原 - 抗体复合物、血浆组胺水平、中性粒细胞化学趋化、淋巴细胞刺激研究和特殊的肠道活检等。目前这些检查主要用于研究领域,尚不能广泛采用,而且即便是适用于研究目的的方法,其在临床实践中的作用也不是十分可靠的。有些学者和实验室还大力提倡使用其他一些食物过敏的诊断和治疗方法,例如皮下或舌下激发、白细胞细胞毒性分析、皮内滴定或低水平改良 RAST 滴定。

第九节　食物过敏的诊断

食物过敏的诊断需要可靠的病史、详细的实验检查和必要的鉴别诊断。多个诊断程序图被提出,均考虑了病史、流行病学、病理生理和检测结果,以及诱发食物的识别(图 8-1)。

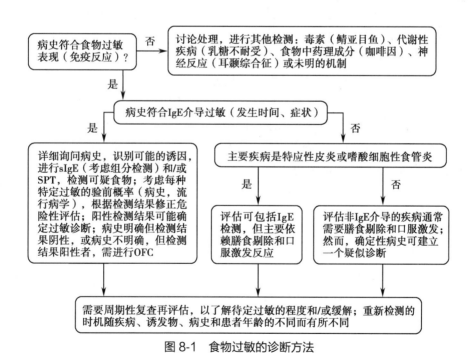

图 8-1　食物过敏的诊断方法

一、采取详细的食物过敏史,寻找可疑食物

食物过敏的诊断需要了解详细的病史。包括每次症状发作与某些特殊食物的可疑联系,以及询问患儿对哪些食物有偏嗜或偏恶。往往有一部分人对所致敏的食物出现两种倾

向：一种是偏嗜某种食物，因此经常食用，最后引起过敏；另一种倾向为由于多次对某种食物产生过敏反应，日久即会对此致敏食物产生嫌恶感，不愿再吃。如反复对牛奶过敏的婴儿见到奶瓶就会嗷嗷啼哭。故在对可疑食物过敏的患儿进行病史询问时，可适当询问其对食物的偏嗜或偏恶，以帮助发现诱因。

下列病史分析对食物过敏的诊断极为重要：①涉及的食物；②诱发反应需要的食物数量；③每次暴露后发生反应的病史；④暴露与发生反应的时间间隔（对鉴别 IgE 介导反应特别有用，通常即刻发生，但也可在食入后 2 小时出现）；⑤符合食物过敏的临床表现；⑥避免食用后，症状缓解；⑦症状持续时间；⑧是否需要药物。

二、食物日记，分析可疑食物

记载食物日记的方法各不相同，按情况不同选用不同的方法。

(一) 回忆性食物日记

此法适用于偶然发病的患儿，其方法为于每次过敏发作后，对发病前一昼夜间所用食物进行回忆并做记录，注明食物品种、进食量、进食与发病相距时间，以及两者的特殊联系等。以后再有发作时则再次记录，如此反复记录多次后加以归纳分析，找出可疑的食物品种。

(二) 连续性食物日记

这种方法较适用于过敏反应频繁发作的患儿，要求患儿家长对每日的进用食物详细记录其品种用量，并与当日发病情况相参照，于发病期至少连续记录 2~3 周，根据记录进行分析，找出可疑的诱发性食物因素。记录时：①要求坚持不懈；②要不厌其烦，防止遗漏，尤其要对于一些不常食用的食物；③每日三餐以外的水果、糖果、小吃等，亦应一并记载，以便作全面的分析。进行饮食分析时，应紧密参照过敏发作情况及发作与进食相距的时间。可由家长自己进行分析，必要时亦可由经治的医生帮助分析。一般说来，经过食物日记获得的可疑诱因还应通过进一步反复观察方能确定。在分析可疑过敏原时应特别注意排除食物与非食物过敏原的交叉作用，加工食物的成分的确定。如除有些食物过敏者进食某种糖果或糕点后引起过敏发作，实际上其过敏原为该种糖果、糕点上所用的染料或香料，而并非糖果、糕点中的主要食物成分。

三、食物过敏原的皮肤特异性试验

食物过敏原的特异性试验存在较多的假阴性或假阳性反应，至于食物抗原皮试为何可以出现较多的假阴性或假阳性反应，有种种不同的解释，归纳起来有：

1. 食物抗原进入途径不同，食物过敏都由于进食后经消化道吸收引起，皮肤试验则在皮内吸收，因此皮试结果与实际表现未必一致。

2. 食物抗原由消化道进入一般均经一定的消化酶作用，食物的抗原性已经改变，而食物抗原试验用未经消化的食物制成，两者的抗原性有所不同。

3. 一般食物在进食前均经烹饪煮沸，而食物抗原制作时则均用生料，两者抗原性未必一致。

4. 食物食入时一般进用量较大，而皮肤试验每次用 0.01~0.02ml 的 1：10 或 1：100 稀释液,故反应不一定像进食时那样明显。如仅有皮肤试验的结果,而缺乏病史的联系,尚不能凭此作为绝对的结论。反之,如果皮试结果阴性,亦不能据此即证明患儿对此种食物无过敏。在临床上,病史与皮试结果的符合性仅约30%,因此食物过敏的特异性抗原皮肤试验仅有参考意义,而无绝对的诊断意义。

四、食物特异性 IgE 体外测定

食物过敏的诊断用 CAP 变应原检测法研究变应性皮炎儿童和青少年、少年与 DBPCFC 阳性风险率的关系,结果显示 DBPCFC 阳性组患儿 sIgE 平均浓度明显高于 DBPCFC 阴性组。以 sIgE ≥ 0.35kUA/L 为界值点即阳性反应来诊断食物过敏,其敏感性和 NPV 都较高;若以 95% PPV 时 sIgE 值作为食物过敏诊断值,即牛奶、鸡蛋、花生、鱼 IgE 值分别为 32kUA/L、6kUA/L、15kUA/L、20kUA/L,则可以使 40% 患儿避免进行 DBPCFC。对 AD 患儿的研究发现,检测 sIgE 有助于 AD 的诊断,牛奶或鸡蛋 IgE>3.5kUA/L,则牛奶激发试验阳性者为83%,鸡蛋激发试验阳性者为 94%;牛奶 IgE>50kUA/L 或 CAP 分级达 5 级及 5 级以上,或鸡蛋 IgE>17.5kUA/L,则 100% 牛奶或鸡蛋激发试验为阳性。SIT 风团>16mm,且花生IgE>75kUA/L 时可确诊花生过敏(表 8-3)。

由于大豆、小麦与花生、植物花粉之间存在交叉反应蛋白,大豆、小麦 IgE 对食物过敏的 PPV<75%。但近年发现,在速发小麦过敏反应的患儿中,84% 有 ω-5 麸麦蛋白 sIgE 抗体,而发生迟发反应的患儿及未发生过敏反应者未检测到该抗体,而且测定小麦中 ω-5 麸麦蛋白 sIgE 对小麦过敏的 PPV 和敏感性都高达 100%。该研究也说明过敏反应类型可影响 sIgE 水平,即速发反应 sIgE 水平高于迟发反应组和非过敏组。故测定 sIgE 对食物过敏反应类型的鉴别有较高的诊断价值。

此外,监测血清中 sIgE 的变化,可以预测患儿食物过敏是否消失。赵京等观察了两组患儿,均为 3 岁时对牛奶过敏,A 组到 9 岁时仍对牛奶过敏,B 组至 9 岁时已对牛奶产生耐受,A 组血清中牛奶 sIgE 浓度明显高于 B 组,这一观察表明,sIgE 的下降提示临床耐受性的产生。

表 8-3 食物特异性 IgE 浓度对食物过敏临床反应的预测

过敏原	界值点(kU$_A$/L)	敏感性(%)	特异性(%)	PPV(%)	NPV(%)
鸡蛋	7	61	95	98	38
(≤2 岁)	2			95	95
牛奶	15	57	94	95	53
(≤1 岁)	5			>95	
花生	14	57	100	100	36
鱼	20	25	100	100	89
大豆	30	44	94	73	82
小麦	26	61	92	74	87

五、激发试验

在经上述过程确定可疑食物之后,可选择激发试验进行最后的诊断。当然,经病史和/或特异性试验确诊的患儿则不必进行激发试验。

六、鉴别诊断

见第一节基本概念。

第十节 治 疗

食物过敏病的治疗分特异性和非特异性疗法两大类,近年也出现了一些食物过敏的新疗法。

一、特异性治疗

(一) 避免疗法

一旦对某种食物(或添加剂)过敏的诊断成立,就应该从饮食中严格去除这种(些)食物变应原,这是目前唯一有明确治疗效果的方法。但较长时间禁食过敏食物,可能造成营养不良或饮食障碍,尤其是生长发育期的婴幼儿。牛奶过敏的患儿禁食牛奶后,观察其平均身高及体重,结果其身高明显低于正常同龄儿。所以对婴幼儿食物过敏除了诊断要十分明确外,至少每年要复查一次是否仍对该食物过敏。大部分患儿在禁食过敏食物1~2年后对该食物的敏感性消失。避免一般需要达6个月以上。例如,对牛乳敏感者可避免牛乳或含牛乳的食物半年以上,然后每周少量食用一次,共2个月;如无不良反应,可改为每5天食用一次,共3个月;如仍无反应,可改为每3天食用一次,但不能比此再多。为了不影响患儿的营养,可用代用品来代替患者对之敏感的食物。为了保证婴幼儿的正常生长发育,要有的放矢地进食,特别是以牛奶、蛋黄作为基本营养来源的婴幼儿,要选择好适当的牛奶代用品,如水解蛋白,其抗原性较低,不易致敏,所以最好先选择用酪蛋白水解的低敏奶粉即水解牛乳蛋白的配方奶,此乃致敏食物去敏疗法。对于母乳喂养的食物过敏患儿,由于母亲所进的过敏食物可通过乳汁传给婴儿,过敏婴儿的母亲应避免食物的变应原。对于严重过敏的患儿,应该向老师讲清患儿的情况,一旦发生误食,应立即采取必要的抢救措施。食物过敏的患儿很少对多种食物过敏,但有时会对同种类的其他品种产生交叉过敏,如对牛奶过敏的患儿,30% 对山羊奶过敏;对牛肉过敏的患儿有一部分同时对羊肉过敏,但具体到某个患儿,则必须根据临床症状和检查的结果明确过敏食物,不应笼统地提出进食要求,要教会家长仔细认读食品商标,识别出一些隐藏在加工食品中的过敏食物,严格采取进食措施。

（二）加工改造疗法

有些食物经加工改造后，其抗原性可以减弱。一般食物经加热后，抗原性可降低；有些食物经消化酶处理后，其致敏作用也可减弱。例如对涮羊肉敏感者，食用经煮过的羊肉，可能不发生变态反应。

（三）限制性食物疗法

对于食物过敏原尚不甚明确的病例，可以短期采用限制性食物疗法。即在短时期内（一般半月至一个月）限定患儿食用一组很少引起过敏的食物，例如大米、白菜、猪肉、糖、盐等，以观察在食用期间有无过敏发作。如果在此期间过敏症状消失，以后可以进行定期有步骤有计划地单项食物开放。例如，经过 1 个月后，病情无发作，可于第 2 个月初首先加用面粉，第一天可以有意识地多吃一些面食，以观察有无发作；如果仍无发病，则经 3~5 天再增加一项鸡蛋；如果食后仍无发病，则再经 3~5 天可再加一种鱼类；如在食鱼后症状发作，则其后当继续禁用鱼类。按此办法经过一段时间的摸索，可以探明一些患儿对之不过敏的食物。以后的饮食即可在此范围内调配食用，而对于过敏的食物则避免之。儿童过敏性紫癜恢复期的食物调节一般采取此法。

（四）食物口服脱敏疗法

对于少数经常需要而且营养价值较高的食物，可以采用口服脱敏治疗的方法。例如，对牛奶过敏者，为了培养患儿对牛奶的耐受力，可酌情由极少量开始食用，将牛奶稀释至 1 000~10 000 倍，然后食其一份，以观察有无症状发作。如无症状，可以逐日酌情增加食量，增加的幅度，原则上以不引起发病为度。经过数周或数月后，有时患儿可以逐渐耐受正常人的食用量，达到脱敏的目的。但一般说来，即使经过口服脱敏达到正常人食用量后，仍应对此类食物适当节制使用，以免再度引起发病。

（五）致敏食物去敏法

对于某些致敏食物，在食用之前，先进行去敏处理。例如：对牛乳或肉类过敏者可先用一些消化酶，如胰蛋白酶、乳蛋白酶、溶乳酶、胃蛋白酶等处理，然后给患儿食用，有时可以收到免除发病的作用。但此种方法比较费事而手续复杂，对一般患儿较难办到。

1. 氨基酸配方 氨基酸配方不含肽段、完全由游离氨基酸按一定配比制成，故不具有免疫原性。对于牛奶蛋白合并多种食物过敏、非 IgE 介导的胃肠道疾病、生长发育障碍、严重牛奶蛋白过敏、不能耐受深度水解蛋白配方者推荐使用氨基酸配方。

2. 深度水解配方 深度水解配方是将牛奶蛋白通过加热、超滤、水解等特殊工艺使其形成二肽、三肽和少量游离氨基酸的终产物，大大减少了过敏原独特型抗原表位的空间构象和序列，从而显著降低抗原性，故适用于大多数 CMPA 患儿。<10% 牛奶蛋白过敏患儿不能耐受深度水解配方，故在最初使用时，应注意有无不良反应。

3. 大豆蛋白配方 以大豆为原料制成，不含牛奶蛋白，其他基本成分同常规配方。由于大豆与牛奶间存在交叉过敏反应且其营养成分不足，一般不建议选用大豆蛋白配方进行治疗，经济确有困难且无大豆蛋白过敏的>6 月龄患儿可选用大豆蛋白配方；但对于有肠绞痛症状者不推荐使用。

(六) 特异性免疫治疗

和呼吸系统变态反应病的脱敏疗法相同,应用食物变应原以小量渐增的方法进行脱敏注射,使患儿逐渐适应该种食物。其原理参见特异性变态反应疫苗治疗章。但一般认为食物过敏的脱敏注射效果不满意。

二、非特异性治疗

目前除了避免进食过敏食物外,尚无疗效确切的药物能预防食物过敏的发生,食物过敏的非特异疗法仅为对过敏症状对症处理,常用者有:

(一) 抗组胺药物

无论对消化道或非消化道过敏症状均有一定的效果,用药最好在症状初起之时,常用的药物有西替利嗪、阿司咪唑、氯雷他定、酮替芬等。

(二) 抗胆碱药物

主要适用于消化道过敏患者,可用 5% 颠茄、颠茄片或溴丙胺太林,或阿托品皮下注射。

(三) 激素类药物

用于消化道及非消化道过敏的患儿中之症状较重者,一般采用口服强的松或地塞米松。症状重而急者可予以氢化可的松。

(四) 色甘酸二钠口服

色甘酸二钠为一种肥大细胞稳定剂,近年来用于呼吸道局部吸入以治疗支气管哮喘及过敏性鼻炎等,有较好的疗效。将此药通过口服用于消化道过敏。对食物诱因尚不明确的患儿,有不同程度的疗效。

(五) 前列腺素 E_2 和前列腺素 F_2

能引起胃肠道症状,如恶心、呕吐、腹痛、腹泻、腹胀等。上述症状常与食物过敏有关。前列腺素合成酶抑制剂减轻食物过敏的腹泻症状可能有效。

(六) 各种对症治疗

包括止痛、止泻、止痒、驱风等药物,可按不同情况酌情使用。

三、食物过敏新疗法

包括致敏原免疫疗法、细胞因子免疫调控、抗 IgE 单克隆抗体治疗、中草药治疗、过敏原基因免疫。

(一) 抗 IgE 单克隆抗体

IgE 介导的过敏反应是引起食物过敏反应的关键环节。因此,直接降低 IgE 水平是抗过敏的重要策略。最新的临床研究表明,抗 IgE 单克降抗体可明显下调特异质患儿嗜碱粒细胞 FcεRI 的表达及组胺的释放,降低 IgE 水平。进一步的研究应探讨抗 IgE 单抗对食物过敏胃肠黏膜肥大细胞影响。除经典的 IgE 途径外,尚有其他的未阐明机制参与过敏反应的发生和发展,故抗 IgE 抗体是否足以预防食物过敏仍存有疑问。

(二) 致敏原免疫疗法

在食物过敏中,T 淋巴细胞向 Th2 亚群的偏移分化导致了 IgE 生成增多,并促使嗜酸性粒细胞在迟发型食物过敏反应中分化聚集。近年来,运用过敏原多肽直接调控 T 细胞效应的疗法受到重视。从理论上讲,这些含有主要 T 细胞抗原表位的多肽分子不能交联抗原特异性 IgE,因此不引发全身过敏反应,从而有可能消除以往抗原疗法的风险。已有研究通过口服、鼻内或皮下使用抗原多肽成功地抑制了小鼠抗原特异性 T 细胞的激活和免疫球蛋白的合成,但临床效果尚不肯定。抗原多肽分子能否抑制完整过敏原诱发的症状需进一步的临床验证。

(三) 抗细胞因子药物

调控参与过敏反应的细胞因子是抗过敏的趋势之一。IFN-γ 可下调 Th2 反应,诱导 Thl 细胞的分化将有利于控制过敏反应的发生与发展。IFN-γ 能明显缓解慢性特异性皮炎的临床症状,降低嗜酸粒细胞活性。但尚无治疗食物过敏的报道。

(四) 中草药

促进机体自身调节功能的恢复是中医治疗的优势,研究表明中药方剂具有改善过敏体质及降低高过敏反应状态的功效,对多项免疫学指标有明显的影响,如减少血清抗原特异性 IgE 的合成,降低抗原攻击后肥大细胞脱颗粒、血浆组胺水平和血管通透性。表明该药可通过多种途径抑制小鼠模型的过敏反应。

(五) 过敏原基因免疫

应用质粒 DNA 改变宿主对抗原的免疫反应是目前抗过敏研究的一个热点。注射编码抗原的裸露 DNA 后,宿主细胞能合成抗原蛋白并启动机体抗原特异的细胞和体液免疫反应,这些发现为抗过敏疗法开辟了新的途径。但对于食物过敏的治疗,目前尚缺乏有关临床研究。

第十一节　口服耐受与食物过敏

1911 年 Wells 首先观察到口服可溶性抗原可诱导机体出现一种对再次同一抗原刺激的免疫无应答现象,这即是口服耐受性(oral tolerance,OR),是免疫耐受(immunity tolerance)的一种特例。正常情况下,口服耐受现象的生理意义在于保持胃肠道的自身稳态并阻止肠道包括变态反应在内的免疫病理反应的发生。当肠道调节口服耐受形成的机制发生紊乱时,口服抗原就会诱导肠道发生病理性免疫反应。肠道调节口服耐受功能重建则将有助于维持机体正常的免疫功能,对不少肠道炎症性疾病和多种系统性炎症疾病的逆转具有重要的意义。因此,作为一种潜在的治疗和预防肠道过敏反应和多种系统性炎症疾病的全新策略,口服耐受预防和治疗疾病的潜在价值,以及对口服疫苗临床应用的影响已备受关注。

一、胃肠道相关的淋巴组织与口服耐受形成

胃肠道黏膜表面覆盖一层柱状上皮,保证了营养物质的充分吸收,大多数食物抗原到达

小肠时已降解,但研究表明一些未完全降解的抗原物质可直接在小肠吸收入体循环。在胃肠腔内的食物抗原以及吸收入人体的食物成分除了诱导免疫反应外,也可参与免疫耐受尤其是口服耐受的诱导。

（一）肠道淋巴组织与口服耐受

肠道黏膜的上皮细胞、上皮内淋巴细胞(intraepithelial lymphocytes,IEL)和固有层的淋巴细胞加上散布在肠道黏膜的 Peyer 淋巴集结(Peyer patch)构成了胃肠道相关的淋巴组织(gut associated lymphoid tissues,GALT)这一发育成熟的免疫网络。在进化过程中,它不但可保护人体免受摄入的病原菌攻击,并且在发育过程中形成了对肠道摄入的抗原性物质不发生免疫反应的固有特性。肠道黏膜散在的 Peyer 淋巴集结是 GALT 内发生特异免疫反应的主要部位之一。因此,通过口服抗原选择性诱导 GALT 的免疫耐受反应来抑制全身免疫反应是一个研究方向。

肠道不断受到来自其腔内病原物质和营养物质的挑战,然而黏膜免疫系统能够有效地区分有害或有益的抗原性物质。这种选择性免疫调节作用依赖于抗原所在肠腔部位的抗原提呈细胞(antigen presenting cell,APC)特性以及抗原的处理形式。有研究表明,用促进树突状细胞(dendritic cell,DC)发育的生长因子 Flt3 配体处理小鼠 DC 后,口服可溶性抗原后可诱导更明显的全身免疫耐受,并且所用的抗原量非常低。这不同于一般认为的 DC 只是一种起免疫刺激作用的 APC,并支持在黏膜给予抗原诱导的耐受中 DC 起至关重要的作用。

如果抗原不是以免疫学相关形式与肠道免疫系统接触,T 细胞克隆对这种抗原就不能识别。这可能与非特异性消化导致免疫原表位的破坏,或肠上皮天然屏障功能阻止了抗原接触 APC 有关。然而,事实并非如此,抗原消化后的几分钟血清中即可检测到相关的免疫蛋白,而且这种蛋白对口服耐受的形成可能是必不可少的。由此看来,肠道屏障功能很可能是滤过聚合抗原而使单体抗原进入人体内。

（二）T 细胞与口服耐受

导致抗原特异性 T 细胞克隆失活的另一个可能原因是调节性细胞的诱导。基于动物模型研究获得的有关周围免疫耐受的知识,有理由认为口服耐受中 GALT 系统的抗原呈递会导致 T 细胞的失能。体外研究发现,外源性 IL-2 能恢复对抗原反应能力减弱的细胞功能,这意味着抗原反应性 T 细胞始终存在。新近一项采用转基因技术的研究更直接证实了这一点,体外实验发现接受抗原特异性 T 细胞受体的转基因 T 细胞再次受到抗原刺激时仍表现为低反应。抗原特异性 T 细胞也可因凋亡介导的克隆流产而失活。外源性超抗原诱导的外周免疫耐受时,生长因子的丧失或程序性细胞死亡的直接诱导均可导致 T 细胞的凋亡。已证实抗原特异性 T 细胞受体转基因小鼠口服可溶性鸡卵白蛋白后,体内存在着由凋亡而导致的 $CD4^+T$ 细胞克隆流产。

（三）$CD8^+T$ 细胞与口服耐受

正常情况下,$CD8^+T$ 细胞识别内源性抗原,并抑制对外源性抗原的反应。早期研究发现,通过 $CD8^+T$ 细胞转移可诱导口服耐受。因此,提出口服耐受是抗原特异性 $CD8^+$ 抑制性 T 细胞活化的结果。同时,也提出了"旁观者抑制效应"这一概念,将一种与耐受原无关的抗原同时注射到耐受动物体内后发生的对这一无关抗原的抗体反应受到抑制的现象称为耐受原的间接效应（indirect effects of exposure to tolerated proteins），即旁观者抑制。在管饲卵清蛋白 OVA24 小时后，小鼠的口服耐受性已经存在；而且口服 OVA 24 小时后经腹腔注射 DNP-OVA，同样可出现对无关蛋白质 DNP 的抗体反应抑制。因此，口服耐受性及其间接效应在 24 小时后就发生了。这种情况诱生的调节性 CD8$^+$T 细胞是通过分泌抑制性细胞因子如 TGF-β 来介导旁观者抑制效应，转化生长因子（transforming growth factor-beta，TGF-β）能对附近的其他抗原反应细胞发挥非特异性抑制效应。还发现 MHC-I 类抗原限制的细胞毒性 T 淋巴细胞（CTL）能使携带抗原的 APC 裂解或破坏，这可能是经典 CD8$^+$T 细胞在口服耐受中发挥作用的另外一种方式。

在诱导和维持全身免疫耐受时，CD8$^+$T 细胞并非绝对必须。通过用基因工程方法获得的 CD8$^+$T 细胞或 β$_2$- 微球蛋白基因去除小鼠和抗 CD8$^+$T 细胞抗体处理小鼠的口服耐受仍能被正常诱导。

（四）CD4$^+$T 细胞与口服耐受

与 CD8$^+$T 细胞在口服耐受中的作用备受争议不同，多数研究者认为 CD4$^+$T 细胞是口服耐受形成必需的。如果除去体内的 CD4$^+$T 细胞，则口服耐受随之消失。即使效应反应是由 CD8$^+$T 细胞介导的，CD4$^+$ 基因去除小鼠在接触易感因子后也不会再发生免疫耐受。有报道 CD4$^+$T 细胞能转移体内的口服耐受。最初解释这种结果的理论是口服耐受反映了 Th2 细胞对 Th1 细胞的负调节，这与事实相符，即细胞免疫比体液免疫更容易诱导口服耐受并维持之。然而，OVA 所致的口服耐受能充分抑制 Th1 和 Th2 的反应；并且即使口服耐受的产生与 IL-4 分泌增加有关，在无 Th2 的 IL-4 基因去除小鼠和抗 IL-4 抗体处理的小鼠中均能诱发正常的口服耐受。另外，高度依赖 Th2 分泌的 IgE 是诱导口服耐受最敏感的效应物之一。就此而言，假定 Th2 介导的耐受反应在机制上与 Th1 介导的耐受反应是一样的，Th2 细胞对耐受形成敏感似乎合理。新近，CD4$^+$T 细胞作为口服耐受形成的活性介质作用已由发现机体存在有 Th3（T helper3，Th3）或调节性 T 细胞 1（T regulate 1，Tr1）的研究得到了进一步阐述，Tr1 和 Th3 细胞能产生抑制性细胞因子 TGF-β 并能抑制 Th1 细胞介导的病理性免疫反应。

（五）细胞因子与口服耐受

在口服耐受形成过程中，尽管不同亚群的 T 细胞都不同程度发挥了作用，但针对口服蛋白抗原的应答反应中，细胞因子在引起口服耐受中的作用备受关注。

口服髓磷脂碱性蛋白质（myelin basic protein，MBP）后，胃肠相关淋巴样组织中调节性 T 细胞生成增加，其实质是分泌 TGF-β 和 IL-4、IL-10 的 Th3 细胞，而腹腔单独注射 IL-4 或口服不同亚剂量的 MBP 对动物均无免疫保护作用。

尽管有证据表明 IL-4 在口服耐受形成过程中优先上调，但它在口服耐受形成中似乎并非必需的。研究发现，IL-10 能通过协同刺激分子的表达下调及减少 APC 分泌 IL-I2 来抑制 Th1 细胞的活性，因此 IL-10 是介导口服耐受形成的最富吸引力候选介质之一，尤其在口服耐受由 Th2 细胞介导时。

低剂量的口服抗原诱导肠道抗原特异性的调节性 T 细胞通过释放抑制性细胞因子，

如 TGF-β、IL-4 和 IL-10 参与口服耐受的调节。在正常肠道黏膜中,由造血细胞和上皮细胞分泌的 TGF-β 含量丰富,在调节肠道上皮自身稳态及 IgA 类型转换中发挥重要作用。同时,研究证实 TGF-β 通过多种途径对免疫应答起抑制作用。许多口服耐受模型研究都发现 TGF-β 分泌增加,而且分泌 TGF-β 的 T 细胞克隆也增加。体内和体外研究还发现,抗 TGF-β 的抗体可阻断这些细胞所诱导的"旁观者抑制效应"。

(六) 益生菌群与口服耐受

机体对经口进入的蛋白质抗原保持着系统性的低反应状态,即经口耐受。当经口耐受被抑制时,就会出现以血清中 IgE 分泌增多为特征的变态反应病。它的发病机制除了与上述的体内辅助性 T 细胞 Th1 和 Th2 的比例失衡有关。Th2 数目过多时,可以促进 IgE 的分泌增多,诱发变态反应病。在体外双歧杆菌可以减轻食物变应原的免疫原性,诱导 Th2 型淋巴细胞,利于口服耐受的发育和维持,调节 IgE 介导的变态反应性炎症。益生菌群对诱导非细菌的食物抗原耐受是必需的,如在无菌环境中的动物不存在对卵清蛋白的免疫耐受,但一旦正常菌群植入,那么这种耐受会失而复得。双歧杆菌不仅可以促进小鼠这种耐受性的建立,还对不能建立耐受性而诱发的变态反应也有较强的控制作用。在临床实践中用双盲法证实,在食物中添加益生菌治疗新生儿变态反应性皮炎和牛乳过敏症取得了较好的疗效,临床症状可以明显缓解。许多人推测近来过敏反应性疾病发病率的升高可能与现代的一些卫生习惯有关,因后者可能改变肠道的共生菌。

另外,近来有人发现单核细胞趋化蛋白 -1(monocyte chemotactic protein-1,MCP-1)在调节口服耐受形成和治疗、预防变态反应与自身免疫病的发生上有重要意义。

二、诱发口服耐受的抗原剂量与口服耐受的维持

(一) 诱发口服耐受的抗原剂量

口服耐受的诱发机制依赖于口服抗原的剂量,小剂量有助于调节性 T 细胞的发育、诱导,导致主动性免疫抑制,其喂食量与抑制性 T 细胞的形成密切相关。这是由细胞免疫介导的反应转向以 Th2 和 Th3(TGF-β)为主的免疫反应之结果,并且其对 DTH 反应的影响明显大于对抗体反应的影响。这很可能是由于 TGF-β 对 Th1 细胞的作用大于其对 Th2 细胞的作用有关。而大剂量则利于克隆流产和失能。口服小剂量抗原诱导调节性 T 细胞分泌抑制性细胞因子。这些细胞因子以非抗原特异的方式抑制抗原所在部位的炎症反应。小剂量的主动性免疫抑制也能够抑制无关的免疫反应发生,即旁观者免疫抑制效应。

动物口服抗原后,机体会出现针对摄入抗原的不同反应状态,这取决于机体的免疫状态,即可诱导全身的免疫低反应状态(耐受性)、全身性免疫反应和 / 或诱导局部分泌 IgA。在无全身免疫反应存在的情况下,对口服不同剂量的牛 asl- 酪蛋白诱发的免疫反应进行研究发现,在体外对抗原刺激反应时,喂食小剂量抗原的小鼠 Th1 型反应被诱导,脾细胞分泌 IFN-γ 和 IL-2,随后的 Th1 免疫反应下降。服用大剂量抗原的小鼠,Th1 细胞分泌的细胞因子很少,但在随后的抗原再次免疫和加强作用受到强烈抑制。在这一系统中,小剂量口服抗原诱导 Th1 活化及随后的致耐受,而大剂量诱导显著的耐受并无前述的 T 细胞活化。这一结果在临床应用口服耐受治疗变态反应和自身免疫性疾病的应用上有一定的

意义。

一般认为,口服耐受诱导的是全身性免疫耐受,而有研究发现小剂量的二硝基氯苯(DNCB)能诱导局部的免疫耐受而无全身性免疫耐受。当与抗原一起给予时,免疫佐剂霍乱毒素能够抑制局部和全身性的免疫耐受产生,但不能破坏已形成的口服耐受。大剂量的 DNCB 可诱导全身性的免疫耐受,抑制对 DNCB 的延迟性变态反应,血清中抗 DNCB 的 IgG 抗体降低。因此,提示免疫系统的黏膜一侧对免疫耐受的诱导很敏感。

(二)口服耐受的维持

喂食抗原之后,口服耐受性迅速形成,并在 1 周后达到高峰,这与一个免疫反应的成熟过程所用的时间相同;一旦口服耐受建立,它将维持较长时间(在小鼠中可达数周至数月)。维持时间的长短与口服耐受的免疫反应类型有关。对 DTH 耐受比抗体反应介导耐受持续时间长。这可能与引发这些反应的 T 细胞及其对抑制性细胞因子的反应性不同有关。例如,TdT 细胞大多与 DTH 反应有关,而 Th2 T 细胞更多参与抗体反应,TdT 细胞对 TGF-β 介导的抑制性反应相对较敏感,而 Th2 T 细胞对 TGF-β 介导的抑制性反应较差。因此,在 TGF-β 依赖的抑制机制中 DTH 反应比抗体反应受到更强的抑制,而在随着抑制性细胞的不断产生,可以推论 DTH 反应耐受将比抗体反应耐受持续更长的时间。

在出生后,黏膜免疫反应的发生受黏膜微生态环境的影响。对新生小鼠的研究发现,耐受性黏膜免疫反应见于 4 天而非 7 天龄的小鼠。目前,对其在口服耐受诱发方面的作用认识还很有限。其中可能与肠腔内滞留的微生物群需要一段时间来达到稳态,并为黏膜的抗原呈递细胞提供条件,并有利于后者支持口服耐受的发展有关。对新生小鼠肠道菌群在口服耐受诱导的 IgE 反应中作用的研究发现,当喂食 OVA20mg 作为耐受原,随后静脉给予 OVA,结果没有出现 Th1 反应(即分泌 IgG2 和 IFN-γ),却出现了 Th2 反应(即分泌 IgE、IgG1、IL-4)。这提示肠道菌群在产生 Th2 反应、产生口服耐受方面发挥关键的调节作用,可能与肠道菌群有助于新生儿期肠道相关淋巴样组织的发育有关。对内源菌群应答的肠道免疫调节的失调,可能是肠道炎症性疾病例如溃疡性结肠炎和 Crohn 病发生的根本原因。

三、口服耐受与人类变态反应性疾病的关系

口服耐受与人类变态反应性疾病的关系密切。如果说口服耐受是人体对环境抗原的自然控制方式,那么不论从理论上或实践上将其应用于某些人类疾病的防治都是可行的。目前,至少两类疾病应从口服耐受的角度探讨其发病机制及其防治:一类疾病是正常的口服耐受功能失常,表现为对某种黏膜抗原的异常免疫反应,即变态反应性疾病,提高机体免疫系统尤其黏膜免疫系统对这类抗原的免疫耐受将有助于其防治;另一类通常不是口服耐受的异常,而是其他系统免疫异常导致的自身免疫疾病,但可以通过喂食抗原提高口服耐受性或诱导旁观者抑制效应抑制对自身抗原的免疫反应,达到预防和治疗这类疾病的目的。

由于口服耐受形成缺陷,患者表现为对食物中某种特定成分致敏而出现上消化道炎症,

其中包括由遗传易感性所决定的对食物成分如麦胶蛋白过敏,以及环境因素所致的对某些食物成分的致敏,如牛奶蛋白。

麦胶敏感性肠病(gluten sensitive enteropathy,GSE),既对麦胶中的麦胶蛋白过敏,可以表现为只影响胃肠功能的乳糜泻(celiac disease),也可以表现为波及皮肤和胃肠道的疱疹样皮炎(dermatitis herpetiformis,DH)。前者,胃肠道症状较严重,而后者胃肠道症状较轻以致于被皮肤症状所掩盖。病理学上,GSE患者的上消化道(即暴露于麦胶蛋白的胃肠道部位)有T淋巴细胞、B淋巴细胞(包括浆细胞)浸润,伴随着绒毛结构的破坏,绒毛部分或全部萎缩,以致临床上有吸收功能不良、体重减轻和营养缺乏综合征的表现。这类患者有明显的遗传倾向性,100%的患者有特殊的HLA基因型,多数为HLA-DQ2。

GSE的病理生理特征与摄入麦胶蛋白密不可分,无麦胶饮食可治愈乳糜泻和DH,有充分证据证实GSE的发生与对麦胶蛋白免疫反应有关。因此,该病的发生实质上是免疫调节功能紊乱的结果。患者摄入的麦胶蛋白不恰当地诱导肠黏膜淋巴滤泡中麦胶蛋白特异性T细胞活化,活化后的T细胞迁移到黏膜固有层,当再次摄入麦胶蛋白后记忆T细胞就会重新活化,并分泌对绒毛结构有破坏作用的细胞因子。而正常人不会出现这样的免疫反应,黏膜免疫系统对摄入的食物抗原成分一般是耐受的。因此,GSE患者可能存在特异性麦胶蛋白反调节T细胞功能缺陷(gliadin-specific counter-regulatory T cell),或对麦胶蛋白特异性T细胞未能流产或失能以致不能诱导口服耐受。换言之,即患者对麦胶蛋白口服耐受功能丧失。动物模型研究也证实了上述的推断,在GSE引起的黏膜炎症和绒毛萎缩上,CD4$^+$T细胞以及其分泌的IFN-γ起重要作用,这与MHC Ⅱ抗原相关的GSE抗原易化了有害免疫反应有关。对环境食物成分的过敏反应与GSE类似。

研究认为,炎症性肠病(inflammatory bowel diseases,IBD)的发病可能与机体对共生菌耐受遭到破坏有关。然而,在大多数病例没有鉴定出特异性的病原菌。有证据表明,正常个体耐受自身正常菌群的存在,而IBD个体这种对正常菌群的耐受性受到破坏,正常生理条件下,可能确实存在着对肠道菌群组分的病理反应,但它们可被相关的免疫调节机制所抑制。肠腔的细菌可能通过破坏肠道黏膜屏障功能,使口服耐受遭到破坏并可能诱导IBD。

四、口服耐受未来的方向

尽管口服耐受对口服接种(oral vaccination)是一种障碍,但在预防肠道对食物抗原发生超敏反应以及某些炎症性疾病的治疗上展现了全新的策略。

大量动物模型研究显示,口服耐受可有效预防全身性炎症反应。尽管各项产生口服耐受的机制均可用于全身性炎症反应的预防和治疗,但主动性抑制可能最具优势,因为它能对无关的旁观抗原产生抑制反应,而克隆流产或失能,潜在的反应性淋巴细胞失活意味着一种更稳定、更持久的耐受形成,这种情况很难受其他类型免疫反应发生的影响而改变。反复给予特异性耐受原可能是必需的。动物研究提示,反复小剂量给予抗原可诱导主动性抑制,而大剂量抗原有利于诱导克隆失能或流产。在这种情况下,审慎设计免疫治疗方法可能是可行的。

第十二节　预　防

首先,提倡母乳喂养。有患特应性疾病高度危险的小儿(指父母一方或双方患特应性疾病),特别是生后最初 3~6 个月,鼓励母乳喂养。Buissert 的研究表明牛奶变态反应与父母的特应性有关;母乳喂养可以大大地减少牛奶变态反应的发生。由于食物变应原可通过母乳传递,乳母和婴儿都应避食主要变应原性食物如牛奶、鸡蛋等,加固体辅食也要延迟,这样可减少或延迟食物过敏的发生。1989 年 Zdger 等随机对照观察了有患特应性疾病高度危险的婴儿,其中一组哺乳母亲和婴儿均避食牛奶、鸡蛋和花生,结果以后特应性皮炎和食物过敏的发生率均较对照组为低。美国儿科学会主张有变态反应性疾病家族史的婴儿纯母乳喂养至少 6 个月,多数学者认为母乳喂养是预防婴儿食物过敏的有效方法之一,延长母乳喂养和哺乳期头 3 个月避免摄入牛奶、蛋、鱼,可以降低婴儿变态反应性疾病的发生率和严重性。

其次,药物预防。IgE 介导的变态反应患者应随身携带可注射的肾上腺素,并要教会其使用。但对儿童来讲非常困难,因此要告知学校在偶然暴露时及时使用,学生患者在学校时也要有可注射的肾上腺素。学校管理者、护士和患者的老师应该了解变态反应,知道患者在暴露后会出现哪些症状,同时学校也应具备急救措施。此外,由于暴露后会引起双相反应,因此还应立即到急诊以便进一步评估,与专科医生建立长期持久的联系很有必要。一般来说,这些患儿先出现速发相症状,随之缓解,接着再出现过敏性反应的症状。据报道,1/3 致死性和近致死性过敏性反应患者有这种表现。所以患者在反应缓解后,还需观察 4 小时,因为这种复发症状可能会致命。

值得注意的是,儿童期诊断的很多食物过敏并不是终身的,应每 1~3 年用皮肤试验、RAST 及口服激发试验进行再次评估。而 IgE 介导的花生、坚果、鱼类或甲壳类变态反应则一般是终身的。乳糜泻、疱疹样皮炎、Heiner 综合征及变应性嗜酸粒细胞性胃肠炎等也同样如此。因此,这些变应原的避免应该是终身的。

最近有研究指出,用细菌的生物前体控制和治疗与食物过敏有关的变态反应炎症很有前途。大多数生物前体属于乳酸菌或双歧杆菌,是人类肠道的正常菌群,对人类无害,它通过免疫的或非免疫的肠黏膜屏障保护作用,减轻食物过敏引起的症状反应。

由于早期引入食物,特别是那些容易致敏的食物,可能会增加食物过敏的危险性,因此,通常建议高危儿童要推迟鸡蛋、鱼类、甲壳类、坚果和花生的引入时间。其中鸡蛋不应在 2 岁前引入,而其他食物应在 4 岁后引入。

(高翔,周慧敏)

参考文献

1.《中华儿科杂志》编辑委员会, 中华医学会儿科学分会. 儿童过敏性疾病诊断及治疗专家共识. 中华儿科杂志, 2019, 57 (3): 164-171.

2. 中华医学会儿科学分会消化学组. 食物过敏相关消化道疾病诊断与管理专家共识. 中华儿科杂志, 2017, 55 (7): 487-492.

3. 刘光辉. 食物过敏. 武汉: 华中科技大学出版社, 2020.

第九章

药物超敏反应

第一节 基本概念

药物超敏反应是药物不良反应的一种表现形式,儿童对一种或多种药物超敏反应的发生率为5%。由于长时间以来药物超敏反应难以确诊,概念模糊,临床上极易造成漏诊或误诊,甚至导致临床处理上的错误,所以在讨论药物超敏反应之前,有必要对较常见的药物不良反应的基本概念加以简要阐明。

药物不良反应(adverse drug reaction,ADR)是指应用恰当剂量的药物来治疗、诊断或预防疾病时发生的不需要或不愿有的反应。分为两大类:A类反应指可预期的不良反应,通常是剂量依赖性的,与已知药理作用相关,发生于正常人群,约占所有药物不良反应的80%或更多;B类反应指不可预期的不良反应,通常是非剂量依赖性的,与已知药理作用无关,只发生于少数易感个体,与患者的免疫应答或遗传因素有关,约占ADR的10%~15%(表9-1)。

表9-1 药物不良反应分类

	药物反应	举例
A类	过量反应	对乙酰氨基酚过量使用引起肝脏损伤
	副作用	服用阿托品导致口干、视力模糊和眼内压增高;服用NSAID后胃肠道出血
	继发或间接作用	长期应用抗菌药物引起的肠道菌群失调
	药物间相互作用	红霉素增加茶碱的血药浓度
B类	耐受不良	阿司匹林引起耳鸣
	特异质反应	吸入性麻醉剂引起恶性高热,G6PD酶缺乏患者使用抗氧化药物引起溶血性贫血
	药物超敏反应	β内酰胺类药物引起严重过敏反应

一、过量反应

过量反应(毒性反应)是指用药剂量过大,超过了患者的正常耐受能力而产生的毒性作用。几乎所有的药物剂量过大,血药浓度超过其阈值水平都有引起过量反应的可能。相对过量更应该引起儿科医生的注意。即在使用常用剂量时,也都会出现过量反应。如肾脏功能不全的患儿,因链霉素和卡那霉素的排出障碍,易发生听神经损害。

二、副作用

副作用是在常用剂量下,伴随药物的治疗作用而发生的可预期的反应。它是药物的固有反应之一,在药物治疗时几乎必然出现,对任何人皆无例外,没有选择性。如任何人服用常用剂量的阿托品后,除有解除肠绞痛的治疗作用外,都会发生口干、视力模糊和眼内压增高等副作用。

三、继发反应

与药理作用无关,但与药物治疗结果相关的不良反应,如长期应用抗菌药物、免疫抑制剂患儿引起的菌群失调或感染。

四、赫氏反应

赫氏反应(Jarisch-Herxheimer 现象)是指在有效的抗微生物治疗中,死亡的微生物及其崩解产物在体内大量出现而产生的反应。典型的例子是砷剂或青霉素治疗二期梅毒时,首次注射有效剂量后,由于梅毒苍白螺旋体大量死亡,释放出大量的毒性物质,使患者的原有损害加重和产生发热反应,表现为发热、发冷、头痛、皮疹、水肿和淋巴结肿大,并常导致原有皮肤病变的发作。用灰黄霉素治疗手、足癣时,在开始的 1~3 日内患者双手出现的小水疱性癣菌疹,也属于这种反应。这种反应的发生并不妨害以后继续使用该药治疗。并且在治疗开始时先用小量,以后逐渐加大剂量,可避免发生。

五、耐受不良

耐受不良是一种特征的药理效应。特定人群,很小剂量引起的特定反应。

六、特异质反应

由药物引起的与体质异常相关的反应。与过敏性反应(变态反应)常常混淆,许多有"特异质"性反应的病况常有遗传性酶缺陷,这种酶缺陷在平常并无表现,而仅在应用某些有关药物时才显示症状。如红细胞 6- 磷酸葡萄糖脱氢酶(G6PD)缺乏的患儿服用磺胺类药物后出现的溶血性贫血。而少数人首次应用青霉素而发生过敏性反应,一度被认为是特异质反应。但后来发现这些患儿在应用青霉素之前,通过各种不易察觉的方式,曾多次接触过青霉素,所以它是青霉素的变态反应,而不是"特异质"。

七、假性变态反应

假性变态反应(pseudoallergy)是由非 IgE 依赖性机制发生的肥大细胞介质释放引起的全身性速发反应。虽然临床极像 IgE 介导的变态反应,但反应的发生不是药物或药物代谢产物与药物特异性 IgE 抗体相互作用的结果。这类反应的一个鉴别特征是反应可以发生于从未暴露于此类药物的人。这类反应的发生看来是由于效应途径的非免疫性激活。有些药物,如鸦片类(opiates)、万古霉素、多黏菌素 B 和小筒箭毒碱,可以直接引起肥大细胞介质释放,导致荨麻疹、血管性水肿,甚至类似临床过敏性反应的表现。一般说来,这类反应可以事先用皮质类固醇类或抗组胺药来防止。

现将上述各种反应的性质,引发反应的药物条件和患者条件,列表 9-2,供参考:

表 9-2　药物不良反应的区别

反应种类	反应性质	药物条件	患者条件
过量反应	药理学作用加强	过量或蓄积	非患者因素
副作用	药物固有的作用	正常剂量	同上
菌群失调	抗菌素的间接作用	常用量长时间或时间虽短但计量大	同上
赫氏反应	抗菌素的间接作用	常用量,首次用	同上
相互作用	药理作用增强或减弱	常用量,多种药	同上
不耐受	药理作用或副作用增强	常用量,或少量	易感性个体
特异质	反应性质异常	常用量	遗传性酶缺陷
变态反应	反应能力的特异性改变	常用量	易感性个体
假性变态反应	反应能力的特异性改变	常用量	易感性个体

八、药物超敏反应

药物超敏反应(drug hypersensitivity reactions,DHRs)也叫药物变态反应,是指有易感性的个体,在用药过程中,被某种药物或其代谢产物致敏,产生特异性抗体或致敏淋巴细胞,当再次应用该药时(抗原的再暴露),发生的特异性免疫反应。由此产生的临床症状与该药的药理学作用完全无关。药物的变态反应与摄入剂量无关,只需很小剂量的药物就可以诱发,结构相似的药物也会引起交叉过敏反应,比如对青霉素类药物过敏的患儿,若用头孢菌素类药物也可诱发药疹。药物超敏反应的临床标准如下(表 9-3):

表 9-3　药物超敏反应的临床标准

1. 变态反应只发生于小部分患者,这种反应不能通过动物试验预期

2. 观察到的临床表现不符合该药物已知的药理学反应

3. 如果过去未曾暴露于该药物,则变态反应很少在连续用药 1 周内发生;如果已经被致敏,即使在数年以前,当再暴露于该药物后,反应可迅速发生。一般连续用药数月或更多而没有发生反应,则此药物就很少有嫌疑。这种时间上的关系在确定所应用的众多药物中哪一种更有可能引起药物超敏反应时十分重要

4. 反应可类似于其他已知的变态反应的表现,如过敏性反应、荨麻疹、哮喘和血清病型反应,但是有不少皮疹(特别是全身性的皮疹)、发热、肺嗜酸性粒细胞浸润、肺炎、急性间质性肾炎和狼疮样综合征常与药物超敏反应有关

5. 反应可以用小剂量的怀疑药物,或与之有类似或交叉化学结构的制剂复制出来

6. 如有嗜酸性粒细胞增多,也提示可能为变态反应

7. 偶尔可以鉴定出能与怀疑药物或相关的药物代谢产物有关的药物特异性抗体或 T 淋巴细胞

8. 和一般药物不良反应一样,停用相关药物后,反应可在数天后缓解

（一）依用药后药物超敏反应发生的时间分类

1. **速发反应**（immediate reaction） 在数分钟内发生,常包括过敏性反应的一般表现,严重时可出现过敏性休克（严重过敏反应）。

2. **加速反应**（accelerated reaction） 在用药 1 小时至 3 天发生,常表现为荨麻疹和血管性水肿,偶尔为其他皮疹,特别是充血性皮疹和发热。

速发反应和加速反应多为Ⅰ型变态反应引起。

3. **延缓或迟发反应**（late reaction） 要在治疗后 3 天或更晚些时间发生,一般包括由Ⅱ型变态反应引起的血小板减少性紫癜、各种溶血性疾病等;Ⅲ型变态反引起的各种血管炎、药物热和血清病等;Ⅳ型变态反应引起的剥脱性皮炎、接触性皮炎等。

（二）依发病机制的不同分类

分为免疫机制和非免疫机制介导的药物超敏反应。

1. **免疫机制介导的药物超敏反应** 又被称为药物过敏反应（drug allergy）,其可分为 IgE 介导的药物过敏反应,例如青霉素介导的严重过敏反应;非 IgE 介导的药物超敏反应,如非甾体抗炎药（nonsteroidal anti-inflammatory drugs,NSAIDs）介导的固定性药疹。

2. **非免疫机制介导的药物超敏反应**（non-allergic hypersensitivity reactions） 例如造影引起的过敏性休克,NSAIDs 引起鼻炎、哮喘发作等,以前被称为假性变态反应,目前 EAACI 和 WAO 相关指南中,已不再使用这个词。从定义上看,只有免疫机制被证实的药物超敏反应才被称为药物过敏反应,因此当症状上怀疑为药物过敏,而免疫机制未被证实时,最好称之为药物超敏反应,因为仅从临床症状上难以区分反应为免疫机制还是非免疫机制所介导。

药物引发的变态反应与很多因素相关,例如给药剂量、疗程、给药方法、遗传及环境因素等。药物引起的非免疫反应可能是由于以下因素,如药物的积聚过量、药物所致的菌群失调、药物相互作用,以及药物使原有皮肤病激发所致。人们最为熟悉,也最典型的例子是青霉素变态反应。

第二节 发生机制及类型

变态反应是指外源性抗原（变应原）,在机体内引起抗体或致敏淋巴细胞形成,并与相应的抗体或致敏淋巴细胞发生特异性结合,从而引发机体组织损伤或功能紊乱等有害反应。药物作为抗原或半抗原引发的变态反应,称为药物超敏反应。

一、药物抗原必须的条件

一种物质是否具有引发抗体或致敏淋巴细胞形成的抗原功能,取决于下述条件:

1. **异种物质** 在免疫功能正常情况下,机体对自身组织成分不产生免疫反应,只对异种的或异构的物质才产生免疫反应。故抗原物质必须是异种物质。

2. **大分子物质** 分子量小的物质易被机体排除,通常的抗原物质的分子量>10 000D。

3. **抗原决定簇** 抗原分子表面必须有特殊化学基团作为抗原决定基或抗原决定簇,才具抗原性。无抗原决定基的物质,虽是大分子物质亦无抗原性。只有大分子物质的表面才有可能存在或结合有抗原决定基。

4. **不易水解** 抗原物质必须是不易被蛋白水解酶水解,因为可被机体内蛋白水解酶水解的物质,易丧失抗原性。

5. 许多药物虽然本身是简单的有机化学物,其分子量小于1 000D,这类低分子量药物或其代谢产物本身无抗原性,但与大分子量的载体结合,通常是通过共价键结合,就能获得免疫原性,进行有效的抗原程序处理。无免疫原性的简单化学物(半抗原)在载体大分子物质存在的条件下具备了免疫原性,能使反应具有特异性,此种物质称为半抗原。

二、药物中的完全抗原

一种物质不但可引发抗体形成(有免疫原性),并且可与相应抗体发生特异性结合(有反应原性),叫做全抗原或完全抗原。下列药物可作为全抗原引起变态反应:

1. **异种血清制剂** 如破伤风抗毒素及治疗白喉、狂犬病、腊肠中毒、气性坏疽、毒蛇咬伤的免疫血清等。

2. **疫苗** 白喉类毒素、破伤风类毒素及伤寒、百日咳、小儿麻痹、斑疹伤寒、狂犬病、麻疹、黄热病、流行性腮腺炎和流脑疫苗等。

3. **器官提取物** 如促肾上腺皮质激素、垂体后叶素、卵巢激素和胰岛素等。

4. **酶类** 如胰凝乳蛋白酶、胰蛋白酶、纤溶酶、青霉素酶等。

5. **其他** 如肝素、右旋糖酐、疫苗中的添加剂和不纯物质,以及动物器官提取物中的不纯物质等。

三、药物中的半抗原或抗原决定基

半抗原-载体复合物,大多数药物是化学结构简单的小分子量化合物,不易被免疫细胞识别,且分子量太小,不能够与免疫受体相互作用,不足以激活T或B淋巴细胞。因此,大多数药物都不是有效的抗原,其原形不具备免疫原性。然而,小分子化学物质(即分子量<1kD)可与大分子(常是细胞表面、细胞内或血浆中的宿主蛋白)共价结合,组成由低分子药物作为半抗原、蛋白质作为载体的半抗原-载体复合物从而产生免疫原性。这类药物称为"半抗原",新形成的复合物称为半抗原-载体复合物。半抗原-载体复合物可诱发免疫反应,且多数反应主要针对半抗原。例如青霉素是一种典型的低分子量药物。青霉素G的分子量大约为300D,在体内可被代谢为青霉噻唑半抗原。青霉噻唑占所有青霉素代谢产物的95%,是主要代谢产物,因此被称作主要抗原决定簇。它可与多聚赖氨酸共轭结合成半抗原-载体复合物——青霉噻唑酰多聚赖氨酸(penicilloyl-polylysine),后者现已有商业化皮试产品。其余5%的青霉素代谢产物被称为次要抗原决定簇。次要抗原决定簇虽然在数量上不占优势,却导致了大多数的速发型严重过敏反应,而主要抗原决定簇则主要诱发迟发型和较轻微的反应。

由于多数药物衍化来的半抗原可能是母体化合物的活性代谢物,它们与大分子载体蛋白结合而具有免疫原性,这种代谢过程的必要性可能帮助解释了药物超敏反应的低发病率。某些药物由于容易形成高度反应性的代谢产物而具有较强的致敏性,因此用原形药物来通过皮肤试验或其他免疫试验来预测或鉴定药物超敏反应是不可靠的。青霉素作为药物半抗原化的模型已得到了很大的关注。遗憾的是,对多数药物超敏反应来说,相关的药物半抗原并未得到鉴定,给药物超敏反应的预测和诊断带来困难。

四、药物抗体

在药物超敏反应中常涉及的抗体为 IgG、IgE 和 IgM。抗体的每一个基本结构单位有两个抗原结合点,以此与抗原结合。抗原结合点由抗体分子的重链和轻链的可变区组成,此可变区的不同氨基酸分子的排列顺序不同,决定抗原结合点的特异性。每一抗体有其特异性,它只能与相应的抗原特异结合,例如由马血清引发的抗体只能与马血清蛋白结合,不能与其他动物的血清蛋白结合;青霉素引起的抗体只能与青霉素分子结合,而不能与磺胺或其他药物分子结合。上述抗体的产生有个体差异,不同个体对同一抗原决定基所产生的抗体,在效量和种类上都可不同,这有助于解释同一药物在不同个体引发不同的变应性表现、不同药物可引发同一类型的表现、同一个体在不同时期对同一药物可有不同表现等复杂情况。

五、抗原抗体结合的结局

因抗原的性质不同,抗原抗体结合的结局也不同。如抗原为细菌、病毒或血细胞,则结合后常改变细胞膜的生物化学性质。如抗原为酶或毒素,则结合后常能中和其有关作用。在变态反应中,抗原抗体的结合,多数是使细胞释放药理活性物质,抗原抗体复合物可激活补体,引发细胞或组织损伤。

六、药物超敏反应的引发

综合上述过程,对简单化学物质药物的变态反应发生的过程,可归纳为:

1. 药物或其代谢产物与体内的载体分子如蛋白质分子等,形成不可逆的共价结合,成为结合抗原。

2. 结合抗原在体内引发抗体或致敏淋巴细胞形成,或两者兼而有之。

3. 当再次用药时,药物半抗原与相应抗体或致敏淋巴细胞发生特异性结合,导致变态反应发生。在反应发生时有时需要补体参与。

七、药物超敏反应的类型

在变态反应发生过程中,由于抗原或半抗原的性质、进入体内的途径、作用部位,以及机体的反应性不同,引起不同类型的变态反应,导致不同的组织改变和临床症状(表 9-4)。

表 9-4　药物超敏反应的类型

分类	免疫反应物	临床表现
Ⅰ型	肥大细胞介导的速发全身反应 IgE 依赖性（过敏性反应） 非 IgE 依赖性（假性变态反应）	过敏性反应，荨麻疹，血管性水肿，哮喘，鼻炎
Ⅱa 型	抗体介导的细胞毒反应 IgG、IgM、补体参与	免疫性细胞缺乏，某些器官炎症
Ⅲ型	免疫复合物介导反应，补体参与	血清病，血管炎
Ⅳ型	T 淋巴细胞反应	接触性皮炎，有些全身皮疹

八、特定反应类型药物超敏反应的发病机制

（一）免疫机制介导的药物超敏反应发病机制

根据 Gell 和 Coombs 系统，将药物引起的免疫反应分为 4 类（表 9-4）。Ⅰ 型、Ⅱ 型和Ⅲ型由抗体介导，Ⅳ型由 T 细胞介导。制定 Gell 和 Coombs 分类系统时，技术上还不能详细分析 T 细胞亚群和功能。随着新的免疫学工具的出现，Ⅳ型反应进一步细分为Ⅳa、Ⅳb、Ⅳc 和Ⅳd。已经研究充分的 Ⅰ 型反应（表达药物特异性 IgE）以及 Ⅱ 型和Ⅲ型反应通常是由于半抗原或蛋白抗原介导的反应。Ⅳ型反应可以是基于半抗原或 p-i 机制介导，这类反应常延迟 7~10 日出现，有时甚至可延迟数周。

1. **Ⅰ 型反应（IgE 介导）**　Ⅰ 型反应需药物 sIgE 介导。某些患者在药物暴露后会形成药物 sIgE。如前所述，药物或其代谢物（如青霉素）可以充当半抗原，形成抗原呈递细胞可以加工的半抗原 - 载体复合物。有的药物原形也可能是完整抗原（如异种蛋白）。反应的发生需要两个阶段，致敏阶段和效应阶段。在致敏阶段，药物 sIgE 的形成通常需要 B 细胞和 T 辅助细胞（T helper cell，Th）的协同作用。目前研究最清楚的机制是，药物或其代谢产物与体内蛋白质或多肽结合，形成半抗原 - 载体复合物。复合物与 B 细胞表面免疫球蛋白受体发生交联，并激活 B 细胞。同时，这些 B 细胞会加工半抗原 - 载体复合物，并将半抗原提呈给 T 细胞。B 细胞和 T 细胞的相互作用是通过 HLA 复合物与 TCR 及 B 细胞上的 CD40 与 T 细胞上的 CD40L 来实现的。这种相互作用，连同 T 细胞来源的细胞因子，能确保活化 B 细胞进行免疫球蛋白类别转换。随后 B 细胞增殖、成熟，最后分泌药物 sIgE 分子，这些 sIgE 通过循环扩散至全身，并附着于肥大细胞和嗜碱性粒细胞表面，完成致敏过程，但无临床症状。已经致敏个体再次暴露于药物时，发生 Ⅰ 型变态反应的效应阶段。再次给药后，药物必须再次与载体蛋白结合，然后再与肥大细胞和 / 或嗜碱性粒细胞表面的药物 sIgE 发生交联，导致细胞活化脱颗粒，释放一系列预先合成的介质（例如组胺、类胰蛋白酶），并新合成一些介质（例如白三烯、前列腺素、激肽及一些炎症因子），导致过敏症状。

2. **Ⅱ 型反应（抗体介导的细胞破坏）**　Ⅱ 型反应涉及抗体介导的细胞破坏，但不常见。这类反应需要预先形成高滴度的药物 sIgG（极少情况下为 IgM）抗体，仅很少一部分患者会形成高滴度的 sIgG 抗体，且往往发生于长期大剂量药物暴露时。易于形成这些抗体的因素

尚未研究透彻。药物与某些类型细胞(最常是红细胞或血小板,偶尔是中性粒细胞)的表面结合并充当抗原,再结合药物 sIgG 抗体后,细胞被巨噬细胞靶向清除,可导致药物相关性免疫溶血、血小板减少症、中性粒细胞减少或粒细胞缺乏。Ⅱ型反应有时涉及补体激活。已知能导致Ⅱ型反应的药物包括青霉素、头孢菌素、NSAIDs、奎尼丁和甲基多巴。如前所述,这些反应常见于大剂量、长期或频繁用药时。

3. **Ⅲ型反应(免疫复合物沉积)** Ⅲ型反应由抗原 - 抗体复合物介导,参与此型反应的抗体有 IgG 与 IgM,表现为血清病或血清病样反应、血管炎或药物热。药物充当可溶性抗原,并与药物 sIgG 结合。抗原抗体相结合形成的免疫复合物有这样的特性,即当抗体显然多于抗原时,形成不溶性复合物,此复合物易被吞噬细胞清除;当抗原显然多于抗体时,形成可溶性复合物,此复合物不易被吞噬,不能从血流中被清除。小分子的免疫复合物形成后可在各种组织中沉积,包括血管、关节和肾小球。这些免疫复合物能够激活补体,导致炎症反应。再次暴露于相同药物时,如果剂量相近或更大,症状会更快出现且较为严重。与Ⅱ型反应类似,Ⅲ型反应最常发生在大剂量、长期用药时。导致此类反应的药物包括异种血清、青霉素、磺胺类、对氨基水杨酸等。

4. **Ⅳ型反应(T 细胞介导)** Ⅳ型药物反应涉及 T 细胞的活化,可能还涉及其他几种细胞,如巨噬细胞、嗜酸性粒细胞或嗜中性粒细胞。与上述 3 种类型不同,Ⅳ型反应不由抗体介导。因为皮肤内存在大量 T 细胞,涉及 T 细胞的反应在临床上具有显著的皮肤表现。许多皮肤 T 细胞是已接触抗原的记忆效应细胞,如果免疫原性药物穿透皮肤屏障或通过循环扩散到皮肤,这些 T 细胞会迅速应答。受 p-i 或半抗原 - 肽提呈刺激的 T 细胞可以引发不同形式的炎症,这取决于产生的细胞因子和所涉及的其他类型细胞,据此可将Ⅳ型反应细分为Ⅳa-Ⅳd。

Ⅳa 型反应涉及 Th1 免疫反应。Th1 细胞通过分泌大量 IFN-γ、TNF-α 和 IL-18 激活巨噬细胞。

Ⅳb 型反应涉及 Th2 免疫应答。Th2 细胞分泌细胞因子 IL-4、IL-13 和 IL-5,这些因子促进 B 细胞产生 IgE 和 IgG4、巨噬细胞失活及肥大细胞和嗜酸性粒细胞应答。IL-5 可导致嗜酸性粒细胞性炎症,这是许多药物超敏反应中的特征性炎症细胞类型。

Ⅳc 型反应与细胞毒性效应性 T 细胞有关。细胞毒性 T 细胞可以迁移至炎症组织,并杀死或诱导定居细胞凋亡,如肝细胞或角质形成细胞。有研究者认为,在多种类型的药物诱导性迟发型超敏反应的发病机制中,细胞毒性 T 细胞起重要作用,如接触性皮炎、斑丘疹样、大疱性药疹,以及药物性肝炎。一些重症药疹也涉及Ⅳc 型应答,如 SJS 和 TEN。这些疾病的特征是皮肤和黏膜起疱和剥脱,常突然发生,表现为暴发性免疫反应引发的泛发性症状和体征。这种剧烈的临床表现(常在药物治疗数周后出现)可能提示,多克隆或寡克隆细胞毒性 CD8+ T 细胞不受控制地扩增,以及 NK 细胞的激活和募集。与较轻度的药疹不同,过去认为细胞毒作用是由颗粒酶 B 和穿孔素或 Fas 配体介导,但目前已知细胞毒性肽颗粒溶素也起主要作用。颗粒溶素是 SJS/TEN 中的主要细胞毒介质,也存在于急性移植物抗宿主病中,这表明针对细胞毒性 T 细胞的大量同种异体刺激(可能发生于 p-i HLA 后)是该有害免疫应答的主要触发因素。Ⅳc 型 T 细胞应答有时可能局限于单器官,而不累及皮肤。这种类型的药物反应表现为单纯性药物诱导的免疫介导性肝炎、单纯性间质性肾炎或单纯性肺炎,这增加了诊断药物超敏反应的难度。

Ⅳd 型反应涉及 T 细胞介导的无菌性中性粒细胞炎症。急性泛发性发疹性脓疱病(acute-generalized exanthematous pustulosis,AGEP)属于这类皮肤反应。AGEP 中,T 细胞释放 IL-8 以募集中性粒细胞,还通过释放粒细胞单核细胞集落刺激因子(granulocyte monocyte colony-stimulating factor,GM-CSF)防止中性粒细胞凋亡。据报道,Behçet 综合征和脓疱型银屑病存在类似机制。分泌中性粒细胞活化细胞因子 IL-17 的 Th17 细胞可能也参与了这些反应。

(二) 非免疫机制介导的药物超敏反应发病机制

药物使用后出现类似于免疫性药物超敏反应的症状和体征,但并非由免疫机制所导致的,称为非免疫机制介导的药物超敏反应。尤其部分非免疫机制药物超敏反应是由免疫细胞及炎症细胞直接活化引起的(而不是免疫机制导致的),因此发病机制的最后阶段和产生的临床特征不能与免疫机制介导的药物超敏反应相区别。尚不清楚大多数非免疫机制介导的药物超敏反应的机制,但其诊断、预后及预防可能与免疫机制介导药物超敏反应不同,特别是非免疫机制介导的药物超敏反应并不能通过皮肤或体外检测进行诊断。

NSAIDs 诱导过敏反应的机制可能为免疫机制所介导(包括单一 NSAID 诱发荨麻疹/血管神经性水肿、单一 NSAID 诱发迟发型过敏反应这两种类型),也可为非免疫机制所介导(包括 NSAIDs 加重呼吸道疾病、NSAIDs 加重皮肤疾病、NSAIDs 诱发荨麻疹/血管神经性水肿这三种类型)。来源于细胞膜磷脂的花生四烯酸有两种代谢途径:5 脂氧合酶途径(lipoxygenase,LO)和环氧合酶(cyclooxygenase,COX)途径。花生四烯酸经 LO 代谢途径产生半胱氨酰白三烯(cysteinyl leukotrienes,CysLT);而经 COX 途径产生前列腺素 prostaglandin,PG)、血栓素等。在正常情况下以 COX 途径为主。NSAIDs 的药理作用机制是抑制 COX,抑制花生四烯酸转化成前列腺素、血栓素,进而起到解热、镇痛和抗炎的作用。COX 有两种同工酶,即 COX-1 和 COX-2。COX-1 在人类所有类型细胞均有表达,产生的代谢产物为具有保护作用的前列腺素(prostaglandin,PG)E_2、PGI_2 和血栓素,参与生理性保护功能,如胃黏膜保护。抑制 COX-1 会损害上述生理性保护功能。例如,NSAIDs 对 COX-1 的抑制使胃黏膜保护性 PGE_2 生成减少,导致易感者出现胃炎、胃溃疡。COX-2 是可诱导酶,在适当刺激下表达于多种炎症细胞。COX-2 与 COX-1 介导相同类型的前列腺素生成,但前者仅在炎症部位起作用。因此,抑制 COX-2 是获得理想 NSAID 抗炎作用的主要药理机制。NSAIDs 类药物引发非免疫机制介导超敏反应的机制可能与 COX-1 活性受到抑制、LO 代谢途径被异常放大,从而导致代谢失衡、产生过多的半胱胺酰白三烯所致。因此可抑制 COX-1 的 NSAIDs 都可诱发非免疫机制介导超敏反应,它们之间具有交叉反应性。

万古霉素最常见的不良反应是"红人综合征"(red man syndrome,RMS)。RMS 的特点为潮红、红斑及瘙痒,通常上身、颈部及面部受累超过下身。也可发生背部和胸部的疼痛及肌肉痉挛、呼吸困难及低血压。RMS 主要发生在万古霉素肠胃外给药情况下。而艰难梭菌感染受试者口服万古霉素通常不会导致全身性吸收。但对于一些患者,尤其是肾功能受损的患者,口服给药后可检出血清药物水平,因此在口服万古霉素后有可能发生 RMS。RMS

是一种特发性输注反应,目前认为其不涉及药物特异性抗体,而且与变态反应不同的是,RMS 可能在首次给予万古霉素时发生。发病机制为万古霉素可直接导致肥大细胞和嗜碱性粒细胞活化脱颗粒释放组胺,而非通过 IgE 介导。组胺释放的程度与万古霉素输入速率及剂量部分相关。

造影剂导致的超敏反应,症状可表现为潮红、瘙痒、荨麻疹、血管性水肿、支气管痉挛及哮鸣、喉头水肿,甚至心率、血压改变,意识丧失。可能与 IgE 介导的全身性过敏反应的临床表现相同,而且同样严重。但其发病机制多并非由 IgE 介导的,而是直接激活肥大细胞,或者激活凝血反应、激肽和/或补体级联反应相关,不过研究证明少数也可能与 IgE 相关。

阿片类药物中的菲啶类药物(吗啡、可待因)也可直接导致皮肤肥大细胞非特异性脱颗粒反应,但不导致心脏、肺部和胃肠道的肥大细胞和嗜碱性粒细胞活化,因此引起严重威胁生命的过敏反应的情况少见,反应通常局限于皮肤,例如潮红和/或风团,或者轻度低血压。

第三节 临床表现

不同细胞、组织或器官的免疫学病理改变和功能异常,表现为复杂多样的临床症状。这种多系统多器官病变的特点,是由药物超敏反应的免疫学特殊规律所决定的。认识这个规律,有助于全面做好药物超敏反应的诊断工作。但需注意,不要因药物超敏反应临床表现的多系统性和多器官性,就把各种因用药而导致的病变和症状都看成是变应性的,要时时想到前面介绍的,由药物的各种其他不良反应导致的病变和症状。此外,还应注意有时变应性和毒性反应同时存在,并且难以严格区分。由药物超敏反应产生的病变多种多样,其重要者见表 9-5。

表 9-5 药物超敏反应的临床表现

全身表现

　全身过敏症(过敏性休克)

　血清病样综合征

　　药物热

　　药物诱导的自身免疫病

皮肤表现

　接触性皮炎

　过敏感性皮炎

　药疹—各种药疹

　剥脱性皮炎、表皮坏死松解型、重症多形性红斑型药疹—重症药疹

胶原—血管病变

    红斑性狼疮样综合征

    结节性多动脉炎

    结节性红斑

    超敏性血管炎及其他血管病变

血液病变

    血小板减少症

    溶血性贫血、粒细胞缺乏症

    嗜酸细胞性白细胞增多症

内脏器官病变

    肝脏病变

        肝细胞损伤

        肝内性胆汁郁滞

        肉芽肿（体液免疫和细胞免疫均参与）

    肾损害

        间质性肾炎

        肾小球肾炎

        肾病综合征等

    心脏病变

        急性心肌炎等

    呼吸系统病变

        支气管哮喘

        变应性肺病

        嗜酸性粒细胞肺浸润

        间质性纤维化

        鼻炎

关节病变

    关节痛

    关节炎

    关节积液

续表

神经系统病变
伴发于过敏性休克的脑病
多发性脊神经根炎
肢痛症及种痘后脊髓炎
淋巴结病变
淋巴结肿大等

表 9-5 所列各种临床表现,并不包括所有由药物引发的变应性疾病,只是说明药物超敏反应几乎可使各系统、各器官,甚至各种血细胞都发生病变——多系统多器官性病变。这种病变有时可以单独发生,有时可有两种或两种以上同时并发,表现为单一系统或器官病变或功能异常者,如溶血性贫血、荨麻疹或哮喘等;两个以上系统或器官的病变者,如过敏性休克可同时有荨麻疹、过敏性鼻炎、瘙痒及哮喘等,剥脱性皮炎可伴发肝、肾、血液等病变。

一、严重过敏反应

严重过敏反应是药物超敏反应中发病最急、进展最快、最易引起死亡的一种。

二、皮肤表现

小儿药物性皮疹(药疹)的发病与年龄有一定关系,多发生在 5 岁以内的儿童,此种现象可能与 5 岁内儿童易患病常要服药有关。常见引起药疹的致敏药物分为 4 类:①抗生素类药,其中以青霉素类多见;②解热镇痛药,以水杨酸类常见;③磺胺类药,如复方新诺明;④安眠镇静及抗癫痫药,巴比妥类较多。近年来某些中药引起的药疹也常引起人们的重视,如皮肤科常用的雷公藤粗制剂常引发药疹。

药疹有一定的出疹规律,通常初次用药有 1~5 天左右的潜伏期。如果第 2 次用药,发生皮疹的潜伏期就会明显缩短,可于数小时或 1~2 天内迅速出现。

(一)发疹型药疹

1. **临床特点** 此型的临床表现可有红斑、丘疹、斑丘疹等基本损害,可表现为猩红热样或麻疹样外观,也可酷似病毒疹。其发生多由于迟发型变态反应机制。皮疹多突然发生,常先起于躯干及上肢内侧,偶亦首发于肘、膝及易受压迫处,分布对称或相对对称;稀疏与密集交互存在,分散与融合交错于同一部位,丘疹或斑丘疹间皮肤略呈水肿。皮疹形态可单一,也可为多形性,或在红斑间杂有风团样皮疹,或麻疹样皮疹伴发紫癜或湿疹样皮损。在发疹同时可伴发热;有时热度虽高但患者一般状况良好,无头痛、恶心等感染性疾病所具有的中毒性症状。过去未曾被该药物致敏的患者,其药疹的初发时间(致敏期或潜伏期),短则六七天,长则数月,平均为 6~12 天。曾被该药致敏的复发药疹复发时间(反应时间)可为 6~48 小时,多数为 12~24 小时。

2. **诊断和鉴别诊断** 发疹型药疹在临床中很为常见。根据用药史、皮疹发生时间及皮疹的特点,尤其是门诊病例用药单一、发病与用药关系明确、临床表现典型者,一般易于诊断。有些病例的皮疹外观颇似药疹,但实际却是由病毒或细菌感染而发生的皮疹;有些病例同时应用多种药物,很难确定究竟是哪一个药是致病药物。在这种情况下常使医生困惑和进退两难。虽有有关病毒和药物的抗体检测可提供有关佐证,但一是有关化验检测手段不能完全解决问题,二是在临床工作中也不可能等到实验室检查结果出来后再处理患者,因此在发疹型药疹的诊断中,主要还靠临床分析。

应与肠道病毒感染、麻疹与猩红热鉴别。肠道病毒包括柯萨奇病毒与埃可病毒的 71 个血清型的感染中,至少有 26 个可有发疹。其发疹可为丘疹、斑丘疹、麻疹样、风疹样或猩红热样。这些皮疹有时与药疹难于鉴别,但多数可伴发疱疹性咽峡炎、腹泻等症状,少数可伴发呼吸道炎症、心肌炎、腹痛及肌肉痛,仔细发现这些伴发症状,会有助于鉴别。麻疹样药疹要着重与麻疹鉴别。麻疹首发于耳周或耳后、颈两侧、两颊后部及发际,24 小时内可延及全面部、颈部、上肢和上胸,继之向背部、腹部、大腿发展,至第 3 天遍及全身。此时面部的逐渐开始消退,消退次序与发疹次序相同。除伴发热、频频干咳与卡他症状外,还可见柯氏斑。柯氏斑位于下臼齿对面的颊黏膜上,为直径 0.1~1mm 的灰白色点状,周围有淡红色晕。猩红热样药疹外观酷似猩红热,但猩红热有草莓状舌、帕氏线和口周苍白圈为其特征。此外,甲型链球菌性咽峡炎、金黄色葡萄球菌咽峡炎、腺病毒感染、传染性单核细胞增多症及其他发疹性疾病的皮疹,也需与药疹加以鉴别。鉴别中除注意药疹的发疹与用药的关系、皮疹的发展规律、皮疹的形态学特征之外,根据感染性发疹性疾病流行病学特点、皮疹的发生规律,伴发的症状和体征,仔细加以分析,不难确定诊断。但要注意一点,对重症住院患者突发的发疹,应首先考虑到药疹的可能性,因一旦忽略会给其造成不利的结果。还要注意,有时尽管做了上述努力,还有可能难于确定皮疹是否确为药疹。此时用排除诊断的方法,排除各种感染性发疹性疾病之后,还可停药观察。在停用高度可疑的致病药物之后,如确系该药引发的药疹则可迅速消退。

(二)荨麻疹与血管性水肿

荨麻疹和血管性水肿属于即发型(Ⅰ型)变态反应,较为常见。药物引发的荨麻疹和血管性水肿,与其他原因引发者常无明显不同,如不提高警惕很易忽略药物的原因。对过去无荨麻疹或血管性水肿病史的人,应用某种药物后突然发生这种症状,首先要考虑药物超敏反应的可能。既使对有荨麻疹病史的人,用药后出现荨麻疹也应考虑药物超敏反应的可能。药物引发的荨麻疹是由 IgE 介导的即发型变态反应,它可以仅表现为荨麻疹,也可能出现全身过敏症,故对用药后出现的荨麻疹要提高警惕,要及时停用可疑药物并继续观察。血管性水肿可以单独发生,也可与荨麻疹同时出现。如发生于喉头,可引起窒息,应给予应急处理。药物引发的荨麻疹的另一发生机制是免疫复合物介导的Ⅲ型变态反应,表现有荨麻疹、关节疼痛、发热与表浅淋巴结肿大的血清病样综合征或仅出现荨麻疹。Ⅲ型变态反应引发的荨麻疹出现危及生命的全身过敏症的机会很少,但在未确切地认定其反应确非Ⅰ型时,不能放松警惕。药物引发的荨麻疹还有非变态反应,它的发生与药物特异性 IgE 无关,而是由某些药物的直接药理作用使肥大细胞或嗜碱性粒细胞释放组胺所致,故称为假变态反应性。在这种组胺释放反应中,患者过去多无应用该药的历史,首次用药即可发生。较常见的组胺释放药有可待因、吗啡、多黏菌素 B、筒箭毒碱、维生素 B_1、静脉麻醉剂及含碘造影剂等。区别 Ⅰ 型或Ⅲ型反应,对青霉素可用放射性变应原吸附法(RAST)或酶联免疫吸附法(ELISA)检测特异 IgE 和总 IgE,有助于诊断。其他药物的可疑 Ⅰ 型反应,可用有关药液谨慎地进行划痕试验确认。引发荨麻疹型反应的常见药物,见表 9-6。

(三) 固定性药疹

本型药疹在国内颇为常见,国内报道中占各型药疹总数的 21%~39%,过去若干年中由抗生素引发者很少见,自 20 世纪 60 年代以后由抗生素引起者日渐增多。固定型药疹与其他类型药疹明显不同之处是其特定的好发部位及特殊形态,其临床特点具有较大的诊断意义。皮损多为一个或几个,偶亦可数目颇多。初起时,常见局部先有灼热感。继之,局部发生水肿性红斑,圆状或椭圆,多为 2~5cm 直径,境界清楚。红斑颜色迅速变为暗红或紫红色。重者水肿明显,中心出现大疱。个别病例其皮损可为风团样、疱疹样、湿疹样或出血性。水疱破溃后形成红色糜烂面。皮损于停用致病药物后 2~3 周多可消退,留色素沉着斑。痊愈后,如再服原致病药物,即使使用量极小,常于数小时甚至数分钟内导致再发。再发时,原有发病部位皮损再现,且较上次为重,有时有新损害发生。再发时原发疹部位皮疹再现,为本型反应的特点,故称之为固定性药疹。反复再发后,局部颜色反复加深,可呈特殊的黑灰色或黑紫色外观,数月不退。皮损可发于各处皮肤及黏膜,但以会阴部最为常见,尤以龟头、包皮处为甚,其次依次为口唇、四肢、躯干、颜面、肛门、口腔、颈部等处,头皮发疹甚少见,发于口唇、口腔及外生殖器部者,极易破溃、糜烂,伴明显疼痛,影响进食及走路。皮疹发作广泛时可伴发热、畏寒、头晕、头痛、乏力等全身症状。本型药疹预后良好,多数轻症停药后给予适当治疗皆可迅速痊愈,较严重病例可局部或全身应用类固醇皮质激素。但固定性药疹也并非绝对无关紧要。唐鸿珊报道的 200 例固定性药疹中,有 1 例并发喉头水肿。周永华、董绍华报道 1 例,患者于 1961 年因牙痛服索米痛片发生固定性药疹,1962 年 1 月因眼疾服散利痛发生固定性药疹与猩红热样红斑,愈后试验证实由氨基比林所致(索米痛片与散利痛内均含氨基比林),反应较前一次加重。1964 年 3 月因腰痛注射安乃近,其后全身皮肤灼痛、发热,迅速出现弥漫性红斑并发展为大疱性表皮坏死松解型药疹。可见固定性药疹反复发生后可转变为更严重的反应,不可忽视。固定性药疹的发生机制尚无确切认识,但从以下几点似可证明其属于变态反应机制:①低于常用量的致病药物可使反应再发;②化学结构相似的药物之间可有交叉过敏出现;③在曾出现皮损的邻近部位斑贴试验阳性;④部分病例药物特异性淋巴细胞转化试验阳性;⑤自体皮肤移植实验证明只有曾发生皮损的部位才具有再发皮损的能力。关于为什么皮损好发于某些特殊部位,现尚不得而知。

引发固定性药疹的常见药物,包括巴比妥类、磺胺类、吡唑酮类及其他解热镇痛剂、酚酞、四环素类、青霉素类、奎宁等(表 9-6)。

表 9-6 引发荨麻疹型反应的常见药物

青霉素	呋喃唑酮
水杨酸盐类	血清制剂
促肾上腺皮质激素	阿片类
链霉素	酚酞
四环素类	疫苗
巴比妥类	变应浸剂
磺胺类	酶类
异种蛋白	胰岛素
氯霉素	碘化物

(四) 多形性红斑样药疹

多形性红斑是一种可由多种原因引发的红斑水疱性皮肤病,其皮损有多形性的特点,即红斑、丘疹、水疱或大疱、风团及出血性皮损等可同时存在,特征性损害为靶形或虹膜样红斑。

本病多较急,可先有头痛、低热、倦怠、食欲缺乏、关节肌肉疼痛等前驱症状,也可有咽痛或上呼吸道感染,继而发生皮疹。发病多见于春秋季节,可见于任何年龄与性别,以青年女性多见。

1. **轻症** 以红斑丘疹为主,出现的损害为大小不同的钱币形充血斑,中心迅速变为青紫色,并向周围扩大呈扁平或风团样红斑,有时呈靶状或中心凹陷。蓝灰色斑周围有亮红色边缘及前述的外形,很有特点。损害中心也可发白或有水疱,也可为紫癜样。在迅速扩大后,损害还可呈环状或弧状。损害多对称散在分布,好发于手足背侧、腕、前臂、肘、膝伸侧。此型较多见,为红斑、丘疹型。

2. **大疱型** 其分布与红斑丘疹型相同,但损害多有张力性水疱或大疱。大疱可占据隆起的损害表面,亦可为周边性。上述各种损害在发展过程中,可形成有特点的虹膜状或靶形红斑,表现为不足 1cm 直径的蓝灰色丘疹或红斑,绕以颜色略淡的环,在其周边又有约 1cm 的暗红色的环,犹如虹膜外观;或中心为一大疱,周围为风团样,再绕以红色边缘;或中心为大疱或结痂,周围有亮红色风团样红斑,再绕以窄的红色边缘。这三种类型的虹膜状红斑或靶形红斑是多形性红斑的特征性损害。

3. **重症多形性红斑** 又称 Stevens-Johnson 综合征。此型发病急剧,有发热、头痛、全身不适、关节痛、咽痛等前驱症状,除皮肤有鲜红、暗红或紫红色水肿性红斑,并有水疱或大疱之外,口唇、颊、咽及喉部黏膜可肿胀,出现水疱、糜烂、出血或浅溃疡,肛门亦可发生相似损害,眼部可有结膜炎、角膜炎、角膜溃疡、虹膜炎、巩膜炎或全眼球炎,还可伴有中耳炎、支气管炎、肺炎及食管、肾损害等。本型预后差,可以致死。本病与中毒性表皮坏死性松解不同,尼氏征阴性。

多形性红斑的病因是多方面的,绝大多数由以下原因引起:①感染,包括细菌、病毒、真菌、支原体等；②药物；③其他病因，如红斑性狼疮、皮肌炎、恶性肿瘤等。各种原因引起的多形性红斑，其发病机制可能属于Ⅲ型变态反应，其临床表现基本相同，多难于区别。药物引起的多形性红斑，其临床表现虽难以与其他原因引起者区别。但有时也有其自己的特点，多无虹膜状或靶形红斑，很少呈环状外观，损害分布弥漫，不一定好发于手、足、肘、膝等部位，还可伴有不典型的结节性红斑损害，这些特点可有助于判断。临床上见到的与用药关系密切的重症多形红斑，许多并非药物引起。可能患者因有发热等前驱症状而接受抗感染或退热药的治疗，其后出现了皮肤症状，因而被误认为是药物所引起的，实际上细菌或病毒的感染是其真正病因。

引发多形性红斑的常见药物有磺胺药（特别是 TMP-SMX）、抗惊厥药（特别是卡马西平）、巴比妥类、保泰松、吡罗昔康、别嘌呤醇、氨基青霉素、头孢菌素、氟喹诺酮类、万古霉素、抗结核药和 NSAIDS 偶尔引起这类反应。其中药物是最常见的引起 Stevens-Johnson 综合征的原因，至少约占总数的一半。典型症状在药物治疗后 1~3 周出现。不应通过激发试验来确定患者此后是否能安全地应用该类药物。

（五）结节性红斑

结节性红斑是一种好发于双小腿伸侧的红色皮下结节性疾病，多发于青年女性，常见于春秋两季。发病开始先有发热、倦怠、咽痛及关节痛等前驱症状。继之，双小腿伸侧出现直径 1~5cm 大小的皮下结节，表面亮红，略高出皮面，有自觉痛及压痛，数日可由几个发展到几十个，对称分布。1~2 周后，结节逐渐消退，颜色先变为暗红，渐而绿黄。结节从不破溃，愈后不留瘢痕。

结节性红斑的病因多样，大致分为两种：一为感染；二为药物。

感染性病因包括结核、链球菌感染、麻风、深部霉菌感染、性病性淋巴肉芽肿、肉样瘤病等。

药物引起的结节性红斑反应较少见，文献报道为 0.17%~0.88%。用药后发生的结节性红斑样皮疹是否确属药物所致存在争论，结节性红斑患者出现发热、咽痛、关节痛等全身症状之后，多会服用磺胺类抗菌药物、解热止痛剂或其他药物，用药与结节性红斑的出现可能是巧合，而不是病因。再者，结节性红斑的发生多局限于双小腿，不像其他类型药疹那样弥漫性；有些结节性红斑样皮疹出现后，继续使用可疑致病药物，损害可消退，再次用药后并不再发，说明至少一部分看来与用药关系密切的结节性红斑样疹，并非药物引起。Simpson 对 4 083 例不同疾病应用磺胺噻唑后发生结节性红斑的患者做了分析，发现 1 500 例淋病患者无结节性红斑发生，肺炎患者中为 0~3.6%，脑膜炎患者中为 15%，性病性淋巴肉芽肿患者中为 7.5%，结核患者中为 45%(105/31)。说明结核患者用磺胺后易引发结节性红斑，其他疾病则少或无，发病与磺胺间不如与原有疾病的性质间的关系密切。

在可能引发结节性红斑样反应的药物中，已有报道的有磺胺类、青霉素、水杨酸盐类、巴比妥类、氨替比林、碘剂、溴剂等。由于对应用抗感染药及解热止痛剂治疗后发生的结节性红斑样反应，究竟是药物超敏反应性或毒性反应所引起，还是原有的感染因素所致难以分辨，在这种复杂的情况下，确定诊断需要特别仔细的分析。其他药物如溴剂、碘剂与结节性红斑样发疹的关系较易确认，但其机制可能为非变应性。结节性红斑样反应可不需治疗，但类固醇皮质激素可促进其消退。

（六）紫癜性药疹

此疹可单独出现，也可并发于其他类型药疹如多形性红斑样或发疹型药疹等。药物引起的紫癜性药疹有两类：一为血小板减少性，是由药物直接毒性或变态反应介导的血小板减少所致的非炎症性紫癜；二为血管炎性，是药物的毒性或变态反应引起的小血管的广泛炎症和坏死所致，与血小板减少无关。

变应性血管炎所致的炎症性紫癜略隆起，可触及，好发于关节周围及臀部，常伴有红斑或风团，因血小板减少而产生的非炎症性紫癜多不隆起，好发于下肢尤其小腿，不伴炎症性皮疹，紫癜损害大小不一，可为紫色或红棕色的斑状，边界清楚，压之不褪色，常伴有痒感。紫癜消退后留色素沉着。有时血管炎性紫癜与血小板减少性紫癜可同时发生。

血管炎性紫癜的发生机制属于Ⅲ型，即免疫复合物型变态反应。血小板减少性紫癜属于Ⅱ型，即细胞毒型变态反应。有些病例当紫癜消退后，用可疑致病药物行斑贴试验，可有阳性反应。例如，阿的平和奎宁引发的紫癜，其血小板并无异常，而以有关药物行斑贴试验可出现紫癜样反应。

可引发紫癜性药疹的药物中，常见者有磺胺类、巴比妥类、抗组胺剂、碘剂、甲丙氨酯、吡唑酮类。紫癜的病因是多方面的，药物只是原因之一，感染、骨髓抑制、毛细血管内压增高（淤滞性紫癜）、维生素C缺乏、继发于全身性疾病、寒冷，皆可引发紫癜。在临床工作中，诊断药物引发的紫癜性药疹时，要注意排除其他原因。

（七）湿疹样皮疹

本型药疹外观与变应性接触性皮炎难以区别，常被当成"湿疹"或"湿疹样皮炎"进行处理，忽略本型药疹的诊断。本型药疹是指原有接触性过敏的患者，当口服或注射原致敏药或结构类似的药物时，其原有的接触性皮炎加重或扩散。它的机制很可能是迟发性变态反应），与接触性皮炎不同之处仅在于抗原暴露的途径不同。许多药物都既做内用，又做外用。外用致敏后亦可引发全身性过敏。以磺胺为例，当外用磺胺发生接触性皮炎后，再内服磺胺则不但原来发生接触性皮炎处再发湿疹性反应，并有全身性皮疹。值得注意的是，不但可发生湿疹性反应（迟发性反应），还可发生过敏性休克等速发性反应。青霉素外用致敏后，再次内服时也出现相似情况。这两种常用的有效抗菌药物，由于外用后很易致敏，致敏后再次内用时又可出现湿疹性皮疹，有时甚至出现严重的全身性反应，故现在已停止外用。目前，新霉素外用很普遍，要注意新霉素外用不但也易致敏，并且它可与卡那霉素和新霉素B等有交叉过敏。遇有此型反应出现时，用有关药物做斑贴试验，常可得阳性结果。但要注意，在皮炎未消退时最好不做此项试验。

引发湿疹样皮疹的药物有青霉素、链霉素、磺胺类、普鲁卡因、新霉素、卡那霉素、甲苯磺丁脲、氯磺丙脲等。

（八）水疱性皮疹

以小水疱或大疱为主的药疹较少见，但在其他类型药疹，如多形性红斑、表皮坏死性松解型、荨麻疹型及固定性红斑型药疹中，皆可有大疱发生；在变应性接触性皮炎、湿疹性皮疹及光敏感性皮炎中，也可有水疱发生。

引发水疱性发疹的药物有磺胺类、呋塞米、酚酞(偶见)、吡唑酮类、溴剂、碘剂、砷剂、米帕林、奎宁、四环素类、青霉素类等。

(九) 药物引发的红斑性狼疮样综合征

药物引发的红斑性狼疮样综合征儿童少见。其症状与系统性红斑狼疮很相似,皮损主要见于面部,色青红,略隆起,表面可有轻度鳞屑,伴有发热、风湿性疼痛、体重下降及内脏器官改变。血液内可查到红斑性狼疮细胞。后来发现许多其他药物,如普鲁卡因酰胺、异烟肼及灰黄霉素等,亦可引发红斑性狼疮样综合征。接受中等或大剂量肼肽嗪治疗者,经数月之后约 8%~13% 可发生红斑性狼疮样综合征,患者有与系统性红斑狼疮极相似的临床、病理及血液表现,接受异烟肼抗结核治疗的患者中,20% 出现抗核抗体阳性反应,极少数出现红斑性狼疮样综合征。

药物性红斑性狼疮样综合征与自然发生的系统性红斑性狼疮虽很相似,但有其自身特点:

1. 药物引发的本综合征患者的年龄多较后者为大。
2. 发热与皮疹皆较后者少见。
3. 明显的肾损害较少。
4. 贫血及白细胞减少程度较轻。
5. 普鲁卡因酰胺引发者,胸膜受累较多见。
6. 停用致病药物后,本综合征多数患者的临床表现及实验室检查异常可以消失,再用该药则可以再发。

引发红斑性狼疮样综合征的药物有肼肽嗪、普鲁卡因酰胺、苯妥英及有关乙内酰脲化合物、甲基多巴、三甲双酮、扑痫酮、硫氧嘧啶及有关化合物、异烟肼等。

(十) 表皮坏死松解型药疹

本病少见,起病急骤,先有皮肤瘙痒、疼痛或灼痛,之后出现皮疹,伴高热、全身不适、关节疼痛等全身症状。皮疹初为大片或弥漫性紫红色或暗红色红斑,迅速扩展,一两天内遍及全身。继之红斑处发生松解性大疱或大片表皮坏死松解,推之可随手移动,尼氏征阳性,破后大片糜烂,似烫伤样外观。

除皮肤外,黏膜亦可累及,可发生结膜及角膜剥脱或坏死,严重者可导致角膜穿孔。支气管黏膜大量脱落时,可导致呼吸道阻塞。胃肠道黏膜可发生糜烂与溃疡,出现腹痛,大便潜血阳性。其他内脏特别是肝、肾损害亦不少见。本型来势凶猛,常因继发感染,水电解质平衡紊乱,肝、肾受损害而死亡,须立即抢救。

引发此反应的常见药物有氨基比林等吡唑酮类解热镇痛药、磺胺类、巴比妥类及青霉素类等。

(十一) 剥脱性皮炎型药疹

少见而严重,多在长期用药后发生。初发皮疹为麻疹样或猩红热样,也可先为斑丘疹性,迅速融合成片。皮疹多先见于面部,迅速延及全身,致全身皮肤弥漫性红斑水肿,尤以面部、手足为著。颈下、腋部等皱褶部位皮肤可有水疱、糜烂、渗液、结痂。皮肤剥脱随之发生,剥脱呈鳞片状或落叶状。手足部常呈手套状或套状剥脱,重者毛发、指/趾甲亦可脱落。口腔、支气管、胃肠道黏膜皆可脱落,眼结膜充血、水肿、分泌物增多。在皮肤糜烂渗液过程中,常可发生继发感染。有时反复剥脱,迁延日久。常伴有支气管肺炎、中毒性肝炎、肾炎、白细胞增多或减少、全身性浅表淋巴结肿大等。若不及时治疗,可因全身衰竭、心力衰竭及感染致死。

本型的致病常见药物有巴比妥类、磺胺类、青霉素类、对氨基水杨酸钠及重金属制剂等。

(十二) 光敏感性药疹

光敏感性反应(photosensitivity reaction)是皮肤中的药物与光能作用的结果,药物可能是局部、口服或经胃肠外应用的。虽然一般需要直接的阳光照射,但过滤光或人工光也可引起反应。皮疹局限在暴露于阳光的部位,如面部、颈部的 V 区、前臂和手背。颈部经常会有一片三角形的无反应区,这是由于下颏的遮挡引起的,鼻内区和颜沟一般也正常。光敏感性药疹可以是一种非免疫性的光毒现象(phototoxic phenomenon),也可以是免疫性的光变态反应(photoallergic reaction)。光毒反应是非免疫性的,当适度的光和药物浓度都具备时,初次暴露即可发病。大部分光毒反应可以用普通太阳镜预防。四环素和胺碘酮是最常引起光毒反应的两种药物中。与此相反,光变态反应一般在初发时表现为湿疹样,更像接触性皮炎。致敏时间可能长达数天或数月。引发这种反应所需的药物剂量可能很小,免疫化学结构相似的药物可能发生交叉反应。光线暴露或完全没有暴露的部位和以前发生过暴露的远处部位都可能复发。即使不再继续用药,反应可能在暴露后数天或数月后发生。一般窗玻璃不能提供保护。光变态反应可通过光斑贴试验检测。先用所怀疑的药物作普通的斑贴试验 24 小时,然后暴露于光源。相关的药物包括磺胺类(抗菌类、降糖类、利尿类)、吩噻嗪类、NSAIDs 和灰黄霉素。

三、血清病样综合征

血清病原是指在被动免疫时,人在初次注射大量抗血清后出现的过敏反应。抗血清注射后,经 7~12 天潜伏期,注射部位出现症状,有瘙痒性丘疹、皮肤水肿、发热、蛋白尿、关节痛、淋巴结肿大等。其发生机制属Ⅲ型反应。20 世纪 40 年代以前,这种由异种血清引起的"真正的"血清病较为常见。随着大规模的免疫接种、有效抗生素的出现和改进、人类破伤风免疫球蛋白的应用,这种"真正的"血清病日益减少。但伴随抗生素、磺胺类和其他化学制剂的大量出现和使用,发现许多抗生素和化学药物也能引起类似血清病样反应。这些由药物引发的血清病样反应,其潜伏期、临床表现和免疫学特点与马血清引发的血清病无明显差别,故称之为血清病样综合征。

血清病样综合征的临床症状可同时发生,有时也可仅有一两种表现,症状可轻可重,可在一两天内消退,也可持续数周。

(1)发热:多在皮疹出现前 1~2 天开始,或与皮疹同时发生。体温多在 37.5~39.5℃之间,可持续。皮疹发生后,体温逐渐下降。

(2)皮疹:绝大多数病例有皮疹发生,最常见者为荨麻疹,多大量出现,可持续数日。有时也可见红斑、紫癜、多形性红斑或麻疹样发疹。如抗原是经皮下或肌内注射的,则注射局部可先出皮疹。

（3）淋巴结肿大：注射部位附近的淋巴结常肿大、疼痛，也可有全身性淋巴结肿大。

（4）多发性关节痛：约半数患者的关节可有疼痛或僵硬感，少数可有关节发红、肿胀、热感，甚至滑液腔内有渗液。膝、肘、踝、腕关节最常受累，小关节亦可受累。

引发血清病样综合征的常见药有抗毒素（蛇毒、肉毒、白喉和狂犬病）、抗胸腺球蛋白、抗淋巴细胞球蛋白和治疗恶性肿瘤的单克隆抗体、青霉素、血清制剂、磺胺类、促肾上腺皮质激素、硫氧嘧啶、呋喃唑酮、甲硝唑、链霉素、乙内酰脲类等，其中 β- 内酰胺类抗生素是最常见的引起血清病的非血清因素。

四、药物热

药物热的发生有多种原因，包括药物的变态反应、药物的药理学作用、体温调节的变化、胃肠外给药的局部反应，以及先天性的生物化学缺陷等，但由变态反应引起者常见。药物热虽不是一个严重的症状，但常预示有严重反应发生或其本身就是严重反应的一部分。药物引发的剥脱性皮炎多先有发热及轻度皮疹，但数日之后就可能发生严重的皮肤剥脱和内脏改变。以药物热为先驱症状的严重反应见表9-7。

表 9-7　药物热后可能出现的严重反应

肝损害	全身反应
黄疸	过敏性反应
肝肿大	血清样综合征
肝功异常	皮肤反应
血液学变化	红斑性狼疮样综合征
白细胞减少	剥脱性皮炎
粒细胞缺乏	血管炎
再生障碍性贫血	大疱性表皮坏死性松解

药物超敏反应引发的药物热可同时伴有皮疹、皮肤瘙痒和嗜酸性粒细胞增多。这种发热常见于用药之后 7~10 天，有一定的潜伏期，停用致热药物 48~72 小时之后可迅速消退，热退后再用该药时可迅速再发。药物热与感染性疾病的发热有明显不同，药物热的患者一般情况良好，无明显的中毒症状。药物热可与药物超敏反应的皮肤症状（药疹）同时发生，偶可单独发生，它也可以是药物引发的血清病样综合征、系统性红斑性狼疮样综合征、变应性血管炎、肝炎或其他疾病的症状之一。上述这些症状或体征的并发，对药物热的诊断有很大帮助，但在许多临床工作中所遇到的具体情况，也常使人困惑，难于判断。例如，轻度嗜酸性粒细胞增多支持变态反应性的诊断，但不增多时也不能除外药物超敏反应。有些药物热患者同时可有白细胞计数增高，并有分类左移，因而不能排除感染。药物热的患者虽一般状况良好，但也有时出现高热、寒战，并伴有其他全身症状，使人难于除外败血症或其他发热性疾病。我们遇到一位系统性红斑性狼疮患者，有皮疹、发热和肺炎并存，虽给青霉素治疗发热

持久不退,并有增高趋势。持续十余日之后患者状况恶化,加之家庭经济困难,家属放弃治疗,出院回家,停用一切药物。数日之后患者竟奇迹般地退热,一般状况好转,出院后1周再来门诊就诊,这时才判断患者伴发药物热。

由药物的药理学作用引发的药物热可能是用药后而死亡的微生物所释放的内毒素所致,最明确的例证是用抗生素治疗某些螺旋体疾病时引起的赫氏反应。因改变中枢神经系统的体温调节功能而致发热的药物有苯丙胺和可卡因衍生物等,但多不伴发皮疹。两性霉素B静脉内注射后可引起发热,可能是静脉内给药后的局部反应。与变态反应所致药物热相比,后几种皆少见。

对药物热及时确诊极为重要,否则将会对病情增加许多不适当的推测和不适当地处理,使病情进一步复杂化,影响合理治疗。一般言之,对药物热的诊断是逐个排除其他可能的发热原因,并结合与发热并发的其他提示过敏性的症状加以确定。热退之后再用可疑药物可以确认致病药物。这样做虽有可取之处,但须权衡利弊,慎重应用,以避免严重反应的发生。

对药物热的处理,主要是及时停用致病药物。对重症患者,可用类固醇皮质激素治疗。

引发药物热的药物种类很多,抗菌药物如青霉素类、头孢菌素类较为常见,其次则是磺胺类、奎尼丁、普鲁卡因胺、苯妥英钠、奎宁、链霉素、甲基多巴等。

五、血液学反应

嗜酸性粒细胞增多是药物超敏反应中的常见现象,可以是药物诱发超敏反应的唯一表现,多见于过敏性休克、药疹(变态反应性者)、变应性肺部疾患与药物热等。在周辉等100例各种药疹的报道中,有90例在发病高峰时做了血常规检查,嗜酸性粒细胞增高达5%以上者占53.33%,其中高达21%以上者10例,占33.7%,最高者达30%。嗜酸性粒细胞增高伴随药物超敏反应的皮肤反应或全身性反应出现,其增高在发病初期并不明显,而以皮疹开始消退时为著,皮疹完全消退则恢复正常。嗜酸性粒细胞增多在药物超敏反应的诊断中确有一定意义,然而,单凭嗜酸性粒细胞增多不足以做出停止治疗的决定。事实上,有些药物如洋地黄,通常会引起嗜酸性粒细胞增多,但是对这种药物的超敏反应却很少见。

能引起嗜酸性粒细胞增多而又不产生临床疾病的药物有金盐、别嘌呤醇、氨基水杨酸、氨苄西林、三环抗抑郁剂、硫酸卷曲霉素、卡马西平、洋地黄、苯妥英、磺胺药、万古霉素和链霉素,还要注意的是有约50%的病例并无增多,故不能因其不增多而否定药物超敏反应的诊断。另外,还要注意在某些寄生虫病、真菌病、自身免疫病、内分泌病、恶性肿瘤及某些血液病中,也出现嗜酸性粒细胞增多,故在排除上述可能增高的原因后,才有参考价值。

药疹中所伴发的肝脏病变大多数为变态反应性机制。变态反应性机制介导的肝损害机制是药物或其代谢产物作为半抗原与肝脏特异性蛋白结合,经巨噬细胞加工后,构成完整的新抗原,激活免疫系统导致。它有以下特点:①不可预测性;②有较为一致的潜伏期1~4周;③仅见于极少数人;④发病与用药剂量、疗程无关;⑤不能在动物实验中复制;⑥伴药物热、药疹、嗜酸性粒细胞增多等变态反应表现；⑦有时伴有变态反应机制引发的血液改变；⑧门脉区有以嗜酸性粒细胞浸润为主的炎症反应；⑨其他免疫异常指征。

药物超敏反应所致的肝病，除有肝大与黄疸外，常伴有药物超敏反应的其他症状。李世荫等在 110 例剥脱性皮炎型药疹中发现有不同程度肝病者 39 例，其中仅有肝大者 5 例，仅有黄疸者 11 例，仅肝功能异常者 2 例，同时有肝大及黄疸者 6 例，同时有肝大、黄疸和肝功能异常者 15 例。郭文友报道的 77 例药疹病中，有肝脏反应者 14 例（肝大 11 例，黄疸 3 例）。为便于了解，现将由药物超敏反应引起的黄疸与代谢异常的黄疸做一比较，以期有助于两者的鉴别。下列情况时可以怀疑为超敏性损伤：损伤的发生需要有为期不等的 1~5 周的致敏期；肝损伤伴有临床超敏反应的特征（发热、皮疹、嗜酸性粒细胞增多、关节痛和淋巴结病变）；组织学显示肝内富含嗜酸性粒细胞的炎性渗出物或肉芽肿；没有肝炎相关性抗原的存在；再次给予小剂量怀疑的药物时迅速导致肝功能异常复发（通常不推荐这样做）。撤除所怀疑的药物时，肝功能可得到恢复，除非细胞已经发生了不可逆的改变。这种肝细胞的损伤可以是胆汁淤滞型的、肝细胞损伤或坏死型的，也可以是混合型的。

引发变态反应性肝病的药物有磺胺类、对氨基水杨酸钠、氯丙嗪、有机砷制剂、异烟肼、链毒素、苯妥英钠、保泰松、青霉素类、呋喃坦啶等。

六、肾脏反应

药物肾损害除了药物的直接肾毒性结晶梗阻、缺血损伤外，免疫机制不可忽视。可通过变态反应引起间质性肾炎或药物作为半抗原引起免疫反应而累及肾脏，此种一般与药物剂量无关；

即药物超敏反应性肾病较少见。有些药物引起的药疹伴发肾病，例如 β- 内酰胺类抗生素，尤其是甲氧西林。药物超敏反应所致的肾脏反应，常伴有发热、斑丘疹性皮疹及嗜酸性粒细胞增高等变态反应症状，还可有蛋白尿、镜下血尿，有时还可有肾功能不全。此类肾脏反应的表现有几种：

1. **间质性肾炎**　有由多黏菌素和三甲双酮引发此种反应的报道。

2. **肾小管变性和坏死**　Baldwin 等曾报道 3 例由青霉素、3 例由甲氧西林及 1 例由前述二种药物并用引起的此种反应。

3. **膜性肾炎**　Rosenblum 等报道 1 例由三甲双酮引发的本型反应。此外，青霉素酶、汞剂、金制剂也可引起此型反应。

4. **多动脉炎**　Rich 报道 1 例由青霉素引起的肾脏多动脉炎，其他人也有相似的报道。

七、肺部表现

（一）支气管哮喘

药物是导致哮喘急性发作的常见原因。有时，这种发作是严重甚至致命的。药物诱发的支气管痉挛最常发生在原有哮喘但只显示亚临床反应性气道疾病的患者。它可因吸入、食入或胃肠外用药而发作。虽然哮喘可发生在药物诱发的过敏性反应或类过敏性反应,表现为支气管痉挛和喉水肿。NSAIDs 引起的哮喘占药物诱发哮喘反应的 2/3 以上,其中 1/2 以上由阿司匹林所致;口服或眼用 β 肾上腺素能受体阻断剂可在原有哮喘或亚临床支气管高反应性的患者诱发支气管痉挛。这种反应可以在开始时迅速发生,少数情况下也可以在治疗数月或数年后发生。普萘洛尔、纳多洛尔和噻吗洛尔更为多见。曾有眼用噻吗洛尔治疗青光眼造成致死性反应的报道。个别没有哮喘的人应用 β 肾上腺素能受体阻断剂后曾发生支气管收缩,还应该提醒的是 β 肾上腺素能受体阻断剂可以增加对其他药物的速发型普遍性反应的发生率和严重程度;新斯的明或吡斯的明也曾引起支气管痉挛。曾有报道血管紧张素转换酶抑制剂(ACEI)可引起急性支气管痉挛,并加重慢性哮喘,ACEI 还可引起血管性水肿。亚硫酸盐和焦亚硫酸盐在部分哮喘患者可诱发支气管痉挛。其发病率可能很低,但在糖皮质激素依赖性哮喘的患儿中可能较高。这些制剂被作为保存剂用来防止食物腐败,防止食物酶性或非酶性变色或作为抗氧化剂经常用于支气管扩张药液。亚硫酸敏感的诊断依靠亚硫酸激发试验,亚硫酸和阿司匹林之间没有交叉反应性。这些患者的支气管痉挛可用定量吸入器或雾化器吸入含有微量焦亚硫酸盐的压力支气管扩张剂治疗。

(二)浸润嗜酸性粒细胞增多

药物诱导的急性肺损害有两种形式,即超敏性肺炎和肺浸润伴有周围血嗜酸性粒细胞增多。肺嗜酸性粒细胞浸润综合征与多种药物的应用有关,包括磺胺药、青霉素、NSAIDs、甲氨蝶呤、卡马西平、呋喃坦啶、苯妥英、色甘酸钠、丙咪嗪和 L- 色氨酸。主要症状为干咳,有时伴头痛、无力、发热、鼻症状、呼吸困难和胸部不适。胸 X 线片可发现弥漫性或局灶性浸润,一般都有周围血嗜酸性粒细胞增多。肺功能检查显示限制性通气障碍,二氧化碳弥散功能降低。肺活检显示间质和肺泡炎症,内含嗜酸性粒细胞和单核细胞。本病的预后良好,在停用有关药物并应用皮质类固醇后,临床症状迅速好转。肺功能可完全恢复,基本没有残余损伤。呋喃坦啶诱发急性综合征,约 1/3 患者有周围血嗜酸性粒细胞增多。典型急性肺反应在开始治疗后数小时至 7~10 天发生。典型症状包括发热、干咳、呼吸困难(偶有喘鸣),以及较少发生的胸膜痛。胸 X 线片显示弥漫性或单侧病变,肺下叶病变较多。胸腔积液多见。不伴有组织嗜酸性粒细胞浸润。治疗开始后 1 个月或更长的时间,表现为咳嗽和呼吸困难,放射学上和组织学上类似于特发性肺纤维化。

近年来,随着甲氨蝶呤在治疗银屑病、类风湿性关节炎和哮喘等的广泛应用。其肺损伤开始受到重视,包括毒性损伤和免疫机制。症状常在开始治疗后 6 周内出现,表现为周围血嗜酸性粒细胞增多,但没有组织浸润。发热、不适、头痛和寒战,伴有干咳和呼吸困难。40% 患者有嗜酸性粒细胞增多,胸 X 线片显示弥漫性间质性病变,10%~15% 有肺门淋巴结病变或胸腔积液。停药后,一般恢复迅速,但有时本病是致命的。加用皮质类固醇可以缩短恢复期。

第四节　诊　　断

　　诊断需要建立在病史、临床表现之上,条件允许的情况下,还应行体内测试和体外生物学检测。但由于药物导致免疫应答的复杂性,以及有关抗原大多是在体内通过代谢而产生且无法体外制备、目前只有少数临床和生物学检测是经过验证并可以应用的现状,因此药物超敏反应诊断具有一定的困难。

一、评估临床病史

　　详细询问临床病史对于药物超敏反应诊断非常重要。包括临床症状(是否符合 DHR)、症状的时间顺序(既往暴露情况、最后一剂药物使用和症状发生的时间间隔、停药后症状变化)、其他药物使用情况(全面了解反应发生前一段时间、反应发生时,以及反应发生后使用的所有药物)、患者的医疗背景(既往是否有过敏史;症状的发生是否与其他基础疾病相关,如慢性荨麻疹和慢性鼻窦炎患者,使用对环氧合酶 1 有抑制作用的 NSAIDS 药物后症状可能加重)。

　　如果患者新近开始使用一种已知可引起超敏反应的药物(如 β 内酰胺类抗菌药物),药物超敏反应的诊断也许会比较容易。但是,对于在同一时段启用和停用多种药物的患者,鉴别可疑致敏药物可能较为困难,此时需要对患者进行完整而详尽的病史采集和相应的体格检查,并分析其临床表现、症状与用药的时间关系是否符合诊断。

　　因为患者往往会同时使用多种药物,尽管药物导致超敏反应的概率差别较大,但每一种药物都可能与症状相关;另外若缺少准确的信息(如时间顺序不准确,患者不能回忆起准确的药品名称和治疗措施)通常更难以评估药物和反应的因果关系。因此很难仅基于临床病史对 DHRs 进行准确的诊断,过敏检测通常是必要的。药物超敏反应的误诊会导致患者失去最佳治疗药物使用的机会;而漏诊可能导致患者再次暴露于致敏药物,再次导致超敏反应,甚至危及生命。因此,需要明确或排除药物超敏反应。

　　可根据下述标准,分析为变态反应性还是为非变态反应性:

　　1. **既往对药物的耐受性**　患者对引发变态反应的药物,过去多能较好耐受。

　　2. **药物剂量**　药物超敏反应的发生,多出现在常用的治疗剂量,有时小于常用剂量也可出现,故可依此除外毒性反应或蓄积作用。

　　3. **临床表现**　药物超敏反应的表现,常与其他物质引起的变态反应性疾病相似,但与药物的药理学作用不同。对治疗中出现的异常现象,当伴有典型变态反应性疾病的临床特点,如血清病样反应、过敏性休克、荨麻疹、血管性水肿、哮喘及接触性皮炎时,应着重考虑药物超敏反应的可能性。

　　4. **潜伏期**　变态反应的发生,有肯定的潜伏期,一般为 7~10 天。短于潜伏期时,因过敏状态还未形成,对所用药物不会发生反应。过敏状态形成之后,再用该药,则在数十分钟至 24 小时内将发生反应,一般不超过 72 小时。

5. **反应再发** 这种反应一旦发生,以后再用该药或与其化学构造相似的药物,既使用量很小,也可引起再发。

6. **好发于易感性个体** 这种反应只见于少数有易感性的人。这种人或其家族成员常有变应性疾病的历史。注意不要把其他药物反应看成是药物超敏反应。

7. **绝大多数的病程具有自限性** 停用致敏药物后就可以很快消退,只有少数例外。

8. **其他** 抗组胺药物和类固醇皮质激素有较好效果、嗜酸性粒细胞增加。这些都有助于判断,但应注意其他类似疾病,故只能作为参考。

也可进行检测来判断是否为药物超敏反应,检测时间应在所有临床症状和体征完全缓解后 4~6 周。如果在反应缓解后 6~12 个月以上再行检查,部分药物试验可能出现阴性结果,所以不建议推迟太久。可根据临床表现将反应为速发型反应还是迟发型反应,推测可能的发病机制(IgE 介导还是 T 细胞介导),据此来选择恰当的诊断方法。但需注意的是,IgE 介导的药物超敏反应也可发生在 1 小时之后,而一些强烈的 T 细胞介导的过敏反应也可发生迅速,在几个小时内即出现,因此给药至反应出现的时间间隔不能作为区分机制的绝对标准。

二、皮肤测试

应根据患者 DHR 可能的发病机制来决定是否进行皮肤测试。皮肤点刺试验和皮内试验可用于检测由 IgE 介导的 DHRs。操作应当遵循标准流程,并且应由经过培训的专业人员来进行。由于点刺试验简便、快捷、经济且特异度高,针对速发型 DHRs,推荐使用点刺试验进行初步筛查。当点刺试验结果为阴性时,应行皮内试验。皮内试验对检测药物 sIgE 的灵敏度高于点刺试验。行皮内试验时,应使用静脉剂型的药物。皮肤试验的敏感度和预测值各不相同,具体取决于药品种类和患者的临床表现。对于 β- 内酰胺类药物、肌松药、铂盐类药物和肝素导致的速发型 DHRs,皮内试验的敏感度和预测值均较高,但对其他大多数药物则为中等或较低。皮肤试验在患者前臂曲侧皮肤进行,15~20 分钟后判读结果。皮肤点刺试验判读标准为若风团直径较阴性对照 ≥3mm 为阳性,合并有红斑或痒感更支持阳性反应。皮内试验操作方法为将 0.02~0.03ml 检测药品稀释液注入前臂曲侧皮下,形成直径不大于 4mm 的皮丘,15~20 分钟后判读结果。若皮丘直径较之前扩大 3mm 及以上为阳性反应,伴有红斑和痒感则更支持阳性反应。

对于疑似 T 细胞介导的以皮肤症状为主的非速发型 DHRs,可尝试行斑贴试验和 / 或延迟判读的皮内试验(即在皮内试验完成后 24 小时、48 小时及 72 小时判读结果)。目前最常用的方法将药液或片剂药物磨细成粉,使用凡士林充分混匀形成 5%~30% 浓度。因药物可能会造成皮肤非特异性刺激,因此斑贴试验也有必要在健康对照组进行对照研究,以确定无刺激性的浓度。但斑贴试验和 / 或延迟判读的皮内试验两种方法的灵敏度均不高。有研究报道斑贴试验对 β- 内酰胺类药物引起的迟发型皮肤反应的灵敏度仅为 9%,而延迟判读结果的 IDT 的灵敏度略高于斑贴试验。

若药物仅有片剂、胶囊或局部使用剂型,无静脉使用剂型,则仅能进行皮肤点刺试验和斑贴试验,不能进行皮内试验。对于这种类型的药物,目前无推荐的进行点刺试验标准化流程及推荐浓度。常规操作方法为将片剂或胶囊研磨成粉状后,溶于少量 0.9% 的生理盐水中,然后进行皮肤点刺。

除了几种抗生素和其他少数药物,对于多数药物皮肤试验浓度还有待标准化和验证。有的药物本身不具备免疫原性,而是进入体内后形成的代谢产物引发免疫反应,因此有时我们难以得到这些药物的免疫活性成分。这种情况下,需要进行激发试验来明确诊断。现有研究不支持对既往没有药物超敏反应病史的患者行皮肤过敏检测。

三、激发试验

药物激发试验(drug provocation test,DPT)是诊断 DHR 的金标准。由于 DPT 具有一定的风险,所以通常作为药物超敏反应检测的最后一步。DPTs 的敏感度是所有检测中最高的,但只能在严密的监护下进行。因此,开展 DPT 的医疗中心必须配有完备的医疗设备、物资和人员,必须足以有能力正确处理严重过敏反应,医护人员必须经过良好的训练并具有的丰富的临床经验。如评估受试者测试时出现不良反应的可能性较大,应提前建立静脉通道。DPT 结果不受 DHRs 的发病机制影响,因此无法区分过敏性和非过敏性DHRs。

（一） DPT 的适应证

1. 经过病史和皮肤试验评估后被判断为不太可能对某种药物超敏反应的患者,即 DPT 应该用于证明患者对某种药物的耐受能力。

2. 为已证实药物超敏反应的患者提供安全的药理学和 / 或结构上不相关的药物,如对β- 内酰胺类药物超敏反应患者选择其他类别抗生素,主要针对由于情绪焦虑或紧张,未通过耐受性证明就拒绝使用推荐药物的患者。

3. 对已证实药物超敏反应的患者,通过 DPT 选用与致敏药物结构或药理学上有相关性的可耐受的药物作为替代,例如青霉素过敏患者选用可作为替代的头孢菌素,阿司匹林敏感患者选用可替代的其他非甾体抗炎药。

4. 当病史与皮肤试验结果存在不吻合性,或者药物超敏反应机制为非免疫机制诱导,皮肤试验无价值,仅能进行 DPT 才能明确诊断。

（二） DPT 的禁忌证

1. 既往病史中出现严重不可控制的反应和严重威胁生命的反应,如嗜酸粒细胞增多和系统症状药疹(DRESS 综合征)、Stevens-Johnson 综合征、中毒性表皮坏死松解症、急性泛发性发疹性脓疱病等。

2. 患者基础疾病未控制,如不稳定型心绞痛、先天性心脏病、心律失常、哮喘未控制、脑血管疾病、慢性荨麻疹发作期等,因受试者在激发试验过程中面临严重过敏反应风险。

3. DPT 测试时间到药物超敏反应发生 <6 周或药物引起的"过敏"症状仍未痊愈。

4. 患有精神疾病,或不能配合操作者,如婴幼儿。

5. 妊娠及哺乳期等。

DPT 的给药途径取决于可疑药物,首要原则是要与初次诱发 DHR 时用药途径相同。然而,条件允许的情况下口服途径是最佳选择。DPT 给药起始剂量、递增剂量,以及递增时间间隔取决于多种因素,包括药物本身的剂型,既往病史中反应的严重程度、给药途径、药物使用和反应之间的时间间隔及患者的健康状况等。总的原则应该从低剂量开始,逐步增加剂量,并在出现第一个客观症状时立即停止。激发的初始剂量应在 1:100 或 1:10,视患者既往反应严重程度决定,既往病史出现反应越严重,起始剂量应越低。若达到此药物的最大单次剂量(能达到常规每日给药剂量最好)观察足够时长后,仍没有症状出现,可判定为阴性结果。剂量递增的间隔时间应至少为 30 分钟,但许多药物和特定情况可能需要较长的间隔时间。如果病史中为迟发型反应(即在最后一次给药后 1 小时以上发生反应),起始剂量不应超过治疗剂量的 1:100,且剂量递增时间间隔需要根据既往病史进行调整,一般会以 1/100 治疗剂量激发 3~7 天,再以 1/10 治疗剂量激发 3~7 天,再以全治疗剂量激发 3~7 天。因此 DPT 可能在数小时、数天内完成,偶尔也可能需要数周才能完成。

四、体外检测

(一)血清类胰蛋白酶检测

血清类胰蛋白酶升高是肥大细胞活化、脱颗粒的标志,是在过敏反应急性发作期内唯一有价值的血液学检测指标,因为无论严重过敏反应是由免疫机制介导还是非免疫机制介导,都可能导致其升高,所以类胰蛋白酶升高可证实严重过敏反应的诊断,但对明确诱发原因、发病机制无价值。血清类胰蛋白酶在严重过敏反应发生后 30 分钟内即上升,半衰期约 120 分钟,随后逐步降低。因此,欧洲围手术严重过敏反应过敏诊断相关指南推荐反应发生后进行多个时间点的血清类胰蛋白酶检查,第一次采样应在复苏成功后尽早进行,第二次采样在反应后 2 小时进行(由于血清类胰蛋白酶增高的水平可以持续数小时,因此 6 小时之内的采样都有诊断价值),第三次采样在反应发生 24 小时之后进行,目的是得到患者血清类胰蛋白酶基线值。基线值的评估非常重要,因为一些基础疾病,如肥大细胞增生症、急性粒细胞性白血病、骨髓增生异常综合征、嗜酸性粒细胞增多症、重组干细胞因子治疗、慢性肾功能不全等,均可导致血清类胰蛋白酶基线值增高。但目前对于血清类胰蛋白酶诊断严重过敏反应的阈值尚未达成共识。Laroche 等的研究对比 75 例严重过敏反应患者和 25 例心源性休克患者的血清类胰蛋白酶水平,计算受试者工作特征(receiver operating characteristic,ROC)曲线,建议最佳阈值为 7.35μg/L,灵敏度和特异度均为 92%。当把阈值提高到 12.5μg/L 和 25μg/L 时,特异度升高到 96% 和 100%,但灵敏度分别降低到 82.7% 和 68%。欧洲药物超敏反应协会推荐当血清类胰蛋白酶>25μg/L 时,提示严重过敏反应为 IgE 介导。但是血清类胰蛋白酶正常不能排除严重过敏反应的可能,研究表明,临床最终确诊为严重过敏反应的患者中,36.3% 的患者在急性发作期血清类胰蛋白酶水平未升高。可能的原因为局部类胰蛋白酶释放,比如喉部血管神经性水肿,不足以引起全身血清类胰蛋白酶水平升高;或者在严重过敏反应发生时,主要效应细胞为嗜碱性粒细胞,而非肥大细胞。因此结果的解释需与病史,包括症状发生时间、临床表现、采样时间、血清类胰蛋白酶基线水平等因素结合考虑。

(二) 药物 sIgE 检测

许多药物目前无商业化的 sIgE 检测试剂,且已有的商业化药物 sIgE 体外检测(如青霉素、NMBA、木瓜凝乳蛋白酶或破伤风类毒素)尚未得到充分的验证,其中研究相对充分的为青霉素 sIgE。Immunocap 系统是目前使用最为广泛的青霉素特异性 IgE 检测系统,可检测抗原包括 penicilloyl V(Pen V)、penicilloyl G(Pen G)、amoxicilloyl、ampicilloyl。该检测虽特异度高,但灵敏度很低,Fontaine 等报道其特异度为 85.7%~100%,而灵敏度仅为12.5%~25.0%。西班牙研究的结果显示,290 例确诊青霉素过敏的患者中,有 24 例皮肤试验阴性而特异性 IgE 阳性的患者,经药物激发试验确诊青霉素过敏。因此,青霉素 sIgE 检测在国外青霉素过敏诊断相关指南中一般不作为必需检测的常规项目,但当病史与皮肤试验结果不相符,即病史强阳性而皮肤试验结果为阴性时,可在激发试验前进行 sIgE 检测,以避免不必要的激发试验风险。

(三) 嗜碱性粒细胞活化试验

在过敏反应发生时,嗜碱性粒细胞是重要的效应细胞,活化后释放组胺、白三烯等炎症介质。早期的相关研究希望通过检测嗜碱性粒细胞被变应原激发后释放的组胺量(组胺释放试验,histamine release test)来判断嗜酸性粒细胞是否活化,但由于组胺分子量小,代谢快,测定困难,未能在临床中应用。直到 1991 年,Knol 等证实当嗜碱性粒细胞活化时,用流式细胞技术可以观测到表面标记分子 CD63 表达增高,嗜碱性粒细胞活化试验(basophil activation test)逐渐得以发展。研究发现 CD11b、CD13、CD63、CD69、CD107a、CD107c、CD164 和 CD203c 均是可用于检测的活化标志分子。通过检测嗜碱性粒细胞活化的状况可识别诱发严重过敏反应的药物。免疫机制和非免疫机制介导的严重过敏反应均可导致嗜碱性粒细胞的活化,因此无论药物通过何种机制诱发严重过敏反应,此检测均适用。但目前主要应用于基础研究,有效性有待评估,尚未用于临床。嗜碱性粒细胞活化试验可为皮肤试验的补充,但不能替代皮肤试验。

(四) 其他

在 II 型及 III 型药物超敏反应,例如药物导致的血细胞减少、血管炎,药物 sIgM 或 IgG 检测有价值,但是这些检测还未广泛应用,且敏感度未知。一些中心开展 Coombs 试验、体外溶血试验、补体因子和循环免疫复合物的检测,但主要应用于研究,尚未在临床使用。

T 细胞相关检测(细胞分化 / 激活试验)、淋巴细胞转移试验(lymphocyte transformation test,LTT)只能在少数实验室进行,未标准化,有效性尚未经过验证,因此尚未被推荐纳入常规诊断流程。

研究发现特定 HLA 等位基因的表达和与某些药物重度迟发型过敏反应易感性之间关联。如前所述,研究证实 B*5701 表达和阿巴卡韦引起的 DRESS 综合征之间有关联;中国汉族人群中卡马西平 DHRs 易感性和 B*1502 等位基因的表达之间有关联。因此 HLA 基因检测对于一些药物超敏反应易感性有预测价值。

五、可疑药物撤除试验

当有足够的理由怀疑药物超敏反应而又没有客观试验方法来证实这一诊断时,进一步的临床验证方法就是撤除所怀疑的药物。一般如果在数天至数周的时间内反应迅速消退，则是药物超敏反应的间接证据，而对多数临床情况而言，这已足够了。

一般情况下，患者常应用多种药物。那些不属绝对必要的药物应首先停用。对于那些必须应用的药物，应设法换用无交叉反应的代用药物。病情好转后，如果认为必要的话，可考虑重新应用那些认为不可能导致反应的药物。然而，在中断治疗后再次启用可能引起反应的药物，要承担发生过敏性反应的危险。因此，在决定停用一种药物时，也应考虑这个问题。当没有合适的替代药物可用时，停用一种药物可能导致不利的后果。医师应该权衡药物反应和不治疗疾病哪一个情况更严重。如果反应不严重，没有继续发展的迹象，则可以继续药物治疗，而对反应做对症处理。

第五节　治疗与管理

一、药物超敏反应的治疗原则

(一) 早期诊断

治疗药疹，早期诊断极为重要，关系着有利时机的争取和治疗的成败。对一切药疹，都要尽早作出明确诊断，以便能早下决心停药和给予治疗，以免病情继续恶化。要做到早期诊断，就要在一切药物治疗过程中，注意异常现象的出现，及时加以分析，尤其要注意严重药物反应的早期现象。有些治疗失败的病例就是出于没做到早期诊断，而使致敏药物未能及时停用，未能得到及时治疗，失去救治的时机而造成的。

(二) 及时停用致敏药物

停用可疑药物是最有效的诊断手段和治疗。除极特殊的情况以外，药物反应的诊断一经构成或有高度可能，就应停用致敏药物和可疑致敏药物。有些病例经停用致敏药物之后，虽未进行有关治疗，在数日至数周之内症状可完全消失，不留有明显的后遗反应。但如不及时停药，则病情有由轻症发展成重症反应的可能，以致难以救治。如在反应发生前较长时间内，只用过一种药物，则致敏药物较易判断。如同时使用着几种药物，不易分清哪个药物是致敏者时，一般应全部停用，但有时因原有疾病仍需继续治疗，全部停用不大可能，那就要将致敏可能性最大的药物首先停用。例如常用的抗菌药物、水杨酸盐类、巴比妥类及抗痉挛药物等，这些都是常见的致敏药物。如停用的药物中，有对原有疾病治疗属必需者，可用药理作用相似，但化学构造上不同的药物代替。不能代替的，同时反应较轻的可采用"跨越轻度反应"的治疗方法，即在抗变态反应治疗的情况下继续原来的方案。

在少数情况下，例如患者原有疾病较严重，停用原有治疗药物的问题就不能仅从药物反应一方面去考虑，而要从患者的具体情况出发，全面衡量得失而确定：

1. 此次发生的药物反应的严重程度及其可能导致的结局。

2. 原有疾病是否迫切需要继续治疗。

3. 目前是否有在免疫化学上无关的较为安全且有相似药理作用的药来代替。要求统一的标准是不切实际的,但不要以为有了代用药就可确保不出问题,应随时注意仔细观察病情,及时采取措施。

(三) 对症治疗

及时治疗的内容是减轻临床症状直至反应消失。两种情况值得重视:其一是严重过敏性反应,如过敏性休克、喉头水肿、哮喘等,需要分秒必争、迅速救治;其二是早期表现并非十分严重,但由于未充分治疗,以致病情发展,丧失了抢救时机。例如,急性黄色肝萎缩、肾脏病变、剥脱性皮炎、表皮坏死性松解型药疹等,其早期症状可为发热、发疹性皮疹、严重瘙痒、出血性皮疹等一般症状,不久之后出现更为严重的或足以致死的反应。在严重病变形成之前给予合理治疗,有可能减少死亡或缩短病程。

(四) 用药力求简单,避免新的过敏

在对药疹进行治疗时,用药种类务必简单。凡与原致敏药物的免疫化学构造相近的药物,尽量不用,以免发生交叉过敏。另外,也须注意其他在构造上无关的药物引发过敏的可能性。患者一旦对某种药物发生变态反应,对其他在免疫化学上无关的药物,也较易发生反应。因此,不管是治疗原有疾病,还是治疗药物超敏反应症状,用药都应力求简单,避免不必要的麻烦。事实上,即使没有变态反应的存在,同时服用多种药物,是否真的有必要,是否真有好处,也值得考虑。

(五) 治疗中密切观察

观察的内容包括三个方面:

1. 现有的药物反应症状的演变。

2. 是否有新的过敏反应发生。

3. 原有疾病的病情变化。

要随时掌握上述三方面情况,及时给予合理的处理。

二、药物超敏反应的治疗药物

治疗药物超敏反应,一是减轻或消除现有症状,二是帮助重症患者渡过危机。在少数情况下,要通过治疗促进致病药物的排泄或降解,例如致病药物为金、汞或砷剂,可用二巯丙醇治疗。

一般轻症药疹,如致敏药物已停止使用,不进行药物治疗亦可自愈。较重的反应则需认真治疗,严重的反应则要及时合理救治。治疗方法包括药物及必要时的应急措施,例如严重喉头水肿,用药物治疗不能缓解时用气管切开等。药物超敏反应的临床症状多种多样,其治疗方法亦不尽相同,此处只介绍有关的治疗药物的应用方法。

(一) 肾上腺素

严重过敏反应的首选药物。

(二) 抗组胺药

抗组胺药物不能阻止抗原抗体反应,也不能阻止组胺的释放,但能够阻止组胺与受体结合,对速发型反应有真正的疗效,而对其他型变态反应无针对性效果。

(三) 类固醇皮质激素

类固醇皮质激素在药疹的治疗中起着重要作用,它可抑制抗原抗体反应和抑制抗体的产生,还可抑制过敏反应中组胺及其他药理活性物质的产生或释放。此外,它还有抗休克作用及抗毒作用。但对严重过敏反应无快速效果,不是严重过敏反应的首选。

对大多数药疹而言,因其本身具有自限性,皮质类固醇治疗的疗程通常为1~2周,很少出现不良反应。但对个别情况需较长时间皮质类固醇治疗者,则须注意预防和及时处理其有关副作用或并发症。

三、药物脱敏

脱敏(desensitization)的目的是使患者从对变应原高度敏感的状态转变为耐受的状态。适合于通过Ⅰ型变态反应导致的药物超敏反应。脱敏疗法仅适用于药物热及皮疹(剥脱性皮炎禁忌),其他严重反应如过敏性休克、急性肾衰竭、紫癜等严重过敏反应病例,不宜再试用原药。

脱敏是对发生变态反应或毒性反应的患者,在反复给予小剂量的可疑药物后,其过敏状态或病理状态得以缓解或不发生的现象。脱敏的机制可能为给予小剂量的特异抗原后,刺激患者机体产生一种属于IgG的封闭抗体,这种抗体与IgE抗体争夺抗原,从而减轻或避免变态反应的发生。在脱敏的初期过敏反应还可能出现,接着封闭抗体的作用逐渐明显,IgE抗体被逐渐利用减少,从而达到脱敏作用。约1/3的患者在脱敏的过程中发生了轻度的全身反应,主要是荨麻疹和瘙痒。这些轻度全身反应可自行消退。脱敏亦可能引起严重过敏反应,甚至死亡。因此,必须慎重施行,掌握正确方法,并且是必须使用的药物。

抗结核药物的脱敏方法见表9-8~ 表9-10。

几乎所有的抗结核药物均可引起过敏反应,如前所述,脱敏亦有风险,所以脱敏价值较大的药物主要是INH、RFP及PZA 3个杀菌剂,以下为常用的几种脱敏方法。

表9-8　日本结核病学会治疗委员会 INH、RFP 脱敏疗法指南

药名	试用剂量															
	第1天	第2天	第3天	第4天	第5天	第6天	第7天	第8天	第9天	第10天	第11天	第12天	第13天	第14天	第15天	第16天
INH(mg)	25	25	25	50	50	50	100	100	100	200	200	200	300	300	300	400
RFP(mg)	25	25	25	50	50	50	100	100	100	200	200	200	300	300	300	400

表 9-9 岛尾脱敏疗法

种类	开始量
氨基糖甙类抗生素	5~10mg
INH	1~5mg
RFP	25~50mg
PAS	0.1~0.2g

表 9-10 PZA 脱敏疗法

药名	试用剂量															
	第1天	第2天	第3天	第4天	第5天	第6天	第7天	第8天	第9天	第10天	第11天	第12天	第13天	第14天	第15天	第16天
PZA（mg）	100	100	100	200	200	200	300	300	300	500	500	500	750	750	750	1 500

四、具体治疗措施

(一) 轻症药疹

首先要停用一切可疑的致敏药物及与其结构近似的药物。停用致敏药物后,轻症病例的皮疹多迅速消退,必要时可口服抗组胺药、维生素 C 等。

(二) 重症药疹

重症药疹如表皮坏死松解型、剥脱性皮炎型及重症多形性红斑型药疹,其皮肤症状重,并多合并有高热、肝脏和肾脏损害,死亡率高,需及时抢救,其措施要点为:

1. 尽早足量使用类固醇皮质激素,以控制病情,一般可给予氢化可的松静脉滴注。
2. 预防感染,必要时给抗生素。
3. 支持疗法,注意保持水电解质平衡,蛋白质摄入量不足时,可少量输血等。
4. 积极发现和处理心、肾、肝、肺等重要器官病变。
5. 若致病药物为重金属,应使用二巯丙醇或二巯丁二酸钠,以促进药物排出。
6. 加强眼及口腔护理。
7. 调整室温,不可过冷过热,室内应加强消毒。

(三) 严重过敏反应

详见相关章节。

五、有药物超敏反应史患者的药物再引入

当患者已经被证实或怀疑有过对某一药物的变态反应,而现在又有必要再次应用该药物时,应权衡再用药的利弊。再引入该药物只有在以下情况下可以考虑:没有合适的替代用

药;替代药物的副作用不能被接受;替代药物的疗效明显不佳或由于发生了抗药性以致必需限制替代药物的应用。

(一) 预防用药

给既往有药物超敏性反应史的患者再引入致敏药物前,预防性地使用抗组胺药或类固醇皮质激素,可以降低再引入药物导致非免疫机制介导药物超敏反应的发生率和严重程度,例如万古霉素引起的红人综合征、一些具有非特异性刺激肥大细胞脱颗粒作用的苄基异喹啉类肌松剂(美维库铵和阿曲库铵)、碘造影剂、化疗药物等,但对阻断药物诱发的 IgE 介导的过敏性反应是无效的。所以,不推荐在脱敏治疗进行预防用药,否则可能掩盖小剂量药物诱发的轻度反应,掩盖发生严重过敏反应的前驱征兆。

(二) 药物减敏治疗

药物减敏治疗的目的是使患者从对药物敏感的状态转变为耐受的状态,主要适合于 I 型变态反应导致的药物超敏反应。其可能的机制是从极小剂量药物开始缓慢逐渐增加剂量,以逐步使 sIgE 处于暂时耗竭的状态,组胺和其他药理活性物质释放暂时减少或缺乏,这样能产生一个暂时的无反应状态,只要治疗不中断,这种状态将持续下去。如果治疗中断,则停药后 48 小时敏感性恢复。所以药物减敏治疗并非长期有效,开始后应继续用药以维持减敏状态。

药物减敏治疗通常是在几小时之内(青霉素)或几天之内(如胰岛素)不断给予逐渐增量的药物,其起始剂量往往小至治疗剂量的 1/100 万~1/10 万,在严密监控的情况下每 15 分钟剂量增加一次。可通过口服或胃肠外给药进行,这取决于临床情况、所需应用的药物等因素。在药物减敏治疗过程中发生过敏性反应的极少,但是约 1/3 的患者在脱敏的过程中发生了轻度的全身反应,主要是荨麻疹和瘙痒,通常这些轻度全身反应可自行消退。但亦可能引起严重过敏反应,甚至死亡,因此实施前应充分权衡利弊,若有必要进行需征得患者同意后,在严密监护下由经过相关培训的人员施行,并准备好抢救设备及药品。目前最常用的是对胰岛素有全身性反应的患者、对异源性血清有阳性皮试反应的患者、临床上无法替代的抗生素等。

虽然药物减敏治疗主要应用于 IgE 介导的 I 型药物超敏反应,但在 NSAIDs 导致的超敏反应中也有应用,通常是针对心血管疾病患者需每日应用阿司匹林,或风湿性疾病患者需每日应用 NSAIDs 治疗者。但 NSAIDs 减敏治疗的给药流程与 IgE 介导的反应不同,通常需要数天才能完成。阿司匹林减敏治疗仅适用于超敏反应为 NERD 及 NIUA 型患者。对于 NECD 患者减敏治疗的有效性仍存在争议,Simon 等报道对 25 例 NECD 患者进行脱敏治疗均失败,患者荨麻疹在脱敏治疗过程中明显加重,抗组胺药物药物治疗无效,需要口服激素方能控制。仅有散在病例报道 NECD 患者脱敏治疗成功。对于迟发型过敏反应,如多形红斑、Stevens-Johnson 综合征、中毒性表皮坏死松解症等,禁忌再给予患者诱发反应的药物,应禁止任何形式的再暴露,包括药物减敏治疗。在脱敏前,哮喘患者 FEV_1 应大于 70% 预计值方能进行。成功减敏后,患者必须坚持每日服用 NSAIDs,以维持减敏状态。此外,有研究结果显示阿司匹林减敏治疗后,持续每日使用阿司匹林 300~1 300mg 可缓解阿司匹林三联征患者鼻部及肺部症状,减少口服激素剂量,并可预防鼻息肉复发,因此减敏治疗是阿司匹林三联征的治疗方案之一。

第六节 预 防

药物超敏反应的预防首先在于搞清患者的具体致敏药物,严格予以避免。在致敏药物尚未明确的情况下,可采取下列各种预防药物超敏反应的措施。

(一) 提高对药物超敏反应的思想警惕

对患者用药前仔细询问过去有无过敏病史,家庭直系亲属过敏史,尤应问明本人过去有无药物超敏反应史,对何种药物超敏反应,对于怀疑有药物超敏反应发作的患者,应详细询问当前及近期的用药情况,必要时应为患者进行药物特异性试验。

(二) 严格掌握用药适应证

无明确的用药适应证,做到尽量少用或免用。据 Rosenthol 报道,对 30 例青霉素过敏休克致死的患者进行死后调查的结果,发现 30 例中仅有 12 例对青霉素有明确的适应证,其他18 例对青霉素均非绝对需要。

(三) 严格执行药物超敏反应史的病案记载

部分药物超敏反应的发生是由于在病史记载上的疏漏,故应强调对药物超敏反应者,必须在病案首页,在醒目的部位,用红笔注明,以示警诫,使患者今后就诊时,主治医师对患者的药物超敏反应情况一目了然。应将此作为一种制度,共同执行。

(四) 避免反复间隙用药

对药物的致敏往往形成于反复间歇用药之中。医师、护士及药事工作人员中患药物超敏反应者比普通人为多,可以说明反复间歇的药物接触往往导致药物超敏反应。

(五) 采用安全的用药途径

在药物超敏反应中,严重的过敏病例大多有药物注射引起。在各种注射方法中又以肌肉及静脉注射引起过敏最快最重。皮下注射及药物吸入次之,口服及局部用药引起严重过敏者较少。因此在确保疗效的前提下,应把握好临床用药途径的选择。

(六) 选用较少引起过敏的药物

临床上选择用药时,从防止药物超敏反应出发,宜多选用较少引起过敏的药物。

(七) 采用必要的抗药物超敏反应措施

一切临床单位,包括各种门诊、病房、手术室、治疗室、注射室等,均应配备一些必要的防治药物超敏反应的急救药品及其他设备,包括肾上腺素注射液、β_2- 受体气雾剂用于药物超敏反应所致的哮喘及小气道梗阻。如有肢体注射药物后引起严重过敏时,在注射肢体的近心端用止血带捆扎肢体,以延缓药物吸收,氧气则用于药物超敏反应休克或哮喘发作缺氧时的急救。

(八) 加强用药后的观察

很多严重的药物超敏反应均发生于药物注射后数分钟至一刻钟之内,故患者如在医院门诊或注射室用药后,最好使患者在诊室内观察 15~20 分钟,无不良反应方可令其离去,以免患者在离院后中途过敏发作,造成救治困难。

（孟娟,高翔）

参考文献

1. DEMOLY P, ADKINSON NF, BROCKOW K, et al. International Consensus on drug allergy. Allergy, 2014, 69: 420-37.
2. 孟娟, 王良录. 青霉素过敏及诊断方法. 中华临床免疫和变态反应杂志, 2016, 10: 412-420.
3. GOLDMAN L, SCHAFER AI. Goldman-Cecil medicine. 25th ed. Philadelphia, PA: Elsevier/Saunders, 2016.

第十章

花粉变态反应

第一节 概　述

花粉变态反应亦称花粉症(pollinosis),是以花粉作为病因抗原引起的Ⅰ型变态反应疾病,主要表现为变应性鼻炎、变应性结膜炎,偶可引起耳、咽喉、皮肤、胃肠道等其他器官的症状,严重时可出现支气管哮喘,其症状具有明显的时间性和地区性,并且易受某些气象因素的影响。

一项国际儿童变态反应性疾病调查发现,在发展中国家,青少年季节性变应性鼻炎的患病率高达50%。在欧洲、美国和澳大利亚,变应性鼻炎(AR),特别是季节性变应性鼻炎的发病率亦很高,已对人类健康、生活、学习和生产劳动造成严重危害。

在19世纪初期,就开始出现花粉过敏的相关报道,而对于花粉成分的研究,则可追溯至17世纪。自然界中产花粉的植物大约有30万种。花粉是雄性花产生的生殖细胞(精子),一粒花粉就是一个受精单位。有人调查发现4~5月份和8~9月份是花粉飘散的两个高峰期。花粉可分为风媒花粉和虫媒花粉。一个地区的种子植物常多达数千种,但能引起花粉症流行的主要植物只有一两百种。就一个特定地区而言,主要的致敏植物往往限于数种风媒花粉,它们为抗原性最强、致敏率最高的气传孢子。我国各地引起花粉症流行的主要植物有很大的差异。

Thommen于1931年提出能引起花粉症流行的植物需要具备五个条件:

1. 必须是风媒花。这就排除了可供观赏的、具有大而黏的花粉的虫蝶花植物。

2. 花粉的产量必须多。这也是风媒花的一个特征。

3. 花粉必须轻而有浮力,可以飘扬至远处。花粉粒直径在15~58μm的才符合这个条件。

4. 产生此种花粉的植物必须能广泛和大量生长。

5. 花粉必须含有特异性抗原物质。

Thommen提出的五个条件为临床确定致敏花粉确立了一个范围。但是必须注意,这只是指花粉症的流行而言,非风媒花引起花粉症的也不少见。例如,向日葵花粉也是常见的致敏花粉,但因为花粉较大较黏,且带有刺,所以适宜由昆虫传播。它们要靠风力传播较远范围是困难的,所以向日葵花粉不能引起花粉症的流行。

第二节　我国花粉分布特点

一、致敏花粉种类

目前,国内外基本都以气传花粉植物调查为主。根据本地气传花粉植物调查,结合皮肤点刺试验,确定当地主要的花粉致敏植物。依据全国主要城市气传致敏花粉植物调查结果,确定我国主要致敏花粉植物为松科、蒿属、杨属、禾本科、柳属、柏属、藜科、草属、苋科、悬铃木属。

二、气传花粉植物季节分布特点

我国不同地区因气候条件不同,植物的物候特征各不相同,根据花粉的采获(播粉)情况可将气传花粉植物盛花期分为两个高峰期:第 1 个高峰期出现在春季,以乔木开花为主,包括松科、柏科、杨属及桑科等;第 2 个高峰期出现在秋季,此时致敏性强的草本植物开花较多,包括蒿属、草属、豚草属、藜科及苋科等。由于此时气候逐渐干燥加之植物花粉致敏性强,有利于花粉传播,因此我国秋季花粉症发病人数最多,且在北方尤为突出。霜降后,植物花粉趋于枯萎,空气中花粉数量为全年最低值,花粉症患者数量也较少。因此,我国大部分城市气传花粉四季分布平均趋势呈现春季、秋季两个高峰,夏季、冬季气传花粉含量相对较少。

由于我国幅员辽阔,南北纬度相差很大,致敏花粉也与当地的种植情况、气候等因素有关,适应各地种植的树种不尽相同。各地空气中花粉的飘散量达高峰的时节也不尽相同(表 10-1)。根据全国对空气传播致敏花粉的调查,我国的致敏花粉多种多样,特点如下:

蒿属气传花粉主要在秋季作用明显,影响东北地区、华北地区、华中地区、西北地区和华东、西南部分地区;豚草气传花粉主要作用在秋季,影响东北地区、华北地区和华东、华中、西南部分地区;藜科气传花粉在秋季作用明显,影响东北地区、华北地区和华东、华中、西南部分地区;苋科气传花粉主要作用在秋季,影响华北、华南、华中和西南部分地区;松属气传花粉主要作用在春季,影响东北地区、华东地区、华中地区和华北、华南、西南部分地区;柏科气传花粉在春季作用明显,影响华北、华东、华南和西南部分地区;葎草气传花粉主要作用于秋季,影响东北地区和华北、华东、华中部分地区;禾本科气传花粉主要作用于秋季,影响华南地区和华北、华东、华中和西南部分地区;杨属气传花粉主要作用于春季,影响东北地区、西北地区和华北、华中、西南部分地区;柳属气传花粉在春季作用明显,影响东北地区、西北地区和华北、华中、西南部分地区;榆属气传花粉主要作用季节为春季,影响东北地区和华北、西北、西南部分地区;桑科气传花粉主要作用于春季,影响华北、华东、华中和西南部分地区;杉属气传花粉主要在春季发挥作用,影响华东、华南和华中部分地区;悬铃木属气传花粉主要在春季作用明显,对华北、华东、华中和西北部分地区具有影响。我国主要城市气传花粉植物的种类及构成,见表 10-1。

表 10-1　中国主要城市气传花粉植物的种类及构成(1986 年 1 月至 2013 年 12 月)

省(市)名称	气传花粉植物种类名称
北京	松属、菊科、柳属、苋属、悬铃木属、藜属、桑科
上海	松属、悬铃木属、葎草属、禾本科、杉属、柏属
深圳	禾本科
天津	松属、蒿属、禾本科、藜属
四川(成都)	杨属、柳属、松属、柏属、苋属、榆属、桑科、蒿属、葎草、藜属、禾本科
山东(济南)	松属、杨属、柳属、蒿属、榆属
内蒙古(呼和浩特)	杨属、柳属、松属、柏属、苋属、蒿属、榆属、藜属、禾本科
黑龙江(哈尔滨)	榆属、杨属、柳属、松属、蒿属、丁香科
吉林(长春)	松属、杨属、柳属、葎草属、榆属、蒿属、藜属
江苏(南京)	悬铃木属、松属、杨属、柳属、禾本科、葎草、桑科
福建(福州)	松属、禾本科
宁夏(银川)	杨属、蒿属、藜属、苋属
陕西(西安)	悬铃木属、杨属、柳属、蒿属
青海(西宁)	杨属、柳属、蒿属
西藏(拉萨)	柏属、蒿属、葎草属、藜属
重庆	柳属、杨属、柏属、榆属
湖北(武汉)	悬铃木属、松属、杨属、柳属、柏属、杉属、蒿属
广西(南宁)	松属、柏属、禾本科、蒿属、桑科、藜属
广东(中山)	松属、杉属、柏属、禾本科、桑科、苋属
山西(太原)	松属、杨属、柳属、苋属、葎草属、蒿属、藜属、榆属
河北(石家庄)	松属、杨属、悬铃木属、葎草属、禾木科、柏属、蒿属、藜属、蔷薇科
海南(海口)	松属、葎草属、禾木科
云南(丽江)	松属、杨属、柏属、蒿属、禾木科、桑科、蔷薇科

第三节　发病因素

花粉症的发病率和病程的变化受植物的花期、居住地区的植物分布、地理环境、风向、空气湿度、气温等因素的影响,上述任何一项因素发生改变均可以影响其发病率和病程的发展。具体到每个花粉过敏性哮喘患者,还受转移居住地和治疗条件等因素的影响。

一、植物花期影响

植物的花期决定了哮喘呈季节性发作。可以引起致敏的花粉植物种类繁多,其花期随着植物的种类不同而有着较大的差异,对不同花粉过敏的患者其发病季节也各不相同,如对豚草等草类植物花粉过敏的患者仅在每年的 7~10 月份发病,而对树木类花粉过敏的患者绝大多数在春季发作。目前,我国花粉过敏性哮喘的发病主要有春季和夏秋季两个高峰期,以夏秋季更为重要,临床上大多数对花粉过敏的哮喘患者以夏秋季花粉过敏为主。引起夏秋季花粉哮喘的以草类花粉和禾本科植物为主,包括豚草、蒿属、葎草、藜科、苋科、车前属、蓖麻属、苍耳属、女贞属、忍冬科及禾本科植物等。引起春季花粉过敏性哮喘的花粉以树木花粉为主,包括杨属、榆属、柳属、松属、柏科、桦属、白蜡树、胡桃属、构属、桑属、栎属、枫杨属、银杏属、雪松属、云杉属、槭属、榛属、粟属、棕榈属、臭椿属、悬铃木属、榉属、桤木属、水曲柳属、黄杨属、漆树属、楝属、槐属、樟属、桉属及莎草属等。

二、居住地区和地理因素的影响

在不同地区的大气中,根据植物植被的不同而有不同种类的花粉飘散,不同地区的大气中的花粉浓度也有着较大的差异,因此世界各国和各地区花粉过敏性哮喘的发病率也有所不同。其发病率受居住地区植物种类和数量的影响,如美国的调查证实,在美国居民发病率达 2%~10%,在欧洲的发病率由 20 世纪初的 1% 上升到 20%,并且预计未来 20 年内会有近 35% 的人患有花粉症,英国花粉症的发病率仅为 0.5%,其中 34% 的花粉症发展为花粉过敏性哮喘。而花粉过敏在东亚、拉丁美洲和热带地区并不常见。我国的初步调查证实花粉症的发病率是 0.5%~1%,高发地区达 5%,这种发病率的差别是由于花粉在大气中的播散具有一定的区域局限性有关。在我国的许多地区的夏秋季大气中以蒿属花粉数目较多,而北美各国则以豚草花粉为主。许多作者对花粉飘散的距离进行了研究,结果证实大多数花粉的飘散距离不超过 10km,只有少数花粉和松树花粉可以借助其本身的气囊飘散在数百公里甚至 1 000km 距离以外。空气中的花粉数量还受居住地的地理位置的影响,如青岛市市区在花粉飘散季节以东南风居多,而其东南面临大海,因此该市区空气中花粉飘散的种类和数量均少于国内其他城市,花粉过敏的发病率也较低。各地的变态反应科医生应在调查本地区大气中致敏花粉飘散的种类和数量的基础上来制定本地区花粉哮喘的防治措施。

三、气候因素的影响

(一) 气温

每年的气温变化可以影响植物的花期,假如某年的气温偏高,植物花期可以提前来临。每日气温的变化可以影响大气中花粉飘散的数量,气温越高,空气中花粉飘散的数量就越大,花粉飘散也越高。阳光充足时可以促使花粉囊的破裂,使花粉更易飘散在大气中。

(二) 空气的湿度

空气的湿度可以使花粉的重量增加,从而影响大气中花粉飘散的数量,在气温等条件相同的情况下,空气湿度越大,空气中花粉飘散数量就越少,例如在花粉飘散季节时恰逢雨季可使大气中的花粉数量骤减,对花粉过敏的哮喘患者的症状可同时缓解或减轻;而在花粉飘散季节前,经常下雨可以促进植物的花蕾的发育,导致花粉飘散季节的大气中花粉浓度增加。

(三) 风力

风力加大和风速增加可以降低空气中的湿度,并可以促进致敏植物花粉囊的开放,增加空气中致敏花粉的传播速度和飘散距离,从而影响大气中致敏花粉飘散的数量和飘散的规律。

(四) 气压

气压较低时可以影响大气中花粉的飘散高度,使大气中的花粉在低空传播,从而更容易诱发过敏症状。

(五) 霜冻

霜冻的出现可以将许多植物的花蕾冻死,这往往预示着植物花期的结束,从而降低大气中花粉飘散的数目。

上述诸多气候因素的影响提示,气候因素对花粉过敏导致的哮喘病程有较大的影响,随着每天气候的变化,大气中花粉飘散的数目也有较大变化,即便是一天中也可出现较大的差异。因此对花粉过敏的患者,在炎热、干燥、风大的时候病情容易恶化,而阴雨季节病情则可缓解。

第四节　发病机制

花粉症是特应性患者被花粉变应原致敏后发生的一系列病理生理过程。病变主要累及鼻、眼、气管、支气管的黏膜系统、呼吸道平滑肌及皮肤,其中以鼻为首当其冲。有时它也影响到其他系统和组织。

鼻黏膜是花粉症的主要靶组织。致敏花粉与鼻黏膜接触后,短时间即可出现打喷嚏、流鼻涕和鼻塞等症状,持续约 1 小时可逐渐减轻,此为早期反应。如致敏原持续存在或不断增加,则可再次引起反应,出现肥大细胞脱颗粒并释放炎性介质、细胞因子及其多种免疫活性物质,鼻黏膜又出现过敏性炎症反应,此为晚期反应,导致变应性鼻炎反复发作、迁延不愈。

鼻和气管、支气管黏膜对花粉抗原具有屏障作用,可以阻止花粉变应原通过黏膜。这种屏障作用主要是通过鼻黏膜的生理性清除功能和免疫反应来完成的。如果这种屏障功能发生障碍,变应原即可通过黏膜,并对特定性患者引起免疫反应,导致花粉症。花粉颗粒沉积于鼻黏膜,变应原成分被鼻分泌物浸润,通过入胞过程(endocytotic process)被免疫细胞吞入,并激发免疫反应。

变应性鼻炎系 IgE 介导的速发型变态反应,组织学特征之一是毛细血管扩张和通透性增强。毛细血管扩张可使黏膜因瘀血而呈灰蓝色。毛细血管通透性增强使大量液体从血管中渗出,造成黏膜水肿。组织液的淤滞又可压迫毛细血管,使黏膜呈灰白色。除毛细血管扩张外,毛细淋巴管也可扩张,大量组织液流入毛细淋巴管内,它也使鼻黏膜水肿。鼻黏膜水肿导致鼻堵,并刺激神经感受器官,产生频发的喷嚏反射。

鼻黏膜发生变态反应时,局部可合成大量 IgE,使鼻分泌物 IgE 与血清 IgE 的比值明显升高,而血清 IgE 的水平可能变化不大。所以鼻分泌物中 IgE 水平的上升比血清 IgE 上升更具有诊断意义。

第五节　临　床　表　现

花粉症可以发生于任何年龄,虽然有报道出生 3 个月的婴儿即出现花粉过敏,但由于它需要一个致敏期,故婴儿少见。致敏期最短的 2 年,最长的可达十余年,以 4 年为最多。因此其总的特点是随着年龄的增加,发病率逐渐升高,以年长儿、青壮年发病最多。

一、呼吸系统

(一) 鼻

流涕、鼻塞、鼻痒、喷嚏提示过敏性鼻炎。绝大多数患者在起病之初往往为发作性喷嚏,流大量清水样鼻涕。鼻部奇痒,累及眼部、上腭、咽喉,甚至气管、耳部均感奇痒难忍。由于以上痒处均是无法搔抓的部位,故患儿往往不断挤眉、瞬眼、揉耳、擦鼻,并频频干咳以解痒感,并被误诊为多动症。

喷嚏往往呈连续性,重者在数分钟内连续十余至数十次,严重者泪涕交加,影响休息。有时因揉擦过频,鼻及眼部皮肤红肿,结膜充血,甚至有因之而引起鼻前庭炎及结膜角膜炎者。

鼻涕量多而质稀,往往不自主地流出,鼻分泌物增多是由于分泌腺活动亢进所致,由于分泌物的长期刺激,可致鼻前庭和上唇红肿,甚至糜烂。

鼻内痒感和喷嚏连续发作是由于肥大细胞释放的组胺引起的鼻黏膜水肿刺激感觉神经引起的。

鼻堵塞引起颅内充血时,患儿可有头部沉重感。如鼻窦口黏膜水肿阻塞时,可发生真空性头痛。鼻黏膜水肿波及咽鼓管时,可发生鼓室黏膜水肿甚至鼓室积液,从而导致听力下降,儿童较成人更为多见,其性质多属传导性耳聋,部分可能系混合性耳聋。少数患者由于鼻腔较宽,或水肿不明显,可不感到鼻堵塞。也有的患者习惯于张口呼吸,没有鼻堵塞的主诉,但实际上鼻是堵塞的。儿童患者常以手掌将鼻尖上推以助呼吸,时间长了,鼻背皮肤上可以很清楚地看见一道横线,由此形成变态反应性鼻皱褶。花粉症鼻内很少继发感染,所以脓性鼻分泌物不多见。

鼻黏膜水肿导致阵发交替性鼻堵,堵塞重时由于静脉回流不好,可在眼眶周围皮肤出现一圈黑晕,称之为过敏性眼晕(allergic shiner);由于鼻塞,所以患者经常不自主地用手向上推鼻尖以图帮助改善鼻塞,称之为过敏性敬礼(allergic salute),由于鼻塞,经常会张口呼吸,长期这样可以出现面部表情痴呆,包括上门牙齿前突、下颌后退,形成类似腺样体面容。

鼻阻塞可导致嗅觉减退。但由于一般花粉症每年季节性发病,所以导致嗅神经萎缩的可能性不大。症状发作的时间昼夜不定,常以早晨及傍晚较重。晴天及刮风的日子症状加剧,雨天则症状减轻。户外及郊外活动时一般症状可加剧。如居住在高层楼房或安装过滤空调装置的房间内症状可减轻。乘坐敞篷车、自行车或吉普车外出亦可加重发作。

(二)气管、肺

花粉症可引起哮喘,但是,哮喘的发生多与花粉症的病程有关,一般常在鼻部症状出现2~3年后才有哮喘;也有哮喘与鼻部症状同时发生的;只有哮喘而没有鼻部症状的,或先有哮喘后发生鼻部症状的患儿也有,但相对少见,常是肺部症状掩盖了鼻部症状。

持续性的咳嗽常是哮喘的先驱症状。花粉症患者常在咳嗽一段时期后逐渐发生哮喘。根据发病时的病情程度,可分为轻、中、重症3种。轻度哮喘开始时往往仅有刺激性干咳及少许喘鸣音,或有类似异物吸入引起的呛咳,同时有轻度气喘,用口服药可迅速缓解,或不用治疗也可自行缓解。中度者,开始时干咳,不久咳嗽渐加重,且有较多的白色泡沫样黏痰,气喘逐渐加剧,伴有呼气性高调音乐性鸣音。此时,患儿表现情绪焦躁不安,不能平卧,年长儿喜坐起用双手撑在双膝上,或手臂托在桌上,头俯在手臂上;婴幼儿喜家长抱着,头俯在家长肩上,两肩耸动,呼吸次数增加,面色苍白。有的患儿表现为面红耳赤,鼻翼扩张并扇动,大量出汗,或有呼气性呻吟,其颈部及肋间软组织凹陷,胸部膨满,两肋可闻较多哮鸣音,叩诊两肋呈鼓音,心浊音界不明显,肝浊音界下降。病情未能控制缓解时,往往逐渐加重发展而为重度哮喘。此时除有上述症状外,可见喘憋加重,缺氧明显时可出现发绀,如患者精神明显疲惫,呼吸减慢且不规则,呼吸变浅,同时咳嗽也减少,两肋部呼吸音几乎听不到,即为呼吸衰竭的表现,应引起高度注意。有的花粉症只表现为咳嗽,无喘鸣和鼻部症状。

花粉症所致的哮喘,由于是季节性发病,所以发生肺气肿的较少,这与一般的支气管哮喘不同。但是,病程长或合并其他吸入物致敏者,发生肺气肿并发症的也不少见。

二、皮肤过敏的表现

荨麻疹和过敏性皮炎是花粉症患者最常合并的皮肤表现。皮损特点为形态多样,皮疹呈风团样,可自起自退,不留痕迹,称荨麻疹;瘙痒、红斑、丘疹、丘疱疹为过敏性皮炎表现,搔抓严重可出现局部皮肤糜烂、渗出、脱屑,晚期可出现色素沉着和皮肤苔藓样变。

三、眼部过敏的表现

约过半数的花粉症患者有眼部症状,主要表现为眼痒、流泪,严重时有结膜充血、眼睑红肿及滤泡增生,镜检分泌物可见大量嗜酸性粒细胞,个别严重患者可出现眼疼、畏光等症状,角膜荧光染色出现浅表溃疡。由于眼痒,患者经常以手揉眼。炎症刺激泪腺使泪液分泌过多;黏膜水肿导致的鼻泪管堵塞则导致流泪,是变应性结膜炎和鼻泪管黏膜水肿堵塞的结果。

四、花粉 - 食物交叉过敏

花粉过敏的患者常出现口腔过敏综合征(oral allergy syndrom,OAS),表现为口腔和咽部与某些特定的生水果和 / 或蔬菜接触时,出现口腔内、口周、面部、舌头和咽部的红疹、瘙痒或肿胀。症状多数在进食后几分钟内出现,少数可延迟至 1 小时出现,超过 4 小时较少出现。发生这种情况的原因主要是花粉和水果和 / 或蔬菜存在交叉过敏原,当患者对花粉和食物共有的过敏原组分过敏时,花粉症患者进食该花粉相关食物即可出现症状。

第六节　诊　　断

花粉症的诊断可分为非特异性诊断及特异性诊断两方面。花粉症的非特异性诊断是指仅对患者做出"花粉症"的诊断。而特异性诊断则不但诊断患者所患为花粉症,而且还要明确患者对何种花粉过敏。

一、非特异性诊断

花粉症的非特异性诊断主要依据患者典型的病史、症状与体征。

(一) 鲜明的季节性发作

所谓季节性,就是说患者的发病有一定的季节规律,这是由患者对之敏感的花粉决定的。对单一花粉敏感者,其发病季节比较固定。对多种花粉敏感者,其发病的季节性规律可能不那么明显,但在主要致敏花粉的播粉季节,患者仍会有明显的症状加重。这种季节性发病的规律是花粉症诊断的一个重要依据。

(二) 明确的地区性

患者只在一个特定的地区,也就是有致敏花粉播散的地区才会发病,脱离了这个地区,症状很快消失。这种地区性发病的规律是花粉症的又一重要特点。对照全国气传致敏花粉的调查材料,还可初步判断致敏花粉的类别,这就缩小了特异性诊断的范围。

(三) 典型的临床表现

花粉症的症状以呼吸道为主,表现为发作性喷嚏,流大量清涕,鼻、眼、耳、咽、上腭、气管瘙痒。检查见鼻黏膜苍白、水肿,有时呈青紫色。鼻道大量浆液性分泌,鼻通气受阻。咽壁、悬雍垂充血水肿,病史较久者可出现鼻甲肥大以及鼻中隔偏曲。多数患者于上呼吸道症状出现后可渐次出现哮喘症状,亦有少数患者伴有季节性过敏性皮炎或荨麻疹发作。发病时间与呼吸道症状一致。

约有半数患者表现为花粉过敏性结膜炎。病变多数表现为结膜充血水肿、分泌增多、滤泡增生等,少数可累及角膜。

(四) 有意义的实验室检查

鼻、眼和支气管分泌物的检查对花粉症的诊断有较大意义。花粉症患者在症状发作期,其鼻分泌物大量增多,主要与鼻黏膜上皮分泌活动亢进有关。而分泌活动亢进又部分与杯状细胞增多有关。不伴有感染的花粉症患者,其鼻黏膜中杯状细胞增多甚至可达全部上皮细胞的 50%。黏膜和鼻分泌物中杯状细胞增多,即使不伴有嗜酸粒细胞增多,也是速发型变态反应的一个特征。

约 70%~80% 的花粉症患者在症状发作时,可从其鼻分泌物中查到嗜酸性粒细胞。由于正常鼻分泌物中不应出现嗜酸性粒细胞,所以从鼻分泌物中查到嗜酸性粒细胞比血液中嗜酸性粒细胞增多更具诊断意义。但是,其他情况,例如在嗜酸性粒细胞增多性非变应性鼻炎患者的鼻分泌物中,也可出现嗜酸性粒细胞,所以不能以此作为变态反应的唯一依据。当然,更不能据此诊断为花粉症,但它对花粉症的诊断确有较大的参考价值。

鼻分泌物采集的方法是用小刮匙在鼻黏膜表面轻轻刮取,这样,肥大细胞和杯状细胞的检出率较高。小儿不合作的可用吸引器从鼻腔内吸取,眼分泌物可用卷棉子采取,用载玻片在睑结膜上轻刮取获得的标本阳性率更高。结膜刮片不应引起出血,将采集到的分泌物均匀地涂在载玻片上,干燥后即可染色观察,或先用 95% 酒精固定,然后再染色观察。

(五) 正确的鉴别诊断

在确定花粉症的临床诊断前,应特别注意应与儿童普通上呼吸道感染相鉴别(表 10-2),因为儿童花粉症早期,由于致敏程度较低,症状表现不典型,许多发病在半年至 1 年的患儿被诊断为反复呼吸道感染。

表 10-2 花粉症与普通上呼吸道感染

项目	花粉症	上呼吸道感染
发病季节	春秋季发病	无季节性,冬季发病较多
个人或家族变态反应史	常有	常无
喷嚏	多,且剧烈	有,较少
鼻痒	明显	初期有,不明显
鼻阻塞	重,多变	重,持续
鼻分泌物	多,水样或黏性	黏性转脓性
咽部症状	有时痒感	咽痛、充血
眼部症状	结膜充血、眼痒、流泪	少
皮肤症状	可见	少见
全身症状	一般无	较重,如发热,肌痛
流行性	无	有时有
病程	2~3 个月,有时数月	7~10 天
鼻黏膜	苍白水肿或灰蓝色	充血肿胀
鼻分泌物涂片	嗜酸粒细胞,肥大细胞	主要为中性粒细胞
血清 IgE 水平	多升高	不高

二、特异性诊断

花粉过敏的特异性诊断可分为特异性体内诊断及特异性体外诊断两类。

（一）花粉过敏的特异性体内诊断

1. 花粉抗原的特异性皮肤试验 目前应用最广泛的吸入过敏原皮肤试验为皮内试验和点刺试验（表 10-3，表 10-4）。皮肤试验操作简单，易被儿童接受，但是有时出现假阴性或假阳性。

表 10-3 根据《北京协和医院变应原制剂应用指南》，皮内试验结果判定

分级	风团直径（mm）	红晕直径（mm）
–	<5	无
+	≥5	轻度红晕
++	≥10	>10
+++	≥15cm	同上
++++	≥20	同上，或≥15伴全身反应

表 10-4 点刺试验结果判定

分级		判定标准
–	阴性	与对照试验相同
±	可疑	点刺部位稍微隆起，红晕不明显
+	弱阳性	点刺部位稍微隆起，周围并绕以轻度红晕
++	阳性	隆起面积直径0.3cm以上，并绕以较大面积的红晕，无伪足
+++	强阳性	隆起部位有伪足，并绕以极明显的红晕
++++	极强阳性	点刺处丘疹有2个以上伪足，发痒，周围皮肤红肿明显

（1）出现皮肤试验假阴性的原因

1）最近用过抗组胺药、激素、肾上腺素、麻黄素等。

2）一次强烈的过敏反应之后不久，体内特异性抗体暂时耗竭。

3）过度衰弱或免疫功能差。

4）病程特短、病情特轻。

5）皮肤有瘢痕、色素沉着、结果欠清晰。

6）抗原用量或浓度过低。

7）皮试注射过深、药液进入皮下或肌肉。

（2）皮肤试验假阳性的原因

1）抗原本身过酸过碱，浓度过高或量过大。

2）皮肤敏感性过高，如皮肤划痕症患者。

3）提取液中含有组胺或促组胺分泌物。

2. 花粉抗原的眼结膜激发试验 利用不同浓度花粉浸液滴入患者一侧眼结膜，对侧眼则滴以提取抗原用的溶媒作为空白对照，观察结膜于滴药后的局部反应，赖以判断患者对花粉的敏感程度。结膜试验阳性者表现有眼结膜充血、流泪、眼痒等症状。重者还可有眼睑皮

肤红肿、皮疹等表现。

3. **花粉抗原鼻黏膜激发试验** 是一种特异性诊断方法。可将少量被测干花粉抗原置入患者一侧鼻腔,若患者对此花粉过敏,则于花粉置入后数分钟内即可出现典型的花粉症发作症状,试验较为客观且可靠。对于部分经花粉浸液皮肤试验出现假阴性反应的患者,通过鼻黏膜激发试验可以加以证实。由于鼻黏膜激发试验在少数患儿可诱发哮喘,因此试验中应特别注意一旦出现喘息症状,应立即停止并进行相应的治疗,最简单的方法是即刻吸入 β_2- 受体激动剂,5~10 分钟内症状即可得到缓解。患儿出现典型花粉症发作即为阳性,按程度分为阳性(+)、明显阳性(++)、强阳性(+++)和极强阳性(++++ 伴或不伴伪足)。

4. **花粉浸液的支气管激发试验** 利用可疑致敏花粉的浸液,为患儿进行定量气雾吸入,观察患儿的支气管哮喘症状、体征和肺功能改变,可以由此判定患儿是否对该花粉过敏及其过敏程度。该法有一定的危险性。

(二) 花粉症的特异性体外诊断

体外诊断主要包括花粉过敏原特异性 IgE(specific IgE,sIgE)检测、嗜碱性粒细胞活化试验,以及肥大细胞组胺释放实验。目前,临床上广泛开展的试验方法为花粉过敏原 sIgE 体外检测。

1. **花粉过敏原 sIgE 检测**

(1)放射过敏原吸附试验(radioallergsorbent test,RAST):即用已知浓度的花粉抗原吸附在一种特殊的固相支持体上,一般用特制的纸片或塑料纤维膜,然后将可疑花粉过敏患者的血清吸附至固相支持体上。如果患者的血清中含有对致敏花粉的特异性 IgE 抗体,则经过一定时间的孵育后两者紧密结合,不能洗脱,继之再用经同位素定量标记的抗 IgE 血清与上列结合物作用,使之进一步孵育形成花粉抗原抗体及放射性抗 IgE 血清结合。通过 γ- 计数仪,测定患者血清中花粉特异性 IgE 抗体的含量。该检测方法为定量检测。

(2)酶标过敏原吸附试验(ELISA):用辣根过氧化酶或碱性磷酸酶标记抗体 IgE 抗体,然后使之与已知花粉抗原与患者血清的结合物相作用。利用其显色反应,测定患者对花粉的致敏性及强度。

(3)免疫印迹法:将特异性过敏原吸附于硝酸纤维素膜,室温下与患者血清孵育,血清过敏原特异性 IgE 与过敏原结合,加入标记生物素的抗人 IgE 抗体,经酶 - 底物反应显色,根据颜色判读结果。该方法可为定量或变定量检测。

2. **嗜碱性粒细胞活化试验(basophil activation test,BAT)** 使用流式细胞仪测量嗜碱性粒细胞表面活化标记物的表达,这些活化标记物在过敏原与细胞表面与高亲和力 IgE 受体(FcεRI)交联后表达上调。嗜碱性粒细胞活化提示过敏反应的发生,有多种不同的标记物可以用来识别嗜碱性粒细胞并通过流式细胞术定量其活化程度。

3. **肥大细胞组胺释放试验** 利用已知花粉抗原与患者血清作用于肥大细胞,使之释放组胺,经测定组胺释放的量来判断患者对某一特定花粉是否过敏及其致敏强度。

上列各种体外特异性诊断方法虽有一次采血可以做多种花粉抗原测定、痛苦少、节省时间、不受用药影响、安全等优点,但其灵敏度尚不及体内试验,且临床常用的 sIgE 检测费用相对昂贵,尚不能完全普及。

花粉过敏的特点在于有典型症状及季节性和地区性发病史。但是除了花粉过敏以外，亦有一些非花粉性致敏因素,例如空气中的霉菌、某些有明显季节性接触的杀虫剂和昆虫、某些季节性及地区性应市的瓜果蔬菜等,亦会引起与花粉过敏类似的过敏发作。因此,对临床表现典型而过敏花粉难以确定者,应对其生活、家庭环境进行详细调查和询问。

第七节 治 疗

花粉症和其他过敏性疾病的管理原则相同:针对变应原的"对因治疗"包括变应原回避及变应原特异性免疫治疗(AIT);针对过敏反应所致炎症的"对症治疗"临床常用的抗炎药物有糖皮质激素、H1抗组胺药物、白三烯受体拮抗剂等。

一、非特异性治疗

虽然花粉过敏的预防工作较为重要,但是由于花粉的预防措施较难实施,所以对症治疗对于花粉过敏也是非常重要的,治疗可以在预防措施的基础上或与预防措施同时进行。

(一) 肥大细胞膜稳定剂

肥大细胞膜稳定剂是用于预防和治疗花粉过敏性哮喘的主要药物,该类药物主要是指色甘酸钠类及其相似的药物,包括色甘酸钠、色丙羟钠和曲尼斯特等肥大细胞膜稳定剂,以及近年来发现的至今无法分类的药物如尼多酸钠和氮䓬斯汀等药物。发病季节前和发病季节中连续使用此类药物可以有效地预防哮喘的发作。

1. 色甘酸钠 是临床上最为常用的肥大细胞膜稳定剂,季节前提前1周吸入可有效地预防花粉过敏性哮喘发作。有粉雾剂和气雾剂两种剂型。粉雾剂借助胶囊和旋转吸入器吸入,每个胶囊20mg,每日吸入4次。此方法目前较少使用。目前,临床上以混悬型气雾剂较为常用,通常在季节发作前3周开始鼻喷或吸入。色甘酸钠滴眼液对治疗花粉过敏性结膜炎有效。

2. 曲尼斯特 是一种口服有效的肥大细胞保护剂,通常在发病前2周开始服用。

3. 氮䓬斯汀 是一种很有发展前途的防治过敏性疾病的新药,既具有肥大细胞膜和其他炎性细胞膜稳定作用,又有拮抗多种炎性介质的作用。可口服或鼻喷。

(二) 抗组胺药物

传统使用的马来酸氯苯那敏为代表的第一代抗组胺药物在防治花粉过敏中有较好的疗效,但由于嗜睡等不良反应较明显而逐渐为第二代无嗜睡作用的新型抗组胺药物所取代。第二代抗组胺药已在治疗花粉过敏方面取得了良好的疗效。

1. 氯雷他定(loratadine) 为长效、无中枢神经系统抑制作用的第二代抗组胺药物。该药起效较快,作用可以持续24小时,每日口服一次,即可有效控制花粉过敏症状。

2. 特非那丁(terfenadine) 无中枢神经系统抑制作用,作用时间持续12小时左右,每日2次。

3. **西替利嗪**（cetirizine） 口服后 1 小时作用达高峰,作用时间可持续 24 小时。该药除具有拮抗组胺的作用外,还可抑制炎症区的嗜酸性粒细胞浸润。临床研究证实西替利嗪可以有效控制和改善花粉过敏的症状。有轻微的中枢神经系统抑制作用。

4. **酮替芬**（ketotifen） 酮替芬的药理机制较为复杂,除具有抗组胺作用外,还具有炎性细胞膜稳定作用。应提前 2~3 周开始服用。该药有轻度嗜睡感,连续使用 2~3 周后嗜睡感可减轻或消失。

（三）糖皮质激素

包括吸入给药和全身给药两种给药途径,目前以吸入给药为主。供吸入的糖皮质激素制剂包括氟替卡松、丁地去炎松和二丙酸倍氯米松等气雾剂,通常应在花粉季节前 1 周开始使用,鼻症状者采用鼻喷剂,气道症状者吸入给药,皮肤症状者用擦剂。至发病季节结束前 1 周左右停药。局部糖皮质激素疗法的疗效较为可靠,副作用也较全身用药大大减少。对口服抗组胺药和吸入色甘酸钠无效的患者可以考虑局部用药。

（四）减充血剂

多采用鼻内制剂局部治疗鼻塞。造成鼻黏膜肿胀的容量血管有两种肾上腺素能受体 α_1 和 α_2,前者对儿茶酚胺类敏感,常用 0.5% 麻黄素（2 岁以下的儿童禁用）,其作用是可使小血管收缩、通透性降低,从而减少黏膜水肿和渗出;后者对异吡唑林类的衍生物敏感,如羟甲唑林,但儿童原则上不宜使用。

二、特异性治疗

（一）避免接触花粉

由于预防措施具有病因治疗性质,因此是防治花粉过敏最有效的方法,但实际工作中要使患儿完全避免对花粉的接触是有一定难度的,特别是易地避免,即长期移居或花粉飘散季节暂时移居无或少有该种致敏花粉的地区。就地避免是在不转移地区的情况下,在花粉飘散的季节生活在带有过滤装置的房间中,通常是用过滤器与空调配合或用静电吸附的方法以滤除进入房间空气中的花粉颗粒,尽可能减少户外活动,少郊游,不赏野花。Feinberg 等经曝片进行花粉计数的研究证实,当室外空气中的花粉含量是 500 粒时,室内通风良好但无过滤器的房间内的花粉数目平均是 165 粒,而经过滤器进行空气过滤的房间内的花粉计数为 0~10 粒,患者在空气过滤的房间内生活可安然度过花粉季节。

（二）特异性免疫治疗

亦称脱敏治疗,是目前花粉过敏性哮喘诸多治疗措施中唯一针对病因的治疗方法。其目的是提高机体对相应致敏花粉的耐受能力。从目前的研究状况来看,适当的脱敏疗法可有效地预防或减轻花粉过敏性哮喘的症状,有效率可达 80%~90%,甚至 90% 以上。目前,临床上较为常用的脱敏疗法主要有以下三种治疗方案。

1. **常规免疫治疗** 是一种常年进行的脱敏疗法,通过每周 2 次注射逐次递增浓度的花粉浸液,争取在 3~4 个月达到对相应致敏花粉 1:100 的注射浓度,后按照患者可耐受的剂量维持每周注射 1~2 次,持续 3~5 年以诱导对花粉过敏原的长期免疫耐受,减轻或者使花粉过敏性患者的临床症状完全缓解。常规免疫治疗一般在花粉期结束至来临前 3~4 个月开始治疗,花粉期视患者症状严重程度适当增减剂量。

2. **集群免疫治疗**　为了克服常规脱敏治疗耗时长、注射次数多的缺点,可行集群免疫治疗。国内有作者曾试用此种方法治疗蒿属花粉症患者:治疗在发病季节前 3~4 个月进行,起始浓度可为 $1:10^5$,每日注射 2 次,剂量按 100% 递增,这样可在 7~11 天达到维持量(如按常规法注射,则需半年或更长时间)。从疗效看,快速脱敏的疗效与常规法脱敏一样好或更优;但副作用较多,主要为患者不能耐受,发生类似花粉症发作的症状。

(孔瑞,曲政海)

参考文献

1. 关凯, 王良录. 从花粉症看过敏性疾病的整体诊疗策略. 山东大学耳鼻喉眼学报, 2019, 33 (1): 13-19.
2. 程晟, 余咏梅, 阮标, 等. 中国主要城市气传花粉植物种类与分布. 中华临床免疫和变态反应杂志, 2015, 9 (2): 136-141.
3. PATEL G, SALTOUN C. Skin testing in allergy. Allergy Asthma Proc, 2019, 40: 366-368.
4. 姚丽娜, 张宏誉. 北京市气传柏树花粉浓度监测分析. 中国公共卫生, 2009, 25 (6): 749-751.
5. 尹佳, 岳凤敏, 王良录, 等. 夏秋季花粉症患者变应性鼻炎发展至变应性哮喘进程的临床研究. 中华医学杂志, 2006, 86 (23): 1628-1632.

第十一章

疫苗接种相关过敏性疾病

第一节　疫苗的分类及成分

疫苗是一种生物制剂。WHO 对疫苗定义为,含有免疫原性物质,能够诱导机体产生特异性、主动和保护性宿主免疫,能够预防感染性疾病的一类异源性药学产品。现代疫苗主要为针对疾病的病原微生物或者其蛋白质、多糖、核酸,通过人工减毒、灭活、裂解、基因重组、提纯等制成,可以诱导机体产生相应性保护物质;用于预防、控制相应疾病的发生和流行的生物制品。

一、疫苗的分类

既往把以细菌制备的制剂称为"菌苗";而把病毒及立克次体制备的制剂称为"疫苗";以细菌代谢产物——毒素制备的制剂称为"类毒素"。随着现代科学技术的发展、有效抗原的纯化和提取、基因重组技术的应用,新的疫苗制备方法越来越多,因此目前疫苗的分类方法很多,但常用的依据是否含有活微生物体,将疫苗分成两大类,含活微生物体的疫苗(减毒活疫苗、载体疫苗)和不含活微生物体的疫苗(灭活疫苗、组分疫苗和类毒素疫苗)。具体如下:

(一) 含活微生物体疫苗

1. **减毒活疫苗**　此类疫苗是将病原微生物(细菌或病毒)经过处理后,使其毒性减弱,但仍保留一定的剩余毒力、抗原性和繁衍能力,制成疫苗接种人体后,使机体产生一次亚临床感染而获得免疫力,但不引发疾病的疫苗,如卡介苗、麻疹疫苗、脊髓灰质炎疫苗等。该类疫苗一般接种抗原量小,无须多次接种就能够产生免疫原性。

2. **载体疫苗**　这类疫苗是将病原体的保护性抗原基因插入质粒 DNA 或细菌的基因组,然后使之高效表达而制备的疫苗,接种后刺激机体产生特异性免疫应答,载体可发挥佐剂效应增强免疫效果,载体通常为特定微生物的疫苗株,如痘苗病毒、腺病毒、卡介苗等。

(二) 不含活微生物体疫苗

1. **灭活疫苗**

(1)全微生物灭活疫苗:是细菌、病毒或立克次体的培养物,经化学或物理方法灭活,使之完全丧失对原来靶器官的致病力,而仍保存相应抗原的免疫原性,如甲肝疫苗、乙脑灭活疫苗、百日咳菌苗、狂犬病疫苗。

(2)裂解疫苗:此类疫苗为多糖疫苗或蛋白质疫苗。很多侵袭性细菌的表面覆盖一层荚膜,主要成分是多糖。通过对微生物进一步纯化,直至只剩所需抗原成分而产生的。多糖疫苗目标易确定,但免疫原性弱,诱导的保护期限有限,如:脑膜炎球菌疫苗、肺炎球菌多糖疫苗,伤寒 vi 多糖疫苗。

(3)亚单位疫苗:亚单位疫苗是从病原体分离提取具有免疫原性的蛋白组分制成,即用抗原决定簇制成的疫苗。其特点是不含有病原微生物核酸,仅能诱发机体产生中和抗体的微生物蛋白或表面抗原,其稳定性高、可靠性高,接种后引起的不良反应小。如 3 价流感疫苗。

2. **组分疫苗** 组分疫苗是指由致病病原体主要的保护性免疫原组分制成的疫苗,包括核酸疫苗、多肽疫苗、基因工程亚单位疫苗等。

(1)基因工程亚单位疫苗:基因工程亚单位疫苗是利用重组 DNA 技术克隆并表达保护性抗原基因,可以是重组体本身或者表达的抗原产物。如人乳头瘤病毒疫苗(HPV 疫苗)。

(2)多肽疫苗:即根据病毒的氨基酸序列合成的一段多肽生产的疫苗,是用化学合成法合成类似于抗原决定簇的小肽(约 20~40 个氨基酸),从而发挥免疫保护作用,如口蹄疫疫苗。2011 年上市古巴的 Cimavax-EGF 疫苗,是用于ⅢB 期、Ⅳ期非小细胞肺癌的治疗性疫苗。

(3)核酸疫苗:分为 DNA 疫苗和 RNA 疫苗,是利用现代生物技术,将编码某种抗原蛋白的外源基因(RNA 或 DNA)直接导入动物体细胞内,通过宿主细胞的表达系统合成抗原蛋白,诱导宿主产生对该抗原蛋白的免疫应答。人用 DNA 及 RNA 疫苗暂未上市。

3. **多糖蛋白结合疫苗** 是指采用化学方法将多糖共价结合在蛋白载体上生产的多糖-蛋白结合疫苗,可以提高细菌疫苗多糖抗原的免疫原性。但多糖疫苗对人体免疫原性较差,特别是儿童。如 13 价肺炎球菌结合疫苗。

4. **类毒素疫苗** 是细菌在液体培养条件下,产生外毒素,经脱毒提纯等工艺,使之失去毒力,保持抗原性。如白喉和破伤风类毒素。

灭活疫苗一般接种抗原量大,需多次接种才能够产生免疫原性。

二、理想的疫苗

1. 抗原必须确定并是纯品。
2. 能产生特异反应来有效预防这种疾病。
3. 给予方式简单、无痛和一次性操作。
4. 终身预防无须加强。
5. 无副反应。
6. 接种者或家长易于接受。
7. 价格便宜。

三、疫苗的成分

目前尚无特别纯净的疫苗,疫苗一般含有以下成分:

1. **主要抗原**　可能是全菌、细菌成分、全病毒或病毒的亚结构。

2. **添加成分**　细胞、细胞生长因子(小牛血清)、鸡胚蛋白、培养基异种蛋白(酪蛋白)、抗生素和疫苗稳定剂(明胶等)。

3. **佐剂、防腐剂**　苯酚、硫柳汞、氢氧化铝等。

4. **抗生素**　数种抗生素可能会被添加至疫苗中,最常见的是新霉素、多粘菌素 B 和链霉素。

5. **溶剂**　使疫苗混悬或溶解成液相所需的物质。

6. **不需要或不明的物质**　尽管制备过程中有一些预防措施,有时会有一些病毒或其他不需要的物质存在。

四、接种途径和部位

免疫途径取决于有效性和安全性,同时取决于反应的类型和时间。如肌内注射灭活脊髓灰质炎病毒疫苗诱导血清抗体产生全身免疫,但它不能产生局部抗体形成分泌型 IgA,所以不能预防肠道感染。而减毒活口服疫苗则产生胃肠道局部和全身两方面抗体,因而口服途径对脊髓灰质炎疫苗更为合适。经口腔或呼吸道等部位给予的疫苗为黏膜疫苗,当用口服或肌内注射接种时,往往表示皮下注射无效。有时,皮下注射接种疫苗的副作用可通过改用皮内注射减轻,但必须证实皮内注射有效。剂量与途径一旦确定,必须严格遵守。

常用的免疫接种途径有皮下注射(如类毒素、三联、五联、乙脑、麻疹疫苗等)、皮内注射(卡介苗)、皮上划痕(如鼠疫疫苗、布氏菌苗、炭疽菌苗)、口服(脊髓灰质炎疫苗、痢疾菌苗)、肌内注射(如各类吸附精制类毒素等)、呼吸道喷雾接种(如流感疫苗)。

注射疫苗部位应该避免神经与血管损伤,大多数疫苗采用皮下注射,最适部位在婴儿的大腿前侧,在年长儿和成人上臂三角肌区域;结核菌素试验选前臂掌侧下段 1/3 处进行皮内注射;卡介苗接种应在上臂三角肌中部进行皮上划痕或皮内注射;有佐剂的疫苗必须注射到肌肉深部,应该避免皮下和皮内注射或漏出,因为可以造成局部刺激、炎症和坏死。

第二节　疫苗接种的不良反应及其发生机制

疫苗接种尤其是注射,对机体而言都是一种异物,接种后除了引起一些正常的免疫反应外,还可引起一些病理变化,导致机体某些生理功能紊乱,出现一系列临床症状和体征即免疫接种不良反应。通常根据反应发生的机制分为特异性反应与非特异性反应,特异性反应是指与制品本身性质有关的反应,一般又分生物学特异反应(如毒性反应)与免疫学特异反应(过敏反应)。导致过敏反应的过敏原往往是疫苗中的一种组分,而不是疫苗中的特异性病原体抗原。疫苗过敏的组分有明胶、鸡蛋白、牛奶、抗生素、防腐剂,以及少见的酵母和瓶塞或注射器栓塞中的乳胶。非特异性反应是指注射任何药物都可能发生的一类广泛性反应,如创伤、炎症、异物反应、热原反应、晕厥、精神性反应等。

（一）一般反应

免疫接种后一般反应,主要可分为局部性与全身性反应。局部性反应通常为局部的红肿、硬结、化脓和疼痛等。全身性反应多体现在头痛、乏力、发热及恶心、呕吐等。

（二）偶合反应

偶合反应是指疫苗接种反应与其他原发疾病同时出现或使原发疾病加重的现象。免疫接种后出现偶合反应的风险相对较低,通常表现在完成疫苗接种后的上呼吸道感染或支气管肺炎等临床疾病。大部分患者在本次疫苗接种前就存在发病征象,因此通常认为偶合性反应和此次预防接种之间并无密切关联,然而某些疾病会由于预防接种而导致病情的进一步加重。

（三）非特异性反应

1. **炎症反应**　炎症反应是机体对各种刺激物的损伤作用所发生的一种以局部组织变质、渗出、增生为主的应答性反应。免疫接种时,接种方法的本身,如注射、划痕等刺激,可造成简单的创伤,引起炎症;疫苗由于是异物,或者因酸碱度、渗透压等作用,或者含有某种刺激性的防腐剂,或者疫苗本身固有一定的毒性,接种后也会或多或少地引起炎症反应;活疫苗接种实际上是一次轻度人工感染,除能引起与该病原体毒性相似的轻度感染过程外,也可以伴有炎症反应。

炎症反应是免疫接种时普遍存在的现象,不同疫苗接种可有不同的表现,有的是急性炎症,有的是亚急性炎症,有的是慢性炎症。多数疫苗引起的局部反应都属于简单的浆液性炎症,减毒不当或灭活不全的疫苗可引起出血性炎症;操作不当或消毒不严可引起化脓性炎症,注射含有吸附剂的疫苗可发生硬结或无菌化脓;接种卡介苗的脓疱则纯属生物学特异性炎症。

发生在不同部位的炎症,临床表现不同。同是浆液性炎症,在皮肤上形成水疱,在皮下或肌肉形成水肿,在黏膜则为卡他表现。同是出血性炎症,在皮肤上形成出血性皮疹,在皮下及肌肉则只是一般红肿;同是化脓性炎症,在皮肤上形成脓疱或脓肿,在皮下形成脓肿,在疏松组织则可形成蜂窝织炎。

硬结反应是急性炎症发展后的一种特殊表现形式,在注射吸附剂疫苗时常易发生,数月后才慢慢消失,其病理学特点是,渗出细胞成分中的淋巴细胞及巨噬细胞占优势,这些细胞向异物集中,小块异物可被吞噬除去,大块异物则不能清除,在其周围出现"异物巨噬细胞"。如果异物存在较久,肉芽组织就会在它的周围形成,并逐渐瘢痕化而成为一个坚硬的结缔组织的包囊。

炎症反应从免疫学角度来看,是由于抗原与抗体或致敏淋巴细胞相互作用,从而导致各种炎症介质从细胞内释放,或从血浆或组织液中被激活而发生的。

2. **发热反应**　发热是机体通过体温调节变化来实现对有害因素的一种适应性反应,是免疫接种最常见的全身反应之一。常见的原因是由于疫苗本身产生致热原而引起;除致热原引起发热,生物制品作为一种异性蛋白,也可引起发热;疫苗接种后的炎症反应,由于组织的分解产物或代谢产物的吸收,也会引起发热;活疫苗接种相当于一次轻度的人工自然感染,在一部分人中也会有发热反应。发热反应的轻重,可由于疫苗注射后吸收的快慢和进入毛细血管疫苗量的多少,以及个体对热原、异性蛋白等敏感性的差异而有所不同。由于疫苗接种一般采用皮下注射或口服的方法,故一般不会引起严重反应。但是在皮下注射时,也会有一部分疫苗很快吸收进入血流,或者在注射时损伤一些毛细血管,使少量的疫苗直接进入血液循环而引起发热反应。

3. **晕厥**　在疫苗接种中常有个别人在注射过程中或其后数分钟内突然发生晕厥或休克。这是两种性质不同的反应,但在发生过程中均有失去知觉的表现,应注意鉴别。

晕厥是短暂的而又可以恢复的心血管系统反射性调节障碍,是一种暂时性的不同程度的失去知觉和行动功能的现象。晕厥多数是由于一过性的脑部缺血、反射性的血压下降而引起,少数亦可以是血液化学成分的改变(如过度换气)所致。多不伴有抽搐、尿失禁等,本身一般不造成机体器质性损害。疫苗接种中最常见的晕厥是血管神经性晕厥,许多因素特别是心理或精神因素,如精神刺激、紧张恐惧、感觉障碍、疼痛、注射刺激,都可成为诱因引起晕厥。而疫苗接种可导致过敏性休克,主要表现为在接种疫苗数分钟至数小时内出现急剧的全身性症状,患者表现为烦躁、胸闷、气急、呼吸困难、面色苍白、恶心、出冷汗、脉搏细速、血压下降,轻者虚脱,重者昏迷,如不及时抢救会危及生命。

4. **精神性或心因性反应**　由精神或心理因素引起的,在临床上只有精神或神经症状而没有可以检出的器质性变化。在疫苗接种中偶可遇到这类精神反应,最常见的是癔病和急性精神反应。这类反应并非是疫苗直接所引起,而是精神或心理因素所致。其共同特点是在临床表现上既不同于过敏性休克,也不同于晕厥。这类患者的最大特点是主诉症状和客观检查体征不符,而且意识并不丧失。各种症状常在患者注意力转移或进入睡眠状态后明显减轻,预后良好。有自主神经功能紊乱、癫痫、脑病和颅内损伤史者尤易发生。

癔病性发作,以至假死,常见的有自主神经系统紊乱一类症状(如头痛、头晕、面色苍白、乏力、恶心、出冷汗、阵发性腹痛);亦可表现为运动障碍(如麻痹)、感觉障碍(如肢体麻木)、语言障碍(如语不成句)、情感障碍(如哭笑无常)中的一种或数种,但无病理反应出现,患者意识不丧失,预后良好。以上情况既可发生于个别人,也有群发性流行的报道,彼此互相影响,同时发作。

(四) 特异性反应

1. **生物学特异性反应**　是指由于疫苗具有某种生物学活性而引起的相应反应,反应的特点因疫苗的性质而异。

灭活疫苗在灭活后可使细菌、病毒丧失致病性,但微生物本身固有的特性并不改变,微生物的产物也很难在灭活或在纯化过程中丧失,如细菌的内毒素可以脂类、多糖及少量蛋白质复合物的形式与抗原性物质密切联系在一起,机体接种后常可引起反应。

减毒活疫苗中含有减毒的病毒颗粒,在进入机体后能生长、繁殖,出现隐性或轻型感染。但是它不同于野毒株,因其致病性已丧失,尽管可引起短暂的局部或全身反应,但不出现严重症状,不足以侵犯到特异的定位深层器官或组织。脊髓灰质炎疫苗口服后,已丧失在中枢神经系统繁殖的能力,只在肠道繁殖,且随粪便排出,因此服疫苗后只表现发热、腹泻等轻微反应,并不出现中枢神经系统受累的表现。

类毒素是经过解毒的毒性蛋白。毒素的分子量一般较小,经过脱毒后成为类毒素时,分子量增大,从而具有良好的免疫原性,它的本质仍是异种蛋白,故机体接种后可引起轻微的反应,或是由于含有微量的游离的毒素成分,也可引起一些毒性反应。

2. 免疫学特异性反应——过敏反应

除了所特有的抗原物质外,疫苗可含有许多非特异性抗原物质,包括病毒疫苗减毒过程中赖以生长的细胞生长因子(如小牛血清、鸡胚蛋白)、防腐剂、稳定剂,微量抗生素(链霉素、多黏菌素 B 和新霉素)、溶媒、佐剂[不溶性胶体 Al(OH)₃、AlPO₄]和一些未知成分。对其中任何成分过敏的儿童,注射后都可能出现过敏反应。引起过敏反应的非特异性抗原物质主要有以下几种:

(1)明胶:许多疫苗中都会添加明胶作为稳定剂。在由麻疹-风疹-腮腺炎三联疫苗(measles,mumps,and rubella,MMR)、水痘疫苗和日本脑炎(Japanese encephalitis,JE)疫苗引发的全身性过敏反应中,许多反应都是由明胶引起的。流感疫苗、带状疱疹疫苗中的明胶也可以引发全身性的过敏反应。

(2)鸡蛋:不少病毒性疫苗是通过鸡胚培养病毒而制备,因此疫苗中可以含有微量的鸡蛋白。黄热病疫苗、MMR、某些流感疫苗和狂犬病疫苗中均含有鸡蛋蛋白。MMR 疫苗可以安全地应用于 99% 的鸡蛋过敏患者。但是在流感疫苗和黄热病疫苗中则含有较高剂量的鸡蛋白,有可能在鸡蛋过敏的个体中产生过敏反应。

(3)牛奶:制备疫苗的培养基来自牛奶蛋白,酪蛋白是牛奶中含有的一种变应原蛋白,该蛋白引起了少数严重牛奶过敏儿童对白喉-破伤风-百日咳三联疫苗的全身性过敏反应。

(4)牛血清:牛血清作为细胞培养的关键性因素,在细胞生长和疫苗生产上有极为重要的作用。乙脑疫苗发生过敏反应的主要原因与细胞培养液中含有牛血清有关。

(5)抗生素:多种疫苗中含有抗生素,使用最多的是新霉素。脊髓灰质炎疫苗含有链霉素、多黏菌素 B 和新霉素,MMR 和水痘疫苗也含有微量的新霉素,因此这些疫苗可能使对这些抗生素过敏的个体发生过敏反应。

(6)酵母:某些疫苗含有酵母蛋白,包括乙型肝炎疫苗(多达每剂次 25mg),以及 4 价和 9 价的人类乳头瘤病毒疫苗(每剂次<7μg),但这类蛋白很少引起不良反应,即使有的话也非常罕见。

(7)佐剂、防腐剂:苯酚与菌体蛋白结合不稳定,易于析出,接种后刺激中枢神经系统,引起胃肠道痉挛而发生呕吐、腹痛、腹泻等。作为含汞防腐剂,低剂量硫汞撒(thimerosal)被应用于疫苗,在个别情况下,硫汞撒可能在敏感患者中触发轻度的过敏反应。作为预防措施,目前大多数疫苗已经去除了硫汞撒,但是现在临床使用的部分流感疫苗和流脑疫苗中仍然含有此组分。铝佐剂可能促进 IgE 抗体产生,增加人体致敏程度,导致接种局部硬结、红斑和疼痛。

(8)乳胶:现有的疫苗制剂中并不含有乳胶,但是疫苗瓶的瓶塞和注射器柱塞中的乳胶可以导致接种者发生乳胶过敏。

疫苗接种的变态反应可以发生在第一次注射,亦可发生在多次注射后。可见所有类型的变态反应,但主要是 I 型变态反应。破伤风、白喉类毒素、乙型脑炎疫苗或百白破混合疫苗在注射后引起小儿血清特异性 IgE 的升高,其中以高血清 IgE 的特应性儿童最为明显。

当疫苗中的抗原物质再次进入致敏者体内后,与肥大细胞上的 IgE 抗体相结合引起一系列化学变化,致肥大细胞脱颗粒释放组胺等化学介质,导致Ⅰ型变态反应的发生。

(1)疫苗接种致Ⅰ型变态反应(速发型超敏反应)主要表现

1)皮肤黏膜组织:皮肤潮红、瘙痒、眼睑、口唇水肿,以及过敏性皮疹、荨麻疹、猩红热样皮疹、麻疹样皮疹、渗出样皮疹、水疱样多形疹等多种皮疹,出血疹或紫癜,血管神经性水肿。

2)中枢神经系统:头晕、神经炎:表现为肢体麻木、疼痛,腱反射减弱或消失,严重者可出现肌肉萎缩、麻痹等症状,常出现面神经麻痹,口角歪斜。脑病:脑水肿引起抽搐、痉挛、惊厥、昏睡或异常嚎叫等症状,但大多可恢复,极个别患者可留有永久性的损害,如出现肢体肌肉萎缩和麻痹、精神迟钝或癫痫样发作。

3)呼吸系统:咳嗽、喘息、气短、呼吸困难及支气管哮喘。

4)眼鼻喉:结膜充血、流泪、眼睛发痒;鼻塞、流涕、鼻痒、喷嚏;口唇发麻,喉头水肿。

5)严重过敏反应综合征。

IgE 介导的速发型变态反应,主要依靠皮肤试验诊断。当患者疑似 IgE 介导的疫苗过敏反应,如有对鸡蛋特别是对蛋清、或对牛奶高度过敏史,或有对其他疫苗过敏反应史(疫苗中某些成分是共同的,可能存在交叉反应性),可用皮肤试验法协助诊断。先以 1:10 疫苗作皮肤点刺试验,15 分钟后观察结果。如为阴性,再将疫苗稀释成 1:100 皮内注入 0.02ml,并以生理盐水作阴性对照。如结果可疑,可再以 1:10 疫苗作皮内试验观察,任何一步出现阳性反应,试验中止。这是一个十分安全而可靠的方法。当皮试疫苗呈阳性反应时,可用脱敏疗法。这种皮肤试验和脱敏疗法特别适用于对蛋清高度过敏又需要注射麻疹疫苗者。

疫苗还可致 IgE 介导的晚期相反应,临床亦应警惕。

(2)疫苗接种致Ⅱ型变态反应:疫苗接种致Ⅱ型变态反应的抗原主要是细胞表面抗原,如红细胞抗原、白细胞抗原、血小板抗原等,或病毒等半抗原,与相应抗体相结合,在补体参与下,引起细胞溶解或损伤,或由吞噬细胞将其吞噬。疫苗接种致Ⅱ型变态反应多发生于病毒疫苗接种后。疫苗生产过程中的酚制剂亦可作为半抗原致Ⅱ型变态反应。此类变态反应主要包括过敏性紫癜和特发性血小板减少性紫癜。

(3)疫苗接种致Ⅲ型变态反应:反应的特点是由中等大小抗原抗体免疫复合物所引起,免疫复合物可沉积到血管壁基底膜或弹力膜上,招致补体、白细胞、血小板等聚集,造成血管炎损伤。

在应用生物制品过程中发生的典型病例如血清病和 Arthus 反应,白喉抗毒素、破伤风抗毒素、狂犬病抗血清等均有发生此种反应的报道。其发生机制即为Ⅲ型变态反应。血清病多在注射后 1~3 周发病,患儿多数有异种血清注射史,临床上有发热、皮疹(荨麻疹、红斑或斑丘疹为多见)、全身淋巴结肿大、关节痛,部分患者可出现面部、喉头水肿和急性肾小球肾炎症状,同时伴有乏力、头痛、恶心、呕吐、腹痛等全身症状,严重者还可发生昏迷和偏瘫等神经系统症状。Arthus 反应是一种在皮下多次接种异种血清或抗毒、类毒素等可溶性抗原时发生的过敏反应,是由于再次接种同种抗原物质时,注射局部抗原与组织中的特异性抗体相结合,形成免疫复合物并激活补体系统,出现炎症或组织坏死。

国外尚报道有在接种麻疹灭活疫苗后再感染自然或野病毒麻疹,可能发生一种伴有高热、头痛、混合型疹和周围性水肿的肺炎,这种非典型异型麻疹肺炎的形成,可能是由于灭活疫苗不能刺激鼻腔黏膜产生分泌型 IgA 抗体,相反仅产生 IgG 的血清抗体,最终当血清抗体下降时,麻疹病毒感染的可能性增加。感染病毒在呼吸道繁殖,因而刺激了回忆性血清抗体的应答。结果病毒和特异性抗体便形成了可溶性复合物,并且存在于肺静脉内,引起肺炎样的免疫组织损伤。此外,曾有因注射霍乱疫苗引起的变应性血管炎的报道。

(4)疫苗接种致Ⅳ型变态反应(迟发型超敏反应):抗原使 T 细胞致敏,致敏的 T 细胞和相应抗原接触时,可直接破坏或带抗原的靶细胞,也可释放淋巴因子引起病变。

疫苗接种致Ⅳ型变态反应一般比较严重,病变部位往往涉及神经系统(也有非神经系统的情况)。主要的反应有变态反应性脑脊髓炎、多发性神经炎及剥脱性皮炎。前两种反应如果救治不力,可能有生命危险或留有后遗症。

变态反应性脑脊髓炎多发生于注射含脑组织的疫苗,如应用羊脑狂犬病疫苗,乙型脑炎鼠脑疫苗亦时有发生,在注射不含脑组织的疫苗时,很少有这种病例报道。多发性神经炎在注射百日咳疫苗及其混合制剂、流脑菌体疫苗和多种动物血清时亦有发生,因其症状与急性感染性多发性神经炎极其相似,与实验性变应性脑脊髓炎及实验性变应性神经炎也十分相同,故可认为也属此型变态反应性疾病。

此外,有报道婴儿接种灭活呼吸道合胞病毒疫苗,结果当感染野病毒时会有更严重的毛细支气管炎症状,引起这些不典型的毛细支气管炎的原因是Ⅳ型变态反应。

(五) 不良反应处理原则与方法

1. 一般不良反应　儿童在预防接种后出现发热、哭闹、头痛、烦躁等症状,通常都不需要进行特殊处理干预,只要让接种儿童加强休息,不良反应便会逐渐消失。但如果接种儿童的体温上升至 38.5℃以上或出现哭闹严重的症状,应当及时到正规医院就医。如果儿童在预防接种后出现局部硬结、红肿、肿胀、疼痛等问题,则首先应对其进行冷敷,待 24 小时之后再热敷。

2. 偶合反应　我们认为无论儿童是否接种疫苗,其均会发生偶合症。出现该类病症的患者要及时就医,以避免发生严重后果。治疗过程中,要根据病症的微生物特征对患者进行针对性隔离,并分析出现并发症的原因。抗感染、中和毒素、支持疗法是该类病症治疗的重点。

3. 常见的异常不良反应　主要包括过敏性皮疹、过敏性休克、血管性水肿、晕厥、全身化脓性感染、局部化脓性感染及过敏性紫癜等。此类不良反应大都比较严重,需要入院接受专业的干预及治疗。

第三节　疫苗接种禁忌证与慎用证

疫苗接种有禁忌证和慎用证之分。当个体在某种状态下接种疫苗后极大增加发生严重异常不良反应的风险,应属禁忌证。这是以个体状态为前提,而不是疫苗本身,一旦发生异常反应对受种者伤害严重。因此,存在禁忌证时不要接种疫苗。慎用证也是个体在某种状态下接种疫苗后会增加发生严重异常不良反应的机会,或是接种疫苗难以获得效果(如给通过输血获得麻疹被动免疫的人接种麻疹疫苗),但是发生不良反应的概率低,免疫的利益超过异常反应风险时可以考虑推迟接种。

世界卫生组织(WHO)提出免疫异常、急性传染病、神经系统疾病、既往接种疫苗出现严重不良反应者,应作为接种禁忌证。而不应属于禁忌证的包括轻度传染病(如体温低于38.5℃的上呼吸道感染或腹泻)、过敏反应、支气管哮喘及其他相应的特殊表现,如惊厥家族史、接受抗生素及低剂量皮质类固醇治疗者、皮肤病、湿疹或局部皮肤感染等。

根据我国国情,绝对禁忌证涉及两个:对疫苗成分严重过敏,或接种后出现严重过敏反应;百日咳疫苗及其联合疫苗接种 7 天内发生脑病。暂时禁忌证包括:妇女妊娠期、免疫抑制或免疫缺陷、发热、处于急性传染病的潜伏期、前驱期、发病期及恢复期、中度慢性疾病(包括活动性肺结核、心脏代偿功能不全、急慢性肾病、糖尿病、高血压、肝硬化、血液系统疾病、活动性风湿病等)、脑神经发育不正常以及处于癫痫发作期者、严重营养不良,尤其是 1 岁以下的婴儿严重营养不良、严重佝偻病、消化功能紊乱及障碍者,当疾病或者特殊生理状态恢复后可补种疫苗。慎用证包括:中重度疾病、近期接受输血或被动免疫制剂(活疫苗)和再次接种百日咳成分疫苗的特殊儿童。特殊儿童包括体温>40.5℃、低张力 - 低应答或虚弱 -休克、接种后 48 小时内无法抚慰的持续哭闹尖叫 3 小时以上、接种后 3 天内突发伴或不伴发热性疾病。

特异质和患有过敏性疾病不是疫苗接种的禁忌证。针对患有支气管哮喘、荨麻疹、特发性血小板减少性紫癜、食物过敏的接种患儿,接种前应详细询问过敏史,属于含有该过敏原的疫苗不予接种。有多种药物、食品、生物制品(包括疫苗)和其他物质过敏反应者,或对一种或多种疫苗发生过多次过敏反应者,一般不予以接种。

对疫苗中的卵蛋白过敏,如吃鸡蛋或其产品后过敏(如出现荨麻疹、喉头水肿、腹痛、腹泻、低血压,甚至休克),不应接种鸡胚组织制备的疫苗(黄热病疫苗、流感疫苗等)。用鸡胚纤维细胞制备的疫苗,如我国麻疹疫苗及其麻疹、风疹和腮腺炎联合疫苗,亦属禁忌证。已知对某种抗生素有过敏史,对含有该抗生素的疫苗属于禁忌证。我国目前疫苗制备中不用青霉素,国外进口疫苗通常含有新霉素。接种前需要阅读疫苗使用说明书。

狂犬病疫苗必要时需要接种,任何接种异常反应与无药可治、病死率几乎 100% 的狂犬病相比,都是利大于弊。

第四节　病毒疫苗

(一)脊髓灰质炎疫苗

1. **接种对象**　2 个月以上的正常小儿。

2. **接种方法**　口服,每次一丸,两次疫苗之间必须间隔 1 个月,1 周岁内连服三次,4 周岁时再加强免疫一次。

3. **不良反应**

(1)非特异性反应:服用活疫苗后,少数人出现发热、恶心、呕吐、皮疹等轻微症状,个别儿童可能发生腹泻,次数不等,2~5 次最常见,极少有超过 5 次以上者。这可能与肠道内细菌和疫苗间的活病毒干扰和不适应糖丸内奶油、奶粉等赋形剂有关。一般发热、皮疹、腹泻都可在 2~3 天内自行消退,不需特殊处理。

(2)特异性反应

1)过敏性皮疹:极少发生,国内有报道(1982 年)一例 11 个月的男婴,首次服用 I 型口服脊髓灰质炎疫苗(oral poliomyelitis vaccine 1,OPV1)后,次日出现面部及眼睑水肿,躯干及四肢散在性的麻疹样皮疹,有痒感,排除其他原因诊断为 OPV 过敏反应。经用异丙嗪和苯海拉明治疗后痒感终止,皮疹逐渐消失。

2)疫苗相关性脊髓灰质炎(vaccine-associated paralytic poliomyelitis,VAP):发生原因包括病毒变异、毒力回升(随着减毒株的传代次数增加,出现病毒神经毒力回升的现象)、个体因素,免疫缺陷者服用 OPV 后,其 VAP 的发生率要比正常人高。其流行病学特征如下:

a. 服苗接触者病例增加。即服活疫苗者在服苗后 35 天内有密切接触史,接触 6~60 天后出现脊髓灰质炎临床症状。

b. 服苗病例与Ⅲ型疫苗病毒有关,而接触病例则主要与Ⅱ型疫苗病毒有关。

c. VAP 病例与年龄分布有关。服苗病例多在初次服苗后发病,以小月龄婴儿为主;接触者病例以成人为主,通常是服苗者的父母。

d. VAP 病例与服苗有时间上的关系,服苗者潜伏期为 32~120 天,有的长达 7 个月,服苗接触者 6~60 天。

e. VAP 病例与性别有关。成年 VAP 病例中男性比女性多,因为男性由脊髓灰质炎灭活疫苗(IPV)获得的免疫力明显低于女性,且接触幼儿机会少,自然感染机会少。

f. 2/3 的患者是第一次服苗(或接触服苗者)后发病,其余病例曾有 1~4 次不全程或全程 IPV 或 OPV 发病。

g. 免疫功能低下者为好发人群,因此怀疑及确定的原发性免疫缺陷(体液与细胞免疫缺陷)、HIV 感染、恶性肿瘤或免疫抑制剂治疗(激素、细胞毒性药物或放射治疗)的人群禁用。家族中有免疫缺陷病患者、医院住院患儿(可能有使用免疫抑制剂的患儿,造成接触发病)和妊娠妇女禁用。部分注射用脊髓灰质炎疫苗中含有链霉素和新霉素,对这些抗生素过敏者应避免应用。

4. **OPV 接种禁忌证**　对疫苗任何成分(辅料、抗生素等)过敏者;发热、急性疾病、严重慢性疾病、慢性疾病的急性发作期;免疫缺陷、免疫功能低下或接受免疫抑制剂治疗者;妊娠期妇女;未控制的癫痫患者,以及其他进行性神经系统疾病患者。

(二)麻疹减毒活疫苗

1. **接种对象**　8 个月以上未患过麻疹的易感儿童进行初次接种,12~24 个月时复种 1 次。

2. **接种方法**　将疫苗按说明溶解后,于上臂外侧三角肌附着处皮肤用酒精消毒,待干后皮下注射 0.2ml。

3. 不良反应

(1)生物学特异性反应:因麻疹疫苗属减毒活疫苗,约有 5%~10% 的儿童在接种后 6~12 天之间出现短暂的发热和一过性皮疹。但发热者体温一般不超过 38.6℃,持续时间不超过 2 天,卡他症状不明显。皮疹多较稀疏,主要见于躯干部,多于 1~2 天后自行消失,疹退后无脱屑和色素沉着,无 Köplik 斑出现,故属生物特异性反应。

(2)过敏反应

1)严重过敏反应:极少发生,症状多出现于接种疫苗后的数分钟内,可有全身荨麻疹、口唇青紫、面色苍白、呼吸困难、心搏加速、脉搏细弱等症状和体征,如不及时抢救可导致死亡。

2)过敏性皮疹:对抗生素过敏者接种疫苗后易于发生。多于接种后十余小时至几十小时内出现。皮疹的形态多样,可表现为麻疹样、猩红热样皮疹,也可表现为大疱型多形性红斑,少数人可出现接触性皮炎的表现,可伴有或不伴有体温升高等全身症状。

3)紫癜:麻疹疫苗初种或复种时均可发生,其性质属于 II 型变态反应。一般多在接种疫苗的 24 小时内出现,可有局部或全身的肿胀、瘙痒,出血点呈片状瘀块,伴有呕吐、便血、肾炎等症状。

4)复种麻疹疫苗引起的局部坏死性反应(Arthus 反应)。

5)神经系统并发症:神经系统并发症一般发生于接种后的 7~11 天,临床上可有多种不同的疾病表现,如多发性神经炎、全身性强直性阵挛、脑病等。

6)非典型麻疹综合征(atypical measles syndrome,AMS):本病以发热、结节性肺炎并肺部淋巴结肿大、胸腔积液和四肢向心性发展的皮疹为特征。属III型变态反应。国内未使用过灭活疫苗,尚未见到此种病例报道。

7)巨细胞肺炎:是麻疹减毒活疫苗接种后一种极少见的并发症,主要发生于混合型免疫缺陷的儿童接种活疫苗后。临床上可有发热、咳嗽、呼吸急促和满肺啰音等表现,病理学特征为出现大量巨细胞,多以死亡告终。

8)亚急性硬化性全脑炎(subacute sclerosing panencephalitis,SSPE):是人类极为罕见的由麻疹病毒参与引起的神经系统疾病,是中枢神经系统慢病毒和麻疹病毒合并感染的结果。其发病年龄多于 3~25 岁,男多于女,大多数患者在幼年都有麻疹患病史,此病潜伏期长短不一,最长可达 20 年之久。

4. 禁忌证 免疫缺陷者禁用,正在发热或患结核病的小儿暂缓接种。有过敏史者(特别是有鸡蛋过敏史者)不得接种,白血病、淋巴瘤、严重恶性疾病或正在接受大剂量类固醇类激素、烷化剂或抗代谢物治疗患者禁止接种,妊娠期妇女也应避免接种。

(三) 乙肝疫苗

1. 接种对象 该疫苗适用于一切乙型肝炎易感者,重点接种对象是以下人群:①乙肝表面抗原和 e 抗原阳性母亲所生的婴儿;②乙肝高发区内 3 岁以下的婴幼儿;③乙肝表面抗原阳性患者或慢性带毒者的配偶;④与乙肝患者密切接触的医护人员、从事乙肝病毒实验室的工作人员、托幼机构的服务人员及饮食服务行业的人员等其他乙肝表面抗体阴性的易感人群。

2. **接种方法** 上臂三角肌肌内注射,每次 1ml。

3. **不良反应**

(1)非特异性反应:乙肝疫苗为基因工程疫苗,接种疫苗后一般反应轻微,在受种者中约有 15% 有低热,偶有中等程度发热或头痛表现;约有 15% 的人在接种部位出现直径小于 2.5cm 的红晕和硬结,稍有压痛。上述反应多在 1~2 天内自行消退。

(2)特异性反应:偶见接种后血小板减少。

(3)禁忌证:对已患有乙型肝炎、发热、有急慢性严重疾病或有严重过敏史者不宜接种。

(四)风疹疫苗

1. **接种对象** 12 个月以上到青春期儿童,以及育龄妇女。

2. **接种方法** 上臂外侧三角肌附着处皮下注射 0.5ml。

3. **不良反应** 冻干风疹活疫苗是反应最少的疫苗之一,小儿接种后 6~11 天少数人有低热、疏松散在皮疹,偶有消化道症状及淋巴结肿大,可见暂时性关节炎及过敏反应。皮疹多为不明显的斑疹,可迅速消退。

4. **禁忌证** 妊娠期妇女;免疫缺陷,如恶性肿瘤、原发性免疫缺陷病、免疫抑制剂或激素治疗及放疗;严重发热性疾病;已知有鸡蛋、新霉素或其他疫苗成分过敏史;育龄期妇女再接种疫苗后 3 个月内应避孕;神经系统疾病和精神病患者;患有癫痫、癔病、脑炎后遗症、抽搐等疾病或有既往史者。

(五)腮腺炎疫苗

1. **接种对象** 8 个月以上腮腺炎易感者,主要针对男性。

2. **接种方法** 上臂外侧三角肌附着处皮下注射 0.5ml。

3. **不良反应** 注射后一般无局部反应。在注射后 6~10 天少数人可能发热,一般不超过 2 天;也有皮疹、瘙痒和紫癜等变态反应,其他可有感冒及腹泻症状。

4. **禁忌证** 对鸡蛋过敏者、对新霉素过敏者、妊娠妇女、淋巴网状内皮系统的恶性肿瘤、原发与继发免疫缺陷病者;严重疾病、急慢性感染、孕妇、急性病有高热时暂不接种;应用免疫球蛋白 3 个月内不接种。

(六)甲型病毒性肝炎疫苗

1. **接种对象**

(1)15 岁以下的儿童,目前已纳入国家免疫规划对婴幼儿接种。

(2)从甲肝非流行区至甲肝流行区未免疫的人群。

(3)具有感染风险的服务部门未免疫人群,如卫生保健人员、污物处理人员、食品经营人员及军队人员。

(4)指示病例的家庭成员及其密切接触者。

2. **接种方法** 上臂外侧三角肌附着处皮下注射 1ml。

3. **不良反应** 接种疫苗后的不良反应主要为接种部位一过性疼痛和瘙痒,红肿硬结较为少见。最常见的全身反应为发热,多为 37.1~37.5℃轻度一过性体温升高,多在 24~48 小时消失,异常反应极为罕见,主要有过敏性皮疹、过敏性紫癜、过敏性休克、免疫性血小板减少性紫癜等报道,但发生率极低。

4. **禁忌证及慎用证**　对疫苗组分严重过敏或以前接种后发生严重过敏反应者;中 - 重度急性疾病需要在疾病恢复后才能接种疫苗;对孕妇的安全性未进行系统观察,但对于甲肝灭活疫苗(HepA-I)理论上对胎儿无影响,可以进行接种,甲肝减毒疫苗(HepA-L)则不可以应用于孕妇;免疫缺陷或者免疫抑制者不可以接种 HepA-L; HepA-L 与人血丙种球蛋白不能同时接种,如果同时接种抗体水平会下降 50%,注射过人血丙种球蛋白的患者间隔 8 周才可接种 HepA-L。

第五节　细 菌 疫 苗

一、常见的细菌疫苗

常见的细菌疫苗有百白破混合疫苗、卡介苗、流脑菌苗(流行性脑膜炎多糖菌苗)等。

(一) 百白破混合疫苗(DPT)

1. **接种对象**　3 个月至 6 周岁正常婴儿。

2. **接种方法**　上臂三角肌肌内注射,每次注射量 0.5ml。

3. **不良反应**

(1)非特异性反应:注射百白破混合疫苗后,可有局部或全身的反应,这些反应一般均较轻微。局部反应见于注射 10 小时后,可表现为红斑、水肿、发痒和疼痛,见于约 2/3 的接种者,重复注射者更常见,多于 1~2 天内消退,偶尔注射部位可发生无菌性脓肿。全身反应有发热,见于多达一半的接种者,注射后数小时体温开始上升,10~16 小时达高峰,24 小时左右可恢复正常,有时体温可高达 40℃以上。其他还有昏睡、烦躁和呕吐。这些反应可在几个小时内发生,也可在接种后 1~2 天内发生。最严重的副反应是持续哭闹、高热、虚脱和休克样状态,后者表现为苍白、低血压和无反应。这些可发生在注射后几小时以内,持续几分钟至几小时,一般可完全康复。部分接种者可有惊厥。

(2)特异性反应:百白破混合制剂的特异性反应发生率很低,常见的反应如下:

1)过敏性休克:于接种疫苗后数分钟或 1 小时内突然发生面色苍白、大汗淋漓、四肢厥冷、头晕,甚至昏厥、发绀等。

2)过敏性皮疹:较常见,一般于接种后数小时或数天内出现。皮疹形态多样,常见的有荨麻疹,抑或见有类麻疹、猩红热样皮疹或紫癜等。出疹时可伴有发热、全身不适等症状。

3)血管神经性水肿:发生于接种后当天或 2~3 天,注射侧局部红肿,皮肤因肿胀而发亮,严重者可扩展至整个上肢。

4)低张力低应答反应(HHE):是一种少见的并发症,常在 2~8 个月的婴儿中发生,一般在接种后 10 小时内发生,多数在 4 小时内出现,主要症状表现为面色苍白、昏睡、烦躁、厌食,大多可自行恢复。

5)无菌性脓肿:首先在注射部位的皮肤出现直径为 2cm 左右的炎症浸润区,稍隆起,轻度触痛及压痛,一般经过 10 天左右,局部出现松软,表皮转变成暗紫色,触之有波动感,有的可自行吸收。有的从接种针眼处开始破溃,并溢出血性稀黏液。

6)类中毒反应:又称类毒血性休克。极少报道,临床表现类似感染性休克。

7)神经系统副反应:a. 接种后脑病,多发生于注射后 3 天内,有抽搐、惊厥、痉挛、昏睡或异常嚎叫等症状,大多可恢复,极个别患者留有永久性损害,如肢体肌肉萎缩和麻痹、精神迟钝或癫痫样发作。b. 接种后神经炎,发生于注射后 5~7 天或 2 周左右或更长时间。病初肢体麻木、疼痛,严重者有肌肉萎缩、麻痹等症状,腱反射减弱或消失。常出现神经麻痹、口角歪斜。c. 变态反应性脑脊髓炎,多发生于注射疫苗后 1~4 周,平均 10 天左右。表现为突然发病,开始四肢酸痛无力、手足发麻、感觉迟钝,可伴有发热、烦躁不安、嗜睡、呕吐、抽搐,以后出现上行性麻痹如反射改变、偏瘫、脑神经麻痹等。

4. 禁忌证 对任何疫苗成分过敏者,以及未控制的癫痫、脑病、神经系统疾病者;接种第 1 剂或第 2 剂疫苗后出现严重反应(休克、高热、尖叫、抽搐等)者,应停止以后剂次的接种;接种百日咳组分疫苗后 7 天内发生脑病者(有再次发生脑病的危险性疾病与疫苗不良反应难以鉴别)。

(二) 卡介苗

卡介苗(Bacille Calmette-Guérin,BCG)是一种减毒、弱毒的活菌疫苗。通过人工的方法,使未受感染的人产生一次轻微的感染(没有发病的危险),从而产生抵抗结核病的能力,减少结核病的发生。

1. 接种对象 健康的足月新生儿及结核菌素试验呈阴性反应的儿童。

2. 接种方法 左上臂三角肌外下缘皮内注射 0.1ml。

3. 不良反应

(1)皮内卡介苗接种后 2~3 天内,接种处皮肤略有红肿,约半小时后可消失,为非特异性反应。

(2)生物特异性反应要在接种后 2 周左右才出现,局部出现红肿的丘疹状浸润硬块,逐渐软化形成白色化脓并自行破溃、结痂,局部淋巴结可肿大,2~3 个月后大部分可愈合,痂脱落后局部形成一稍凹陷的瘢痕。卡介苗接种一般无全身反应,有时在接种后 1~3 个月内,接种侧腋下淋巴结可出现轻微肿大,但不超过 10mm 或出现破溃。罕见卡介苗骨髓炎、卡介苗全身播散等异常反应。但一旦发生常可致死。一般在接种卡介苗后数月至数年发病,起病多于周围淋巴结开始,范围逐渐扩大,最后可能逐渐累及整个淋巴系统,从淋巴系统又逐步累及内脏器官,以肝、脾、肺多见。卡介苗接种后脓肿的溃疡直径超过 10mm,愈合的时间超过 12 周,应给予局部或全身治疗。卡介苗接种后,通过皮肤破损引起结核菌的皮肤感染较少见,诊断较困难。

(3)特异性变态反应

1)过敏性休克:卡介苗接种引起的全身反应,尤其是过敏性休克极为罕见。属于 I 型变态反应,多在接种后数分钟内发生,先是皮肤瘙痒,出现青紫斑点,继之出现呼吸困难、发绀等周围循环衰竭的症状,表现为典型的急性过敏反应。

2)过敏性皮疹:一般初种者发生较晚,复种者常在 1 天内发病。皮疹的形态表现多样,可表现为麻疹样或猩红热样红斑形皮疹、荨麻疹样皮疹,也可以表现为表皮的水疱。

3)过敏性紫癜:接种卡介苗引起过敏性紫癜者极少发生。一般起病较急,可有发热,并出现各种皮疹。皮疹以四肢伸侧多见,对称分布。有时伴关节疼痛或腹痛。

4)卡介苗接种后的晚期淋巴结炎:多发生在接种后 1~6 个月,大多数是于接种后的淋巴结炎愈合后出现。

5)其他还包括无菌性脓肿(0.16/10 万)、局部性脓肿(0.13/10 万)、播散性卡介苗感染(0.06/10 万)。

6)血小板减少性紫癜、喉头水肿均有报道。

4. **禁忌证**　原发性或继发性免疫缺陷病患者,包括慢性肉芽肿、白血病、淋巴瘤和其他恶性肿瘤、HIV 感染者、免疫抑制治疗(细胞毒性药物、皮质激素或放射治疗)、皮肤弥漫感染及灼伤;早产儿、难产儿、明显先天畸形、出生体重不足 2 500g 的新生儿;正在发热、腹泻,以及有严重皮肤病、湿疹的患儿暂时不接种;除非特殊需要,孕妇通常不接种卡介苗;有癫痫、癔症等神经系统疾病者;以往预防接种有过敏反应或体弱多病者。

(三) 流行性脑脊髓膜炎多糖菌苗

系用 A 群脑膜炎奈瑟氏菌,以化学方法提取多糖体抗原经冻干制成。

1. **接种对象**　为流行地区或呈地方性发病地区的 6 个月至 15 周岁儿童。

2. **接种方法**　上臂外侧三角肌附着处皮下注射,剂量 0.5ml。

3. **不良反应**　接种菌苗后有一定的全身和局部反应,轻微,偶有发热及局部疼痛,一般 24 小时达高峰,48 小时内消失。流脑疫苗接种后引起的过敏性皮疹、剥脱性皮炎、过敏性紫癜等并发症时有发生。过敏反应多发生于 8~12 岁的接种儿童,大多在接种后十余小时出现,少数人可超过 24 小时,初种和加强时均可发生。神经系统反应较为少见。曾有多糖疫苗接种后引起面神经麻痹和四肢瘫痪的报道。

4. **禁忌证**　凡有癫痫病史、脑部疾病史、过敏史,以及肾、心和肝器质性疾病,活动性肺结核和急性传染病及发热者,不予接种。

第六节　类毒素疫苗

细菌在液体培养条件下,产生外毒素,经脱毒提纯等工艺制成,除去其毒性但保留其抗原性,能刺激机体产生保护性免疫的制剂称为类毒素。

一、常见的类毒素疫苗

包括白喉类毒素(diphtheria toxoid)、破伤风类毒素(tetanus toxoid)等。

二、接种方法

类毒素应深部肌内注射。

三、常见不良反应

破伤风类毒素:破伤风类毒素是极其安全的生物制品,罕见发生局部或全身反应。大剂量或反复给予,局部可产生 Arthus 反应,一般发生于注射后 7~10 天,表现为局部组织变硬,有明显的红肿,严重者可扩展到整个上臂,皮肤和肌肉出现坏死和溃烂。对破伤风类毒素有神经系统反应及过敏反应史者禁忌再用,皮肤试验可发现极少见的过敏反应患者。

四、禁忌证

对动物血清过敏者。

第七节　被　动　免　疫

被动免疫是指直接输注循环抗体来实现被动免疫的目的,使机体获得短暂而有效的免疫力起到对相应疾病的保护,使接受者产生抗感染的免疫治疗作用。主要是给予抗血清以中和病毒、细菌毒素或其他动物毒素。

一、抗毒素

抗毒素(antitoxin)由毒素免疫动物制备而成,属于异种血清免疫球蛋白,如精制白喉抗毒素、破伤风抗毒素、肉毒抗毒素、气性坏疽抗毒素、狂犬病抗毒素、各种蛇毒抗毒素等。

目前国内使用的抗毒素主要是由免疫的马血浆经胃酶消化用盐析法制备而成。虽然经过高度纯化,但其本质仍为动物血清的异体蛋白,所以存在引起过敏反应的致敏因子。

(一) 适用证

处于潜伏期后期及患病以后的患者。

(二) 不良反应

抗毒素除了一般疫苗的不良反应外,最特殊的是变态反应。由马血浆特异性蛋白引起的 I 型变态反应是抗毒素应用后常见的变态反应,其表现形式以荨麻疹、血管神经性水肿、支气管哮喘和过敏性休克为主。应用前应进行皮肤试验。必要时脱敏治疗,脱敏治疗的方法见血清病。由马血浆特异性蛋白引起的Ⅲ型变态反应的典型代表是血清病,一般在注射后 4~14 天发病。主要表现为荨麻疹、发热、淋巴结肿大、局部水肿,有时有蛋白尿、关节痛、呕吐,注射部位可出现红斑、瘙痒、皮肤黏膜水肿。

二、丙种球蛋白

(一) 适用证

普通肌内注射用丙种球蛋白(intravenous immune globulin,IVIG)主要用于预防麻疹、甲肝、流行性腮腺炎等,对其他疾病则很少有作用。

（二）不良反应

1. **热原型发热** 丙种球蛋白注射后引起的反应因发生原因不同而表现各异,若制品中热原较高,可因热原发生发热反应。

2. **注射局部疼痛** 在生产过程中因血红素去除不尽或丙种球蛋白中含有 IgG 聚合物,肌内注射后可引起局部疼痛,自感局部发热。

3. **变态反应** 丙种球蛋白为异体蛋白,可引起各型变态反应,但常见的为 I 型或 III 型变态反应。

（龙超,王清）

参考文献

1. 洪建国. 疫苗过敏. 中华临床免疫和变态反应杂志, 2011, 5 (4): 249-252.
2. 梁晓峰, 罗凤基, 封多佳, 等. 疫苗学. 5 版. 北京: 人民卫生出版社, 2011.
3. 刁连东, 翟如芳. 疫苗应用与安全问答. 北京: 中国医药科技出版社, 2017.
4. 傅传喜, 孙彩军, 郑徽, 等. 疫苗与免疫. 北京: 人民卫生出版社, 2020.

第十二章

严重过敏反应

严重过敏反应（anaphylaxis）是一种主要由 IgE 介导的，临床表现为速发的危及生命的可累及全身多系统的超敏反应。多伴有皮肤黏膜系统表现，少数可仅表现为单一呼吸系统或心血管系统症状体征，如严重的上气道梗阻、气道痉挛及低血压等，过敏性休克为危重症表现。

严重过敏反应的发生通常是通过 I 型变态反应引起的，有时也通过免疫复合物或补体介导的途径，即 II 型或 III 型变态反应发生，甚至还可通过非免疫机制发生。后一种临床表现类似，但不属于变态反应的情况，过去称为类过敏反应（anaphylactoid reaction）或假性变态反应。

严重过敏反应患病率在过去 10~15 年呈逐年上升趋势，尤其是婴幼儿。由于不同地区对严重过敏反应的定义、诊断标准、疾病编码及纳入对象不同（基于普通人群、急诊、住院、门诊患者），不同研究流行病学数据存在较大差异，我国目前无相关流行病学数据。2006 年美国变态反应、哮喘和免疫学会（AAAAI）一项系统回顾显示严重过敏反应的终身患病率为 0.05%~0.2%。2013 年欧洲变态反应与临床免疫学会（EAACI）的一项系统回顾研究显示欧洲国家严重过敏反应发病率是（1.5~7.9）/10 万人年。2008—2016 年因严重过敏反应急诊就诊的儿童增加了 3.2 倍，其中 0~5 岁为增速最快。澳大利亚的一项基于住院患者的研究显示 0~4 岁因严重过敏反应住院率最高，2005—2012 年增长了 1.4 倍。

严重过敏反应致死率为（0.5~1）/100 万，尽管患病率呈现上升趋势，多项流行病学研究显示，因严重过敏反应致死病例无明显增加，且在多个地区呈下降趋势，如澳大利亚，严重过敏反应发生率在 1997—2013 年每年增加 6.2%，但死亡率逐年下降。

第一节 诱因及危险因素

严重过敏反应诱因有以下几类：

一、食物

儿童严重过敏反应最常见的诱因是食物。食物诱因存在地域差异，与当地饮食习惯、食物暴露和食物制备方式不同有关,在北美及欧洲国家,牛奶、鸡蛋、花生、坚果、贝类、鱼是常见的食物诱因,而在亚洲国家,小麦和荞麦诱发严重过敏反应更为常见。不同年龄段的致敏食物有所不同,欧洲和美国婴幼儿期常见的有牛奶、鸡蛋、花生/坚果,在亚洲国家,婴幼儿期最常见的致敏食物为鸡蛋、牛奶、小麦。中国的一项 1 952 次严重过敏反应回顾研究提示,0~3 岁最常见的食物诱因为牛奶(62%),4~9 岁儿童的主要致敏食物为水果/蔬菜,青少年最常见的诱因是小麦。食物诱发的严重过敏反应通常由经口途径诱发,非经口暴露食物变应原亦可诱发严重过敏反应,比如通过吸入途径(吸入空气中的食物过敏原)、皮肤接触(食物直接接触或化妆品中含有的食物变应原成分)、肌内注射(疫苗中所含少量的鸡蛋成分)等。摄入的食物种类、剂量、食物加工方式、IgE 水平等可影响临床表现的严重程度。花生和坚果是常见的诱发重度严重过敏反应甚至致死的食物诱因。需要注意的是,极低剂量食物也能诱发严重过敏反应发生,诱发剂量本身不能预测过敏反应的严重程度。

二、药物

儿童严重过敏反应约有 5% 由药物诱发,任何药物可以引起过敏,常见药物诱因包括解热镇痛药、抗生素、神经肌肉阻滞剂及疫苗。欧美国家阿司匹林/非类固醇抗炎剂(ASA/NSAID)引起的严重过敏反应亦较为常见,抗生素中最常引起严重过敏反应的是青霉素,青霉素静脉给药、口服、吸入、皮肤途径都可引起过敏反应。其次是合成或半合成青霉素和头孢菌素。它们之间有一定程度的交叉反应性。青霉素过敏者,90% 对头孢菌素过敏,而对头孢菌素过敏的儿童 10% 对青霉素过敏。其他抗生素如四环素、氯霉素等临床已较少应用,其所致严重过敏反应者较少见。非甾体抗炎药(NSAID)通过影响花生四烯酸代谢,从而引起过敏性反应。放射造影剂、右旋糖酐、甲氨蝶呤等通过免疫复合物或补体介导物诱发过敏反应。麻醉药物过敏常被忽视,其中诱导麻醉药物和肌肉松弛剂是引起严重过敏反应的主要原因,这些药物引起反应的机制可以是 IgE 介导的过敏性反应,也可以是类过敏反应。引起过敏性反应的诱导麻醉药物包括丙泮尼地、硫喷妥钠、美索比妥、丙泊酚和咪达唑仑。肌肉松弛剂是导致全身麻醉过敏性反应的主要原因,包括右旋筒箭毒碱、双烯丙毒马钱碱、琥珀胆碱、氯化琥珀胆碱、泮库溴铵、维库溴铵、阿曲库铵。

在国内,中草药物的临床应用非常普遍,因此中草药引起过敏性反应较为普遍。其中常见药物有双黄连注射液、清开灵注射液、复方丹参注射液、鱼腥草注射液、桅黄注射液、地龙注射液等。引起过敏性休克的口服中药有巴豆、天花粉、斑蝥和中草药复合制剂,以及云南白药等某些外用药。引起过敏性哮喘的中药有川芎嗪、泽泻、丹参等。银杏叶、芦荟、牛黄解毒片等可引起血管神经性水肿。中药的过敏性反应多由 IgE 介导,个别由免疫复合物介导。

到目前为止,国内无儿童药物过敏性反应的大样本分析报道。许素玲报道药物过敏性休克患儿 60 例中,男 38 例,女 22 例,年龄 0~14 岁,其中青霉素皮试 2 例,破伤风抗毒素皮试 2 例,静滴青霉素钠盐 15 例,头孢菌素 V 5 例,头孢哌酮 2 例,头孢他啶 2 例,克林霉素 1 例,双黄连 8 例,清开灵 2 例,鱼腥草 2 例,维生素 K 7 例,胸腺素 1 例,肌内注射复方氨基比林 8 例,口服阿司匹林 3 例。从上述资料看,引起中国儿童严重过敏反应的药物以青霉素为主,头孢类、ASA/NSAID 次之。值得注意的是,通过近年文献报道,一些常用药物,如维生素

K、维生素 B_{12}、维生素 B_1、地塞米松、甲基泼尼松龙、氢化可的松等一些临床常用药物,甚至在抢救过敏性反应中应用的药物,亦可引起过敏性反应。有报道称有用激素和其他药物联合治疗过程中出现过敏反应,而误诊为其他药物过敏,在抢救过程中继续使用同种激素,造成过敏性休克死亡的病例。

疫苗诱发严重过敏反应罕见,发生率约为 1/1 000 000~1/50 000 剂。几乎疫苗中的成分均有诱发过敏反应的可能,严重过敏反应罕见,通常由于疫苗中的辅料而非疫苗抗原本身诱发。如来源于食物的变应原成分,如鸡蛋、牛奶、明胶等。在鸡胚中培养的疫苗,如流感、黄热病、狂犬病疫苗中卵清蛋白浓度相对较高,在鸡胚成纤维细胞中培养的疫苗,如麻风腮疫苗(MMR)卵清蛋白浓度较低。在白喉、破伤风和无细胞百日咳疫苗(DTaP)、减毒白喉和无细胞百白破疫苗(Tdap)中可能存在纳克级别酪蛋白成分,活疫苗或灭活疫苗中添加牛或猪来源的明胶作为稳定剂。明胶含量较高的疫苗,如 MMR 和水痘带状疱疹疫苗。因此,对鸡蛋、牛奶、明胶过敏的儿童,接种上述疫苗时需在监护下接种。除食物过敏原外,佐剂如氢氧化铝、磷酸铝,抗生素、防腐剂如硫柳汞、2- 苯氧乙醇和苯酚、乳胶等也可诱发严重过敏反应。

三、昆虫蜇刺

相较于成人,儿童昆虫蜇刺所致严重过敏反应少见,膜翅目昆虫主要是蜂类,包括蜜蜂、黄蜂。除此之外,毒蚁亦可引起致敏者发生过敏反应。昆虫蜇刺引起的反应可仅发生于局部,也可诱发全身性反应,可涉及皮肤、呼吸道和 / 或血管反应,严重者出现过敏性休克。以各种有关蜂毒液作皮试检查速发超敏反应,是检查特异性 IgE 最敏感的方法。患儿以膜翅目昆虫毒液进行免疫疗法效果较好。

四、乳胶

天然橡胶的 99% 是来自橡树的乳胶(latex)。大多数对之过敏的病例是由 IgE 介导的。速发型变态反应诊断依靠皮肤点刺试验,体外检测乳胶特异性 IgE 对诊断也有帮助,但不及皮肤试验敏感。在无胶乳提取液的情况下,可以用可疑橡胶制品作快速斑贴试验,这是既安全又简单的试验方法。乳胶是构成各种橡皮手套、医用的各种橡皮导管、麻醉用口罩、玩具、运动器械、奶嘴等的原料。因此,任何患儿在吹气球、戴橡皮手套或用其他乳胶制品后,很快起皮疹、肿胀和发痒,就应怀疑对乳胶过敏。有脊柱裂和生殖泌尿系异常的儿童易对乳胶产生过敏,因为他们需要多次手术,反复接触乳胶的机会较多,但总的患病率很低。乳胶皮肤试验可导致严重的过敏反应,因此,用乳胶提取物进行皮肤试验应特别注意。

对乳胶过敏者还会对多种食物,如香蕉、栗子、生土豆、西红柿、桃、李子等过敏,这是由于它们之间存在共同的蛋白成分——植物防御蛋白。此外,乳胶也可引起迟发性过敏反应。

五、异体蛋白及生物制剂

用于皮肤试验和免疫治疗的变应原,由于所用的变应原就是患儿过敏的物质,因而极易诱发严重过敏反应,应提高警惕。其中激素(ACTH、胰岛素、生长激素、胸腺素)、酶(糜蛋白酶、门冬酰胺酶)、毒液和唾液、抗毒素(破伤风、狂犬病、蛇毒抗毒素)、其他生物制剂(干扰素、白细胞介素)由 IgE 抗体介导;血及血制品、免疫球蛋白、血浆、IgA 可能由免疫复合物介导。输血可导致过敏性反应,一个非特应性体质者在接受供体的含较高滴度 IgE 的血液后可发生被动致敏。反之,过敏体质者在输入含变应原或药物的血液后,可发生血浆性过敏性反应(plasma anaphylaxis)。选择性 IgA 缺乏症患者中,40% 有 IgA 抗体,这些患者在多次输血后可发生过敏性反应,反应的严重程度由轻微的荨麻疹到致死性的严重过敏性反应不等,这些抗体通常为 IgG 介导,但也可由 IgE 介导。预防这种反应的方法,包括使用充分洗涤的红细胞或用 IgA 缺乏的供体血液进行输血治疗。

六、物理因素

(一) 运动

患儿在运动后出现荨麻疹和严重过敏反应称为运动诱发严重过敏反应(exercise-induced anaphylaxis,EIA)。症状包括荨麻疹、血管性水肿、恶心、呕吐、肠绞痛、喉水肿、支气管痉挛及呼吸窘迫、休克或意识丧失。症状可发生于运动中,也可发生于运动结束之后。EIA 并非在每次运动后均发生,而且相同运动量也不一定都导致过敏性反应。大约 2/3 的 EIA 患者有特应性家族史,1/2 患者有特应性个人史。EIA 的确切发病机制尚不清楚,据推测,可能与剧烈运动后特应性个体体内释放内源性类鸦片肽类物质,导致生物活性介质释放有关,皮肤活检标本中发现有肥大细胞活化的证据。有一些患儿在饭后运动,就会发生运动诱发严重过敏反应,与食物的种类无关。而另一些则在食入特殊食物如鱼或芹菜以后才随着运动出现反应,称运动依赖食物诱发严重过敏反应,预防的方法是在饭后 2~3 小时内不要进行大量的运动。

(二) 寒冷

寒冷是诱发过敏的一个常见原因。轻者以冷水洗手,或外出暴露于寒冷的空气,暴露部位就会发痒、起风团。暖和后约半小时风团消失。重者可致全身起风团、发痒、血压下降致休克等症状,本病因以贴冰试验诊断。这类患儿应避免游泳,或游泳时出现症状立刻离开该环境,本病的根本治疗是迅速使之暖和。

七、原因不明

原因不明的严重过敏反应又称特发性复发性严重过敏反应(idiopathic recurrent anaphylaxis,IA),是指自动发生的严重过敏反应,而不是由未知变应原引起的。其中许多不是无原因而是暂时未找到病因。有些患者在餐后出现严重过敏反应可能是由于餐馆食物中的偏亚硫酸氢盐所致。作者在临床遇见一些反复发作不明原因休克的患者,经多方调查,最后诊断为对牛奶中潜在的青霉素过敏,并证实为 IgE 所介导。有一类患者反复发作,病因不明,对长期高剂量糖皮质激素激素无反应,这些患者诊断为恶性原发性严重性过敏反应(malignant idiopathic anaphylaxis)。就整体而言,成人最常引起过敏性反应的是青霉素以及潜存于食物或疫苗中的青霉素,儿童则为牛奶及一切奶制品以及潜存于疫苗等中的牛奶。

八、严重过敏反应的危险因素

常见的儿童严重过敏反应危险因素,包括食物严重过敏反应病史、哮喘、花粉症、严重湿疹或特应性皮炎、荨麻疹、小麦过敏患儿在运动状态、有多重致敏状态等。特殊用药后增加严重过敏反应的概率,例如阿司匹林增加运动诱发严重过敏反应概率。婴幼儿危险因素包括毛细支气管炎、反复发作喘息、先天性心脏病、湿疹、多重致敏状态等。致死性严重过敏反应的危险因素包括哮喘、年龄>10 岁、食物过敏类型是花生 / 坚果、延迟使用肾上腺素等。哮喘是重度严重过敏反应的危险因素,在一项因严重反应致死的研究中,大多数患者合并哮喘,与不患有哮喘患者相比,哮喘患者出现呼吸系统症状的风险为非哮喘患者的 2 倍,呼吸暂停风险增加 7 倍。因此,合并哮喘的严重过敏反应患者,哮喘的良好控制或可降低发作风险。

严重过敏反应发生双相反应(biaphasic anaphylaxis)比率在儿童约占 0.4%~11% 儿童,即在首次症状完全缓解后 1~72 小时内无诱发因素触发情况下再次出现严重过敏反应的症状。双相反应的危险因素包括:重度反应、皮肤黏膜受累、药物诱发(小于 18 岁)、未知诱因、脉压大、1 次以上的肾上腺素治疗、严重过敏反应发生后应用糖皮质激素(18 岁以下)、延迟应用肾上腺素。

第二节　发病机制及病理生理

一、发病机制

严重过敏反应主要由 IgE 介导,肥大细胞、嗜碱性粒细胞、嗜酸性粒细胞(EOS)等释放生物活性介质引起的全身反应,分为致敏阶段和效应阶段,具有明显个体差异和遗传倾向。

致敏阶段:变应原诱导特异性 IgE 产生是严重过敏反应发生的先决条件。变应原进入机体后,激活特异性 Th2 细胞产生 IL-4、IL-5 等细胞因子,诱导特异性 B 细胞发生 IgE 类别转换并增殖、分化成浆细胞,浆细胞产生的亲细胞 IgE 抗体,在不结合抗原的情况下,通过其 Fc 段与肥大细胞和嗜碱性粒细胞表面高亲和力 IgE Fc 受体(FcεR I)结合,使机体处于致敏状态。

效应阶段:处于致敏状态的机体再次接触相同变应原时,变应原与致敏肥大细胞或嗜碱性粒细胞表面 IgE 抗体特异性结合,使多个 FcεR I 交联形成复合物,胞膜变构,活化信号启动,导致效应细胞活化并立即释放预先形成的组胺和类组胺介质,包括 5- 羟色胺、白三烯(LTs)、类胰蛋白、血小板活化因子、肝素以及花生四烯酸代谢(PGD_2、LTB4、LTC4、LTE4)等。组胺是引起严重过敏反应的重要介质,组胺释放后,作用于靶器官上的组胺受体(H1 和 H2 受体),引起血管扩张、血管通透性增加、黏液分泌增多、支气管和胃肠道平滑肌痉挛,从而引起一系列临床症状。

效应细胞释放储存介质的同时,还产生 EOS 定向因子(IL-4、IL-5)、趋化因子 CCL3 和脂类介质。某些因子如 IL-4、IL-5 等与嗜酸性粒细胞表面的相应受体结合,可刺激 EOS 表达 FcεRI 并活化。EOS 活化后,其胞质中嗜酸性颗粒脱出,释放一系列生物活性介质。其中一类是具有毒性作用的颗粒蛋白和酶类物质,主要包括 EOS 阳离子蛋白、主要碱性蛋白、EOS 衍生的神经毒素和 EOS 过氧化物酶、EOS 胶原酶等;另一类介质与肥大细胞和嗜碱性粒细胞释放的介质类似。共同加重过敏反应进程。

另外,EOS 还能释放组胺酶和芳基硫酸酯,抑制肥大细胞释放的组胺和 LTs,对炎症反应起到一定的抑制作用,因此 EOS 对严重过敏反应既有正向作用,亦有负向调节作用,因人而异。

严重过敏反应的临床表现并不完全一致,如迟发反应和双相反应。实验室检查发现,少数患者血清中 sIgE 含量极低,甚至检测不到,提示抑或与非 IgE 介导以及多种过敏反应重叠发生有关。有证据表明补体系统、C3a、C4a、C5a 和中性粒细胞也参与严重过敏反应的发生,值得临床研究。

双相反应原因较为复杂,除了可能与过敏原延迟吸收、血小板活化因子延迟释放及肥大细胞过度活化有关外,EOS 至关重要,一方面与 EOS 的毒性颗粒起效相对缓慢、半衰期较长,另一方面与其对严重过敏反应的负调节机制可能被抑制有关。同时不除外两种以上类型的过敏反应交织等因素。迟发反应可能与肥大细胞受体抗体或 CD4[+]Th2 细胞直接介导 EOS 的超敏反应有关。

二、病理生理

人类致死的严重过敏性反应的主要病理改变,包括急性肺过度膨胀、喉水肿、内脏充血、肺水肿、肺泡内出血、荨麻疹和血管性水肿。但有些患者未见病理改变。

急性肺过度膨胀见于 25%~50% 的死于过敏性反应的患者,支气管显微镜所见包括支气管内分泌增加、黏膜下水肿、支气管周围血管充血和支气管壁有嗜酸粒细胞浸润。这些改变和支气管堵塞解释了肺不张的存在和临床气道阻塞症状。导致堵塞的上呼吸道水肿见于 2/3 的致死病例。急性血管虚脱(acute vascular collapse,AVC)一般由于血管扩张或心律失常引起,偶尔因心肌梗死引起。先进的组织病理技术发现 80% 的致死病例有心肌损伤。最常见的心电图改变是 T 波变平和倒置,束支传导阻滞、室上性心律不齐和室内传导缺损也常见到。其他不太特异的病理所见,为肝、脾和其他内脏充血,脾脏红髓嗜酸粒细胞增加。因此,一个猝死的患儿,病理解剖发现肺出血和支气管周围充血,可能是肺炎也可能是过敏所致,它们的简单区别是:前者细胞浸润是以中性粒细胞为主,而后者则是以嗜酸性粒细胞浸润为主。

第三节　临床表现

严重过敏反应是一组综合征,可累及皮肤黏膜、呼吸和 / 或循环、消化等多个系统,表现为皮疹、水肿、喉鸣、喘息或低血压、剧烈呕吐等症状。有些患儿在症状出现之前有先兆，表现为焦虑、头晕、出汗、恶心、呕吐、胸闷、心慌、冷汗等，但往往被忽略。

一、皮肤黏膜系统症状和体征

发生率约为 90%。大多数患儿以皮肤症状开始，表现为皮肤潮红并常伴出汗、红斑、瘙痒，特别多见于手、足和腹股沟，荨麻疹、血管性水肿一般不长于 24 小时，重症可见皮肤青紫。皮肤黏膜症状常先于心血管系统表现，症状多在 24 小时内消失，但水肿消退较慢，皮疹可出现在没有直接接触的部位。

二、呼吸系统症状和体征

发生率约为 70%。主要表现为鼻塞、喷嚏、流涕、吞咽困难伴有流涎，口腔、舌、咽喉麻木和水肿，其中喉水肿引起的症状较为凶险，轻者声音嘶哑、发音困难、喉部阻塞感，重者吸气性呼吸困难甚至窒息。支气管阻塞是危及生命的首要原因，特别是有哮喘的患者更易出现。可表现咳嗽、喘息、呼吸急促、双肺哮鸣音等。

三、心血管系统症状和体征

发生率约为 45%。主要表现为面色苍白、皮肤花纹、四肢厥冷、血压下降、烦躁不安等，严重者出现低血容量性低血压、心动过速、心律不齐，甚至心肌缺血、心脏停搏、休克等循环系统衰竭、休克的表现。统计表明 24% 严重过敏反应的死亡原因为循环系统衰竭。

四、胃肠道症状和体征

发生率约为 45%。主要表现为恶心、呕吐、痉挛性腹痛、腹泻、腹胀，甚至便血，其中腹痛常是本病的早期表现。

五、其他

如神经系统症状有多疲乏无力、焦虑、抽搐、头晕、晕厥、意识模糊、意识丧失、抑郁感、定向障碍、黑矇或短暂性失明、大小便急迫或失禁等。

六、婴幼儿严重过敏的临床表现

婴幼儿严重过敏反应也可能出现如咳嗽、气喘、喘鸣、嗜睡、心动过速、循环衰竭和 / 或持续的胃肠道反应等在较大儿童出现的症状。最常累及的是皮肤黏膜系统(98%)，如全身风团样皮疹、皮肤潮红、血管神经性水肿等；呼吸系统症状(59%)，如咳嗽、喘息、喉鸣等；胃肠道症状(56%)，如腹痛、持续性呕吐等；心血管系统的症状不常见，如低血压和心动过速等。在某些情况下，持续性呕吐可能是唯一表现。非特异性的中枢神经系统症状，如停止玩耍、过度依赖成人陪伴、持续哭闹及嗜睡也是常见的婴幼儿严重过敏反应的早期表现。心源性休克在婴幼儿并不常见，通常为晚期表现。

第四节 实验室检查

目前,尚无高敏感性和特异性的生物标记物诊断严重过敏反应。类胰蛋白酶属于肥大细胞和嗜碱性粒细胞的特异性活性物质,当激活时以肥大细胞脱颗粒形式与其他介质一起释放,在症状发生后15~180分钟内升高,可作为急性期标记物之一,是临床较常用的指标,但并不适用于所有患者。用于检测血清类胰蛋白酶的血液标本最好在全身性过敏反应症状发生后15分钟到3小时内采集。应在全身性过敏反应的临床体征和症状消退至少24小时后再测定一次基线血清类胰蛋白酶以进行比较。如果发作时类胰蛋白酶水平高于11.4ng/ml或至少比基线水平高20%+2ng/ml,则可确诊严重过敏反应。如果急性期和基线血清类胰蛋白酶水平均高于11.4ng/ml,则应考虑为肥大细胞增多症或其他肥大细胞疾病。血清类胰蛋白酶水平升高最常见于昆虫螫伤或药物触发的严重过敏反应,以及存在低血压或休克的任何原因严重过敏反应患者。在食物诱发的严重过敏反应患者或者血压正常的全身性过敏反应患者中,血清类胰蛋白酶水平可能不升高。类胰蛋白酶水平处于正常范围并不能排除全身性过敏反应的临床诊断。由于婴幼儿的基础类胰蛋白酶水平高于年长儿及成人,故类胰蛋白酶测定在婴幼儿应用则更为有限。

除了类胰蛋白酶,其他炎性介质,如组胺、血小板活化因子、前列腺素 D_2,以及白三烯 E4 水平均可升高,但尚未广泛应用于临床,在婴幼儿严重过敏反应中的应用尚需进一步研究。

第五节 诊断及鉴别诊断

一、诊断

儿童严重过敏反应诊断的主要依据是详细的发作史,包括症状和体征,以及症状体征突然出现之前数分钟至数小时内所有暴露的已知或可疑变应原、可疑环境相关的详细信息。儿童的诊断标准和分级标准相似于成人。2006年,美国国立变态反应和感染性疾病研究所与食物过敏及严重过敏反应联盟(NIAID/FAAN)建立了严重过敏反应的定义及诊断标准,旨在快速识别严重过敏反应以实施快速治疗而防止病情加重和降低致死率,2020年 NIAID/FAAN 更新严重过敏反应诊断实践参数。2019世界过敏组织(WAO)重新定义了严重过敏反应,更新了诊断标准。本书即采用2019年 WAO 最新诊断标准(表12-1)。如果符合下述两种情况中的一种,则极有可能诊断为严重过敏反应:①典型的皮肤表现合并至少1个其他系统的表现(呼吸系统、心血管系统、胃肠道系统);②暴露于已知或可疑变应原,导致呼吸和/或心血管系统症状,可无典型皮肤黏膜症状。

表 12-1　严重过敏反应诊断标准

严重过敏反应诊断标准
1. 数分钟至数小时内急性发作的皮肤和 / 或黏膜症状（如全身荨麻疹、瘙痒或潮红、唇 - 舌 - 腭垂水肿），并伴发以下至少 1 种症状： a. 呼吸道症状（如呼吸困难、喘息 / 支气管痉挛、喘鸣、PEF 下降、低氧血症） b. 血压下降或伴终末器官功能不全（循环衰竭、晕厥、尿便失禁） c. 严重的胃肠道症状（如剧烈腹绞痛、反复呕吐），尤其是在非食物过敏原暴露后
2. 暴露已知或可疑的变应原后数分钟至数小时内 [a]，急性发作的血压降低 [b] 或支气管痉挛，或喉部症状 [c]，可无典型的皮肤黏膜症状 a. 大部分过敏反应发生暴露变应原的 1~2 小时，一般可能更快。但对于某些食物变应原比如（α-Gal）或免疫治疗，可发生迟发性反应（大于 10 小时） b. 低血压定义：婴儿和儿童：收缩压低于年龄正常值或较基础值下降>30%。儿童低收缩压定义：1 月龄 -1 岁，小于 70mmHg，1~10 岁，小于 [70mmHg +（2 × 年龄）]，11~17 岁，小于 90mmHg c. 喉部症状包括：喉鸣、声音改变、吞咽困难

　　有些患者虽然并不满足上述任何一种诊断标准，但仍适合接受肾上腺素治疗。例如，一名曾因花生引发全身性过敏反应并差点致死的患者，若在明确或疑似进食花生后数分钟内出现荨麻疹和潮红，则可使用肾上腺素。

二、鉴别诊断

　　由于绝大多数儿童严重过敏反应均有皮肤症状，而婴儿期病毒感染后常出现荨麻疹样皮疹、呼吸道症状（如咳嗽、气促），虽出现两个系统症状，但不应诊断为严重过敏反应；婴幼儿期呕吐和腹痛也是多因素的，可能多种非过敏病因导致（如胃肠道感染性疾病、肠套叠等）。心动过速是婴幼儿严重过敏反应的早期表现，但是也可继发于哭闹、发热和不适之后，需要临床鉴别，如：

（一）皮肤
荨麻疹、色素性荨麻疹 / 肥大细胞增多症、遗传性血管性水肿。

（二）呼吸系统
先天性疾病（如喉蹼、血管环）或获得性因素（如异物吸入、感染性喉炎、支气管炎、或哮喘）、窒息、呼吸暂停等。

（三）胃肠道
先天性疾病（如幽门梗阻和旋转不良）或获得性因素（食物蛋白诱导的小肠结肠炎急性期、肠套叠、急性阑尾炎等）。

（四）休克
感染性、心源性、低血容量性、分布性休克。

（五）中枢神经系统
癫痫、中风、创伤、颅内压升高。

（六）其他
代谢性疾病、感染性疾病（如百日咳、胃肠炎、脑膜炎）、毒物摄入或药物过量、孟乔森综合征、婴幼儿猝死综合征等。

第六节 治 疗

一、治疗原则

尽早使用肾上腺素肌内注射急救治疗,同时将患儿送往附近的急诊。抗组胺药和糖皮质激素只是辅助药物,不能单独使用来治疗严重过敏反应,更不能替代肾上腺素。

二、急救方案与具体药物剂量

(一)一线用药

肾上腺素是严重过敏反应的首选急救药物,注射剂量根据患儿体重计算,为1∶1 000肾上腺素0.01mg/kg,或按体重7.5~25kg∶0.15mg,体重≥25kg∶0.3mg(表12-2),在严重过敏反应时使用肾上腺素没有绝对禁忌。快速及时注射肾上腺素能够降低患儿住院及死亡的风险。

首选用药途径是大腿外侧肌内注射,不推荐皮下注射,因为在发生严重过敏反应时,皮下组织处血液循环量不足,不利于药物的吸收。有研究表明,儿童患者肌内注射肾上腺素比皮下注射达到的血药峰浓度更高,且起效更快。

如果注射1次效果不佳,5~15分钟后可以重复注射,最多注射3次。根据文献报道,有6%~19%的患儿需要注射第2次肾上腺素。肾上腺素可能带来短期副作用,如皮肤苍白、震颤、心悸、焦虑、头痛和头晕,多能自行缓解。需注意不要把肾上腺素的副作用误诊为严重过敏反应症状再发。

表12-2 严重过敏反应时肾上腺素常用剂量

年龄	肾上腺素剂量
婴儿或体重<10kg	1∶1 000肾上腺素0.01mg/kg
1~5岁儿童或体重7.5~25kg	1∶1 000肾上腺素0.15mg=0.15ml
6~12岁儿童或体重≥25kg	1∶1 000肾上腺素0.3mg=0.3ml
青少年或成人	1∶1 000肾上腺素0.5mg=0.5ml

(二)二线用药

抗组胺药和糖皮质激素是目前主要的二线药物,其在治疗严重过敏反应中的地位存在一定争议。

抗组胺药物虽然可缓解严重过敏反应相关皮肤黏膜症状,但起效较慢,口服药30分钟后开始起效,但血药浓度通常要60~120分钟后才能达峰,还要再过60~90分钟药物才能渗入血管外组织,从而发挥最大作用,因此,不能起到紧急挽救生命的作用,抗组胺药的主要功能是抑制组胺受体活性,阻断组胺引发的过敏效应,不能直接阻止肥大细胞脱颗粒,因此可用于缓解瘙痒、荨麻疹、水肿,却无法治疗低血压或气道阻塞症状,更不能替代肾上腺素。

糖皮质激素通常用于严重过敏反应的辅助治疗,它通过细胞膜上的糖皮质激素受体发挥作用,糖皮质激素 - 糖皮质激素受体复合物移位至细胞核,抑制促炎蛋白合成,因此,起效缓慢(4~6 小时起效),且治疗靶点为非选择性,故不推荐用于严重过敏反应的急性期治疗。尽管在临床治疗中有时经常应用,但罕有数据证实其在治疗严重过敏反应的有效性,尚无证据表明糖皮质激素联合肾上腺素和 / 或抗组胺与单纯肾上腺素治疗比较更有效。所以,糖皮质激素在急性期处置中作用有限。

(三) 其他治疗

脱离诱发因素:在使用肾上腺素急救的同时,让患儿不再接触引起严重过敏反应的诱因。如果是静脉输注药物导致,则立即停止输液;如果是在昆虫蜇刺后出现过敏,则立即远离昆虫聚集处。如果是食物过敏者,禁止催吐或洗胃,因为不能减轻过敏反应,还有误吸的风险,可能会延误治疗。

(四) 急救治疗

评估循环、气道、呼吸、皮肤症状等;快速启动急救流程、呼救。

体位:严重过敏反应伴有循环功能障碍,仰卧位、抬高下肢;呼吸窘迫者端坐位;昏迷意识不清者,侧卧位。

吸氧:高流量面罩吸氧(8~10L/min)。

循环功能障碍:建立静脉通道,晶体液扩容 10~20ml/kg,10~20 分钟内输入。必要时静点肾上腺素、多巴胺等升压药物。在静脉通路建立困难时,也可考虑予以骨髓内给药。

呼吸困难,有气道阻塞、喘息,予以吸入短效 β 受体激动剂,如沙丁胺醇治疗,每 15 分钟可重复吸入 1 次。如果支气管扩张剂效果不佳,气道阻塞严重者,可建立人工气道及机械通气治疗。

(五) 双相反应

如有发生双相反应高危因素的患儿,应延长留观时间,建议留观至少 6 小时以上。当发生双相反应时,治疗措施与初次发作时相似,首选药物仍为肌内注射肾上腺素 0.01mg/kg,或按体重 7.5~25kg 为 0.15mg,体重 ≥ 25kg 为 0.3mg。

第七节　长期管理

急性发作期后的随访管理主要是在保健中心及变态反应专科门诊,管理随访的内容包括:

1. 经详细采集病史及变应原检查以明确可能的诱因。
2. 根据目前指南推荐处方肾上腺素,并教会监护人 / 家长如何准确使用。

3. 通过制订个性化书面文件向监护人告知急诊处置方案。

4. 避免可能诱因,防止再次发作。

5. 定期随访评估过敏和耐受状态。

急性发作期对于已接受治疗且随后将离开急诊科或医院的患儿,有学者提出了助记缩写"SAFE",以帮助临床医生记忆建议此类患儿家属遵循的 4 项基本行动方案。方案为:寻求支持(seek support),识别和避免变应原(allergen identification and avoidance),专科医疗随访(follow-up for specialty care),以及紧急情况使用肾上腺素(epinephrine for emergencies)。

对于可疑食物诱发的严重过敏反应,可于急性发作后 4~6 周后根据病史行皮肤点刺试验确定变应原。病史明确但皮试阴性可在数周至数月再次检测,需要注意的是,点刺试验亦可诱发罕见的全身速发型反应,食物变应原的皮内试验在婴幼儿是禁忌。食物特异性 IgE 可在发作后的任何时间检测,提示与临床症状高度相关的某些食物特异性 IgE 水平在婴幼儿低于年长儿。有研究显示:婴幼儿牛奶 sIgE 大于 5kUA/L,年长儿大于 15kUA/L,提示牛奶蛋白过敏;婴幼儿鸡蛋 sIgE 大于 2kUA/L,年长儿大于 7kUA/L,提示鸡蛋过敏。皮试和 sIgE 检测仅是确定变应原,而不用于诊断严重过敏反应。临床中仅需选择与严重过敏反应相关的可疑变应原进行检测,对变应原的大范围筛查是不必要的,因为很多变应原的皮试阳性或 sIgE 阳性仅提示致敏状态而并无临床相关性,皮试风团大小和食物特异性 IgE 的水平仅提示食物过敏的可能性,并不能预测过敏反应的严重程度。变应原组分诊断(component resolved diagnostics,CRD)可在多重致敏患者中识别与临床症状相关变应原以及交叉反应变应原,某些变应原的组分诊断还可预测食物过敏进程及严重过敏反应的风险。如牛奶中的酪蛋白(Bos d 8)、鸡蛋的卵类黏蛋白(Gal d 1)、花生 Arah2 等为严重过敏及持续过敏标记物。嗜碱性粒细胞活化试验是前沿的过敏原检测方法,结合变应原组分检测可预测食物过敏的严重程度,但尚未广泛应用于临床。必要时可在严格医疗监护下实施食物激发试验。药物诱发的严重过敏反应需要结合病史和皮肤试验来评估,目前仅有商品化的青霉素皮试剂,其他药物尚无明确统一的皮试剂量,一般婴幼儿不采用药物皮内试验。膜翅类昆虫叮咬诱因需要皮试和特异性 IgE 检测明确。

应制订个性化书面的严重过敏反应急救行动计划(anaphylaxis emergency action plan),列出常见的症状、体征,以及强调在严重过敏反应发生时快速启动治疗,并强调在变态反应专科门诊长期随诊。看护者/家长应学会识别严重过敏反应症状及学会肾上腺素自动注射装置(epinephrine auto-injector,EAI)的使用或学会注射肾上腺素。与注射器在安瓿中抽取肾上腺素相比,EAI 具有预存剂量、使用方便等有优点。自动注射装置目前有两种剂型:15kg 以上 0.15mg;30kg 以上的 0.3mg。第 3 种剂型,0.1mg 已在 2017 年被 FDA 批准生产,用于 7.5~15kg 的儿童。对于体重低于 30kg 的儿童给予 0.3mg,以及低于 15kg 的儿童给予 0.15mg 的剂量虽存在一定风险,但目前无替代方案。EAI 尚未在国内上市,可教给家长如何从安瓿抽取合适剂量肾上腺素至 1ml 注射器,紧急情况下可在院前自行给患儿注射,但对于无医学背景的看护者来说,可能存在抽取剂量不正确,或注射器中存在空气,不能正确注射等风险。一项研究显示,仅有约 30% 的重度严重过敏反应的婴幼儿在院前接受了肾上腺素治疗。未第一时间应用肾上腺素治疗的原因包括:看护者不能及时识别症状、无肾上腺素自动注射装置、看护者惧怕实施注射、不确定是否需要注射肾上腺素等。

　　严格避免暴露变应原可预防再次发作,但是对于看护者/家长来说,对变应原长期持续保持高度警惕性是有难度的。一项前瞻性观察性研究提示,53%已明确食物过敏原(牛奶、鸡蛋、花生)的婴幼儿可反复发生过敏反应,相关危险因素包括未仔细阅读食品标签、食物间的相互污染、无意进食或暴露,以及由其他人喂养等。

　　某些食物如牛奶、鸡蛋、大豆、小麦过敏随年龄增长发生自然耐受,而花生、坚果过敏通常为持续性食物过敏(表12-3)。影响自然进程的因素包括:sIgE水平、皮试风团直径、临床症状及可诱发临床症状的食物剂量等。对于食物诱发的严重过敏反应的婴幼儿,持续性过敏的可能性大,建议每年评估1次致敏状态(sIgE和/或皮肤点刺试验),直至致敏状态稳定。婴幼儿耐受少量的烘焙/充分加热后的牛奶或鸡蛋提示自然缓解可能性大,临床表型为暂时性/一过性的食物过敏,在饮食中加入烘焙牛奶或鸡蛋似可加速对未加热的鸡蛋或牛奶的耐受进程。相反,若婴幼儿对少量烘焙的牛奶或鸡蛋仍有反应,则提示是持续性食物过敏,需要继续严格避食。某些食物(牛奶、鸡蛋、花生)口服或舌下的免疫治疗提示可到达临床耐受,但很难到达免疫耐受,且治疗中的不良反应发生率较高,目前仅在临床试验阶段,并未广泛应用于临床。

表 12-3　儿童常见的食物过敏的自然进程

食物	起病年龄	年龄/自然缓解率	备注
牛奶	通常1岁以内	1岁:30%~50% 2岁:55%~75% 3岁:70%~90% 5岁:80%~90% 若sIgE峰值>50kUA/L,18岁自然缓解率为60%	75%牛奶蛋白过敏患儿可耐受充分加热的牛奶,在饮食中加入充分加热的牛奶可加速耐受进程。sIgE小于1KUA/L或风团直径小于12mm,提示耐受充分加热的牛奶可能性大
鸡蛋	通常1岁以内	2岁:47%; 6岁:50%; 若sIgE峰值>50kUA/L的自然缓解率为10%	38%鸡蛋过敏患儿可耐受充分加热的鸡蛋,对充分加热/烘焙的鸡蛋耐受提示自然缓解可能性大,饮食中少量添加可加速耐受进程
花生	平均发病年龄为18月龄,亦可成年发病	4岁:22%; sIgE峰值>3kUA/L,提示8岁前自然缓解可能性非常小	
坚果	通常2岁以上	自然缓解率为9%	
大豆	婴幼儿(0~3岁)	6岁:45%; sIgE峰值>50kUA/L,6岁前自然缓解为18%	
小麦	婴幼儿(0~3岁)	4岁:20%; 8岁:52%; 12岁:66%; 18岁:76%; sIgE峰值>50kUA/L,提示14岁前自然缓解率为40%	

对药物诱发的严重过敏反应来说,若无可替代的药物或治疗方案,可由有经验的专业医疗机构实施药物脱敏治疗。由昆虫叮咬所致的严重过敏反应可进行特异性免疫治疗。

对于少见的由疫苗所致严重过敏反应,需由变态反应专业医生评估,不仅需要做可疑疫苗的皮肤试验,还要包括疫苗成分,比如卵清蛋白、明胶或新霉素等,若皮试结果阴性,可给予常规剂量的疫苗接种,接种后严密观察有无不良反应,若结果阳性,则应在严密监护下按照剂量分级给予。

第八节 预　防

确诊导致严重过敏反应的诱因后,医生应当告知患儿及其家属如何避免患儿过敏的食物、药物或昆虫蜇刺。

一、食物

一旦确定过敏病因,医生需嘱咐患儿严格忌口:

1. 避食过敏的食材和容易交叉过敏的食材(例如牛奶过敏的患儿也不要食用羊奶),以及用这些食材制作的各种加工食品。

2. 患儿亲属或大龄患儿本身都应当养成进食前查看食品包装上配料表的习惯。

3. 患儿避免接受他人分享的食品。尽量在家中吃饭,减少外出就餐,外出就餐时也提前告知餐厅患儿需忌口的食材。

4. 对于上幼儿园或上学的患儿,家长应明确告知教育机构患儿过敏的食物,以最大限度地降低意外误食过敏食材的风险。

5. 婴幼儿的食物过敏,多数可随其年龄增长而自愈,所以应当每6~12个月在变态反应专科复诊,复查皮肤试验、血清特异性IgE检查,以及口服食物激发试验,若评估提示患儿已经产生耐受,则可恢复进食既往过敏的食物,有助于提高患儿生活质量,保证营养均衡。

二、药物

医生应当在病历中明确记载患儿的药物过敏史;患儿应当严格避免使用曾引起严重过敏反应的药物,也应避免使用有交叉过敏的药物,可选择结构不同的另一类药物替代。如果因病情必须使用曾引起严重过敏反应的药物,可采用药物脱敏治疗。

三、昆虫蜇刺

昆虫蜇刺曾引起严重过敏反应的患儿,应减少去野外活动;同时避免在户外吃饭、使用香水或穿色彩鲜艳的服装,以降低再次被蜇的风险。

(向莉,姜楠楠)

参考文献

1. 刘光辉. 过敏性疾病诊疗指南. 北京: 科学出版社, 2013.
2. 申昆玲, 刘传合, 赵京, 等. 儿童过敏性疾病规范化培训教程. 北京: 人民卫生出版社, 2021.
3. PITSIOS C. Generalized allergic reactions during skin testing. Pediatr Allergy Immunol, 2010, 21: 557.
4. 姜楠楠, 向莉. 婴幼儿严重过敏反应: 诊断与治疗面临挑战. 中华临床免疫和变态反应杂志, 2020, 14 (4): 357-365.
5. 姜楠楠, 尹佳. 严重过敏反应的加重因素及作用机制. 中华临床免疫和变态反应杂志, 2016, 10 (3): 269-275.
6. SIMONS FE, ARDUSSO LR, BILO MB, et al. 2012 Update: World Allergy Organization Guidelines for the assessment and management of anaphylaxis. Curr Opin Allergy Clin Immunol, 2012, 12: 389-399.

第十三章

···

变态反应性疾病的中医理论

第一节　变态反应的中医辨证理论

一、Ⅰ型变态反应

现代医学认为Ⅰ型变态反应(又称速发型变态反应或过敏型变态反应),主要通过 IgE 介导产生。IgE 在抗原刺激下形成,附着于肥大细胞和嗜碱性粒细胞,使之处于致敏状态。当再次接触特异性致敏物时,通过抗原 IgE 反应,引起肥大细胞和嗜碱性粒细胞的脱颗粒反应,释放组胺、慢反应物质、缓激肽等介质,导致毛细血管扩张,血管通透性增强,平滑肌痉挛,外分泌腺活动亢进等病理变化,形成变应性疾病。由于全身性的毛细血管扩张使有效血容量迅速减少,血压下降,可导致过敏性休克。由于血管通透性增加,血清渗出,可造成水肿。如鼻黏膜水肿,可导致鼻塞、鼻痒、打喷嚏等,形成变应性鼻炎;如支气管水肿,可使黏膜增厚,管腔狭窄,呼吸阻力增加,而形成哮喘;如水肿发生在真皮层,则表现为荨麻疹或湿疹;水肿发生在表皮内,则形成水疱。

中医认为过敏性疾病的产生主要是正气和邪气两个方面共同作用的结果,"正气存内,邪不可干","邪之所凑,其气必虚"。

(一) 外感风寒,湿热之邪

风邪为六淫之首,百病之长,风邪在变应性疾病的形成中尤其重要。风邪外袭,阻于肌肤之间,内不得通,外不得泄,可使营卫不和,气血运行失常,肌肤失于濡润,则可发生风团丘疹。风邪善行而数变,故疾病变化多端,皮疹骤起骤消,游走不定,遍及全身,瘙痒无度。风邪侵犯于肺,肺失宣降,则咳嗽、气喘、鼻塞、喷嚏。风邪易夹杂它邪为患,如寒、热等形成风寒、风热等。外感风寒,肺气失于宣泄,则鼻塞流涕,咳吐稀薄白痰;外感风热,肺失肃降,则鼻塞流浊涕,咳吐黏稠黄痰。湿邪黏滞,湿郁肌表,可见水疱、瘙痒、糜烂、渗液、浸淫四窜、缠绵难愈。热毒内侵,深入营血,损伤血络,迫血妄行,可导致皮肤紫癜、尿血、便血等。

(二) 正气不足,肺脾肾虚

肺主气,外合皮毛,司卫外,肺气不足,卫表不固,则易致外邪内侵,形成风团、隐疹、咳喘、鼻塞等。脾主运化水湿,脾气内虚,运化失职,水湿内停,泛而为痰,痰湿内蕴,肺失宣降,亦可致咳嗽、气喘。肾虚是变应性疾病发生的最重要的内在因素。素体肾虚,禀赋不足,体质薄弱,则易形成过敏性疾患。

此外,饮食不节,嗜食肥甘厚味,可积痰生热,或进食鱼虾、螃蟹等海鲜发物,而致脾失健运,痰浊内生,成为过敏性疾病发生的原因。

二、Ⅱ型变态反应

现代医学认为Ⅱ型变态反应是指 IgG 或 IgM 类抗体与细胞的相应抗原成分或与细胞相结合的半抗原相作用,在补体系统、巨噬细胞或杀伤细胞的参与下造成细胞损伤的反应。

中医学认为疾病发生与否,取决于正气,正气的强弱决定着疾病的发生、发展与转归。现代免疫学认为在疾病的发生中占主导地位的是机体的免疫力,个体免疫力的强弱,决定着疾病的发生与否及机体的健康状况。因此,从一定意义上讲正气相当于免疫力。Ⅱ型变态反应的发生,主要与机体正气、邪气相关。正所谓"正气存内,邪不可干","邪之所凑,其气必虚"。根据本类型变态反应的临床表现,可以涉及中医学多个病证,如"虚劳""癥积""黄疸""尿血""血证""心悸""喘证"等。

本类型变态反应疾病的发生多与先天不足、后天失于调养有关系。脾肾为先后天之本,先天禀赋不足,肾之阴精阳气亏虚,在此基础上复因饮食不当,劳逸失调或大病久病之后,损伤脾气,运化失职,气血生化乏源。若素体虚弱,复感湿热邪毒,则发病尤为急骤,常危及生命。脾主运化水谷,化生气血;肾为全身元气之根,藏精、主骨、生髓。若脾虚不能运化、吸收水谷精微,肾虚精髓不足,血液化源亏乏,俱可致气血不足。血虚,心失所养,可表现为心脾两虚;肾虚阴亏,肝失滋养则肝肾阴虚,内热血燥;肾阳不振,脾失温养,可致脾肾阳虚。如病久阴虚及阳或阳虚及阴,则可发展成阴阳俱虚的重证。若脾虚生湿,郁而化热,湿热内蕴,雍塞肝胆以致胆汁外溢而成黄疸;脾肾阳虚,水湿泛滥,还可出现水肿,甚可出现水邪凌心犯肺的严重征象;气虚无力推动血液,血行不畅,瘀血内结则可导致癥积肿块;脾虚不能统血,可发生出血,如鼻衄、齿衄、皮肤紫癜、吐血、呕血、尿血、便血等。而气虚、血虚、血瘀和出血又常相互影响,互为因果,且常因正虚卫外不固,易受外邪侵袭,以致热毒内盛,发病突然,进展迅速,寒战高热,腰背酸痛,呕吐、腹泻,甚则出现内闭外脱。

由此可见,Ⅱ型变态反应的主要病机是脾肾亏虚,气血不足,瘀阻湿滞,热毒内盛。病在脾肾,可累及他脏,最终导致多脏器的损伤。病理性质总属本虚标实,脾肾亏虚,气血不足为本,水湿、瘀血、热毒为标,临床上往往标本虚实错杂并见。

三、Ⅲ型变态反应

Ⅲ型变态反应也称免疫复合物型变态反应或血管炎型变态反应,是指在一定条件下,抗原与抗体结合成免疫复合物造成的组织损伤,发生免疫复合物病。其主要特点是游离抗原与相应抗体(IgG、IgM)结合,形成免疫复合物(IC)。在某些条件下,若 IC 不能被及时清除,则可在局部或其他部位的毛细血管内沿基底膜沉积,通过激活补体,并在血小板、中性粒细胞等参与下,引起一系列连锁反应而致血管及其周围组织损伤。

中医认为Ⅲ型变态反应疾病的发生多与先天禀赋不足、后天失于调养,外感风寒湿热毒邪有关。先天禀赋不足,肾之精气亏虚,在此基础上劳逸失调、情致失和或大病久病,损伤气血,机体正气不足,抗邪无力,则可发为本病;脾为后天之本,气血生化之源泉,过食肥甘厚味,饮食不节,致使脾失健运,运化失职,气血生化乏源,正气不足,卫外无力,易于感邪而发病。脾失健运,气血亏虚,心失所养,可表现为心脾两虚;肾阴亏虚,肝木失于滋养则肝肾阴虚,内热血燥;肾阳不振,脾失温养,可致脾肾阳虚;如病久阴虚及阳或阳虚及阴,则可发展成阴阳俱虚的重证。若肝肾阴虚,内热血燥,复又外感热毒邪气,热毒与体内阴虚火旺之内热相搏,毒火相煽,可见高热或高热持续不退;热毒逼血妄行,可见吐血、尿血、衄血等;热毒蕴于皮肤,气滞血瘀,可见皮肤紫斑;邪热入络,气血凝滞,可见关节疼痛,肌肉酸楚;邪热伤肝,肝阴不足或阴虚,可见胁肋疼痛,口苦咽干;机体正气不足,外感风寒湿热之邪,外邪入络,气血阻滞不通,不通则痛,则可发生关节肿胀、疼痛。随病邪性质、素体偏盛的不同,又有风寒湿与风湿热的不同;病久风湿痹阻络脉,气血津液运行受阻,或因正虚,气血津液运行迟涩,又可形成痰瘀痹阻。若脾虚生湿,郁而化热,湿热内蕴,壅塞肝胆以致胆汁外溢而成黄疸;脾肾阳虚,水湿泛滥,还可出现水肿,甚可出现水邪凌心犯肺的严重征象;气虚无力推动血液,血行不畅,瘀血内结则可导致癥积肿块;脾虚不能统血,可发生出血,如鼻衄、齿衄、皮肤紫癜、吐血、呕血、尿血、便血等。而气虚、血虚、血瘀和出血又常相互影响,互为因果,且常因正虚卫外不固,易受外邪侵袭,以致热毒内盛,发病突然,进展迅速,寒战高热,腰背酸痛,呕吐、腹泻,甚则出现内闭外脱。

由此可见,Ⅲ型变态反应的主要病机是脾肾亏虚,肝肾阴亏,气血不足,瘀阻湿滞,热毒内盛。病位在脾肾肝,可累及他脏,最终导致多组织的损伤。病理性质总属本虚标实,脾肾肝亏虚,气血不足为本,水湿、瘀血、热毒为标,临床上往往标本虚实错杂并见。

四、Ⅳ型变态反应

现代医学认为Ⅳ型变态反应是由致敏 T 细胞与相应抗原结合而引起,与抗体和补体无关,属于以单个核细胞浸润和细胞变性坏死为特征的局部变态反应性炎症。一般在再次接触抗原后 48~72 小时发生,故名迟发型变态反应。

中医学认为本病的发生主要与外邪侵袭和秉性耐受度有关。《诸病源候论》中说:"漆有毒,人有秉性畏毒,但见漆便中其毒。亦有性自耐者,终日烧煮竟不为害也。"由于秉性不耐,腠理不密,辛热邪毒侵袭肌肤,邪毒与气血相搏而发病。本类疾病以邪实为主,多属风热外袭及湿热浸淫之证。

(林荣军,周洁,李文杰)

第二节　作用于变态反应的中药

一、麻黄

[**性味归经**] 辛、微苦,温。归肺、膀胱经。
[**功效**] 发汗解表,宣肺平喘,利水消肿。

1. 发汗解表,用于风寒表证表实无汗者。常与桂枝配伍,如麻黄汤。

2. 宣肺平喘,用于各种喘咳气急病证。常与杏仁配伍,如三拗汤。若肺热咳喘,可与石膏配伍,以清肺平喘,如麻杏石甘汤。若寒饮喘咳,可配伍细辛、干姜,如小青龙汤。

3. 利水消肿,用于风水肿。适宜于水肿、小便不利兼风寒表证者。

二、细辛

[性味归经] 辛,温。归肺、心、肾经。

[功效] 祛风散寒,通窍止痛,温肺化饮。具有抗炎、抗免疫和抗变态反应作用以及松弛支气管平滑肌达到止咳平喘的效果。

三、荆芥

[性味归经] 辛,微温。归肺、肝经。

[功效] 发表散风,透疹消疮,炒炭止血。具有抗炎、镇痛、抗菌和解痉平喘作用。

四、柴胡

[性味归经] 苦、辛,微寒。归肝、胆经。

[功效] 疏散退热,疏肝解郁,升阳举陷。具有抗炎作用。

五、牛蒡子

[性味归经] 辛、苦,寒。归肺、胃经。

[功效] 疏散风热,透疹利咽,解毒散肿。具有提高非特异免疫和免疫调节作用。

六、蝉蜕

[性味归经] 甘,寒。归肺、肝经。

[功效] 疏散风热,透疹止痒,明目退翳,止痉。具有免疫抑制和抗过敏作用。

七、秦艽

[性味归经] 苦、辛,微寒。归胃、肝、胆经。

[功效] 祛风湿,止痹痛,退虚热,清湿热。具有抗过敏作用。

八、黄芩

[性味归经] 苦,寒。归肺、胃、胆、大肠经。

[功效] 清热燥湿,泻火解毒,凉血止血,除热安胎。具有抗炎、抗过敏作用。

九、苦参

[性味归经] 苦,寒。归心、肝、胃、大肠、膀胱经。

[功效] 清热燥湿,杀虫止痒,利尿平喘,宁心安神。具有抗过敏、平喘、祛痰作用。

十、山豆根

[**性味归经**] 苦,寒。归肺、胃经。

[**功效**] 清热解毒,利咽消肿。具有抗炎、抗变态反应作用

十一、丹皮

[**性味归经**] 辛、苦,微寒。归心、肝、肾经。

[**功效**] 清热凉血,活血散瘀。具有抗炎、抗变态反应作用。

十二、徐长卿

[**性味归经**] 辛、苦,温。归肝、胃、肾、肺经。

[**功效**] 祛风除湿,通络止痛,止痒,解毒,截疟,利尿。具有类似肾上腺激素样作用和抗过敏作用。

十三、苍术

[**性味归经**] 辛、苦,温。归脾、胃经。

[**功效**] 燥湿健脾,祛风除湿,养肝明目。可以调节免疫功能。

十四、茵陈蒿

[**性味归经**] 苦,微寒。归脾、胃、肝、胆经。

[**功效**] 清利湿热,利胆退黄。可以通过免疫学途径抑制哮喘发作。

十五、防己

[**性味归经**] 苦、辛、寒。归膀胱、肾、脾经。

[**功效**] 祛风湿,止痛,利水消肿。有抗过敏作用。

十六、附子

[**性味归经**] 辛、大热;有毒。归心、肾、脾经。

[**功效**] 回阳救逆,补火助阳,散寒止痛。提高免疫作用。

十七、木香

[**性味归经**] 辛、苦,温。归脾、胃、大肠、胆经。

[**功效**] 行气,调中,止痛。对实验性肠痉挛有对抗作用以及解除支气管痉挛及扩张支气管平滑肌的作用。

十八、沉香

[**性味归经**] 辛、苦,温。归脾、胃、肾经。

［功效］行气止痛,温胃止呕,降气平喘。抗氧化、抗菌及镇痛作用。

十九、艾叶

［性味归经］辛、苦,温。归肝、脾、肺、肾经。

［功效］温经止血,散寒止痛,除湿止痒,止咳平喘。有平喘、镇咳、祛痰作用。其镇咳、祛痰作用明显。

二十、皂角刺

［性味归经］辛、微苦,微温。归肺、胃、大肠经。

［功效］活血通络,消肿排脓,祛风止痒。对金黄色葡萄球菌有杀菌抑菌作用。调节淋巴细胞的生长分化、激活巨噬细胞,在抗肿瘤免疫中起着重要的调节作用。

二十一、甘草

［性味归经］甘,平。归脾、胃、肺、心经。

［功效］补脾益气,祛痰止咳,缓急止痛,制酸护胃,消肿解毒,缓和药性。抗炎及抗变态反应的作用。

二十二、冬虫夏草

［性味归经］甘,温。归肺、肾经。

［功效］益肾补肺,止血化痰。扩张支气管平滑肌及平喘作用和免疫调节作用。

二十三、银杏叶

［性味归经］苦、涩,平。归肺经。

［功效］敛肺平喘,活血止痛。松弛支气管平滑肌。

二十四、蛤蚧

［性味归经］甘、咸,温。归肺、肾经。

［功效］补肺益肾,纳气定喘,助阳益精。平喘及松弛支气管平滑肌作用和增强肺、支气管和腹腔吞噬细胞的吞噬功能。

二十五、蛇床子

［性味归经］辛、苦,温。归肾经。

［功效］燥湿杀虫,祛风止痒,温肾壮阳。抗变态反应和祛痰和解痉平喘作用。

二十六、当归

［性味归经］甘、辛、苦,温。归肝、心、脾、肺经。

［功效］补血调经,活血止痛,托毒生肌,止咳平喘。有促进非特异性免疫功能的作用和

平喘作用。

二十七、郁金

[**性味归经**] 辛、苦,寒。归肝、胆、心经。

[**功效**] 活血行气止痛,解郁清心,利胆退黄,凉血。有抗炎作用。

二十八、牡荆叶

[**性味归经**] 辛、苦,平。归肝、心、脾、肺经。

[**功效**] 祛风解表,止咳平喘。抗组胺作用。

二十九、地龙

性味归经] 咸,寒。归肝、脾、膀胱经。

[**功效**] 清热息风,通络,平喘,利尿。增加气管肺灌流量,抑制支气管平滑肌收缩。

三十、穿山龙

[**性味归经**] 苦,微寒。归肝、肺经。

[**功效**] 祛风湿,活血通络,清肺化痰。平喘作用,预防支气管平滑肌痉挛。

三十一、黄芪

[**性味归经**] 甘,微温。归脾,肺经。

[**功效**] 补气升阳,固表止汗,利水消肿,生津养血,行滞通痹,托毒排脓,敛疮生肌。增强网状内皮系统的吞噬功能,促进淋巴结 B 细胞增殖分化和浆细胞抗体合成。

三十二、防风

[**性味归经**] 辛、甘,微温。归膀胱、肝、脾经。

[**功效**] 祛风解表,胜湿止痛,止痉。抑制炎症因子血清免疫球蛋白 E、组胺、白三烯 C4、前列腺素 D_2 的生成及释放。

三十三、白芷

[**性味归经**] 辛,温。归胃、大肠、肺经。

[**功效**] 解表散寒,祛风止痛,宣通鼻窍,燥湿止带,消肿排脓。

三十四、雷公藤

[**性味归经**] 苦,寒。有大毒。归心、肝经。

[**功效**] 祛风除湿,活血通络,消肿止痛,杀虫解毒。对 T 细胞增殖的抑制作用。

三十五、青蒿

[**性味归经**] 苦、辛,寒。归肝、胆、肾经。

[**功效**] 清虚热,除骨蒸,解暑,截疟。松弛管平滑肌并拮抗乙酰胆碱、组织胺的收缩气管作用。

三十六、大黄

[**性味归经**] 苦,寒。归脾、胃、大肠、肝、心经。

[**功效**] 泻下攻积,清热泻火,止血,解毒,活血祛瘀。减少抗体产生,抑制 2,4- 二硝基氯苯所致的迟发型超敏反应。

三十七、丹参

[**性味归经**] 苦,微寒。归心、肝经。

[**功效**] 活血调经,凉血消痈,安神。具有抑制迟发型超敏反应的作用。

三十八、山茱萸

[**性味归经**] 酸、涩,微温。归肝、肾经。

[**功效**] 补益肝肾,收敛固涩。明显抑制迟发型超敏反应。

三十九、杜仲

[**性味归经**] 甘,温。归肝、肾经。

[**功效**] 补肝肾,强筋骨,安胎。抑制迟发型超敏反应,并能对抗大剂量氢化可的松所致的 T 细胞百分比降低。

四十、夏枯草

[**性味归经**] 苦、辛寒。归肝、胆经。

[**功效**] 清肝火,散郁结。抑制偶氮氯苯所致皮肤迟发型超敏反应。

四十一、黄柏

[**性味归经**] 苦,寒。归肾、膀胱、大肠经。

[**功效**] 清热燥湿,泻火解毒,退热除蒸。可显著降低迟发型超敏反应、抑制免疫反应及减轻炎症损伤。

四十二、紫草

[**性味归经**] 甘,寒。归心、肝经。

[**功效**] 凉血活血,解毒透疹。有明显的抗过敏和抑制迟发型超敏反应的功效。

(林荣军,周洁,王明义)

第三节 常见儿童变态反应性疾病的中医辨证治疗

一、儿童变应性鼻炎

儿童变应性鼻炎以阵发性发作的喷嚏、大量清水涕、鼻痒、鼻塞为典型症状,中医归属鼻鼽范畴,乃禀质特异,肺、脾、肾三脏虚损,感受风寒异气,鼻窍受邪所致。鼻鼽一名,最早见于《礼记·月令》:"季秋行夏令,则其国大水,冬藏殃败,民多鼽嚏"。历代医家对本病亦有其他病名,如鼽嚏、鼽涕、鼽鼻、鼽水、鼽等。临床症状以突然和反复发作为特征,常伴发过敏性结膜炎、湿疹、哮喘、腺样体肥大、鼻窦炎、鼻出血、中耳炎及睡眠呼吸障碍等疾病。本病可常年发病,亦可呈季节性发作,春、秋、冬三季多发,具有反复发作的特点。

(一) 病因与病机

1. 病因

(1)外因

1)气候变化:《礼记·月令》记载:"季秋行夏令,则其国大水,冬藏殃败,民多鼽嚏。"西周时期,人们就已经认识到鼽嚏与气候变化的关系。鼻黏膜对气候变化十分敏感,若温差较大会造成人体适应度降低,继而诱发过敏性鼻炎发生。

2)风寒之邪:风邪是百病之长,易与它邪相合,风与寒邪相合形成外感风寒证,肺失宣降,卫阳失于温煦。肺气通于鼻,其脏有冷,冷随气入乘于鼻,故使津液不能自收。可见风寒之邪与过敏性鼻炎有密切关系。

3)火热之邪:火性炎上,具有燔灼、耗气伤津、生风动血等特性。刘完素在《素问·玄机原病式·六气为病·热类》中提出火热致病的理论:"鼽者,鼻出清涕也。夫五行之理,微则当其本化,化甚则兼有鬼贼以火炼金,热极而反化为水,及身热极而反汗出也……彼但见鼽涕鼻塞,冒寒则甚,遂以为然,岂知寒伤皮毛,则腠理闭密,热极怫郁而病愈甚也。"故热邪在过敏性鼻炎中亦占有重要地位。

(2)内因

1)体质因素:鼻为肺窍,鼻鼽病位在肺,而脾主后天,肾主先天,其根本在脾肾。故脾肾阳虚,温煦鼻窍功能失常,则外邪侵袭,水湿上犯鼻窍,诱发鼻鼽。

2)湿热阻滞:湿热邪气,湿邪属阴,重浊粘腻,热邪属阳,阴阳胶着最难化。湿邪最易阻滞气机,湿热不去,则道路不通。故湿热邪气是鼻鼽反复不愈的重要因素之一。

3)情志异常:《济生方》曰:"夫鼻者,肺之候,职欲常和,和则吸引香臭矣。若七情内郁,六淫外伤,饮食劳役,致鼻气不得宣调,清道壅塞。其为病也:为衄,为痈,为息肉,为疮疡,为清涕,为窒塞不通,为浊脓或不闻香臭……。"可见过敏性鼻炎也可由情志因素引发,不良的情绪也影响病人对躯体不适的感受。

2. 病机 本病的发生,内因多与禀赋体质和脏腑功能失调有关,外因多由风、寒、热、

第十三章 变态反应性疾病的中医理论

燥、湿等邪气侵袭鼻窍所致。而脏腑功能失调与肺、脾、肾三脏的虚损有着密切关系。本病病位主要在肺,本在脾肾。现多分为肺气虚寒、脾气虚弱、肾阳亏虚、肺经伏热四证,然而临床患儿病症千变万化,现代医家提出许多不同证型,如气滞血瘀、痰热蕴肺、寒湿中阻、肠胃痰火积热等,为临床诊疗拓宽了思路。

(二) 诊断依据

见第五章第二节。

(三) 辨证施治

1. **治疗原则** 本病治疗多从肺、脾、肾三脏入手,分辨寒热虚实而随证施治,如虚实夹杂、寒热并存者,应注意兼顾。发作期当攻邪以治其标,间歇期应补虚以固其本,坚持较长时期的治疗。

2. **分型论治**

(1)肺气虚寒证

1)证候:鼻痒,喷嚏频频突发,流清涕,鼻塞,嗅觉减退,畏风怕冷,自汗,气短懒言,语声低怯,面色苍白,或见咳嗽痰稀,鼻黏膜淡红或苍白,下鼻甲肿大,鼻道水样分泌物。舌质偏淡或淡红,苔薄白,脉虚弱。

2)治法:温肺散寒,益气固表。

3)主方:温肺止流丹(《辨证录》)加减。

4)常用药:党参、炙黄芪、白术、防风、桂枝、荆芥、细辛、苍耳子、辛夷、白芷、甘草。加减:鼻痒甚加蝉蜕、乌梅;喷嚏多加蒺藜、五味子;流涕多加苍术、鱼脑石;畏风寒加炙麻黄、干姜;多汗加煅龙骨、煅牡蛎。中成药可选用辛芩颗粒、通窍鼻炎颗粒(片)等。

(2)肺经伏热证

1)证候:鼻痒,喷嚏频频突发,流清涕或黏稠涕,鼻塞,嗅觉减退,可伴有咳嗽、咽痒、口干烦热,或见鼻衄,鼻黏膜偏红,鼻甲肿胀,鼻腔干燥。咽红,舌质红,苔黄,脉数。

2)治法:清宣肺气,通利鼻窍。

3)主方:辛夷清肺饮(《医宗金鉴》)加减。

4)常用药:辛夷、黄芩、栀子、麦门冬、百合、石膏、知母、甘草、枇杷叶、菊花、薄荷。加减:鼻痒喷嚏加蒺藜、徐长卿;咽红肿加金银花、败酱草;鼻流浊涕加黛蛤散、苍术;鼻流脓涕加胆南星、鱼腥草、龙胆草;咽痒加蝉蜕、牛蒡子;咳嗽加桔梗、前胡;鼻干无涕去石膏、知母,加南沙参、黄精、乌梅、五味子。中成药可选用鼻康片、辛夷鼻炎丸等。

(3)脾气虚弱证

1)证候:鼻痒,喷嚏频频突发,流清涕,鼻塞,嗅觉减退,面色萎黄,食少纳呆,消瘦,腹胀,大便溏薄,四肢倦怠乏力,鼻黏膜淡红或苍白,下鼻甲肿大,鼻道水样分泌物。舌淡胖,苔薄白,脉弱。

2)治法:益气健脾,升阳通窍。

3)主方:补中益气汤(《脾胃论》)加减。

4)常用药:炙黄芪、白术、防风、党参、茯苓、炙甘草、升麻、陈皮、柴胡、辛夷、白芷。加减:大便溏薄加苍术、益智仁;畏风恶寒加桂枝、川芎;清涕如水量多加苍术、干姜;脘腹饱胀加

455

砂仁、木香;食欲不振加焦山楂、炒谷芽;多汗加碧桃干、浮小麦。

(4)肾阳不足证

1)证候:鼻痒,喷嚏频频突发,流清涕,鼻塞,嗅觉减退,面色苍白,形寒肢冷,腰膝酸软,神疲倦怠,小便清长,鼻黏膜苍白,鼻道水样分泌物。舌质淡,苔白,脉沉细。

2)治法:温补肾阳,通利鼻窍。

3)主方:金匮肾气丸(《金匮要略》)加减。

4)常用药:熟地黄、山药、山茱萸、茯苓、泽泻、牡丹皮、肉桂、熟附片、细辛、苍耳子、辛夷。加减:大便溏薄加肉豆蔻、补骨脂;小便清长加益智仁、乌药;鼻痒多嚏加乌梅、五味子;清涕长流加苍术、桂枝;畏风易感加炙黄芪、白术、防风;多汗加煅龙骨、煅牡蛎。

(四)其他疗法

1. **针刺** 选迎香、印堂、风池、风府、合谷等为主穴,以上星、足三里、禾髎、肺俞、脾俞、肾俞、三阴交等为配穴。每次主穴、配穴各选 1~2 穴,用补法,留针 20 分钟。

2. **艾灸** 用督灸在患儿督脉的上星、神庭、囟会、前顶穴灸治,每次 2~4 小时,每日 1 次,4 天为 1 个疗程,治疗 3~4 个疗程,每个疗程之间停 1 天。

3. **耳穴贴压** 选神门、内分泌、内鼻、肺、脾、肾、肾上腺、皮质下等穴,王不留行子贴压,两耳交替,每次取 3~5 穴。

4. **穴位敷贴** 选用白芥子、细辛、辛夷、甘遂等药物研粉,生姜汁调成膏状,敷贴于大椎、迎香、肺俞等穴位。

(五)预防调护

1. 锻炼身体,增强免疫能力,防止受凉。

2. 注意室内卫生,经常除尘去霉,勤晒被褥,避免与宠物接触。

3. 注意观察,寻找诱发因素,若有发现,应尽量避免。在寒冷、扬花季节出门戴口罩,减少和避免各种尘埃、花粉的刺激;避免接触或进食易引起机体过敏之物,如鱼虾、海鲜、羽毛、兽毛、蚕丝等,忌辛辣刺激食物。

4. 按揉迎香穴 100 遍,每日 1 次。

二、儿童支气管哮喘

古代医籍对哮喘记载甚多,金元以前,多列于喘门,《丹溪心法·喘论》首先命名为“哮喘”,提出“哮喘专主于痰”,并有哮证已发,攻邪为主,未发则以扶正为主之说。近代医家强调发病与体质因素以及调护不当有关。本病临床上以发作时喘促气急,喉间痰鸣,呼气延长,严重者不能平卧,呼吸困难,张口抬肩,摇身撷肚,唇口青紫为主要表现。并具有反复发作性、可逆性和长期性的特点。一年四季均可发生,往往因气候骤变而诱发,“哮作四时寒为首”。发病年龄以婴幼儿及学龄前期儿童最为多见。长期反复发作不愈者,可遗留为终身痼疾。

(一)病因与病机

1. **病因** 哮喘的发生既有先天因素,也有后天因素。

(1)先天因素:多与本病家族史的遗传有关。患儿的父母多系过敏性体质,由于胎禀不足,加之后天失养,反复外感等影响,导致肺脾肾三脏之气不足,痰由内生,痰气内伏,影响了脏腑气机功能。

(2)后天因素:最多的致病之因是六淫之邪,其次为饮食、劳倦等。清《时方妙用·哮证》一书,述哮喘之因是:"一遇风寒暑湿燥火六气之伤即发,伤酒、伤食亦发,动怒、动气亦发,劳役……亦发。"《幼幼集成·哮喘证治》则强调小儿哮喘的病因主要为"寒暄不时"和"宿食而得"两个方面。

(3)其他因素:其他因素主要是居处环境骤变或接触异物。如吸入花粉,居室的灰尘、烟尘、煤气、煤油气味、油漆异味以及动物的皮屑、杀虫粉、棉花籽等,久咳痰郁也可影响哮喘发病。

2. 病机

(1)外感风热或风寒之邪。或吸入致敏物质、异气,邪侵入肺,引动伏痰,痰阻气道,肺失肃降,气逆痰动而为哮喘。

(2)进食鱼虾等发物。过食生冷,肥甘油腻等,致脾运失健,痰浊内生,上雍于肺,影响肺的肃降功能而诱发哮喘。

(3)因情志不遂。喜怒焦虑无常,肝气上逆,痰随气升,痰气交结,壅阻气道,肺失肃降可诱发哮喘。

(4)因久病体虚,疲劳过度,肾虚失纳,以致肺气不能下降于肾而发作。

上述诸因,引动留伏之痰,痰随气升,气因痰阻,相互搏结,雍塞气道,导致肺失肃降,而致本病的发生。

病理因素以痰为主,痰留伏于肺,成为本病的"夙根"。在此基础上,适逢气候突变、吸入致敏物质、饮食不当、情志失调、劳累等诱因,即可促使本病急性发作。

本病的病理机制在于痰阻气逆和痰伤气虚。发病机理为外邪袭表,内舍犯肺,累及脾肾,进而触动伏痰。邪气与伏痰交结,成为痼痰,郁于肺经,肺郁之痰随息而动,发为哮鸣;痰郁肺络,肺失宣降,上逆致喘,所以哮与喘多同时并作,导致临床出现哮鸣、气喘、咳嗽、痰雍等征象。

(二) 病机转化

哮喘发作,必有留痰伏饮,受外邪而引发。发作时,痰随气升,气因痰阻,阻塞气道,气机升降不利,以致呼多吸少,气息喘促,喉间哮吼痰鸣,发作时病机关键是痰阻气逆,故以邪实为主。若因于寒且素体阳虚,痰从寒化,则发为寒哮;若因于热且素体阴虚,痰从热化,则发为热哮;若痰热内郁,风寒外袭,则发为寒包火证。寒热之间可相互转化,寒痰内郁又可化热,热证久延或治疗不当可使病从寒化。哮喘反复发作,寒痰每可伤及脾肾之阳,若痰热耗灼肺肾之阳,病可从实转虚,从肺损及脾肾。本病如肺虚不能主气,气化失司,则痰浊内阻,肃降无权,脾虚失运,水湿生痰,上贮于肺,影响肺气升降。肾虚摄纳失常,则阳虚水泛为痰,或阴虚虚火灼津为痰,上贮于肺。肺脾肾三脏可相互影响,表现为肺脾气虚,肺肾阳虚,脾肾阳虚,更易致病情发复发作,迁延不愈。病情严重时,因肺不能朝百脉,血脉运行不畅,命火不能上济于心,或痰饮凌心,痰浊蒙蔽心窍,心气心阳受累,或肾虚不能纳气,且气虚则运化无力,邪盛正衰,气阳外脱,能见额汗、肢冷、面色㿠白、脉微等喘脱危候。气机不运,气血瘀闭,则可发生喘闭昏厥之危候。

(三) 诊断依据

见第四章第六节。

(四) 辨证施治

1. 辨证要点

(1)辨虚实:哮喘一证,本虚标实,发作时哮吼痰鸣,喘急倚息,以邪实为主;缓解期哮喘已平,出现肺、脾、肾三脏不足,则以正虚为主。可从病程长短及全身症状轻重,辨别哮喘虚实。

(2)辨寒热:咳嗽气喘,咯出白稀痰,泡沫痰,形寒,肢冷,舌淡,苔薄或白腻,属寒喘;咳嗽气喘,咯出黄黏痰,身热面赤,口渴引饮,舌红,苔黄,属热哮。

2. 治疗原则　本病的治疗,应按发作期和缓解期分别施治。治疗以"发时治标,缓时治本"为原则。发作期以邪实为主,当祛邪化痰,寒痰宜温化宣肺,热痰宜清化肃肺;缓解期以正虚为主,当固本扶正,阳气虚者应温补,阴液不足者宜滋养,并根据病变脏腑的不同,可分给予补肺、健脾、益肾,以减轻、减少其发作。如属正虚邪实,或寒热错杂者,又当兼顾,不可拘泥。

3. 分型论治

(1)发作期

1)寒痰蕴肺型(寒性哮喘)

症状:患者咳嗽气喘,喘促气急,喉中哮鸣有声,痰多白沫,鼻流清涕,胸膈满闷,口不渴,或渴喜热饮,面色淡白,恶寒无汗,形寒怕冷,每遇天冷或受寒易发,舌淡苔白滑,脉弦紧。

分析:风寒外来,引动伏痰,阻滞肺络,气道受阻,痰升气阻,痰气搏击而呼吸急促,哮鸣有声。风寒在表,故咳嗽,鼻流清涕,恶寒无汗。胸膈满闷,口不渴,或渴喜热饮,面色淡白,恶寒无汗,形寒怕冷,舌淡苔白滑,脉弦紧为寒痰内伏之象。

治法:温肺散寒,化痰平喘。

常用方药:射干麻黄汤加减。方中射干、麻黄、干姜、细辛、半夏、厚朴、白前、杏仁、紫菀、款冬等以温肺散寒,化痰平喘。痰涌喘逆不得卧者,加葶苈子、白芥子、苏子、代赭石等以行气化痰降逆;恶寒、发热、头痛者,加荆芥、防风、羌独活、桂枝、白芷、紫苏叶等以解表止痛;鼻痒、鼻塞、清涕滂沱、喷嚏频作者,加辛夷花、蝉衣以通窍;表寒里饮,寒象较甚者,可用小青龙汤加减以散寒解表化饮。

中成药:小青龙汤、桂龙咳喘宁。

2)痰热壅肺证(热性哮喘)

症状:患者咳嗽喘息气急,声高息涌,喉中哮吼痰鸣,咳痰量多色黄稠厚,胸膈满闷,呼气延长,烦躁不安,身热,面赤,口干渴欲饮,咽红,溲赤,便秘,舌质红,苔黄腻,脉滑数。

分析:外感风热,引动伏痰,蕴阻肺络,肺气失肃,故咳嗽喘息气急,喉中哮吼痰鸣声高。气实有余,故胸膈满闷,呼气延长,烦躁不安。肺内蕴热,故发热面赤,苔黄腻。肺实则腑气不降,则大便干燥,为痰热壅肺之实证。

治法:清肺涤痰,止咳平喘。

常用方药:麻杏石甘汤合苏葶丸加减。药用麻黄、生石膏、黄芩宣肺清热;杏仁、前胡宣肺止咳;葶苈子、苏子、桑白皮泻肺平喘;射干、瓜蒌皮、枳壳降气化痰。肺气壅实者,痰鸣息涌不得卧者,加胆南星、天竺黄、竹沥以清化痰热;大便干结,腑气不通者,加大黄、芒硝、全瓜蒌以降逆通腑;热重、痰多稠黄有腥味者,加虎杖、栀子、鱼腥草、金荞麦、冬瓜子、芦根等以清热化痰;若表证不著,喘息咳嗽,痰鸣,痰色微黄,可选用定喘汤加减。

中成药:小儿肺热咳喘颗粒:3岁以下1次1袋(4g/袋),1日3次,3岁以上1日1袋(4g/袋),1日4次,7岁以上1次2袋(4g/袋),1日3次。小儿咳喘灵、止咳化痰丸。

3)痰浊阻肺型

症状:患者咳嗽喘促气急,胸膈窒塞满闷,喉中痰鸣如掣锯,咳嗽痰多,黏稠厚色白,晨起尤甚,兼有恶心,口中粘腻不爽,舌淡苔厚浊白腻,脉滑。

分析:痰浊内阻,气机不上而上逆,故咳嗽喘促气急,喉中痰鸣如掣锯。肺气失于宣发肃降,痰阻气滞,故胸膈窒塞满闷,咳嗽痰多。晨起恶心,口中粘腻不爽,舌淡苔厚浊白腻,脉滑均为痰浊内阻之象。

治法:降气涤痰平喘。

常用方药:二陈汤合三子养亲汤加减。方中半夏、陈皮、茯苓以燥湿化痰;苏子、莱菔子、白芥子以行气化痰;苍术、厚朴、杏仁以加强燥湿行气化痰之力。湿重者加杏仁、豆蔻仁、厚朴以行气化湿。

4)肝郁犯肺型

症状:每遇情志刺激如愤怒、悲伤等遂发,呼吸突然加快,急促,喉中痰鸣有声,胸闷窒塞,脘腹胀满或攻窜疼痛,嗳气或矢气则少宽,舌淡苔薄白,脉弦。

分析:肝气不舒,则气机不畅,气急上逆于肺,触动伏痰,故可呼吸突然加快,急促,喉中痰鸣有声。肝气不舒,气机不畅,故可胸闷窒塞,脘腹胀满或攻窜疼痛,嗳气或矢气则少宽。舌淡苔薄白,脉弦为肝郁之象。

治法:疏肝解郁,降气平喘。

常用方药:柴胡疏肝散加减。药用柴胡、枳壳、芍药、香附、沉香、木香、郁金、青皮等。心悸、失眠者,加合欢皮、酸枣仁、远志、夜交藤;性情急躁暴怒者加丹皮、山栀等。

(2)缓解期

1)肺脾气虚证

症状:多反复感冒,常自汗,恶风,每因气候变化而诱发。咳嗽无力,咳痰清稀色白,面色苍白无华,神疲懒言,倦怠乏力,形瘦纳差,便溏,舌质淡,苔薄白,脉细弱。

分析:肺气不足,故面色苍白无华,神疲懒言,倦怠乏力。肺气不足,皮毛不固,故常自汗,恶风,反复感冒而诱发哮喘。

治法:补肺固表。

常用方药:玉屏风散加减。药用黄芪、防风益气固表,白术、党参、五味子、山药以补气敛肺。自汗多者,加煅龙骨、煅牡蛎以固涩敛汗;痰多者加半夏、桔梗、僵蚕以加强化痰之力;纳谷不香加焦神曲、谷麦芽、焦山楂以消食助运;腹胀加木香、枳壳以理气降气;便溏者加炒扁豆以健脾化湿。

常用中成药：玉屏风颗粒，每袋 5g，开水冲服。儿童用法用量：1~3 岁，一次 1/2 袋，一日 2 次(早、晚)；3~6 岁，一次 1 袋，一日 2 次(早、晚)；6 岁以上，一次 1.5 袋，一日 2 次(早、晚)。

2) 脾虚证

症状：患者常因饮食不当而引发本病，神疲乏力，面色少华，气短不足以息，晨起咳痰稠白成块，时有痰齁，纳差腹胀，便溏，如食油腻之品则易腹泻，舌质淡胖，苔薄白，舌边有齿痕，脉细濡无力。

分析：脾虚则运化不健，水谷精微化生不足，故面色少华，神疲乏力，气短不足以息。脾虚失于健运，故纳差腹胀，便溏，如食用油腻之品更易腹泻。纳运不健，则蕴生痰浊，痰饮上泛，则咳痰稠白成块，时有痰齁。

治法：健脾化痰。

常用方药：六君子汤加减。药用党参、白术、茯苓、炙甘草以健脾益气，半夏、陈皮、苍术、厚朴以行气化痰。腹泻重者加苡仁、怀山药、炒扁豆以健脾除湿止泻；纳差腹胀者可加炒莱菔子、焦山楂、焦神曲、炒麦芽以运脾助化。

3) 肾虚证

症状：常因劳累而引发本病，喘促咳嗽，短气，动则尤甚，耳鸣，腰酸腿沉。或形寒肢冷，脚软无力，腹胀纳差，面色苍白，舌质淡胖嫩，苔薄白，脉沉细；或颧红，消瘦气短，手足烦热，夜间盗汗，夜间尿多，舌红少苔，脉细数。

分析：肾阳虚则阳气精微不能敷布全身，故面色苍白，形寒肢冷，脚软无力，耳鸣，腰酸腿沉，面色苍白。质淡胖嫩，苔薄白，脉沉细均为肾阳虚损之象。肾阴亏虚，机体无阴津润养，故消瘦气短，手足烦热，夜间盗汗，颧红。舌红少苔，脉细数均为肾阴亏乏之象。

治法：补肾纳气常用方药：金匮肾气丸加减。常用附子、肉桂、鹿角片温肾补阳；山药、山萸肉、熟地、淫羊藿补益肝肾。阴虚者去附子、肉桂，加麦冬、紫石英、龟版胶、当归等以滋补肝肾之阴。

(五) 临证要点

1. 本病的主要病理因素为痰，主要病机为痰阻气道、肺失宣降。痰为本病之夙根，宿痰伏于肺，遇外感、饮食不当、情志失调、劳累等因素而诱发。临床应根据发作、缓解期，辨别证候的虚实寒热，以区别治疗。

2. 接触过敏原是诱发本病的主要原因，临床在辨证用药时，可根据辨证适当配伍一些抗过敏的药物，如辛夷花、防风、蝉衣、苍耳子、黄芩等，以改善患者机体的过敏状态，同时应嘱咐患者注意避免过敏原，以减少与过敏物接触的机会，减少哮喘的发作。

3. 除内服药物外，可同时应用冬病夏治的方法进行外治，如敷贴膏药、针灸、穴位注射等，有助于减轻、减少本病的发作。

4. 本病极为顽固，常反复发作，迁延难愈。大发作时持续不已，可发生脱证，应加以重视，防治病情恶化。

(六) 其他疗法

1. 针灸疗法

(1) 急性发作期，可以取天突、列缺、尺泽、定喘等穴位，进针得气后用捻转手法，留针

15~20 分钟。

（2）耳针：可以取肺、支气管、大肠、肾上腺、平喘、枕、喘点、交感等,其中枕与平喘两穴必取,每次可以选 3~4 穴。方法是先用火柴梗探测其压痛点,针刺采取强刺激,但不刺穿软骨,留针 30 分钟。

2. 外治疗法

（1）白芥子、元胡索各 20g,甘遂、细辛各 10g,共为末,加麝香 0.6g,和匀,分 3 次用姜汁调覆肺俞、膏肓、百劳等穴位,约 1~2 小时去之,每 10 日敷 1 次。

（2）皂角、白芥子、诃子肉、辛夷等,焙干研末,春季以鲜荆芥汁、夏季以鲜荷叶汁、秋季以椒目油、冬季以鲜生姜汁调敷。穴位可根据病情选两侧肺俞、肾俞、脾俞、肾俞等,一般以 3 对为宜。24 小时后取下,7~10 天再敷,3 次为一个疗程。

3. 拔罐疗法 可以取大椎、风门（双）、肺俞（双）、定喘（双）,每次选 1~2 穴,隔日一次。

4. 推拿手法 清肺经、推揉膻中、揉天突、揉肺俞、运内八卦、搓摩胁肋,发热加清天河水,畏寒加推三关、揉外劳宫,适用于哮喘发作期;补脾经、补肾经、补肺经、推三关、揉丹田、揉二人上马,肺虚加揉肺俞、揉膻中,脾虚加逆运内八卦、揉脾俞、揉足三里,肾虚加揉肾俞、揉肾顶、揉丹田,适用于哮喘缓解期。每日推拿 1 次,10 次为 1 疗程。也有采用清肺经 300 次,运太阳 30 次,揉天突 20 次,按定喘穴 30 次,按揉肺俞 20 次,分推肩胛骨 100 次,治疗哮喘反复发作,或日久不愈的哮喘。

5. 单方验方

（1）僵蚕 5 条,浸姜汁,晒干,瓦上焙脆,加入适量细茶,共研末,开水送服。

（2）皂角 15g 煎水,浸白芥子 30g,12 小时后焙干,每次 1~1.5g,一日 3 次,用于发时痰涌气逆之证。

（3）曼陀罗叶制成卷烟状,发作时点燃吸入,可缓解哮喘发作。

6. 药物外敷研究

（1）桃仁膏:桃仁、杏仁、栀子各 10g,白胡椒 2g,糯米 7 粒,混合共研细末。用时将鸡蛋清,调和药粉,摊在纱布上,敷贴双侧涌泉穴,12~24 小时取下,可连用 1~3 次,对哮喘发作有止哮平喘效果。

（2）吴茱萸糊:吴茱萸 10g,研细末,用醋调和成糊状,分 2 份,各敷左右涌泉穴,48 小时取下,多数 1 次即效,用于寒哮。

（3）麻黄膏:麻黄、细辛、干姜各 15g,白芥子 30g,共研细末,用香油调成糊状。适量药膏,置于伤湿膏上,再贴双侧肺腧穴,2 日 1 换,连用 3 次,用于寒性哮喘。

（4）久哮膏:麻黄 5g、白芥子 4g、半夏、桂枝各 3g,丁香 0.5g。砒石 0.3g,共为细末。用时先以生姜 1 片拭擦脐部,趁湿将药粉撒于脐中,外用纱布覆盖,敷 2 小时即可,每日 1 次,10 日为一个疗程。用于虚性哮喘。

（七）预防调护

见第四章第十节。

三、儿童湿疹

湿疹是一种常见的过敏性炎症性皮肤病,是由多种内、外因素引起的一种具有明显渗出倾向的皮肤炎症反应,皮炎多样性,慢性期则局限而有浸润和肥厚,瘙痒剧烈,易复发。它包括许多病因不同而比较复杂的、症状类似的皮肤病。湿疹临床症状变化多端,根据发病过程中的皮损表现不同,分为急性、亚急性和慢性三种类型。急性湿疹的损害多形性,初期为红斑,自觉灼热、瘙痒。继之在红斑上出现散在或密集的丘疹或小水疱,搔抓或摩擦之后,搔破而形成糜烂、渗液面。日久或治疗后急性炎症减轻、皮损干燥、结痂、鳞屑,而进入亚急性期。慢性湿疹是由急性、亚急性反复发作不愈演变而来,或是开始时即呈现慢性炎症,常以局限于某一相同部位经久不愈为特点,表现为皮肤逐渐增厚,皮纹加深、浸润,色素沉着等。主要自觉症状是剧烈瘙痒。根据病程有急性湿疹和慢性湿疹之分。根据发病部位则有头皮湿疹、面部湿疹、耳部湿疹、乳头湿疹、女阴湿疹和肛门湿疹等不同。外耳道湿疹易伴发真菌感染,乳房湿疹常见于哺乳期妇女,常有皲裂而伴疼痛。肛门、阴囊湿疹常因搔抓、热水皂洗而至急性肿胀或糜烂。小腿部湿疹常致溃烂,不易愈合等。除上述以外,在临床上还有部分表现寻常的特殊型湿疹,如继发于中耳炎、溃疡、瘘管及褥疮等细菌性化脓性皮肤病的传染性湿疹样皮炎、对自体内部皮肤组织所产生的物质过敏而引发的自体敏感性湿疹。婴儿湿疹好发于满月后婴幼儿期,常对称发生在手背、四肢伸侧及臀部。皮损形状似钱币的钱币状湿疹。临床特点为多形性皮疹、倾向湿润、对称分布、易于复发和慢性化、奇痒等。

从本病的临床特点和特点,属于中医学之"浸淫疮""湿疮""旋耳疮""奶癣""肾囊风""绣球风""口弯风"等病证范畴。亦有的学者称本病为"湿疡"。如"浸淫疮"相当于泛发性湿疹,"面游风"相当于面部湿疹,"旋耳疮"相当于耳部湿疹,"乳头风"相当于乳头湿疹,"脐疮"相当于脐部湿疹,"绣球风""肾囊风"相多于阴囊湿疹,"四弯风"相当于肘窝与膝窝湿疹,"鹅掌风"相当于掌部湿疹,"湿臁疮"相当于小腿湿疹,"肛门圈癣"相当于肛门湿疹。祖国医学认为湿疹是由于禀性不耐,风热内蕴,外感风邪,风湿热邪相搏,浸淫肌肤而成。其中"湿"是主要因素。由于湿邪黏腻、重浊、易变,故病多迁延,形态不定。而慢性湿疹是由于营血不足、湿热逗留,以致血虚伤阴,化燥生风,风燥湿热郁结,肌肤失养所致。

(一) 病因病机

湿疹的病因分为内因和外因。内因为禀赋薄弱,正气不足,正所谓"邪之所凑,其气必虚"。外因为感受风湿热毒及饮食不节。急性期为外感风湿热毒,郁于肌肤,或过食生冷及"发物"等,以致脾胃受损,失于健运,湿热内蕴,内外合邪,搏于肌肤,则身发丘疹,瘙痒。若湿热毒邪稽留日久,则可耗伤正气,导致病情迁延转为亚急性和慢性,致使病期缠绵难愈。

(二) 诊断依据

见第六章第一节。

(三) 辨证论治

1. **辨治原则**　本病急性期多属实证,常为风湿热蕴和湿热浸淫,治以祛风清热,解毒利湿;慢性期多属虚实夹杂,有阴虚挟湿和血虚风燥之别,可分别治以养阴祛湿,补血润燥,参以祛风活血之品。

2. 分型

(1)风湿热蕴型

1)症状:起病急,病变处多呈红斑、丘疹、水疱、糜烂、渗液等综合病变,瘙痒剧烈,滋水淋漓,全身泛发,大便秘结或溏泄,小便黄,舌质红,舌苔白腻或黄腻,脉象滑数。

2)治法:祛风解表,清热利湿。

3)常用方药:萆薢渗湿汤合消风散加减。药用萆薢。苡仁、黄柏、赤茯苓、苦参以清热利湿;防风、蝉蜕、荆芥以祛风解表止痒。头面较重者可加桔梗、菊花、升麻以加强清解上焦之力;躯干较重者可加柴胡、龙胆草以加强疏散之力;下肢较重者可配合三妙丸以加强利湿解毒之力。风湿挟热,皮肤红斑明显,舌红绛,可加水牛角片、赤芍、生地、丹皮以加强凉血化斑之力。

(2)湿热浸淫型

1)症状:起病急,局部皮肤损害,初起轻度肿胀,潮红,燃热,继则粟疹成片或小疱密集,渗液流浸,身热,口渴,心烦,大便秘结,小便短赤,或见阴囊,肛门湿疹,舌质红,苔薄黄或黄腻,脉弦滑数。可见于急性湿疹。

2)治法:清热利湿,祛风解毒。

3)常用方药:龙胆泻肝汤加减。药用龙胆草、苦参、栀子、白鲜皮、黄芩、当归、泽泻、车前子、柴胡等。热重于湿,加大青叶、生石膏、生地、黄柏;湿重于热,加赤茯苓、泽兰、白茅根、萆薢等。热毒侵入营血,身热较甚,烦躁,舌绛,加水牛角片、煅人中白、生地、赤芍、丹皮以凉血止血清热。阴囊湿疹加土茯苓、萆薢、青木香清肝祛湿;肛周湿疹加炒地榆、黄柏等利湿清热。

(3)阴虚挟湿型

1)症状:病程缠绵,迁延难愈,患者皮疹色淡红,瘙痒,呈丘疹或丘疱疹,浸润成片,渗出不多,脱屑,片痂,口干不渴,纳差,疲劳乏力,舌质淡红,苔腻或白腻,脉细数或滑数。

2)治法:健脾养阴,除湿止痒。

3)常用方药:除湿胃苓汤合增液汤加减。药用苍术、厚朴以燥湿化湿;猪苓、赤茯苓以行水利湿;玄参、地肤子以燥湿止痒;生地、麦冬以增液养阴;防风、桂枝解表除湿;当归、赤芍、桃仁以活血祛瘀。如患者出现低热,口干不渴,皮肤渗液少而红斑明显,阴虚较甚者,应去桂枝、苍术、厚朴,加白术、玉竹、知母以增养阴增液之力;如伴有湿热,出现舌红,苔黄,口干苦等症状,应去桂枝、苍术辛温之品,加黄柏、滑石、泽泻等清热利湿之品;若患者以脾虚为主,加生白术、怀山药、鸡内金等健脾助运之品。

(4)血虚风燥型

1)症状:病程日久,缠绵难愈,皮疹色淡不红,浸润肥厚,脱屑干燥,瘙痒不甚,色素沉着,皮肤有白色搔痕或有血痂,颜色暗,舌质淡,苔白,脉沉缓或滑。

2)治法:养血祛风,润燥止痒。

3)常用方药:四物消风饮合消风散加减。药用当归、生地、川芎、赤芍以行血养血;防风、蝉蜕、荆芥以解表祛风;知母、胡麻以滋阴润燥;苦参、白鲜皮、土茯苓以燥湿利湿止痒;如患者皮肤粗糙甲错,皮沟明显,可加重养血活血之品,如桃仁、红花、丹参等。

3. 临证要点

(1)本病湿邪是主要病理因素,祛湿、利湿、化湿为总的治疗原则。急性期以邪实为主,主为风湿热蕴或湿热浸淫之证。皮疹起于上部者多属风湿热蕴证,当重用祛风解毒之品,如蝉衣、防风、白鲜皮等。皮疹起于躯干及下肢者多属湿热阻滞,留于下焦,在利湿解毒之品中当配伍苦参、土茯苓、黄柏、川楝子等苦寒燥湿之品。若因进食海鲜发物或辛热之品所致,则属湿热郁于中焦。若皮疹满布全身,则属湿热毒邪浸淫,营血受累,应配伍凉血解毒之品如水牛角、赤芍、生地、丹皮等。

(2)湿疹若反复发作,正气虚损,则可转成慢性,表现为虚证或虚实夹杂,临床多见血虚风燥型。治疗原则应以健脾养血祛风为主。若患者皮肤干燥脱屑、肥厚严重,更应重视养血润燥之法的应用。常选用首乌、当归、熟地、白芍等药物。同时,扶正不忘祛邪,还应配合祛风除湿之品如防风、秦艽、黄柏、苡仁等。

(3)慢性局限性湿疹,应在辨证治疗基础上配合引经药。如上肢或面部湿疹加荆芥、防风、菊花,下部者加苍术、牛膝,阴囊或肛周湿疹加龙胆草、萆薢等药物。

(4)本病病程中,因湿热阻滞,或热煎血粘,或阴血虚少,故常伴有瘀血之征,尤其是慢性湿疹反复久发者,故应常配伍活血化瘀之法。瘀热阻于营血者,用犀角地黄汤以凉血化瘀,选水牛角、生地、赤芍、丹皮等活血凉血化瘀药物。因阴虚血少致瘀者当加用养血滋阴活血药物,如当归、熟地、参三七、川芎、红花等。

(5)皮损广泛,炎症急剧,需要配合皮质类固醇治疗

(6)玉屏风联合常规治疗能够缓解临床症状,减少复发,提高临床疗效。

(四)其他治疗方法

1. 外治疗法

(1)急性期,红斑丘疹无渗出者,可用粉剂外扑,如止痒粉、六一散、松花粉,或用炉甘石洗剂,每日多次扑搽。

(2)有糜烂渗出者,改用湿敷剂,以马齿苋或龙葵水剂湿敷,然后以植物油调祛湿散或三妙散外用。

(3)慢性湿疹皮损肥厚,角化不明显者,可用普连软膏、止痒药膏各半,混匀,用大枫子油、普榆膏外用。

(4)慢性湿疹肥厚、角化、粗糙者,可用黑豆馏油软膏稀释新拔膏或癣症熏药卷外用。

2. 针灸疗法
可针刺曲池、足三里、血海、委中、长强、三阴交、合谷等穴位。耳针可选肺、肾上腺、神门、皮质下、内分泌等。

3. 单方验方

(1)清热活血汤:生地、土茯苓各30g,金银花15g,荆芥、防风各9g,赤芍、红花各10g。水煎服,1日1剂,分2次服用。适用于湿疹而有血热血瘀者。

(2)湿热方:土茯苓、生地各30g,茵陈蒿、生薏苡仁、白鲜皮各15g,黄芩、栀子各10g。水煎服,1日1剂,分2次服用。适用于湿疹湿热偏重者。

(3)血燥方:熟地、白鲜皮、蜂房各3g,何首乌、当归、白芍各15g,麦冬、天冬各10g。水煎服,1日1剂,适用于慢性湿疹血燥风燥。

(4)清肝活血方：柴胡、薄荷各 6g，黄芩、夏枯草各 15g，当归、马鞭草、小茴香、红花、赤芍、橘核各 9g。水煎服，1 日 1 剂。适用于阴囊、外阴湿疹。

(5)陀柏散：密陀僧 9g，黄柏 6g，冰片 3g。研细末，用花生油调敷患处，1 日数次，适用于各类湿疹，尤以下肢湿疹疗效好。

(6)轻茶散：轻粉、冰片各 3g，龙骨、儿茶各 6g。研细末混匀，用花生油调敷患处，1 日数次。适用于急性渗出性湿疹。

(7)化毒散：五倍子、樟丹、松香各 6g，轻粉、冰片各 3g。研细末，用粉剂或花生油调匀外用。适用于急性渗出性湿疹。

(8)普连膏：黄芩粉、黄柏粉各 10g，凡士林 80g。混匀外用，1 日数次。能清热除湿，消肿止痛。适用于急性湿疹向慢性湿疹演变期。

(五) 预防调护

1. 预防

(1)经常锻炼身体，增强体质。保持皮肤清洁，防止局部感染。小儿积极治疗蛲虫感染，以免发生肛门周围湿疹，可适当服用驱虫剂。

(2)由于精神刺激、紧张或过分疲劳可使湿疹发作或加重，故应调畅情志，避免不良精神因素的刺激。

(3)慎用磺胺类药、水杨酸类药物，避免接触造成湿疹的变态反应原，如某些蛋白食物、花粉、动物皮毛等。

2. 调护

(1)急性期渗出严重应注意休息，甚则适当卧床，病情缓解后不妨碍活动。慢性期尤要注意劳逸结合。

(2)饮食宜清淡，不过食肥甘油腻，忌食海腥发物，如虾、鱼、羊肉、螃蟹、鹅、蘑菇等物。慢性期适当进食一些滋补品如红枣、蜂蜜、首乌、枸杞子等。

(3)注意防寒保暖，避免寒凉刺激，防止感受风寒湿热之邪引起病发。

(4)因本病有时病程较长，慢性期应保持心情舒畅，耐心治疗。

(5)加强皮肤护理，下肢及肛周、外阴湿疹者应保持局部清洁卫生。

四、荨麻疹

荨麻疹俗称风疹块，是一种常见的过敏性皮肤病，是由各种不同原因作用于人体，通过变态反应或非变态反应而诱发的皮肤病变，为真皮局限性暂时性水肿。临床上分为急性和慢性两种，其特点表现为：骤起骤退，大小不一的风团及难忍的瘙痒或烧灼感，呈鲜红色或苍白色，发作突然，发无定处，消退后不留任何痕迹。部分患者可有发热、恶心、呕吐、腹痛等全身症状。本病病因复杂，约 3/4 的患者不能找到原因，尤其是慢性荨麻疹。现代医学认为本病的发病机制为变态反应及组织胺学说。

荨麻疹在祖国医学文献中，无明确的病名，但类似本病的记载有很多。《素问·四时刺逆从论》中即有 "少阴有余，病皮痹隐疹" 的记载。唐·王冰注云："肾水逆连于肺母故也，足少阴脉从肾上贯肝膈入肺中，故有余病皮痹隐疹。"这是荨麻疹以 "隐疹" 作为病名出现最早的记载。《神农本草经》则称为"瘾疹",指出:"充蔚子……茎主瘾疹痒,可作浴汤。"《诸病源候论》中有"风瘙瘾疹"之名;《千金方·隐疹篇》有"风疹瘙痒,忽起如蚊蚋咬、烦痒……搔之逐手起,赤轸热时即发,冷时止,白轸天阴冷即发"等论述;又说:"夫人阳气外虚则多汗,汗出当风,风气抟于肌肉与热气并则生"。《外台》有"风疹"之名,南方称风疹块,北方称鬼饭疙瘩。总之,本病大多以症状为主命名,应隶属于中医"风瘾疹"范畴。

(一) 病因病机

本病的发生与个体素质密切相关。荨麻疹的发病原因,不外内因与外因。内因主为禀赋不足、气血虚弱,卫气不固;外因为外感六淫邪气,郁于肌表腠理,或过食肥甘膏粱厚味,辛辣刺激,鱼虾蛋蟹过敏,或肠道寄生虫致使脾胃不和,胃肠湿热蕴结,复感外邪,郁于肌表而发;或素体肝肾亏虚,阴血不足,肌肤失养,生风生燥;此外,也可因进食某些药物或内伤七情,冲任不固等因素诱发。

1. **体质因素**　本病的发生与患儿的体质有着密切的联系。小儿先天禀赋不足,气血虚弱,则卫外不固,易于感受外邪而发为本病。古人虽然没有明确论及本病的体质,但有相当多的论述已经涉及本病的发生与患者的体质有着密切的联系。如《诸病源候论·风病诸候下·风候》曰:"夫人阳气外虚则多汗,汗出当风,风气搏于肌肉,与热气并,则生风骚也。"又曰:"人皮肤虚,为风所折,则起瘾疹。"《金鉴·外科心法要诀》也有"风邪多中表虚之人"之说。此所谓"阳气虚""皮肤虚""表虚",相当于现在所指的阳虚体质、气虚体质而言。

2. **外感六淫**　六淫所致本病,以风邪为主,常兼挟寒热湿燥之邪。如《诸病源候论·风瘙隐疹候》云:"夫人阳气外虚则多汗,汗出当风,风气搏于肌肉,与热气并,则生风瘙瘾疹。"《诸病源候论·风瘙隐疹候》又云;"风入腠理,与血气相搏,结聚起相连,成隐胗。"《千金要方·风毒脚气》云:"《素问》云:风邪客于肌中则肌虚,真气发散,又挟寒搏皮肤,外发腠理,开毫毛,淫气妄行,则为痒也。所以有风轸搔痒,皆由于此。"《医学入门·卷四·外感类》亦云:"赤疹因天气燥热乘之……似赤似白微黄,隐于肌肉之间,四肢重着,此风热夹湿也,多因浴后感风,与汗出解衣而得。"总之,六淫所致本病,不外外感风、寒、湿、热、燥之邪。总以风邪为主,兼挟寒、暑、湿、燥、火等邪气,入侵机体,搏结于皮肤肌肉之中,或与血气相搏,而发为瘾疹。

3. **内伤情志**　小儿心常有余、肝常有余,故荨麻疹的发病与情志亦有着密切的联系。历代医家对情志导致荨麻疹亦有所论及。如《外科枢要·论赤白游风》云:"赤白游风,属脾肺气虚,腠理不密,风热相搏,或寒闭腠理,内热拂郁;或阴虚火动,外邪所乘;或肝火风热、血热。"指出肺脾气虚、肝火妄动可以诱发本病,丰富了中医对荨麻疹病因病机的认识。《医学入门·卷四·外感类》云:"赤白游风属肝火"。《外科大成》则秉承了《内经》旨意,认为"疹属少阴君火"。而《外科证治全书·卷四·发无定处证》认为瘾疹"红色小点,有窠粒隐行于皮肤之中而不出是也。属心火伤血,血不散,传于皮肤"。以上论述,间接阐发了七情内伤导致本病的机理。心藏神,肝主疏泄,最易内伤情志,情志内郁可以化火、化热、化燥伤阴,引起肝失疏泄,心肝火盛,或克乘脾肺,致脾肺气虚,腠理不密,进而引发本病。

4. **饮食失宜**　小儿脾常不足,饮食不知自节。故食用鱼虾、螃蟹等易过敏的食物均可引发本病。戴思恭《证治要诀·发丹》云:"瘾疹……病此者……有人一生不可食鸡肉及章鱼动风之物,才食则丹随发,以此得见系是脾风。"指出饮食失宜或食动风之物与发生本病的关系。

总之,荨麻疹的发生以先天禀赋不足、气血虚弱,卫气不固为内因,复感外邪或食用鱼虾蟹过敏,或七情冲任不固为诱发因素造成营卫损伤、气血壅滞,不能宣泄,郁滞于内,化热生风,风动则痒,热盛则肿发于肌肤而成。

(二) 辨证施治

1. 辨证原则　荨麻疹是以风团为特征的常见皮肤病,其主要是全身皮肤的损害,亦有单纯发生在眼睑、口唇、阴部的,则称为"游风";侵犯于消化道时可出现恶心、呕吐、腹痛、腹泻等症状;发生于咽喉部时,可引起呼吸困难,甚至发生窒息晕厥,应及时对症处理。

本病的辨证首当根据病程长短分为急性与慢性两大类,急性荨麻疹又可分为风寒型和风热型两大类。急性期的治疗,首先应除去病因,尽量找到致病因素,以疏透止痒为原则;慢性荨麻疹多为久病,气阴损伤,可反复发作,或遇劳即发,妇女常在月经期发作,常达数周、数月或数年而缠绵难愈。临床常有卫外不固型、脾胃湿热型、气血两虚型、冲任失调型的不同。其治疗以养血祛风,益气清热为原则。同时,值得注意的是治疗本病必须掌握既要透表而又不可单纯汗解,还须清里,以除其发病之基,总以透达清内、表里两和为治。如疹出过甚,布满头面全身者,还须敛其胜势,如:乌梅、五味子,或炙地龙以清化,现谓之"脱敏"。

2. 分型论治

(1)急性荨麻疹

1)风热型

症状:患者起病急骤,疹发风团即成红色或赤色,皮肤灼热,瘙痒异常,遇热则重,得冷则缓,夏季多发,可伴恶风、发热、口渴、烦躁不安、咽喉肿痛、溲赤、便秘、舌红苔薄黄、脉浮数。

分析:风、热均属阳邪,故起病急骤,风团呈红色或赤色,色泽下鲜明;风热阳邪外袭,搏结于肌肤,故肌肤灼热,瘙痒异常;外感风热阳邪,故病情遇热加重,得冷缓解。恶风、发热、口渴、烦躁不安、咽喉肿痛、溲赤、便秘、舌红苔薄黄,脉浮数均为外感风热之征象。

治疗原则:疏风清热、凉血止痒

常用方药:消风散加减。方中以荆芥、防风、牛蒡子、蝉蜕疏风透表、祛风止痒;苍术祛风燥湿;苦参清热燥湿止痒;木通渗利湿热;生地、胡麻滋阴生津养血。咽痛者,可加用玄参、桔梗以解毒利咽;血分伏热,疹色呈鲜红色,可加用赤芍、紫草、丹皮以凉血活血。

中成药:荆肤止痒颗粒、消风止痒颗粒。

2)风寒型

症状:风团色淡红或呈苍白色,肌肤暴露部位显著,遇风受寒后风团加重,得暖减轻,浸涉冷水时尤易发作,伴恶寒,恶风,口不渴,或伴呕吐、腹泻,舌质淡,苔薄白,脉浮紧。

分析:外感风寒,束于肌表,营卫失调,故发为本病。寒属阴邪,故风团色淡红或呈苍白色,得暖减轻,浸涉冷水尤易发作。同气相求,故受寒后风团加重。恶寒,恶风,口不渴,腹泻,舌质淡,苔薄白,脉浮紧等均为外感风寒之象。

治疗原则:疏风散寒,调和营卫。

常用方药:桂枝麻黄各半汤加减。方中以麻黄、桂枝散寒解表;桂枝、芍药调和营卫;杏仁宣肺止痒；荆芥、防风、蝉衣疏风透表；生姜、大枣解肌散寒，益气和中。湿重者可加羌活、独活以祛风除湿；若皮疹瘙痒难忍，可加用白鲜皮、地肤子以祛风止痒。

中成药：防风通圣颗粒。

（2）慢性荨麻疹

1）卫外不固型

症状：患者常因表虚而恶风自汗，汗出当风则现风团，皮疹色淡而呈微红或苍白色，大小多为针尖或豆大，少数呈大片者，常成批出现，抓痒不止，发作不休，顽固难愈，舌淡苔薄，脉沉细。

分析：患者正气不足，卫外不固，感受风邪而发为本病。卫外不固，则恶风自汗。邪盛正衰，无力抗争，则皮疹色淡呈微红或苍白色，大小为针尖或豆大。风邪善行而数变，故常成批出现，发作不休，顽固难愈。舌淡苔薄，脉沉细则为正气不足之征象。

治法：益气固表，敛汗止痒。

常用方药：玉屏风散加桂枝、炒赤芍、生姜、大枣、荆芥、白鲜皮、地肤子等。方中以黄芪、防风补气固表祛风；白术、茯苓以健脾理气渗湿；桂枝、炒赤芍以调和营卫；地肤子、白鲜皮、荆芥以祛风止痒；生姜、大枣解表散寒，益气和中。

常用中成药：玉屏风颗粒，每袋 5g，开水冲服。

2）气血两虚型

症状：病程长，反复发作，可迁延数月或更久，患者平时即有头昏头晕，精神疲惫，面色㿠白，失眠多梦，遇风寒即发，风团色淡或与皮肤颜色相同，瘙痒不止，劳累后加重，舌胖质淡，苔薄，脉细弱而缓。

分析：气血亏虚，则正气不足，感受风寒，束于肌表，则发病。风寒属阴邪，故风团色淡。正气不足，抗邪无力，则瘙痒不止，病程长而反复发作。头昏、头晕，精神疲惫，面色㿠白，失眠多梦，舌淡胖，苔薄，脉细弱而缓则为气血不足之征象。

治法：补气养血，祛风止痒。

常用方药：八珍汤加减。方中以黄芪、党参、白术、茯苓健脾益气；熟地、当归、白芍以滋阴养血和营；川芎以活血行气；炙甘草和中益气；伴有血热症候，疹色鲜红，遇热加重，可加水牛角、丹皮、紫草等以清热凉血；若疹色暗红，多发于受挤压部位，为挟淤血，可配用桃仁、红花、白蒺藜以活血祛风。

中成药：十全大补丸。

3）脾胃湿热型

症状：常因饮食不当而诱发，发时风团色红，形如云片，奇痒难忍，反复发作，伴脘腹疼痛拒按、恶心、呕吐、纳呆、腹泻或便秘，苔黄腻，脉濡数。

分析：湿热内蕴，饮食不当则可引邪内动而发病。湿性黏滞，故可导致本病病程较长，缠绵不愈。湿热内盛，则色红而如云片，瘙痒难耐。湿热灼伤胃肠血络则可见腹痛，阻滞气机，则恶心、呕吐、纳呆。纳呆、腹胀、大便不爽、小便色黄、舌苔黄腻，脉濡数均为湿热内盛之象。

治法：清脾和胃，利湿止痒。

常用方药：清脾除湿饮加减。方中以茵陈蒿、山栀清热解毒；茯苓、苍术、白术健脾化湿；苡米、泽泻以利水渗湿；枳壳、陈皮以行气化湿；陈皮、砂仁、木香、山楂以理气和胃。若皮疹抓痒不已，可加用白鲜皮、地骨皮清热利湿止痒。

（三）临证用药经验与体会

在荨麻疹临证用药经验方面，现代诸多医家总结积累了丰富的经验，可供临床参考。朱仁康在观察了赵炳南治疗 50 例顽固性荨麻疹患者后，认为风热型效果较好，风寒型及虚型疗效较差。宋祚民在总结治疗本病的要点时指出："须掌握既要透表，而又不可单纯汗解，还需清里，以除其发病之基。总以透达清内，表里两和为治"。除了透达清内的方法外，何任则言："若久发不愈，时作时瘥，疹见于周身，而舌绛苔光者，为入血络"。荨麻疹除了入气分外，也可以入血分，这为荨麻疹的治疗又提供了更多的途径，故朱仁康云："血瘀之证，由于瘀血阻于经络肌腠之间，营卫不和，发为风疹块，应着重活血祛风。若属脾虚湿热型，又宜健脾利湿法，所以黄一峰指出："若兼有脾虚湿热偏胜者，可加健脾利湿之扁豆衣、鸡内金、茯苓、泽泻、六一散等，平时常服资生丸、桑麻丸，应持续服药，直至痊愈为止"。另外，对于慢性荨麻疹或顽固性荨麻疹，张伯臾则强调加入虫类药的重要性，认为"对于顽固性荨麻疹，不论虚实，每入虫类药，能助药力而获速效"。

综上所述，现代对荨麻疹的临床研究，从中医辨证分型来看，大抵可分为风热、风寒、风湿、脾虚、血虚、肺肾不足等类型。急性荨麻疹易于治疗，特别是风热型疗效较好；慢性荨麻疹无论各型，治疗上都有一定难度，加入虫类药，可提高疗效，如全蝎、乌梢蛇等。

（四）其他治疗方法

1. 外治疗法

（1）桃树叶、艾叶各 30g，白矾 15g，食盐 9g，煎汤洗浴。

（2）防风、荆芥、苦参、白鲜皮各等分，煎汤洗浴。

（3）香樟木或蚕砂 30~60g，煎汤洗浴。

2. 针灸疗法

（1）耳针：曲池、合谷、足三里、血海、三阴交、阳陵泉、风池、大椎。每次选 2~3 对，每日一次，以针刺为主，慢性者可加用灸法。

（2）耳针：神门、肺、肾上腺、皮质下、枕、内分泌等。每次 2~3 对，每日 1 次，针刺或耳压法。

3. 单方验方

（1）徐长卿注射液或地龙注射液，肌内注射，每日 1 次，每次 4ml，但要密切注意药后反应。

（2）脱敏消疹汤：紫草、大枣、地肤子各 30g，首乌、苦参各 15g，蝉蜕 12g，菖蒲 6g，水煎取汁，另以蜂蜜 120g 分 6 次兑服。适用于风热隐疹。

（3）清理肠道方：桃仁、杏仁、生薏苡仁各 10g，黄芩、赤芍各 15g，冬瓜子、马齿苋、败酱草各 30g。水煎服，每日 1 剂。适用于荨麻疹肠胃湿热型。

（4）二花蝉衣饮：金银花 50g，菊花、蝉衣各 25g，僵蚕、柴胡、羌活各 15g，苏叶、蒲公英、薄荷 10g，水煎服，每日 1 剂，分 2~3 次服用。适用于风湿热郁于肌表之荨麻疹。

（5）麻黄 3~10g，赤小豆 30g，连翘、桑白皮各 15g，水煎服，每日 1 剂。适用于风热型荨麻疹。

(6)防风、乌梅、五味子各 10g,甘草 6g,水煎服。适用于风疹块慢性屡发者。

(7)炒荆芥、大黄炭各等分,研末,每服 3~5g,每日 3 次。

(五)预防调护

1. 预防

(1)注意生活起居。汗后不可当风受凉,不可贪凉浴冷,并要随时注意气候变化,调摄寒温。

(2)避免精神刺激,情绪波动,保持身心安和。

(3)饮食忌辛辣海腥发物,避免接触刺激性气体、粉尘等。若因某种药物引起发作者,亦应禁忌,一旦引起发作,应立即停药。

2. 调护

(1)及时治疗各种感染病灶,有蛔虫的要祛虫。

(2)患病期间,饮食宜清淡,多食新鲜蔬菜,保持大便通畅。

(3)忌搔抓,以免引起皮损增多,瘙痒加剧,继发皮肤感染。

五、接触性皮炎

接触性皮炎是由于皮肤黏膜接触外界某些物质而发生的炎症反应。临床特点为在接触部位发生边缘鲜明的损害。皮炎表现一般无特异性,由于接触的性质、浓度、接触方式及个体反应不同,发生的皮炎形态、范围及严重程度也不相同。轻者为水肿性红斑,局部出现红斑,淡红或鲜红色,稍有水肿,或有针尖大小丘疹密集,较重者红斑肿胀明显,有丘疹、水疱,甚至大疱,在此基础上有糜烂、渗液和结痂,更重者则有表皮松解,甚至坏死,形态比较一致。自觉症状大多有痒、烧灼感或肿痛感,少数严重病例可有全身反应,如发热、畏寒、头痛、恶心。根据接触史和损害形态,一般诊断较易。

(一)概述

接触性皮炎在祖国医学文献中,无明确的病名,但类似本病的记载有很多。根据接触物不同而有不同的名称,如因漆刺激而引起者,可称之为"漆疮",接触便桶引起者,成为"马桶疮",因贴敷膏药引起者,称"膏药风",因穿衣着引起者,称"纽扣风"等。

(二)病因病机

本病的主要病因是感受邪毒。本病的发生主要和机体对外界某些物质(除原发刺激)秉性耐受与否有关,正如《诸病源候论》中所说:"漆有毒,人有秉性畏漆,但见漆便中其毒。亦有性自耐者,终日烧煮竟不为害也"。由于秉性不耐,腠理不密,邪毒乘虚侵袭肌肤,与气血相搏而发病。可引起接触性皮炎的物质很多。有些物质在低浓度时有致敏性,在高浓度时有刺激性和毒性。按其性质可分为 3 类:

1. 动物性 动物毒素,昆虫分泌物、毒毛等。

2. 植物性 花粉、植物叶、茎、花及果实等。

3. 化学性 是引起接触性皮炎的主要原因,主要有金属及其制品、塑料、橡胶、香料等。

（三）诊断依据

见第六章第二节。

（四）辨证论治

1. **辨证原则**　本病的发生主要因外邪入侵肌肤而致,临床主要以风热外袭及湿热侵淫为主,治则应分别给予清热散风和清热利湿治法。

2. **分型论治**

（1）风热外袭型

1）证候:病变多发于头面及上半身,皮疹以红斑、丘疹为主,边界清楚,伴灼热瘙痒,全身症状不明显,舌质红,苔薄黄,脉浮数。

2）分析:头面为诸阳之会,外感风热之邪,入侵肌肤,与气血相搏结,故皮疹多发生在头面及上半身;风热为阳热之邪,故皮疹多色泽鲜明,多呈红色,且伴有灼热瘙痒,舌质红,苔薄黄,脉浮数均为风热外袭之征象。

3）治法:清热散风。

4）常用方药:消风散加减。方中荆芥、防风、蝉衣、牛蒡子以疏风解表止痒;金银花、连翘以清热解毒;苦参、苍术以祛风清热燥湿;菊花以加强疏风解表之力;生地、丹皮、当归以养血活血;生甘草清热解毒,调和诸药。

（2）湿热浸淫型

1）证候:多发于身体下半部位,皮疹较广泛,肿胀明显,色红,有水疱或大疱,破后糜烂,渗液多,或外阴部红肿明显,伴形寒,发热,食欲不振,烦躁不安等症,舌质红,苔黄腻,脉滑数或濡数。

2）分析:湿性黏滞,重浊,易于侵犯机体下部,故皮疹多发于身体下半部分。湿热炽盛,故皮疹较为广泛,且色泽较为明亮,肿胀明显。湿热毒邪浸淫,故机体可出现水疱或大疱,破后糜烂,渗液多。湿热炽盛,故可发热;阻滞气机,则可食欲不振;内扰心神,则可烦躁不安。舌质红,苔黄腻,脉滑数或濡数均为湿热之征象。

3）治则:清热利湿解毒。

4）常用方药:龙胆泻肝汤加减。方中龙胆草大苦大寒,上清肝胆实火,下泻肝胆湿热,泻火除湿;黄芩、栀子以泻火解毒,燥湿清热;泽泻、车前子、白鲜皮以导湿热下行;茯苓、苍术、黄柏以加强燥湿清热之力,当归、生地以养血活血。诸药配合,泻中有补,降中寓升,使火降热清,湿浊得消。发热者可加黄连、黄柏、金银花、连翘以加强清热解表之力;食欲不振者可加陈皮、厚朴以加强行气导纳之力。

3. **临证要点**　本病为机体禀赋不耐,腠理不密,邪毒乘虚侵袭肌肤,与气血相搏而发病。临床多以邪实为主,多属风热外袭及湿热浸淫之证。故治疗以清热祛风、清热利湿为原则,多用祛风解毒之品,如荆芥、苦参、白鲜皮等。

4. **注意事项**

（1）病症轻者,祛除病因,经适当治疗经1~2周即可痊愈。但如再次接触致敏原可再发,反复发作,治疗不当可发展为亚急性或慢性炎症。局部呈苔癣样病变。如过敏原不能及时去除,将导致长期局部瘙痒,形成慢性炎症,迁延不愈。故患者应严格避免过敏原。

(2)在发病期间,宜食清淡饮食,忌食鱼虾、鸡鹅、葱蒜、辛辣食物等食物。

(3)避免搔抓,以防继发感染。

(五) 其他疗法

1. 外治疗法

(1)湿敷法:皮疹大量渗液时,用三黄洗剂(苦参、大黄、黄芩、黄柏各等分)煎水。冷湿敷于患处,每日 1~2 次。

(2)青黛散:皮损呈水疱、糜烂,少量渗液时,以麻油少许调敷患处,每日 1 次。

2. 饮食疗法　生绿豆 60g,生苡仁米 30g,加水,煨烂,放白糖适量,连汤服,每日 1 次。

3. 单方验方

(1)鲜马齿苋:用鲜马齿苋 250g,加水煎煮,分 2 次温服,并用鲜马齿苋捣烂绞汁,加入 2.5% 冰片涂搽,每日 4~6 次。

(2)楂黄汤:用生山楂 40g,生大黄 30g,煎煮后湿敷或外洗患处,每日 2~3 次。红肿热甚加芒硝 20g,有水疱糜烂渗液加明矾 15g,伴化脓感染加蒲公英 30g。

(3)鲜石苇:用鲜石苇叶 250g,加水 1 500ml,煎取 1 000ml 趁热洗患处,每日 3 次,每次 15 分钟。

(4)四季青煎剂:以 1:1 四季青加水煮,洗接触植物及油漆所致接触性皮炎。

(5)苦瓜叶:苦瓜叶适量,捣烂凉敷患者,治疗漆疮。

(6)活蟹:用活蟹 5~10 只,捣烂绞汁外涂患处,每日 2 次,治疗漆疮。

(六) 预防调护

见第六章第二节。

六、药物性皮炎

药物性皮炎又称药疹,是指药物通过各种途径,如注射、口服、吸入、灌注等进入人体后引起的皮肤黏膜急性炎症性反应。严重者尚可累及机体的其他系统,伴有内脏损害。临床上常见的有:①抗生素类:抗生素中不少可导致药疹,以青霉素、链霉素最多;②氨苄青霉素、氯霉素、土霉素等;③磺胺类药物;④解热镇痛类,此类品种繁多,商品名称复杂,很多是同药异名或同名异药,其主要成分大多是阿司匹林、氨基比林和非那西丁等,其中以吡唑酮类和水杨酸类(如阿司匹林)的发病率最高,保泰松引起的药疹也很常见;⑤催眠药、镇静药与抗癫痫药,如苯巴比妥、甲丙氨酯、氯普噻吨、苯妥英钠等,以苯巴比妥引起者最多;⑥异种血清制剂及疫苗等,如破伤风抗毒素、蛇毒免疫血清、狂犬病疫苗等。

中药引起药物性皮炎的报道也逐渐增多,如川贝、大黄、大青叶、千里光、五味子、天花粉、双花、毛冬青、四季青、穿心莲等和中成药六神丸、安神补心丸、银翘解毒片、天王补心丹、益母草膏、云南白药等,约有一百多种。药物性皮炎的临床表现多种多样,泛发或局限。一般症状轻者祛除病因,经过适当治疗,很快好转。但严重的药疹,可侵犯内脏,甚至危及生命。

中医文献中并没有明确得病名记载,根据本病的病史和临床表现,可归属于中医学的"中药毒"范畴。

（一）临床症状表现

药疹的临床表现多种多样,常见类型见第九章第三节。

（二）病因病机

本病总因具有过敏特异性体质,禀赋薄弱,腠理不固,应用某些药物,毒邪内侵所致。若伴风热之邪,侵袭腠理,则可发生红斑、风团、瘙痒。若湿热蕴结,熏蒸肌肤,则见水疱、糜烂、渗液。若药毒内郁化火,迫血妄行,血热不循常道,溢于肌表,则可见斑疹色鲜红,或紫癜、结节、血疱出血等表现。若火毒炽盛,燔灼营血,外伤皮肤,内攻脏腑,则病势险重。病程日久,药毒还可导致阴伤液耗,气无所生,形成气阴两伤之证。

（三）诊断依据

见第九章第三节。

（四）辨证施治

1. 辨证原则 对本病的处理原则是首先停用一切可疑的药物,再给予临证治疗。病初多属实证,以风热、湿热、血热、火毒偏盛为主,治以祛风清热、清利湿热、凉血清热、清营解毒;重症药疹日久则可致气阴两伤,可给予益气养阴润燥。

2. 分型论治

（1）风热型

1）证候:皮疹为红斑、血疹、风团等,来势快,多发于身体上半部,分布疏散或密集,皮肤焮红作痒,可伴有恶寒发热,头痛鼻塞,咳嗽等,苔薄黄,脉浮数。多见于麻疹或猩红热样型及荨麻疹样型的初起阶段。

2）分析:风热为阳邪,故皮疹色泽呈红斑、血疹,且多发于身体的上半部。风邪善行而数变,故来势快,分布疏散或密集。风热侵袭肌肤,卫气郁闭,故皮肤焮红作痒。恶寒发热,头痛鼻塞,咳嗽,苔薄黄,脉浮数等均为风热之征象。

3）治法:祛风清热解毒。

4）常用方药:消风散加减。方中荆芥、防风、蝉衣、牛蒡子以疏风解表止痒;金银花、连翘以清热解毒;苦参、苍术以祛风清热燥湿;菊花以加强疏风解表之力;生地、丹皮、当归以养血活血;生甘草清热解毒,调和诸药。

（2）湿热型

1）证候:皮肤肿胀、潮红、水疱、糜烂、渗液,多发于身体下半部;或伴有胸闷,纳呆、大便溏泻,小便黄少等,舌苔腻,脉滑数。可见于湿疹皮炎样型。

2）分析:湿热炽盛,故皮肤肿胀、潮红、水疱、糜烂、渗液。湿为阴邪,其性重浊,故皮疹多发于身体下半部。湿性黏滞,易于阻滞气机,故可伴有胸闷、纳呆、大便溏泻,小便黄少等。苔黄腻,脉滑数均为湿热内盛之象。

3）治法:清热利湿解毒。

4）常用方药:龙胆泻肝汤加减。方中龙胆草大苦大寒,上清肝胆实火,下泻肝胆湿热,泻火除湿;黄芩、栀子以泻火解毒,燥湿清热;泽泻、车前子、白鲜皮以导湿热下行;茯苓、苍术、黄柏以加强燥湿清热之力,当归、生地以养血活血。诸药配合,泻中有补,降中寓升,使火降热清,湿浊得消。

(3) 血热型

1) 证候：患者皮肤或黏膜有红斑、紫癜，色鲜艳，甚至有血疱、水疱；口腔及外阴黏膜糜烂，伴有口干，便秘，溲赤等，舌质红，苔薄，脉弦细。多见于固定性红斑型及紫癜型。

2) 分析：热毒内盛，耗血动血，渗于肌肤，故患者皮肤或黏膜有红斑、紫癜，色泽鲜艳，甚则可有血疱、水疱等。血热内盛，伤津耗血，故可有口干、便秘、溲赤等。舌质红，苔薄，脉细均为热盛之象。

3) 治法：清热凉血解毒。

4) 常用方药：犀角地黄汤合黄连解毒汤加减。方中水牛角以清热凉血解毒；生地清热凉血，养阴生津；丹皮、赤芍以凉血活血；黄连、黄芩、玄参泻火解毒凉血；紫草以清血分之热；金银花、连翘以清热解毒；山栀、竹叶以清热利湿；甘草以调和诸药。

(4) 火热型

1) 证候：皮疹泛发于全身，黏膜肿胀、潮红明显，或有大疱、血疱，破后有糜烂、渗出，伴有严重的全身症状，或有内脏损害，如寒战，高热，烦渴，甚至神昏谵语，狂躁不安，黄疸，血尿等，舌质红绛，脉弦滑洪数。多见于大疱性表皮松解型及剥脱性皮炎型进行性加剧。

2) 分析：火热均为阳邪，火热内盛，耗血动血，故皮疹泛发，潮红明显，可有大疱、血疱，破后有糜烂、渗出，甚者可有血尿。火热内生，可见高热、烦渴。火热内盛，扰于心神，可有神昏谵语，狂躁不安等。舌质红绛，脉洪数均为火热内盛之征象。

3) 治法：清营凉血解毒。

4) 常用方药：清营汤加减。药用水牛角以清热凉血解毒；生地以凉血滋阴；麦冬、天花粉以清热养阴生津；丹皮、玄参、黄连以滋阴泻火解毒；金银花、连翘、板蓝根、蒲公英以清热解毒，轻宣透邪；生石膏、淡竹叶以清气分大热。神昏谵语者加紫雪丹；黄疸重者可加茵陈蒿、大黄以加强利湿退黄之力；血尿重者可加大小蓟、侧柏叶以凉血止血。

(5) 气阴两伤型

1) 证候：本型多发于严重药疹后期，皮肤大片脱屑，黏膜剥脱，伴有神疲乏力，口干唇燥欲饮，纳呆，便干，舌质红，苔剥脱，脉细数。

2) 分析：疾病发展后期，毒邪渐退，正气不足，气耗阴伤，肌肤失于润养，故皮肤可大片脱屑，黏膜脱落。气阴耗伤，机体失于润养，故可神疲乏力，口干唇燥欲饮，纳呆，便干。舌质红，苔剥脱，脉细数均为疾病后期气阴耗伤之征象。

3) 治法：益气养阴，清热润燥。

4) 常用方药：沙参麦冬汤加减。方中南北沙参、麦冬、玉竹、天花粉、生石斛以生津养阴润燥；生地、玄参以养阴泻火解毒；黄精、山药以养阴益气；陈皮、谷麦芽以行气，使诸药补而不滞。

(五) 其他疗法

1. 外治疗法

(1) 小范围皮损可用三黄洗剂蘸药外搽，皮炎广泛者可给予外洗，亦可用马齿苋、蒲公英、野菊花等中药煎水外洗，或用青黛散干扑。

(2) 剥脱性皮炎型浸润期，病变部位用青黛散麻油调敷，每日 2~3 次；脱屑期，用黄连膏涂搽保护皮肤,有厚痂需要用干棉签蘸麻油轻轻拭去痂皮。

2. **饮食疗法**　生山楂 20g,蝉蜕 10g,煎水代茶饮。

3. **针灸疗法**　适用于药物过敏而致面目浮肿、厥证者,疗效更为显著。主穴:内关、曲池、血海、足三里。配穴:合谷、尺泽、曲泽、三阴交、委中。厥证加人中、承浆。手法:内关用补法,三阴交、足三里用先泻后补,其余部位均用补法。

4. **单方验方**

(1)活血化瘀方:益母草、当归尾、川芎、白芍、木香等,治疗紫癜型药疹,本方有降低过敏机体红细胞免疫抗体作用。

(2)地龙液:采用地龙注射液或用或蚯蚓百条加白糖搅拌,净置两小时,取浸液,局部湿敷,治疗固定性红斑型药疹的溃疡。每日换药 1 次,一般 3~4 次可痊愈。

(3)复方紫柄冬青油纱布:由紫柄冬青 150g,土大黄 120g,紫草 90g,金银花 60g,冰片 9g,凡士林 1 500g 组成,局部贴敷。治疗外阴、肛门糜烂性及溃疡性固定型药疹。

(4)木贼草:取木贼草 30g 煎取半量,泡红糖服之,早晚各 1 次,治疗荨麻疹样型药疹。

(5)地榆炭油外涂,每日 1~2 次。适用于大疱性表皮松解症型及剥脱性皮炎型药疹。

(六)预防调护

见第九章第六节。

七、预防过敏生活提案

过敏性疾病是一种现代文明病,其发病率呈不断上升趋势,特别是在发达国家更为流行。在我国,患有各种过敏性疾病的至少有上亿人。尽管其成因复杂,但发病者一般都具备过敏体质和过敏原接触两个决定条件:

(一)过敏体质是本病的内在因素

患有过敏性疾病的人首先必须具备特应性体质。具备这种体质的人易受到过敏原的影响,比如外界很小的刺激,就可以引发强烈的反应,比如气味、冷空气、花粉就可以引起其喘急、皮疹、眼鼻瘙痒、腹痛等,而且对抗过敏药物具有特异反应性。

(二)过敏原接触是本病的外部条件

有过敏体质而不接触过敏原,不会发病;接触过敏原而无过敏体质,也不会发病。

1. **分型纠正过敏体质**　科学的中医药防护、纠正特应性素质、控制过敏性炎症、降低反应性是过敏性疾病的防治重点。

(1)脾虚肝郁型:常表现为肌肉松弛、眼圈黑、地图舌、忧郁、易激惹、夜间磨牙,常因紧张性情绪变化而诱发,就医过程中可自然缓解或减轻。可在医生指导下选用培土健脾、疏肝理气方药,如柴胡、当归、白芍、白术、茯苓、枳实、薄荷、甘草等。

(2)肝胆湿热型:常表现为湿疹、虚胖、有腹泻病史、皮肤粗糙、舌苔黄厚腻或剥脱、性情急躁易怒、小便黄、大便黏滞不爽。可在医生指导下选用清肝利胆、醒胃化湿方药。如龙胆草、焦栀子、黄芩、泽泻、车前子、当归、柴胡、生地、甘草等。

(3)肝肾两亏型:常表现为有家族遗传史、瘦小、面色黎黑、脊柱骨骼改变、小便频数。可在医生指导下选用补益肝肾的方药。如熟地、黄芪、肉桂、当归、白芍、黄精、黄芩、麦冬、炙甘草。

（4）气阴不足型：表现为多汗、面色㿠白、反复感冒、清涕连连、喷嚏不断、晨起为重。可在医生指导下选用益气健脾、柔肝补肺方药。如麦冬、五味子、太子参、苡仁、炙甘草。

2. **避免过敏原接触**　留意衣食住行，避免过敏原刺激。采取 EBTG 方案：E- 移动过敏物质；B- 避开过敏环境；T- 用不易过敏的药物或食物替代可能过敏的药物或食物；G- 忌过敏食物或药物。

（1）衣着问题：衣着引起过敏大致有五种情况：对毛、皮、丝、麻、化纤等织物过敏；对衣物染料、配件等过敏；对粘在衣服上的东西过敏（可以是人体自身的，也可以是来自体外）；衣服遮盖部分的温度、湿度不合适；鞋、袜、帽、巾选择不合适。所以衣着应保暖透气、少层次、少装饰，不穿过敏材料制作的衣服，多洗澡，及时换衣。

（2）饮食问题：临床上，哮喘、过敏性鼻炎、湿疹、荨麻疹、过敏性咳嗽、特应性皮炎等疾病中，食物成为过敏原的确不少见。食物引起的过敏症状变化多端。

1）口腔症状：口唇干燥、口疮、口角炎、口腔内瘙痒、地图舌、牙龈炎。

2）咽喉症状：咽黏膜肿胀发炎、咽炎、咽喉瘙痒不适感，咽干痛，声音嘶哑，呼吸不畅，周期性扁桃体炎。

3）消化道症状：腹泻、反复呕吐、便秘、腹痛、食欲差、消化不良、发育不良、嗳气、肛门瘙痒或糜烂出血。

4）皮肤症状：特应性皮炎、慢性湿疹、荨麻疹、婴儿苔藓、血管性浮肿、痱子、尿布疹都是进食后立即出现皮肤症状，而其他皮肤症状多是在食用变应原后一两天才出现。

5）支气管症状：支气管哮喘、咳嗽、咳痰、喘鸣、呼吸困难。

6）脑部症状：偏头痛、眩晕、变态反应性紧张弛缓症候群、多动易怒焦躁、无法镇静、晕车。

7）眼部症状：变应性结膜炎、眼睛瘙痒、充血、视物模糊、眼圈发黑、角膜炎；耳部症状：反复发作外耳道炎和中耳炎。

8）泌尿系统症状：尿频、血尿、夜尿、直立性蛋白尿。

9）全身症状：高血压、低血压、心动过速、贫血。

一般来讲，食品都有引起过敏反应的可能性，原则上下述四大类食品容易成为过敏原：加热较少的食物；蛋白质多的食品；脂肪多的食品；含鸡蛋和牛奶多的食品。具体为：富含蛋白质的食物，如牛乳、鸡蛋；海产类食品，如：无鳞鱼、海蟹、海贝、海带；有特殊气味的食物，如葱、蒜、羊肉；有特殊刺激性的食物，如辣椒、酒、芥末、胡椒；一些生吃的食物，如生葱、生西红柿；生食某些壳类果实，如花生、栗子、核桃以及水果，如桃子、葡萄、柿子；某些富含细菌的食物，如死鱼、烂虾、变质肉；种子类食物豆类、花生、芝麻；某些外来不常吃的食物等。

食物过敏的预防更重要，对过敏食物遵循饮食三大原则，即从单一到多种，由少量到多量，发现过敏食物即严格禁食 6~8 个月。

（3）居住问题：应注意通风、除尘、除螨、少装饰、无异味、湿度及温度要合理；不使用地毯、地板革、电热毯；不使用过敏材料的枕头；不养宠物；不吸烟；定期大扫除、吸尘，慎用杀虫剂和清洁剂。

(4)行动问题:少做耗氧运动,多做三浴耐寒锻炼;注意避免竞技性强的项目;避免在寒冷干燥的环境下锻炼;切忌运动量过大;急性发作期不宜运动。适宜游泳,冷水冲浴、日光浴,加强室外活动;坚持少穿衣服。

(林荣军,周洁,陈世峰)

参考文献

1. 薛芳喜, 姚景春, 刘奋. 牛蒡子苷元对小鼠免疫功能的影响. 中华中医药学刊, 2016, 34 (02): 350-352.
2. 许晨曦, 才谦. 苍术 (生/ 麸炒) 作用研究简况. 实用中医内科杂志, 2017, 31 (08): 84-86.
3. 刘芬, 刘艳菊, 田春漫. 苍术提取物对实验性脾虚证大鼠胃肠动力及免疫功能的影响. 吉林大学学报 (医学版), 2015, 41 (2): 255-260; 438.
4. 汪受传, 李辉, 徐玲. 中医儿科临床诊疗指南·小儿鼻鼽. 中华中医药杂志, 2016, 31 (04): 1352-1355.
5. 黄东辉, 陈俊曦, 纪树芳, 等. 加味补中益气汤治疗儿童变应性鼻炎的疗效探讨. 中医临床研究, 2014, 6 (11): 3-5.
6. 陈金水, 范恒, 徐巍. 中医学. 9 版. 北京: 人民卫生出版社, 2018.
7. 张伯礼, 吴勉华. 中医内科学. 4 版. 北京: 中国中医药出版社, 2017.

中英文索引 ···

A

阿司匹林加重性呼吸系统疾病（aspirin-exacerbated respiratory disease，AERD） 173

氨基酸配方粉（amino acid-based formula，AAF） 339

B

白介素（interleukin，IL） 26

白三烯（leukotrienes，LTs） 108

斑贴试验（patch test，PT） 172

鼻 - 鼻窦炎（rhinosinusitis） 277

变态反应（allergy） 45

变应性鼻炎（allergic rhinitis，AR） 270

变应原（allergen） 46

变应原免疫治疗（allergen immunotherapy，AIT） 132

变应原组分诊断（component resolved diagnostics，CRD） 442

变应原组分诊断（component-resolveddiagnostics，CRD） 330

表面模式识别受体（pattern recognition receptor，PRR） 13

丙酸氟替卡松（fluticasone propionate，FP） 63

病原相关分子模式（pathogen associated molecular pattern，PAMP） 13

补体介导的细胞毒作用（Complement-dependent cytotoxicity，CDC） 20

布地奈德（budesonide，BUD） 63

C

残气量（residual volume，RV） 206

长效 β_2 受体激动剂（long actionβ_2-agonist，LABA） 71

超抗原（supper antigen，SAg） 37

超敏反应（hypersensitivity） 45

迟发哮喘反应（later asthmatic reaction，LAR） 114

迟发型超敏反应（delayed type hypersensitivity，DTH） 60

迟发性哮喘气道反应（late asthmatic airways response，LAR） 93

D

单克隆抗体（monoclonal antibody，mAb） 20

单阳性细胞（single positive cell，SP） 7

蛋白酶体 β 亚单位（proteasome subunit beta type，PSMB）基因 30

电子化的哮喘行动计划（electronic asthma action plan，eAAP） 266

定量吸入器（metered dose inhaler，MDI） 115